W0262218

MONOGRAPHIEN AUS DEM GESAMTGEBIETE DER NEUROLOGIE UND
PSYCHIATRIE
HERAUSGEGEBEN VON
O. FOERSTER-BRESLAU UND **K. WILMANNS**-HEIDELBERG
HEFT 30

DIE
EPIDEMISCHE ENCEPHALITIS

VON

PROFESSOR DR. MED. FELIX STERN
NERVENARZT IN KASSEL
EHEM. OBERARZT DER UNIVERSITÄTS-NERVENKLINIK GÖTTINGEN

ZWEITE AUFLAGE

MIT 71 ABBILDUNGEN

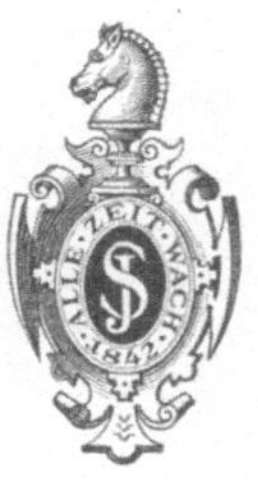

BERLIN
VERLAG VON JULIUS SPRINGER
1928

ISBN-13: 978-3-642-88956-1   e-ISBN-13: 978-3-642-90811-8
DOI: 10.1007/978-3-642-90811-8

Inhaltsverzeichnis.

I. Einleitung.

Die Berechtigung zu einer Neubearbeitung meiner Encephalitismonographie leitet sich nicht nur aus der äußerlichen Tatsache her, daß die 1. Auflage vergriffen ist, sondern vor allem aus der Notwendigkeit, den seit Dezember 1921 wieder enorm angeschwollenen Erfahrungsstoff der Literatur und eigener Beobachtungen erneut zusammenzufassen und so ein dem rasch wechselnden „modernen" Standpunkt des Wissens angepaßtes Orientierungswerk über die Krankheit, deren Bedeutung nicht hoch genug geschätzt werden kann, zu liefern.

Ich hatte in der Einleitung zur 1. Auflage betont, daß das Bauwerk der Encephalitisforschung noch ein Torso ist. Auch heute noch fehlt diesem Bauwerk die Krone, die Feststellung des Krankheitserregers, und Dunkel liegt noch über den Krankheitsbedingungen, den Beziehungen zwischen der epidemischen Encephalitis und der pandemischen Grippe und den Faktoren, die den häufigen verhängnisvollen Übergang in das chronische Stadium des Parkinsonismus veranlassen. Aber solche Unklarheiten, die sich in ähnlicher Weise auch bei länger bekannten und tiefer erforschten Krankheiten finden, dürfen nicht an der zusammenfassenden Schilderung einer Krankheit hindern, die nosologisch, klinisch wie anatomisch, jetzt in viel eindeutigerer Weise die Grundverläufe und Grundzüge erkennen läßt, die vor 4, 5 Jahren bereits von uns beschrieben, aber noch nicht so klar erweisbar waren. In dieser Zeit ist die Symptomatologie der Krankheit erheblich bereichert und verfeinert worden, aber nur weniges Grundsätzliche aus der Nosologie bedarf gegenüber der 1. Auflage einer Änderung. Daß theoretische Anschauungen, die doch stets ein starkes Quantum reiner Denkimponderabilien mit sich führen, auf Grund erweiterter Erfahrungen und neuer Überlegungen eher modifiziert und abgeändert werden mußten, ist selbstverständlich. Auf zwei Punkte nur möge in der Einleitung noch näher eingegangen werden: Auch die bereicherte Kenntnis der Encephalitissymptomatologie hat keine Änderung der früheren Erfahrung gezeitigt, daß bestimmte Hauptsymptome und Grundverläufe das Krankheitsbild beherrschen; unverständlich ist es so, wie noch immer von manchen Forschern die proteusartige Natur der Krankheit betont wird. Viel wichtiger ist es, die charakteristischen Eigentümlichkeiten der Krankheit so genau und noch besser, als wir es können, zu beherrschen, daß von dieser Basis aus die praktische Möglichkeit besteht, die atypischen Formen, Symptome und Verläufe richtig zu beurteilen und zu erkennen. Und zweitens: Die nosologische Geschlossenheit der epidemischen Encephalitis anderen encephalitischen Erkrankungen gegenüber dürfte jetzt kaum noch ernsthaft bestritten werden können. So wird in dieser Auflage die Begründung zur Berechtigung der Abgrenzung der epidemischen Encephalitis von anderen Encephalitiden, insbesondere der Herdencephalitis bei sogenannter Grippe, auf keinen Widerstand mehr stoßen. Den Ausdruck „nosologische Einheit" ziehen wir allerdings bewußt dem beliebten Ausdruck der „Krankheit sui generis" vor. Letzterer Ausdruck bedarf überhaupt etwas der Beschränkung; er wird ja selbst von einigen Autoren noch bei Erbkrankheiten angewandt, bei denen es der Natur der Sache nach wohl auch einigermaßen umgrenzbare Krankheitsbilder, aber nie eigene fest abgeschlossene Krankheiten geben kann. Bei der epidemischen Encephalitis wäre die Frage, ob auch die ätiologischen Determinanten der Krankheit eine feste Abriegelung von anderen Krankheitsprozessen gestatten, erst mit der Entscheidung des Problems der Beziehungen zwischen Grippeerregern und Encephalitiserregern gelöst. Aber diese Beziehungen sind noch unklar, und wir müssen nicht nur immer noch mit der Möglichkeit rechnen, daß ein biologisch eigenartiges Grippevirus den Erreger der Encephalitis darstellt, sondern wir können sogar praktisch noch nicht immer mit Sicherheit klinisch rasch entscheiden, ob wir im gegebenen Fall eine einfache toxische Grippe — eine „Kopfgrippe" — oder aber eine tatsächliche Encephalitis vor uns haben, aus der nach Jahren ein typischer Parkinsonismus resultiert. Provisorisch haben wir das Recht, zwischen Grippe und Encephalitis Beziehungen anzunehmen, die sich — allerdings nur in ganz bestimmten Grenzen — mit denen zwischen Lues und Paralyse vergleichen lassen. Sicher ist doch, daß die Paralyse zwar eine nosologische Einheit bildet, aber keine Krankheit sui generis, ätiologisch sich vielmehr — wie man sich auch die Pathogenese der Paralyse vorstellen mag — letzten Endes nur auf die Spirochäteninvasion in den Körper zurückführen läßt und ohne die Anwesenheit der Spirochäten im Gehirn nicht denkbar ist. Krankheitsarten im naturwissenschaftlichen Sinne können aber nur solche Krankheiten sein, die ätiologisch zusammengehören.

Es ist bekannt, welche außerordentliche Bedeutung die epidemische Encephalitis für die Pathophysiologie des Gehirns, für die allgemeine Psychopathologie, wie etwa die subcorticalen Anteile an den Willensleistungen, und auch für die allgemeine Neurologie gewonnen hat. Berufene Autoren wie Economo haben bereits auf diesen Punkt verwiesen. Die erweiterte Kenntnis neurologischer und psychopathischer Phänomene, die das immer noch nicht abgeschlossene Massenexperiment der Krankheit bedingt hat, führte freilich nicht nur zu einer Vertiefung unserer theoretischen Kenntnisse, sondern zugleich damit zu einer vermehrten Problematik; jeder neue Hinweis auf die Funktion einer bestimmten Hirnapparatur, der sich aus den Kenntnissen der Krankheit ergibt, liegt in einer Schale von neuen Rätseln und oft genug auch Widersprüchen, die zu weiterer Arbeit mit besserer Methodik, unter vermehrter Zuhilfenahme des Tierexperiments usw. locken. Nur in bescheidenem Maße, oft nur in kurzen zusammenfassenden Sätzen konnte der Standpunkt des Autors derartigen pathophysiologischen und pathopsychologischen Problemen gegenüber mitgeteilt werden, wenn nicht die Monographie ins Uferlose überdehnt werden sollte. Denn der Hauptsinn des Werkes dient der *Krankheitsdarstellung*, wie sie uns der gegenwärtige Wissensstandpunkt ermöglicht.

Die diesmalige Bearbeitung stützt sich auf ein Material von über 800 klinischen Eigenbeobachtungen gesicherter epidemischer Encephalitis. Nicht alle Fälle konnten so eingehend somatisch und psychisch untersucht und verfolgt werden, wie es im Rahmen der Sache erwünscht gewesen wäre; immerhin dürfte das Material repräsentativ genug sein, um eingehend berücksichtigt werden zu können. Wert wurde darauf gelegt, die beobachteten Fälle katamnestisch möglichst weiter zu verfolgen. Auch die Zahl der anatomischen Untersuchungen hat sich vermehrt, beschränkt sich allerdings noch auf 9 akute und 13 chronische Fälle. Die Literatur wurde in breitem Maße berücksichtigt, ohne, wie früher, auf Vollständigkeit Anspruch zu machen. Bei den häufigen Wiederholungen vom Mitteilungen identischer Phänomene und gleicher Anschauungen dürfte hierin kein Nachteil liegen.

Es ist mir ein besonderes Bedürfnis meinen hochverehrten Chef, Herrn Geheimrat Professor Dr. Schultze für die große Freigebigkeit, mit der er mir das schöne Material der Klinik stets zur Verfügung stellte, zu danken. Namentlich aber muß ich ihm dankbar sein, daß er durch sein zielbewußtes Eintreten die Gründung einer Encephalitisstation erreichte, deren Material für die gründliche Beobachtung unserer Kranken unerläßlich war, und die wie ich hoffe auch weiterhin viel Nutzen bringen wird. Auch dem Preußischen Kultusministerium und der Provinzialverwaltung Hannover gebührt hier für die Bereitstellung von Mitteln besonderer Dank.

II. Klinik.

A. Initialerscheinungen der epidemischen Encephalitis und Grundriß des Gewohnheitsverlaufs der Krankheit.

Der Versuch einer zusammenfassenden, etwas schematisierten, aber doch grundsätzlich auf dem Erfahrungsmaterial fußenden Darstellung des *Verlaufs* der Encephalitis *vor* der Besprechung der einzelnen Symptome scheint mir aus verschiedenen praktischen Gründen unerläßlich. Jeder, der eine Reihe von Encephalitisfällen gesehen hat, ist zunächst über die Mannigfaltigkeit der Erscheinungen wie auch der Entwicklungsmöglichkeiten und Abläufe des Leidens überrascht; daher datiert ja auch der häufig mißbrauchte Begriff der unbegrenzten Variabilität und proteusartigen Natur der Krankheit. Und niemand wagt zu bezweifeln, daß Symptome, Syndrome und Verläufe der epidemischen Encephalitis unendlich viel reichhaltiger und schwieriger überschaubar als bei vielen anderen Infektionskrankheiten, wie etwa, um nur bei neurologischen Krankheiten zu bleiben, der epidemischen Genickstarre, der akuten Poliomyelitis, sind. Aber bei näherem Zuschauen erkennt man, daß auch *in dieser Mannigfaltigkeit kein Chaos* herrscht, sondern hinsichtlich der Symptomatologie ein aus vielleicht mehreren Einheiten bestehendes teils verkoppeltes, teils sich durchdringendes Zentrum mit einer breiten unregelmäßig begrenzten Corona besteht, hinsichtlich der Richtungstendenz des Gesamtverlaufs aber sogar eine Gesetzmäßigkeit, die jetzt ja von jedem Fachmann anerkannt ist. Aus dieser Erfahrung heraus rechtfertigt sich der Versuch, zuerst das *Gerüst der durchschnittlichen Verlaufsweisen der epidemischen Encephalitis* zu schildern, bevor die Symptome im einzelnen beschrieben werden. Auf diese Weise werden auch viele Wiederholungen später vermieden werden können.

Die Gesetzmäßigkeiten in der Richtungstendenz des Gesamtverlaufs der Encephalitis erkennt man freilich erst nach langem Verlauf der Krankheit. Viel regelloser ist der *Beginn* der Krankheit, die Prodromal- und Initialsymptome, wenn auch da häufigere und seltene Erscheinungen feststellbar sind. Diese

Schilderung der Prodromal- und Initialstadien der epidemischen Encephalitis
hat einen dreifachen *Zweck*: *Erstens* einmal soll sie uns Richtlinien für die Erkennung der Krankheit in möglichst frühen Stadien geben. Dieser Zweck ist,
wie bei der Besprechung der Diagnose näher auszuführen ist, noch leider keineswegs ganz erreicht. *Zweitens* können nur die Prodromal- und Initialstadien von
der klinischen Seite aus Material zur Beantwortung der Frage nach dem Zusammenhang zwischen epidemischer Encephalitis und pandemischer Grippe geben.
Auf diese Fragen wird später bei Besprechung der Pathogenese noch einzugehen
sein. Ein *dritter* Punkt mag hier gleich erledigt werden, die Frage, ob die Encephalitis überhaupt eine infektiöse, gewohnheitsmäßig mit „akuten" Symptomen
eingeleitete Erkrankung ist. Diese Frage wird nahegelegt durch die jedem Neurologen bekannte Feststellung, daß in den letzten Jahren häufiger Kranke beobachtet werden konnten, welche offenbar an chronischer Encephalitis leiden,
ohne daß ein akutes Stadium der Krankheit eruierbar war. Tatsächlich haben
auch schon Autoren wie B. SCHLESINGER die Konsequenz aus diesen Erfahrungen
gezogen und angenommen, daß die Encephalitis eine *generell* schleichend verlaufende Erkrankung ist, bei der man auch schon vor dem Auftreten etwaiger
akut erscheinender Manifestationen verwaschene Krankheitserscheinungen findet;
die akuten Erkrankungen sind nur phasenartige Erhöhungen, die durch Influenza
oder andere Bedingungen in die schleichende Erkrankung eingegliedert sind.
Abgesehen von den anatomischen und epidemiologischen Überlegungen, die eine
solche Auffassung als abwegig erscheinen lassen, widerspricht derselben auch der
klinische Befund. In der großen Mehrheit aller Fälle chronischer Encephalitis
läßt sich, wie statistisch später gezeigt wird, die Entstehung der chronischen
Encephalitis nach einer akuten Phase und aus dem akuten Stadium heraus eindeutig verfolgen; vor dieser akuten Erkrankung bestand meist Vollgesundheit
oder irgend ein akzidenteller Leidenszustand, der mit dem encephalitischen Krankheitsprozeß nichts zu tun hat. Allerdings ist der Begriff der Akuität etwas breit
zu fassen, wie das in der Neurologie ohne Bedenken geschieht. Akut nennen
wir auch häufiger zu beobachtende Erkrankungen, in denen über mehrere Wochen
zerdehnt allmählich die Krankheitserscheinungen des akuten Stadiums mit relativ
geringen febrilen oder subfebrilen Zacken bis zum Blütestadium anwachsen; es
scheint uns, als ob in den letzten Jahren dieser Verlauf etwas häufiger geworden
ist, wenn er auch den ersten Epidemien keineswegs fehlte. Und weiterhin ist
zu beachten, daß sehr häufig das Blütestadium der akuten Phase nicht voll
entwickelt wird, sondern gerade der charakteristischen Herdsymptome entbehrt,
während später eine sehr schwere chronische Erkrankung resultiert. Hier bestehen offenbar Analogien mit den Beziehungen zwischen der *leichten* Lues und
der späteren Paralyse; allerdings werden wir sehen, daß man die Häufigkeit der
verwaschenen akuten Erkrankung auch nicht überschätzen darf. Was dann die
der akuten Phase baren schleichend chronischen Fälle anbetrifft, so wird man
zunächst mit strenger Kritik nur solche Fälle verwerten dürfen, in denen wir
Herdsymptome finden, die wirklich encephalitisverdächtig sind. Es bleiben dann
zunächst Fälle, in denen ein akutes, wenn auch vielleicht nur verwaschenes
Stadium bestanden hat, aber vergessen ist oder *verschwiegen* wurde. Die neurologische Gutachtertätigkeit ist ja eine so weitverzweigte geworden, daß ein
nicht ganz kleiner Teil auch der Encephalitiker ein Interesse daran hat, seine

Anamnese in einer bestimmten Richtung zu geben; ich erinnere nur an die Kranken, die ihr Leiden auf den Kriegsdienst zurückführen wollen und bona oder mala fide eine akute Encephalitis aus dem Jahre 1920 verschweigen. Sicher bleibt auch dann noch ein Rest von Erkrankungen, in denen die Invasion der Krankheitsnoxe okkult vor sich ging, ohne daß auch nur eine leichte „Grippe" den Ternin des Krankheitsbeginns anzeigte. Diese Gruppe wird wohl um so kleiner sein, je genauere Anamnesen zu erheben möglich sind.

Beschreiben wir nunmehr die Typen des *Krankheitsbeginns* und der Prodrome. Diese haben sich wohl im Laufe der Jahre ein wenig verschoben, seitdem sich die Encephalitis epidemiologisch etwas von der Verkuppelung an die großen Grippeepidemien emanzipiert hat. Ebenso wie zahlreiche andere Autoren haben wir namentlich in den Jahren 1918/20 mehrfach Fälle gesehen, wo etwa die ganze Familie an Grippe erkrankte, einer oder mehrere der Familien- oder Hausangehörigen eine Encephalitis akquirierte. Solche Fälle sind jetzt sehr selten geworden, obschon die akute Encephalitis immer noch in Wellen jedes Jahr auftrat (außer im letzten Winter 1927/28). Häufiger sind die Fälle geworden, in denen das encephalitisch erkrankende Individuum nicht nur im Haushalt das einzige erkrankende Individuum war, sondern auch, soweit Nachforschungen möglich waren, im ganzen Ort grippale Erkrankungen überhaupt nicht, jedenfalls nicht häufiger als habituell, bestanden. Die Inkubationsdauer epidemischer Encephalitis ist nicht sicher zu bestimmen, nach den Erfahrungen von KLING an der nordschwedischen Epidemie beträgt sie 2—10 Tage (siehe unten Abschnitt Epidemiologie).

In ähnlicher Weise wie früher können wir die Initialerscheinungen in folgende Formen einteilen:

1. In der Mehrheit der Fälle fühlen sich die Kranken einige Tage nicht wohl; sie sind matt, fühlen sich zerschlagen, leiden an Kopfschmerzen, Ohrensausen, Schwindel, Erbrechen (letzteres Symptom oft schon als Herdsymptom faßbar). Es bestehen leichte oder auch etwas höhere Temperatursteigerungen. Gelegentlich kommt es auch vor, daß diese initialen Erscheinungen sich nur auf Appetitlosigkeit beschränken, die einige Zeit anhält. Katarrhalische Erscheinungen sind diesen Initialstadien öfters beigemengt, und zwar in bemerkenswerten Differenzen bei den einzelnen Teilepidemien. Bei den ersten französischen Epidemien waren Nasopharyngitiden häufig (SAINTON), in der italienischen Epidemie besonders viel Conjunctivitis. Andere Autoren erwähnen Oedem der Tonsillen, des Gaumens, Laryngitiden. GARDNER beschreibt eine Schwellung von Schlund und Gaumenbögen, weiße Exsudationsflecke auf Tonsillen und Gaumen, trockenen Schlund und rote, trockene, geschwollene Zunge. Selbst Tracheobronchitiden und Pneumonien sind mitgeteilt worden (KAYSER-PETERSEN, EICHHORST, MOEVES, STAEHELIN, NAEF). Aber diese *schweren* katarrhalisch-pulmonalen Prodromal- und Initialerscheinungen sind im Gesamtmaterial außerordentlich selten. Abgesehen von einem früher erwähnten Fall, in dem eine Grippepeumonie der akuten Encephalitis ein Vierteljahr vorausging, finden sich unter über 800 Fällen des eigenen Materials nur zwei Fälle, in denen Grippepneumonie und Encephalitisbeginn miteinander verbunden waren. (Auch die Möglichkeit, daß einige Fälle der genaueren Exploration bei den erst im chronischen Stadium untersuchten Kranken entgingen, wird prinzipiell nicht die Behauptung widerlegen,

daß selten schweren katarrhalisch-pulmonalen Grippefällen eine akute Encephalitis folgt.) Noch repräsentativer in dieser Beziehung ist vielleicht ein *Sammelmaterial*, das einer aus epidemiologischen Gründen Ende 1922 vorgenommenen Statistik, die durch Umfragen an der Hand eines genauen Merkblattes bei den Ärzten der Provinz Hannover vorgenommen wurde, entstammt. Von 309 Kranken, die vorzugsweise im akuten Stadium behandelt waren, litten 52 an leichten Katarrhen, 29 an Tracheitis und Bronchitis, bei 4 Fällen wird besonders von Gaumenrötung und Halsschmerzen, bei einem von besonders ausgesprochener Conjunctivitis, die aber offenbar auch bei anderen nicht fehlte, gesprochen. In etwa 40 Fällen geht aus dem Bericht nicht mit Sicherheit hervor, ob ausgesprochene katarrhalische Erscheinungen bestanden hatten. Nur in je einem Falle waren die Encephalitiserscheinungen eingeleitet oder begleitet von Symptomen einer „Grippepleuritis" bzw. Pneumonie. In zahlreichen Berichten wird besonders betont, daß katarrhalische Erscheinungen ganz fehlten[1]. Man darf nach dieser Statistik den Schluß ziehen, daß katarrhalische Erscheinungen nicht häufiger die Encephalitis im Anfangsstadium begleiten als viele andere Infektionskrankheiten heterogenster Natur (siehe auch STAEHELIN und LÖFFLER). Bei manchen Infektionskrankheiten, wie etwa der epidemischen Genickstarre, dürften ausgesprochene prodromale Entzündungserscheinungen der Atemwege sogar häufiger sein.

Diesen Initialsymptomen folgt dann nach einem Intervall von einigen Tagen oder Wochen das Blütestadium mit den Herdsymptomen, welche die entzündliche Lokalerkrankung des Gehirns deutlich erkennen lassen. Nach SAINTON beträgt das Initialstadium durchschnittlich 2—3 Wochen, nach unseren Erfahrungen erheblich weniger. Andererseits kommen auch Fälle vor, in denen die Initialsymptome erheblich mehr als 3 Wochen betragen. Bei einer Kranken, die im April 1925 an schwerer Encephalitis erkrankte, war uns mitgeteilt worden, daß sie den ganzen Winter vorher schon an Appetitmangel und etwas Mattigkeit litt, und wir müssen in solchen Fällen wenigstens den Verdacht hegen, daß tatsächlich die Infektion monatelang im Körper steckte, ehe die Erkrankung voll zum Ausbruch kommt. Das Stadium der manifesten akuten Encephalitis kann nun auch fehlen, statt dessen folgt dem Initialstadium alsbald das zweite Hauptstadium der Encephalitis, das pseudoneurasthenische (siehe unten). Wir haben danach:

2. Die Beschränkung der akuten Symptome auf eine verwaschene Infektionskrankheit, die oft als Grippe oder Kopfgrippe bezeichnet wird, mitunter einige Tage, mitunter einige Wochen anhält, katarrhalische Erscheinungen können fehlen oder treten in meist geringem Grade auf. Einwandfreie klinische differentialdiagnostische Kriterien gegenüber einer einfachen Grippe oder grippeartigen „Erkältungskrankheit" scheinen zu fehlen; die Entscheidung wird übrigens dadurch erschwert, daß solche Fälle naturgemäß selten fachärztlich-neurologische Untersuchung erfahren werden. Encephalitisverdächtig erscheinen in solchen Fällen namentlich Erkrankungen mit besonders ausgesprochenen psychotischen Erscheinungen deliranter, amenter, angstpsychotischer Natur, namentlich wenn keine schwere katarrhalisch-pneumonische Erkrankung besteht; sowie diejenigen

---

[1] Weitere hierauf bezügliche Notizen im Abschnitt Pathogenese.

„Grippeerkrankungen", die sich durch Agrypnie auszeichnen. In manchen Fällen bestehen doch schon leichte cerebrale Herderscheinungen, die nur übersehen oder verkannt werden, z. B. zentrale lokalisierte Schmerzen, wie Hüftschmerzen oder Leibschmerzen, wie den Drehschwindel begleitender Nystagmus, die zum mindesten den Verdacht der Encephalitis erwecken. In zweifelhaften Fällen könnte vielleicht der Liquorbefund pathologisch verändert sein; auf den morphologischen Blutbefund ist nur bedingt Gewicht zu legen (siehe spätere Ausführungen). Oft läßt sich der Charakter der Erkrankung erst an den Folgen erkennen. Praktisch wichtig ist, daß die Symptome der akuten Infektion noch weiter *verdünnt* sein können, so daß überhaupt nicht mehr der Verdacht einer Infektionskrankheit besteht; der Kranke gerät plötzlich in einen hochgradigen „Erschöpfungszustand", für den er dann alle möglichen vagen Ursachen anschuldigt. Eine nähere Schilderung dieses Erschöpfungszustandes ist darum schwer möglich, weil eingehende ärztliche Untersuchungen darüber fehlen (aus einem solchen akuten Zustande von Erschlaffung kann übrigens allmählich auch im Verlaufe von Wochen eine floride Encephalitis sich entwickeln).

Ob bei dieser *verschleiert grippeartigen Erkrankung* im Gegensatz zur toxischen (nervösen) Grippe bereits entzündliche Veränderungen im Hirn bestehen, läßt sich mangels anatomischer und Liquorbefunde natürlich nur vermuten. Auch die relative Häufigkeit dieser Erkrankungen innerhalb der ganzen Gruppe der epidemischen Encephalitis läßt sich nicht mit Sicherheit angeben, da wohl zweifellos viele solcher Erkrankungen ausheilen können, ohne daß es möglich war, die Encephalitisdiagnose zu stellen. Besser sind wir über ihre Bedeutung für die chronische Encephalitis orientiert. Unter 200 Fällen chronischer Encephalitis des hiesigen Materials, die ELASCHY bearbeitet hat, ließ sich anamnestisch bei 48 = 24% dieser Erkrankungsbeginn feststellen; meist hatten pseudoneurasthenische Überleitungserscheinungen bis zum chronischen Stadium bestanden.

3. Stürmischer Beginn mit Schüttelfrost, rasch einsetzendem hohem Fieber, Bewußtseinstrübung, Delirien und schnell folgenden cerebralen Herderscheinungen. Entsprechend dem Beginn hat auch meist die folgende akute Erkrankung einen recht stürmischen und gefährlichen Charakter. Im allgemeinen ist dieser Krankheitsbeginn seltener (etwa 10%); Teilepidemien kamen mit gehäuften Fällen dieser Art besonders im Winter 1919/20 vor, insbesondere bei Choreaencephalitis (siehe unten).

4. Eine Abart des akuten bzw. perakuten Beginns bildet die *hyperkinetische Initialpsychose*, die zwar quantitativ relativ selten ist, aber erhebliche nosologische Bedeutung hat. NONNE, H. W. MAIER, HOHMAN haben zuerst darauf hingewiesen; weitere Fälle teilten A. MEYER, CARAMAN, KASANIN und PETERSEN u. a. mit (dagegen sind andere Fälle, in denen die Erkrankung mit psychischen Symptomen verschiedener Art, z. B. Depressionen, zu beginnen scheint, und erst später neurologische Symptome bemerkt werden [PETTIT, WIMMER], anders zu werten). Unter dem eigenen Material von 800 Fällen wurde sie in 4 Fällen beobachtet. Die Krankheit *beginnt* damit, daß die Patienten plötzlich in eigenartige Unruhe fallen, mit ausgesprochenem, bald mehr rein automatischem, bald mehr zweckvollem Beschäftigungsdrang, mitunter mit gehobenem Gefühlszustand; seltener hat die Psychose einen amentiellen Charakter. Nach wenigen Tagen setzen dann mitunter ziemlich plötzlich die übrigen Encephalitissymptome ein.

Da das gleiche Symptom auch *während* der floriden Phase beobachtet wird, soll es später genauer besprochen werden. Bemerkenswert ist, daß einer meiner Kranken, ein intellektuell hochstehender Mann, in diesem Zustand sich bewußt war, daß er wohl eine Encephalitis bekommen würde, aber triebartig weiter seinem Betätigungsdrang unterlag. Diese eigentümliche Krankheitseinleitung ist wohl nur eine Unterform einer häufigeren

5. Form, des Krankheitsbeginns mit *Herdsymptomen*. In diese Form gehören die Fälle, die zunächst mit Augenmuskellähmungen, einer ·Facialisparese, heftigen und oft verkannten zentralen Schmerzen erkranken, ohne daß schon Erscheinungen einer infektiösen Allgemeinstörung bestehen. Ganz sicher gehören in diese Gruppe auch die schon in den Anfangsstadien der Epidemie beschriebenen Fälle, in denen die Erkrankung mit plötzlicher Schlafsucht, einem „narkoleptischen" Anfall beginnt; z. B. schläft der Kranke, der noch ziemlich munter von Haus weggeht, auf dem Wege zur Arbeit plötzlich ein (Fälle von GUTZWILLER, WIELAND usw.); auch im eigenen Material liegen solche Fälle mit narkoleptischem Beginn vor.

Die Fälle dieser fünften Gruppe lassen sich grobschematisch wieder in zwei Untergruppen einteilen: In der ersten bleibt die Krankheit — zunächst wenigstens — auf einzelne oder wenige Herdsymptome beschränkt, die später wieder verschwinden; das sind die Fälle, die der oligosymptomatischen Form und den formes frustes ACHARDS entsprechen. Ihre Zahl ist wahrscheinlich eine nicht geringe, doch werden sie häufig nicht erkannt, kommen vielleicht auch seltener zum Neurologen. E. MÜLLER hat namentlich auf die Möglichkeit hingewiesen, daß peripherische Facialislähmungen, namentlich solche, die in Epidemiezeiten auftreten, oligosymptomatische Encephalitiserkrankungen (bzw. auch Poliomyelitiserkrankungen) darstellen können. In anderen Fällen äußert sich die oligosymptomatische Encephalitis in umschriebenen zentralen Schmerzen und Myoklonien (SICARD) oder auch neuralgischen Erscheinungen oder aber auch Singultus. Wieweit es berechtigt ist, den epidemischer Singultus der epidemischen Encephalitis anzugliedern, wird später noch zu erörtern sein.

In der zweiten Unterform bilden aber die Herderscheinungen nur die Einleitung einer langdauernden und schweren, mit Allgemeinsymptomen verbundenen „floriden" Encephalitis. In antagonistischer Weise zu den Erkrankungen, in denen nur eine „Schwäche" wochenlang besteht, bis die klassischen Encephalitiserscheinungen zum Durchbruch kommen, finden wir mitunter Kranke, die wochenlang nur Herderscheinungen, wie Augenmuskellähmungen und später erst Kleinhirnsymptome, dann progressive Schlafsucht bieten, denen dann auch Allgemeinsymptome angegliedert sein können.

Zwei Beispiele mögen diese Form' des Krankheitsbeginns kurz illustrieren.

Fall 1. M. K., früher gesund, keine Lues, bemerkt am 13. II. 1924 ohne jede Störung des Allgemeinbefindens Doppelbilder, sucht deshalb am 16. II die Augenklinik auf, wo rechtsseitige Trochlearisparese festgestellt wurde. Am gleichen Tage Aufnahme in der Nervenklinik. Leichter Kopfdruck 2 Tage nach Beginn der Doppelbilder. In der Klinik am 17. II. subfebril, am 18. II. febril. Starke Schlafsucht, Benommenheit, Zunahme der Augenmuskellähmung. Enorme Lichtscheu usw. Höhepunkt der Erkrankung am 23. II. Dann nach Rekonvaleszentenserum Besserung.

Fall 2. Fr. C., 19 Jahre alt, Antezedenzien o. B. Belangloses Trauma einige Zeit vor Erkrankung. Von Erkältung nichts bekannt. Erkrankt am 8. V. 1920 zunächst plötzlich an Stuhl- und Urinverhaltung, die 2 Tage anhält. Hernach plötzlich Schmerzen in allen Gliedern, als ob die Glieder herausgerissen werden, dann Schlafstörungen. Fieber hat wahrscheinlich nie bestanden, wurde in einem Krankenhaus in das C. kam, nie festgestellt. Keine Augensymptome in diesem Fall, dagegen treten kurz nach Beginn der Erscheinungen akut Rigidität und Schweißausbrüche ein. Pat. wird dann in die Klinik verlegt, wo eine myastatisch-katatonoide Encephalitis festgestellt wird, die allmählich noch progreß wird.

Fälle mit solchen Herderscheinungen werden öfters besondere Abgrenzungsschwierigkeiten gegenüber der multiplen Sklerose, der Lues des Nervensystems, dem Tumor haben (siehe unten). Es handelt sich hier um Kranke, die oft erst den Augenarzt aufsuchen, weil das Lokalsymptom im Vordergrunde steht, ehe sie in neurologische Behandlung kommen. Gelegentlich kann aber auch eine später myastatisch werdende Encephalitis wie eine Spinalerkrankung mit Blasen-Mastdarmstörungen beginnen (Fall 2).

Obwohl der prozentuale Anteil der Fälle mit initialen Herderscheinungen (zumal nach Abzug der schwer diagnostizierbaren oligosymptomatisch-rudimentären Fälle) erheblich geringer ist als der der anderen Gruppen (insbesondere Gruppe 1 und 2) und nur etwa 5% beträgt, scheint mir dieser Krankheitsbeginn von nosologisch erheblicher Wichtigkeit, weil er ein Stigma darstellt für die beherrschende Wichtigkeit des infektiösen Hirnprozesses im Gegensatz zu allen denjenigen encephalitischen Erkrankungen, in denen die Encephalitis nur die sekundäre Rolle einer „Zufallsmetastase" darstellt, Erkrankungen also, bei denen wir niemals die Hirnerscheinungen ohne gleichzeitige Erscheinungen einer Allgemeininfektion sehen können, wofern nicht äußere Gründe, wie mangelhafte Beobachtung bei Encephalitiden im Kindesalter, diese Allgemeinerscheinungen verdecken. So sind diese im ganzen doch nicht so seltenen Fälle mit initialen, eventuell wochenlang protrahierten Herdsymptomen nicht zu vernachlässigen in der Wertigkeitsbeurteilung des „Grippe"-Faktors. In den Fällen dieser Gruppe kann eine prodromale Grippe gänzlich fehlen, in anderen Fällen wird von einer Grippe oder einer Erkältung berichtet, die wochenlang abgeheilt war, bevor die Encephalitis mit ihren Herdsymptomen begann.

6. Eine Abart des Beginns mit Herdsymptomen bildet der *apoplektiforme* Beginn mit Bewußtlosigkeit und Lähmungserscheinungen bzw. der epileptische Beginn mit generalisierten oder rindenepileptischen Anfällen (CRUCHET, SIEMERLING, CROOKSHANK). Diese Form ist sehr selten; die meisten „encephalitischen" Erkrankungen mit apoplektischen oder epileptischen Initialserscheinungen gehören nicht der epidemischen Encephalitis an.

7. Fieberlos langsam *schleichender* Beginn. In diese Gruppe gehören, nachdem wir die Möglichkeit der schleichend eingeleiteten, dann aber nach wenigen Wochen florid gewordenen Form bereits besprochen haben, besonders diejenigen Erkrankungen, in denen eine chronische Encephalitis mit Starreerscheinungen langsam entsteht, ohne daß eine akute Encephalitis nachweisbar war. Nach Ausschluß derjenigen Fälle, in denen es doch noch anamnestisch gelang, eine verwaschene akute Erkrankung zu eruieren, der dann Schwäche und Nervosität folgten, bevor die chronische Erkrankung einsetzte, finden wir diese Gruppe im eigenen Material in knapp 5%[1]. Freilich beansprucht diese Zahl keineswegs

---

[1] Außer in den von mir allein auf Grund des Aktenbefundes erstatteten Gutachten, in denen dieser Verlauf aus verständlichen Gründen häufiger erscheint!

Allgemeingültigkeitswert; und zwar nicht nur darum, weil andere Autoren an andersartig zusammengesetztem Material auch andere Werte finden können, sondern vor allem darum, weil die Encephalitisdiagnose in diesen Fällen besonderen Unsicherheiten ausgesetzt ist, zumal manche Kriterien, die wir sonst zur Abgrenzung gegenüber anderen extrapyramidalen Erkrankungen besitzen, wie Resterscheinungen von Hirnnervenlähmungen, gerade diesen von vornherein schleichend verlaufenden Fällen fehlen können. Es ist trotzdem nicht zu bezweifeln, daß sehr viele schleichend beginnende extrapyramidale Erkrankungen der Encephalitis angehören.

Wie wichtig die Erhebung einer exakten Vorgeschichte gutachtlich sein kann, mag folgender kürzlich beobachteter Fall lehren.

Fall 3. Ein jetzt 47 jähriger Mann erkrankt im Jahre 1920 an zunehmenden Rigiditätserscheinungen, die sich allmählich zu einem schweren Siechtumszustande herausbilden. Er verlangt Kriegsdienstbeschädigung und führt sein Leiden auf Verschüttungen, Schreckerlebnisse und Strapazen im Felde zurück. Alle bisherigen anamnestischen Erhebungen nach einer akuten Erkrankung sind ergebnislos, dagegen berichtet die Ehefrau, daß schon 1919 Zittern und Unruhe bestanden haben sollen. Von den bisherigen Gutachtern wird die Möglichkeit einer Entstehung im Felde zugegeben. Bei der *eigenen* Exploration der Ehefrau wird wieder jede irgendwie encephalitisverdächtige Erkrankung nach Rückkehr aus dem Felde negiert. Auch der Patient selbst, der übrigens nie an einer Grippe im Felde gelitten hatte, bestreitet zunächst jede fieberhafte Erkrankung usw. nach Rückkehr in die Heimat. Aber nach eingehender Exploration stellt sich schließlich doch heraus, daß er im Herbst 1919 *plötzlich* von einer Unruhe befallen wurde. Er war gleichzeitig 8 Tage lang „nicht wohl“, immer müde, schläfrig, des Nachts aber unruhig, stampfte mit den Beinen im Schlaf. Von da ab war er matt und zittrig und wurde nun allmählich steif. Fieber in der 8 tägigen Periode des schlechten Befindens negiert er zwar, doch war die Temperatur nicht gemessen. In diesem Falle mußte in der verwaschenen „Phase“ des Herbstes 1919 das akute Stadium der Erkrankung gesehen, Kriegsdienstbeschädigung danach abgelehnt werden. Andere Fälle, in denen umgekehrt verschleierte Symptome während des Kriegsdienstes die Erkrankung offenbar eingeleitet hatten, habe ich früher (Lit. XXV, 13) mitgeteilt.

Im Anschluß an die oben geschilderten Initialsymptome entwickelt sich nun in der Mehrheit der Fälle ein Krankheitszustand, der durch das gleichzeitige Vorhandensein *zentraler Herderscheinungen und Störungen des Allgemeinzustandes insbesondere Erhöhung der normalen Körperwärme*, ausgezeichnet ist. Auch in den Fällen, in denen scheinbar kein Fieber besteht, lassen sich doch, wie langdauernde Temperaturmessungen zeigen, wenigstens kurze Zeit lang meist eine leichte Temperatursteigerung auf subfebrile Werte, eventuell abendliche Temperaturzacken, feststellen. Dieses Stadium, das sich natürlich nur unscharf von späteren Encephalitisstadien abgrenzen läßt, wollen wir als *das I. Hauptstadium der epidemischen Encephalitis* bezeichnen. Bei der großen Mannigfaltigkeit der Symptome in diesem Stadium, der großen Differenz in Quantität und Entwicklungsgeschwindigkeit der krankhaften Phänomene und schließlich der Verschiedenheit der Dauer dieses Stadiums macht eine nähere Zergliederung und synthetische Darstellung dieses Stadiums theoretische und praktische Schwierigkeiten, ist aber doch möglich, ohne daß man in diesem Versuch eine Spekulation zur Rettung eines Prinzips zu suchen braucht. Die praktische Erfahrung lehrt vielmehr, daß bestimmte Symptomenkomplexe mit bestimmter Verlaufsrichtung prädominieren und andere Symptomenkomplexe und Endzustände seltener vorkommen, so daß man einigermaßen typische und einigermaßen atypische Hauptformen unterscheiden kann. Wie früher (siehe Monographie 1922) können wir, indem wir

weder auf eine Einteilung dieses Stadiums ganz verzichten, noch einfach die
möglichen Symptomenkomplexe als nosologisch äquivalente Formen nebeneinander stellen, vor allem eine Zweiteilung vornehmen in zwei Hauptformen des
akuten Stadiums:

1. die hypersomnisch-ophthalmoplegische,
2. die irritativ-hyperkinetische Form.

Bei der ersten Form überwiegt von Herderscheinungen im floriden Stadium
die von ECONOMO eingehend gewürdigte Schlafsucht mit nucleären Augenmuskellähmungen; hierzu treten oft leichte oder schwerere Paresen anderer motorischer
Hirnnerven, vestibuläre Störungen, die durch eine Affektion des DEITERSschen
Kerngebietes, des hinteren Längsbündels und dazu gehörender Kerne des Hirnstamms bedingt sind, ferner leichte Begleitdelirien, Fieber wechselnder Stärke,
geringe allgemein toxische Symptome
und weiterhin in einem Teil der Fälle
meningitische Begleitsymptome.

Störungen des Muskeltonus treten
in einem Teil der Fälle etwa synchron
mit den eben geschilderten Hauptsymptomen ein. Erscheinungen von Hypertonie, Maskengesicht und Rigidität sind
bereits in den Frühepidemien als ein
Kardinalsymptom neben ophthalmoplegisch-hypersomnischen Symptomen
oder auch bulbären Lähmungserscheinungen, z. B. von NONNE, mitgeteilt
worden. Auch im eigenen Material
finden sich *einzelne* Fälle, die sich im
Sinne eines akuten Parkinsonismus
oder mehr katatonischer Zustände entwickeln, allerdings fast stets mit anderen
Symptomen, die für das akute Stadium
charakteristisch sind, gemischt. Ein
Beispiel mag das Gesagte illustrieren.

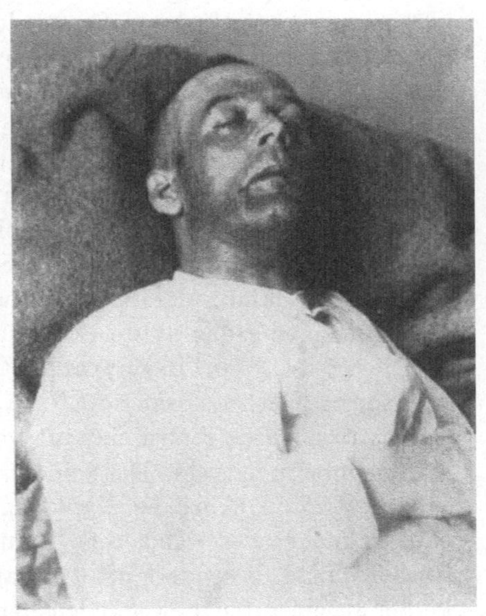

Abb. 1. Akute parkinsonistische Encephalitis (vorübergehende Besserung des Parkinsonismus, später Ausgang
in chronische Myastase).

Fall 4. Gustav H., geb. 1887, Postschaffner. Ursprünglich gesund, keine Inf. ven.,
kein Trauma usw. Weihnachten 1924 dumpfer Druck im Kopf. Subakuter, chronisch
schleichender Beginn mit folgender akuter Phase. Anfang Februar 1925 Appetitmangel.
Mitte Februar starrer Blick und Schweißausbrüche. 23. II. plötzlicher Schlafzustand mit
Doppelbildern, Schlafdelirien, subfebrilen Temperaturen. 3 Wochen Schlaf. Gleich danach
Speichelfluß, Talggesicht, Steifigkeit, Einnässen. 7. IV. 1925 Klinik. Völliger Verlust der
Spontaneität. Liegt mit übereinandergeschlagenen Händen starr da. Gemeißeltes, ver-
steintes Gesicht, Mundwinkel herabgezogen. Spontan spricht er nicht. Auf Befragen:
Keine Blickwendung, keine mimische Äußerung. Spricht, ohne den Mund zu öffnen in ein-
silbigster Form; stark verlangsamte Reaktionen, kein Affektausdruck. Keine Orientierungsstörungen. Nackenrigidität ohne Schmerzreaktionen. Extremitäten: Alle Bewegungen,
langsam ausgeführt möglich, Kraftlosigkeit, allmählich anschwellender Druck. Ausgesprochene Katalepsie bleibt, auch wenn man ihn auf die Sinnlosigkeit der gegebenen
Haltung aufmerksam macht. Rigidität der oberen und unteren Extremitäten. Gelegentlich tiefer, schnarchender Atemzug. Keine Reflexstörungen, keine Ataxie. Verlust assoziierter Bewegungen beim Gehen. Bradybasie. Fixationsstarre auch beim Hinsetzen.

Liquor: Spur Nonne, Zellen 6/3, sonst o. B. Convergenzparese, Myastase der Bulbi, sonst AB frei. Im Verlauf wird konstatiert, *daß bei bleibender völliger Akinese Rigidität an Extremitäten mitunter ganz fehlt.* Spontaneitätsverlust dabei so stark, daß Nahrungsaufnahme nur unter Schwierigkeiten möglich ist. Später bessert sich dieser Zustand stark. Dabei stellt sich heraus, daß eine Blickparese nach oben besteht. Verwaschen-rigide Sprache bleibt. Später wieder Verschlimmerung. Übergang in Dauerrigidität.

Was in diesem Falle eigentümlich ist, ist vor allem der starke Wechsel der Rigiditätssymptome, obwohl die Akinese gleich bleibt. Wir kommen hierauf später zurück.

Die Regel bildet jedenfalls das frühe Auftreten hypertonischer Erscheinungen *nicht*. Häufiger ist die von englischen und amerikanischen Autoren in den Frühepidemien der Jahre 1918/19 annoncierte generelle Asthenie der Muskeln (HALL, ELY, STERN usw.), die mit Verlust oder Herabsetzung des Muskeltonus bzw. der Dehnungsspannung der Antogonisten bei passiven Bewegungen verbunden ist (siehe unten). Auch das süße, madonnenhafte Gesicht, das R. KOCH sogar für ein charakteristisches Encephalitismerkmal hält, das allerdings doch nur einen Teil der Fälle betrifft, entspricht doch mehr einem weichen nicht rigiden Muskeltonus der Gesichtsmuskeln; in anderen Fällen ähnelt der Gesichtsausdruck der akut Kranken direkt dem der Myopathiker.

Wichtig ist, daß der akute Parkinsonismus als ein Restzustand zurückbleiben kann, und daß dann ein Zustandsbild resultiert, das genau so wie ein Parkinsonismus, der erst nach dem akuten Stadium sich *entwickelt*, aussieht. Im übrigen ist die Entwicklung des Spätparkinsonismus gänzlich unabhängig von den Erscheinungen, die das akute Stadium gezeitigt hat.

Die *zweite Form*, die hyperkinetisch-irritative Erkrankung, ist schematisch folgendermaßen zu skizzieren: Nach etwaigen Initialerscheinungen, mitunter sofort, tritt höheres Fieber mit oft von vornherein starker Beeinträchtigung des Allgemeinbefindens ein. Der Schlaf ist meist unruhig, oft besteht völlige Agrypnie, bald setzen unwillkürliche Bewegungen ein, die entweder einem Veitstanz ähneln oder in mehr oder weniger rhythmischen klonischen Zuckungen umschriebener Muskelgebiete, besonders oft der Bauchmuskeln, bestehen; mitunter ähneln die weiter ausgebauten Bewegungen den Drangbewegungen der Katatoniker (Parakinesen). Bemerkenswert oft bestehen Schmerzen, und zwar meist umschriebene Schmerzen zentraler Natur ohne Druckpunkte, die nicht ganz selten im Krankheitsbild debütieren und so zu Fehldiagnosen führen können (siehe auch unten). Das Blütestadium ist oft von heftigen Delirien begleitet, die zu triebhaften, unerwarteten Handlungen führen können. Im allgemeinen verläuft diese zweite Form schwerer als die erste. Man muß aber nicht etwa denken, daß die schwere delirante choreatische Unruhe mit hohem Fieber immer gleich von Anfang an ausgeprägt ist. Wir sahen z. B. Kranke, die allein zu Fuß in die Klinik kamen und zuerst nur durch ihre hastige Sprechweise und etwas dekomponierte Denkweise, durch eine gewisse Hastigkeit der Bewegungen, die mitunter in plötzlichen automatischen, zwecklosen „anakoluthen" Handlungen sich äußerten, den Verdacht der beginnenden Choreaencephalitis erweckten; im Verlauf einiger Tage steigerte sich dann die Erkrankung zu schwerster fieberhafter hyperkinetischer Encephalitis, der dann der Tod folgte.

Die von vornherein stürmisch verlaufenden Fälle hyperkinetischer Encephalitis herrschten in der Epidemie des Winters 1919/20; in umgrenzten Gebieten, namentlich Süddeutschlands und Österreichs, trat diese Erkrankung so gehäuft auf, daß es schon aus diesem Grunde gerechtfertigt erscheint, sie der „klassischen" ophthalmoplegisch-hypersomnischen an die Seite zu stellen. Im übrigen sind Symptome dieser beiden Formen nicht selten miteinander gemischt, sei es, daß Augenmuskellähmungen und andere Hirnstammsymptome bei hyperkinetischer Encephalitis auftraten, sei es, daß bei einem hypersomnischen Kranken umschriebene klonische Zuckungen beobachtet wurden, oder daß die Agrypnie von vornherein mit einer sonst blanderen Erkrankung mit vestibulär-ophthalmoplegischen Symptomen vertauscht ist. Eine besondere Eigentümlichkeit der hyperkinetischen Encephalitis ist es dann, daß dem „Erregungs"- oder besser hyperkinetischen Stadium ein Stadium der Akinese folgt (DIMITZ, MINGAZZINI). Dieses kann dem hypersomnischen Stadium ähneln, aber auch in mehr katatonoiden Erscheinungen (siehe unten) zur Erscheinung kommen. Allerdings ist dieses „Complementärstadium" der Hyperkinese keineswegs eine Conditio sine qua non. In vielen Fällen, namentlich leichterer Art, schließt sich der Hyperkinese gleich die Rekonvaleszenz an; in anderen Fällen können in phasenartigem Verlauf hyper- und hypokinetische Symptome mehrfach aufeinander folgen oder miteinander vermischt auftreten.

Eine besondere Abart des hyperkinetischen Syndroms ist dann wohl noch jene Form, welche äußerst rasch und stürmisch unter dem Bilde eines akuten Deliriums verläuft, ohne daß neurologische Herdsymptome recht zur Ausprägung gelangen (BONHOEFFER). Eine richtige Diagnose wird hier klinisch wohl nur durch Liquorbefund und durch Festlegung einer gleichzeitigen Epidemie ermöglicht werden; im übrigen wird der anatomische Befund in diesen meist tödlichen Fällen Aufschluß geben müssen.

Neben diesen Hauptformen der akuten Encephalitis kommen dann noch verschiedene mehr oder weniger seltenere Syndrome vor, die später unter den Akzidentalsymptomen und atypischen Erkrankungen geschildert werden. Auch diese sind gewöhnlich dadurch ausgezeichnet, daß eine akute Erkrankung mit wenigstens initialer Temperatursteigerung und Herderscheinungen auftritt und in der Heilungs- oder Ablaufstendenz ʾÄhnlichkeiten mit den typischen Formen zeigt. Hier soll nur noch darauf hingewiesen werden, daß nicht immer gleich in den ersten Tagen nach Ablauf der infektiösen Prodromalsymptome die charakteristischen Herdsymptome des akuten Stadiums evident sein müssen; mitunter findet man Kranke, die etwa nach initialen Fieberschub sofort zwar Zeichen dafür bieten, daß anscheinend eine infektiöse Hirnkrankheit vorliegt; aber man findet kein charakteristisches Herdsymptom, man schwankt, ob es sich nicht doch um eine Allgemeinerkrankung mit toxischen Hirnerscheinungen handelt, die Temperaturkurve ist atypisch, einem Temperaturabfall folgt ein treppenkurvenartiger langsamer Temperaturanstieg, und erst nach Wochen kristallisieren sich die charakteristischen Symptome heraus. Auch hierfür möge ein Beispiel angeführt werden.

Fall 5. W. R., 31 jähriger Neuropath, vor 11 Jahren Suizidversuch bei reaktiver Depression, Schuß in den Kopf, Geschoß angeblich noch im Schädel, röntgenologisch aber nicht feststellbar. Wiederholt wegen angeblicher Gallensteine behandelt, sonst somatisch gesund. 13. I. 1921 erkrankt mit heftigen Kopfschmerzen, Schlaf- und Appetitlosigkeit. 19. I. Klinik. Temperatur 39,2 Grad. Unerträgliche Kopfschmerzen. Allgemeine Schlaffheit. Trigeminus etwas druckempfindlich. Keinerlei Herdsymptome. Linkes Auge tickartig zugekniffen. Fundus oculi normal. Liquorbefund negativ. Absturz der Temperatur auf 36,8 Grad, dann erneut Fieber, 39,2, erneuter Abfall, dann treppenförmig langsamer Anstieg. Blut: 12 800 Leukocyten, serologisch und bakteriologisch negativ. Keine Exantheme, keine Milzschwellung. Verfall des Allgemeinbefindens, fauliger Geruch aus Mundhöhle, dick belegte Zunge. Erst Anfang Februar Herderscheinungen: Schlafsucht von 12 tägiger Dauer, Kernig, zeitweiliger Babinski und Oppenheim, starr maskenhafter Blick, Myokymie, athetoide Bewegungen der Hände, zeitweilige Hypertonie der unteren Extremitäten. Am 17. II. erste Injektion von Rekonvaleszentenserum. Später Heilung bis auf restierenden Tickzustand und Serratuslähmung.

Die Häufigkeit der einzelnen Formen des akuten Stadiums läßt sich nur schwierig einwandfrei feststellen, da in den einzelnen Teilepidemien große Differenzen vorgekommen sind. Außerdem treten ja die Hauptformen öfters gemischt miteinander auf, wie ich schon oben betonte, so daß es willkürlich sein kann, ob man die Erkrankung, in der etwa Augenmuskellähmungen, myoklonische Zuckungen und Schlafverschiebungen miteinander gemischt sind, der hyperkinetischen oder der ophthalmoplegischen Form zurechnen will. Wenn ich im eigenen Material nur diejenigen Fälle rechne, in denen ausgesprochene Herdstörungen im akuten Stadium bestanden, wenn ich also die später chronisch encephalitisch werdenden Fälle mit verschleiert grippeartigem Beginn und die von vornherein schleichend verlaufenden Fälle ausschalte, komme ich auf etwa 70%, die der ophthalmoplegisch-hypersomnischen Form, etwa 26%, die der hyperkinetischen Form angehören, und 3—5% atypischer Fälle. Dabei sind die Symptome a fortiori gerechnet; außerdem sind Fälle mit dominierenden Augenmuskellähmungen ohne Schlafsucht und mit höchstens geringen hyperkinetischen Begleitsymptomen der 1. Hauptform zugerechnet. Die Zahlen stimmen ungefähr mit den von STAEHELIN gefundenen überein, nur sind bei diesem Autor die atypischen Formen etwas häufiger.

Die Dauer des akuten Stadiums ist eine außerordentlich wechselnde, so daß hier irgendwelche Gesetzmäßigkeiten *bisher* nicht genannt werden können. Die Phase, in der neben der wenn auch oft nur leicht erhöhten Temperatur und der Beeinträchtigung des Allgemeinbefindens Herderscheinungen manifest oder gar einem steten Wechsel unterworfen sind, kann Tage, Wochen und Monate dauern. Neben den von Fall zu Fall verschiedenen Wirkungen der Krankheitsnoxe, der wahrscheinlich sehr wichtigen individuellen Reaktionsfähigleit, spielen auch therapeutische Faktoren eine Rolle bei dem Ablauf dieser Phase. Ganz unzweifelhaft läßt sich in vielen Fällen der Zeitpunkt gar nicht ermessen, in dem man klinisch sich berechtigt fühlt, von einem Abschluß des akuten Stadiums zu sprechen, ganz abgesehen von den noch zu besprechenden Fällen, in denen immer wieder neue kleine Schübe kommen, die auf ein ständiges Neuaufflackern des Krankheitsprozesses hinweisen. Aber diese Feststellungen dürfen uns nicht hindern, Gewicht darauf zu legen, daß in der Mehrheit der Fälle, die das akute Stadium überwinden, nach Tagen oder Wochen zunächst eine Rückbildung allgemeiner und herdartiger Symptome auftritt, die den Eindruck der *Rekonvaleszenz* erweckt. In diesem Stadium nun treten neue Symptome auf, die für die epidemische Encephalitis nosologisch sehr wichtig sind, Symptome, die es gestatten, von einem *zweiten* Hauptstadium der Encephalitis zu sprechen, das wir als das *pseudoneurasthenische* bezeichnen können.

Dieses *zweite Hauptstadium der Encephalitis,* von VILLINGER bereits als das nachakute von dem 3. Stadium getrennt, ist im wesentlichen durch Symptome ausgezeichnet, die zum Teil sich mit der verwaschenen Symptomatologie der rein „funktionellen" reizbaren Schwäche des Nervensystems decken, und die jedenfalls durch eine Herdläsion des Zentralnervensystems nicht erklärt werden können. Wir finden also vorwiegend subjektive Beschwerden, die sich schlecht objektivieren lassen. Beim Erwachsenen überwiegen einerseits Müdigkeits- und Mattigkeitsgefühl, verstärkte Schlafneigung, ohne daß es noch gerade zu ausgesprochenen narkoleptischen Zuständen zu kommen braucht, oder auch hartnäckige Schlaflosigkeit, andrerseits Kopfschmerzen, die in ihrem Charakter sich nicht sehr von dem neurasthenischen Kopfdruck zu unterscheiden brauchen, unbestimmte Schwindelempfindungen, Reizbarkeit, Gefühl der Unruhe und leichte psychomotorische Drangzustände; es können auch andere Phänomene hinzutreten, wie plötzliche leichte „epileptoide" Umdämmerungen, plötzliche Störungen der Orientierung, Fremdheitsempfindungen, worauf B. MIKULSKI und B. SCHLESINGER mit Recht hingewiesen haben. Beim Kinde tritt zu der Agrypnie in sehr vielen Fällen die gesteigerte Drangunruhe mit Faxensymptomen, die wir nach dem Erstbeschreiber vielleicht als PFAUNDLERsches Symptom bezeichnen können.

Der grobe neurologische Befund *kann* in diesen Zuständen ein vollkommen negativer sein; er ist es häufig natürlich nicht, da aus dem akuten Stadium *Narben*symptome zurückbleiben können, die vielleicht nie wieder verschwinden oder nur sehr langsam sich rückbilden, wie Augenmuskellähmungen oder myorhythmische Symptome (siehe unten). Auch die Dystrophia adiposogenitalis, die im Anschluß an das akute Stadium sich entwickeln kann, ist als Narbensymptom aufzufassen, als Folge einer Störung des Fettstoffwechsels usw., die sich erst allmählich im Verlaufe einiger Zeit auswirkt. Da außerdem manche Kranke immer wieder kleine Schübe bekommen, bei anderen alsbald nach dem akuten Stadium motorische Starreerscheinungen zurückbleiben, die sich allmählich verschlimmern, ist es gewiß berechtigt, vor jedem einseitigen Schematismus zu warnen und die Vielfältigkeit der postakuten Erscheinungsmöglichkeiten zu betonen, die etwa in folgender Reihe zum Ausdruck kommt.

    a) Heilung,
    b) Restierende Narbensymptome.
    c) Neigung zu Rezidiven,
    d) Pseudoneurasthenisches Stadium,
    e) Direkt anschließende progressive Myastase.

Innerhalb dieser Entwicklungsmöglichkeiten erscheint mir die Hervorhebung des pseudoneurasthenischen Stadiums besonders wichtig. Die Hartnäckigkeit und jahrelange Dauer der nervösen Beschwerden weisen darauf hin, daß wir es hier nicht mit einem einfachen Folgezustand der Infektion zu tun haben, zumal den leichtesten akuten Infektionen bei konstitutionell nervengesunden Personen die hartnäckigsten nervösen Erscheinungen jahrelanger Dauer folgen können; ebenso spricht die Häufigkeit, mit der aus diesem Stadium heraus eventuell nach Jahren (bis zu sechs) sich die chronische Encephalitis entwickelt, dafür, daß wir es mit einer besonderen Form des *Krankheitsprozesses* zu tun haben, über dessen Natur wir vorläufig allerdings auf Hypothesen angewiesen sind (siehe unten). Dieser Krankheitsprozeß aber, den wir bei anderen epidemischen und nichtepidemischen Infektionskrankheiten des Nervensystems nicht finden, ist außerordentlich häufig wenigstens in geringem Maße entwickelt; und wir kennen wenige Fälle, in denen die scheinnervösen Symptome nicht der akuten Encephalitis folgten. Und ebenso gibt es, je genauer man das Material durchforscht, um so weniger Fälle „chronischer" parkinsonistischer Encephalitis, bei denen nicht das „Latenzstadium" zwischen akuter und chronischer myastatischer Phase durch die Erscheinungen einer vor der Encephalitis unbekannten Erschöpfbarkeit, Schwäche, ferner Kopfschmerzen, Niedergeschlagenheit, Konzentrationsschwäche usw. in mehr oder minder starkem Maße ausgefüllt waren. BLASCHY findet an unserem Material bei den Fällen chronischer Myastase, die sich erst nach einem längeren „Intervall" entwickelt haben, diesen Zwischenraum in etwa 60% der Fälle durch pseudoneurasthenische Erscheinungen ausgefüllt; aber die Indolenz parkinsonistischer Kranker führt häufig dazu, daß in dem Intervall von Gesundheit gesprochen wird, wo in Wirklichkeit erhebliche Allgemeinstörungen bestanden haben, welche nur die Arbeitsfähigkeit noch nicht beschränkten. So ist zu vermuten, daß das Intervall zwischen akuter und chronischer Encephalitis in weit mehr als 60% durch scheinnervöse Symptome ausgefüllt ist. Auch HALL erwähnt, daß in dem Intervall zwischen akuter Encephalitis und Parkinsonismus selten allerhand Störungen vermißt werden.

Als typisches Beispiel einer pseudoneurasthenischen Encephalitis sei folgender Fall angeführt:

Fall 6. Karl F., 32 Jahre alt. Stammt aus nervengesunder Familie; war Durchschnittsschüler. Hat nie besondere Krankheiten gehabt, niemals früher nervös. War lange in französischer Gefangenschaft, aber immer auch da vollkommen gesund. März 1923 plötzlich mit Kopfschmerzen und Ziehen in den Beinen erkrankt. Wurde 6 Wochen besinnungslos, wußte nicht wo er war, ließ alles unter sich, delirierte stark, hatte später langdauernden Singultus. Behandelt im Krankenhaus H. Augenmuskellähmungen sind nicht bekannt. Nach dem akuten Krankheitsstadium war er äußerst schlapp und näßte noch ein. Er schlief mehr als früher. Im Frühjahr 1924 wurde er auffallend dick, blieb so schlapp, daß er zusammenfiel. Ende August 1924 soll er Schwellungen am Körper gehabt haben. Er kommt am 13. VII. 1925 zum ersten Male in die Klinik. Hat starkes Schlappheitsgefühl, Störungen der Exurese, Schwindelgefühl beim Blick in die Höhe, Kopfschmerzen auf Scheitelhöhe. Der kräftig gebaute Mann ist in gutem Ernährungszustande, und hat bereits leicht ergrautes Haar, obwohl er erst 33 Jahre alt ist. Myastatische Erscheinungen bestehen gar nicht. Es besteht Klopfempfindlichkeit der vorderen Scheitelpartien links. Konvergenz nicht ausreichend. Keine ausgesprochene Konvergenzparese, keine Pupillenstörungen, kein nachweisbarer Rigor. Promptes Armpendeln; nur sind die Arme im Ellbogen im geringem Maße flektiert. Die Gelenkreflexe fehlen. Sonst sind sämtliche Reflexe völlig regelrecht, nur scheint manchmal links der Rossolimo schwach positiv zu sein. Sensible Störungen bestehen nicht. Zielbewegungen werden ausfahrend gemacht. Nach Fuß-Lidschluß tritt ein Schwanken ein, das bei Ablenkung schwindet. Keine vasomotorischen Störungen. Kraftleistungen im rechten Arm etwas objektiv herabgesetzt ohne Myastasis. Psychisch etwas nörgelnd, moros, anfangs wenig mit anderen Kranken in Verbindung tretend. Später etwas freier und frischer.

Im Urin kein Eiweiß, kein Sediment, aber starke Urobilinausschwemmung. Behandlung findet mit Trypaflavin statt. Im Oktober 1925 besteht noch keine Myastase, doch besteht etwas Druckempfindlichkeit des linken Supraorbitalrandes, der linke Bauchdeckenreflex fehlt. Am Körper zerstreute hypalgetische Flecke, die den Verdacht einer psychogenen Auflagerung erwecken, doch fehlt jedes hysterische seelische Symptom. Besonders bemerkenswert ist die Leistungsschwäche, die stark an die echter traumatischer Encephalopathen erinnert. Er gibt sich Mühe seinen Arbeiten als Sattler nachzukommen, braucht aber 2 Tage zu Arbeiten, die er sonst in $^3/_4$ Tagen erledigte. Bei Überanstrengungen Kopfschmerzen und Erbrechen. Im Januar 1926 beginnt zum ersten Male das Maskengesicht deutlicher zu werden. Es besteht auch eine Hypokinese der Bulbi, doch sind die assoziierten Bewegungen an den Gliedmaßen bei Zweckbehandlungen alle vorhanden, nur im Bereich der Kopfmuskulatur sind die assoziierten Bewegungen etwas herabgesetzt. Es besteht jetzt deutliches Glanzauge. Urobilinausschwemmung bleibt vorhanden.

Ein sehr charakteristisches Beispiel pseudoneurasthenischer Encephalitis ist auch der erste der von B. Schlesinger mitgeteilten Fälle. Wir haben die Patientin später durch Jahre hindurch weiter verfolgen können. Von Zeit zu Zeit kam es immer zu ganz leichten parkinsonistischen Erscheinungen, die aber wieder vorübergingen. Die Kranke war außerordentlich verdrossen, empfindlich und gereizt, hatte zahlreiche Beschwerden, die ohne Kenntnis der Anamnese gewiß hätten irreführend wirken können. Es ließ sich aber feststellen, daß an schlechten Tagen die Nüchternheitsleukocytenzahl mitunter 16 000 erreichte. Eine weitere Schilderung pseudoneurasthenischer Symptome wird im Kapitel psychischer Begleiterscheinungen erfolgen, da die psychischen Veränderungen das wesentlichste objektive Symptom in diesem Stadium ausmachen.

Auf die eigenartigen Charakteranomalien der Jugendlichen, die nach dem akuten Encephalitisschube bleiben, wird später noch ausführlich eingegangen werden. An dieser Stelle sei nur erwähnt, daß die Frage, ob es sich hier um eine Folgeerscheinung der Encephalitis oder auch um einen Krankheitsprozeß handelt, nicht ganz eindeutig zu beantworten ist. Wie wir noch sehen werden, spricht vieles dafür, daß es sich wenigstens in vielen Fällen um Folgeerscheinungen handelt.

Aus dem zweiten Stadium der Encephalitis entwickelt sich nach Monaten oder Jahren allmählich ein neues drittes Stadium, das durch charakteristische Herdsymptome motorischer, vegetativer, psychischer Natur ausgezeichnet ist: *das chronische Stadium der myastatischen Encephalitis.* Das an dieser Stelle nur kurz zu skizzierende Grundgerüst dieses Symptomenkomplexes bildet die Bewegungsverlangsamung, die Verminderung des Bewegungsantriebs, die Rigidität, der Verlust physiologischer Begleitbewegungen, die enthemmte Sekretion vieler Drüsen, die häufige Verbindung mit Verminderung des Antriebs zu Willensvorgängen überhaupt, in einem Teil der Fälle die Verkuppelung der Rigidität mit Tremor oder Auftreten komplexer Hyperkinesen. Die terminologische Abgrenzung dieses chronischen Symptomenkomplexes als drittes Stadium der epidemischen Encephalitis entspricht einer Forderung des a fortiori. So findet sich in unserem Material von Fällen mit parkinsonistischen Erscheinungen auf dem Boden der epidemischen Encephalitis unter einer wahllosen Zusammenstellung von 200 Fällen folgendes Ergebnis: 7% mit von vornherein schleichendem Beginn, 6% mit Entwicklung der Starreerscheinungen im akuten Encephalitisstadium, 23% mit ziemlich direkter Entwicklung der myastatischen Symptome nach dem akuten Stadium und 64% mit einem ausgesprochenen Intervallstadium von einem Monat bis zu $6^{1}/_{2}$ Jahren. Daß dieses Intervallstadium meist durch pseudoneurasthenische Symptome besetzt ist, wurde bereits erwähnt. Wenn andere Autoren wie Barré und Reys früher am häufigsten den Parkinsonismus direkt im Anschluß an die akute Encephalitis sahen, so beruht die Differenz zu dem von mir angegebenen Zahlenverhältnis wohl darin, daß mit dem Fortschreiten der Zeit naturgemäß die Zahl der chronisch Kranken mit Intervall absolut und relativ zunimmt. Zwischen den Myastasen oder Starrezuständen nun, die im akuten Stadium bereits entstehen und den später zur Entwicklung kommenden ist rein symptomatologisch keine ganz sichere Trennung möglich (siehe spätere Ausführungen). Man kann wohl sagen, daß im akuten Stadium öfters mehr katatonoide Symptome, in denen Akinesen und kataleptische Zustände mit weichem Muskeltonus das Zustandsbild beherrschen, vorkommen, sei es im Anschluß an Hyperkinesen, sei es auch als Begleitsymptom anderer „akuter" Erscheinungen oder als dominantes Symptom der akuten Encephalitis selbst; aber daneben kommen auch, wie wir schon aus den Erfahrungen der Erstepidemien, z. B. durch NONNE wissen, auch unter den akuten Symptomen schon solche vor, die sich von der Starre des Parkinsonismus nicht gut differenzieren lassen; kompliziert wird auch der Sachverhalt dadurch, daß aus Fällen, in denen zunächst die Akinese, das „stuporartige" Verhalten vorherrscht, im weiteren Verlauf ein echter Parkinsonismus entstehen kann. Wir wollen an dieser Stelle auf die somatischen und pathophysiologischen Differenzpunkte nicht näher eingehen, sondern nur darauf verweisen, daß zwischen den akinetischen Starrezuständen des akuten und denen des chronischen Stadiums eine symptomatologische Differenz jedenfalls nicht zu bestehen *braucht.* In pathogenetischer Beziehung ist aber doch wohl der Unterschied zu betonen, der zwischen der eventuell reversiblen oder zu einem dauernden Narbensymptom führenden akuten Myastase und den langsam fortschreitenden Erkrankungen besteht, die erst *nach* dem akuten Stadium eventuell nach einem Intervall von Jahren beginnen. Wir werden also unter den myastatischen Symptomenkomplexen die Entwicklung nach folgenden Gruppen unterscheiden können, die wir praktisch alle in unserem Material finden:

a) Myastatische Erscheinungen im akuten Stadium, akut entstehend als Begleitsymptom anderer Erscheinungen oder als dominierendes Krankheitssymptom mit Ausgang in Heilung oder Besserung. Nach Eintritt der Heilung braucht *keine* Tendenz zur myastatischen Späterkrankung zu bestehen, wie mehrere eigene Fälle lehren. (Vorsichtigerweise müssen wir hinzufügen, daß wenigstens *bisher* nach Ablauf mehrerer, 4 oder 5 Jahre, keine Zeichen einer beginnenden myastatischen Späterkrankung bestehen.)

b) Myastatische Erscheinungen des akuten Stadiums, die nicht wieder ausheilen, sondern als Narbensymptome im wesentlichen unverändert jahrelang persistieren.

c) Myastatische Erscheinungen des akuten Stadiums, die zunächst wie Narbensymptome anhalten, eventuell sogar zunächst remittierende Tendenz haben; allmählich schließt sich aber doch eine progressive Verschlimmerung, der „klinischen Narbe" aufgepfropft, an.

d) Myastatische Erscheinungen, die erst nach Ablauf des akuten Stadiums beginnen und langsam bis zu einem individuell außerordentlich verschiedenen Grade (siehe unten) fortschreiten; Entwicklung entweder direkt nach dem akuten Stadium, indem das zweite Stadium gewissermaßen übersprungen oder mit seinen Symptomen in das myastatische hineinverflochten wird, oder nach dem verschieden langen pseudoneurasthenischen Intervall.

e) Die myastatischen Erscheinungen entstehen nach dem akuten Stadium mehr schubweise unter Entwicklung stürmischerer Allgemeinsymptome, bei der Rezidivencephalitis. Die Symptome können hier mehr denen der Pseudobulbärparalyse entsprechen (Economo). Form d und e können natürlich miteinander kombiniert sein. Im übrigen soll keineswegs behauptet werden, daß die rezidivierende Encephalitis *nur* unter dem Bilde fortschreitender Myastasen verläuft; wir werden später auch andere Symptome kennen lernen.

Ebenso wie bei den myastatischen Starrezuständen mit Bewegungsverlangsamung und Hypertonie treffen wir auch bei anderen extrapyramidalen Motilitätsstörungen, bei bestimmten Hyperkinesen, die Mannigfaltigkeit der Entwicklungsmöglichkeiten, das Persistieren umschriebener Hyperkinesen nach dem akuten Stadium, eine progressive Verschlimmerung derartiger Bewegungsstörungen oder ihre Entwicklung im Rahmen einer chronischen, dem akuten Stadium folgenden Erkrankung. Diese Feststellung lehrt uns, jeden Schematismus in der Individualbetrachtung des Falles zu meiden; aber sie ist kein Beweis gegen die *nosologische Wichtigkeit der Tatsache*, daß mit besonderer Häufigkeit erst nach Ablauf des akuten Stadiums eine chronische Erkrankung auftritt, die durch bestimmte Krankheitssymptome sehr markant gekennzeichnet ist. Wieweit die Feststellungen der pathologischen Anatomie der Trennung in Stadien entgegenkommen, ist eine Frage, die uns später zu beschäftigen haben wird.

Das Gerüst des Encephalitisverlaufs, das wir hier entwickelt haben, soll nun als Stütze dienen bei der systematischen Beschreibung der Symptome, die nunmehr folgen soll. Wenn wir später von akuter, pseudoneurasthenischer oder chronischer Form der Encephalitis sprechen, beziehen wir uns auf die hier gegebene Darstellung.

B. Die neurologischen Symptome des akuten Stadiums.

1. Die Veränderungen des Bewußtseins und des Schlafes.

Es sind zunächst historische Gründe, die es rechtfertigen, daß wir die Schlaf- und Bewußtseinsstörungen an die Spitze der Symptombesprechung setzen, da Economo in seinen grundlegenden Erstarbeiten die „Lethargie" in den Vordergrund stellt. Aber wenn auch die erweiterte Kenntnis der Krankheit uns gelehrt hat, daß die Schlafsucht oder Schlummersucht nur bei einem Teil der Fälle vorkommt, so sind doch Schlaf- und Bewußtseinsstörungen insgesamt so außerordentlich häufige Erscheinungen der Erkrankung, daß auch nosologisch ihre Besprechung an erster Stelle gerechtfertigt ist. Es erscheint nun vielleicht etwas fehlerhaft, daß hier Schlaf- und Bewußtseinsstörungen gemeinsam besprochen werden, während die psychischen Begleitsymptome der Encephalitis aus Übersichtsgründen erst an späterer Stelle abgehandelt werden; ebenso wird man Anstoß daran nehmen, daß hier Benommenheit und ähnliche Symptome unter den neurologischen Symptomen besprochen werden. Aber abgesehen davon, daß, wie noch zu zeigen sein wird, doch vielleicht auch *wesentliche* Gründe die gemeinsame Besprechung von Schlafsucht und Benommenheit bzw. Somnolenz rechtfertigen können, ist schon aus praktischen Rücksichten die Auseinanderreißung der Besprechung dieser Symptome nicht möglich, da sie zu häufig alternierend oder kombiniert im gleichen Fall auftreten, und da auch tatsächlich oft schwer im Einzelfall entschieden werden kann, ob eine reine Benommenheit oder eine charakteristische Schlafsucht vorliegt, obschon zweifellos die Symptome generell zu trennen sind.

Wir unterscheiden folgende Störungen bei der Encephalitis:

a) Die Schlafsucht. In den relativ reinen Fällen äußert sich der Zustand darin, daß die Schlafdauer des Kranken gegenüber der Norm vermehrt ist soweit, daß die Kranken eventuell lange Zeit hindurch fast dauernd Tag und Nacht hindurch schlafen; dabei ähnelt der Schlaf weitgehend dem physiologischen Schlaf (ECONOMO), Es besteht bequeme Schlaflage mit Miosis, ruhiger, eventuell schnarchender Atmung; im tiefen Schlaf können die Kranken wie gesunde Menschen träumen (SABATINI). Der Gefäßtonus kann herabgesetzt sein (MEGGENDORFER); Blutdrucksenkung ist auch von anderen Autoren (ACHARD) angegeben worden, ist aber jedenfalls keine unbedingte Begleiterscheinung des Schlafstadiums. Mitunter bestehen eigentümliche Schlafgewohnheiten (TRÖMNER); der Kranke rollt sich zusammen, liegt quer im Bett mit heraushängendem Kopf, zieht sich die Decke über den Kopf, was er in gesunden Tagen nicht tut (TRÖMNER); auch hier handelt es sich um Erscheinungen, die beim physiologischen Schlaf jedenfalls vorkommen können und symptomatische Differenzen gegenüber soporös-komatösen Zuständen ergeben. Auch wenn der Schlaf lange dauert und tief ist, können die Kranken durch kräftige Reize erweckt werden und dann, was schon ECONOMO als wichtig betont hatte, rasche Überwindung der Schlaftrunkenheit und vollkommene Bewußtseinsklarheit und Agilität zeigen. Sie sind so imstande, Nahrung zu sich zu nehmen, ihre Bedürfnisse zu

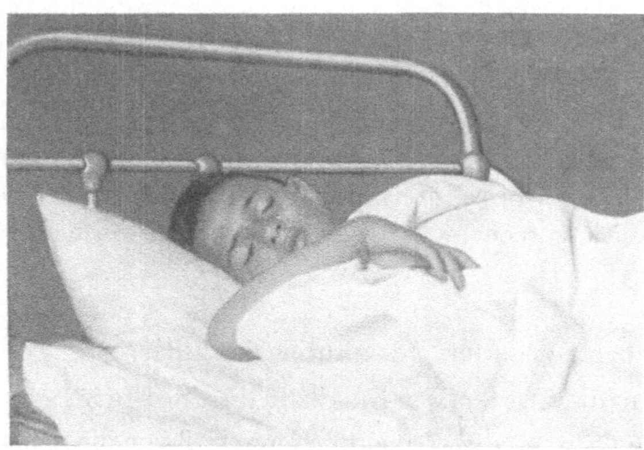

Abb. 2. Encephalitischer Schlafzustand.

verrichten usw.; aber das Müdigkeitsgefühl ist gesteigert, die Kranken können zornig darüber sein, daß man sie weckt, sie sagen: „Laßt mich nur schlafen, dann werde ich wieder gesund." Der Muskeltonus ist im Schlaf in der Mehrheit der Fälle sehr stark herabgesetzt; aber auch im Wachzustande kann die Herabsetzung des Muskeltonus bestehen bleiben (siehe unten). Die Stimmung ist im intersomnischen Zwischenstadium oft gleichgültig oder euphorisch. Leichte Begleitdelirien, auf die später noch eingegangen wird, bilden ebenfalls kein unbedingtes Begleitsymptom.

Wie früher bereits mitgeteilt wurde, können die Schlafsuchtsanfälle die akute Encephalitisphase einleiten; häufiger stellen sie sich erst nach den allgemeinen toxischen Initialsymptomen ein, gemeinsam mit anderen Herdsymptomen, insbesondere Augenmuskellähmungen, aber gelegentlich auch ohne daß solche Symptome manifest sind. Es können aber auch Augenmuskellähmungen mehrere Tage oder Wochen bestehen und erst dann die Schlafsuchtserscheinungen auftreten. Wieder in anderen Fällen kommt im Anschluß an eine hyperkinetische Phase ein Schlafstadium zum Ausbruch. Tiefe und Dauer des Schlafs können in breitesten Grenzen vorkommen. Das Stadium tiefen Dauerschlafs, der in der Hauptphase nur künstlich unterbrochen werden kann, kann bis zu Monaten betragen (ECONOMO). In leichten Fällen, in denen nur vorübergehend im Krankheitsbeginn gleichzeitig mit leichtem Fieber etwas vermehrtes Schlafbedürfnis besteht, kann man gewiß im Zweifel darüber sein, ob es sich um eine unspezifische toxogene Somnolenz oder um einen durch Herderkrankung bedingten Schlafzustand handelt; diese Schwierigkeiten sind naturgemäß in den Fällen vermehrt, in denen man den Kranken nicht während des akuten Stadiums selbst beobachtet, sondern erst später anamnestisch von der „Grippe", bei der große Müdigkeit bestand, erfährt. In den typischen Fällen kann man aber die generelle Unabhängigkeit des Schlafs von der Fieberhöhe, anderen allgemein-toxischen Phänomenen

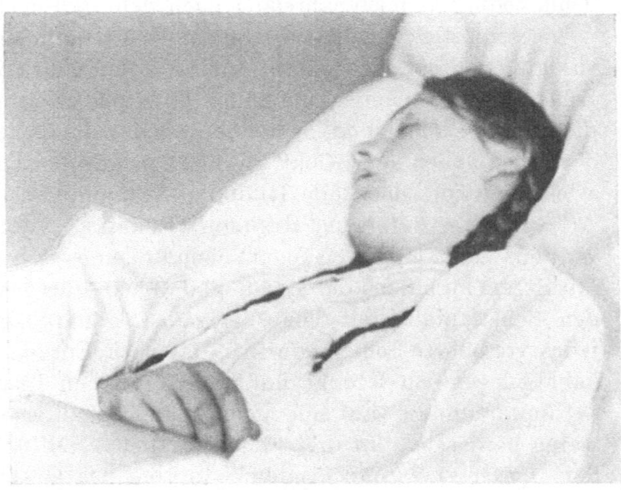

Abb. 3. Encephalitischer Schlafzustand mit Bequemlichkeitshaltung.

und auch einer etwaigen Hirndrucksteigerung durchaus feststellen. Diese Feststellung wird noch klarer, wenn man sieht, daß auch später, wenn die Kranken schon in voller Rekonvaleszenz zu sein scheinen, noch immer die Schlafsucht, wenn auch in blanderer Form, bestehen bleibt. Hierüber liegen Erfahrungen von HOLTHUSEN und HOPMANN und anderen Autoren und auch viele eigene Erfahrungen vor. Das vermehrte Müdigkeitsgefühl und die Neigung zum Vielschlafen kann so in das pseudoneurasthenische wie in das chronisch-myastatische Stadium übergehen und jahrelang anhalten, ohne daß freilich die Dauerschlafneigung vieler

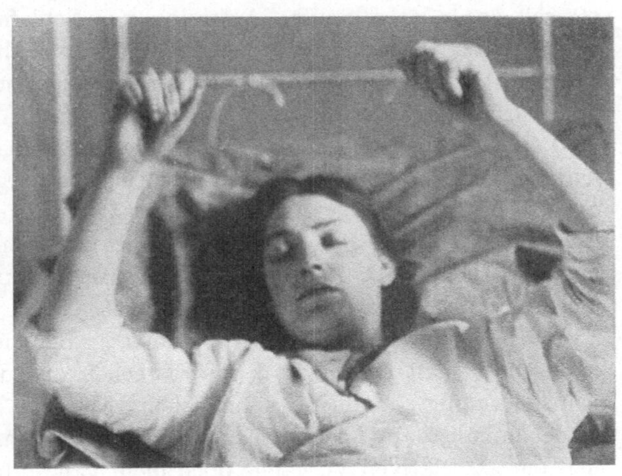

Abb. 4. Die gleiche Kranke wie Abb. 3 mit weicher Katalepsie im hypersomnischen Zustande.

akut Kranker besteht. Es fällt aber doch auf, wie oft die Kranken bei den ärztlichen Besuchen tief schlafend zu Bett liegen, obwohl sie die ganze Nacht geschlafen haben, daß sie in geräuschvoller Umgebung plötzlich einschlafen usw. Allerdings ist die protrahierte Schlaftendenz weder bei den Pseudoneurasthenikern noch bei den parkinsonistischen Kranken die Regel, sondern nur in etwa

5% unserer Fälle im letzteren Stadium vorhanden. Gelegentlich sahen wir Kranke mit Encephalitisanamnese, bei denen andere „nervöse“ Symptome fehlten, auch Herderscheinungen sonst nur angedeutet waren, aber noch ausgesprochene Vermehrung und Vertiefung des Schlafs mit plötzlich unbezwingbar auftretendem Schlafbedürfnis noch jahrelang nach dem akuten Stadium bestanden.

Diese postencephalitischen Schlafattacken können noch weiter ausgebaut sein, so daß es zu *narkoleptischen* Anfällen kommt, in denen plötzlich unbezwingbare Schlafanfälle auftreten, die einige Minuten, gelegentlich auch länger, anhalten; diese Anfälle können mit dem Symptom der plötzlichen lähmungsartigen Schwäche der Gliedmaßen im Affekt, der kataplektischen Hemmung HENNEBERGS, der affektiven Tonusblockade REDLICHS verbunden sein. Einschlägige Fälle dieser Art sind von STIEFLER, REDLICH, PERRIER, ADDIE und MÜNZER beschrieben worden. Acht Fälle von SPILLER sind diagnostisch wohl nicht ganz einwandfrei. Mit STIEFLER bin ich der Meinung, daß man besser nur die typischen kurzdauernden Schlafanfälle mit Tonusblockade als narkoleptisch bezeichnen soll, nicht jedes vermehrte Schlafbedürfnis, das nach Encephalitis zurückbleibt. Auch ich habe gelegentlich Kranke mit narkoleptischen Insulten gesehen, in denen eine „Grippeanamnese“ auf eine mögliche Encephalitisgenese hinwies; nicht alle Fälle waren beweisend. In drei Fällen (STIEFLER, MÜNZER) war die Narkolepsie mit dem später zu besprechenden Symptom der Dystrophia adiposogenitalis, bzw. wenigstens cerebraler Fettsucht verbunden; doch ist zu betonen, daß weder dieses Symptom, das als Narbenzustand der Encephalitis oft auftritt, gewohnheitsmäßig mit narkoleptischen Attacken oder Schlafsucht überhaupt gekuppelt ist, noch ein gesetzmäßiger Zusammenhang zwischen den postencephalitischen Schlafzuständen und den Fettsuchtserscheinungen usw. besteht. Immerhin bleibt topisch das relativ häufige Auftreten von Schlafanfällen mit Fettsucht gewiß interessant. Bemerkenswert ist die manchmal beobachtete Gutartigkeit der Schlafzustände in prognostischer Beziehung gegenüber der mangelnden Rückbildungsfähigkeit der idiopathischen Narkolepsie.

Den Ausdruck Schlafzustände (hypersomnische Zustände, sonni [SABATINI) halten wir für praktischer als den Ausdruck Lethargie, da die hysterische Lethargie, bei der der Ausdruck früher angewandt wurde, symptomatisch und genetisch sich völlig von den encephalitischen Schlafzuständen unterscheidet. ACHARD macht übrigens darauf aufmerksam, daß (in Frankreich) das Publikum mit dem Ausdruck Léthargie Scheintote bezeichnet.

b) Benommenheit, Somnolenz, Sopor. Bei tief schlafsüchtigen Patienten beobachtet man häufig, daß das Erwecken aus dem Schlaf schwieriger ist als beim Gesunden, und daß nach dem Erwachen die Schlaftrunkenheitsphase länger anhält, dann aber auch in der Wachseinsphase die Orientierung und Klarheit der assoziativen Vorgänge doch nicht ganz intakt ist. Namentlich SAINTON und MINGAZZINI haben auf solche Vorgänge hingewiesen, In anderen Fällen schlafen die Kranken überhaupt weniger tief, als daß sie sich dauernd in einem Zustande „dösiger Schläfrigkeit“ (UMBER), einem halbschlafartigen Vorsichhindämmern befinden. Echte Schlafzustände mit Klarheit nach Erwachen und Zustände von „Schlafdämmern“ können sich kombinieren. Hier handelt es sich schon um Fälle, in denen neben der Störung der Schlafregulation auch eine weitergehende dauernde Störung des Bewußtseins besteht. Dem entspricht es auch, daß manche Kranke, die eine schwere Affektion durchgemacht haben, nur eine unklare Erinnerung an das akute Stadium, auch die Wachseinsphasen, haben; ja es kommen sogar tiefgehende längere Zeit umfassende *Amnesien* vor, so daß die Kranken dann später davon sprechen, einige Zeit bewußtlos gewesen zu sein; andere Kranke haben allerdings eine weitgehende Erinnerung an ihre Erlebnisse im akuten Krankheitsstadium. In manchen Fällen ist schon die Entwicklung der Bewußtseinsänderung mehr derjenigen angepaßt, wie man sie auch bei anderen toxisch infektiösen oder mit langsam wachsender Hirndruckssteigerung verbundenen Affektionen findet: Die Patienten erkranken mit einem Gefühl der Denkerschwerung und Müdigkeit, das sich immer mehr steigert, bis sie in einem Zustande der bleiernen Ermattung mit Herabsetzung aller psychischen Akte mit kurzen eingeschobenen Schlummerzuständen verharren. Aus diesen Zuständen der Somnolenz kann ein tiefer Sopor, schließlich ein Koma entstehen; bei Schwerkranken können letztere Symptome natürlich auch aus Phasen mit echten Schlafzuständen erwachsen.

Diese Symptome, welche die Schlafzustände überdecken oder an ihre Stelle treten können, könnten als Zeichen dafür aufgefaßt werden, wie häufig im akuten Encephalitisstadium neben den Herdläsionen, die wir als Grundlage der echten Schlafzustände mit Bestimmtheit voraussetzen, auch diffuse Allgemeinschädigungen an der Bewußtseinsveränderung mitwirken. Und zwar müßte man dann vorwiegend an toxische, die Infektion begleitende Vorgänge denken, da wir nur wenig Anhaltspunkte dafür haben, daß erhebliche Hirndrucksteigerungen oder Störungen der Liquorzirkulation das akute Stadium komplizieren. Wir sind auch davon überzeugt, daß toxische Allgemeinschädigungen häufig bei akuter Encephalitis auftreten, wie später noch ausgeführt wird. Trotzdem wird man wohl nicht alle Benommenheitszustände und verwandte Phänomene, die nicht glatt in dem Symptom der echten Schlafsucht aufgehen, auf solche diffusen Schädigungen zurückführen wollen. Es ist dafür zu auffallend, daß man auch die Dösigkeitszustände des Halbschlafs und die Somnolenzzustände mit mangelhafter Erweckbarkeit häufig in Stadien hineinverfolgen kann, in denen die Temperaturkurve zur Norm zurückgekehrt oder wenigstens stark gesunken ist, abgesehen ganz von den Fällen, in denen überhaupt kaum initial Temperatursteigerungen bestanden haben, daß man diese Symptome häufig eng gekuppelt für eine längere Zeit hindurch mit echten Schlafzuständen findet. Man kann oft eben nur künstlich eine Trennung zwischen Hypersomnie und Benommenheit machen. Man wird also auch für einen Teil dieser Benommenheits- und Somnolenzzustände an eine mehr fokale Entstehung denken müssen und könnte vermuten, daß eine leichte, den besonderen Krankheitsbedingungen entsprechende entzündliche Läsion der noch zu besprechenden Schlafregulationsstätten auch dem Symptom etwa der dösigen Benommenheit zugrunde liegt. Aber man wird gewiß diese weniger charakteristischen Symptome nicht so scharf lokalisieren können und wird auch daran denken, daß in der neueren Zeit von mehreren Autoren, zuletzt namentlich von ROSENFELD, in den Hirnstamm überhaupt, in das Gebiet um den IV. Ventrikel herum Bewußtseinszentren verlegt werden. Die entzündlichen Läsionen der Encephalitis ragen oft weit caudal in die Oblongata herab, so daß auch neben den Läsionen der Schlafregulationszentren andere Herdläsionen mit an den häufigen Bewußtseinsveränderungen beteiligt sein könnten. Wenn die Auffassung, daß die Bewußtseinserhaltung vom Hirnstamm aus reguliert wird, zutreffend ist, wird natürlich jede Bewußtseinstrübung auf dem Umweg über die Beeinträchtigung dieser Zentren zustande kommen; es ist aber ein Unterschied, ob irgendeine diffuse Schädigung *auch* den Hirnstamm schädigt, oder ob eine lokale entzündliche Läsion dieses Gebiets der Bewußtseinstrübung zugrunde liegt. So würden die fokal bedingten Bewußtseinsstörungen der Encephalitiker, auch wenn es keine klassische Schlafsucht ist, doch eine nosologisch besondere Bedeutung haben. Leider sind wir noch nicht imstande, semiotisch die fokal bedingten Bewußtseinstrübungen reinlich von den diffustoxisch begingten zu trennen; sicher focal bedingt sind wohl die schon mehrfach genannten längere Zeit dauernden Dösigkeitszustände, die sich mit den Schlafzuständen innig mischen können.

c) Die Pseudoschlafzustände. Marinesco hat wohl als erster darauf hingewiesen, daß der Schlaf der Encephalitiker gar kein echter Schlaf sei, sondern nur ein Scheinschlaf, in dem alles, was in der Umgebung des „somnolent" daliegenden Kranken geschehe, aufgefaßt würde. Eine Verallgemeinerung dieser Auffassung Marinescos ist gewiß nicht erlaubt; doch kommen sicher Fälle vor, in denen nicht nur ein Schlaf vortäuschendes Symptom von Dösigkeit, Schläfrigkeit, Schlafdämmern besteht, sondern ein tatsächlich phänomenologisch schlafartiger Zustand, in dem doch die tiefe Bewußtseinsveränderung des Schlafes nicht besteht, sondern akustische Vorgänge der Umgebung aufgenommen werden. Gleichzeitig bestehen „Tonusstörungen", die Muskeln sind schlaff oder weich, wächsern und biegsam, die Gesichtszüge verstrichen, die Augen halb geschlossen. Echte Schlafzustände und Pseudoschlafzustände können beim gleichen Kranken gemischt und mit weiteren Bewußtseinsveränderungen kombiniert sein, so daß etwas komplizierte Krankheitsbilder entstehen. Zur Illustration diene folgender Fall:

Fall 7. K. S., geb. 6. XI. 1908. Bisher gesundes, kräftiges Mädchen, intelligent und leicht erziehbar. Am 20. II. 1922 etwa erkrankt mit Erbrechen und Verstopfung, Appetitlosigkeit, später Müdigkeit und Mattigkeit bei innerer Erregung. Initiale Schlaflosigkeit. Am 3. III. Doppelsehen. Strabismus. Kopfschmerz, schlaffer Gesichtsausdruck. Temperatur 38,1 axillar. Schlief mit halbgeschlossenen Augen. Unter Verdacht der Meningitis am 4. IV. 1922 vom Hausarzt der Klinik überwiesen. Status: Völlig erschlafft, scheinbar tief benommen auf Lager. Keine meningitischen Symptome. Auf Anruf mühsames Öffnen der Lider, auf Befehl langsames Aufrichten. Kurze, leise adäquate Antworten, doch örtliche Desorientierung mit Personenverkennungen, am Nachmittag motorische Unruhe mit Beschäftigungsdelirien: „Ich putze Messer." Abducenslähmung beider Augen, Rucknystagmus in Endstellungen. Leichte Klopfempfindlichkeit des Schädels. Keine Reflexstörung oder sonstige Lähmungen, nur Oppenheim einseitig vorübergehend, Liquordruck 110, Nonne 0, Zellen 4:3. Blut: zeitweiliges Fehlen der Eosinophilen. Leukocyten 5800 bis 8100. Febris continua um 39° schwankend bis 39,3, dann mit stärkeren Remissionen fallend, bis Mitte April Temperatur normal ist. Nur vorübergehend am 13. III. 1922 reflektorische Nackenmuskelrigidität. Fundus oc. normal.

In den ersten Tagen dauernd tiefer Schlaf, aus dem erweckt, sie erst nach wiederholter Aufforderung dösig Antworten gibt. Es wird aber ebenso beobachtet, daß sie im tiefen Schlaf dazuliegen scheint und bei Gesprächen, die im Zimmer geführt werden, plötzlich mit geschlossenen Augen in schlaffer Haltung liegen bleibend sinngemäß dazwischenredet. Als z. B. der Arzt mit der im Zimmer befindlichen und mit Lektüre beschäftigten Mutter über einige Werke spricht, fällt sie aus dem Schlaf mit hastiger halblauter Stimme plötzlich ein: „Schiller war doch der größte." An einem der nächsten Tage erwacht sie zum Frühstück aus tiefem Schlaf und fragt die anwesende Mutter, ob sie noch schiele. Beim Kauen ermüdet sie nach drei Minuten; die Bewegungen werden schlaff wie bei einem Myastheniker (keine Mya.-Reaktionen). Sie legt sich hin, erhebt den Arm, um sich Tränen aus dem Auge zu wischen, doch kommt die Hand nur zur halben Höhe. Sie liegt dann ruhig wie eine Schlafende auf der Seite, ohne offenbar von der Umgebung Notiz zu nehmen, deliriert aber öfters im Schlaf. Nachmittag richtet sie sich plötzlich auf und verlangt mit auffallender Vigilität Kamm und Bürste, will aufstehen. Legt sich dann wieder hin und schläft sofort weiter mit tiefer langsamer Atmung. Nasenbluten tritt auf, wird nicht bemerkt. Dreht sich im Schlaf allein von der linken zur rechten Seite, liegt in sehr bequemer Haltung. Später deliriert sie wieder im halbverträumten Zustand. Gelegentlich läßt sich in dem Schlafzustand und im Zustand der Verdöstheit ausgesprochene Katalepsie bei geringem Dehnungstonus feststellen. Später wechselt der Zustand stark; sie ist an einem Tage völlig munter, erkundigt sich nach der Klinik, in der sie ist, wird dann bald wieder müde und sagt selbst: „Wann das Essen nur wieder kommt, ich werde wieder so müde." Am nächsten Tage liegt sie wieder tief somnolent bzw. soporös da, antwortet nicht, zeigt negativistische Züge, kneift die Augen zu, wenn sie sie öffnen soll, ist am nächsten Tage wieder munterer, doch kommen mehrfach kleine Rezidive. Es macht ihr an den Schlaftagen dann merklich Mühe, Antworten zu geben. Während Puls und Atmung anfangs ungestört waren, zeigt sich später namentlich in den Schlafstadien Polypnoe bei oberflächlicher Atmung und kleiner beschleunigter Puls bei Erweiterung des Herzens nach rechts. Später dauerhafte Besserung. Noch in der Zeit der Entlassung (1. VI. 1922) findet sich öfters bei Wachheit ein träumerisch-apathischer Zustand mit geringer Mimik, die sich aber beim Sprechen belebt, und eine hochgradige Schwäche sämtlicher Bewegungen ohne Lähmungen. Über die weiteren Begleitsymptome und Restsymptome der Kranken, die wir bis heute beobachten, soll hier nur zusammenfassend gesagt werden, daß Fettsucht, Charakterveränderungen und myorthythmisch lokalisierte Zuckungen zurückblieben. Im akuten Krankheitsstadium waren die Eigenreflexe eine Zeitlang erloschen. Die groben Augenmuskellähmungen hatten sich viel schneller als die Schlafsucht zurückgebildet. Schlafattacken (jedoch nicht typisch narkoleptischer Natur) sind später wiederholt noch aufgetreten. Erinnerung an akute Krankheitsphase in weitem Maße (z. B. Transport hierher) erhalten.

Wenn wir einen solchen ausgesprochenen Krankheitsfall, den man als schwer bezeichnen muß, näher betrachten, erkennen wir leicht, daß die tiefgehenden Veränderungen des Bewußtseins weder in den einfachen Vorgang einer der Norm gegenüber stark vermehrten Schlaftendenz, noch einer zum Sopor anwachsenden Benommenheit hineinpassen. Die Veränderungen sind vielfältiger und komplexer, aber das Wichtigste ist doch, daß soviele Erscheinungen feststellbar sind, die etwa bei einer tiefergehenden einfachen Hirndruckbenommenheit nicht beobachtet wurden, ich nenne unr die Beobachtung, daß die Kranke, nachdem sie Tag und Nacht geschlafen hat und wieder in einem tiefen „Sopor" liegt, plötzlich agil erwacht und größte Vigilität zeigt, um allerdings nach wenigen Minuten wieder einzuschlafen; ferner auch die wiederholt feststellbaren „Pseudoschlafzustände", bei denen die Kranke scheinbar tief schlafend daliegt, aber alles dabei akustisch wahrnimmt und Anwesenden plötzlich dazwischen redet. Nur in schwereren Krankheitsphasen läßt das Zustandsbild nicht erkennen, ob ein „encephalitischer" Schlafzustand oder eine andersartige Bewußtseinstrübung vorliegt. Theoretisch ist es vielleicht nicht unwichtig festzustellen, daß Schlafzustände und Pseudoschlafzustände kombiniert sein können.

Letztere Zustände bilden vielleicht die Überleitung zu einer weiteren, wenn auch selteneren Störung, die wieder die Überleitung zu den später zu besprechenden Tonusstörungen bildet und ausgezeichnet ist durch relativ *geringe* Bewußtseinsstörung:

d) Die akinetische Gebundenheit des akuten Stadiums. Der Zustand entspricht dem von ACHARD als „étonnement" bezeichneten und dem luziden katatonoiden Zustand von HESNARD. ACHARD schildert den Zustand etwa so: Der

Kranke liegt mit offenen Augen im Bett, kann sich aufsetzen, den Kopf aufrecht halten, er bleibt aber unbeweglich, seine Züge sind starr, das Gesicht maskenhaft; das physiologische Augenzwinkern ist vermindert; die Blickreflexe fehlen oder sind herabgesetzt. Der Kranke versteht aber, was man zu ihm sagt, und kann es wiedererzählen, wenn er die Fähigkeit zu sprechen wiedergewinnt.

Es bedarf keiner Frage, daß dieses Symptom überleitet zu den Zuständen der Myastase des akuten Stadiums, von der wir bereits früher ein Beispiel gegeben haben. Aber man muß doch wohl betonen, daß sich solche Zustände von einem akut zur Entwicklung gekommenen Parkinsonismus unterscheiden *können*, und zwar symptomatisch dadurch, daß die Akinese ganz vorherrscht und die Rigiditätserscheinungen fehlen können; kataleptische Erscheinungen können vorhanden sein oder fehlen. Das Bewußtsein ist auch nicht immer so ganz frei wie in der ACHARD'schen Beschreibung. Im äußeren Erscheinungsbilde ähneln solche Kranken oft mehr katatonischen Kranken, wenn auch Negativismen fehlen und die Psyche eine ganz andere als die des Katatonikers ist. Hinsichtlich der Entwicklung dieses akinetisch-katatonoiden Symptoms ist zu erwähnen, daß es einen ganz passageren Zustand bilden kann, und zwar sowohl im Anschluß an eine hyperkinetische Phase, im Anschluß an hypersomnische Zustände oder auch in diese eingeschoben oder auch an Stelle ausgesprochener Schlafzustände eintretend. Es braucht also keineswegs ein akinetisch-hypertonischer Dauerzustand diesem Zustandsbild zu folgen. Ein Beispiel sei kurz genannt:

Fall 8. W. B., 25 Jahre, Bergschüler. Bis auf nichttuberkulöse Kniegelenksaffektion bisher gesund. 18. III. 1925 erkrankt mit Mattigkeit, Schwindelanfällen, Cerebellarsymptomen, Initialdelirien, nächtlicher Hyperagrypnie. Bereits anamnestisch vermerkt, daß Patient zwar nicht vermehrt geschlafen hat, aber öfters in einem seltsamen gedankenlosen Zustande liegt, mitunter mit geschlossenen Augen. Einweisender Arzt vermerkt gelegentlich katatonische Stellung der Hände. Klinische Aufnahme am 1. IV. 1925. Anisocorie. Hochgradige absolute Pupillenträgheit rechts, Akkomodationsparese, Tremor der Zunge, Ataxie im rechten Arm, Ruhetremor der Beine, leichte Temperatursteigerung (37,6° axillar), Liquor: im allgemeinen o. B. Nonne ganz schwach +, Zucker 68 mg%.

Liegt in gebundener Körperhaltung wie teilnahmslos im Bett, Spontaneität fast fehlend, faßt plötzlich automatisch während der vom Arzt vorgenommenen Temperaturmessung zerstreut mit der Hand nach dem Bein, vielleicht um dem Arzt sein geschwollenes Knie zu zeigen, erstaunt, wie er zurechtgewiesen wird. Mimik völlig schlaff, Gesichtszüge unmodelliert, keine Ptosis. Salbengesicht. Keine Spontanäußerungen. Beim Essen bleiben die Speisen im Munde, er vergißt zu kauen. Anzeichen von Katalepsie. Geringer Dehnungswiderstand an Gliedmaßen bei passiven Bewegungen. Beim Anreden antwortet er mit verzögerter Reaktionszeit, ist zeitlich (nach Überlegung) und örtlich orientiert. Asthenisch-euphorischer Affekt. Auf Befragen: Verspürt selbst keine Denkhemmung, macht sich aber anscheinend gar keine Gedanken über seine Krankheit. Steht auf Befehl auf, geht ohne Armpendeln, verlangsamt, in Flexionsstellung. Ziemlich rasche Besserung der Aspontaneitätssymptome. Rückbleibend: Asthenie, Konvergenz- und Akkomodationsparese, Agrypnie. Auch diese Erscheinungen bessern sich allmählich völlig.

ACHARD vergleicht seine Zustände des étonnement mit jenen physiologischen Schlaftrunkenheitszuständen, in denen der gerade Erweckte sich zunächst nicht rühren, nicht sprechen kann; die Zustände beim Encephalitiker unterscheiden sich nur durch die enorm verlängerte Dauer. Man wird nun in patho-physiologischer Beziehung wohl bedenken müssen, daß die verschiedenen akinetischen Zustände im akuten Encephalitisstadium genetisch vielleicht nicht gleichwertig sind. In dem eben von uns geschilderten Fall wie in einigen ähnlichen hier beobachteten Fällen liegt die Analogisierung mit parkinsonistischen Störungen viel näher. Bemerkenswert ist der Verlust assoziierter Bewegungen, das starke Salbengesicht, Speichelvermehrung. Von den gewöhnlichen akinetisch-hypertonischen Zuständen, die später genauer besprochen werden, unterscheidet sich der Zustand nun dadurch vor allem, daß der Spontaneitätsverlust ganz im Vordergrunde steht, der Konnex zur Außenwelt ist viel hochgradiger unterbrochen als auch bei den apathisch antriebsarmen parkinsonistischen Kranken, alle Bewußtseinsfunktionen liegen danieder, wenn auch keine tiefergehende Trübung des Bewußtseins besteht, dagegen existiert eine Dehnungshypertonie kaum, kataleptische Erscheinungen sind zeitweise sehr ausgesprochen. Man wird dabei berücksichtigen müssen, daß auch in chronischen Fällen stufenweise Übergänge zu Zuständen bestehen, in denen akinetisch-kataleptische katatonoide Phänomene über die Rigidität überwiegen, wenn es auch nicht zu einer solch hochgradigen relativ reinen Akinese kommt wie bei akut Erkrankten. Wir sind der Ansicht, daß auch diese akuten Akinesezustände mit einer Affektion der Regulationsapparate der Motilitätsautomatismen in Zusammenhang stehen, wenn auch die Frage offen bleibt, ob immer dieselben Stufen dieser Apparatur wie bei charakteristischen parkinsonistischen Zuständen betroffen sind. Daß diese mitbetroffen sein können, zeigt der früher (Fall 4) beschriebene Fall.

Die Häufigkeit der unter a bis c geschilderten Zustände ist bei den einzelnen Teilschüben der Epidemie offenbar etwas verschieden. Economo fand unter den 13 Fällen, die er in seiner Monographie beschrieb, fast stets Schlafsucht und hat danach ja auch die „neue" Erkrankung benannt. Spätere Autoren, wie Alexander und Allen, Moritz fanden das Symptom der Schlafsucht in etwa 80%, Grünewald nur in etwas über 40%. In dem von diesem Autor verwerteten Material waren bereits viele hyperkinetische Erkrankungen vertreten. In einer früheren Zusammenstellung des Göttinger Materials fand ich

ausgesprochene Schlafsucht . . . . in 41%
vorübergehende Schläfrigkeit . . . . „ 9%
traumhaftes Dösen . . . . „ 3%
andere Benommenheits- und Verwirrtheitszustände . „ 14%

Diese Ziffern werden insofern nach neueren Erfahrungen leichte Modifikationen erleiden, als bei den verschleiert grippalen Erkrankungen eine eigentliche Schlafsucht sehr oft nicht beobachtet wird, erst recht natürlich nicht bei den von vornherein schleichend verlaufenden Fällen. Die Schwierigkeit, echte Schlafzustände und verwandte Zustände traumhaften Dösens von andersartigen Benommenheitszuständen zu trennen, wurde bereits erwähnt; selbstverständlich kommt es in schweren Fällen öfters vor, daß aus dem Schlaf heraus sich schließlich ein tiefer Sopor mit Übergang in Koma entwickelt. Prüfe ich nur die Fälle, die wir im akuten Stadium selbst beobachten können, so sind die Zahlen, in denen wir Schlafsucht, bzw. die in die Gruppe der eigentlichen Schlafsucht gehörigen Phänomene beobachten können, naturgemäß etwas größer. Unter 85 statistisch brauchbaren Fällen dieser Art waren 58 mit Erscheinungen, die der typischen Schlafsucht entsprechen oder wahrscheinlich genetisch damit verwandt sind (traumhaftes Dösen usw.) (in einigen Fällen allerdings nur kurze Schlafzustände); 4, in denen *nur* ganz verwaschene Benommenheits- oder katatonoid-akinetische Zustände bestanden haben; 23, in denen entweder Bewußtseinsanomalien ganz fehlten oder *nur* der symptomatische Antagonist der Schlafsucht, die Schlaflosigkeit mit ihren Begleiterscheinungen, beobachtet wurde. In den Fällen, in denen *weder* der Schlafsuchtskreis noch Schlaflosigkeit beobachtet wurden, handelt es sich meist um oligosymptomatische oder rudimentäre Erkrankungen. (Bei vier weiteren akuten Erkrankungen genügt die Beobachtung nicht zur statistischen Verwertung.)

Man wird nach den von mir angegebenen Zahlen, die sich auf Fälle der verschiedenen Teilepidemien beziehen, den Prozentsatz der Erkrankungen, die das Schlafsymptom in breiterer Umgrenzung in der akuten Phase wenigstens vorübergehend zeigten, und die überhaupt eine ausgesprochene encephalitische Hauptphase durchmachen, etwas höher ansetzen, als ich es in der 1. Auflage der Monographie tat, und ihn auf gut *60%* schätzen dürfen. Schlafphasen sind bei der hyperkinetischen Form etwas seltener als bei den anderen Formen, aber auch hier keineswegs selten. Sie finden sich nicht nur als *Folge* der hyperkinetischen Phase, sondern sind auch oft in solche Phasen eingegliedert, alternieren mit agrypnischen Phasen, oder wir können auch kombiniert Hyperkinesen mit echtem Schlaf (nicht nur toxischer Benommenheit) sehen. Jedes Schema der Darstellung ist hier cum grano salis zu nehmen.

e) Die Agrypnie. Immer mehr hat sich im Laufe der Encephalitisepidemien gezeigt, daß die *Schlaflosigkeit*, die Aprypnie, nosologisch fast die gleiche Bedeutung wie die Schlafsucht hat, ja zu den *dominanten* Krankheitssymptomen der akuten Phase gerechnet werden muß, wenn auch das Symptom vielleicht nicht so demonstrativ wie die Schlafsucht ist und in der Art des Erscheinungsbildes sehr häufig von einer einfachen „nervösen" Agrypnie nicht zu trennen ist. Der nosologische Wert des Symptoms liegt in seiner absoluten Häufigkeit, seiner oft enormen Hartnäckigkeit und der Tatsache, daß es oft bei Menschen auftritt, die nie in ihrem Leben vorher zu Störungen des Schlafes tendiert haben.

Wahrscheinlich sind nicht immer die Bedingungen, unter denen sich die encephalitische Schlaflosigkeit entwickelt, die gleichen, und durch die Kombination mit anderen Symptomen kann das Bild des agrypnischen Zustandes sehr variieren.

Zuerst hat man die Agrypnie der Encephalitiker in Verbindung meist mit deliranten Erscheinungen bei der hyperkinetischen Encephalitis, der Chorea- und Myoklonusencephalitis in gehäuftem Maße kennen gelernt. Man hat in diesen Fällen, in denen die schweren, bis zur völligen Erschöpfung gehenden psychomotorischen Erregungen bestehen, den Eindruck, daß hier auch die Schlaflosigkeit in analoger Weise zu anderen infektiösen deliranten Verworrenheitszuständen einem diffusen Reizzustande entspricht, soweit dieser Ausdruck erlaubt ist. Meines Erachtens ist es durchaus statthaft, den Ausdruck Reiz oder Irritation anzuwenden, wenn man sich bewußt bleibt, daß natürlich nicht der entzündliche oder toxische Reiz nur zu Hyperfunktionszuständen, zu gesteigerten Entladungen der gereizten Gewebselemente, sondern immer auch gleichzeitig zu Dys- und Hypofunktionszuständen führt, der Unterschied bleibt doch erheblich gegenüber den Zuständen, bei denen man nur Hemmungs- oder Lähmungssymptome sieht, und vor allem auch jenen Zuständen, bei denen es sich nur um scheinbare Hyperfunktionszustände infolge Blockade oder Vernichtung hemmender Apparate handelt. Die Stärke der Erregung der Funktionen ist aber bei der akuten hyperkinetischen Encephalitis eine oft so hochgradige, daß man sehr wohl berechtigt ist, die irritative Genese zu verteidigen.

Die Agrypnie der hyperkinetischen Encephalitis ist nun keineswegs immer mit Delirien gekuppelt. Oft sieht man auch in den Stadien, in denen Zuckungen und eventuell zentrale Schmerzen bestehen, völlige und gegen Schlafmittel weitgehend refraktäre Schlaflosigkeit, obwohl das Bewußtsein völlig klar bleibt. Und von hier führt nur ein kleiner Schritt weiter zu Fällen, in denen die Herdhyperkinesen gänzlich fehlen, und doch an Stelle der Hypergrypnie eine Schlaflosigkeit einsetzt. Die Krankheit kann nach den Prodromalien alsbald mit hartnäckiger und quälender Schlaflosigkeit beginnen, und dann können die Augenmuskellähmungen und andere Herdsymptome wie bei der sonst hypersomnisch-ophthalmoplegischen Form einsetzen. Es ist dann sehr wohl möglich, daß später gelegentlich noch hypersomnische Phasen hinzutreten, braucht aber keineswegs so zu sein. Da diese Fälle auch für die theoretische Beurteilung der Schlafanomalien vielleicht nicht ganz ohne Belang sind, sei eine auch sonst etwas ungewöhnliche Krankengeschichte kurz wiedergegeben.

Fall 9. R. Lan., 30 jähriger Tischler. Früher Kriegsmalaria ohne Rückfall, einige Verwundungen, sonst gesund. Erkrankt Mitte Februar 1923 mit leichter „Grippe", Schwindel und Kopfschmerz, Grippe verschwand rasch. „2 Wochen später" blieb plötzlich das Augenlicht weg, er sah doppelt, hatte Ptosis, fühlte sich matt und schlapp, hatte aber keine Schlafsucht, sondern von Anfang an quälende Schlaflosigkeit. Fieber? Zuckungen sollen nie bestanden haben. Ende März Schwäche und Zittern in den Beinen, Schwindel. 5. IV. 1923 Klinik. Schlaffer Gesichtsausdruck, Fettgesicht, Bewußtsein klar. Temperatur anfangs bis 37,8°. Hochgradiger horizontal-rotatorischer Nystagmus, Konvergenzparese. Schlaffheit der Facialisinnervation. Hypotonie der Arme. Starker Intentionstremor, Tremor bei Steh- und Gehversuchen, der direkt psychogen anmutet, mit stark ataktischen Phänomenen. Keine wesentlichen Reflex- oder Sensibilitätsstörungen. Fundus normal. Choreatische oder myoklonische Erscheinungen nie beobachtet. Anfangs Schwindelanfälle mit Erbrechen, Schlaflosigkeit hält mehrere Wochen an. Später Besserung.

Auf die eigentümlich hochgradigen ataktischen und Zittererscheinungen dieses Falles gehe ich hier nicht näher ein, sondern teile ihn nur als Illustration dafür mit, daß von Anfang an die hartnäckige Schlaflosigkeit mit Augenmuskellähmungen und anderen Hirnstammsymptomen verbunden ist, ohne daß es je zu choreatischen oder myoklonischen Symptomen kommt. Wieder in anderen Fällen nun wird zwar die Schlaflosigkeit außerordentlich hartnäckig, aber die charakteristischen Herderscheinungen treten zurück oder fehlen ganz. Wir kommen so zu den *scheinbar* leichten, verschleiert grippeartigen Fällen, aus denen später doch schwere chronische Erkrankungen sich entwickeln können, und bei denen die verwaschenen nervösen Symptome auffallend oft mit hochgradiger Schlaflosigkeit verbunden sind. Dieses Phänomen dürfte doch Beachtung finden, namentlich dann, wenn es bei leichten „Grippeerkrankungen" und bei absolut nicht neuropathischen Menschen auftritt. Dieses Symptom kann somit großen diagnostischen Wert gewinnen.

Häufiger noch als die Schlaflosigkeit in ganz akuten Stadien tritt dieses Symptom nun *im Anschluß* an die ersten Krankheitstage oder -wochen auf und hält bis weit in die Folgestadien als einziges oder mit anderen pseudoneurasthenischen Erscheinungen gemischtes Symptom an. Wir wollen der Übersicht halber auch diese postakuten agrypnischen Zustände hier mit besprechen, obwohl in diesem Kapitel vorwiegend akute Erscheinungen zur Darstellung gelangen. Die agrypnischen Zustände, die im Anschluß an den akuten Krankheitsschub kommen, sind im Laufe der Zeit immer häufiger geworden und relativ viel verbreiteter als die in Spätstadien aus dem akuten Stadium herübergenommenen Schlafzustände. Wichtig ist, daß *irgendwelche Beziehungen zwischen der Art und Schwere der Symptome im akuten Stadium einerseits, der postakuten Schlaflosigkeit andererseits sich nicht konstruieren lassen.* Es lassen sich bis jetzt hier gar keine Gesetzmäßigkeiten feststellen; nach schwersten hyperkinetischen und hypersomnischen Erkrankungen kann monatelang Agrypnie bestehen oder fehlen, und ebenso kann nach ganz leichten, fast abortiven Erkrankungen schwere Agrypnie eintreten; auch pathoplastisch-konstitutionelle Faktoren erklären, soweit unsere bisherigen Feststellungen erlauben, diese eigentümlichen Diskrepanzen nicht. Ein Beispiel für die Agrypnie nach leichter Encephalitis sei hier gegeben:

Fall 10. K. S., 24 jährig, nicht neuropathisch, im Felde einmal Commotio, wieder geheilt. Erkrankt Mitte August 1920 mit „Grippe", Fieber, Kopfschmerzen, Delirien Dauer des Fiebers 5 Tage. Herderscheinungen fraglich, jedenfalls keine Chorea. Steht nach 10 Tagen auf, bekommt plötzliche Ohnmachtsanfälle mit Erbrechen. Von da ab dauernde Agrypnie und Appetitlosigkeit, am Tage Schläfrigkeitsgefühl. Erst Mitte September plötzliche Ptosis rechts und Kribbeln im rechten Arm und Bein. Herdsymptome verschwanden in 2 Tagen. Klinikaufnahme 17. IX. 1920. Sehr kräftiger Mann. Herderscheinungen fehlen bis auf leichte Anisocorie, leichten Romberg. Liquor: Druck 200 mm, sonst o. B. WaR in Liquor und Serum negativ. Fundus o. B. Leichtes Skotom ohne sichere anatomische Grundlage. Psychisch „nervös", reizbar, verstimmt. Anfangs völlige Agrypnie. Nächtliche Angstzustände, in denen er das Bett zerwühlt, Herzstiche hat, über Krampf im Rücken klagt. Tiefe Schatten unter den Augen. Zunächst Besserung. Kommt dann rasch wieder ins Stadium der nervösen Reizbarkeit. Vor allem Appetit- und völlige Schlaflosigkeit. Gefühl der Abgespanntheit. Affektausbrüche. Erneute Klinikaufnahme im April 1921. Keine Herdsymptome. Statischer Tremor, Schwanken nach Fuß-Lidschluß. Abendliche Unruhezustände. Schlafmittel, wie $^3/_4$ g Veronal, 6,0 Paraldehyd, ohne Erfolg. Gelegentliche Temperaturzacken. In Sanatoriumsbehandlung, wo er sich etwas bessert. Gleich danach Rückfall von Fieber und Kopfschmerzen, dann erneutes agrypnisches Stadium, das sich allmählich bessert; aber große Labilität bleibt. Februar 1924 nach leichter Infektion des Fingers mit Lymphangitis erneut Agrypnie und innere Unruhe. Zustand bessert sich dann leidlich. Bisher nicht myastatisch.

Die Encephalitisdiagnose dürfte in diesem Fall schon dadurch gesichert sein, daß nach der sogenannten Grippe ganz vorübergehend mesencephale Herdsymptome auftraten. Der Fall zeigt aber, wie ein früher vielleicht etwas eigenartiger, aber nicht nervöser Mensch durch eine Erkrankung mit ganz geringfügigen Herderscheinungen für lange Jahre hinaus ganz aus dem Gleichgewicht gebracht werden kann, und u. a. an immer wieder rezidivierenden, monatelang dauernden Agrypnieerscheinungen leiden kann.

Die Dauer der postakuten Agrypnie ist im übrigen eine äußerst schwankende. In den Zuständen des Parkinsonismus begegnet man ihr außerordentlich viel seltener als in den sogenannten pseudoneurasthenischen Zuständen. Im wesentlichen handelt es sich um eine *Einschlafstörung*, also um eine Störung, die symptomatisch den rein neurotischen Schlafstörungen nahesteht; doch ist auch, wenn Einschlafen erzielt ist, die Dauer des Schlafes oft verkürzt. Medikamenten gegenüber ist die Störung so refraktär, wie die Agrypnie bei manchen schweren Psychosen. Sie ist ein *grundsätzlich reversibles* Symptom, das in den meisten meiner Fälle allmählich zurückgeht, sowohl bei den parkinsonistisch werdenden als den bisher noch nicht starr gewordenen Patienten. Therapeutische Maßnahmen können wohl sicher den Ablauf der agrypnischen Phase beschleunigen; hierüber später.

Die einfache Agrypnie kann nun in mehrfacher Weise ausgebaut und besonders charakterisiert sein. *Einmal* dadurch, daß zu der Einschlafstörung unangenehme Sensationen hinzutreten, wie ein *subjektives, quälendes* Gefühl der Unruhe, das im übrigen auch das erste abendliche Symptom der beginnenden phasischen Störung sein kann, eine Unruhe, die mit Angstgefühlen, gelegentlich auch mit Drang- und selbst Zwangimpulsen verbunden sein kann (einer meiner Kranken mußte in der Nacht immer laut Gott fluchen, weil er ihn noch nicht gesund werden ließ, später traten drangimpulsive Zustände auch am Tage auf, die Phasen verwischten sich). In anderen Fällen geht das Unruhegefühl mit eigenartigen Mißempfindungen, Kribbeln, Ameisenlaufen, der Empfindung, als ob der Kopf platzen wolle, einher. Im allgemeinen können Erwachsene motorisch das Unruhegefühl beherrschen, immerhin kommen auch schon motorische Unruhezustände vor (BYCHOWSKI und andere Autoren); auch der von mir eben erwähnte Kranke, der in der Nacht zu schimpfen begann, gehört hierher. Andere Unruhezustände bei Erwachsenen, die nicht in die Gruppe der abendlichen Erregungsphase gehören, sind hier nicht zu besprechen.

Wenn schon in diesem Phänomen der abendlich auftretenden Unruhe die Störung des phasisch arbeitenden Schlafregulationsapparates (ECONOMO) zum Ausdruck kommt, so scheint diese Störung noch deutlicher ausgeprägt in dem Symptom der *Schlafverschiebung*, der nächtlichen Agrypnie bei Müdigkeit und Verdöstheit am Tage; erheblich seltener ist die Schlafverschiebung, wenigstens beim Erwachsenen, so weit ausgebaut, daß wirklich am Tage mehrstündiger fester Schlaf, in der Nacht völlige Agrypnie vorherrscht. Überhaupt muß man keineswegs annehmen, daß der nächtlichen Schlaflosigkeit immer in phasisch eindeutigem Wechsel am Tage ein Stadium der Somnolenz folgt; weiterhin muß man berücksichtigen, daß diese Verschiebung der Phasen auch nicht etwa etwas spezifisch Encephalitisches ist, sondern in gleicher Weise auch bei den Agrypnien der Neurotiker auftritt, die auch erst am Abend aufleben, dann eine unruhige, von Sensationen erfüllte Nacht durchleben und am Morgen bis in den Nachmittag hinein müde und schläfrig sein können, die Unterschiede sind nur — in einem Teil der Fälle — gradueller Natur. Nichtsdestoweniger sei das Symptom der Schlafverschiebung besonders hervorgehoben, zumal im Kindesalter das Phänomen wirklich markant, viel schärfer ausgearbeitet als beim Erwachsenen sein kann.

Überhaupt ist im Kindesalter nicht nur die Schlafverschiebung deutlicher, sondern auch die Begleitsymptome der nächtlichen Agrypnie sind viel hochgradiger. Dies hat PFAUNDLER zuerst erkannt, als er im Winter 1919/20 bei Kindern, die an „Kopfgrippe" litten, nächtliche Agrypnie mit motorischer Unruhe von der Dämmerung bis zum nächsten Morgen feststellte. Dieses Symptom der encephalitischen *Nachtunruhe im Kindesalter* ist dann von zahlreichen Autoren, wie WALTER, HOFSTADT, RÜTIMEYER, HOMBURGER, MINGAZZINI, PROGULSKI und GRÖBER, FINDLAY und SHISKIN, ROSENHAIN, ROASENDA, BYCHOWSKI, studiert worden. Die Bedeutung des Symptoms ergibt sich schon daraus, daß es von HOFSTADT wenigstens in leichtem Maße in 55 von 60 Fällen beobachtet wurde. Auch diese Unruhe braucht nicht *post*encephalitisch zu sein, sondern kann ein

Frühsymptom darstellen; häufiger ist es allerdings, daß hypergrypnische Phasen vorausgehen.

Ausgezeichnet ist die Nachtunruhe im Kindesalter dadurch, daß der Einschlafstörung eine mehr oder weniger starke psychomotorische Exzitation parallel geht. Das Kind zerwühlt sein Bett, klopft sein Kopfkissen aus, „baut Betten auf", wälzt sich umher, lutscht, kaut und lacht, hält auch manchmal etwas ideenflüchtige Selbstgespräche, ist mitunter aber auch ganz still in seinem stundenlangen Betätigungsdrange. Im allgemeinen sind die Handlungen, so ziellos und automatisiert sie sind, bis zu Zweckhandlungen ausgebaut; seltener kommt es zu einem Zerfall der psychomotorischen Impulse zu Bruchstücken, so daß die Bewegungen choreatischen ähneln; noch seltener sind wohl athetoseartige Bewegungen (ROASENDA). Selten ist wohl auch eine streng gebundene Iteration monotoner Automatismen. Das Bewußtsein wechselt etwas; neben einer Bewußtseinseinengung kommen auch Umdämmerungen vor, die es zu gestatten scheinen, die Zustände den encephalitischen Begleitdelirien anzuähneln; doch fehlen, wie auch WALTER betont, delirante Sinnestäuschungen meist, auch ist die Erweckbarkeit und temporäre Beruhigung eine viel weitgehendere als bei den ausgesprochenen Delirien; dazu kommt der Unterschied, der in dem rein phasisch nächtlichen Auftreten dieser Zustände liegt. Ich möchte daher doch diese Drangzustände von den Begleitdelirien scharf sondern, zumal die Grundlage beider Störungen doch wahrscheinlich eine sehr verschiedene ist.

Die phasische Natur der Drangzustände, ihre Abhängigkeit von einer eigentümlichen Störung eines Schlafregulationsmechanismus, ergibt sich *deutlich* aus interessanten Beobachtungen von PROGULSKI und GRÖBER, die bei Einführung künstlicher Nacht, bei Verbringung der Kinder in ein ruhiges Dunkelzimmer, die Unruhe nicht in derselben Weise wie in der Nacht sahen. Nicht die äußere Konstellation ist die Ursache des Zustandes, sondern die Störung eines inneren präformierten Rhythmus. Allerdings darf man nicht annehmen, daß die Erregung immer einfach ganz automatisiert aus dem agrypnischen Zustande hervorbricht; der elementaren Drangunruhe kann ein Stadium ängstlichen inneren Erlebens vorausgehen, das darauf hinzudeuten scheint, wie eng diese phasischen Wach-Schlaffunktionen mit Affektvorgängen verkuppelt arbeiten. Einer meiner kindlichen Kranken wurde jeden Abend, bevor seine Excitation begann, ängstlich, bat seinen Vater, zu Haus zu bleiben, fürchtete, es sei jemand hinter seinem Bett, schloß die Türen zu und schob den Riegel vor; erst wenn er dann zu Bett gebracht war, begann die elementare Exzitation, bei der dann Unruhegefühle aufzutreten pflegten.

Wie ich schon ausführte, folgen der nächtlichen Agrypnie und Unruhe beim Kind häufig besonders ausgeprägte Schläfrigkeitszustände am Tage (Schlafverschiebung, Schlafinversion — (ECONOMO, SABATINI). Aber auch diese Schlafverschiebung ist nicht konstant; trotz Agrypnie kann auch beim Kinde am Tage relative Frische bestehen, so daß einzelne solcher Kinder noch trotz nächtlicher Agrypnie eine Zeit lang mit Erfolg die Schule besuchten; was im übrigen sicher nicht eine empfehlenswerte Therapie darstellt.

Daß die nächtliche Excitation der Kinder gegenüber der Agrypnie und der meist im subjektiven Erleben steckenbleibenden Unruhe der Erwachsenen nur eine quantitative Steigerung darstellt, wird wohl nicht bestritten werden können.

Es fragt sich nur, warum beim Kinde diese Unruhe quantitativ so gesteigert ist. Hier lassen sich wohl Vergleiche mit den sogenannten postencephalitischen Charakterveränderungen der Jugendlichen ziehen. Die Agrypnie mit ihren hinzugehörenden affektiven Anomalien, das Elementarsymptom, das am ehesten eine lokalisatorische Betrachtung erlaubt, ist beim Erwachsenen wie beim Kinde gleich; was bei letzterem hinzukommt, ist eine Entladungstendenz der psychomotorischen Akte, die „instinktmäßig" automatisiert als eine primordiale Funktion des Nervensystems gekuppelt ist an agrypnisch-dysthymische Vorgänge. Erst im Laufe des Lebens kommt es hier zu Hemmungsmöglichkeiten, die der fortschreitenden Differenzierung und Verselbständigung höherer Funktionen in der Entwicklung entsprechen, und die nun nicht lokalisatorisch bewertet werden können. Ob beim kleinen Kinde die nächtlichen Excitationen besonders ausgeprägt sind, ist mir unbekannt, braucht aber, auch wenn man die fortschreitende Entwicklung der Hemmungsmechanismen für corticale und subcorticale Akte berücksichtigt, gar nicht erwartet zu werden, da äußere Noxen auf das unreife Gehirn kleiner Kinder viel schwerere Einwirkungen als auf das reife Gehirn erzielen; so können wir ja auch bei kleinen Kindern schwere Demenzzustände sehen, die bei älteren Personen dieser Erkrankung gewöhnlich *nicht* folgen; außerdem ist der Schlafmechanismus beim Säugling und kleinem Kinde ein anderer als beim Erwachsenen; die gleiche Schädigung wird bei einem Gehirn, das auf 12—14 stündigen Schlaf abgestimmt ist, anders als bei einem auf 8—9 Stunden Schlaf abgestimmten Gehirn wirken. Bei der Betrachtungsweise, welche die Symptomdifferenzen zwischen Kind und Erwachsenen vorwiegend in der Entwicklung des gesamten Nervensystems erblickt, wird es verständlich, warum wir der Annahme einer psychopathischen Konstitution als Grundlage der nächtlichen Faxen und sonstigen Excitationen generell entraten können. Gewiß sind psychopathische Kinder mit solchen Symptomen mehrfach beschrieben worden (RÜTJMEYER, PROGULSKI und GRÖBER); auch wir sahen einzelne solche Fälle, aber sie bilden nicht die Regel; man müßte bei der Häufigkeit der Störung schon annehmen, daß die Mehrzahl aller encephalitiskranken Kinder Psychopathen sind.

Wenn ich vorhin auf gewisse Analogien in den Entstehungsbedingungen nächtlicher Unruhezustände und Charakteranomalien im Kindesalter hinwies, so sprechen doch andere Gründe durchaus für eine Trennung der beiden Symptome. Der prinzipielle Unterschied liegt weniger darin, daß die Nachtunruhezustände stets reversibel sind, oft in sehr kurzer Zeit, die Charakteranomalien aber meist Dauersymptome, die höchstens langsam sich zurückbilden, als vor allem in dem Umstand, daß bei den Nachtunruhezuständen der aus der Agrypnie heraus erwachsene phasische Charakter der Störung dem Symptom eine besondere Note gibt, die es von allen anderen konstanten oder periodisch sich äußernden psychischen Veränderungen unterscheidet.

f) Theorie der Schlafsucht. Die Theorie der Schlafsucht und des Schlafes soll im Gegensatz zu der 1. Auflage meiner Monographie keine so ausführliche Besprechung erfahren, und zwar aus ganz bestimmten Gründen. Seit dem Erscheinen der 1. Auflage sind so zahlreiche und umfangreiche Arbeiten über die Schlafsucht und das Schlafproblem erschienen, daß eine eingehende Stellungnahme zu allen einschlägigen Fragen nur dann Zweck hätte, wenn man in einer umfangreichen Broschüre alle Tatsachen verwerten wollte, und selbst außerdem über genügend Herdfälle und auch experimentelle Untersuchungen verfügte, obschon es mir falsch scheint die Bedeutung des Tierexperimentes zu überschätzen. Insbesondere muß ich es vermeiden, zu tief in das sehr unklare Problem, wie der natürliche Schlaf zustande kommt, einzugehen. Wer sich genauer für die Schlaftheorien interessiert, sei insbesondere auf den Handbuchabschnitt von Economo im Handbuch der Physiologie, die reichlich Literatur bringende Abhandlung von Nachmansohn und die Referate auf der letzten Tagung der französischen neurologischen Gesellschaft vom Jahre 1927, verwiesen. Meine eigene heutige Stellungnahme ist wie in Kürze ausgeführt sei, folgende: Von meinen früheren Ausführungen (1922) übernehme ich weiterhin vor allem die wohl heute unbestrittene Tatsache, daß die Schlafsucht ein echtes Herdsymptom darstellt, und nicht einfach toxisch bedingt ist (diese früher eingehend begründete Auffassung braucht hier nicht mehr diskutiert zu werden), sowie die Anschauung, daß Störungen der endokrinen Apparatur ebensowenig etwas mit der Schlafsucht zu tun haben, wie sensible oder sensorische Ausfälle. Die Herdaffektionen, die zur Schfafsucht führen, sind inzwischen durch die bemerkenswerten Fälle von Pette, Luksch, Hirsch bereichert worden; ich selbst beobachtete in der letzten Zeit einen Tumorfall mit starker Schlafsucht, der als solcher gewiß weniger beweisend aber doch insofern interessant ist, als neben einem retrohypophysären Tumor ein in den dritten Ventrikel eingedrungener Tumor vorlag, welcher das ganze Lumen des Ventrikels ausgefüllt und einen starken Druck auf das ventrikuläre Höhlengrau namentlich an der Basis ausgeübt hatte. Von der Bedeutung der Läsion des roten Kerns an der Entstehung der Schlafsucht sehe ich jetzt ab zugunsten der Höhlengrauläsion, deren Würdigung auf Mauthner, und was die experimentelle Seite anbetrifft, vor allem auf Dubois (1902), zurückgeht. Ich möchte auch annehmen, daß man bei den Läsionen, welche der encephalitischen Schlafsucht zugrunde liegen, den Zentrenbegriff mit einer gewissen Reserve anerkennen darf, d. h. berechtigt ist anzuerkennen, daß in dem Herde eine Blockstelle betroffen ist, welche für Bewußtseinshelligkeit und Wachschlafphasen von Bedeutung ist, daß man also nicht einfach von einer Durchgangsstelle von Bahnen, die für das Wachen von Bedeutung sind, sprechen kann. Für diese Anschauung, wonach der schlafsuchterzeugende Herd bei Encephalitis etwa der Brocaschen oder Wernickeschen Stelle, also auch keinem Zentrum im klassischen Sinne, wohl aber einem Fokalgebiete entspricht, spricht jedenfalls die Tatsache, daß wir außer bei Hirntumoren, die topisch weniger zu bewerten sind, keine Herdkrankheiten kennen, die zu Schlafsuchtszuständen führen, wenn sie nicht im Niveau des Mittelhirns bzw. des dem Mittelhirn grade vorgelagerten Höhlengraus oder auch eventuell im Thalamus sitzen. Auch die experimentellen Untersuchungen von Dubois, Karplus, und Economo, Spiegel und Inaba, Mehes sprechen in diesem Sinne; die interessanten pharmakologischen Versuche von E. P. Pick müssen auch so gedeutet werden. Daß nicht das Schlafzentrum oder das Wachzentrum in diesen subkortikalen Gebilden liegt, ist ebenso selbstverständlich, wie es kein Sprachzentrum, kein Auffassungszentrum usw. gibt. Dies ist auch von Jarkowski mit Recht betont worden, wird auch wohl sonst keinem Widerspruch begegnen. Daß die Rindenfunktionen auch für den Eintritt des Schlafes von extremer Bedeutung sind, erkennt man nicht nur daran, daß im hypnotischen Zustande über das Vorstellungsleben hinweg schlafartige Vorgänge herbeigeführt werden können, sondern auch daran, daß auch beim Ablauf des normalen Schlafes Willensvorgänge eine entscheidende Rolle spielen, beim Einschlafen sowohl (und zwar im fördernden wie im hemmenden Sinne), wie auch hinsichtlich des Aufwachvorganges, der ja eventuell wunschgemäß von vielen Menschen fast auf die Minute genau reguliert werden kann. Statt von Schlaf- oder Wachzentren zu sprechen wird es so vorteilhafter sein mit ECONOMO von einer Steuerungsapparatur zu sprechen. Eine weitere Theoretisiererei darüber, wie der normale Schlaf eintritt, insbesondere über die Rolle aktiver instinktiver Vorgänge, Hemmungen, bedingter Reflexe usw., ist hier nicht nötig. Unser Wissen hierüber ist faktisch noch sehr geringfügig. In physiologischer und pathophysiologischer Beziehung erscheint mir als der größte Vorzug der neueren Betrachtungsweise der Versuch die Schlafstörungen auf das Gleis vegetativer Störungen abzulenken. In dieser Richtung bewegen sich schon die Anschauungen von ECONOMO, wenn er ausführt, daß von einem Schlafsteuerungszentrum sowohl eine Hemmung auf das Großhirn wie eine Hemmung auf das Zwischenhirn stattfindet, und daß durch die Zwischenhirnhemmung eine Beeinflussung der zahlreichen sympathischen, parasympathischen vegetativen Zentren im Zwischenhirnboden stattfindet. Auch von HESS und GAMPER sind vegetative Zentren angenommen worden, von denen Wacherregungen ausgehen. Eine derartige Anschauung ist mir wahrscheinlicher als die Anschauung von SPIEGEL, wonach Erregungen, die in den medialen Thalamuskern einstrahlen, in neue Erregungen transformiert werden, denen ein primitiver Bewußtseinsgrad entspricht. Hierin liege die notwendige Voraussetzung für die dem normalen Wachzustand zugrunde liegende Rindentätigkeit. Die Annahme der Schädigung einer vegetativen Apparatur deckt sich am zwanglosesten sowohl mit dem empirischen Befunde vegetativer Begleiterscheinungen während des Schlafes, wie auch mit den Tonusstörungen, auf welche sowohl MARINESCO, wie auch ich hingewiesen haben. Diese Störungen des Muskeltonus sind zu Unrecht in den bisherigen Schlaftheorien vernachlässigt worden; denn es kommt gar nicht darauf an, daß atonische Zustände bei Schlafsucht auch fehlen können, als vielmehr darauf, daß es tatsächlich dystonische Pseudoschlafzustände bei Encephalitis gibt, und daß die Übergänge zwischen den echten Schlafzuständen und den Zuständen, in denen die Kranken wie schlafend mit schlaffer Muskulatur oder auch leicht kataleptisch mit geschlossenen Augen daliegen, und doch bewußtseinswach sind, völlig fließende sind. Beide Zustände können bei dem gleichen Kranken, wie ich in sehr charakteristischer Weise gesehen habe, vorkommen; an einem Tage überwiegt mehr die ausgesprochene Schlafsucht, am anderen Tage die Pseudoschlafsucht. Wenn wir die Annahme zugrunde legen, daß auch vegetative Erregungen für den Muskeltonus vom Höhlengrau ausgehen, werden wir diese Beziehungen zwischen Schlafzuständen und Pseudoschlafzuständen begreiflich finden. Schließlich kann man noch das theoretische Postulat anführen, daß in den phylogenetisch alten Urhirnpartien des vegetativen Nervensystems auch bereits Steuerungsapparate für das Phasenleben des Organismus vorhanden sein müssen, wenn man bedenkt, wie tief in die Tierreihe hinab derartige phasische Schwankungen zwischen Wachen und Schlafen, Aktivität und Passivität, Dissimilation und Assimilation, verfolgt werden können. Zentren für derartige Regulation müssen beim Vertebraten natürlich anders lokalisiert sein als beim Evertebraten; es ist aber von vornherein wahrscheinlich, daß sie sich beim Wirbeltier in enger Nachbarschaft zu den Apparaten anderer lebenswichtiger Funktionen so ausbilden und, wie wir das von anderen Apparaten wissen, mit dem weiteren Ausbau des Gehirns nicht verloren gehen, sondern nur überbaut werden, so zwar, daß bei der Zerstörung des Fundaments auch die darüber aufgebauten Apparate in Mitleidenschaft gezogen werden.

Bis hierher scheint mir eine gewisse Klärung der Schlafsuchtsfrage durch die Arbeiten der letzten Jahre erzielt zu sein, wenn auch gewiß noch keine völlige Einigkeit. Das komplizierte Phänomen Schlaf wird selbstverständlich durch die bisherigen Feststellungen nicht erschöpft. Eine weitere Klärung durch klinische und experimentelle Arbeit wird auch zunächst nicht das Schlafproblem selbst erfahren, wohl aber müssen zwei Fragen noch der Lösung näher geführt werden: 1. an welcher Stelle im Hirnstamm Läsionen zu Schlafzuständen führen und 2 ob es, wie ECONOMO annimmt, zwei derartige Steuerungsapparate im Hirnstamm gibt. Ich glaube nicht, daß die letztere Frage so glatt wie ECONOMO meint, bejaht werden kann. Ein experimenteller Beweis steht soweit ich sehe bisher noch völlig aus. Die klinischen Überlegungen ECONOMOS sind nicht ganz stichhaltig. Es ist wie ich weiter oben dargelegt habe, gewiß richtig, daß die klassische Schlafsucht mehr mit Augenmuskellähmungen verbunden auftritt in Form der von uns als klassisch bezeichneten Encephalitis, während die Choreaencephalitis mehr mit Schlaflosigkeit verbunden war. Aber diese Regel wird in zahlreichen Fällen durchbrochen, wie ebenfalls von mir dargelegt wurde; wir können ganz hyperkinesefreie Fälle beobachten mit einer ungeheuerlichen Schlaflosigkeit und dabei gleichzeitig auch Augenmuskellähmungen feststellen. Außerdem ist noch keineswegs bewiesen, daß die encephalitische Chorea topisch weiter vorn als die lethargische Encephalitis gelagert ist. Richtig ist, daß bei der epidemischer Encephalitis die entzündlichen Herde im ganzen etwas diffuser sind, was ja auch von denjenigen Autoren, wie SPIEGEL eingewandt wurde, die sich dagegen sträuben, die encephalitischen Läsionen für die Topistik der Schlafstörungsherde zu verwerten: aber bei Choreaencephalitis wie bei klassisch lethargischer Encephalitis habe ich größere Differenzen der Entzündungsverteilung nicht gesehen, vielmehr bei beiden Affektionen ein Erkrankungszentrum im Höhlengrau um den Aquädukt und den medialen, dem Höhlengrau benachbarten Thalamuspartien. Man kann sich die relative Häufigkeitsdifferenz der Schlafstörungen bei ophthalmoplegischer und hyperkinetischer Encephalitis auch dadurch erklären, daß in einem Fall mehr eine Funktionsausschaltung besteht, wie bei den Erweichungsherden, die mit Schlafsucht verbunden sind, auf der anderen Seite eine Funktionssteigerung, wie wir ja grade bei der Choreaencephalitis irritative Faktoren annehmen. Hierzu kommt dann noch das eine, daß der Apparat, dessen Läsion Schlafstörungen hervorruft, viel komplizierter arbeiten kann als wir das mit der einfachen Alternative: hier ein Apparat für Wacherregung, dort ein Apparat für Bewußtseinshemmung, bezeichnen können. Wir kennen die Funktionen der Hirnapparate viel zu wenig, als daß wir uns erlauben dürfen, solche einfachen Funktionszentrierungen vorzunehmen, und müssen in unserem Urteil besonders vorsichtig darum sein, weil wir ja bei der Encephalitis nicht grobe Herde finden, die nervöse Apparate ausschalten, sondern häufig Feinläsionen, die eventuell in ganz antagonistischem Sinne eine Normalfunktion abändern können. Man kann also ebensogut annehmen, daß ein Apparat unter dem Einfluß irritativer Noxen zu Schlaflosigkeit führt wie unter dem Einfluß feiner Läsionen, die den an sich funktionstüchtigem Apparat in eine Art Isolierungszustand versetzen, während eine vorübergehende Ausschaltung dieses Apparates Schlafzustände herbeiführt. Mit dieser Annahme könnte man sich sowohl die Feststellung erklären, daß Schlaflosigkeit grade bei schweren hyperkinetischen Encephalitiden, andererseits wiederum bei den ganz leichten, d. h. im akuten Stadium leichten Encephalitiden beobachtet wird, die ohne Herdsymptome unter dem scheinbaren Bilde einer Grippe verlaufen, während Schlafsucht besonders häufig bei Erkrankungen ist, bei denen ausgesprochene Augenmuskellähmungen und andere Lähmungen bestehen. Es ist selbstverständlich möglich, daß trotz dieser von mir geäußerten Bedenken in der gesamten vegetativen Apparatur des Hirnstamms verschiedene Apparate vorliegen, die für Wachsein und Schlaf differente Bedeutung haben; doch sind unsere Kenntnisse noch nicht so weit, daß wir darüber ein klares Urteil gewinnen können. Zuzugeben ist, daß ich meine frühere Ansicht, wonach die agrypnischen Zustände bei Encephalitis nicht als Herdsymptome zu deuten sind, modifizieren muß. Die Schlafverschiebungen wären nach ECONOMO auch durch die Läsion einer phylogenetisch alten Schlafsteuerungsapparatur in ähnlicher Weise wie ECONOMO ausführt denkbar; allerdings ist die klinische Variabilität der Symptome eine große, und wir beobachten es in Wirklichkeit gar nicht häufig, daß die ausgesprochenen parkinsonistischen Erscheinungen am Abend sich bessern.

Was nun den Sitz des Herdes anbetrifft, dessen Läsion Schlafsucht hervorruft, so kann nur darüber diskutiert werden, ob das Höhlengrau am Boden des Aquäduktes und der hinteren Wand des dritten Ventrikels in Betracht kommt, wie insbesondere nach MAUTHNER, VON ECONOMO, PETTE, LUKSCH, ADLER, LHERMITTE, auch NACHMANSOHN, der im übrigen der ECONOMOschen Theorie feindlich gegenübersteht, angenommen wird, oder der Thalamus opticus, wie SPIEGEL und INABA auf Grund experimenteller Versuche annehmen. Dieser letztere Befund würde also der von TRÖMNER bis in die letzte Zeit hinein vertretenen Theorie entgegenkommen, wonach im Thalamus ein Schlaforgan sei; allerdings würde die theoretische Auffassung von der Entstehung der Schlafzustände von der TRÖMNERschen Theorie auch dann abweichen, wenn dem Schlafzustand wirklich die Thalamusläsion zugrunde läge. Wenn man die Untersuchungsprotokolle und Abbildungen von SPIEGEL und INABA verfolgt, fällt auf, daß die Einstiche in das Höhlengrau, die nicht von Schlafsucht begleitet waren, auch gar nicht geeignet waren Schlafsucht hervorzurufen, selbst wenn das Höhlengrau besondere Bedeutung für die Wachfunktion hat, da bei weitem in der Mehrheit der Fälle das Höhlengrau gar nicht zerstört war; nur ein Fall wird angeführt, wo das Höhlengrau um den Aquädukt herum fast ganz zerstört war, wir wissen aber nicht, ob nicht das Höhlengrau am Boden des dritten Ventrikels funktionierte. Wichtiger erscheinen demgegenüber die positiven Ergebnisse der doppelseitigen Thalamusläsion, doch ist die Zahl dieser Versuche gegenüber den zu anderen Ergebnissen gelangenden Versuchen von DUBOIS, ECONOMO-KARPLUS, MEHES, so gering, daß man nicht unbedingt gezwungen ist, SPIEGEL zu folgen. Die klinische Pathologie spricht jedenfalls mehr für die Bedeutung des Höhlengraus; wenn bei der Encephalitis auch starke entzündliche Veränderungen im Thalamus bestehen, so ist darauf hinzuweisen, daß diese am stärksten häufig gerade in Ven-

trikelnähe sind, also in Gebieten, die möglicherweise auch für die vegetativen
Funktionen von Bedeutung sind, also in Parallele mit den ventraleren Höhlengraupartien gesetzt werden können. Hiernach scheint es mir vorläufig berechtigt
zu sein anzunehmen, daß wir zwar die genaue Lokalisation der vegetativen Schlaf-
steuerungsapparate noch nicht kennen, daß das Gebiet, welches in Betracht kommt
vielleicht auch etwas diffus ist, wahrscheinlich aber tatsächlich in das Höhlengrau zu lokalisieren ist als Teil einer weitverbreiteten vegetativen Apparatur.

2. Die Lähmungen am Augenmuskelapparat.

Diese Störungen sind bei der epidemischen Encephalitis noch häufiger als die
Schlafzustände und die dazugehörigen Phänomene; insbesondere beobachtet man
nicht selten oligosymptomatische Fälle mit Augenmuskellähmungen ohne Schlafsucht. Ja, ihre Häufigkeit ist eine so große, daß manche Autoren wie KASSNER
meinen, daß sie nie bei Encephalitis fehlen, andere (FORSTNER, CORDS, BIEL-
SCHOWSKY) registrieren eine Häufigkeit von 85—90%. Obwohl in großen Material-
sammlungen, namentlich auch dann, wenn nicht in jedem Fall eine genaue ophthal-
mologische Untersuchung stattfindet, sicher viele Fälle mit transitorischen Augenmuskelstörungen der Feststellung entgehen, wäre es doch unrichtig zu glauben,
daß sie bei den akuten Fällen der epidemischen Encephalitis nie fehlen. Diese
Ansicht wird schon dadurch widerlegt, daß doch in einem nicht kleinen Prozentsatz der Fälle die akute Encephalitis nur unter dem Bilde einer verschleierten
grippeartigen Erkrankung ohne Herdsymptome auftritt. Aber auch in den Fällen
mit Herdsymptomen können Erscheinungen von Störungen der Augenmuskeln
fehlen; insbesondere ist das bei manchen hyperkinetischen Erkrankungen der Fall,
und zwar auch bei solchen leichteren Fällen, bei denen das Bewußtsein klar genug
ist, um dauernd nach den subjektiven Klagen und dem objektiven Befunde den
Zustand kontrollieren zu können. Zuzugeben ist freilich, daß Feinsymptome, wie
transitorische Pupillenstörungen oder Akkomodationsparesen, die vielleicht bei
der ersten Untersuchung schon wieder vorüber sind, der klinischen Erfassung
entgehen, daß also histologische Läsionen der großen Höhlengrauapparatur der
Augenmuskeln tatsächlich häufiger sind, als wir bei guter klinischer Untersuchung
feststellen können; es besteht aber kein Grund zu bezweifeln, daß, insbesondere
in etwas atypischen Fällen, diese Apparatur der Erkrankung entgehen kann. Ich
habe diesmal bei der statistischen Verwertung des eigenen Materials nur auf diejenigen Fälle mich gestützt, welche im *akuten* Stadium in der Klinik (oder Heilanstalt) beobachtet werden konnten; bei dieser Auswahl sind die die Statistik
verkleinernden Fehlerquellen geringer als bei der Berücksichtigung des Gesamt-
materials, in dem pseudoneurasthenische und chronische Fälle überwiegen. In
diesem Material von 89 Fällen, in dem natürlich auch verschleiert grippeartige
Fälle, die nicht zum Neurologen kommen, ganz fehlen, sind 69 Fälle $= 77{,}6\%$ *mit*,
16 ohne Störungen des Augenmuskelapparates, vier Fälle, in denen die Beobachtung nicht ausreicht, um zu entscheiden, ob nicht leichte Störungen des Augenmuskelapparats während der Beobachtung übersehen wurden, z. B. bei schwer
hyperkinetischer Erkrankung. Unter den negativen überwiegen tatsächlich, wie
schon CORDS meinte, Fälle mit Hyperkinesen, doch finden sich auch Fälle mit
Schlafsucht und atypischen Symptomen unter ihnen; umgekehrt sind Fälle mit
hyperkinetischer (choreatischer oder myoklonischer) Encephalitis und Augenmus-

kellähmungen gar nicht selten. Die für das chronische Stadium charakteristischen Störungen der Augenbewegungen sind an dieser Stelle nicht berücksichtigt; die eigentlichen Lähmungen der äußeren und inneren Augenmuskelapparatur sind jedenfalls (bis auf die Konvergenzparesen?) exquisite Symptome des akuten Stadiums, d. h. Erscheinungen, die auf den akuten entzündlichen Prozeß im Höhlengrau zurückzuführen sind und höchstens als Rest-(Narben)symptom in spätere Stadien übernommen werden bzw. bei rezidivierenden Erkrankungen im Verlaufe eines neuen akuten Krankheitsschubes auftreten. Ganz selten treten, wie ich bei einzelnen Fällen sah, im Verlaufe einer sonst langsam schleichenden „typischen" chronischen Encephalitis flüchtige Augenmuskel- oder Blickparesen auf; wahrscheinlich beruhen auch diese auf einem leichten Aufflackern des „Entzündungsprozesses" im Höhlengrau. Ob wirklich, wie ich früher annahm, bei den chronisch progressiven Erkrankungen im akuten Schub Augenmuskelstörungen seltener sind als bei den nicht chronisch werdenden, muß nach meinen jetzigen Erfahrungen zweifelhaft bleiben; der Unterschied ist wohl nur ein scheinbarer und darauf zurückzuführen, daß wir bei den chronisch progressiven Erkrankungen in etwa 24% der Fälle das herdfreie verschleiert-infektiöse Stadium feststellen, also Erkrankungen, die im akuten Stadium nicht als Encephalitis diagnostiziert wurden. Bei den von vornherein schleichend chronisch verlaufenden Encephalitisfällen sind Augenmuskelstörungen höchst selten bis auf Störungen der Konvergenz und der Konvergenzreaktion.

Der hohe Wert, der den Augenmuskellähmungen nosologisch und differentialdiagnostisch zukommt, liegt nicht nur in ihrer Häufigkeit, sondern auch erstens in der Verbindung mit Schlafsucht bzw. hyperkinetischen Erscheinungen, zweitens zum Teil auch in der Eigentümlichkeit der Augenmuskelstörungen selbst. Allerdings muß man sich hier vor jedem Dogmatismus hüten, da auch sehr atypische Symptomverbindungen und Verläufe vorkommen.

Häufig ist zunächst, was die akuten Störungen der äußeren Augenmuskeln anbetrifft, die Trias: *Dissoziation, Flüchtigkeit* und *Wandelbarkeit* der Augenmuskellähmungen (SAINTON, LAPERSONNE). Selten sind der gesamte Oculomotorius oder gar die von allen drei Augenmuskelnerven versorgten Muskeln einer oder beider Seiten erkrankt; mitunter betrifft die Lähmung nur einen Muskel, in anderen Fällen den einen oder anderen Abducens, nicht selten auch beide Abducentes ohne sonstige Augenmuskeln, wie schon CORDS feststellte; auch im eigenen Material finden sich solche Fälle. Am häufigsten ist die ein- oder doppelseitige Ptosis; eine besondere nosologische Bedeutung scheint die Häufigkeitsdifferenz der einzelnen Muskeln des Augenmuskelapparats nicht zu haben. Die häufige Dissoziiertheit der Augenmuskellähmungen weist schon klinisch auf die nucleäre Genese hin, was dem anatomischen Befunde entspricht; es handelt sich jedenfalls nicht um fasciculäre oder peripherische Läsionen.

Die Flüchtigkeit der Augenmuskellähmungen kann eine außerordentlich große sein; DERCUM erwähnt, daß sie eventuell nur einige Stunden dauern; auch ich berichtete bereits von einem Kranken, der nur einen Tag lang an einer Ptosis litt und im übrigen keine Augenmuskellähmungen zeigte. Die Wandelbarkeit äußert sich darin, daß in unberechenbarem Wechsel bald der eine, bald der andere Augenmuskel affiziert ist, dieser Wechsel erstreckt sich auch auf die Binnenmuskulatur und die konjugierten Augenmuskelstörungen.

Alle diese Eigentümlichkeiten der Augenmuskellähmungen sind, so wichtig sie sind, doch nur von bedingter Bedeutung. Nicht ganz selten sind Fälle, wo sich die Störungen successiv verschlimmern, und schließlich eine Zeit lang stationäre Lähmung des größten Teiles der äußeren Augenmuskeln resultiert; einen Fall dieser Art habe ich früher bei Schilderung der mit Herdsymptomen beginnenden Fälle erwähnt. Auch CORDS führt in seiner Zusammenstellung mehrere Fälle mit mehr oder weniger ausgesprochener totaler Ophthalmoplegie an. Auch wenn wochenlang diese schweren Augenmuskellähmungen bestehen, kann noch eine ganz weitgehende Rückbildung erfolgen, so daß Dauerlähmungen in Spätstadien relativ selten sind (siehe unten). Diese weitgehende Rückbildung schwerer Augenmuskellähmungen war in der von mir mit beobachteten Kieler Frühjahrsepidemie des Jahres 1919 so auffallend, daß ich mich damals berechtigt fühlte, von der relativen Benignität dieser Encephalitis zu sprechen; die spätere Kenntnis der häufigeren chronischen Verläufe zwingt natürlich dazu, diese Auffassung von der Benignität auf gewisse Symptome zu beschränken. Zu betonen ist weiterhin, daß nicht jede Augenmuskelschwäche im akuten Stadium als eigentliches Lähmungssymptom aufzufassen ist; nicht selten handelt es sich mehr um eine myasthenieartige Schwäche, die sich in dem Funktionsausfall nach längerer funktioneller Beanspruchung äußert, dies sah ich z. B. bei einem Kranken, der in anderen Gesichtsmuskeln deutliche elektrische Myareaktion zeigte (myasthenische Ptosis)! Es bleibt in diesen Fällen freilich die Möglichkeit, daß auch diese myasthenischen Erscheinungen auf der gleichen anatomischen Läsion des Kernapparates beruhen, die in stärkerer Ausprägung echte Lähmungen hervorruft.

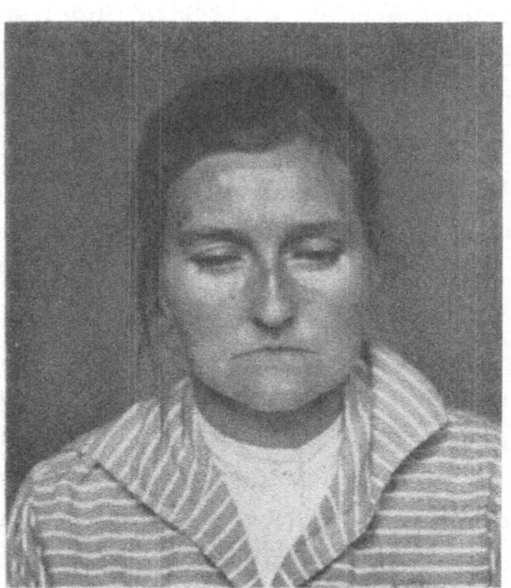

Abb. 5. Recidivierende Encephalitis mit Ptosis- und Blicklähmung.

Eine weitere Eigentümlichkeit der epidemischen Encephalitis bildet die Häufigkeit, mit der konjugierte Lähmungen beider Seiten, also *Blicklähmungen*, beobachtet werden. TAGUET und CANTONNET nennen diese Störungen *Funktionslähmungen*, weil die Funktion des binokularen Sehens gestört ist. Häufiger noch als seitliche Blicklähmungen sind vertikale Blicklähmungen nach oben oder unten oder nach beiden Richtungen, sowie die Lähmung der Konvergenzbewegung der Bulbi. BACHSTEZ hat auch zwei Fälle von Divergenzlähmung beschrieben, wobei er darauf hinweist, daß öfters eine Divergenzlähmung, die in Wirklichkeit auf einer Adductorencontractur bei latenter Abducenslähmung beruht, fälschlich angenommen wird. (Auch BIELSCHOWSKY hat die beschriebenen Fälle von Divergenzlähmung kritisiert.) In den Fällen von BACHSTEZ waren die Doppelbilder bei beginnender Encephalitis im mittleren Blickfeld deutlich und nahmen bei Seitenbewegung nicht zu; sie verschwanden nach mehreren Wochen. Wie häufig die Blicklähmungen im ganzen sind, geht daraus hervor, daß CANTONNET sie unter 34 Fällen zwölfmal fand, bei genau untersuchten Fällen finden CORDS und BOLLACK sie bis zu 60%! Konvergenzlähmung fand CORDS in 21 unter 118 genau untersuchten Fällen. Natürlich sind die Blickparesen nicht nur untereinander, sondern auch mit isolierten Lähmungen der äußeren oder inneren Augenmuskeln, häufig kombiniert. Konvergenz- und Divergenzparesen sind nicht immer leicht eindeutig nachzuweisen. Eine Konvergenzparese wird, worauf namentlich BIELSCHOWSKY hingewiesen hat, leicht durch eine Insuffizienz der Konvergenz vorgetäuscht, die auch bei Neurotikern und Gesunden vorkommen kann (MÖBIUS' Symptom bei BASEDOW); man muß den Nachweis führen, daß die Fähigkeit zur akkomodativen Einstellung des dioptrischen Apparates erhalten ist, während die Konvergenz der Bulbi ausbleibt; mitunter kann man bei scheinbarer Konvergenzlähmung eine prompte unwillkürliche Konvergenzbewegung auslösen, wenn man eine kleine Schriftprobe lesen oder den Uhrzeiger fixieren läßt (BIELSCHOWSKY). Diese Prüfung ist also nie zu unterlassen; bei strenger Untersuchung wird man so die Zahl der Konvergenzlähmungen bei Encephalitis einschränken, an ihrer relativen Häufigkeit aber doch nicht zweifeln. Auch in den Fällen aber, in denen man nur eine Insuffizienz, eine *Schwäche* der Konvergenz, keine Herabsetzung der Exkursivität der Konvergenzbewegung findet, wird man doch, wenn es sich auch um kein unbedingt „organisches" Symptom handelt, mit der Möglichkeit rechnen müssen, daß erst der encephalitische Krankheitsprozeß die Störung bedingt hat, und zwar darum, weil man die Störung relativ viel häufiger als bei Gesunden und rein psychogenen Störungen findet. — Nach CANTONNET ist bei den Blicklähmungen neben der Willkürfunktion auch die reflektorische Reaktion auf vestibuläre Reize aufgehoben. DUVERGER und BARRÉ sehen sogar die Konvergenzparese als Zeichen einer vestibulären Schädigung an, was jedoch kaum bewiesen werden kann. Störungen der Blickbewegung, die vom Vestibularis ausgehen, werden später angeführt werden.

Die Häufigkeit der supranucleären Blickparesen bei epidemischer Encephalitis wird erklärt durch die breite Ausdehnung des Entzündungsprozesses im Höhlengrau und der Haube, der nicht nur die Kerne selbst, sondern auch die Verbindungsbahnen derselben untereinander, mit den vestibulären und anderen Hirnstammkernen und schließlich auch die corticonucleären Bahnen betrifft. Starke Degenerationen des hinteren Längsbündels im Marchipräparat konnte ich selbst in einem Fall der Epidemie des Jahres 1919 nachweisen. Bei der Häufigkeit vertikaler Blickparesen wird man auch an die außerordentlich häufige entzündliche Erkrankung der vorderen Vierhügel denken müssen und sich erinnern, daß vertikale Blickparesen ein charakteristisches Symptom von Vierhügeltumoren bilden. Freilich ist es bekanntlich noch sehr strittig, ob vom Vierhügel aus konjugierte motorische Impulse für die Vertikalbewegungen der Bulbi ausgehen. Im Gefolge von zurückgehenden Blicklähmungen kann man oft, wie schon aus der Zusammenstellung von CORDS zu ersehen ist, rucknystaktische Bewegungen in der Richtung der früher gelähmten Muskeln feststellen; der Nystagmus imponiert als ein der Lähmung folgendes Schwächesymptom der Blickbewegung. Solche Fälle stammen von CORDS, BOLLACK, SAUVINEAU, GROSS; auch ich beobachtete einige derartige Fälle. Der Hinweis ist darum wichtig, weil von anderen Autoren auch der vertikale Nystagmus vom Gesichtspunkt einer Vestibularisschädigung aus betrachtet wird (LEIDLER, FREMEL). Tatsächlich hängt auch wohl jeder Rucknystagmus von der pathologischen Auswirkung vestibulärer Erregungen via hinteres Längsbündel ab; die Frage ist nur, an welcher Stelle im Vestibularis-Augenmuskelapparat die Schädigung sitzt, die zu dem Nystagmus führt. In den Fällen, in denen der vertikale Nystagmus einer Blicklähmung folgt, ist es wahrscheinlicher, daß die Schädigung nicht im Deiterschen Kerngebiet, sondern oraler davon in der Gegend der anatomisch noch umstrittenen Blickkerne liegt.

Von den Störungen der *inneren* Augenmuskeln steht an erster Stelle die Schwäche oder Aufhebung der *Akkommodation*. Sie wurde zuerst anscheinend von WILSON bei der englischen Epidemie des Jahres 1918 festgestellt; ihre Häufigkeit kann man daraus ersehen, daß CORDS sie unter 69 augenärztlich untersuchten Fällen in 51 registriert fand! Daß sie besonders häufig ist, und zwar schon in akuten Stadien, geht auch aus dem eigenen Material hervor, wonach unter den 69 Fällen des *akuten* Stadiums, in denen Augenmuskellähmungen überhaupt beobachtet wurden, *viermal* sich allein eine Akkommodationsstörung fand. Ihre nosologische Bedeutung wird dadurch erhöht, daß Akkommodationsparesen. namentlich isoliert vorkommende und längere Zeit anhaltende, bei anderen Erkrankungen selten sind. So hat schon BIELSCHOWSKY angegeben, daß man früher eine doppelseitige Akkommodationslähmung ohne Pupillenstörung nur als postdiphtherische Erkrankung kannte; jetzt ist auch an Encephalitis zu denken, wenn man das Symptom findet. Die Diagnose ist ja nach der sonstigen Symptomatologie und der Anamnese nicht schwierig. Freilich wird, wie schon LAPERSONNE betont hat, die Akkommodationslähmung öfters übersehen.

Störungen der *Pupillen* endlich fehlen im akuten Stadium oft genug oder beschränken sich oft auf Entrundungen und Anisocorie. Mitunter kommen aber auch Störungen der Pupillenreaktion vor, und zwar dann meist ein- oder doppelseitige *absolute* Pupillenträgheit oder selbst Pupillenstarre. Öfters findet man dann in akuten Fällen eine Miosis, die von ophthalmologischer Seite (CORDS, BIELSCHOWSKY) auf einen Krampf der Sphinctermuskulatur zurückgeführt wird. Es handelt sich hier übrigens um das einzige als Krampf aufzufassende Symptom am Augenmuskelapparat, während alle anderen Symptome als Hypofunktionszustände aufzufassen sind. Bei diesem miotischen Krampf kann, wie namentlich CORDS betont hat, die Reaktionsfähigkeit der Pupillen stark gestört sein, und zwar die Lichtreaktion mehr als der Konvergenzsynergismus der Pupille, so daß eine *reflektorische* Pupillenstarre, das ARGYLL-ROBERTSONsche Symptom, vorgetäuscht werden kann. Auf diese Weise erklärt sich ein Teil der in der Literatur mitgeteilten Fälle von reflektorischer Lichtstarre bei Encephalitis. Anders sind die Fälle zu beurteilen, in denen auch nach Ablauf des akuten Stadiums und bei mittlerer Pupillenweite eine isolierte Lichtstarre beobachtet wird. In solchen Fällen ist, wenn man genau untersucht, doch vielleicht die Konvergenzreaktion wenigstens träge, oder es bestehen auch Störungen der Akkommodation, so daß es sich im Grunde um eine unvollständige Ophthalmoplegia interna und nicht den echten ARGYLL-ROBERTSON, wie er doch *fast* nur bei spätluischen Erkrankungen gefunden wird, handelt. Die Notwendigkeit, an die Diagnose einen strengen Maßstab anzulegen, ist neuerdings namentlich von BEHR betont worden (Lichtträgheit oder Starre nach genügender Dunkeladaptation bei *engen* Pupillen, bei sehr prompter Konvergenzreaktion und erhaltener Akkommodation, Fehlen der sensiblen und psychischen Reflexe; natürlich muß auch eine amaurotische Starre bei Opticusaffektion ausgeschlossen sein). Revidiert man unter diesen Cautelen die bisher von NONNE, ECONOMO, NETTER, DICKINSON, KRABBE, BON-

HÖFFER, SANTONOCETO, PETTE, ACHARD, REYS, ADLER, DREYFUSS, H. THOMP-
SON, STERN mitgeteilten Fälle reflektorischer Starre, dann werden wohl nur sehr
wenige Fälle übrig bleiben, die den Bedingungen ARGYLL-ROBERTSONS entsprechen; vielleicht gehört z. B. ein von NONNE mitgeteilter Fall hierher. Es ist
von Wichtigkeit, daß bei sehr genauen Untersuchungen, die sie an besonnenen
Kranken anstellten, MAHRTENS und BARKAN niemals Symptome reflektorischer
Starre fanden. Meines Erachtens wird man nach den gegenwärtigen Erfahrungen
bei hypersomnischen Kranken sich überhaupt scheuen, die Diagnose reflektorischer Starre zu stellen und erst ein Stadium abwarten, in dem die Störung konstant ist, und in dem sie mit allen Vorsichtsmaßnahmen geprüft werden kann.
Erst dann wird man nach Untersuchung eines größeren Materials erfahren, wie
oft echte reflektorische Starre bei epidemischer Encephalitis vorkommt. Heute
können wir nur sagen, daß das Symptom wahrscheinlich sehr selten ist, sein
Nachweis aber nicht gegen eine (überstandene) epidemische Encephalitis spricht,
insbesondere dann, wenn die Liquoruntersuchung, die selbstverständlich nicht
fehlen darf, ein negatives Resultat ergibt. Häufiger schon kommt es vor, daß
Störungen der Pupillenreaktion resultieren, die der reflektorischen Starre zum
mindestens *nahe* stehen; d. h. hochgradige reflektorische Trägheit oder Starre
der Pupillen als postencephalitisches Dauersymptom bei wenig geschädigter oder
sogar sehr prompter Konvergenzverengung; in einem der von mir beobachteten
Fälle mit einseitiger Lichtstarre war die Akkommodation fraglich; eine geplante
Nachuntersuchung des Falles scheiterte bisher an äußeren Hindernissen. Diese
Fälle, von denen ich bisher mehrere sah, sind darum interessant, weil in zwei
von mir beobachteten Fällen der Nachweis geführt werden konnte, daß zuerst
eine absolute Starre oder innere Ophthalmoplegie bestand, die sich dann allmählich in diese „überwiegende Lichtstarre" verwandelte. Auch wenn in diesen Fällen
der ARGYLL-ROBERTSON nicht „rein destilliert" in Erscheinung tritt, können solche
Fälle doch wohl mit als Beweismittel für die Ansicht derjenigen Autoren herangezogen werden (BUMKE), welche die reflektorische Starre in die Gegend des Iriskerns lokalisieren, sie als ein Zeichen einer Feinläsion der zu den Iriskernzellen
führenden Reflexcollateralen auffassen. Wir sehen ja hier eine Schädigung des
Iriskerns, die zuerst absolute Starre bedingt und dann, wenn die Noxe schwindet
und die nervösen Elemente sich erholen, eine überwiegende Lichtstarre zurück-
läßt, die viel zu deutlich ist, als daß wir die Differenz der Reaktionen mit der
physiologisch überwiegenden Kraft des Konvergenzimpulses erklären könnten.
Die Reinheit der reflektorischen Starre wird man darum weniger erwarten können,
weil die Krankheitsbedingungen, die zu dauernden Feinläsionen führen, eben
doch andere sind als etwa diejenigen des tabischen Prozesses, bei denen es zu
einer fast elektiven Schädigung von Reflexcollateralen kommen kann. Interessant ist dann, daß die Lichtstarre bei weiten Pupillen auch Vorläufer einer
absoluten Starre sein kann (P. A. JAENSCH).

Etwas häufiger als die reflektorische Starre ist das sonst seltene Symptom
der isolierten *Konvergenzstarre*, das ACHARD, REYS, MAHRTENS und BARKAN u. a.
festgestellt haben, und das auch in eigenen Fällen festgestellt wurde. Dabei ist
es von Wichtigkeit, daran zu denken, daß selbst bei Lähmung der Konvergenzbewegung der Bulbi die Konvergenzreaktion der Pupillen allein durch den Impuls zur Naheeinstellung noch zustande kommen kann; Konvergenzlähmung und

Konvergenzstarre sind voneinander unabhängige Symptome (BIELSCHOWSKY), wenn man auch häufig beide Phänomene miteinander gekuppelt findet. (CORDS hat allerdings keine Konvergenzlähmung ohne Konvergenzstarre gefunden.) Im Gegensatz zu CORDS und BLANK habe ich auch bei Restzuständen der Encephalitis überwiegende Störung der Konvergenzreaktion bei guter Lichtreaktion und erhaltener Konvergenz der Bulbi feststellen können. — Auch bei den Pupillenphänomenen sieht man im akuten Stadium häufig einen starken Wechsel der Erscheinungen, wie bei anderen Störungen des Augenmuskelapparats. Häufiger als bei anderen Lähmungen sieht man sie in ein Reststadium übergehen.

Diese Resterscheinungen am Augenmuskelapparat nach Ablauf des akuten Stadiums wären nunmehr noch der Einfachheit halber an dieser Stelle zu besprechen. Wir meinen also diejenigen Erscheinungen, von denen wir annehmen dürfen, daß sie durch irreparable Narben bedingt und einer wesentlichen Rückbildung nicht mehr fähig sind. Da, wie ich schon ausführte, die meisten Augenmuskellähmungen im akuten Encephalitisstadium entstehen, auf den Entzündungsvorgang zurückzuführen sind, dann meist sich rasch zurückbilden, und da die dann zurückbleibenden Restsymptome meist recht stabil zu sein pflegen, soweit nicht Rezidive neue Lähmungen schaffen, sind die meisten im pseudoneurasthenischen Stadium oder bei Rekonvaleszenten oder bei den chronisch progressiven Starrezuständen gefundenen Veränderungen am Augenmuskelapparat suspekt auf solche Narbenphänomene. Eine Ausnahme bildet hier vielleicht jene Störung, die man am häufigsten, insbesondere bei den chronischen Starrezuständen findet, nämlich die *Schwäche oder Insuffizienz der Konvergenzbewegung der Bulbi.* Diese äußert sich teils in Form einer erheblichen Insuffizienz der Konvergenz, einem raschen Auseinandergleiten der Bulbi nach erzielter Konvergenzeinstellung (diese Störung wird von manchen Autoren allerdings von der echten Konvergenzschwäche getrennt, ist aber, wie schon erwähnt so häufig, daß sie wie mir scheint, auch berücksichtigt werden muß), teils in einer Divergenzbewegung des einen Bulbus und Konvergenzbewegung des anderen bei versuchter Naheinstellung der Bulbi und zwar sowohl bei Fingerfixation als auch beim Versuch, Buchstaben in der Nähe zu sehen, teils in einem gleichmäßigen Ausfall der Konvergenzbewegung auf beiden Augen bzw. in mangelhafter Naheeinstellungsbewegung beider Bulbi. Diese Störungen können auch nach Korrektion etwaiger Brechungsanomalien bestehen bleiben; Doppelbilder werden gelegentlich geklagt. Ihre Häufigkeit läßt sich daran erkennen, daß wir die Gesamtheit dieser Störungen unter 130 Fällen pseudoneurasthenischer und chronisch myastatischer Fälle des eigenen Materials in 72 Fällen fanden und zwar 35 mal eine Konvergenzlähmung bzw. Parese und 37 mal eine erhebliche Insuffizienz. (CORDS und BLANK in 33 von 50 Fällen, ebenso beschreiben DUVERGER und BARRÉ die Konvergenzschwäche als das häufigste Spätsymptom.) Es ist für die Beurteilung dieser Erscheinung vielleicht nicht unwichtig zu wissen, daß diese Konvergenzschwäche auch bei Personen beobachtet wird, die nie ein akutes Stadium durchgemacht haben, sondern an langsam progressiver Encephalitis litten. Wie oft in anderen Fällen eine Konvergenzschwäche oder Lähmung aus dem akuten Stadium in das chronische hinüberging, läßt sich leider nicht sicher feststellen, da wir zu viele Fälle erst im chronischen Stadium untersuchen konnten; mit Sicherheit konnten wir in mehreren Fällen eine Heilung der Konvergenzparese der akuten Stadiums feststellen. Die Ursachen der häufigen Störungen der Konvergenz in Spätstadien bedürfen noch einer genauen ophthalmologischen Analyse; wahrscheinlich ist nur ein Teil der Fälle auf eine Läsion der Willkürbahnen zurückzuführen; man könnte in einem Teil der Fälle an eine Analogisierung mit den später zu besprechenden Erscheinungen der myastatischen Schwäche und Bradykinese der Bulbi denken, muß aber betonen, daß wir die Konvergenzschwäche auch nicht selten in Fällen sehen, in denen die Bulbi sonst keine Myastasen zeigen.

An zweiter Stelle unter den Restsymptomen rangiert der Wichtigkeit nach die Akkommodationslähmung bzw. Parese. Ihre Wichtigkeit ist schon von verschiedenen Autoren wie DANADSCHEFF, CORDS und BLANK (13 von 50 Fällen) betont worden.

Auch im eigenen Material findet sich, soweit darauf geachtet wurde, die Störung oft, doch nicht so oft wie die Konvergenzparese. Die von CORDS und BLANK gefundenen Zahlenwerte dürften ungefähr den tatsächlichen Verhältnissen entsprechen. Angaben, daß die Akkommodationsstörung fast nie bei chronischer Encephalitis fehlt, sind sicher unzutreffend. In zahlreichen Fällen des eigenen Materials konnte bei genauer Prüfung die Erhaltung der Akkommodation festgestellt werden.

An dritter Stelle stehen die Störungen der Pupillen. Quantitativ sind dieselben noch stärker als die Akkommodationsstörungen unter den Restsymptomen vertreten, doch handelt es sich oft nur um wenig markante Erscheinungen wie Ungleichheit der Pupillenweite (Anisokorie) oder Trägheit der Pupillenreaktion (HESS, HOLTHAUSEN, HOPMANN und KASSNER), seltener um absolute Starre. Wichtiger ist es, daß auch die vorwiegende Konvergenzträgheit oder Konvergenzstarre, wie ich schon berichtete, in die Reststadien übergehen kann, eventuell selbst unabhängig von der Störung der Konvergenzbewegung der Bulbi. Seltener ist bleibende Pupillotonie bei Lichtstarre (JAENSCH) oder tonische Akkommodation.

Über die transitorische Pupillenstarre WESTPHALS wird später zu sprechen sein.

Etwas seltener kommt es vor, daß die Blickparesen, die im akuten Stadium so häufig sind, in die Dauerstadien übergehen. Diese Paresen können, auch wenn sie lange Zeit bestanden haben, doch noch vollkommen sich zurückbilden. KASSNER findet hier höhere Werte, doch handelt es sich meist um geringe Bewegungsbeschränkungen. Im Verhältnis zu den häufigen Lähmungen einzelner äußerer Muskeln im akuten Stadium sind auch die Fälle mit Doppelbildern und bleidendem Strabismus in den Reststadien relativ selten. Im eigenen Material finden sich im ganzen etwa 5% dauernde Blickparesen und Lähmungen einzelner Augenmuskeln.

Trotz ihrer relativen Seltenheit können die Blickparesen und Augenmuskellähmungen wie die Pupillenstörungen auch in Spätfällen natürlich von erheblicher diagnostischer Wichtigkeit sein, da sie z. B. bei myastatischen Erkrankungen, wenn die Anamnese unklar ist, die Erkennung der encephalitischen Natur der Krankheit erleichtern können.

3. Andere Hirnnervenlähmungen. Vestibuläre Symptome.

Entsprechend der besonderen Verdichtung des Entzündungsprozesses am Höhlengrau unter dem Aquädukt sind Störungen der Augenmuskeln wohl besonders häufig im akuten Stadium, doch sind auch andere Hirnnerven nicht selten schwer betroffen, und zwar am häufigsten die weitverzweigte Vestibulärapparatur, auf die weiter unten eingegangen wird.

Abgesehen vom Vestibularis sind die Hirnnervenstörungen bei der Encephalitis meist motorischer Natur. Paresen im motorischen Trigeminusgebiet sind von SCHÄPPI, SAINTON, NONNE, BASSOE, WILSON beschrieben worden, fehlen aber im eigenen Göttinger Material und sind jedenfalls erheblich seltener als die dem peripherischen Typ folgenden ein- oder doppelseitigen *Lähmungen* des *Facialis*, die gewöhnlich ebenso reversibel und selbst flüchtig sein können wie die Paresen der Augenmuskelkerne. ACHARD macht darauf aufmerksam, daß diese Paresen dissoziiert sein, nur den einen oder anderen Ast des Facialis betreffen können (obschon die Paresen wohl meist nucleärer Genese sind); in der Mehrheit der eigenen Fälle war diese Dissoziation nicht ausgesprochen. Über das Verhalten des Geschmacks bei den Facialislähmungen und andere Begleiterscheinungen liegen keine genaueren Mitteilungen vor, was sich zum Teil wohl aus der Flüchtigkeit der Lähmungen bei gleichzeitigen Bewußtseinsstörungen erklärt. Unter 80 eigenen im akuten Stadium beobachteten Fällen findet sich die Facialislähmung bzw. Parese neunmal einfache symmetrische Schwächezustände der Innervation entsprechend der allgemeinen Asthenie, sind dabei nicht berücksichtigt.

Die Störungen der caudalen Hirnnerven sind darum von Wichtigkeit, weil sich in kurzer Zeit das Bild einer zu Schluck-, Vasomotoren- und Atemlähmung führenden progressiven Bulbärparalyse entwickeln kann. (SIEMERLING, NONNE, DREYFUSS

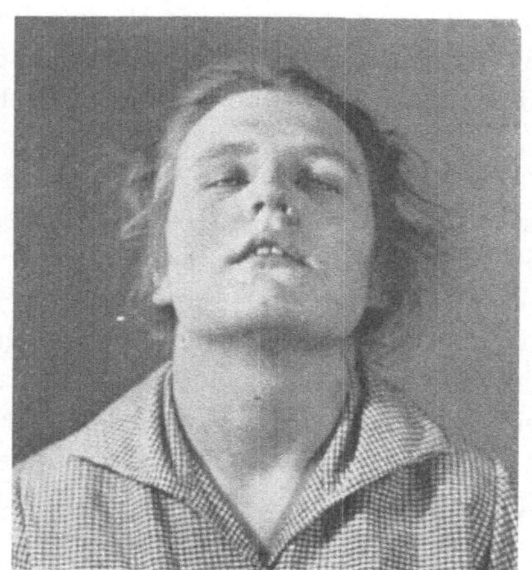

Abb. 6. Doppelseitige Facialis-Parese als Restzustand (Versuch Augen zu schließen).

usw.) Auch ich beobachtete einen solchen Fall, in welchem den Augenmuskellähmungen und der Benommenheit schnell Lähmungen im gesamten Vagusgebiet folgten, und in wenigen Tagen der Exitus eintrat. Doch sind solche Fälle im ganzen selten, und man wird bei ganz akut einsetzenden bulbärparalytischen Syndromen eher an eine andere Erkrankung (Botulismus z. B.) denken müssen. Ich erinnere daran, daß es kleine Endemien bzw. Epidemien äußerst schwerer akuter Bulbärparalysen ganz unbekannter Genese gibt wie die von JOHN und STOCKEBRANDT beobachtete Epidemie in Mühlheim a. Ruhr 1921; wir können hier wohl nur das eine sagen, daß es sich bei diesen Erkrankungen nicht um epidemische Encephalitis handelt (siehe unten). Häufiger als die bulbärparalytischen Gesamtsyndrome sind partielle Schädigungen der caudalen Hirnnerven, gelegentlich Zungenlähmungen (CROOKSHANK, BONHÖFFER), seltener halbseitige Zungenatrophien, die von einer akuten Kernläsion in das Reststadium übernommen werden (BONHÖFFER, TRÖMNER) Schlundlähmungen und Gaumensegelparesen und vor allem *Atemstörungen*. Diese im akuten entzündlichen Stadium auftretenden Atemstörungen sind meines Erachtens von den bei chronisch progressiver Encephalitis auftretenden eigentümlichen Veränderungen der Atmung zu trennen. Während es sich bei letzteren um supranucleäre Störungen extrapyramidaler Atemregulationsbahnen handeln dürfte, sind im akuten Stadium die Atemstörungen entweder auf eine Lähmung der cervicalen Zwerchfellkerne oder eine Störung des bulbären Atemmechanismus zurückzuführen. Es können dann dyspnoische Krisen (VINCENT und BERNARD) mit Schmerzen, Präkordialangst und Vasomotorenstörungen, gelegentlich akutem Ödem oder Emphysem der Lungen eintreten. Die *Vasomotorenlähmung* ist noch mehr als die Atemlähmung zu fürchten. Lähmungen des kardialen Vagus können plötzlich eintreten, gelegentlich aber auch, wie ich in einem Fall in Kiel sah, wieder beseitigt werden. Auf die plötzlich eintretenden Vasomotorenlähmungen sind wahrscheinlich die von manchen Autoren erwähnten unerwarteten abrupten Todesfälle mancher akuten Encephalitis zurückzuführen.

Unter den Affektionen der sensiblen Hirnnerven steht die des *Vestibularis* weitaus an erster Stelle. Das häufige Auftreten „vestibulärer“ Erscheinungen ist wohl nicht nur durch die Läsion der an sich schon ziemlich weit ausgedehnten vestibulären Kerne bedingt, sondern auch durch die Erkrankung der Verbindungsbahnen zwischen den Kernen des Vestibularis und denen der Augenmuskeln, sowie dem Kleinhirn; insbesondere ist die Gegend des hinteren Längsbündels öfters vom Entzündungsprozeß betroffen.

Schwindel ist neben Kopfschmerzen und Müdigkeit eins der häufigeren subjektiven Symptome der Encephalitis, und zwar oft schon in sehr initialen Stadien. Keineswegs findet sich aber das Symptom stets; bei sehr schweren akuten Affektionen kann es dauernd fehlen. Dieser Schwindel äußert sich zum mindesten *häufig* als echter Drehschwindel, selten von quälender Stärke in Verbindung mit besonders heftigen Nystagmusanfällen, doch sind auch solche Fälle von uns gesehen worden. Selten ist es, daß stärkerer konstanter Drehschwindel die akuten Phasen überdauert; höchstens kommt er dann anfallsweise vor. Die von BARRÉ und REYS abgegrenzte *vestibuläre* Form der Encephalitis ist vor allem durch Schwindel ausgezeichnet, der den Kardinalsymptomen der Krankheit vorangeht oder überhaupt das wesentlichste Symptom der Krankheit darstellt. Die Tatsache, daß Schwindel einer sonst charakteristischen Encephalitis vorausgeht, genügt nicht, um eine besondere Form abzugrenzen. Zuzugeben ist aber, daß Fälle vorkommen, in denen das akute Stadium von Symptomen, die auf eine Herdaffektion hinweisen, vorzugsweise nur Drehschwindel zeigt. Diese Fälle verlaufen meist innerhalb der früher erwähnten „verschleiert grippeartigen“ Form; sie kommen deshalb seltener im akuten Stadium dem Neurologen vor Augen. Eine besondere vestibuläre Form darum abzugrenzen, weil die Herderscheinungen rudimentär bleiben, erscheint überflüssig. Die Kenntnis dieser Fälle ist aber natürlich wichtig, zumal es doch gelingen kann, durch gründliche Untersuchung festzustellen, ob diesem Schwindel irgendwelche Störungen der Labyrintherregbarkeit parallel gehen.

Von den objektiven Störungen am Vestibularapparat wird am häufigsten der *spontane Nystagmus* genannt (BOLLACK, CORDS, MORITZ, BRUNNER usw.). Zum Teil handelt es sich um einen typischen Rucknystagmus mit langsamer und schneller Phase, der in den der schnellen Phase entsprechenden Endstellungen zunimmt, und dieser Rucknystagmus wird wohl in 50—60% aller akuten Fälle wenigstens transitorisch festgestellt, er stellt also eins der häufigsten Symptome der akuten Encephalitis dar. Auf die Notwendigkeit, diesen Rucknystagmus von einem „physiologischen" Einstellungsnystagmus und nystagmusartigen Zuckungen nach langer Blickfixation zu differenzieren, kann hier nur kurz hingewiesen werden. Nicht zu bezweifeln ist, daß der horizontale wie auch der fast ebenso häufige *vertikale* Rucknystagmus häufig aus Blickparesen als Residuum derselben entstehen, worauf namentlich CORDS, BOLLACK, SAUVINEAU, GROSS hingewiesen haben; ich habe bereits früher darauf verwiesen und betont, daß der Nystagmus von sehr verschieden gelagerten Läsionsstellen zwischen DEITERschem Kerngebiet und Augenmuskelapparatur zustande kommen kann; genaueres hierüber kann eventuell die experimentelle Prüfung des Vestibularapparates sagen (siehe unten). Sicher gibt es jedenfalls auch bei der Encephalitis Rucknystagmus ohne Beziehung zu Blickparesen, durch direkte Erkrankung der DEITERschen Kerne. Neben dem typischen Rucknystagmus nach der Seite oder vertikal kommen aber auch sehr merkwürdige andere Formen des Nystagmus vor, die hier genannt seien, obschon die Beziehungen zur Affektion der vestibulären Apparatur strittig oder zum Teil ungeklärt sind. In manchen Fällen sind die nystaktischen Zuckungen, wie schon CORDS betont, langsam und unregelmäßig (solche ataktischen Bewegungen kommen bekanntlich auch bei multipler Sklerose vor), in anderen Fällen handelt es sich um eine Art feinschlägigen Zitterns. DIMITZ und SCHILDER beobachteten in einem Falle zwei Tage vor dem Tode rhythmische Konvergenz- und Innenrotationsbewegungen bei dauernder Konvergenzstellung; hier liegt entweder ein Konvergenzkrampf oder eine doppelseitige Abducensparese vor, ohne freilich das Symptom restlos zu klären. Anfälle von Pendelnystagmus beim Lesen beobachtete CORDS in mehreren Fällen. Diesen Phänomenen schließen sich die „myoklonusartigen" Erscheinungen am Auge an, wie sie unter anderen PAULIAN und MORAX beschrieben haben; der erstere Autor versteht darunter horizontalen und vertikalen Spontannystagmus, der bei Fixationen salvenmäßig zunimmt, der zweite ebenfalls bei Fixationen auftretende Pendeloscillationen. Der Ausdruck myoklonieartig ist darum weniger geeignet, weil die Zuckungen der Muskeln, die wir als myoklonisch bezeichnen, ganz spontan aufzutreten pflegen und nicht erst bei bestimmten Intentionen. Ähnliche Erscheinungen, die also vom Typus des vestibulären Nystagmus weit differieren, sind bei akuter Encephalitis jedenfalls nicht ganz selten. So beobachtete ich[1] im Jahre 1923 einen Kranken, der von Augenmuskellähmungen bei uns in der Klinik nur eine Ptosis und Konvergenzparese bot, im übrigen ein ungewöhnlich schweres Augenzucken, das erst bei Blickbewegung in gleichgültig welcher Richtung auftrat und sich in außerordentlich starken und raschen Pendeloscillationen ohne Differenzierung in schnelle und langsame Phase äußerte, auch schon im Beginn der Blickbewegung, nicht erst in Endstellungen eintrat. Das Zucken war bei seitlichem Blicken rotatorisch-horizontal, beim Blick nach oben kam es auch zu stürmischen rotatorischen und dann horizontalen Zuckungen; Endstellungen konnten dabei erreicht werden. Es bestand gleichzeitig ein starker Allgemeintremor, mit besonderer intentioneller Steigerung (siehe unten). Im Anfang des Aufenthalts hier traten auch öfters heftige Drehschwindelanfälle mit Übelkeit und Erbrechen als vestibuläres Zeichen

---

[1] Beschreibung des Falles auch in meinem Beitrag im Handbuch der Neurologie des Ohres.

auf. Die kalorischen Reaktionen konnten auf dem Höhepunkte der Erkrankung nicht geprüft werden, später in der Rekonvaleszenz erwiesen sie sich als fast intakt. Bemerkenswert ist auch, daß nach Ablauf des akuten Stadiums eher rucknystaktische Zuckungen bei Blickbewegungen feststellbar waren, daneben aber auch feinere Zitterbewegungen unklarer Natur. Eigentlich Blickparesen waren nie aufgetreten. Die Genese dieses Nystagmus ist nicht einfach zu erklären. Wie bei gewöhnlichem Rucknystagmus besteht eine Inkoordination der mit den Willkürbewegungen verkuppelten tonischen vestibulären Impulse, daneben aber auch eine eigentümliche Steigerung dieser Impulse, die zu der Annahme führt, daß noch irgendwelche weiteren physiologischen Hemmungsbahnen mit getroffen sind. Der Versuch, die Störung in Beziehung zu der gleichfalls bestehenden groben Koordinationsstörung der Kopf- und Gliedmaßenmuskulatur, dem groben, in der Ruhe bestehenden, bei Intentionen zunehmenden Tremor zu setzen, liegt nahe. Vielleicht sind es Läsionen in den Verbindungen zwischen Kleinhirn und Haube oder Kleinhirn und Vestibularkernen, welche eine gemeinsame Grundlage für diese Störungen bieten. Mehr kann man bei rein klinischen Beobachtungen wohl nicht sagen.

Der spontane Nystagmus ist, soweit es sich wirklich um einen pathologischen Nystagmus handelt, ein exquisit akutes Symptom der Encephalitis; im chronischen Stadium sind überaus selten Resterscheinungen des Nystagmus aus dem akuten Stadium; er wird auch meist bei Beschreibungen des chronisch myastatischen Stadiums vermißt (NONNE, PETTE).

Die experimentelle Erregbarkeit des Vestibularapparats ist bisher erst von wenigen Autoren genauer geprüft worden (BOLLACK, GATSCHER, GRAHE, GROSS, DIMITZ und SCHILDER, REYS, FREUND, LEIDLER, POGANY, eigene Befunde). Daß bei den Schwerkranken des akuten Stadiums die Vestibularisprüfung auf Schwierigkeiten stößt, ist selbstverständlich. Bewerkenswert ist nun, daß sich, wie namentlich REYS und FREUND zeigen konnten, relativ häufig eine *Übererregbarkeit* des Vestibularapparats feststellen ließ, ein Symptom also, das auch bei multipler Sklerose und Kleinhirntumoren nicht selten gefunden wird. Wesentlich seltener ist die Untererregbarkeit oder Unerregbarkeit des einen oder des anderen Vestibularapparats kalorischen Reizen gegenüber (auf die Befunde bei Drehung und Galvanisation will ich wegen der geringen Wichtigkeit dieser Reaktionen hier nicht näher eingehen). Daneben kommen aber auch Störungen vor, die BRUNNER und ich[1] unabhängig voneinander als *dissoziierte* Vestibularisschädigung bzw. Dissoziation der Reaktionsbewegungen beschrieben haben, d. h. der calorische Reiz ruft entweder nur Nystagmus, aber keine Gleichgewichtsstörungen (Fallreaktionen) oder keine Störung der Zeigebewegungen, oder umgekehrt Schwindel und Reaktionsbewegungen, aber keinen Nystagmus hervor, je nach dem Sitz der Läsion, welche das DEITERSsche Kerngebiet betrifft oder eine Verbindungsstelle im hinteren Längsbündel zwischen DEITERSschen Kern und Augenmuskelkernen oder zwischen dem DEITERSschen Kern und dem Kleinhirn. BRUNNER meint, daß nur der isolierte Ausfall des Nystagmus sicher „organisch" sei; da Reaktionsbewegungen auch beim Gesunden fehlen können; dennoch ist nicht

---

[1] In dem erwähnten Beitrag zum Handbuch der Neurologie des Ohres. Ich darf dabei bemerken, daß mein Beitrag zu diesem Handbuch bereits eingereicht war, als der Abschnitt von BRUNNER erschien.

zu bezweifeln, daß beim Encephalitiker auch ein isoliertes Fehlen von Reaktionsbewegungen als organisches Herdsymptom zu deuten ist, zumal dann, wenn sich die Störung nur einseitig findet. Diese Störung kann nun wie auch andere Störungen der Vestibularreaktion (z. B. Übererregbarkeit [BRUNNER, POSTON] oder Untererregbarkeit [ROSSI]) im chronischen Stadium der Encephalitis auch beobachtet werden; doch handelt es sich wohl nicht um ein Symptom, das der typischen chronischen Encephalitis zugehört, sondern das meist aus dem akuten Stadium als Residuum übrig bleibt. In der Mehrzahl meiner Fälle zeigt die calorische Labyrintherregbarkeit im chronischen Stadium keine nennenswerten Störungen.

Fall 11. Neben zwei Fällen, die ich früher (im Handb. der Neurologie des Ohres) beschrieben habe, erwähne ich hier einen im Jahre 1925 beobachteten Fall. W. Gl., der im Anschluß an die akute Encephalitis *Schwindelanfälle* zurückbehielt, die äußerst quälend waren und noch 5 Jahre nach der akuten Encephalitis bestanden (was, wie ich betonte, selten ist). Später traten myastatische Erscheinungen hinzu, außerdem leichte Charakterveränderungen (der Kranke war während des akuten Schubes 19 Jahr) und Fettsucht. Calorische Untersuchung: Auf beiden Ohren fehlt der Nystagmus völlig, dagegen tritt starker Schwindel, starke Fallneigung nach der gespülten Seite schon im Sitzen und starkes Vorbeizeigen nach der entsprechenden Seite auf. Mit dem Schwindel zusammen stellen sich Kopfschmerzen ein. Der Schwindel dauert drei bis vier Minuten. Nach energischer Schwitzkur und Jodtherapie bessern sich die Schwindelanfälle; bei erneuter calorischer Prüfung stellt sich auch experimenteller Nystagmus ein, doch bleiben die Reaktionsbewegungen besonders stark. Auf die möglicherweise bestehenden Beziehungen postencephalitischer Schwindelphänomene zu Liquorstauungen wird später eingegangen werden.

In neuerer Zeit hat nach REYS besonders POSTON (Vestibular. or Labyrinthian ep. enc. Brain, 49, S. 482) auf die Häufigkeit der Beteiligung des Vestibularis bei Encephalitis auch in Residuärphasen verwiesen und sich ein Verdienst um die Erforschung der Vestibularisfunktionen bei Encephalitis dadurch erworben, daß er die BABINSKI-WEILsche Methodik mit zur Prüfung benutzte. Normalerweise vermag ein Mensch mit verbundenen Augen die Richtung beim Marsch vorwärts und rückwärts innezuhalten, auch wenn der Marsch mehrfach wiederholt wird (gewöhnlich sechsmal); die Abweichung tritt dann um höchstens 45⁰ ein. Bei vestibulär geschädigten Personen ist diese Winkelabweichung viel größer. Nach Calorisierung mit 25 ccm kalten Wassers tritt normalerweise eine Winkelabweichung mäßigen Grades ein, diese kann bei Encephalitikern, wie POSTON zeigt, in der gegebenen Versuchsanordnung bis zu einer Winkelabweichung von 360⁰ führen, was für Übererregbarkeit der entsprechenden Vestibularisapparatur oder ihrer Verbindungen spricht, sie kann bei Kernschädigung auch ganz fehlen. Ebenso finden sich Steigerung oder Herabsetzung der Vestibulariserregbarkeit bei der Prüfung des Vor-Rückwärtsmarsches unter Anwendung geringer (1 MA) galvanischer Dauerreize. POSTON beschreibt zehn Fälle, in denen diese vestibulären Störungen vorkommen; wie REYS macht er darauf aufmerksam, daß manche Augenstörungen von der Vestibularisläsion abhängig sind (bei Besprechung der Blickkrämpfe wird uns das noch beschäftigen); er geht aber viel zu weit, wenn er sozusagen alle Augenmuskelstörungen auf die Vestibularisläsion zurückführen will. Die schweren Kernläsionen der Augenmuskelapparatur im akuten Stadium werden von ihm gar nicht berücksichtigt.

Die Ausfallserscheinungen an den übrigen sensiblen Hirnnerven treten im allgemeinen bei der akuten Encephalitis sehr wenig hervor. Zum Teil liegt das sicher daran, daß die Prüfungen der Sensibilität und der sensorischen Funktionen bei dem akut Kranken nur mangelhaft durchgeführt worden sind, doch besteht — auch unter Berücksichtigung des anatomischen Befundes — durchaus die schon von Schupfer ausgesprochene Möglichkeit, daß die Kerne der sensiblen Nerven seltener und weniger intensiv befallen werden. So fehlen sie auch im eigenen Material in den Fällen, in denen genaue Sensibilitätsprüfungen vorgenommen wurden, Areflexie der Cornea wurde in einzelnen Fällen beobachtet. Störungen des sensiblen Trigeminus beobachteten im übrigen Bosman, Sainton und Nonne, Geschmacksstörungen Sainton in zwei Fällen, der Cochlearis wurde namentlich von Grahe, Gavello, Pogány untersucht. Ziemlich häufig wurde von diesen Autoren verkürzte Knochenleitung, eventuell auch herabgesetzte Perzeption für hohe Töne, selten stärkere Schwerhörigkeit festgestellt. Auch diese cochlearen Symptome sind meist reversibler Natur (im Gegensatz zu anderen Hirnstamm- erkrankungen). Über die Schädigungen des Opticus wird an anderer Stelle ge- sprochen werden.

4. Die Störungen des Muskeltonus und der Muskelkraft im akuten Stadium. Cerebellare Symptome.

In diesem Abschnitt wird ein *Bündel* von Symptomen besprochen, die noch nicht mit Sicherheit sich voneinander genetisch abgrenzen lassen, ja bei denen man sogar zum Teil noch darüber streiten kann, ob sie durch eine Hirnläsion bedingt sind. Bei anderen der hier geschilderten Symptome fällt diese Schwierig- keit allerdings fort; die Herabsetzung des Muskeltonus bei Erkrankungen des Kleinhirns und der ableitenden Kleinhirnbahnen sowie der vestibulären Apparate und ihrer einleitenden Bahnen sind allbekannt, ebenso wie die unzähligen Be- mühungen, die antogonistischen hypertonischen Phänomene topisch und patho- physiologisch zu erklären; bei der epidemischen Encephalitis besteht aber namentlich im akuten Stadium eine Komplikation darin, daß wir es hier nicht mit einem umschriebenen Herdprozeß, der eine bestimmte Bahn oder ein be- stimmtes Zentrum blockiert oder zerstört, zu tun haben, sondern mit einem diffusen Entzündungsprozeß, der sein Maximum gerade in einer Hirnregion er- reicht, in der die verschiedensten Tonusbahnen teilweise antagonistischer Tendenz aufeinanderstoßen, so daß Erscheinungen entgegengesetzter Natur sich beein- flussen, das Symptomenbild verwickelt machen. Hierzu kommen die Höhlen- grauläsionen der vegetativen Apparate, deren Einfluß auf Muskeltonus und Muskelkraft noch keineswegs genügend bekannt sind, endlich die Komplikation, welche durch meningitische Beimengungen hervorgerufen wird, die es mit sich bringt, daß reflektorisch auf die Zerrung entzündeter Muskeln hin Kontraktionen ausgelöst werden, die natürlich eine ganz andere Genese haben als „extrapyrami- dale" Hypertonien. So werden wir uns von vornherein in unseren Hoffnungen, die gefundenen Erscheinungen topisch oder pathophysiologisch verwerten zu können, bescheiden müssen. Soweit nicht aus dem Experiment oder Herderkrankungen beim Menschen ein Verständnis uns erwächst: Die Encephalitis wird uns hierin wenig fördern. Wir werden dagegen bemüht sein müssen, eine möglichst exakte Beschreibung der Erscheinungen zu geben, die entsprechend der diffuseren Natur des Krankheitsprozesses verschiedene Variationen und Überleitungen zu an- deren Störungen zeigen. Hierüber läßt sich nun folgendes sagen:

Lähmungen der Pyramidenbahn wie der sekundären motorischen Bahn mit Ausnahme der Hirnnervenlähmungen sind bei der Encephalitis relativ sehr selten; es ist vollkommen gerechtfertigt, diese Erscheinungen unter den accidentellen Symptomen bzw. atypischen Syndromen zu beschreiben. Ebenso sind selten die extrapyramidalen supranucleären *Lähmungen* durch Affektion der von O. FOERSTER u. a. angenommenen Bahn von der Rinde über die Stammganglien zum Hirnstamm. Auch solche Erscheinungen gehören zu den Accidentalsymptomen (siehe unten). Um so häufiger ist bei akut Kranken eine hochgradige *Schwäche des Muskeltonus*, die von den Autoren bald als Asthenie, bald als Adynamie bezeichnet wird. Die Gesichtsmuskeln sind, auch soweit sie innervierbar sind, schlaff, myopathieartig, viel seltener zeigen sie die ausgemeißelte Starre der Parkinsonisten; die Kranken liegen in schlaffer passiver Rückenlage, alle Bewegungen werden müde, langsam, mit größter Mühe bis zur besten Exkursionsmöglichkeit ausgeführt; eine Kraftleistung gegen Widerstand ist nicht möglich. Viele Muskelinnervationen, die gegen die Schwerkraft erfolgen müssen, können überhaupt schwer geleistet werden. So taumeln die Kranken beim Stehen und Gehen hin und her, auch wenn sie sonst keine schärfer ausgesprochenen Kleinhirnsymptome zeigen, und sinken zusammen, auch wenn sie in Rückenlage zu Einzelbewegungen aller Gelenke fähig sind. In schweren Fällen können die Kranken aufgerichtet gleich wieder nach hinten fallen, auch erhobene Gliedmaßen fallen herab, ohne daß Reflexstörungen bestehen; diese „Paresen" entwickeln sich allmählich aus leichteren hypokinetischen Zuständen heraus.

Diese Muskelasthenie ist namentlich von HALL, McNEIL, ABRAHAMSON, SMITH (in 93% einer größeren Statistik) festgestellt worden. Sie ist im eigenen Material außerordentlich häufig und zwar besonders bei den klassisch hypersomnisch-ophthalmoplegischen Fällen; auch GERSTMANN beschreibt die häufige Verbindung von Asthenie mit lethargischen Symptomen. Daß Taumelgang bei akuter Encephalitis häufig ist (und zwar auch bei *wachen* Patienten) wird von allen Beschreibern der Encephalitis vermerkt (ACHARD, REINHART u. a.).

Prüft man diese Asthenie nun genauer, so liegt es nahe, mit Rücksicht auf die symptomatisch etwas verwandten Erscheinungen bei der „Myasthenie" zu untersuchen, ob die JOLLYsche Mya R. in diesem Zustande vorkommt. Tatsächlich ist die Mya R. von einzelnen Autoren (T. COHN, RUNGE) gefunden worden, und auch *ich* konnte bei einem Patienten, der einen ungewöhnlich hohen Grad von Muskelschwäche (und Hypotonie) namentlich in den Gesichts- und Nackenmuskeln zeigte, ausgesprochene Mya R. in der Facialismuskulatur feststellen, die allerdings nur wenige Tage anhielt und nach Behandlung mit Rekonvaleszentenserum rasch schwand. In anderen Fällen kann die Untersuchung mit dem Chronaximeter (CLAUDE und BOURGUIGNON) Veränderungen, die den myopathischen ähneln, aufdecken. Häufig sind alle solche Störungen bisher nicht gefunden worden; allerdings hat man auch wohl wenig Untersuchungen in dieser Richtung gemacht.

Prüft man dann weiter den Tonus der Muskeln, die Härte des Muskels in der Ruhe wie den „plastischen" Tonus SHERRINGTONS, den Dehnungswiderstand bei passiven Bewegungen, so stößt man auf die größten Differenzen. In einem Teil der Fälle besteht unzweifelhaft eine Hypotonie, die namentlich in dem völligen Fehlen jedes Antagonistenwiderstandes bei passiven Bewegungen zum Ausdruck kommt, in der Nackenmuskulatur, in den Armen, namentlich auch den unteren Gliedmaßen kann dieses Phänomen deutlich sein. In anderen Fällen ist die völlige Kraftlosigkeit und Verlangsamung aller aktiven Bewegungen mit kataleptischen Erscheinungen verbunden; aber diesen kataleptischen Symptomen braucht keineswegs eine Hypertonie parallel zu gehen. Schon MARINESCO vermerkte in seinen Fällen (von Pseudoschlafzuständen), daß sich die Glieder wie *weiches Wachs*, ohne Widerstand bewegen lassen und dann stehen bleiben. Der Fall von FRAGNITO, der das Symptom direkt mit der BABINSKIschen Kleinhirnkatalepsie analogisiert, gehört wohl auch hierher, vielleicht auch die MINGAZZINIschen Fälle von Flexibilitas cerae. Zwei Beispiele aus dem eigenen Material seien hier angeführt:

In dem einen Falle handelt es sich um eine Kranke mit starken Augenmuskellähmungen und Hypersomnie. Erweckt zeigte die 9jährige Patientin noch eine große Weichheit bei allen passiven Bewegungen, z. B. im Ellbogengelenk kommt es zum widerstandslosen Einschnappen bei Streckungen. Keine Mya R. Beim passiven Erheben zeigt sich bei der schnell wieder dösig werdenden Patientin eine weiche Katalepsie. Die Arme folgen nicht nur widerstandslos der geführten Bewegung, sondern erheben sich automatisch noch über die vom Arzt erteilte Stellung nach oben und bleiben dann trotz der großen Muskelschwäche minutenlang in der unbequemsten Stellung, weichen nur etwas nach außen ab. Auch im wachen Zustande bleibt die weiche Katalepsie, selbst nachdem man der Patientin (die intellektuell überentwickelt ist) gesagt hat, daß kein Grund vorliegt, die Arme erhoben zu halten. Keine Halsreflexe. Beim Aufrichten wird vorübergehend der Beugetonus der Arme stärker, erschlafft dann wieder. Starker Taumelgang. Später rasche Heilung. Tonus völlig unverändert gegenüber den Zeiten der Atonie. Kein Einschnappen mehr. Dehnungswiderstand der Muskulatur dem Alter entsprechend.

Der andere Fall ist folgender:

Fall 12. E. Al., geb. 1902, erkrankt Ende Februar 1925 an einer „Halsentzündung", dann Augenflimmern, Doppelsehen, später Kopfschmerzen, nächtlichen Delirien, seit 10. III. 1925 Schlafsucht. Gelegentliche Phoneme! Aufnahme 13. III. 1925. Mittlere Ernährung. Temperatur bis 38°, Liquor etwas hoher Druck, sonst o. B. Hypersomnie von Anfang an. Oculomotoriusstörungen, sonst keine Hirnnervenparesen. Keine Lähmungen, Reflex- und sensiblen Störungen. Müder, etwas süßlicher Gesichtsausdruck. Müdigkeit, Kraftlosigkeit, Verlangsamung der Bewegungen, keine sichere Tonusanomalie, sicher keine Hypertonie, keine sichere Ataxie. Allmählich Verschlechterung des Zustandes. 17. III. taumeliger Gang. Konvergenzschwäche. Auch außerhalb der Schlafzustände etwas benommen. Zunehmende Katalepsie der Arme, die sich wie Wachs bewegen lassen. Vermag sich etwas aufzusetzen, fällt aber bald wieder nach hinten. Vermag zu stehen, aber schwer zu balancieren. Das Stehen „kommt ihr so schwierig vor". Innerviert bald die eine, bald die andere Beinmuskulatur, um stehen zu können. Am 20. III. Verschlimmerung zugenommen. Katalepsie stark ausgesprochen in beiden Armen. Jetzt findet sich wenigstens im rechten Arm etwas Steifigkeit, etwas Zahnradphänomen. Keine Halsreflexe. Spontan völlig akinetisch. Blicklähmungen. Am 22. III. Exitus.

Wir sehen in diesem Falle eine Katalepsie, die so ausgesprochen auch außerhalb der Schlafzustände war, daß man sie nicht einfach auf eine Aufmerksamkeitsstörung zurückführen kann, sondern sie als ein motorisches Herdphänomen auffassen muß, das im Gegensatz zu der enormen Asthenie und Hypospontaneität steht und sehr wohl analogisierbar ist den kataleptischen Erscheinungen, die bei Affektionen der frontocerebellaren Bahnen, z. B. bei Balken- und Stirntumoren beobachtet werden. Im übrigen soll hier auf eine Lokalisation der Störung nicht näher eingegangen werden. Rein deskriptiv läßt sich diese Katalepsie zunächst scharf trennen von der gelegentlichen kataleptischen Erscheinungen, die bei manchen schwer *rigiden* akinetischen Kranken der parkinsonistischen Form findet; etwas näher steht das Phänomen den kataleptischen Zuständen, die man bei dem früher beschriebenen Symptomkomplex der akinetischen Gebundenheit (Etonnement) findet. Nur ähneln die relativ reineren Fälle akinetischer Gebundenheit viel mehr katatonoiden Zuständen als die asthenisch-kataleptischen Zustände bei hypersomnischen Kranken. Übergänge kommen aber von den weichen Katalepsien hypersomnischer Kranken über die akinetischen Gebundenheitszustände zu den Rigiditätszuständen vor, was durch die schwankende Ausdehnung des Erkrankungsprozesses und *vielleicht* auch noch toxische Beimengungen verständlich zu machen ist.

Bei der letzt beschriebenen Kranken beobachtet man den bei vielen Kranken des akuten encephalitischen Stadiums charakteristischen *Wechsel* der *Erscheinungen* und die dadurch bedingte Kompliziertheit des Zustandsbildes recht gut. Während anfangs auch im Zustande der Katalepsie keine Tonusvermehrung bestand, konnte man in den letzten Tagen wenigstens im rechten Arm (die Katalepsie war beiderseitig) eine Hypertonie mit Zahnradsymptomen beobachten. Wir können hier also eine Hypertonie im Verlaufe der Krankheit eintreten sehen, obwohl weder Asthenie noch Katalepsie in direktem Zusammenhang damit stehen.

In anderen Fällen nun sehen wir wieder weder Hypotonie noch Katalepsie in Verbindung mit der Asthenie, sondern von vornherein, soweit wie wenigstens die Kranken zu Gesicht bekommen, eine Hypertonie. Es wurde schon erwähnt, daß es sich nur zum Teil hier um eine Hypertonie handelt, die der einfachen Tonusanomalie extrapyramidaler etwa pallidärer Erkrankungen entspricht, sondern zum Teil auch als Reflexhypertonie auf Grund meningitisch-radiculitischer Begleiterscheinungen zu deuten ist. In diesen Fällen, in·denen wir also z. B. Nackensteifigkeit, Kernig, kontrahierte Extremitäten mit harten Muskeln sehen, finden wir bei jeder brüskeren Segmentverschiebung Schmerzäußerungen und die Tendenz, möglichst bald diejenige Lage einzunehmen, in der die Wurzeln am wenigsten gezerrt sind; im übrigen sehe ich in der Art der Muskelhärte und des Antagonistenwiderstandes bei passiven Bewegungen kein sicheres differentielles Kriterium zwischen der meningoradiculitischen und der parkinsonistischen Rigidität; auch beim Parkinsonismus kann die Nackensteifigkeit bei Kopfverschiebungen in den verschiedenen Richtungen symptomatisch der meningitischen ähneln, wenn auch bei ersterer natürlich Schmerzäußerungen fehlen. Dagegen fehlt bei den meningoradiculitischen Zuständen natürlich die automatische Fixation der Muskulatur, die namentlich bei Annäherung der Insertionspunkte der Muskeln eintritt. Der Kranke vermeidet dementsprechend auch unbequeme Stellungen, er liegt in passiver Rückenlage im Bett und läßt den passiv erhobenen Kopf auf die Kissen zurücksinken, statt ihn in unbequemer Lage erhoben zu halten, usw. Die meningoradikulitische Muskelstarre pflegt im übrigen die akuten Stadien nicht zu überdauern. Es ist sehr wohl anzunehmen, daß dieses Symptom eine prinzipiell mit Hypotonie verbundene Herdläsion überdecken kann.

Schließlich kommt es nun in einer Reihe von Fällen *frühzeitig* zur Entwicklung der extrapyramidalen hypertonischen Zustände, auf die Economo, Wilson und Nonne zuerst hingewiesen haben. Daß es sich um nicht seltene Symptome handelt, geht aus der Fülle von Mitteilungen über dieses Symptom hervor; ich nenne allein von Autoren, die das Symptom bis zum Jahre 1920 (!) beschrieben, noch SPEIDEL, v. SOHLERN, SAINTON, HALL, BUZZARD, H. W. MAIER, ALEXANDER ALLEN, CLAUDE, STAEHELIN, STRÜMPELL, FORSTER, T. COHN, MEDEA, MINGAZZINI, ELY, BASSOE. Diese „parkinsonistischen“ Zustände brauchen sich von denen der chronischen Phase symptomatologisch nicht wesentlich zu unterscheiden; es soll, da die extrapyramidale Hypertonie später geschildert werden muß, hier *nur auf Besonderheiten* des akuten Stadiums eingegangen werden. Da ist zunächst zu betonen, daß sich der Parkinsonismus häufig auf ein gemeißeltes starres Gesicht beschränkt, ausgesprochene Hypertonien in den Gliedmaßen aber fehlen. Die Amimie hat aber so viele verschiedenartige Ursachen, daß man nur mit großer Vorsicht das Symptom als ein dem parkinsonistischen äquivalentes bezeichnen darf. So kann die Amimie ein der Verdöstheit parallel gehendes Symptom fehlender Ausdrucksbewegungen durch Affektmangel, in anderen Fällen mit myopathischer Facies eine Folge der Innervationsschwäche der Bulbomotoren und des Facialis sein, wieder in anderen Fällen ist es ein Begleitsymptom der akinetischen Gebundenheit, ohne daß eine Rigidität besteht, schließlich endlich entspricht es der parkinsonistischen Starre; die Muskeln sind hier öfters, nicht immer, stärker ausgemeißelt. Weiterhin kann die Dehnungshypertonie im akuten Stadium eine außerordentlich begrenzte sein, es *können* hier andere Verteilungen vorkommen als beim chronischen Parkinsonismus, bei dem wir häufig die Halbseitenhypertonie finden. So konnte ich bei einer frisch Erkrankten im Schlafzustande und kurz danach eine fast reine schwere Hypertonie beider Beine finden, die so hochgradig war, daß man Mühe hatte, das Knie zu beugen; keine Py.-Erscheinungen, keine psychogenen Beinbewegungen. Aus dieser Beinrigidität entwickelte sich später eine Schwäche des einen Beins nicht pyramidaler Art ohne Reflexstörungen oder Atrophien, bei der man an eine psychogene Störung hätte denken können, wenn nicht die Kranke absolut unhysterisch gewesen wäre und alle sonstigen psychogenen Störungen hätte vermissen lassen. — Dann ist wieder in anderen Fällen der starke Wechsel der Rigiditätserscheinungen ein auffallender. Ich verweise hier besonders auf den schon bei Schilderung des klinischen Gerüsts der Encephalitis mitgeteilten Fall 4. Dieser bot in seinem Gesamthabitus durchaus das Bild einer im akuten Stadium zur Entwicklung gelangten Myastase; mit besonders schwerer Akinese; aber die Rigiditätserscheinungen, bei denen wir eine meningitische Beteiligung vermißten, wechselten überraschend. An manchen Tagen war die *Zähigkeit* des Widerstandes gegen Bewegungen namentlich der Nackenmuskulatur eine eklatante, an anderen Tagen aber gelang die passive Bewegung ohne jede nennenswerte Vermehrung des Dehnungswiderstandes, obschon die Akinese und der Verlust der Reaktiv- und Assoziationsbewegungen gleich stark blieben. Mit der paradoxen Kinesie, der plötzlichen Fähigkeit zur Durchbrechung der Akinese, hat dieses Phänomen gewiß nichts zu tun. Dagegen gibt es uns, wie ich früher schon betonte, einen Einblick in die möglichen Beziehungen zwischen akinetischer Gebundenheit ohne Rigidität und Parkinsonismus. Auch in einem weiteren sehr eigenartigen Falle, in dem die akute Encephalitis gleich nach kurzem Fieber, Agrypnie und Rententio urinae mit Rigiditätserscheinungen begonnen hatte, und der Kranke, der zwei Monate später in die Klinik aufgenommen wurde, zunächst ein ganz katatones Bild bot, zeigte sich neben der Akinese, die bis zur Unfähigkeit zur aktiven Bewegung bei gelegentlich stark kataleptischen Symptomen ging, zeitweise völliges Fehlen der Hypertonie, die in Spätstadien dauernd deutlich war. In chronischen Fällen ist dieser Wechsel der Rigidität nicht festzustellen, wenn wir auch in diesen Stadien manche Fälle abgrenzen können, die symptomatologisch mehr katatonischen *Motilitäts*störungen ähneln können, und diese Form der Bewegungsstörung schon aus akuteren Stadien herleiten (siehe unten). Diese Variabilität der akinetischen Phänomene topisch zu erfassen, sind wir vorläufig noch gar nicht in der Lage. Selbst die Hypothese, daß in dem einen Fall, in dem die Akinese ganz dominiert, mehr die thalamofrontalen und frontopontinen Bahnen, in dem andern mehr die Substantia nigra oder Pallidum und subpallidäre Bahnen befallen sind, scheitert daran, daß wir bei dem gleichen akinetischen Kranken mit Fixationstendenzen wechselnd Rigidität und Fehlen derselben feststellen. Die anatomische Untersuchung ergibt in akuten Stadien zu diffuse Veränderungen als daß wir Schlüsse auf die Topik der Störung ziehen könnten. Trotzdem ist es notwendig, klinisch zunächst die Symptomdifferenzen genau zu erfassen. Ich meine auch, daß man die Fälle mit „reiner Akinese", wie sie dem ACHARDschen Etonnement gleichen (siehe Fall 8, Seite 26) vom akuten Parkinsonismus abtrennen muß.

Die Häufigkeit nun der akuten parkinsonistischen Encephalitis ist, wenn man die Fälle mit reiner Amimie, mit Vortäuschung extrapyramidaler Hypertonien durch meningitische Kontrakturerscheinungen, mit akinetischer Gebundenheit ohne jedes Rigiditätsphänomen abzieht, keine sehr große. Unter den 85 hier gesehenen Fällen des akuten Stadiums, die ich an dieser Stelle verwerten kann, können acht in diese Form eingerechnet werden, welche im übrigen natürlich auch andere Symptome des akuten Stadiums, Hyperkinesen, Schlafsucht, Augenmuskellähmungen usw. zeigten.

Kehren wir nach diesen Bemerkungen über den akuten Parkinsonismus zu den *asthenischen* und *asthenisch*-hypotonischen Erscheinungen mit und ohne Katalepsie zurück, so fragt es sich, wie wir uns diese Symptome zu erklären haben. Am nächsten liegt hier der Gedanke, daß die hochgradige allgemeine Schwäche ein einfach toxisches Symptom ist, das mit der Asthenie bei Grippekranken und anderen Infektionskranken verglichen werden kann. Die Feststellung myasthenischer elektrischer Symptome bei einigen Fällen scheint diese Annahme zu unterstützen, wenn man annehmen will, daß die Myasthenie sensu strictiori eine toxische Erkrankung ist, die mit einer Störung der endokrinen Apparatur, etwa des Thymus, in Zusammenhang steht. Einen *Beweis* für diese toxische Genese gibt aber die Feststellung myasthenischer Erscheinungen nicht, da die Myasthenie schließlich nur ein Symptomenkomplex, nicht eine ätiologisch einheitliche Krankheit ist, und dieser Symptomenkomplex auch bei organischen Erkrankungen des Zentralnervensystems, z. B. Kleinhirntumoren beobachtet worden ist. Man kann auch mit dem Gedanken sich vertraut machen, daß die myasthenische Reaktionsform der Muskelerregbarkeit von Läsionen bestimmter vegetativer Zentralapparate abhängig ist, und wird sich nach anderen Gründen umsehen müssen, welche für oder gegen die toxische oder cerebrale Genese der hochgradigen Muskelschwäche bei akuter Encephalitis sprechen könnten. Hier sind folgende Überlegungen am Platze: Die akute Phase der epidemischen Encephalitis ist gewiß keine rein lokale Gehirnerkrankung, sondern eine Allgemeinerkrankung mit vorwiegend cerebraler Lokalisation, d. h. eine Erkrankung, bei der auch neben dem Zentralnervensystem andere Organe erkranken und Toxine in der Blutbahn kreisen. Erscheinungen, die hierauf zurückzuführen sind, werden später noch genannt werden müssen. Wir wollen hier nur das Fieber erwähnen, das wohl nur in einem Teil der Fälle auf einer lokalen entzündlichen Erkrankung temperaturregulierender Zentren beruht. Auch die histologischen Veränderungen, bei denen wir neben begrenzten entzündlichen Zonen ganz diffuse Alterationen am Zentralnervensystem feststellen können, sprechen vielleicht für die Mitwirkung toxischer Stoffe im Blut. Diese Toxicose ist aber durchschnittlich bei der hyperkinetischen Encephalitis eine viel schwerere als bei der hypersomnischen, während umgekehrt die Muskelschwäche (mit und ohne Tonusanomalien) gerade bei den Schlafsuchtsfällen eine besonders ausgeprägte ist. Gerade bei diesen letzteren Fällen finden wir — auch im Wachheitszustande — diese hochgradige Schwäche, die dazu führt, daß die Kranken im Sitzen ihren Kopf nicht lange festhalten können, daß sie im Stehen zusammensinken, beim Gehen hin- und herschwanken, aus der Ruhelage die Glieder nur kraftlos und unausgiebig bewegen, auch dann, wenn keine circumscripten Lähmungen bestehen. Fieber oder sonstige Zeichen einer allgemeinen Toxicose brauchen dabei keineswegs zu bestehen, ebenso keine Abmagerung, keine Zeichen einer fortgeschrittenen Kachexie. Die Schwäche ist wenigstens in einer Reihe von Fällen erheblich hochgradiger als bei anderen Infektionskrankheiten und hartnäckiger; gar nicht toxogen erklärbar sind dann die mitunter sich findenden Erscheinungen der Atonie, der „weichen Katalepsie". Dies sind Gründe, die Anlaß geben, an eine zentrale Grundlage der asthenischen Erscheinungen mit zu denken. Die lokalisatorische Grundlage ist vorläufig nur dunkel zu vermuten. Die Erfahrung, daß wir die Kranken wie Kleinhirnkranke taumelnd sehen, daß wir hypotonische Erscheinungen und gelegentlich die BABINSKIsche Form der cerebellaren Katalepsie feststellen können, würde der Vermutung Raum geben können, daß die Läsionen etwa in der Bindearmbahn sitzen können. (Schwere Zerstörungen bzw. Ausfall der roten Kerne selbst führen nach den RADEMAKERschen Untersuchungen, nach denen der rote Kern ein Hauptorgan für normale Tonusverteilung ist, Enthirnungsstarreerscheinungen herbei.) Asthenie gehört ja auch zu einem der drei Kardinalsymptome des Lucianischen Kleinhirnsyndroms. Gelegentlich finden wir dann auch leichten Intentionstremor wie bei Bindearm- bzw. dentatorubralen Erkrankungen (Mischungen choreiformer und intentionstremorartiger Bewegungsstörungen werden später beschrieben werden). Aber wenn man nach dem klinischen Befund an eine Läsion der effektorischen Kleinhirnapparate denken will, wird man nicht vergessen dürfen, daß histologisch die entzündlichen Erscheinungen meist sowohl im Dentatum wie erst recht in der Bindearmbahn gewöhnlich gering sind. Auch der rote Kern ist, wie ECONOMO hervorhebt, gewöhnlich wenig befallen. Endlich ist es nach den Untersuchungen der letzten Zeit, z. B. RADEMAKERs, überhaupt fraglich, ob die Hypotonie ein Kleinhirnläsionssymptom darstellt; die bei Kleinhirntumoren sich manchmal mit der Ataxie findende Hypotonie ist vielleicht auch anders zu erklären. Ob man aber einen Taumelgang und leichte Unsicherheiten der Zielbewegungen bei Kranken, die an einer hochgradigen diffusen Muskelschwäche leiden, immer auf eine Herdläsion der cerebellaren Reflexbögen zurückführen *muß*, ist doch wohl fraglich. Vorsichtiger erscheint es, nur diejenigen Erscheinungen bei der akuten Encephalitis als cerebellar im weitesten Sinne zu bezeichnen, bei denen man von der Benommenheit, der Verdöstheit, der allgemeinen Asthenie isolierbar, womöglich in Fällen, denen die Benommenheits- und Schwächeerscheinungen fehlen, typische sogenannte Kleinhirnsymptome oder sogar ein umschriebenes mehrsymptomatisches Kleinhirnsyndrom herausschälen kann, wie wir noch derartige Fälle schildern werden.

Kommt man aber zu der Überlegung, daß eine Läsion der cerebellaren Bahnen weniger imstande ist, die Schwäche und etwaige begleitende Hypotonie zu erklären, so wird man sein Augenmerk darauf richten müssen, daß die Schwächeerscheinungen so häufig gerade mit Schlafsuchtssymptomen verbunden sind, und daß wir bei der WERNICKEschen hämorhagischen Polioencephalose den gleichen Symptomenkomplex von Schlafsucht, Augenmuskellähmungen, Schwäche und Taumelgang sehen. Man wird also zu der Frage gedrängt, ob nicht die Höhlengrauaffektion, die das Zentrum des Krankheitsprozesses bei der akuten Encephalitis darstellt, auch für die Asthenie verantwortlich ist, ob also letzten Endes die Muskelschwäche auch auf Läsion zentraler *vegetativer Apparate* zurückzuführen ist. Hierüber haben wir allerdings vorläufig noch keine beweiskräftigen Anhaltspunkte, insbesondere fehlen uns tierexperimentelle Befunde, die eine solche Ansicht jetzt stützen könnten. Einer der wenigen Anknüpfungspunkte liegt vorläufig in der hochgradigen Asthenie, die man bei der SIMMONDSschen Krankheit der Hypophysenzerstörung findet, und zwar darum, weil man bei dieser Affektion, bei der man allerdings neben der Asthenie auch Hypothermie und fortschreitende Kachexie findet, neuerdings nicht in der Läsion der Hypophyse, sondern in der des tuber cinereum das anatomische Substrat der Störung sucht (Zusammenstellung bei URECHIA und ELEKES). URECHIA scheint auch die Kachexie und Asthenie mancher parkinsonistischen Encephalitiker auf die Affektion des tuber cinereum zu beziehen. Die Erkenntnis wird hier wie bei anderen encephalitischen Störungen dadurch erschwert, daß verschiedene pathophysiologische Bedingungen an ähnlichen Symptomen mitwirken; auch die Schwäche parkinsonistischer Kranken ist nicht einheitlich, wie schon daraus hervorgeht, daß wir sowohl bei muskelstarken wie bei kachektisierten Personen das Symptom feststellen, daß wir sowohl eine wirkliche Herabsetzung (und Verlangsamung) der Kraftentwicklung der Muskulatur wie auch völlige Erhaltung der groben Muskelkraft bei hochgradigem allgemeinen Schwächegefühl sehen können. Wenn auch für einen Teil dieser Fälle die Muskelschwäche nur ein Teilstück des akinetisch-hypertonischen Symptomenkomplexes ist, so ist es doch gerechtfertigt, in anderen Fällen auch an die Affektion vegetativer Apparate im Höhlengrau zu denken. Wie weit auch bei der die hypersomnische Encephalitis oft begleitenden Asthenie und Hypotonie die Höhlengrauaffektion an der Symptogenese beteiligt ist, ist vorläufig noch undurchsichtig. Tierexperimentelle Untersuchungen in diesem Gebiet, bei denen neben der Prüfung der vegetativen Funktionen s. strict. auch auf Muskelkraft und Tonus mehr geachtet wird, werden weiterhin erforderlich sein; man wird aber nicht vergessen dürfen, daß zwischen dem umschriebenen experimentellen Eingriff und dem Krankheitsprozeß, bei dem verschiedene Wirkungen, der herdgemäße Funktionsausfall, die experimentell gar nicht erzeugbare elektive Ausbreitung des Prozesses, die Mitwirkung lokaler entzündungsbedingter Funktionsstauungen und vielleicht auch Reizungen, eine diffuse Toxicose, zusammentreten, eine einfache Gleichung nicht möglich sein wird.

Konnten wir oben darauf hinweisen, daß Taumelgang und Unsicherheit der Bewegungen bei benommen-verdösten und asthenischen bzw. asthenisch-hypotonischen Patienten nicht genügen, um eine cerebellares Symptom zu diagnostizieren, so können wir weiter sagen, daß nach Abzug dieser verwaschenen Störungen die cerebellaren Erscheinungen bei der akuten Encephalitis keine bedeutende Rolle spielen. Cerebellar ist dabei nur eine a fortiori Bezeichnung, in der alle Symptome zusammengefaßt sind, die vor allem bei Kleinhirnerkrankungen gefunden werden, also statisch-lokomotorische Gleichgewichtsstörung, soweit dieselbe nicht auf Benommenheit oder Muskelschwäche zurückzuführen ist, ausgesprochene Störungen der Gliedmaßeneutaxie nicht sensugenen Charakters, cerebellare Asynergien, Störungen der Zeigebewegungen, der Diadochokinese nicht striären Charakters usw. Ein eindeutiges topisches Moment kann in dieser Bezeichnung nicht liegen, da ja bekanntlich zum mindesten sehr ähnliche Erscheinungen auch bei Erkrankungen der Kleinhirnstiele und der spino-vestibulocerebellaren Bahnen entstehen können, so daß klinisch nur die Verkuppelung der cerebellaren Symptome mit anderen Erscheinungen bzw. die relative Isoliertheit der Störung über den Sitz der Erkrankung belehren wird. Ein wichtiges „Kleinhirnsymptom“, den Schwindel, haben wir sogar schon oben unter den vestibulären Symptomen besprochen, weil der Schwindel bei Encephalitis wohl meist auf einer Läsion der DEITERSschen Apparatur beruht; wenigstens finden wir dort viel häufiger erhebliche entzündliche Veränderungen als im Kleinhirn selbst. Auch viele andere Kleinhirnsymptome der Encephalitis müssen auf einer Hirnstammläsion beruhen.

Cerebellar-ataktische Erscheinungen, insbesondere Taumelgang und Schwanken beim Stehen sind schon von den ersten Beschreibern der Encephalitis und auch später öfters beschrieben worden (ACHARD, GROSS, H. W. MAIER, REINHARD, MEDEA, SABATINI, BARKER, MORITZ, BONHOEFFER usw.). Diese Störungen haben entsprechend früheren Ausführungen oft einen geringen nosologischen Wert, zumal sie selten das Stadium der Bewußtseinsstörung überdauern. Kompakte Kleinhirnsyndrome sind seltener beschrieben worden (NAEF, BOSTROEM, SERCER, VAN BOGAERT). In einzelnen Fällen wie denen von NAEF wurde an einen Kleinhirntumor gedacht, doch wäre diese Diagnose vielleicht nicht gestellt worden, wenn man damals die Encephalitis so genau wie jetzt gekannt hätte. Im eigenen Material sind sechs Fälle, in denen cerebellare Störungen besonders deutlich waren (der eine dieser Fälle stammt noch aus dem Kieler Material; hier fand sich bei klarem Bewußtsein neben Gaumensegellähmung und geringen Py-Erscheinungen eine isolierte einseitige Adiadochokinese; keine Lues; Besserung trat ein). Unter den Göttinger Fällen ist einer besonders interessant, der neben Blicklähmung und Opticusatrophie eine einseitige hochgradige cerebellare Ataxie ohne sensible Störungen mit Hypotonie, Vorbeizeigen und Adiadochokinese bot, und zwar darum, weil sich in demselben Arm später im chronischen Stadium ganz eigentümliche tetaniforme Krampfzuckungen entwickelten, die man eigentlich keineswegs als cerebellare Störungen aufzufassen berechtigt ist (siehe unten), sie unterscheiden sich auch von den gelegentlich bei Kleinhirnerkrankungen beobachteten rhythmischen Zuckungen. In den anderen Fällen handelt es sich teils

um besonders ausgeprägte cerebellare Gliedmaßenataxien und Diadochokinese-
störungen bei gleichzeitigen hypersomnisch-ophthalmoplegischen Störungen; die
Erscheinungen schwanden synchron mit den übrigen Symptomen. Oder aber
auch Kleinhirnerscheinungen persistieren nach geringfügigen typischen Symptomen und dominierten längere Zeit hindurch. Hier erwähne ich zwei Fälle (siehe
auch meinen Beitrag im Handbuch der Neurologie des Ohres): einen Mann, der
nach grippalem Vorstadium und transitorischer Abducenslähmung monatelang
rotatorisch-horizontalen Rucknystagmus nach rechts, spontanes Abweichen des
linken Armes nach außen, Adiadochokinese links, Ataxie links, Herabsetzung
der groben Kraft links, Schleudern im linken Bein beim Gehen, daneben Geschmacksstörungen rechts zeigte, sowie einen Patienten, der nach Ablauf der
hypersomnischen Phase neben grobem Nystagmus einen besonders hochgradigen
groben intentionellen Tremor bei sämtlichen Bewegungen zeigte. Dieser Tremor,
der von dem parkinsonistischen Tremor sowohl durch das Fehlen in der Ruhe wie
durch das Fehlen der Rigidität unterschieden ist, darf in Analogie zu dem Intentionstremor der multiplen Sklerose auch als Kleinhirnsymptom im weiteren
Sinne bezeichnet werden. Er leitet über zu Erscheinungen, die wir bei einem
Patienten sahen, der nach kurzem grippalen Vorstadium an schwerem universellem
Schütteltremor, der bei Intentionen zunahm, litt, ohne daß eine besondere Ataxie
neben dem Tremor feststellbar war; keine Tonusanomalien. Der Tremor ähnelte
etwas dem bei Delirium tremens, doch war das Bewußtsein frei. Mit Rücksicht
auf den Krankheitsbeginn und die ziemlich baldige Rückbildung der Erscheinungen konnte an eine atypische und etwas abortive Form der epidemischen Encephalitis gedacht werden; in allen derartigen Fällen, die dem akuten cerebellaren
Tremor und der akuten Ataxie (WESTPHAL-LEYDEN) symptomatisch ähneln,
wird man künftig diese Differentialdiagnose mit ventilieren müssen. (Siehe auch
weiter unten Beziehungen des Tremors zur Chorea im folgenden Abschnitt über
Hyperkinesen.)

Im allgemeinen empfiehlt es sich, bei überwiegenden Kleinhirnsymptomen
mit der Encephalitisdiagnose vorsichtig zu sein, namentlich dann, wenn die
Symptome nach Aufhören der Bewußtseinsveränderungen persistieren, oder
überhaupt niemals die typischen Hauptsymptome der Krankheit entwickelt
waren. In der Mehrheit derartiger Fälle, die wir sahen, mußte bei weiterer Beobachtung die Diagnose multiple Sklerose gestellt werden.

5. Die charakteristischen Hyperkinesen des akuten Stadiums.

Wir verstehen unter Hyperkinesen *pathologische* und *unzweckmäßige* Bewe-
gungsäußerungen, die sich gleichzeitig von den einfachen Reflexäußerungen, bei
denen einem äußeren Reiz ein konstanter motorischer Effekt folgen muß, abtrennen lassen. Auszuscheiden aus der Gruppe der Hyperkinesen sind danach
die physiologischen Automatismen, die im übrigen wie das Gehen oft durch einen
Willensakt eingeleitet werden, auszuschalten sind ebenso die physiologischen Begleitbewegungen der Willkürbewegungen. Die meisten Hyperkinesen sind unge-
wollt und häufig gegen den Willen auftretend; doch ist das Moment der fehlenden
Willkürlichkeit kein reines Kriterium der Hyperkinesen, da zu diesen auch kon-
ventionell pathologische motorische Triebentladungen Geisteskranker gerechnet
werden, bei denen man die Mitwirkung zielgerichteter Tendenzen wenigstens im

Keime nicht ganz ausschließen kann. Umstritten ist die Einbeziehung des Tremors in die Gruppe der Hyperkinesen. Unzweckmäßig ist es, den gewöhnlichen Tremor, der als Ausdruck einer Störung der normalen Tonusverteilung zwischen Agonisten und Antagonisten in der Ruhe, bei statischen oder lokomotorischen Innervationen zu deuten ist, den Hyperkinesen beizurechnen; es gibt aber fließende Übergänge zu außerordentlich groben Oscillationen, die phänomenologisch so sehr als Zeichen eines Überschusses an motorischen Impulsen imponieren, daß man sie schwer von den Hyperkinesen trennen kann, und es gibt vor allem, wie noch zu zeigen ist, Übergänge zwischen den choreatischen Impulsen und tremorartigen Bewegungen. So werden wir überall in der Semiotik ohne künstliche konventionelle Grenzen nicht auskommen, zumal wir über die tiefere pathophysiologische Genese gerade der groben schüttelzitterartigen Bewegungen eigentlich noch gar nicht orientiert sind. In der späteren Beschreibung der Symptome chronischer Encephalitis werden wir den Tremor neben anderen Grundsymptomen gesondert von anderen Hyperkinesen beschreiben.

Die Hyperkinesen des akuten Encephalitis unterscheiden sich von denen der chronischen Verlaufsform essentiell nur insofern, als bei letzterer komplexere Störungen auftreten, die den akuten Stadien fremd sind. Im übrigen können in beiden Stadien symptomatisch gleiche Hyperkinesen auftreten, doch werden die Erscheinungen, wenn sie aus dem akuten in ein chronisches Stadium herübergerettet werden, gewöhnlich bald *blander*, matter, häufig auch topisch enger begrenzt. In der Mehrheit der Fälle hören die Hyperkinesen in der Form, in der sie im akuten Stadium vorhanden waren, später ganz oder bis auf „Resterscheinungen" auf. Wir unterscheiden folgende Symptome im akuten Stadium:

a) **Die choreatischen Symptome.** Sie äußern sich wie bei anderen Formen der Chorea, namentlich akuten choreatischen Erkrankungen, in variablen, raschen komplexen Bewegungsbruchstücken, welche der vorzeitig zum Abschluß gebrachten Karrikatur einer Ausdrucks- oder Zweckbewegung ähneln. Ein längerer Tetanus folgt dieser Bewegung, an der die mannigfachsten Synergisten beteiligt sein können, gewöhnlich nicht; der betreffende Körperabschnitt geht schnell in Ruhestellung. Affekte und Willkürbewegungen verstärken die choreatischen Bewegungen wie andere subcortical ausgelöste Bewegungen stark; als reine Mitbewegungschorea scheint das Symptom bei Encephalitis keine Rolle zu spielen. Im Schlaf sisitert die Chorea meist ganz oder fast völlig. ·

Die choreatische Unruhe der Encephalitiker kann der Chorea minor symptomatisch weitgehend ähneln (SIEMERLING, SABATINI), auch in einigen eigenen Fällen wäre eine symptomatische Differenzierung nicht gut möglich. Gelegentlich sind auch stärkere Differenzen von einigen Autoren, welche besonders in der Hauptepidemiezeit der Choreaencephalitis das Symptom studierten, vermerkt worden. STERTZ z. B. betont die häufige Aussparung von Gesicht und oberen Extremitäten, die größere Ähnlichkeit mit Willkürbewegungen, die Vortäuschung von Zweck- und Reaktivbewegungen durch unwillkürliche Impulse, DIMITZ neben der Aussparung der Gesichtsmuskulatur die geringere Schnelligkeit der Bewegungen, die doch so weit ausholen, daß unaufhörliches Wälzen im Bett stattfindet, P. MARIE und LÉVY finden stärkere Rhythmik der choreatischen Bewegung. Aber diese Beobachtungen beweisen, wenn man die Beobachtungen anderer Autoren und auch die eigenen Befunde heranzieht, nur die besondere Mannigfaltigkeit der faktischen Erscheinungen; ein essentieller Unterschied gegenüber den Bewegungen der Chorea minor besteht in vielen Fällen nicht. Grimassierende Zuckungen des Gesichts, choreatische Bewegungen der Zunge sind auch mehrfach beobachtet (MINGAZZINI), bald sind die Extremitäten, bald die Rumpfbeinmuskulatur mehr befallen. Hemichorea der linksseitigen Extremitäten waren in einem eigenen Falle vorherrschend. In einem weiteren leichten Falle waren fast nur die Extremitäten in rascher choreatischer Unruhe, in einem schweren letal endenden neben den Extremitäten und Rumpf auch in sehr lebhafter Weise Kopf und Gesicht (schmatzende, saugende Bewegungen, Kopfdrehen usw.). In einem vierten Falle waren von vornherein im akuten Stadium die Zuckungen ganz auf ein Glied beschränkt. Hypotonie in den Gliedern ist öfters vermerkt, auch in den eigenen Fällen. Auffallend ist, daß, wie auch wir in mehreren Fällen sahen, in diesem Stadium sehr heftige reißende Schmerzen in den von Chorea betroffenen Körperteilen nicht selten sind. Mit den gelegentlichen rheumatischen Schmerzen bei der Chorea minor haben sie nichts zu tun, Gelenkschwellungen fehlen; vielmehr sind diese Schmerzen, wie schon STERTZ erkannte, bei fehlenden Druckpunkten als *zentrale Schmerzen* aufzufassen, weniger häufig als neuralgische (DIMITZ). Die Häufigkeit dieser Schmerzen wechselt sehr, mehrfach fehlten sie unter den eigenen Fällen dauernd.

Eine Erweiterung erfährt das choreatische Phänomen in einer Reihe von Fällen, und zwar besonders der schwereren, in zweierlei Richtung; erstens kann sich die choreiforme Unruhe zu einem wilden Austoben in Form rücksichtslosen Umherwälzens, Aufbäumens, gröbster Extremitätenzuckungen steigern (Jactationen), also Erscheinungen, die auch der Chorea minor nicht fremd sind, aber in wenigstens kaum zu unterscheidender Weise auch bei anderen schweren infektiösen Hirnprozessen (Infektionsdelirien) auftreten. Diese Jaktationen brauchen bei schwerer Ausprägung keine Ähnlichkeit mehr mit typisch choreatischen Zuckungen zu haben, ihre Entwicklung aus choreatischen Zuckungen heraus bei Steigerung des Krankheitsprozesses ist jedoch oft unverkennbar. Zweitens kann eventuell schon von Anfang an, an Stelle typischer choreatischer Bewegungen ein Ausbau der choreatischen Trümmer der Zweckbewegungen in dem Grade stattfinden, daß den Handlungsbewegungen noch ähnlichere, aber auch ziellose, unwillkürliche und abrupte Bewegungen auftreten, die zu einer an psychische Unruhe erinnernden Störung führen (SCHILDER), auch als psychomotorische Parakinesen bezeichnet werden (BOSTRÖM). Der Kranke macht wühlende, greifende Bewegungen mit den Händen, läuft ziellos umher, streckt die Beine hin und her, murmelt unerklärliche Worte (MINGAZZINI), bedroht die Schwestern (ohne entsprechende affektive Motive), versucht aus dem Fenster zu springen, gießt den Kaffee ins Bett (eigene Beobachtungen), zeigt einen impulsiven Bewegungsdrang, der an katatonische Triebunruhe erinnert. Die „großzügigen Hyperkinesen" die BYCHOWSKI beschreibt, sind hier wohl auch unterzubringen. Eine Abhängigkeit dieser psychomotorischen Unruhezustände von deliranten Bewußtseinsverfälschungen braucht dabei in keiner Weise zu bestehen. Der Zustand ähnelt in mancher Beziehung den früher beschriebenen „Restzuständen" der Nachtunruhe bei Kindern, er kommt auch vielleicht, wie auch in dem ausgesprochensten der eigenen Fälle, besonders häufig, wenn auch nicht ausschließlich, bei jugendlichen Personen vor: Aber eine Abtrennung von den Nachtunruhezuständen ist doch notwendig; diese Unruhezustände können sich wohl am Abend verstärken, sind aber nicht streng auf die Nachtzeit begrenzt, die Erscheinungen der Allgemeininfektion sind in diesen Zuständen gewöhnlich bedeutende, die verwandtschaftlichen Beziehungen zur Chorea weit engere. Es handelt sich fast immer um Personen, die an katatoniformer Unruhe *und* choreatischen Erscheinungen leiden, heute mehr psychomotorisch erregt, morgen deutlich choreatisch sind oder auch beide Phänomen gleichzeitig zeigen. Mit Recht betont Boström, daß schon Kleist auf die häufig schwere Unterscheidbarkeit psychomotorischer Parakinesen und choreatischer Bewegungsstörungen aufmerksam gemacht hat. Diese beiden Phänomene gehören semiotisch in den akuten Phasen der Encephalitis zusammen. Von diesen „parakinetischen" Unruhezuständen sind gewisse Triebunruhen, die wir in chronischen Phasen finden werden, symptomatisch und wahrscheinlich auch genetisch zu trennen.

In anderen Fällen besteht wieder eine merkwürdige Mischung choreiformer Bewegungen mit einem Tremor, der jedenfalls vom Parkinsontremor abgetrennt werden muß. So zeigte ein Kranker von mir, der zuerst an Taumeln, Schlafsucht, *Zittern*, Unruhe und Delirien, höchstens geringem Fieber erkrankt war, hier folgenden Befund: Neben leichter Bewußtseinseinengung, Gebundenheit des Wesens und ausgesprochener Hypersomnie besteht eine leichte choreatische Unruhe beim Sitzen, Aufsein, beim Schreiben treten choreatische Impulse plötzlich störend dazwischen; daneben besteht ein grobschlägiges Ruhezittern in den Extremitäten, das bei Intentionen verstärkt wird; später verschwindet dieses Ruhezittern im Liegen; aber beim Aufsein gerät der ganze Körper in ein diffuses Zittern, das bei Intentionsbewegungen noch zunimmt. Der Muskeltonus zeigt keine Störungen, ist zum mindesten nicht erhöht; dagegen bestehen bemerkenswerterweise ausgesprochen „cerebellare" ataktisch-dysmetrische und asynergische Symptome. Dieser Tremor ähnelt somit dem „cerebellaren" Tremor, wie er bereits früher unter den cerebellaren Syndromen der akuten Encephalitis beschrieben worden ist; er mußte hier mit angeführt werden, weil eine Mischung choreatischer und Zittererscheinungen, ja direkt ein Übergang beider Symptome festzustellen war, was für die Genese der encephalitischen Chorea nicht ganz belanglos ist.

Choreatische Symptome sind bereits in den ersten Teilepidemien der Encephalitis 1917—1919 beobachtet worden (Cruchet, Siemerling), doch handelte es sich immerhin um Ausnahmen. Erst bei der schweren Epidemie des Jahres 1919 bis 1920 kam es zu einer besonderen Häufung der hyperkinetischen Encephalitisfälle, in dieser Zeit ist auch die Choreaencephalitis besonders eingehend beschrieben worden, namentlich von Autoren, die in Süddeutschland, Österreich, der Schweiz, Italien Gelegenheit hatten, besonders zahlreiche Fälle dieser Art zu sehen (Dimitz, Economo, Stertz, Öhmig, Sabatini, Mingazzini, Zoja u. a.). In Norddeutschland traten die Choreafälle im allgemeinen etwas zurück. Aber nicht nur die *Zahl* der Choreaencephalitisfälle war im Winter 1919/20 in den Hauptzentren der Epidemie erhöht, sondern auch die *Intensität* der choreatischen Symptome und der Begleitsymptome war vielfach besonders schwer. So fanden sich damals besonders viele Fälle, die bis zum „motorischen Austoben" und impulsiven Dranghandlungen bis zur Erschöpfung führten, außerdem schwere Begleiterscheinungen in Form von hohem Fieber, schweren Delirien usw. hatten (siehe unten). Auch die Mortalität war eine teilweise höhere als bei den hypersomnischen Encephalitiden, ebenso sind die anatomischen entzündlichen Veränderungen teilweise ganz besonders schwere. In späteren Epidemien traten die choreatischen Encephalitiden wieder seltener und zum Teil auch in milden Formen auf, doch haben wir auch in den letzten Jahren noch außerordentlich schwere Choreaencephalitiden gesehen. Nicht immer tritt die Erkrankung gleich in voller Deutlichkeit und Wucht auf, gelegentlich kommt es auch zu einem verzögerten Anstieg, dem dann doch die schwerste hyperkinetische Encephalitis folgen kann. So beobachteten wir im Jahre 1925 einen jungen Mann, der in die Sprechstunde kam mit der Angabe, sich seit einigen Tagen nicht wohl zu fühlen, anscheinend auch bereits leicht deliriert hatte, und bei sonst negativem neurologischem Befund durch eine leichte psychische „Maschinenunruhe", eine gewisse Hastigkeit und verminderte Aufmerksamkeitsspannung, sowie etwas Herabsetzung der Auffassungsfähigkeit auffiel; es bestand dabei ein leichtes Fieber. Erst bei genauer Beobachtung konnte man unter dem Mantel der zunächst rein psychisch erscheinenden Unruhe auch leichte choreatische unwillkürliche motorische Impulse feststellen. Die Diagnose auf beginnende Choreaencephalitis wurde gestellt und der Patient wegen der psychischen Eigentümlichkeiten der geschlossenen Heilanstalt überwiesen, wo sich in einigen Tagen eine äußerst schwere „toxische" Choreaencephalitis mit tödlichem Ausgang anschloß.

b) Die „myoklonischen" (myorhythmischen, galvanoiden) Zuckungen. Es handelt sich hier wieder um eine ganze *Gruppe* von Phänomenen, die dadurch ausgezeichnet sind, daß es sich zwar auch um *brüske* unwillkürliche Zuckungen wie bei der Chorea handelt; doch sind die Zuckungen viel *monotoner, einfacher, elementarer* als die choreatischen; der Eindruck der karrikierten Ausdrucks- oder Zweckbewegung fehlt.

Diese Zuckungen, die meist den Eindruck machen, als wenn ein Muskel, Nerv oder ganzer Plexus mit schwachen oder stärkeren *galvanischen* Reizen intermittierend erregt wird (die Angabe von G. Lévy, daß die Zuckungen den Eindruck intermittierender Faradisation machen, trifft für die meisten Zuckungen des akuten Stadiums nicht zu), kommen nun bei der akuten Encephalitis in sehr verschiedenen Formen vor. Mitunter handelt es sich um ganz arrhythmische kurze Bündelzuckungen, die an die Knysche Myokymie erinnern (Economo, Hunt); häufiger handelt es sich aber um rhythmische oder wenigstens einigermaßen rhythmisierte Zuckungen von Muskeln, und zwar häufiger um Zuckungen *identischer* Muskelgruppen als um dauerndes Springen der Myoklonie von einem zu anderen Muskeln. Für diese rhythmischen Zuckungen hat Cruchet den passenden Namen der Myorhythmien gewählt. Myographische Kurven, die Dagnini abbildet, zeigen die fast vollkommene Rhythmizität der Zuckungen, wenn auch die Einzelimpulse nicht ganz gleich sind. Wenn diese Zuckungen in verschiedenen Muskelgebieten auftreten, sind sie meist synchron (Krebs), doch kommen auch Ausnahmen vor (G. Lévy, auch eigene Befunde). Übergänge zwischen den arrhythmischen Bündelzuckungen und den gröberen Myoklonien sind vorhanden. Innerhalb der Gruppe der rhythmischen Zuckungen sind wieder ziemlich erhebliche Differenzen hinsichtlich des locomotorischen Effekts, d. h. also der Beteiligung genügend vieler Synergisten, die einen Bewegungseffekt, ein „déplacement" der französischen Autoren erlauben. Krebs bezeichnet als den Typus der encephalitischen Myoklonien jene, bei denen Zuckungen rhythmischer und synchroner

Natur, aber mit abnormen Synergisten bestehen; es fehlt das physiologische Zusammenwirken von Agonisten und Antagonisten, demgemäß der locomotorische Effekt. Aber das ist bei den Myorhythmien im akuten Stadium keineswegs immer der Fall. Mit überraschender Häufigkeit haben wir in diesem Stadium diese Zuckungen in verschiedensten Ländern und verschiedensten Teilepidemien gerade in der Bauchmuskulatur gesehen (Dimitz, Hunt, Reilly, H. W. Maier, Moritz, Strümpell, Adler, Turettini und Pietrowski usw. ebenso in eigenen Fällen), und gerade in diesen Fällen sieht man oft recht erhebliche Verschiebungen der gesamten Bauchwand. Auch in anderen Muskelgebieten kann es zu deutlichen „Verdrehungen und anderen Reaktionsbewegungen des Rumpfes kommen" (Gerstmann). G. Lévy, der ja vorwiegend die Bewegungsstörungen in den Spätstadien behandelt, was aber für die hier zu besprechende Frage gleichgültig ist, erwähnt auch fünf Fälle von Zuckungen in den Beinen, in denen offenbar ein deutlicher und mehrgelenkiger, aber monoton rhythmisierter motorischer Effekt bestand, und auch wir beobachteten einen Kranken, bei dem neben den Schmerzen (siehe unten) sehr energische klonisch-rhythmische Dorsalflexionen des Fußes mit leichter Kniehüftbeugung zu sehen waren. Wir haben somit dann Zuckungen, welche dem „Myoklonus"-Typ von Bergeron-Henoch entsprechen. Am wenigsten Ähnlichkeiten bestehen mit dem Typ Friedreich-Unverricht, wo die Zuckungen dauernd von Muskel zu Muskel wechseln. Kälte und statische Innervationen können die myoklonischen Zuckungen verstärken (Krebs); Affekte haben weniger Wirkung als bei anderen subcorticalen Hyperkinesen. Die Häufigkeit der Zuckungen schwankt stark von etwa 40—100 in der Minute, die fasciculären Zuckungen können noch häufiger sein; es begegnet aber auch wohl keinem Bedenken, Zuckungen, die nur alle 15—30 Sekunden sich einstellen (Adler), derselben Gruppe einzuordnen. Auch die blitzförmige Raschheit der Zuckungen braucht nicht immer deutlich zu sein; gelegentlich sieht man mehr langsame, aber rhythmische Zuckungen von erheblicher Stärke (Moritz). Im Gegensatz zu den choreatischen und sonstigen subcorticalen Bewegungen hören die myorhythmischen und sonstigen myoklonischen Zuckungen im Schlafe häufig nicht auf; ja sie können sich sogar im Schlafe verstärken, worin sie sich sehr von allen anderen Hyperkinesen unterscheiden; doch ist das Schlafpersistieren offenbar auch *nicht* gesetzmäßig, sondern es gibt auch Ausnahmen (Hein). Die Frequenz der Zuckungen kann beim Übergang vom Schlaf zum Wachen zunehmen (G. Lévy). Merkwürdig ist, daß den klonischen Zuckungen ein einige Zeit anhaltender tonischer Krampfzustand, der sogar auf die glatte Muskulatur übergeht, vorangehen kann.

Die „myoklonischen" Zuckungen bzw. Dauerklonismen des akuten Stadiums können jedes Muskelgebiet der quergestreiften Muskulatur erfassen; daß sie merkwürdig die Bauchmuskulatur bevorzugen, erwähnten wir bereits, doch sind sie auch in den Extremitäten und den Zwerchfellmuskeln nicht selten, im Facialis sind sie in akuten Stadien wohl seltener. Die Zwerchfellkloni führen zu dem Symptom des *Singultus*; und es ist bemerkenswert wie häufig dieses Symptom bei oligosymptomatischen Encephalitiskranken beobachtet worden ist, ja es sind sogar kleine Epidemien, in denen allein Singultus bestand, beobachtet worden (Economo, Sicard-Paraf, Dufour, Lhermitte, Löb, Staehelin, Netter, Debré, Rosenow, Logre, Heuyer et Bourgois). Es ist vielleicht eine Eigentümlichkeit des „genius epidemicus", daß wir unter dem großen Material der hiesigen Klinik keinen Fall sahen, der unter dem *reinen* oder vorwiegenden Bilde des Singultus verlief; wohl aber wurde er als Teilsymptom gesehen. (Vgl. chronischen Singultus, siehe späte). Es fragt sich da zunächst, ob diese reinen oder vorwiegenden Singultusfälle als oligosymptomatische Encephalitisfälle anzuerkennen sind, und weiterhin, ob dies immer der Fall ist. Daran nun, daß es solche Singultusfälle gibt, die nosologisch der epidemischen Encephalitis angehören, ist heute kein Zweifel mehr. Es sind Fälle beobachtet worden, in denen gleichzeitig Bruder und Schwester an Kopfschmerzen erkranken; die Schwester erkrankt an Singultus und stirbt; der Bruder bekommt einen Monat später ausgesprochene Encephalitissymptome (JOLTRAIN und HUTINEL); oder der Vater erkrankt an einem rezidivierenden Singultus; die Tochter bekommt wenige Tage nach dem Rezidiv des Vaters eine schwere Myoklonusencephalitis (LE BLAYE et FORGET-URION). Es gibt weiterhin Singultusfälle, die später von einer schweren Encephalitis gefolgt sein können (Typ DUFOUR-SICARD nach LOGRE und Mitarbeitern). STAEHELIN und LÖFFLER berichten über mitgeteilte Beobachtungen, wonach am gleichen Ort zunächst Singultus-, später Encephalitisfälle aufgetreten sind.

Andererseits muß aber zweifellos zugegeben werden, daß derartige Singultusfälle, die epidemiologisch irgendwie mit „Grippe" oder Encephalitisepidemien gekuppelt auftraten, besonders oft komplikationslos günstig ausgegangen sind, häufiger als rein monosymptomatische oder wenigstens oligosymptomatische Erkrankungen. Hiernach ist es wohl zu verstehen, wenn manche Autoren die Singultusfälle ohne Beziehung zur Encephalitis als besonderen Ausdruck einer Grippeinfektion beschrieben, andere (SICARD) zu der Überzeugung gelangten, daß es in Analogie zu den typhösen Erkrankungen neben der echten Encephalitis auch eine benigne *Paraencephalitis* gibt, zu der neben anderen oligosymptomatischen Erkrankungen auch der epidemische Singultus gehört. Nun sind unsere Kenntnisse über das Virus der Encephalitis noch so ungeklärt, daß es faktisch gar nicht möglich ist, zwingende Argumente für die eine oder andere Auffassung herbeizuschaffen. Solange wir aber nicht wie bei den typhösen Erkrankungen den Nachweis der verschiedenen Erreger bringen können, erscheint es zwangloser, von der Annahme auszugehen, daß auch die oligosymptomatischen oder monosymptomatischen Fälle, die wir sonst in die Gruppe der epidemischen Encephalitis einbeziehen dürfen, durch das gleiche und nur abgeschwächte Virus wie die polysymptomatisch protrahierten Encephalitisfälle hervorgerufen werden. Ob wir damit allen Singultusfällen gerecht werden, wissen wir nicht; wir haben aber bei dieser Betrachtungsweise den Vorteil, daß wir gezwungen werden, genauer das Nervensystem bei den Singultusfällen, bei denen eine andersartige Grundlage nicht eruierbar ist, zu untersuchen und so polysymptomatischer werdende Encephalitisfälle zu früher Zeit zu entdecken.

Das Auftreten myoklonischer Zuckungen steht hinsichtlich der Häufigkeit und Schwere der Choreaencephalitis sehr nahe; auch hier hat die Epidemie 1919/20 sich als besonders verhängnisvoll erwiesen, wenn auch in einigen Gebieten mehr die Chorea, in anderen umschriebenen kleinen Zonen mehr die Myoklonusencephalitis (SICARD, HUNT) prävalierte. Auch in manchen späteren Epidemien, z. B. der englischen des Jahres 1924, kamen myoklonische Symptome häufig vor. In der hiesigen Gegend haben wir seit 1920 nur ganz vereinzelt akute Myoklonusencephalitiden gesehen, während die übrigen Formen häufig aufgetreten sind.

Choreatische wie myoklonische Zuckungen der Encephalitis sind besonders häufig ausgezeichnet durch die Kombination mit *Schmerzen*, die häufig sehr deutlich ihren zentralen Charakter verraten (siehe unten). Diese Schmerzen, die häufig außerordentlich umschrieben sind, können der Hyperkinese vorausgehen und mit dem Eintritt derselben allmählich schwinden; hierher gehören auch wohl die von Massini beobachteten Fälle, bei denen ein Appendicitis vortäuschender Krampf der Bauchmuskulatur (bzw. der glatten Darmmuskeln) dem Eintritt myoklonischer Zuckungen vorausging; in anderen Fällen bleiben die Schmerzen aber auch in der hyperkinetischen Phase erhalten, selten gehen sie sogar für Jahre hindurch in das chronische Stadium hinüber, eventuell gemeinsam mit bland gewordenen umschriebenen „galvanoiden" Zuckungen. Bei myoklonischen Hyperkinesen sind diese Schmerzen vielleicht noch häufiger und hartnäckiger als bei Chorea; Sicard spricht von einer algo-myoklonischen Form.

c) **Tonische Krampfzustände vorübergehender Natur** sind mehrfach bei akuten Encephalitisfällen beobachtet worden (Jaksch, Lauxen, Sieben [?]). Ihre weitere Beachtung ist namentlich von Wichtigkeit wegen ihrer Genese, die auf eine Reizung von Hirnstammzentren hinweist (Ähnlichkeit mit den tetanuslike seizures Jacksons bei Kleinhirntumoren). Die Ähnlichkeit dieser Anfälle mit denen der Enthirnungsstarre ist von Wilson betont. Sterling hat neuerdings auf gehäufteres Vorkommen tonischer tetanieartiger Anfälle aufmerksam gemacht, die generalisiert oder lokalisiert auftreten können, bald längere Zeit anhalten, bald in Paroxysmen auftreten, bald mit anderen Encephalitiserscheinungen gemischt sind, bald neurologische Initialerscheinungen der Erkrankung darstellen. Es können dabei Schmerzen auftreten, die wohl muskulärer Natur sind, ähnliche Genese wie die Schmerzen bei anderen Crampuszuständen haben. Zu dem Kapitel der initialen Tetanuserscheinungen vermag auch das eigene Material einen Beitrag zu liefern, allerdings nur auf Grund einer sorgfältigen Anamnese, da die Patientin selbst erst im chronischen Stadium mir zu Gesicht kam. Die bei der akuten Affektion 35jährige Kranke, die vorher stets munter gewesen war, auch niemals früher Tetaniesymptome geboten hatte, erkrankte im Februar 1920 in einem Epidemiezentrum zunächst an leichten grippeartigen Erscheinungen, ohne Katarrh mit leichten Temperaturen und Gliederschmerzen. Dann trat plötzlich ein schwerer Tetanieanfall mit „Carpalspasmen" und außerordentlichen Schmerzen ein, der eine Pantoponinjektion erforderlich machte; in den Beinen waren Tetaniekrämpfe angedeutet, der ganze Körper war in Mitleidenschaft gezogen. Nach der Pantoponinjektion legte sich der Anfall, trat aber am nächsten Morgen noch einmal auf. Weitere Anfälle dieser Art traten nicht auf, doch stieg das Fieber, Schlafsucht und Doppelbilder stellten sich ein, ein choreatisches Stadium mit großer Erregtheit folgte und wurde von einem erneuten Schlafstadium abgelöst, dem Mitte Mai die vorläufige Rekonvaleszenz folgte. Über die elektrischen Reaktionen in diesem Fall während des transitorischen Tetaniestadiums wissen wir nichts, und auch in den Krankengeschichten Sterlings vermissen wir genauere elektrische Untersuchungen, doch vermerkt der Verfasser, daß die meisten Tetaniesymptome fehlten. Hierüber werden weitere Untersuchungen nötig sein, die uns über die Differenzen zwischen den cerebral bedingten lokalisierten oder generalisierten tonischen Krampfzuständen der Tetanie und denen, bei denen eine endokrine oder jedenfalls humorale Störung im Vordergrund als wichtigste

Komponente steht, unterrichten. An der Grenze zur Hyperkinese stehen jene tonischen Streckkrämpfe bei akuter Encephalitis, welche nur in bestimmten Körperstellungen, z. B. beim Aufrichten, in Erscheinung treten (SCHUSTER); ihre Abhängigkeit von tonischen Haltungsreflexen und zwar vielleicht Labyrinthreflexen ist evident (SCHUSTER selbst läßt die Frage nach Hals- oder Labyrinthreflexen offen). Diese Fälle leiten über zu jenen Tonusverteilungsveränderungen infolge Lagewechsel, in denen man von eigentlichen Hyperkinesen gar nicht mehr sprechen kann; es wird später hierauf noch eingegangen werden.

Die epileptischen Begleiterscheinungen, die nichts Charakteristisches haben und relativ selten bei akuter Encephalitis auftreten, werden an anderer Stelle beschrieben werden.

d) Über die Genese der encephalitischen Hyperkinesen sind viele Theorien aufgestellt worden, die sich vorwiegend auf Analogieschlüsse mit Befunden bei anderen — Herdkrankheiten — stützen müssen, da die histologischen Befunde ja bei der epidemischen Encephalitis gewöhnlich viel zu diffus sind als daß man daraus eindeutige Argumente für das von einigen Autoren beliebte Schwelgen in lokalisatorischen Phantasien gewinnen könnte. Diesen lokalisatorischen Enthusiasten vermag ich nicht zu folgen, wenn es auch selbstverständlich ist, daß Läsionen bestimmter Funktionsverbände bestimmten klinischen Störungen entsprechen. Vorerst aber erscheint es notwendig zu sein, einen gemeinsamen Faktor für die große *Häufigkeit* der Hyperkinesen in bestimmten Encephalitisepidemien und die erhebliche *Mannigfaltigkeit* ihrer Erscheinungsweise zu finden. Die Summe einer ganzen Serie von Entladungen, die von umschriebenen oder generalisierten tonischen Krampfparoxysmen über blitzartig feine und rasche Myokloni und grobe rhythmische Bauchmuskelzuckungen zu choreatischen Komplexbewegungen und von da weiter aufsteigend bis zu torsionsartigen Drehungen und ausgebauten komponierten, aber überstürzten und zwecklosen nicht von Willensgefühlen begleiteten Impulshandlungen geht, kann nicht mehr allein durch einen typischen Herd erklärt werden wie die Schlafsucht oder die Augenmuskellähmungen; für die Erklärung dieses Vorgangs muß ein anderer Faktor herangezogen werden.

Dieser Faktor ist in der Wirkung eines diffus wirkenden Toxins zu sehen, das eine — ganz grob gesagt — irritative Wirkung auf das Gehirn ausübt. Die Häufigkeit der schweren allgemeinen toxischen Erscheinungen bei der hyperkinetischen Encephalitis ist bereits 1920 von ECONOMO betont worden, geht aber auch aus den Beschreibungen anderer Autoren hervor: Hohes Fieber, schwere Delirien, starke Bewußtseinstrübung, Albuminurie, Icterus, Erhöhung des Reststickstoffs im Blut finden wir besonders bei diesen hyperkinetischen Encephalitiden; und es ist auch ohne Zwang denkerlaubt, daß diese Toxine wie andere Bluttoxine infektiöser Noxen eine irritative Rolle im Gehirn spielen, die in den lokal entzündeten Gebieten sich am stärksten auswirken kann. Man soll gegen diese Annahme nicht einwenden, daß auch im chronischen Stadium, wo man doch wirklich nicht gut von irritativen Noxen sprechen könnte, Hyperkinesen in großer Anzahl vorkommen. Niemals entwickeln diese Hyperkinesen des chronischen Stadiums eine solche Stärke, wie man das im akuten Stadium außerordentlich häufig sieht. Ja wir kennen überhaupt keine reine Aufbrauchs- oder Zerfallskrankheit, bei der wir dieses bis zur tödlichen Erschöpfung gehende motorische

Austoben in den Verzerrungen des Veitstanzes, die blindwütige Entladung drang-
mäßiger Parakinesen oder auch die quälend groben rhythmisierten Bauchmuskelzuckungen sehen, so wie wir das bei Krankheiten, bei denen wir berechtigt
sind, an die Mitwirkung irritativer Toxine zu denken, wie etwa der Choreaencephalitis, aber auch der Chorea rheumatica, der Chorea gravidarum, der rätsel-
haften DUBINIschen Krankheit sehen können. Gewiß sehen wir auch bei Herdkrankheiten, wie Erweichungen oder selbst der chronisch degenerativen Chorea
Bewegungen der verschiedensten Art mit großem umfassendem locomotorischem
Effekt oder auch rasche und grobe Schleuder- und Schüttelbewegungen in der
KUSSMAULschen Form des Hemiballismus, aber selbst die gequältesten und exkur-
siv weitesten Bewegungen, die wir bei manchen Fällen der idiopathischen Athetose sahen, führen nicht in wenigen Tagen zu den schweren Erschöpfungszu-
ständen und zu starken Bewegungsstürmen, wie wir das bei manchen Fällen von
Reizhyperkinesen sehen können. Aber selbst diese schwersten Bewegungsstürme
sind, wenn überhaupt das Leben erhalten bleibt, transitorischer Natur; und sie
verschwinden entweder ganz, oder aber, wenn als Folge von Narben *Enthem-
mungs*-Hyperkinesen übrigbleiben, dann erkennt man die abgeschwächt blande
(und häufig lokale) Natur ganz besonders dann, wenn es sich um Residuen früherer
stürmischer choreatischer oder myoklonischer Entladungen handelt. Diese Differenz der Hyperkinesen zwischen akutem und chronischem Stadium erlaubt und
veranlaßt uns ja erst, die Hyperkinesen der verschiedenen Stadien gesondert zu
besprechen. Dabei verkennen wir nicht die selbstverständliche Tatsache, daß
nicht jede Chorea, jede Myoklonusencephalitis so foudroyant ist, wie wir das eben,
einen *Teil* der Fälle hervorhebend, beschrieben haben, daß abortive Fälle wie
auch prolongierte Fälle mit relativ milden Erscheinungen, und zwar in einer verschiedenen Häufigkeit bei den verschiedenen Teilschüben vorkommen. Man mag
sich denken, daß bei diesen leichteren Erkrankungen nicht nur der etwaige Ent-
hemmungsherd, sondern auch der irritative Faktor geringer ist; an der Grund-
annahme, daß wesentliche irritative Noxen an den schweren hyperkinetischen
Erkrankungen beteiligt sind, wird dadurch nichts geändert.

Unter Berücksichtigung dieses Grundfaktors wird man dann über die topischen näheren Bedingungen der wichtigsten Hyperkinesen (bei der akuten Encephalitis) folgendes sagen können: Ob die sehr komplexen Dranghyperkinesen,
die katatoniformen Impulse, ebenso wie die Jaktationen überhaupt einer lokalisierten Herderkrankung entsprechen bzw. ob die zweifellos vorhandenen Herderkrankungen viel Bedeutung für die Entladungen in diesen Formen haben, ist
doch noch recht fraglich. Es ist zwar richtig, daß diese Bewegungen aus choreatischen heraus sich entwickeln können oder zu entwickeln scheinen, auf der einen
Seite im Sinne eines Zerfalls des Bewegungsausbaues bei gleichzeitiger Vergröberung der Entladung, auf der anderen Seite im Sinne eines gesteigerten Bewegungsausbaues zur trieb- oder drangartigen Parakinese; aber bei letzterer mag wohl
der „Herd" die Bewegungsentladung durch Fortfall einer sperrenden Schleuse
erleichtern, aber er erklärt nicht allein die komponierte Bewegung, ebenso wenig
wie wir uns ein komplexes halluzinatorisches Erlebnis bei einer organischen Psychose durch einen Herd allein erklären wollen. In diesem Zusammenhange darf
auf die früher erwähnten Fälle psychomotorischer Initialpsychose hingewiesen
werden, bei denen eine dranghaftmaschinenmäßige Unruhe mit einem hemmungs-

losen Tunmüssen, das sich in ganz ausgebaut komplexen Handlungen entladen kann, besteht. Der eine Kranke entwickelt stundenlang photographische Platten, ein anderer macht große Spaziergänge und versteckt sich tagelang im Walde: Erst dann manchmal bricht die Krankheit „somatisch" aus, und zwar gewiß keineswegs immer in Form einer hyperkinetischen Encephalitis. Immerhin wird man wohl die Eigentümlichkeiten dieser psychomotorischen Initialerkrankung, die man doch bei anderen Infektionskrankheiten nicht kennt, mit der Eigenart des Hirnprozesses in Verbindung setzen müssen; zu der Initialreaktion des Gehirns auf die toxisch irritative Noxe kommt ein Herdfaktor, der groß genug ist, um die Erstreaktion des Hirns nach einer bestimmten Richtung hin, in Form einer erleichterten Auswirkung psychomotorischer Impulse, zu gestalten. (Ob dieser Herdfaktor die beginnende Erkrankung der substantia nigra ist, bleibt hypothetisch.) In ähnlicher Weise wird man auch bei den Parakinesen eine Zusammenwirkung von Herdläsion und diffuser toxischer Irritation sehen können, ohne daß man gezwungen ist, sich die komponierte Handlung zu einfach herdbedingt plastisch vorzustellen.

Bei den etwas einfacher gebauten choreatischen Bewegungsbruchstücken kennen wir bekanntlich viel genauer die Stellen, deren Läsion zur Chorea führt. Wir wissen auch, daß z. B. die kleinzellige Striatumdegeneration, die zur chronischen Chorea führt, nicht im Sinne eines Reizes wirkt, sondern dadurch, daß ein Automatismen regulierender oder motorische Entladungstendenzen sperrender Apparat lädiert ist, so daß die Chorea von allen Seiten jetzt als eine Enthemmungserscheinung angesehen wird. Es soll durchaus zugegeben werden, daß auch bei der akuten Encephalitis eine solche Enthemmungsläsion gesetzt wird, auf die dann die irritative Noxe sich aufpflanzt; in chronischen Narbenstadien können wir dann *eventuell* sehen, wieviel von der reinen Enthemmungschorea nach Ablauf der irritativen Reize übrig bleibt. Daß der *Herd* wie bei der chronischen und vielleicht auch rheumatisch-infektiösen Chorea minor im Striatum sich befindet, ist allerdings unwahrscheinlich. KLARFELD betont, daß immer die KLEISTsche zerebello-rubro-thalamostriäre Bahn, deren Läsion Chorea auslösen kann, betroffen ist. In eigenen vier Fällen findet KLARFELD zwei, in denen der Linsenkern zwar nicht entzündlich verändert ist, sondern vor allem substantia nigra, zentrales Höhlengrau des caudalen Abschnitts des III. Ventrikels, Pars mamillaris hypothalami oder auch Locus coeruleus, Oblongata und Cervicalmark. DIMITZ findet sehr verschiedenartige Entzündungsprozesse, die eine Lokalisation nicht gestatten. In zwei sehr schweren Fällen von Choreaencephalitis aus den Jahren 1920 und 1925, die ich selbst genauer untersuchte, waren Striatum und Pallidum teils sehr wenig, teils so gut wie gar nicht befallen. Sehr schwer war die Erkrankung aus dem Jahre 1925 in der Substantia nigra, aber auch in der Haube, wo dichte massive Infiltrate, unter denen sicher sehr viele mesenchymale lymphoide Elemente waren, auch das Gewebe außerhalb der Gefäße einnahmen und zwar auch in der Gegend der Bindearmkreuzung. Allerdings war auch der Thalamus besonders in der Ventrikelnähe wie so oft erkrankt. Wenn demnach auch bei der Ausdehnung der encephalitischen Herde eine sichere Lokalisation des „Choreaherdes" bei dieser Erkrankung nicht möglich ist, so ist es doch jedenfalls wahrscheinlich, daß vorwiegend centripetaler und peripherischer gelegene Teile des Reflexbogens, dessen Läsion Chorea erlaubt, betroffen sind: Bindearm und Thalamus. Man kann nicht sagen, daß unsere bisherigen Kenntnisse der Choreaencephalitis viel Beiträge zur Differenzierung des choreatischen Symptoms je nach seiner topischen Bedingtheit geliefert haben, dazu liegen die Verhältnisse doch noch viel zu kompliziert.

Viel weniger als bei der Chorea sind wir über die Herdgrundlagen bei den verschiedenen myoklonischen Symptomen unterrichtet; und es erscheint uns überhaupt verfehlt, die Summe dieser verschiedenen Symptome von einem monotopischen Standpunkte aus zu bewerten. Betrachten wir die *nicht* encephalitischen Myoklonusanfälle, wie sie kürzlich von LOTMAR anschaulich zusammengestellt sind, insbesondere die Befunde bei Myoklonusepilepsie (UNVERRICHT-LUNDBORG) und bei verwandten Affektionen (Fälle: SIOLI, HAENEL, BIELSCHOWSKY, HUNT, WESTPHAL-SIOLI, OSTERTAG, SCHOEN), so konzentrieren sich die Hauptläsionen auf das Kleinhirn, namentlich das Dentatum, doch werden auch Läsionen in olivo-cerebellaren Bahnen, der substantia nigra, dem Thalamus gefunden, andererseits äußert sich die Läsion des Dentatum und des dentatorubralen Bündels bekanntlich keineswegs nur in myoklonischen Zuckungen bzw. rhythmischen Kaumuskelkrämpfen (KLIEN), sondern unter anderem auch in choreatischen Bewegungen oder Intentionstremor; wieder in anderen Fällen fehlen aber auch Hyperkinesen; hier wie in anderen Fällen scheint die Lage des Einzelherdes nur *eine* der Bedingungen der Symptomgenese zu sein. Zudem sind die Myokloni bei Myoklonusepilepsie semiotisch gewöhnlich stark verschieden von denen der Encephalitis. Die wenigen histologischen Befunde bei Myoklonusencephalitis (z. B. BOSTRÖM, WIMMER, MORSE) sind jedenfalls nicht geeignet, gerade in das Kleinhirn die Läsionsstätte der myoklonischen Zuckungen zu verlegen. O. FOERSTER betrachtet die Myoklonie als eine besondere Form der Pallidumenthemmung durch geringe Striatumschädigung; doch sind die bisherigen anatomischen Kenntnisse nicht geeignet, diese Ansicht zu stützen und zum Teil auch nicht, wie mir scheint der klinische Befund. SICARD stellt sich die Myoklonie (Myorhythmie) als eine Reizung bestimmter Mittelhirnzentren vor; im Mittelhirn sei der Sitz *rhythmischer* Impulse, die durch Reizwirkung auf die entsprechenden Zentren hervorgerufen werden. Demgegenüber darf man wohl darauf hinweisen, daß nicht nur vom Mittelhirn aus rhythmische Impulse ausgehen, sondern daß die Rhythmik eine außerordentlich primitive archaische Funktion des Nervensystems überhaupt darstellt, und daß man auch bei Rückenmarkstieren rhythmisch-taktmäßige Akte feststellen kann (z. B. Kratzreflexe). Ist die Myoklonie überhaupt ein reines Reizsymptom? Auch das wird man wohl nicht so restlos bejahen dürfen, da wir *blande* galvanoide Zuckungen ja auch bis in die spätesten Stadien der chronischen Encephalitis hinein verfolgen, ja eventuell sogar erst als Spätsymptom bei chronischen Encephalitiden auftreten sehen können; nur die groben rhythmisierten Zuckungen mit großem locomotorischen Effekt sind in etwas Reservat des akuten Zustandes. In dieser Beziehung, daß auch Enthemmungsfaktoren an der Entstehung der myoklonischen Zuckungen beteiligt sein *können*, stimmen wir FOERSTER zu. SPATZ macht für die Hyperkinesen die Erkrankung der Substantia nigra vorwiegend verantwortlich (als „Negativ" der akuten Erkrankung wäre der Parkinsonismus anzusehen); demgegenüber erwähne ich, daß in einem eigenen Falle von histologisch untersuchter Myoklonusencephalitis mit rhythmisierten Bauchmuskelzuckungen die Substantia nigra so gut wie

frei von entzündlichen Veränderungen und Ganglienzellzerfall war; die schweren
Veränderungen fingen hier in der Medulla oblongata an, und besonders schwer
waren dann die Entzündungsprozesse (sehr diffus) im Rückenmark, in der weißen
wie in der grauen Substanz. Manche Autoren denken an eine corticale Genese
der Myoklonie, z. B., wenn auch mit Reserve, DAGNINI. Ich glaube aber, daß
man gerade an die Rinde in letzter Linie denken sollte. Wenigstens vermissen
wir jede Tendenz zu einer jacksonartigen Verteilung und Verbreitung klonischer
Zuckungen, auch die symmetrische Affektion beider Körperhälften, z. B. die
Doppelseitigkeit der Bauchmuskelzuckungen ist schwer mit einer Rindenerkran-
kung in Einklang zu bringen. DAGNINI führt selbst einen merkwürdigen nicht
gut cortical erklärbaren Fall an, bei dem symmetrisch Gaumensegel und msc.
Pterygoidei in Zuckungen geraten sind.

Andere Autoren wenden ihr Augenmerk wieder einer Spinalläsion zu, erklären
eventuell die Gesamtheit der myoklonischen Erscheinungen als Spinalsymptom
(RILEY). Abgesehen davon, daß diese Auffassung naturgemäß nicht für die im
Bereich von Gesichtsnerven sich abspielenden myoklonischen und myorhythmischen Zuckungen zutreffen könnte, scheint gegen sie die Gewohnheitslokalisation
des encephalitischen Prozesses zu sprechen. Es ist uns insbesondere nicht bekannt, daß bei jener Nebenform der Encephalitis, die sich vorwiegend in Spinal-
symptomen erschöpft, myoklonische Zuckungen vorkommen oder wenigstens
größere Bedeutung erlangen. Andererseits ist es richtig, daß man das Rückenmark in der Entstehung myoklonischer Zuckungen nicht unterbewerten soll.
(Ähnliche Befunde WINKELMANN und WEISENBURG.) Auch bei anderen reinen
Spinalerkrankungen kommen als Ausdruck eines „Reizes" (ob der Wurzeln oder
intraspinaler Gebilde, bleibe dahingestellt) Zuckungen vor, die myoklonischen
gleichen, allerdings nicht rhythmisch sind, z. B. im präparalytischen Stadium
der Poliomyelitis. Es sei noch einmal darauf hingewiesen, daß in einem eigenen
Falle von Myoklonusencephalitis das Rückenmark besonders ausgesprochene Entzündungsherde zeigt, ohne daß man zur Entscheidung berechtigt gewesen wäre,
ob die Affektion bestimmter Bahnen oder Vorderhornkerne besondere Bedeutung
hätte. Auch bei Singultuserkrankungen sind besonders reichliche Herde in der
Gegend des Phrenicuskernes gefunden worden (KAHN, BARBIER und BERTRAND,
CLERC, FOIX und MERCIER DES ROCHETTES u. a.). Vielleicht weist auch die Feststellung der schmerzhaften (und zwar mit Druckschmerz verbundenen) tetanusartigen Bauchmuskelkrämpfe, die den Bauchmuskelzuckungen vorangehen, auf
einen ziemlich peripherischen Reiz hin. Für manche Zuckungen, z. B. bestimmte
Fälle myofibrillärer, myoklonischer arrhythmischer Zuckungen, kann man die
spinale Genese noch wahrscheinlicher machen. So wie auch bei anderen spinalen
Atrophisierungsprozessen myofibrilläre Zuckungen gesehen werden, so kann man
auch im Gebiete postencephalitischer spinaler Atrophien teils myofibrilläre, teils
etwas gröbere arrhythmische Zuckungen feststellen; wichtiger erscheint mir aber
die Tatsache, daß man solche Zuckungen gelegentlich auch in der Nachbarschaft
spinaler atrophisierender Muskeln, z. B. im Pectoralis maior und Deltoideus bei
gleichzeitiger Serratuslähmung sieht und zwar in Muskeln, die selbst keinerlei
Entartungserscheinungen aufweisen. Wir haben also Muskelgruppen, die einem
gemeinsamen Gebiete angehören, von denen der eine Teil degenerativ entartet,
der andere nur arrhythmische Zuckungen zeigt. Dieser Befund spricht dafür,

daß auch in den spinalen Kernen der „myoklonisch“ zuckenden Muskeln leichte alterative Veränderungen bestehen, die, sei es im Sinne von Isolierungsveränderungen, sei es im Sinne eines Ausfalls hemmender Fasern zum Myoklonussymptom führen. In diesen chronischen Fällen scheint der Vorgang der Enthemmung wieder mehr Bedeutung als der der Reizung zu haben. Daß auch noch peripherer sitzende *Reize* (bei Radiculitis und Neuritis) klonische Zuckungen herbeiführen können, hat MARGULIS betont (bekannt sind rhythmische Facialiskloni bei Herden im Felsenbein).

Fassen wir die Möglichkeiten der Myoklonusentstehung bei Encephalitis zusammen, so werden wir zugeben, daß die histologischen Veränderungen, die bisher gefunden worden, viel zu diffus sind, als daß wir daraus sichere Schlüsse für die Symptomgenese ziehen könnten; aber jedenfalls spricht eigentlich nichts dafür, daß gerade Kleinhirn, Dentatum, Nigra besondere Bedeutung haben (hieraus läßt sich natürlich nicht der Schluß ableiten, daß nicht bei anderen Erkrankungen, bei denen die Myoklonien auch symptomatisch zum Teil recht anders sind, Läsionen des Dentatum oder anderer Kleinhirnpartien erhebliche Wichtigkeit für die Entstehung der Myoklonien haben können). Andererseits haben feinere Läsionen in Kerngebieten — auch dann, wenn keine Atrophisierungsprozesse bestehen — des Hirnstamms und R.M. wahrscheinlich Bedeutung für bestimmte arrhythmische feinmyoklonische, fasciculäre usw. Zuckungen. Aber auch in der Entstehung gröberer Myorhythmien sind die „irritativen“ Spinalläsionen vielleicht nicht ohne Wichtigkeit. Nur soll man hier nicht einseitig mit verengtem Gesichtsfeld den Blick auf *ein* hypothetisches „Myoklonuszentrum“ richten; vielleicht müssen mehrere Bedingungen zusammentreffen, um die myorhythmischen Impulse zu ermöglichen, Bedingungen, unter denen dem irritativ-toxischen Faktor wieder eine besondere Bedeutung zukommt, der uns die Häufigkeit der symptomatisch verschiedenartigen Mykloni bei akuter Encephalitis besser erklärt als der topische Faktor. Jedenfalls werden wir, wie auch die Topik sein mag, durch das Zusammentreffen eines irritativen Faktors mit der Läsion bestimmter Bahnen oder Zellkomplexe uns auch die Myorhythmien allein erklären müssen und auf theoretisch gar nicht plausibel zu machende Hilfshypothesen Verzicht leisten, wie die, daß Pulswellen, die auf ein motorisches Zentrum einwirken, die Myorhythmien hervorrufen (THOMAS). Diese Ansicht ist bereits früher von LORENZ und mir zurückgewiesen worden. Ganz abgesehen von allen theoretischen Bedenken widerspricht der Tatbestand einer solchen Anschauung. Weder im akuten noch im chronischen Stadium besteht eine Abhängigkeit der Zuckungen vom Pulsschlag; und dort, wo zufällig Frequenz von Puls und Myorhythmien ähnlich sind, genügt es, durch einfache Maßnahmen den Puls zu steigern oder seine Frequenz zu mindern, um eine sofortige scharfe Dissoziation zwischen Puls- und Myoklonusfrequenz zu erzielen.

6. Häufigere neurologische Begleitsymptome des akuten Stadiums.

Wir besprechen hier eine Reihe von Symptomen, die teilweise ziemlich häufig das akute Stadium der Encephalitis begleiten, aber doch nicht die nosologisch dominante Rolle spielen, wie die bisher genannten Störungen, d. h. die Schlaf- und Bewußtseinsstörungen, die Läsionen der Hirnnerven vorwiegend durch Kernerkrankung, die Störungen von Tonus und Muskelkraft und die

Hyperkinesen. Wir besprechen die häufigeren Begleitsymptome in folgender Reihenfolge:

a) Zentrale Schmerzen. Schmerzen der verschiedensten Körperstellen stellen bei der epidemischen Encephalitis ein Banalsymptom dar, und namentlich in den akuten Stadien sind mehr oder weniger starke Kopfschmerzen, aber auch Gliedmaßenschmerzen, Seitenschmerzen usw. überaus häufig. Diese Schmerzen, die oft ein Initialsymptom der Erkrankung bilden, sind größtenteils die Folge diffuser Veränderungen, vermehrter Liquorsekretion, Infiltration oder Hyperämie der Meningen, eventuell auch Ausdruck der Allgemeintoxicose und werden erst im nächsten Abschnitt zur Sprache kommen. Denn wir haben zwar nicht quantitativ, aber qualitativ infolge ihrer besonders charakteristischen Eigenschaft ein Begleitsymptom das den Vorrang verdient, jene Form von Schmerzen, die wir als *zentrale Schmerzen* bezeichnen.

Diese Form der Schmerzen und Parästhesien ist bisher gegenüber den neuralgisch-peripherischen nicht immer genügend beachtet worden, wenn auch manche Autoren, wie STERTZ, HOLTHUSEN-HOPMANN, SICARD-PARAF usw. ihre richtige Natur erkannt haben. Das Symptom äußert sich oft in außerordentlich eng und gleichmäßig lokalisierten, mitunter sehr heftigen und hartnäckigen Schmerzen, oft brennenden, reißenden, schnürenden Charakters, mitunter mehr in einem lokalisierten Kribbeln, und zeichnet sich daneben bekanntlich dadurch aus, daß auch bei der rasendsten Heftigkeit der Schmerzen Druck und Beklopfen der schmerzhaften Stellen sehr häufig nicht unangenehm empfunden wird, ebenso Zerrung der Nervenstämme keine Schmerzen hervorruft; mitunter wirkt ein starker Druck auf die schmerzenden Stellen sogar ausgesprochen lindernd, mitunter wirken feine Berührungen und Striche unangenehm im Gegensatz zu kräftigem Druck[1]. Seltener findet sich Aufhören der Schmerzen, die in Ruhe stark sind, bei Bewegungen (SAUER, WIMMER), auch bei Atemstillstand können die Schmerzen, wie gelegentlich auch bei Paralysis agitans sistieren (SAUER, TRÖMNER). Man hat in diesen interessanten Befunden natürlich keine sicheren Kennzeichen der zentralen Schmerzen, die eben ziemlich variabel sind. Die Unbeeinflußbarkeit und Hartnäckigkeit der Schmerzen bei dem gleichzeitigen Mangel „objektiver" Störungen des sensiblen Apparats könnte mitunter den Verdacht einer hysterischen Überlagerung erwecken, wenn nicht das schwere Krankheitsbild, das Fehlen jeder hysterischen Charakterkomponente solchem Verdachte Schranken ziehen müßte. Auch diese zentralen Schmerzen können mitunter schon ganz initial auftreten; charakteristisch dafür ist die Erkrankung einer gebildeten Dame, die mit starkem Fieber und heftigen Schmerzen im rechten Daumen erkrankte und sich selbst wunderte, daß trotz der Schmerzen Druck auf den Daumen nicht schmerzhaft war; hier stellte sich später eine leichte Choreaencephalitis ein, die auch das schmerzhafte Glied mit befiel. Andere Fälle erkrankten mit zentralen Schmerzen im Arm, im Bein, in der Blinddarmgegend.

Es ist interessant, wie oft diese Schmerzen bei choreatischer Encephalitis auf-

---

[1] In unseren als zentral erkannten Schmerzen war die fehlende Schmerzempfindlichkeit der peripheren Teile eine gewöhnlich ganz ausgesprochene (siehe unten). Daß es daneben auch Schmerzen zentraler Genese mit sehr erheblicher kontinuierlicher Hyperästhesie geben *kann*, lehrt allerdings schon der wichtige Fall von hämorrhagischer Erweichung der Sehhügel, den EDINGER 1891 beschrieb.

treten (STERTZ); ebenso oft sind sie mit myoklonischen Zuckungen verbunden bzw. gehen denselben einige Tage voraus, oft gerade in den Körperteilen, die später von Zuckungen ergriffen werden (H. W. MAIER, DIMITZ, COHN, HUNT). Meine eigenen Erfahrungen stimmen damit völlig überein. Mitunter können diese Schmerzen leider auch ins chronische Stadium übergehen; einer meiner Kranken, der nach hyperkinetischer Encephalitis an heftigsten und jeder Therapie trotzenden Schmerzen in einem Gebiet galvanoid-fascikulärer Zuckungen litt, beging Suicid.

Wir müssen darauf hinweisen, daß die als „zentral" charakterisierbaren Schmerzen wohl zwei ganz verschiedenen Gruppen angehören, die allerdings nicht immer sicher voneinander differenziert werden können, wenn man nicht von Anfang des Krankheitszustandes an die Schmerzen dauernd sorgfältig kontrolliert. In die erste Gruppe gehören die streng lokalisierten Schmerzen, die, oft initial in Gliedabschnitten aufschießen, in denen nachher choreatische Zuckungen auftreten[1], starke amyostatische Starre und Parese sich einstellt, von Anfang an gewöhnlich ohne feststellbare Druckpunkte. Ich sah z. B. eine solche Kranke mit heftigsten Schmerzen in beiden Beinen bei stärkster akut entstandener Amyostase der Gliedmaßen, namentlich in den Beinen, mit völliger Immobilität, ohne je Druck- oder Zerrungsschmerzen geboten zu haben; Rückgang der Schmerzen fast parallel zum Rückgange der amyostatischen Erscheinungen. In einer zweiten Gruppe gelingt es uns oft im Anfangsstadium, Druck- oder auch Zerrungsphänomene nachzuweisen; die Kranken liegen und sitzen krumm infolge von Rückenschmerzen und zeigen leichte Intercostaldruckpunkte; oder Armnerven und Armmuskeln sind druckempfindlich bei gleichzeitigen Schmerzen im Arm. Diese Schmerzen halten hartnäckig monatelang an, aber die Druckpunkte verschwinden ziemlich schnell vollständig. Es wird nicht schwer sein, einen radikulären Charakter in der Ausbreitung dieser Schmerzen zu konstruieren (auch bei Myoklonusencephalitis kommen radikulär verteilte Hyperästhesien vor (G. LÉVY); aber wir können bei dem subjektiven Charakter der Schmerzen und dem Fehlen objektiver Sensibilitätsstörungen nicht viel damit anfangen gegenüber den zu der ersten Gruppe gehörigen Schmerzen. Wir finden dann aber mitunter neue Erscheinungen, die uns auf die andersartige Lokalisation dieser Schmerzen gegenüber der ersten Gruppe, die in relativer Häufigkeit mit choreatischen und amyostatischen Symptomen kombiniert ist, hinweist: Muskelatrophien, mehr oder weniger deutlich nucleär charakterisiert, treten in bald eindeutiger, bald angedeuteter lokaler Beziehung zu den Körperpartien auf, in denen die Schmerzen auftreten oder noch anhalten. Wir können die verschiedenartigsten Kombinationen aller geschilderten Phänomene finden, insbesondere natürlich auch Schmerzen der zweiten Gruppe bei chronischen Amyostasen, dürfen aber im Prinzip die beiden Gruppen auseinander halten. Wir dürfen wohl ohne großen Zwang annehmen, daß die „Reizung" der Nervenfasern bzw. ihre schmerzauslösende Isolation in der ersten Gruppe im Zwischenhirn, im Thalamus oder Hypothalamus lokalisiert, in der zweiten Gruppe radikulären (oder wenigstens spinalen) Ursprungs ist; die zweite Gruppe steht also auch genetisch in Beziehung zu den neuralgischen Phä-

---

[1] Es können natürlich auch starke diffuse neuralgische Schmerzen bei Choreaencephalitis auftreten; dazu gehören aber eben, wie schon STERTZ zeigte, nicht alle Schmerzen der Choraencephalitis.

nomenen, die häufig auf einer Entzündung der entsprechenden Wurzel beruhen. Dennoch mußte auch diese Gruppe erwähnt werden, soweit im späteren chronischen Verlauf die Schmerzen ihren „zentralen" Charakter annehmen, da dann eine Differenzierung der beiden Gruppen symptomatisch nicht immer möglich sein wird. Auf jeden Fall verdienen die gut charakterisierten zentralen Schmerzen eine besondere Hervorhebung gegenüber den meningitisch-neuralgischen Symptomen; sie sind auch in Epidemien, in denen Choreaencephalitis seltener beobachtet wird, ziemlich häufig.

Solche zentralen Schmerzen kommen auch im eigenen Material in etwa 17% vor, auch wenn man von den Kopfschmerzen, deren Entstehung ja eine recht heterogene ist, absieht.

b) Neuralgisch-meningitische Symptome. Neben den Schmerzen im akuten Stadium, sie wir als zentrale Schmerzen aufzufassen haben, sind Schmerzen, die auf einer entzündlichen Reizung der Meningen bzw. der Nervenwurzeln beruhen, nicht selten, wenn auch keineswegs immer mit Sicherheit der Nachweis erbracht werden kann, worauf die Schmerzen beruhen. Dies gilt vor allem für die oft sehr heftigen *Kopfschmerzen*, denen wir in allen Teilepidemien der Seuche, freilich nicht immer mit Konstanz, begegnen. Sie können natürlich ganz bei den von vornherein schleichend beginnenden Erkrankungen fehlen, deren Häufigkeit in unserem Material, wie ich schon hervorhob, etwa 5% beträgt. Aber auch unter den relativ bland beginnenden Erkrankungen mit hypersomnisch-ophthalmoplegischen Symptomen können die Kopfschmerzen fehlen. Immerhin treten sie doch in mindestens 80% der akuten Stadien auf. Dabei sind diese Kopfschmerzen symptomatisch und wohl auch genetisch verschieden. Oft handelt es sich nur um einen stark diffusen dumpfen oder mit Bohren verbundenen Druck im Kopf, öfters um reißende „rheumatoide" Schmerzen mit manchmal stark lokalisierten Druckpunkten am Trigeminus, also um Symptome, die sehr wohl durch eine Radikulitis im Trigeminusgebiet bedingt sein können. Mitunter werden diese neuralgischen Schmerzen in die Zähne verlegt, oder es finden sich typische Druckpunkte im Bereich der Occipitalnerven mit entsprechenden furchtbaren Genickschmerzen oder auffallender Hyperästhesie bzw. Hyperalgesie der äußeren Kopfhaut (Haarweh — E. MÜLLER). Es ist nach alledem nicht möglich, Kopfschmerzen bestimmten Charakters von diagnostischem Gewicht anzuführen, zumal auch das Haarweh bei nicht encephalitischen Wurzelreizzuständen auftritt. Ebenso verschieden wie die Symptomatologie ist wahrscheinlich die Genese; denn zum Teil handelt es sich wohl um reineSymptome einer Toxikopathie, also Erscheinungen, die vielleicht ebenso gut unter den Allgemeinsymptomen abgehandelt werden können. In anderen Fällen aber ist es sicher, daß lokale entzündliche Veränderungen der Meningen und Nervenwurzeln die Kopfschmerzen bedingen, wieder in anderen Fällen dürfte eine Hirndrucksteigerung das anatomische Substrat der Kopfschmerzen darstellen. Hierüber wird später noch zu reden sein.

Die entzündliche Bedingtheit eines Teils der Kopfschmerzen ergibt sich aus der Häufigkeit histologischer Befunde entzündlichen Charakters, über die im pathologischen Abschnitt zu reden sein wird. Ein weiteres Zeichen meningitischen bzw. Hirndruckcharakters ist das cerebrale Erbrechen, welches die Kopfschmerzen im Anfang nicht selten begleitet. CROOKSHANK findet unter 127 Fällen der

Encephalitis 38 mal initiales Erbrechen. Im eigenen Material findet sich ebenfalls in etwa 20% initiales bzw. dem akuten Stadium angehöriges cerebrales Erbrechen, gemeinsam mit Kopfschmerzen. Meist treten die Kopfschmerzen im weiteren Verlauf der akuten Krankheitsphase zurück, relativ *selten* finden sie sich als Residuärsymptome oder im chronischen Krankheitsstadium. Hierüber wird an späterer Stelle eingehender gesprochen werden müssen.

Die initialen neuralgischen Schmerzen der Gliedmaßen und des Rumpfes sind, wie ich schon erwähnte, oft von zentralen Schmerzen nicht genügend abgegrenzt worden. Es ist dennoch kein Zweifel, daß auch Schmerzen neuralgischen Charakters im Gebiet der Gliedmaßen und des Rumpfes häufig das akute Stadium begleiten. Das anatomische Substrat in Form spinaler leptomeningitischer Infiltrationen ist hierfür namentlich von MINGAZZINI klargelegt worden. Diese Schmerzen sind klinisch aus verschiedenen Gründen von Wichtigkeit: erstens einmal darum, weil sich rudimentäre Fälle der Encephalitis fast ganz in einer solchen Neuralgie erschöpfen können (LÉRI, SICARD) z. B. in einer Cervicobrachio-Intercostalneuralgie. Die Diagnose stützt sich dann auf rudimentäre typische Hauptsymptome wie flüchtige Augenmuskelveränderungen, Myokloni, eventuell den Liquorbefund. Diese Neuralgien können auch als Rudimentärfälle der neuritischen Form der Encephalitis aufgefaßt werden, über die noch zu sprechen sein wird. Zweitens sind diese Neuralgien aber auch darum von Wichtigkeit, weil sie Anlaß zu verhängnisvollen Fehldiagnosen geben können. So beobachtete ich eine Kranke mit schwerer myastatischer Encephalitis, die monatelang wegen neuralgischer Schmerzen in der Hüftgegend auf Coxitis behandelt worden war. Es war ganz übersehen worden, daß dieser „Coxitis" eine typische akute Encephalitis vorangegangen war. Häufiger noch ist es vorgekommen, daß diese initialen encephalitischen Schmerzen mit Appendicitis verwechselt wurden; tatsächlich ist die Lokalisation encephalitischer Schmerzen in der Abdominal- oder Lendengegend auch recht häufig; bereits von den ersten 100 Fällen, die ich sah, waren fünf Fälle dieser Art, von denen der eine Anlaß zur Fehlbehandlung auf Typhus abdominalis gegeben hatte, obwohl eine typische Choreaencephalitis die richtige Diagnose ermöglicht hätte. Allerdings stammt der Fall aus der Frühzeit der Encephalitiskenntnis. Außer MASSARI, der sich besonders mit der Verwechslung encephalitischer mit appendicitischen Schmerzen befaßt hat, haben auch SCHLESINGER, PAL, BONHÖFFER, BRITO und andere ähnliche Befunde erhoben. Auch diese Schmerzen können als Initialsymptom anderen Erscheinungen der Encephalitis vorausgehen und mit starker reflektorischer Bauchdeckenspannung verbunden sein, nur soll nach MASSARI die reflektorische Spannung nicht so unmittelbar dem Druck folgen wie bei echter Appendicitis; jedenfalls ist es verständlich, daß Fehloperationen vorgekommen sind. Die pseudoappendicitischen Bauchschmerzen bildeten in der Mehrzahl der Fälle das Prodrom klonischer Bauchmuskelzuckungen, doch ist dies nicht notwendig. In drei Fällen eigener Beobachtung z. B. folgten keinerlei Zuckungen dieser Art. Es wird jedenfalls notwendig sein, mindestens zwei Gruppen encephalitischer Leibschmerzen zu trennen, eine rein neuralgisch radikulitische und eine Gruppe mit schmerzhaften tetanusartigen Bauchmuskel- eventuell sogar Darmspasmen, denen dann eventuell klonische Muskelzuckungen folgen. Vielleicht kommen hierzu auch noch anders lokalisierte zentrale Leibschmerzen schon im Initialstadium.

Außer den bisher erwähnten neuralgischen Erscheinungen, die öfters die Folge anatomisch feststellbarer meningitisch-radikulitischer Erscheinungen sind, wurden öfters auch noch weitergehende *klinische* meningitisverdächtige Erscheinungen bis zu Syndromen, die völlig an das Bild andersartiger diffuser Meningitiden erinnerten, beobachtet. Wir wollen dabei von den Befunden am Liquor cerebrospinalis zunächst absehen, da es uns praktisch erscheint, die Liquorveränderungen in einem besonderen Kapitel gemeinsam zu besprechen, ebenso lassen wir hier zunächst die ophthalmoskopischen Veränderungen beiseite, um so mehr als dieselben relativ selten sind. Als ausgesprochene klinische meningitische Erscheinungen blieben dann neben den schon beschriebenen neuralgisch-meningitischen, neben der uncharakteristischen von den Schlafzuständen abzutrennenden Benommenheit, vor allem die bekannten Symptome der Nackensteifigkeit, Opisthotonus, Kernig, Brudzinski, Einziehung der Bauchdecken, eventuell Verlangsamung des Pulses. Diese Erscheinungen wechseln in den einzelnen Epidemien außerordentlich. Leichtere Meningealsymptome müssen ja, wie schon nach dem anatomischen Befunde zu erwarten ist, nicht selten sein, und schwere meningitische Syndrome bei einwandsfreier epidemischer Encephalitis sind bereits mehrfach beobachtet worden, z. B. von SIEMERLING, in einem von mir anatomisch untersuchten und publizierten Fall, von GRÖBBELS, WIELAND, HALL, FRANCKEN, DREYFUS hält es sogar für geboten, eine meningitische Form der Encephalitis abzutrennen. Aber im ganzen sind diese diagnostisch so schwierigen Fälle, die schon bei der oberflächlichen klinischen Untersuchung und Verlaufsbetrachtung den groben Verdacht der Meningitis erwecken müssen, doch selten. Unter den Fällen eigenen Materials fand sich nur *ein* sicherer Fall dieser Art. Alle andern Fälle, in denen die Differentialdiagnose anfangs äußerst schwierig erschien, entpuppten sich nachher doch als meist tuberkulöse oder rein seröse Meningitiden. Im Kapitel der Differentialdiagnose werden die diagnostischen Merkmale näher zu erörtern sein. Ich habe vor kurzem erst einen Fall gesehen, der klinisch durchaus einer Polioencephalitis inferior anzugehören schien und sehr wohl als eine atypische Form der epidemischen Encephalitis gelten konnte. Bei der Sektion fand es sich aber, daß es sich allein um einen ätiologisch unklaren meningitischen Prozeß mit reichlicher lymphoider Infiltration ohne wesentliche entzündliche Beteiligung des Hirnstamms selbst handelte. Derartige Fälle dürfen nach unserer Meinung nicht in die Gruppe der epidemischen Encephalitis eingereiht werden. Unter den weniger akzentuierten meningitischen Symptomen spielt nach der Ansicht französischer Autoren der weiße Streifen SERGENTs (Nachblassen nach Bestreichen der Rumpfhaut) eine größere Rolle (HORNEFFER); das Symptom dürfte kaum hinreichend charakterisiert sein.

c) Spinale Begleitsymptome. Krankheitserscheinungen bei der epidemischen Encephalitis, die man mit Sicherheit auf eine herdförmige entzündliche Läsion im Rückenmark zurückführen darf, sind nicht so häufig, daß man sich ohne weiteres berechtigt fühlten dürfte, sie in der Gruppe häufiger charakteristischer Begleitsymptome unterzubringen. Man kann durchaus schwankend sein, ob es nicht richtiger ist, sie mit den selteneren Akzidentalsymptomen und Syndromen zu verbinden. Störungen der Reflexe werden zwar recht oft beobachtet; aber dort, wo es sich um Reflexübererregbarkeit oder um das Auftreten von sogenannten Pyramidenreflexen handelt, wird nicht ohne weiteres der Entscheid zu treffen sein, ob die Störung spinale oder cerebrale Genese hat, und noch weniger werden wir gleich im Einzelfalle entscheiden können, ob es sich überhaupt um eine herdartige anatomische Läsion und nicht vielmehr um rasch reversible Folgeerscheinungen einer diffus toxisch wirkenden Noxe handelt. Und da, wo es sich nm Abschwächung oder Fehlen der Reflexe handelt, wird in vielen Fällen die extraspinale, sei es radikuläre oder peripherische Genese, vermutet oder erwiesen werden können und die Möglichkeit einer reinen Druckläsion der Wurzeln durch gesteigerten Liquordruck zu erwägen sein. Aus diesen Gründen werden die Reflexstörungen in einem besonderen Abschnitt zusammenzufassen sein. Sind aber Reflexsteigerungen nur Teilsymptome eines supranucleären Lähmungszustandes, so erhebt sich wieder die Frage nach der spinalen oder supraspinalen Lokalisation, die sich in den meisten Fällen im letzteren Sinne entscheiden lassen wird. Aus diesen Gründen wollen wir in der Gruppe spinaler Begleitsymptome vorwiegend diejenigen Störungen zusammenfassen, die in einer Läsion des Rückenmarksgraus, vorwiegend also in Kernläsionen zwanglos ihre Erklärung finden; hierzu kommen noch seltene quermyelitische Fälle. Die Literaturangaben über Lähmungszustände bei der Encephalitis sind vielfach so ungenügend, daß sich gar nicht entscheiden läßt, ob supranucleäre oder nucleäre Lähmungen in Betracht kommen, und daher oft nicht zu verwerten. In einer weiteren Gruppe von Fällen ist die Diagnose epidemischer Encephalitis ungewiß, die betreffenden Autoren (z. B. E. MEYER, Dresden) sind dann auch selbst hinsichtlich ihrer Diagnosen skeptisch. Nach einer Statistik von J. S. WECHSLER, auf die sich RILEY stützt, fanden sich unter 864 Encephalitisfällen 16 mit myelitischen oder spastischen (!), 5 mit paraplegischen, 2 mit ventral poliomyelitischen, einer mit dorsalmyelitischen (Herpes zoster!) Erscheinungen, also sicher keine erhebliche Anzahl, in der Annahme selbst, daß es sich in all diesen Fällen um sichere Spinalerscheinungen bei epidemischer Encephalitis handelte. Von den häufigen ,,myoklonischen'' Syndromen, die RILEY ebenfalls unter den spinalen Formen diskutiert, wollen wir an dieser Stelle absehen, da wir die irritativen Phänomene wegen des häufig kombinierten Auftretens irritativ klonischer und choreatischer Zuckungen bereits an anderer Stelle besprochen haben. Im eigenen Material finden sich etwa 5% mit Lähmungserscheinungen oder Atrophien wahrscheinlich poliomyelitischer Genese; oft vorübergehender Art (Resterscheinungen insgesamt $3^1/_2$%). BÖHME fand in einem Sechstel seiner 37 Fälle spinale Begleiterscheinungen.

Schrumpft nun in der von mir gegebenen Abgrenzung die Zahl der sicher auf eine circumscripte Spinalläsion zurückführbaren Ausfallserscheinungen prozentual erheblich zusammen, so können die Spinalsymptome doch vielleicht eine etwas größere Bedeutung als die eines rein nebensächlichen Akzidentalsymptoms gewinnen, wenn wir vorgreifend auf die prozentual ziemlich häufige anatomische Feststellung entzündlicher Herde in den R. M. Strängen und auch im Rückenmarksgrau hinweisen. Außerdem scheint es auch einzelne Formen spinaler Veränderungen zu geben, die eine leichte Elektivität verraten, in wenigstens kleinen Gruppen in Teilepidemien oder gewissen lokalen Regionen oder mit größerer als Zufallshäufigkeit in der Gesamtepidemie auftreten und dadurch ein allerdings nur schwaches Pendant zu den klinischen Prädilektionen mancher Syndrome unter den Hauptphänomenen verraten, jedenfalls dazu auffordern, weiteres statistisches Material in dieser Richtung zu sammeln.

Hierzu gehört das Symptom aufsteigender Lähmung von LANDRYschem Charakter, hier wohl sicher (auch nach dem anatomischen Befund) auf spinaler Läsion beruhend. So hat TOBLER während der Baseler Epidemie 1919/20 unter zehn anatomisch untersuchten Fällen drei Fälle dieser Art hintereinander gesehen, nach dem anatomischen Befund (typische Befunde auch im Hirnstamm) sicherlich als Symptom epidemischer Encephalitis. Hier handelt es sich doch wohl um eine besondere lokale Eigenart der lokalen Teilepidemie. Interessant ist, daß auch STAEHELIN eine lokale Häufung LANDRYscher Paralyse in der Baseler Klinik in Form von sieben Fällen im Verlauf von fünf Viertel Jahren beobachtete (zwei davon koinzidieren mit den TOBLERschen Fällen). Es handelte sich allerdings nur in drei Fällen um Erkrankungen, die sicher zur epidemischen Encephalitis gehören. Isolierte Fälle LANDRYscher Paralyse bei epidemischer Encephalitis sind dann noch von anderer Seite (PALITZSCH, MEDEA) beschrieben worden. Bei dem von LESCHKE mitgeteilten Fall ist die Natur der zugrunde liegenden Krankheit wegen des fehlenden histologischen Befundes unklar, auch bei den zum Teil ebenfalls unter dem Bilde aufsteigender Vorderhornläsion erkrankten Fällen QUENSELS ist die Diagnose nicht einwandfrei. Bei drei Fällen LANDRYscher Paralyse die ich in den letzten Jahren sah, war die Zugehörigkeit zur epidemischen Encephalitis unwahrscheinsich.

In andern Fällen werden nucleäre Paresen einzelner Muskeln oder Muskelgruppen beobachtet, die sich von den nucleären Hirnnervenlähmungen, wenigstens denen der äußeren Augenmuskeln, dadurch unterscheiden, daß sie im Prinzip nicht ganz die gleiche (natürlich auch bei Augenmuskellähmungen nicht absolute) schnelle Rückbildungstendenz oder gar den schnellen Wechsel der Lähmungssymptome zeigen; ja es kann sich sogar ähnlich wie bei Zuständen spinaler Muskelatrophie eine degenerative Muskelatrophie leichteren oder selbst schwereren Grades allmählich einstellen mit Schwächeerscheinungen, die nur dem Grade der Muskelatrophie parallel gehen. In allen diesen Fällen setzt die Läsion wie die übrigen Spinalerscheinungen in den akuten Stadien ein; gegenüber den Lähmungen bei Poliomyelitis epid. treten die Lähmungserscheinungen hier häufig mehr allmählich, nicht plötzlich maximal auf (HALL); freilich trifft dies nicht für alle Fälle zu. Der am meisten charakteristische Fall dieser Art ist der von BARD, der eine sicher spinale metamerale Lähmung sämtlicher Unterarmhandmuskeln eines Armes beschreibt. Im eigenen Bestand finde ich ebenfalls einen Kranken mit degenerativen Atrophien der Hand ohne sensible Störungen, die sich nicht restlos wieder zurückbildeten, Teilmuskeln verschiedener Nervenstämme ergriffen hatten. HALL und PRIBRAM erwähnen eine wahrscheinlich poliomyelitische doppelseitige Peroneuslähmung, GRÖBBELS Ausgang der Erkrankung in Atrophie des Gesichts und der Unterarmmuskeln. Relativ am häufigsten sind aber langdauernde Lähmungen oder Atrophien im Bereich der Schultermuskulatur und hier wieder besonders im Bereich des M. serratus ant. Schon NONNE sah in einem Falle Parese der Schultermuskulatur, SPEIDEL als Restsymptom Abstehen des rechten Schulterblattes, also auch wohl eine Serratusläsion. Doppelseitige Lähmungen dieses Muskels sahen selbst in rudimentären Fällen RUNGE, KRAUS; besonders eingehend widmet sich RIETTI der Analyse der Serratuslähmung in einem Fall. Es ist vielleicht nicht ganz bedeutungslos, daß ich auch im eigenen Material dreimal eine schwere langdauernde, wahrscheinlich irreparable Lähmung mit schweren Atrophien im Serratus, bald einseitig, bald doppelseitig, einmal ganz isoliert, die beiden anderen Male mit leichter Mitbeteiligung anderer Schultermuskeln, des Infraspinatus, des Pectoralis major fand. Es wird sich da die Frage erheben, ob nicht diese Lähmungserscheinungen peripherischer Natur sein können, wie wir dies von den meisten isolierten Serratus-lähmungen her wissen, und namentlich RIETTI vertritt die neuritische Genese der Serratuslähmung, die in seinem Falle bei der Feststellbarkeit starker Plexus-druckpunkte auch nahe genug liegt. Aber in anderen Fällen, z. B. auch den eigenen, liegt der Verdacht einer Kernerkrankung doch näher. Schmerzen können bei ihrem Auftreten auch fehlen, oder nicht bzw. nur initial mit Druckpunkten verbunden sein, den Eindruck der erwähnten zentralen Schmerzen erwecken. Sensible Ausfallserscheinungen vermissen wir auch in den Fällen, in denen mehrere Muskeln des Schultergebietes gleichmäßig betroffen sind. Hierher gehört auch der Fall CARR mit doppelseitiger Schultergürtelatrophie ohne sensible Störungen. Gesamtausfälle des gesamten oberen Plexus brachialis im Sinne der ERBschen Plexuslähmung haben wir nicht beobachtet, wohl aber Läsionen mehrerer Muskeln, die verschiedenen und im Plexus nicht immer benachbarten Nerven entsprechen-den Muskeln angehören, z. B. Serratus und Pectoralis major. Auffallend ist auch die mehrfache Beobachtung doppelseitiger Serratus- bzw. Serratus- und Infraspinatuslähmung bei Intaktheit eines großen Teils der übrigen vom Plexus brachialis versorgten Muskeln. Auch dies entspricht mehr einem spinalen Typ. Die Beziehungen der Atrophien zu fascikulären und ähnlichen Zuckungen sind schon besprochen worden. Wir glauben hiernach keine großen Bedenken haben zu müssen, wenn wir die Schulterlähmungen peripherischen Charakters, insbe-sondere die Serratuslähmungen unter den spinalen Erscheinungen mit anführen, ohne die Möglichkeit zu bestreiten, daß auch radikuläre Erscheinungen oder peripherische Formen der Encephalitis Lähmungen an der Schultermuskulatur hervorrufen können, wie wir im nächsten Kapitel sehen werden.

Eine besonders eigenartige Mischung encephalitischer mit poliomyelitischen Erscheinungen, welch letztere wir hier nicht etwa als Komplikation mit HEINE-MEDIN, sondern als Teilsymptom einer Encephalitis ansehen, bot folgender Fall:

Fall 13. M. L., 15 jähriges Mädchen, früher im allgemeinen gesund, erkrankt im März 1925 mit Schmerzen in der linken Brust und Rücken nach *Erkältung.* Die Schmerzen, die schließlich alle Glieder betrafen, dauerten bei gleichzeitigem schubweisen Fieber *mehrere Wochen, dann erst* wurde der linke Arm gelähmt (hier sieht man wieder die Differenz der „encephalitischen" spinalen Lähmung gegenüber HEINE-MEDIN). Einige Zeit darauf, während das allgemeine Krankheitsgefühl gleich blieb, traten Kopfschmerzen auf mit ver-mehrten Schmerzen der linken Körperseite. Während der Kopfschmerzen, die im Juni 1925 am stärksten waren, bestand Fieber bis 40°, Delirien, *Doppelsehen,* Nasenbluten. Nach Abfallen des Fiebers *Schlafsucht.* Bereits im Juli 1925 begannen außerdem linker Arm und linkes Bein zu zittern. Seit Juli wurde allmählich das linke Bein gelähmt. Eine Zeitlang war sie vergeßlich.

Aufnahme in der Klinik am 21. XI. 1925. Allgemeinzustand o. B. Zeitweilige geringe subfebrile Schwankungen, Klopfempfindlichkeit des linken Scheitelbeins, Druckpunkte am Trigeminus. Leichte Photophobie, keine Pupillenstörung oder Augenmuskellähmung. Fundus o. B. Fibrilläre Zuckungen der Facialismuskulatur, die gründlich innerviert werden kann. Starker Zungentremor, leichter Fettglanz der Stirn, Schwitzen an der Oberlippe, auffallende Hypertrichosis der Backe und Oberlippe (angeblich nach Krankheit), leichte Speichelvermehrung. Innere Organe o. B. Totale Lähmung des linken Armes. Dabei ste-hen die Finger links in Beugekontraktur. Atrophien bestehen in der Armmuskulatur, doch sind dieselben nicht sehr stark. Deutlich sind die Atrophien besonders im Supraspinatus, Infraspinatus, Triceps, den Fingerstreckern, Interossei, Daumenbeugern, Kleinfingerballen. Bei monopolarer Reizung mit galvanischem Strom findet sich Durchschlag auf die Beugemuskeln bei Reizung der Interossei und Fingerstrecker. Faradisch findet sich eine außerordentlich starke Herabsetzung in den Interossei und dem Flexor pollicis brevis. Die Lumbricales scheinen nicht erregbar zu sein. Ausgesprochen ist die Herabsetzung im Supraspinatus, Infraspinatus, Triceps und Extensor d. communis. Nirgends Entartungsreaktion. Erbscher Punkt, Nervus medianus und ulnaris gut erregbar. Eigenreflexe auch links auslösbar. Doch fehlen die Gelenkreflexe. Beim Beklopfen des Triceps durchläuft eine langsame Welle den Muskel. Sensible Störungen bestehen nicht, doch ist der linke Arm etwas kälter als der rechte. Der rechte Arm zeigt einen ziemlich starken Tremor, der auch bei Bewegungen nicht aufhört und zu etwas Ataxie führt. Keine Hypertonie. Im linken Bein besteht eine schwer überwindbare Beugekontraktur, Atrophien sind hier im Bein nicht nachweisbar. Beide Beine sind paretisch. Das linke Bein wird nur um 20, das rechte um 30—40° gehoben. Auch die übrigen Bewegungen der Beine sind eingeschränkt. Die Füße hängen in Equinovarusstellung herab. Erst im Laufe der Beobachtung werden die Unterschenkelmuskeln *atrophisch* und *matsch*. Kniereflexe beiderseits lebhaft, links mehr als rechts mit gleichzeitiger Plantarflexion des Fußes, ebenso sind die Achillessehnenreflexe lebhaft. Der linke Zehenreflex fehlt, der rechte ist lebhaft. Es besteht kein Klonus, auch Verkürzungsreflexe sind in keiner Weise auslösbar. Elektrisch sind die meisten Beinmuskeln und -nerven faradisch und galvanisch erregbar, nur der Musculus tibialis ant. ist rechts bei monopolarer Anordnung nicht erregbar. Es erfolgt Durchschlag auf die Peronealmuskulatur. Der Gang, der anfangs noch möglich war, verschlechtert sich allmählich sehr, er ist nur noch mit Unterstützung möglich, watschelnd, nach hinten kippend, an Dystrophie erinnernd. Anfangs bestehen Druckpunkte und Zerrungserscheinungen im Ischiadicusgebiet links. Die anfängliche Beugestellung des linken Beines wird allmählich überwunden. Es besteht dann noch eher eine Hypotonie in den Fußgelenken, keine Störung des Beines im Hüftgelenk. Nur die Beugekontraktur im linken Arm bleibt.

Die Kranke wird am 13. V. 1926 in ungebessertem Zustande entlassen. Später soll nach Bericht das Zittern nachgelassen haben, die Lähmung der linken Seite gleich geblieben sein.

Die Pathogenese der Symptome bei dieser Kranken ist ziemlich kompliziert, da eine typische degenerative Muskelatrophie mit Reflexverlust und entsprechenden elektrischen Störungen die Lähmung des linken Armes nicht begleiten. Wir glauben doch mit Rücksicht auf die ausgesprochenen Atrophien, die sich allerdings ziemlich langsam entwickelten, und die quantitative elektrische Störung Vorderhornstörungen, eventuell gemischt mit radikulitischen Symptomen, annehmen zu können. Die Handkontraktur läßt sich aus dem Überwiegen der Extensorenlähmung über die Flexorenlähmung erklären, nachdem monatelang nichts getan worden war, um die Entwicklung der Kontraktur zu verhindern. Diese nucleoperipheren Störungen sind aber sicher zentralen Störungen aufgelagert, von denen es doch noch, wie es uns scheint, ohne genaue anatomische Kontrolle dahingestellt bleiben muß, wie weit sie extrapyramidaler und wie weit sie pyramidaler Natur sind. Jedenfalls haben wir niemals einen typischen Rigor, aber auch niemals beweiskräftige Pyramidenstörungen feststellen können; ebenso wenig zeigte der Gesichtsausdruck akinetische Symptome.

Seltener als die Vorderhornerkrankungen, die sehr an die Symptome der epidemischen Poliomyelitis erinnern können, scheinen quermyelitische Erscheinungen bei epidemischer Encephalitis zu sein, wenn ich von den anatomisch abtrennbaren Fällen SPIEGELS u. a. absehe. Vielleicht gehören zwei von LESCHKE mitgeteilte Fälle hierher (Nr. 10 und 12). Ferner sah SICARD bei einem sonst typischen Falle eine schlaffe Paraplegie der Beine mit Blasenstörungen. Auch RILEY beschreibt einen Fall mit schwerer Tetraplegie und sensiblen Störungen wahrscheinlich bei epidemischer Encephalitis (Autopsiebefund liegt nicht vor); ebenso bestehen keine diagnostischen Bedenken gegenüber der Mitteilung Bassoes über zwei ähnliche Fälle. Einen besonders interessanten Fall von transversaler Myelitis als Symptom epidemischer Encephalitis sah ich bei einem Kranken, bei dem das spätere Auftreten ausgesprochen myastatischer Erscheinungen die Encephalitisdiagnose sicherte. Bemerkenswert war in diesem Falle die auffallend schnelle Rückbildung der quermyelitischen Symptome, die in völliger Analogie steht zu der relativen Benignität der akuten Hirnstammsymptome, wie wir sie am besten unter den Augenmuskellähmungen sehen. Ein kurzer Auszug des Falles folgt.

Fall 14. J. W., Eisenbahnarbeiter, 1889 geboren. Antecedentien völlig o. B. Am 3. I. 1924 mit Erkältung und schwerem Katarrh erkrankt. Nach 2 Tagen Bettruhe 30 Stunden lang vollständige Retentio urinae. Dann trat totes Gefühl vom Gesäß bis in die Fußspitzen ein sowie Ameisenlaufen. Als er aufstehen wollte, merkte er, daß er nicht laufen konnte. Die Erscheinungen besserten sich, doch hatte er noch Harndrang und Obstipation.

Am 22. I. 1924 Aufnahme in der Klinik. Hirnnerven und obere Extremitäten o. B. *nur erscheint das Gesicht etwas fettig.* Ausgesprochen spastischer Gang. Herabsetzung der groben Kraft der Beine. Die Einzelbewegungen können nicht so gut wie vom Gesunden ausgeführt werden, Fuß-Zehenbewegungen finden nur synergisch statt. Ausgesprochene Spasmen bei passiven Bewegungen. Bei passiver Aufrichtung des Rückens kommt es namentlich rechts zu starker Knie-Hüftbeugung. Als Pyramidenzeichen lebhafte gesteigerte Eigenreflexe, vor allem Fehlen der Zehenreflexe, rechts assoziierte Beugereflexe in Brown-Sequardscher Anordnung. Fehlen der Bauchdecken- und Cremasterreflexe. Bauchmuskelparese. Erhöhter Bauchmuskelreflex. Beim Versuch, aktiv sich aufzurichten, tritt links isolierte Dorsalflexion des Beines auf. Erhebliche Hypalgesie und Hypästhesie, links bis D 11, rechts bis D 12. Thermhypästhesie noch stärker als Algesiestörung. Aussparung der genital-perianalen Zone. Keine Störungen der Kinästhesie. Im Liquor leichte Globulinvermehrung, sonst keine Anomalien.

Überaus rasche Rückbildung der neurologischen Symptome. Am 31. I. wird W. nach vollständiger Rückbildung der Lähmungserscheinungen und der sensiblen Störungen entlassen. Er stellte sich am 19. II. wieder vor, hat bis auf etwas Ziehen im Bein und lebhafte Reflexe keine organisch-neurologischen Störungen, auch keine Urogenitalstörungen. Rückenschmerzen blieben zurück. Diese verschlimmerten sich im April 1925. Es bestehen wieder leichte Schwächeerscheinungen in den Beinen, Fehlen der Zehenreflexe, Herabsetzung der Bauchdeckenreflexe. Die Füße sind kalt, objektive sensible Störungen fehlen. Im Mai 1926 findet sich doppelseitiger Rossolimo und Steigerung der Kniereflexe bei Parese der Beine und leicht spastischer Gang. Zum ersten Male erscheint W. etwas stumpf und still, hat auch etwas starres Gesicht. Später wird vom Patienten festgestellt, daß er seit 1924 bereits einen feuchten Mund (vermehrte Speichelsekretion hatte). Verschlimmerung im März 1926 nach einer leichten interkurrenten Erkältung, ohne encephalitische Symptome. Spinalsymptome finden sich bis auf geringe Resterscheinungen nicht, doch bestehen jetzt deutliche myastatische Symptome. Maskengesicht, Fettgesicht, erhöhte Posturalreflexe. Bei Knie-Hüftbeugung bleiben die Füße hoch stehen. Erst durch nachträgliches Befragen wird nunmehr festgestellt, daß W. bei der „Grippe" im Januar 1924 an Schlaflosigkeit gelitten hat.

Beobachtung auf der Encephalitikerstation August 1926. Typische leichte myastatische Encephalitis, Accomodationsstörung, die früher nicht bestanden hat, ausgesprochene Konvergenzinsuffizienz, leichte Rigidität, leichte Bradykinese, Zitterbereitschaft, Klagen über Kopf- und Rückenschmerzen. Liquor o. B.

Dieser Fall liegt nosologisch so klar, daß es keines weiteren Kommentars hier bedarf, daß man ihn als epidemische Encephalitis aufzufassen hat.

d) Neuritische Begleiterscheinungen. *Die sogenannte neuritische oder periphere Form der Encephalitis.*

Das Auftreten ausgesprochen neuritischer bzw. perineuritischer Symptome mit sensiblen Ausfallsymptomen, Lähmungen und degenerativen Atrophien haben wir in den ersten Epidemien der epidemischen Encephalitis relativ selten gesehen. Immerhin haben sich in der letzten Zeit die hierher gehörigen Fälle gemehrt, und von verschiedenen Autoren, von denen BÉRIEL, SCHARNKE und MOOG, ROCH, KAHLMETER und MARGULIS besonders genannt seien, ist die relative Häufigkeit dieser Erkrankungen betont worden. Von einigen Autoren wurde die Feststellung dieser Affektion auch wieder benutzt als Paradigma der polymorphen Symptomatologie und proteusartigen Natur der Encephalitis. Wenn man aber die mitgeteilten Fälle genau durchsieht, wird man doch kaum geneigt sein, sie wahllos alle der Gruppe der epidemischen Encephalitis einzureihen. Es besteht jetzt etwas die Tendenz der diagnostischen Überwertung der epidemischen Encephalitis, und wir halten diese Tendenz für fehlerhaft, obschon wir gewiß auch nicht den Beweis liefern können, daß diagnostisch unklare Fälle von Polyneuritis nicht der epidemischen Encephalitis angehören. Wir haben aber, solange wir das Virus der Encephalitis nicht kennen, die Pflicht, in unserer Diagnose reserviert zu sein und nur Krankheiten der epidemischen Encephalitis zuzurechnen, bei denen wir klinisch oder anatomisch die Beziehungen der Neuritis zur Encephalitis feststellen können. Schwere, mitunter sogar epidemisch oder gehäuft auftretende Polyneuritiden (EISENLOHR) hat es auch schon früher gegeben, in Zeiten, in denen die epidemische Encephalitis entweder gar nicht oder höchstens sporadisch auftrat. Weiterhin ist auch neuerdings von F. H. LEWY darauf hingewiesen worden, daß man bei schweren Polyneuritiden Streptokokken im strömenden Blut nachweisen kann, also offenbar ein anderes Virus als das Virus der epidemischen Encephalitis. Die von manchen Autoren, z. B. KAHLMETER betonte Hyperalbuminose im Liquor genügt unserer Ansicht nach nicht zur Anerkennung einer Krankheit, die man als Teilform der epidemischen Encephalitis aufzufassen hat.

So verfügen wir über die Beobachtung einer sehr schweren Polyneuritis mit schlaffen Lähmungen in den oberen und unteren Gliedmaßen, aber in den Beinen wie bei vielen Polyneuritiden viel schwerer als in den Armen, aus dem Jahre 1922. Sensible Störungen, Druckpunkte, elektrische Störungen waren neben den atrophisierenden Lähmungserscheinungen ausgesprochen. Diese Kranke zeigte bei normalem Liquordruck und einer Zellenzahl von zwei im Kubikmillimeter einen sehr hohen Nonne-Apelt und eine stark nach rechts verschobene Mastixausflockung. Erst nach einem Jahr war Heilung mit leichtem Defekt eingetreten. Niemals hatten aber sichere Encephalitissymptome bestanden, auch fehlte ganz das pseudoneurasthenische Nachstadium; dagegen litt die Kranke an häufigen Mandelentzündungen und Abscessen, und es ist in diesem Falle sehr wahrscheinlich, daß die Infektion von den Tonsillen ausgegangen ist. Wir fühlen uns in einem solchen Falle gar nicht berechtigt, eine Encephalitis zu diagnostizieren, da auch bei einer nicht encephalitischen Radikulitis die Liquorveränderungen, die in leichter Form ja bekanntlich schon bei Ischias auftreten können, uns verständlich erscheinen.

Nach diesen einschränkenden Vorbemerkungen wird man allerdings unzweifelhaft zugeben müssen, daß es Fälle von Polyneuritis gibt, die offenbar durch dasselbe Virus wie das der epidemischen Encephalitis hervorgerufen werden und nosologisch der gleichen Krankheit angehören. Am besten sind solche Fälle dann diagnostizierbar, wenn leichte Symptome der Encephalitis das Krankheitsbild begleiten und besonders dann — worauf bisher noch wenig geachtet ist —, wenn der Krankheitsverlauf die charakteristischen Eigentümlichkeiten der Encephalitis zeigt, d. h. der Heilung der neurologischen Herderscheinungen nicht eine Heilung des Allgemeinzustandes folgt, sondern ein Übergang in ein pseudoneurasthenisches Stadium oder gar später die Entwicklung einer chronisch-myastatischen Encephalitis. Selbstverständlich wird man auch die Berechtigung haben, einzelne Fälle von Polyneuritis der epidemischen Encephalitis anzuschließen, die sonst zwar keine charakteristischen Encephalitissymptome zeigten, aber in deutlichem epidemiologischem Zusammenhang mit anderen Fällen beobachtet wurden, die unzweifelhaft encephalitischer Natur waren.

Derartige Fälle sind nun bereits in früheren Stadien der Encephalitis beobachtet worden, denn die bereits im Jahre 1917 mitgeteilten Fälle von GORDON und HOLMES über eine akute fieberhafte Polyneuritis, die in den Schützengräben auftrat, dürfte darum wohl der Encephalitis beigerechnet werden können, weil nicht selten Doppelbilder und andere zentrale Symptome die Polyneuritis begleiteten. Leider wissen wir nichts über den späteren Ausgang dieser Fälle.

Man hat sich bemüht, eine einigermaßen charakteristische Symptomatologie der encephalitischen Neuritis aufzustellen, doch scheinen diese Bemühungen nicht ganz gelöst zu sein, wenigstens kommen doch recht ungleichartige Erkrankungen vor. Französische Autoren, namentlich BÉRIEL und DEVIC, sowie auch KAHLMETER betonen, daß hochgradige schlaffe Lähmungen mit Reflexverlust, aber ohne Atrophien und ohne schwere elektrische Störungen auftreten. Die Sensibilität ist mit betroffen, aber meist nur in Form von Parästhesien und geringen taktischen Ausfallserscheinungen, nicht in Form schwerer Anästhesien. Auch die Sphincteren können mit betroffen sein. Spontane Schmerzen bestehen meist nur anfangs. Es kommen starke Druckpunkte und Zerrungsschmerzen vor. In Fällen, die französische Autoren mitteilen, sind besonders die unteren Gliedmaßen betroffen, in den Fällen von SCHARNKE und MOOG die Schultergürtel und die Arme. ROCH und BICKEL betonen, daß eine Tendenz der Erkrankung besteht, besonders die Muskeln des Stammes und der Gliedmaßenwurzeln zu ergreifen wie bei Myopathien. Obwohl solche Fälle von großer Wichtigkeit sind, wie ein eigener unten mitgeteilter Fall zeigen wird, gehören doch keineswegs alle Fälle encephalitischer Neuritis in diese Kategorie. Trophische Störungen, wie übermäßige Schweißabsonderungen, Akrocyanose, Glanzhaut usw. sind nach ROCH und BICKEL äußerst selten. Für die Beziehungen zwischen Encephalitis und Neuritis scheinen, was auch ROCH und BICKEL betonen, einzelne Fälle von Wichtigkeit zu sein, wie der von VINCENT, wo zwischen einem Falle von Encephalitis und einem von Neuritis anscheinend Kontagiosität besteht. In Fällen von MARGULIS überwogen wieder die Atrophien über die Lähmungserscheinungen. Während in den bisher genannten Fällen schwere motorische Lähmungserscheinungen überwiegen, gibt es auch wieder Fälle, in denen namentlich die Schmerzen und Parästhesien im Vordergrunde stehen (LILIENSTEIN). In diesen Fällen treten häufig fibrilläre Muskelzuckungen, „Muskelsteifigkeit" und Muskelunruhe auf. Die motorischen Ausfallserscheinungen sind meist nur Paresen, keine groben Lähmungen. Die sensiblen Ausfälle entsprechen dem spinalen Segment, es wird häufig eine Schmerzhaftigkeit der Knochen und Gelenke beobachtet, in einzelnen Fällen zeigen sich herpesähnliche Bläschen. Wieweit diese Fälle der Encephalitis zugehören, wird abzuwarten sein. Vorläufig müssen wir jedenfalls auf dem Punkte beharren, daß eine schwere toxische Grippe auch zu ausgedehnten Neuralgien und auch Neuritiden führen kann, ohne daß Beziehungen zu der umschriebenen Krankheit der epidemischen Encephalitis bestehen,

Prüfe ich nun das Material der hiesigen Klinik an neuritischen bzw. polyneuritischen Erkrankungen, so muß ich feststellen, daß wir in den letzten Jahren eine erhebliche Menge schwerer offenbar infektiös-toxischer Polyneuritiden beobachtet haben, bei denen die Ätiologie unklar war, und auch gewöhnliche Blutkulturen kein einwandfreies Ergebnis lieferten. Immerhin haben wir keine Fälle festgestellt, in denen eine direkte *epidemiologisch*-topische Beziehung zwischen den Erkrankungen an Polyneuritis und encephalitischen Erkrankungen bestand; andererseits sind auch die Fälle von Polyneuritis mit *klinischen* Beziehungen zur Encephalitis *relativ* selten. Häufig kommt es natürlich vor, daß sonst typische Fälle von Encephalitis einige neuritische Begleiterscheinungen haben. Damit soll die diagnostische Wichtigkeit dieser sogenannten tiefen Form (BÉRIEL) oder peripheren Form der epidemischen Encephalitis keineswegs geleugnet werden. Ein typisches Beispiel eigener Beobachtung, das die Hartnäckigkeit dieser zunächst leicht erscheinenden Krankheit zeigt, sei hier wiedergegeben.

Fall 15. H. F., 13 jährige Schülerin. Belanglose Anamnese. Immer gesund gewesen. Keine Häufung von Encephalitiserkrankungen in der Umgebung. Erkrankt im Januar 1924 ohne Erkältungssymptome mit „furchtbarer Schwäche in den Gliedern". Gleichzeitig hat sie Schmerzen im Rücken und Kopf. Die Augen tun weh. *Starke Photophobie.* 8 Tage lang leichtes *Doppelsehen* kleinerer Gegenstände. Sie kann nicht gut lesen, dämmert immer vor sich hin, friert leicht. Eingeliefert in die Klinik am 22. II. 1924. Klinischer Befund ergibt keine Schlafsucht, keine Doppelbilder mehr, keine Störungen des Allgemeinbefindens. Geringe subfebrile Temperaturen bis 37,4 axillar. Etwas Nackensteifigkeit und Schmerzempfindlichkeit des Nackens sowie Trigeminusempfindlichkeit. Konjunktivitis und Lichtscheu noch vorhanden. Hirnnerven o. B., *ausgesprochene Parese der oberen und unteren Gliedmaßen mit Hypotonie, Verlangsamung der Bewegungen,* Reflexe an den oberen Gliedmaßen und auch Knie-, Achilles- und Zehenreflexe sind regelrecht. *Starke Druckempfindlichkeit aller Nervenstämme mit ausgesprochenen positiven Zerrungsphänomenen.* Diffuse Druckpunkte neben der Wirbelsäule. Starkes Schwitzen an den Beinen. Keine sensiblen Ausfallserscheinungen. Die meningitischen Begleiterscheinungen schwinden. Liquorbefund ist nicht einwandfrei, da etwas Blutbeimengung. Auch nach dem Schwinden der meningitischen Begleiterscheinungen bleibt die hochgradige Schwäche von Armen und Beinen erhalten, ohne daß es zu ausgesprochenen Atrophien oder Störungen der elektrischen Erregbarkeit kommt. Erst nach etwa 14 Tagen vermag Patient zu gehen. Die Druckpunkte sämtlicher peripherer Nervenstämme halten monatelang an. Die lähmungsartigen Schwächeerscheinungen sind nach einigen Wochen beseitigt. Im weiteren Verlauf der Krankheit zeigt sich nun, daß bei der Patientin, die bis über 3 Jahre nach Beendigung des akuten Stadiums weiter verfolgt wird, ein ausgesprochen pseudoneurasthenisches Stadium zurückbleibt. Die vorher sehr kräftige und frische Patientin bekommt beim Lernen sofort Kopfschmerzen, Rückenschmerzen, kann in der Nacht nicht ordentlich schlafen, obwohl sie dauernd müde ist. Es besteht bleibende Konvergenzparese mit Doppelsehen bei Nahfixation, später kommt es gelegentlich immer wieder zum Auftreten von Schmerzen mit leichten Druckpunkten in den Nerven. Schließlich macht sich auch eine gewisse Wesensanomalie geltend. Das Mädchen ist auffallend euphorisch, altklug, neugierig, spricht und lacht viel, zeigt eine gewisse Naseweisheit und Ungeniertheit in seinem ganzen Wesen. Keine Neigung zu Asozialitäten.

In diesem Falle äußerte sich die peripherische Erkrankung in lähmungsartigen Schwächeerscheinungen der Gliedmaßen mit starken Schmerzen, Druckpunkten ohne Reflexstörungen und Atrophien. Wir vermuten, daß hier eine entzündliche Infiltration der Wurzeln dem Krankheitsbilde zugrunde lag. Bemerkenswert ist die geringe Beteiligung charakteristischer Hirnsymptome einerseits, andererseits das charakteristische langdauernde pseudoneurasthenische Stadium, welches über die Art der Erkrankung keinen Zweifel läßt.

Besonders eigenartig können dann symptomatisch die von Roch und Bickel bezeichneten Fälle werden, in denen die Stammuskulatur und die proximale Extremitätenmuskulatur besonders befallen ist. Wegen ihrer Bedeutung sei noch ein Fall, der hierher gehört, kurz wiedergegeben.

Fall 16. K. W., — untersucht im Dezember 1926 — ein 28 jähriger Waldarbeiter, stammt aus einer völlig nervengesunden Familie. Insbesondere sind Myopathien nie vorgekommen. Er selbst war gesund. Erkrankte Ende Oktober 1918 in Kassel an einer Grippe, die sich in Schlaflosigkeit, heftigen Kopfschmerzen, Mattigkeit, Doppelbildern, Fieber und später einer 14 tägigen Schlafsucht äußerte. Im Anschluß daran fühlte er sich immer matt, hatte auch häufig Fieber. Erst im Juli 1926 wurden die Beine bei schwerer Arbeit schwerer und schwächer. Außerdem trat in den Beinen ein „heimlicher Schmerz" auf, der ihn veranlaßte, die Beine nicht ruhig zu halten. Der Schmerz war sehr unangenehm. Im ganzen Körper hatte er ein Kribbeln, als wenn er Ungeziefer hätte. Schon in den Jahren vorher hatte er öfters in den Füßen ein Gefühl als wenn das Bein eingeschlafen sei. Gemeinsam mit den Schmerzen im Bein traten auch im Arm Schmerzen ein. Der etwas gemütsweiche, aber sonst völlig unhysterische Kranke, der sonst keine Krankheiten gehabt hat, zeigt keine Hirnnervenstörung, keine Störung der inneren Organe. Die Muskulatur der oberen Gliedmaßen ist gut entwickelt, zeigt keine pathologischen Reflexe oder Schwächeerscheinungen. Es besteht ein ausgesprochener Watschelgang. Aufrichten aus Rückenlage mit verschränkten Armen ist nicht möglich. Vielmehr erfolgt das Aufrichten ähnlich wie bei einem Myopathen. Das rechte Bein wird aus der Rückenlage nur mühsam, mit besonderer Kraftanstrengung, langsam um 50° gehoben, wobei der Kranke sich stützt, ähnlich ist es mit dem linken Bein. Bei Knie-Hüftbeugung treten Schmerzen auf in der Ischiadicusgegend. Besser sind Fuß- und Zehenbewegungen. Es bestehen keine abnormen Spannungen in den Beinen. Knie- und Achillesreflexe sind vorhanden, ebenfalls die Zehenreflexe. Die Muskulatur der Beine ist nicht atrophisch, die Muskulatur der Unterschenkel sogar stark entwickelt. Dagegen ist die faradische Erregbarkeit im Gastroknemius herabgesetzt, ebenso die Erregbarkeit des Musculus quadriceps (50 mm des Stangenauszugs am Pantostaten). Mitunter bekommt man am Glutaeus maximus bei faradischer und auch galvanischer Erregung eine tonische Nachkontraktion, die mehrere Sekunden dauert. Es bestehen Druckpunkte am Femoralis und auch Ischiadicus.

Es ist gewiß nicht leicht, einen solchen eigentümlichen Spätzustand der Encephalitis mit einer Gangstörung, wie wir sie bei Dystrophia musculorum finden, richtig zu beurteilen, zumal dann, wenn ausgesprochene Muskelatrophien fehlen. Eigenartig sind besonders die myotonieartigen Nachkontraktionen, die nur im musculus glutaeus vorhanden sind, mitunter auch fehlen. Mit Rücksicht auf die ausgesprochenen Nervendruckpunkte dürfte auch hier vielleicht die Annahme einer radikulitischen Späterkrankung am wahrscheinlichsten sein. Die Möglichkeit einer derartigen Genese wird dadurch nahegelegt, daß wir auch sonst bereits Fälle gesehen haben, die klinisch durchaus den Eindruck einer Dystrophia musculorum progressiva machten, dieser Erkrankung sogar durch das Auftreten proximaler Atrophien noch vielmehr ähnelten und trotzdem bestimmt peripher neuritisch bedingt waren. Einen derartigen Fall sahen wir bei einem 7 jährigen Knaben mit postdiphtherischer Neuritis, der vollkommen der Erbschen Dystrophia symptomatisch zu gleichen schien, aber nach einigen Monaten wieder völlig genas.

Goudsmid und Rümke suchen neuerdings wahrscheinlich zu machen, daß das Swift-Feersche Syndrom der Akrodynie encephalitischer Natur sein kann. Dieses Syndrom, daß bei jungen Kindern auftritt, äußert sich in Ernährungsstörungen, Abmagerung, Speichelfluß, ferner in Hautveränderungen und zwar verschiedenartigen Exanthemen, vor allem an den Fingern und Zehen, deren Oberhaut stark maceriert wird. Hierzu kommen dann auch noch cyanotische Erscheinungen der Extremitätenenden, Gedunsenheit des Gesichts, Miliaria und starke Schweiße, endlich Veränderungen seitens des Nervensystems, und zwar neben verschiedenen Allgemeinsymptomen auch unzweifelhaft neuritische Erscheinungen und Augenmuskellähmungen, wie bei dem Falle der holländischen Autoren. Fieber fehlt im allgemeinen; nicht selten ist der Beginn mit Gastrointestinalerscheinungen, so daß eine enterogene Toxicose angenommen werden kann. Die bisherigen anatomischen Befunde sprechen durchaus nicht für epidemische Encephalitis, allerdings betonen Goudsmid und Rümke, daß das akrodynische Syndrom verschiedene Genese haben könnte. Es ist, wie ich wiederholt betonen muß, eine unberechtigte Tendenz alle unklaren Krankheitsbilder in den Topf der epidemischen Encephalitis zu werfen; die Möglichkeit ist zuzugeben, daß durch die Noxe der Akrodynie andersartige Encephalitiden und Neuritiden hervorgerufen werden.

e) Störungen der Reflexe. Wegen ihrer Häufigkeit haben wir auch die Störungen der Reflexe unter den häufigen Begleitsymptomen zu erwähnen, aber großenteils in rein registratorischer Weise, da ihnen im allgemeinen keine nosologische Bedeutung zukommt.

Bei dem häufigsten Befund, dem Banalsymptom der lebhaften Reflexe, der „Reflexsteigerung", liegt oft genug vielleicht gar keine Herdläsion, wenn auch nur eine leichte ödematöse Durchtränkung der supranucleären Bahnen in der Umgebung mesencephaler und rhombencephaler oder spinaler entzündlicher Herde vor, sondern das Symptom bildet nur den Ausdruck einer diffustoxischen Übererregbarkeit. Und dort, wo wir Halbseitendifferenzen finden, wo unerschöpflicher Klonus auf etwas tiefergehende Läsion der Pyramidenbahnen hinweist, handelt es sich um meist sehr rasch transitorische Zustände, mit denen allein wir topisch und nosologisch nicht viel anfangen können [1]. Im eigenen Bestand beobachteten wir etwa in 20% Eigenreflexe erheblicher Lebhaftigkeit im akuten Stadium. Fehlen der Bauchdeckenreflexe ist bei der epidemischen Encephalitis schon beobachtet worden (Boström); die Seltenheit dieses Symptoms kann dort, wo eine Steigerung der Sehnenreflexe vorliegt, „vielleicht" dazu helfen, in Fällen, in denen Verdacht auf multiple Sklerose mitbesteht, die Diagnose zu erleichtern.

Etwas größere Beachtung verdient das Auftreten der Reflexe, die als neue pathologische dem gesunden Erwachsenen fremde Spinalreflexe nur dann auftreten, wenn die Pyramidenleitung durchbrochen ist, da das Auftreten dieser pathologischen Reflexe bei Encephalitis epidemica ein beträchtlich häufigeres ist als die gröberen Läsionen der Pyramidenbahn, die mit Lähmungen verbunden sind. Praktische Bedeutung kommt vor allem dem Babinskischen Reflex als feinstem Zeichen des spinalen Fluchtreflexes zu. Dieser Reflex wird auch tatsächlich von Autoren, die niemals Pyramidenläsionen gröberer Natur unter

---

[1] Die Besprechung supranucleärer Lähmungen erfolgt an anderer Stelle.

ihren Fällen sahen, mehrfach beobachtet, aber seine Häufigkeit wechselt in den Teilepidemien außerordentlich, ohne daß die Art der generellen Initialsyndrome eine große Rolle dabei spielt. MORITZ, DREYFUS und ADLER sahen ihn z. B. häufig, STRÜMPELL, MINGAZZINI, SCHUPFER, SABATINI selten oder nie. Im ganzen ist seine Häufigkeit höchstens auf 8—10% zu schätzen. Meist stellt das Symptom eine sehr rasch vorübergehende Erscheinung in akuten Stadien dar und ist deshalb wohl öfters übersehen worden, doch kann es auch große Hartnäckigkeit in Fällen, in denen weitere Pyramidenerscheinungen fehlen, zeigen und ins Residuärstadium übergehen. So fand HESS unter den Folgeerscheinungen der Krankheit zweimal eine fast schmerzhafte Babinskistellung der Zehen und dreimal als eigenartige Synergie Babinski bei Faustschluß. Über das Auftreten des Reflexes bei chronischer Encephalitis wird später zu reden sein. Auch an den oberen Extremitäten sah ich zweimal pathologische Pyramidenreflexe in Form des invertierten Radiusperiostreflexes (kräftige *isolierte* Fingerflexion bei leichtem Beklopfen des Proc. styloideus), beidemal einseitig, einmal als transitorisches Symptom in akuten Stadien bei einer Kranken mit leichten choreatischen Zuckungen in diesem Arm, das andere Mal mitunter deutlich bei gleichzeitiger Steigerung des Radiusperiostreflexes bei einer Kranken mit chronisch spastisch athetotischen Erscheinungen in diesem Arm.

Abschwächung oder Fehlen einzelner oder aller Sehnenreflexe finden wir ebenfalls in den akuten Stadien der Encephalitis nicht selten bei den verschiedenartigsten Zuständen, bei Choreaencephalitis in Begleitung von Hypotonie, bei radikulitisch-neuralgischen, poliomyelitischen oder bei transversalmyelitischen Syndromen, aber auch bei rein hypersomnisch-ophthalmoplegischen Zuständen. In letzteren Zuständen konnte bisweilen Liquordrucksteigerung festgestellt werden (STEWARD). Es bilden also auch offenbar hier die verschiedenartigsten pathologischen Veränderungen, wie Wurzelinfiltration, diffuse Druckläsion der hinteren Wurzeln, intraspinale Läsionen usw. die Grundlage der Reflexstörung. NAEF und ECONOMO haben bekanntlich auf Grund der wiederholten Kombination derartiger Störungen mit Pupillenstörungen eine besondere tabische Form der Encephalitis abgegrenzt. Im Rahmen der Gesamtepidemie ist aber ein mehr oder weniger ausgeprägtes tabisches Syndrom zu selten, als daß die Aufstellung einer besonderen tabischen Form nosologischen Wert hätte, wenn auch die Kenntnis eines solchen Syndroms natürlich klinisch-diagnostische Wichtigkeit hat. Pathologisch handelt es sich natürlich um grundsätzlich andere Veränderungen als bei der Tabes. Auch die Hyporeflexie und Areflexie scheint ein oft sehr rasch zurückgehendes Symptom zu sein. Es ist mir nicht bekannt, daß ein pseudotabisches Bild als Spätstadium epidemischer Encephalitis diagnostische Schwierigkeiten gemacht hätte.

7. Seltene Begleitsymptome des akuten Stadiums.

Die Symptome, welche wir jetzt beschreiben, dienen zur Komplettierung des neurologischen Krankheitsbildes bei akuter Encephalitis und haben vor allem wohl mit dazu geführt, von einem Polymorphismus bei dieser Erkrankung zu sprechen. Es handelt sich aber hier um so seltene Erscheinungen, daß man ihnen große *nosologische* Bedeutung nicht gut zusprechen kann. Zum Teil haben sie sogar nur Kuriositätswert, oder gehören, wie ECONOMO sich treffend ausgedrückt

hat, „in das Raritätenkabinett" der Encephalitis. Man kann umgekehrt die
Seltenheit einzelner dieser Symptome sogar betonen nicht nur aus diagnostischen,
sondern auch aus nosologischen Gründen, weil sich diese Symptome bei anderen
Gehirnkrankheiten relativ häufig finden.

a) Störungen der optischen Bahn. *Die Papilla optica* ist in der Mehrheit
der Fälle bei akuter Encephalitis ungestört, *ausgesprochene* Neuritis optica oder
Stauungspapille bei sicheren Fällen epidemischer Encephalitis haben wir z. B.
im eigenen Bestand unter akut beobachteten Eällen nie gesehen. Nur *gelegentlich*
wurde in ärztlichen Berichten über später eingelieferte Patienten angegeben,
daß im akuten Stadium transitorische Papillenveränderungen bestanden haben
sollen. Auch andere Forscher wie Nonne, Schupfer, Sabatini, Dimitz, Morax,
Bollak, Axenfeld haben an großem Material den Fundus oculi stets normal
gefunden. Dabei ist interessant, daß der Augenhintergrundbefund dem anatomischen Befund an der Sehbahn nicht parallel zu gehen braucht. So habe
ich bereits im Jahre 1919 bei einem im akuten Stadium gestorbenen Falle mit
starken klinischen meningitischen Erscheinungen ausgesprochen perivasculäre
Infiltrate im Chiasma gesehen und beschrieben, obwohl der von einem erfahrenen Facharzt (Professor Oloff) geprüfte Augenhintergrund normal befunden
war. Selbstverständlich ist die Negativität des Augenhintergrundbefundes nicht
pathognomonisch für die epidemische Encephalitis. Cords hat bereits in seinem
Sammelreferat 20 Fälle mit entzündlichen Veränderungen oder Stauungserscheinungen am Opticus festgestellt, die allerdings wohl nicht alle einwandfreie
Fälle epidemischer Encephalitis waren. Wimmer hat im ganzen sieben Fälle
in seinem ebenfalls beträchtlichen Material mit Augenhintergrundveränderungen
gesehen, doch gehören dazu auch Fälle von retrobulbärer Neuritis (siehe unten).
Stauungspapille (Fälle von Spiller, Holden, Pette) ist noch seltener als Papillitis. Thompson hat z. B. in 115 Fällen von Encephalitis nur einmal Stauungspapille, die wieder schwand, in 16 Fällen eine meist leichte Neuritis optica,
sechsmal Fälle von doppelseitiger retrobulbärer Neuritis gefunden. Stauungspapille
wurde schließlich auch von Puusepp in zwei Fällen mitgeteilt. Der Autor betont die Verwechslungsmöglichkeiten mit Tumor cerebri, die hierdurch bedingt
werden. Tirelli teilt die Augenhintergrundsveränderungen in vier Gruppen.
1. Hyperämie der Papille bis zu schwerer Papillitis und retrobulbärer Neuritis.
2. Kongestion der Venen, die sich in vielen Fällen findet. 3. Echte Stauungspapille.
4. Opticusatrophie nach Neuritis bzw. Papillenödem. Am beachtenswertesten
von den Feststellungen Tirellis scheint mir die zu sein, daß sich Stauungs-
und Entzündungserscheinungen auch nach Ablauf des akuten Stadiums mit
progressiver Tendenz finden lassen (siehe auch O. Förster-Klauber). Hierauf
wird sehr zu achten sein. Ich selbst habe, obwohl selbstverständlich auch alle
chronischen Fälle genau ophthalmoskopisch untersucht werden, bisher noch keine
entsprechenden Beobachtungen machen können. Ferner ist die Feststellung
Tirellis von Wichtigkeit, daß auch etwaige Stauungserscheinungen bei akuter
Encephalitis wahrscheinlich nichts mit dem Liquordruck zu tun haben, sondern
auf entzündlichen Veränderungen der Sehbahn mit direktem Druck auf die
Papille zusammenhängen müssen, da eine allgemeine Liquordrucksteigerung nicht
bestand. Derartige vergleichende Untersuchungen müßten fortgesetzt werden,
da es ja keinem Zweifel unterliegt, wie noch zu zeigen sein wird, daß in manchen

Fällen akuter Encephalitis doch eine mäßige Hirndrucksteigerung besteht. Allerdings ist eine sichere Parallele zwischen der Höhe des Liquordrucks und der Ausbildung von Stauungspapille gewiß nicht zu ziehen. Schließlich soll darauf hingewiesen werden, daß in der Literatur auch Fälle mit Stauungspapille enthalten sind, die wir ohne weiteres als Fälle seröser Meningitis bezeichnen würden. Hierzu gehört z. B. der von URBANTSCHITCH mitgeteilte Fall periodischer Stauungspapille nach Grippe. In diesem Fall waren sichere encephalitische Symptome gar nicht vorhanden, während dagegen ohne Bedenken angenommen werden kann, daß durch Grippe wie durch andere Infektionskrankheiten seröse Hirnhautentzündungen provoziert werden können. Bemerkenswert ist auch die Kritik von L. ROSENBERG an den Fällen mit encephalitischer Stauungspapille. Hiernach dürften mehrere Fälle mit Stauungspapille gar nicht der epidemischen Encephalitis zuzurechnen sein (siehe Kapitel Diagnose).

Retrobulbäre Neuritiden mit Ablassen der temporalen Papillenhälfte wurden von ECONOMO, WAARDENBURG, WIMMER und in zwei eigenen Fällen beobachtet. In beiden eigenen Fällen konnten chronische Vergiftungen und Lues ausgeschlossen werden, ebenso bestand kein Anhaltspunkt für multiple Sklerose. In dem einen Falle war den Augensymptomen eine schwere hypersomnisch-ophthalmoplegische Encephalitis vorausgegangen; im anderen Fälle wiesen die anamnestischen Notizen, die allerdings ziemlich unklar waren, auf Encephalitis hin; dazu bestand aber die charakteristische encephalitische Triebunruhe elementaren Charakters, die in uns bereits im Jahre 1921 den Verdacht auf Encephalitis wachrief. Wir werden heute die Diagnose mit größerer Bestimmtheit als im Jahre 1921 stellen können.

Opticusatrophien schwereren Grades sind im ganzen noch seltener als entzündliche Veränderungen an der Papille. Entsprechend den Befunden von DUVERGER und BARRÉ, LÖHLEIN, ECONOMO, TIRELLI, sahen wir in einem Falle eine schwere Opticusatrophie, die zur Erblindung führte; unglücklicherweise war bei dem Kranken das andere Auge von Jugend an blind. Die Diagnose war in diesem Falle eine eindeutige, nachdem im Krankheitsbeginn wegen etwas verwaschener Cerebellarerscheinungen die Erkennung der Krankheit einige Schwierigkeiten gemacht hatte. Später war die Diagnose dadurch einfacher, daß typische myastatische Starre und excitomotorische Symptome aufgetreten waren. Die Isoliertheit dieses Falles unter der großen Menge der Kranken ist wieder ein klassisches Beispiel dür die Seltenheit der schweren Opticusschädigungen bei epidemischer Encephalitis. Man wird so in jedem Falle, in dem man schwere Opticusveränderungen bei Erkrankungen sieht, die nicht ganz charakteristisch sind, der Diagnose „Epidemische Encephalitis" etwas reserviert gegenüberstehen müssen, auch wenn man Tumoren und multiple Sklerose ausschließen kann, und bedenken müssen, daß es auch andere selbst akut verlaufende entzündliche Gehirnerkrankungen gibt, bei denen Opticusveränderungen relativ häufiger als bei epidemischer Encephalitis sind. Ein sehr interessantes Beispiel dieser Art bildet der Fall von JUMENTIER und VIALLÉ, der plötzlich mit Stauungspapille, rindenepileptischen Anfällen und anderen Symptomen erkrankte, die gerade bei epidemischer Encephalitis ganz ungewöhnlich sind. Völlige Blindheit trat hinzu. Bei der Sektion fand sich ein großer entzündlicher Erweichungsherd und Entzündungen auch außerhalb der Erweichung. Es ist hier nicht der Ort, genauer auf die verschiedenen entzündlichen Erkrankungen einzugehen, die hier differentiell in Betracht kommen, jedenfalls handelt es sich um Erkrankungen, die mit der epidemischen Encephalitis nosologisch wahrscheinlich nichts zu tun haben.

Noch seltener als entzündliche und atrophische Veränderungen am Opticus sind wohl die Sehstörungen durch Läsionen zentraler optischer Bahnen, mit Ausnahme der *eigentümlichen, nicht ganz seltenen transitorischen doppelseitigen Amaurosen und Amblyopien ohne Spiegelbefund,* die auch wir gesehen haben, und noch häufiger von Kranken, die erst nach dem akuten Stadium zu uns kommen, angegeben wurden, die aber auch bei ganz anderen Krankheiten, z. B. tuberkulöser Meningitis vorkommen. Vielleicht liegt ein Ödem des Chiasma dem Symptom zugrunde; dann ist es aber immerhin merkwürdig, daß nicht Veränderungen der Papille gleichzeitig feststellbar sind. Ein anderes nicht selten gesehenes subjektives Symptom ist „eine Photophobie", die beim Fehlen von Mydriasis und entzündlichen Veränderungen der Conjunctiven usw. vielleicht auf einem Übererregbarkeitszustande der Papille beruht. Gelegentlich werden hemianopische, meist transitorische Erscheinungen (ARLT, BIELSCHOWSKY) beobachtet. Auch die homonymen Gesichtsfeldstörungen, die CORDS beschrieb, hatten einen transitorischen Charakter. BIELSCHOWSKY, der einige weitere Fälle aus der Literatur zusammengestellt hat, berichtet über einen Kranken, bei dem die Krankheitsdiagnose nach dem Verlauf wohl als gesichert angesehen werden kann; in diesem Falle war eine bleibende rechtseitige Hemianopsie mit Aussparung der Macula zu beobachten. Die besonders kritische Stellungnahme zur Krankheitsdiagnose in allen diesen Fällen ist darum wichtig, weil wahrscheinlich wiederum manchmal zu unrecht diagnostizierte Fälle von Hemianopsie herumlaufen. Dies scheint mir z. B. der Fall zu sein bei den früher von BUZZARD beschriebenen drei Fällen, in denen anatomisch Hämorrhagien, Thrombosen und ischämische Erweichungen verschiedenartiger Genese, aber nicht die typisch anatomischen Veränderungen der Encephalitis festgestellt wurden. Auch ein Fall von REINHART (ganz apoplektischer Beginn, dauernd erhebliche Liquordrucksteigerung) erscheint nicht einwandfrei. Daß gelegentlich homonyme Veränderungen von langer Dauer bzw. irreversibler Natur bestehen können, zeigen dann einige von WIMMER mitgeteilte Fälle (Fall 17 und 22). Manche Beobachtungen weisen darauf hin, daß die Hemianopsie durch eine Affektion der subthalamischen Region, eventuell also im Corpus geniculatum laterale zustande kommt (BYCHOWSKI). Kennzeichnend für die Seltenhei tder Affektion der intracerebralen Sehbahn ist wiederum die Tatsache, daß im eigenen Bestand unter 700 Fällen nur ein einziger mit Hemianopsie, bzw. *wesentlichen* Gesichtsfeldstörungen ist. Selbst in diesem Falle ist die Diagnose vielleicht nicht ganz einwandfrei, doch ist der Verdacht auf epidemische Encephalitis so erheblich, daß ich ihn kurz mitteilen möchte.

Fall 17. R. Ö., 46 jähriger Mann. Neuropathische Antecedentien. Außerdem alte Nervenschwerhörigkeit. Sonst gesund, keine luische Infektion. Keine echte Migräne. Kein Alkohol. 25. II. 1926 erkrankt mit dem Gefühl des Unwohlseins. Die ganze Familie war an Grippe krank. Fieber fraglich. Nachts soll er um sich geschlagen haben. Schlief unruhig. Er war so matt, daß er 4 Tage zu Bett liegen mußte. Er schwitzte manchmal plötzlich, hatte Husten und etwas Schnupfen. Lag 4 Tage im Halbschlaf dösend da, ohne fest zu schlafen. Am 5. Tage merkte er einen schwarzen Schatten vor dem linken Auge, ging deshalb gleich zur Augenklinik, wo eine homonyme Hemianopsie nach links mit hemianopischer Pupillenstarre festgestellt wurde. Augenhintergrundsbefund war normal.

Neurologischer Befund: Leichte Blickparese nach rechts, leidliche Konvergenz, linkseitige Hemianopsie mit entsprechender Pupillenstarre, sonst keine Pupillenstörungen, Kopfwackeln beim Blick nach rechts, Tachypnoe und Pulsbeschleunigung beim Aufrichten. Stark ataktischer Taumelgang, Intentionstremor beiderseits, latente Parese des linken Beines, Unfähigkeit, sich aus der Rückenlage ohne Unterstützung aufzurichten, keine Reflex- oder Tonusstörungen. Liquorzellen 11/3. Nonne ganz schwach. Mastix leichte Zacke, Andeutung von Flockenbildung im 3. Röhrchen. Blut- und Liquor-Wa negativ. Keine krankhaften Veränderungen an Herz, Lunge, Niere. Allgemeinzustand bessert sich schnell. Die cerebellaren Symptome gehen vollkommen wieder zurück, ebenso die Blickparese. Die Hemianopsie bleibt jedoch unverändert. September 1926 stellt sich R. wieder vor und klagt über viel Kopfschmerzen und Schlappheitsgefühl. Bis auf die Hemianopsie findet sich nichts Pathologisch-Organisches. Ob die allgemeinen Beschwerden als Symptom eines pseudoneurasthenischen Encephalitisstadiums zu deuten sind, muß in diesem Falle offen bleiben, da R. ein alter Neuropath ist.

b) Supranucleäre cerebrale pyramidale Lähmungserscheinungen. *Im Gegensatz zu dem relativ häufigen, wenn auch meist flüchtigen Auftreten einzelner Pyramidenerscheinungen bei akuter Encephalitis ist das Auftreten massiver pyramidaler Lähmungserscheinungen bei dieser Erkrankung außerordentlich selten.* Abgesehen von den bereits genannten myelitischen Erkrankungen habe ich z. B. in meinem eigenen Material nur zwei Fälle chronischer Encephalitis, in denen anscheinend bereits während des akuten Stadiums Lähmungserscheinungen pyramidalen Charakters aufgetreten waren, die zur Dauerstörung wurden. In einem dieser Fälle scheint eine leichte pontine Läsion der Pyramidenfasern eingetreten zu sein, da *leichte* Paraparese mit Pyramidenzeichen, gesteigerten Reflexen der o. E. und dysarthrische Sprachstörung ohne wesentliche extrapyramidal-dystonische Störungen neben einem Syndrom der Dystrophia adiposo-genitalis bestanden. In einen anderen Falle bestanden sehr parcelläre Py-Störungen auch ohne Myastase neben einem stark pseudoneurathenischen Verhalten. Die Fälle chronischer Encephalitis, bei denen den schweren extrapyramidalen Starreerscheinungen einzelne Pyramidensymptome aufgelagert waren, werden später beschrieben werden; hier kommt es nur auf die akut entstandenen Symptome an, die wir in Anologie zu den akuten Myastasen, den akuten Schlafsuchtszuständen usw. setzen können. Wir haben gewiss auch Fälle aufgenommen, in denen plötzliche hemiplegische Symptome mit grippeverdächtigen Symptomen zusammen den Verdacht auf Encephalitis erwecken; in fast allen *diesen Fällen hat es sich nachher herausgestellt, daß eine andere Erkrankung, meist multiple Sklerose, bestand.* Nur in einem Falle, den wir erst im chronischen Stadium sahen, war die Diagnose epidemischer Encephalitis erwiesen, da eine typische Myastase sich entwickelt hatte; hier war nach den anamnesischen Erhebungen ein apoplektiformer Beginn mit Facialis-Armparese und folgender Schlafsucht vorausgegangen; die Pyramidensymptome waren rasch völlig verschwunden, während die extrapyramidale chronische Erkrankung sich langsam entwickelte. Die eigenen Erfahrungen, die an einem großen Material gewonnen sind, stimmen mit dem Befund einiger anderer Autoren gut zusammen. So hat MINGAZZINI unter mehr als 100 Fällen niemals kapsuläre Hemiparese gesehen. CRUCHET hat zwar bei den ersten französischen Frontepidemien mehrfach Hemiplegien gesehen, unter 145 Fällen aus späteren Epidemien in Bordeaux und Südwestfrankreich fanden sich jedoch nur zwei Fälle mit der hemiplegischen Form. Unter 200 Fällen fremder Autoren, die ich früher einmal zusammengestellt habe, fand sich einmal eine alternierende Brachiofacialislähmung, dreimal Hemiparese, darunter zweimal ganz leichte Parese mit schneller Rückbildung. Es ist jedenfalls ungerechtfertigt, eine besondere Form der Encephalitis hemiplegica abzutrennen, obschon einige Autoren etwas häufiger Pyramidenzeichen gefunden haben. So erwähnt namentlich WIMMER unter seinen intermediären Formen drei Fälle, die im akuten Stadium oder kurz darauf eine Hemiplegie bekamen, welche dauerhaft wurde, während in anderen Fällen auch erst allmählich im chronischen Stadium eine Hemiplegie sich entwickelte. Dabei ist es aber nicht ganz klar, ob es sich nicht in Fall 14 um eine extrapyramidale Parese handelte. Eine wirklich ausgesprochene Dauerhemiplegie mit den typischen Erscheinungen des WERNICKE-MANIschen Prädilektionstyps scheint bei epidemischer Encephalitis ganz außerordentlich selten zu sein. Etwas häufiger im ganzen, wenn auch immer vereinzelt, sind offenbar Fälle von Läsion der Pyramidenbahn im Pedunculus, der Brücke, der Medulla oblongata. In diesem Zusammenhang haben auch einige Seltenheitsbefunde, wie die Feststellung alternirender Facialislähmung (BANDIERA, WIELAND, VINCENT und DARQUIER) eine gewisse Bedeutung.

Es ist zuzugeben, daß wir in den letzten acht Jahren *gelegentlich* auch Kapselhemiplegien gesehen haben, die wahrscheinlich auf einen encephalitischen Prozeß zurückgeführt werden mußten, und daß die sichere Abtrennung von der epidemischen Encephalitis in diesen Fällen nur durch den anatomischen Befund möglich wäre. Da man aber die Herdencephalitis mit Pyramidenlähmungen als Gelegenheitserkrankung bei septischen Erkrankungen schon seit vielen Jahrzehnten kennt und diese Erkrankungen sich nicht gehäuft haben, ist es berechtigt, sie von der Enc. epidemica provisorisch abzutrennen, solange man keinen anatomischen Befund besitzt, wenn nicht zwingende Gründe, wie Auflagerung auf ein sonst typisches Krankheitsbild und Verlauf, die Angliederung rechtfertigen. Wir veröffentlichen einen solchen Fall, der wahrscheinlich in die Gruppe der Gelegenheitsencephalitiden gehört:

Heinrich M., geboren 1899, erkrankte Ende 1917 als Soldat nach Angina an schwerer Pneumonie, der eine schwere (durch Lazarettpapiere verifizierte) Polyneuritis folgte. Kurz danach Scharlach. Noch nicht ganz wiederhergestellt kam er ins Feld, wo er an Rückenschmerzen (der Arzt sprach angeblich von Rückenmarksentzündung) erkrankt, kam zurück und erkrankte Januar 1919 an einer Grippe, die nach Angabe des Arztes nicht von Encephalitissymptomen begleitet war (Patient selbst „glaubt" doppelgesehen zu haben). Später traf ihn der Arzt öfters auf dem Felde ohne chronische encephalitische Erscheinungen, doch fühlte sich Patient matt. Mai 1920 plötzlich apoplektischer Insult mit rechtseitiger Hemiplegie und anfänglich Aphasie. Fieber dabei? In Klinik Juni 1923. Typische rechtseitige Hemiparese mit Wernicke-Manntyp, nichts von Myastase oder psychischen Anomalien oder Augenmuskelveränderungen, Liquor ganz negativ, Fundus, Nieren, Herz, Gefäße o. B. Keine Zeichen von m. S. Dagegen bleiben bestehen Leukocytose im Blut, gelegentliche Temperatursteigerungen und starke Urobilinurie. Keine Kopfschmerzen. Befund 1925 unverändert (nach Bericht aus Krankenhaus).

Wir nehmen in diesem Falle einen chronisch septischen Prozeß an, in dessen Verlauf eine plötzliche Herdencephalitis auftrat. Eine epidemische Encephalitis ist um so unwahrscheinlicher, als die dauernde Hemiplegie über ein Jahr nach der „Grippe" auftrat, deren encephalitischer Charakter durchaus fraglich ist; wenn aber überhaupt bei epidemischer Encephalitis apoplektiform Symptome irreparabler Hemiplegie in Erscheinung treten, kann das nur in einem „akuten" Stadium der Fall sein.

c) Corticale Reizerscheinungen. Auch diese sind bei epidemischer Encephalitis relativ selten, wenn wir von der Auffassung ausgehen, daß die früher beschriebenen myoklonischen, galvanoiden, myorhythmischen Zuckungen wie auch die tetanoiden Krämpfe nicht corticaler Genese sind. Wenn wir nur diejenigen Fälle, bei denen es sich um typische Jacksonzuckungen oder große epileptische Krämpfe handelt, als corticale Reizerscheinugen auffassen, werden wir Fälle mit derartigen Symptomen, die sicher der epidemischen Encephalitis angehören, nur bei wenigen Autoren erwähnt finden, und auch dann meist Einzelbeobachtungen (Dimitz, Cruchet, Cramer-Gilbert, Siemerling, Staeheilin, Wimmer). Letzterer Autor hat in zwei Fällen Jacksonanfälle gesehen, darunter einen Fall mit starkem Potus, in dem zweiten Falle (29) scheint mir die Diagnose nicht ganz einwandfrei, da es sich nur um eine intermittierende Epilepsie mit jacksonähnlichen Anfällen im Anschluß an eine schwere Influenza handelt, und beim Fehlen jedes anatomischen Befundes und den fehlenden Nachweis sicherer encephalitischer Symptome auch verschiedene andere diagnostische Möglichkeiten bestehen. Generalisierte epileptische Anfälle hat Wimmer in *neun* Fällen gesehen. Auch andere Autoren berichten über generalisierte Krampfanfälle bei epidemischer Encephalitis. Drei Fälle, über die Margulis berichtet (plötzlicher Krankheitsbeginn mit Status epilepticus) sind darum von Interesse, weil sie histologisch verifiziert werden konnten. In diesen Fällen finden sich auch Infiltrationen und Gliawucherungen in der Hirnrinde, während im allgemeinen, wie noch berichtet werden wird, die histologischen Veränderungen der Hirnrinde gering zu sein pflegen. In einem Fall, den Frank bei einem Säugling beschreibt, handelt es sich vielleicht um eine Keuchhusten-Encephalitis und nicht um eine epidemische Encephalitis. Weitere diagnostisch nicht ganz einwandfreie Fälle müssen hier übergangen werden. Wichtig ist jedenfalls die Tatsache, daß Erkrankungen, in denen corticale Reizerscheinungen auftreten, in bezug auf ihre Diagnose, selbst wenn es sich um Kinder handelt, besonders vorsichtig bewertet werden müssen. Darum wird man doch nicht die Möglichkeit bestreiten können, daß gelegentlich auch einmal eine Dauerepilepsie mit Neigung zu generalisierten oder jacksonartigen Anfällen das akute Stadium *überdauert*. Cruchet hat bereits über einen solchen Fall berichtet, Otfried Förster hat besonders darauf hingewiesen, daß die epidemische Encephalitis nach seinen Erfahrungen auch eine dauernde Epilepsie hervorrufen kann. Immerhin ist nach meinen Erfahrungen ein derartiger Vorgang außerordentlich selten; außerdem scheinen die Bedingungen für das Auftreten der Epilepsie bei der epidemischen Encephalitis im allgemeinen doch etwas andere zu sein als bei anderen Encephalitiden. So konnte ich bereits in der ersten Auflage meiner Monographie darauf hinweisen, daß unter den Göttinger eigenen Beobachtungen nur ein Fall mit generalisierten epileptischen Anfällen als Krankheitsintroduktion sich fand; diese Anfälle wiederholten sich später noch einmal, dann verschwanden sie. In Kiel sah ich einen Kranken, welcher vor der akuten Encephalitis niemals epileptische Erscheinungen geboten haben soll, dann während des akuten Encephalitisstadiums rindenepileptische Erscheinungen bekam, die sich später generalisierten und nach wenigen Monaten zu einem tödlichen Status epilepticus führten. Dieser Fall konnte von mir histologisch genau durchuntersucht werden; es war bemerkenswert, daß sich in der Rinde keinerlei Entzündungserscheinungen fanden, sondern nur

Zerfallserscheinungen an der nervösen Substanz, wie sie bei jeder genuinen Epilepsie im Status nach ALZHEIMER und anderen Autoren beobachtet werden. Unter 800 Fällen des Göttinger Materials, die ich jetzt überschaue, sind dann nur *drei* Fälle, bei denen *vor* der unzweifelhaften Encephalitis Epilepsie *nicht* bestanden haben soll, während sich später eine dauernde Epilepsie entwickelte. Im ersten Falle handelte es sich um einen außerordentlich schwer mit Epilepsie belasteten Gymnasiasten, bei dem sich epileptische Dämmerzustände nach einer ganz abortiven Encephalitis, die selbst keinerlei corticale Erscheinungen gemacht hatte, einstellten. Im zweiten Falle handelte es sich um einen Studenten, der zwar nicht aus epileptischer Familie stammen soll; doch leide der Vater an luischer Aortitis. Der Patient selbst, der negativen WaR hat, litt früher an Blutarmut und Bronchitis. Weihnachten 1921 hatte er eine fieberhafte Affektion mit Gliederschmerzen, achttägige Schlafsucht, Drehschwindel, Accommodationsstörung; Müdigkeit, Schlappheit, Schlaflosigkeit blieb zurück; $^3/_4$ Jahre später Leberschwellung und Icterus. Im Sommersemester 1922 traten die ersten Absenzen auf, die sich später in sehr bunter Variation wiederholten; gelegentlich große generalisierte Anfälle. Neurologischer Befund jetzt ganz negativ. Bei Überventilation wird ein tonischer Krampf der Bulbi nach links und auch der linkseitigen Extremitäten erzielt, ganz geringe klonische Bewegungen eingeschoben. Die Überventilation wird sehr schlecht vertragen. Im dritten Falle endlich handelt es sich um einen jungen Mann, der im Frühjahr 1920 eine charakteristische ophthalmoplegische Encephalitis durchmachte. Dieser Kranke kam im myastatischen Stadium zu uns. Hier trat beim Abklingen der akuten Erscheinungen ein schwerer generalisierter Krampfanfall ein, später wiederholten sich dann die Anfälle etwas häufiger, konnten jedoch niemals ärztlich beobachtet werden. Nach Bericht der Eltern kam es gelegentlich zu kurzen Dämmerzuständen. In diesem Falle könnte man vielleicht mit der Möglichkeit rechnen, daß ähnlich wie in den Fällen von MARGULIS eine entzündliche Rindenaffektion die Epilepsie produziert habe. In anderen Fällen, in denen die Prädisposition zum Teil eine außerordentlich schwere war, während die encephalitischen Symptome ganz leicht rudimentär waren, möchte ich eher annehmen, daß die Encephalitis nur in provokatorischem Sinne gewirkt hat; durch die Wirkung der Toxine, die während der akuten Encephalitis im Blute kreisen, wird die Reizschwelle im krampfdisponierten Hirn überschritten und die Auslösung des Leidens bewirkt. Vermutlich ist der Vorgang in einer Reihe anderer Fälle von Epilepsie nach epidemischer Encephalitis ein ähnlicher. Hierin unterscheidet sich die epidemische Encephalitis in ihrer Wirkung von den eigentlichen Herdencephalitiden des Großhirns, bei denen Entzündungsprozesse oder postencephalitische Narben den Reiz zur Auslösung des epileptischen Leidens geben. Neben den genannten drei Fällen haben wir dann allerdings noch eine ganze Reihe von Fällen (und zwar im ganzen sechs) beobachtet, in denen eine Epilepsie bereits bestand, bevor die epidemische Encephalitis zum Ausbruch kam. Im allgemeinen wurde die Epilepsie durch die Encephalitis nicht besonders ungünstig beeinflußt. Die Krampfanfälle blieben an Häufigkeit im allgemeinen unverändert. Nur einen Fall sahen wir — merkwürdigerweise auch wieder bei einem Studenten — wo das pseudoneurasthenische Stadium ein besonders qualvolles wurde, da sich hier die mannigfachen Mißempfindungen des Encephalitikers in diesem Stadium mit der nörgelnden Reizbarkeit des stark wesensveränderten Epileptikers in unangenehmster Weise verbanden. Hier waren auch vielleicht die Anfälle häufiger als vor der Encephalitis, ohne daß übrigens je jacksonartige Erscheinungen auftraten.

d) Sensible Ausfallssymptome. Bereits bei Besprechung der peripherischen Form der Encephalitis wurde auf einzelne Fälle mit sensiblen Ausfallserscheinungen hingewiesen. Diese Fälle sind aber entsprechend der relativen Seltenheit der peripherischen Encephalitisform von ganz geringer Bedeutung für die Nosologie der Krankheit. Noch viel seltener sind die sensiblen Störungen im Verlauf eines myelitischen Syndroms (siehe oben). Auch sonst aber sind sensible Ausfallserscheinungen im akuten Encephalitisstadium etwas überaus Seltenes. Schon unter den Hirnnerven sind die motorischen Kerne anscheinend häufiger als der sensible Trigeminuskern befallen, Symptome durch Läsion der sensiblen Bahnen der Extremitäten im Rückenmark und Gehirn sind offenbar noch viel seltener und treten vor allem hinter den extrapyramidalen motorischen Störungen, den Tonusstörungen usw. zurück. Eigene Erfahrungen decken sich völlig mit den Erfahrungen anderer Autoren, z. B. STRÜMPELL, SAINTON, SABATINI, HAPP und MASON. Nur wenige Autoren, z. B. WIMMER, KAHLMETER, NAEF berichten über positive Einzelbefunde. Über einen eigenen Fall dieser Art werde ich weiter unten bei Besprechung ungewöhnlicher Symptomverbindungen berichten. Gelegentlich kann man natürlich auch psychogene sensible Auflagerungen auf die organische Erkrankung feststellen; derartige psychogene Störungen konnten z. B. von ADLER und mir in je einem Falle suggestiv beseitigt werden. Fälle von SAINTON und WARTENBERG (Abschneiden der Hypalgesie mit dem Extremitätenabschnitt) gehören wohl auch in dieses Gebiet der psychogenen Auflagerungen.

Ein Einwand ist freilich gegenüber der Betonung der Seltenheit sensibler Ausfallserscheinungen in akuten Stadien selbstverständlich, der nämlich, daß die Prüfung der Sensibilitätsstörungen in den akuten Stadien bei benommenen schlafsüchtigen, apathischen oder deliranten Kranken zu erschwert ist, als daß feinere Störungen feststellbar wären. Dieser Einwand gilt aber nicht für die chronischen Stadien der Encephalitis, bei denen wir neuerdings die Erhaltung der Sensibilität auch mit feineren Untersuchungsmitteln feststellen konnten.

e) Gnostisch-praktische Störungen. Entsprechend der Lokalisation der Encephalitis sind gnostisch-praktische Störungen ganz exzeptionell, dann wenigstens, wenn wir nur Störungen ins Auge fassen, die als Herderscheinungen gedeutet werden können. Leichte wortmnestische Störungen und paraphasische Erscheinungen, die im Verlauf der symptomatischen Begleitpsychosen der Encephalitis auftreten und sämtlich reversibel sind, sind dabei zu übergehen. Seltenere aphasische Symptome meist flüchtiger Art sind von TUCKER, VALOBRA, ZECCONI gemeldet worden. Wenn gelegentlich einmal von einzelnen Autoren flüchtig über gewaltige Prozentzahlen von Aphasien im akuten Stadium berichtet wird, handelt es sich offenbar um eine Verwechslung mit irgendwelchen anderen Erscheinungen. Hier in der Klinik wurde erst ein Fall von Encephalitis mit ausgesprochen aphasischen Erscheinungen beobachtet. Dieser Fall ist von einigem Interesse darum, weil hier auch die Aphasie einem ganz charakteristischen Epidemicasyndrom aufgelagert war, so daß die Krankheitsdiagnose keinerlei Schwierigkeiten machte. Ich teile den Fall mit, weil er wieder zeigt, wie anders die Symptomatik selbst in solchen atypischen Fällen gegenüber der groben Herdencephalitis des Großhirns ist.

Fall 18. Auguste B., 50 Jahre alt, bisher stets gesund gewesen, keine Arteriosklerose, erkrankt am 21. V. 1923 plötzlich mit Übelkeit, Kopfweh, schwerfälliger Sprache. Aphasische Erscheinungen wurden damals noch nicht mit Sicherheit festgestellt. Alle Glieder waren kraftlos, ohne daß Lähmungen bestanden. Von dieser Zeit an schläft sie dauernd, wird aber zum Essen geweckt und nimmt dann auch Nahrung zu sich. 4 Tage nach der Affektion tritt etwas Besserung ein, sie deliriert nicht; Augenmuskellähmungen treten erst später auf. Ob Fieber bestanden hat, ist unklar. Im gleichen Hause hat im Juli eine 55 jährige Frau eine ähnliche Krankheit angeblich gehabt; sie soll 4 Tage lang geschlafen haben, dann gestorben sein.

Die Kranke wird am 28. IX. 1923 zur Klinik gebracht. Sie hat keine Störungen der inneren Organe, keine Blutdrucksteigerung, keine Urinveränderung. Der Liquordruck ist nicht erhöht. Im Liquor sind auch sonst bis auf eine ganz geringfügige Zellvermehrung (7/3) keine Anomalien feststellbar. Der Wassermann ist ausgewertet negativ. Die Temperatur erreicht in den ersten Tagen gelegentlich 37.8, obwohl an den inneren Organen, im Rachen und über den Lungen bis auf etwas Bronchitis nichts pathologisches entdeckt wird, auch keine Cystitis besteht. Die Kranke ist bei der Aufnahme in festem Schlafzustand, in schlaffer Rückenlage mit schnarchender, etwas beschleunigter Atmung. Sie erwacht auf Anruf, bleibt aber jetzt im Gegensatz zu den ersten Tagen in sehr benommenem Zustand, lallt einige unverständliche Worte, schläft darauf ein. Andeutung weicher Katalepsie, deutliche Hypotonie in den Beinen, weniger in den Armen deutlich. Es besteht geringe Ptosis, später werden auch deutliche Augenmuskellähmungen festgestellt. Meningitische Erscheinungen wie Nackensteifigkeit, bestehen in den ersten Tagen nicht. Nirgends bestehen ausgesprochene Lähmungserscheinungen, wohl aber eine hochgradige Ataxie und Schwäche beim Stehen, sie wankt alsbald nach hinten. Es ist auch an den Hirnnerven, abgesehen von den Bulbi, und den oberen Gliedmaßen keine Parese feststellbar. Die Reflexe sind sämtlich zunächst regelrecht, der Puls hat jedoch nur 50 Schläge. Ausgesprochene Druckempfindlichkeit der Nervenstämme; Sensibilität nicht zu prüfen, Fundus o. B. Die Kranke zeigt in diesen ersten Tagen noch keinerlei auffallende aphasische Erscheinungen; die tiefgehende Schlafsucht wird von völlig klaren Intervallen und delirant unruhigen Phasen mit Flockenlesen unterbrochen. Am 1. X. stellt man doppelseitigen Babinski und rechtsseitige Ptosis fest, nach wenigen Stunden ist alles wieder vorbei. Auch am 2. und 3. X. besteht noch keine Störung der Sprache im Sinne der Aphasie, wohl aber ganz gelegentlich bulbär-verwaschene Sprache und starke Perseverationsneigung. Während der Zustand anfangs nach Zuführung geringer Serumdosen und Trypaflavin unverändert bleibt, tritt Anfang November nach 2 Dosen von je 40 ccm Reconv. serum eine prompte und anhaltende Besserung des Allgemeinzustandes auf. Erst jetzt lassen sich ausgesprochene Störungen der Sprache feststellen. Die Schrift ist ein sinnloses Gekritzel. Es bestehen schwere paraphasische Entgleisungen, Störungen des Nachsprechens und ausgesprochene Störungen der Wort- und Satzsinnauffassung. Bei Nachuntersuchung am 22. V. 1924 erweist sich das Allgemeinbefinden als sehr gut, doch besteht noch eine Schwäche des rechten Armes, noch leichte Vermehrung des Schlafbedürfnisses. Sie spricht jetzt manche Sätze ohne alle Störungen. Zwischendurch kommen verbale Entgleisungen und leichte Erschwerungen der Wortfindung. Im ganzen hat sich die Sprache aber sehr gebessert. Somatisch findet sich noch eine Konvergenzparese und häufiges Lidzwinkern, sowie geringe ataktische Erscheinungen. Die Schwäche des rechten Armes ist durch eine akzidentelle Omarthritis bedingt. Der Zustand bessert sich später noch weiterhin, eine genaue persönliche Untersuchung war in der letzten Zeit nicht möglich.

f) Atypische Syndrome. Es sollen hier in diesem Abschnitt kurz einige seltene Symptomverkuppelungen oder isolierte Syndrome beschrieben werden, die zum Teil keinen weiteren Wert haben als den einer kasuistischen Komplettierung des Krankheitsbildes. So kommt es vor, daß ganz selten die sympathischen Kerne im Rückenmark betroffen werden und einen doppelseitigen Hornerschen Symptomkomplex hervorrufen (Cadwalader). Gelegentlich kann die Lokalisation in der Brücke zu eigentümlichen Symptomverbindungen führen. Am interessantesten sind hier vielleicht Fälle, welche zu transitorischen syringomyelieartigen Syndromen führen (KENNEDY, DAVIS und HYSLER). Im eigenen Material findet sich ein sehr merkwürdiger Fall mit allen Erscheinungen einer Syringobulbie, deren Entstehung den lebhaften Verdacht einer encephalitischen Genese hervorruft. Ich möchte den Fall deshalb kurz mitteilen.

Fall 18a. Marie B., geb. 1898. Mutter leidet an Paralysis agitans. 4 gesunde Geschwister. Patientin selbst leidet an angeborenen Klumpfüßen, lernte erst mit 5 Jahren laufen. Sonst war sie völlig gesund. Ende September 1924 *plötzlich akut erkrankt* mit Schwindel, heftigen Kopfschmerzen, Erbrechen, verschwommenem Sehen, Hitzegefühl, Temperatur wurde nicht gemessen. Der Arzt sprach von Magengrippe. Zugleich mit den Krankheitsbeschwerden trat *Schlucklähmung* ein. Die Getränke kamen ihr zur Nase heraus. Gleichzeitig wurde sie heiser. Sie hatte wiederholt Erbrechen. Sofort nach der Krankheit trat Kribbeln in der linken Seite auf. Im Beginn dieser Erkrankung hat sie angeblich Husten und Schnupfen gehabt. Sie kam am 30. III. 1925 zum ersten Male in klinische Behandlung. Außer dem doppelseitigen Klumpfuß, an dem verschiedene Operationen ausgeführt waren, fand sich an den Gliedmaßen nichts besonders Pathologisches. Pupillen, Fundus o. B., Augenbewegungen frei. Links fehlt der Konjunktivalreflex, sowie der Cornealreflex außer einer kleinen reizempfindlichen Stelle im nasalen unteren Quadrant. Blinzelreflex ist links erheblich schwächer als rechts. Auf der rechten vorderen Zungenhälfte bestehen geringe Störungen der Geschmacksempfindung. Facialis symmetrisch. Lähmung des linken Gaumensegels. Würgreflex. Geringe Parese der linken Zungenhälfte. Es besteht eine ausgesprochene Sensibilitätsstörung vorwiegend dissoziierter Natur für Schmerz und Kalt-Warmempfindung, zunächst auf der linken Seite und zwar namentlich im Bereich von C_1 und C_3, etwas auf C_4 übergehend. Irgendwelche Pyramidenzeichen sind nicht nachweisbar. Liquorbefund ohne wesentliche Veränderungen, war ausgewertet negativ.

In den Monaten darauf entwickelt sich auch eine dissoziierteEmpfindungsstörung geringen Grades in den 4 Cervicalsegmenten der rechten Seite. Der Vestibularis ist beiderseits erregbar, Acusticus ebenfalls ohne Störungen. Im Arm geht die sensible Störung schließlich weiter herab beiderseits bis C_6. Im Schultergürtel treten leichte Atrophien auf. Später tritt erhebliche Schlaflosigkeit hinzu, während das Schlucken sich wieder bessert. Echte Drehschwindelanfälle treten auf, dazu außerordentlich heftige Kopfschmerzen, denen nur eine geringe Druckempfindlichkeit im 2. Trigeminus links entspricht. Mitunter ist der Schädel etwas klopfempfindlich. Rekurrensparese nicht deutlich.

Nachuntersuchung im Juli 1926 ergibt etwas Verstärkung der hypalgetischen Zone um das linke Auge herum und Übergreifen der Sensibilitätsstörung von C_1 auf die äußerste Schale des Trigeminuswurzelgebietes von der Scheitelhöhe bis zum Kinn. Aktive Gaumensegelbewegungen bestehen nicht mehr, wohl aber ist der Würgreflex erhalten. Gegen die heftigen krisenartig sich verschlimmernden Kopfschmerzen hilft kein Mittel. Die Sensibilitätsstörung im Trigeminus wird wesentlich stärker. Am 20. IX. 1926 ist im Chordagebiet links keine Geschmacksempfindung mehr vorhanden. Trotz der starken Drehschwindelerscheinungen besteht nie Nystagmus. Die calorische Erregbarkeit links erscheint im Dezember 1926 herabgesetzt. Eine in der Chirurgischen Klinik vorgenommene Ventrikelpunktion führte zu keinem positiven Ergebnis.

Die symptomatische Übereinstimmung dieses Falles mit den Fällen der Syringobulbie, die ins obere Halsmark hinabsteigt, braucht hier nicht weiter begründet zu werden. Schwieriger ist die Identifizierung der Krankheit als einer encephalitischen. Ohne anatomischen Befund ist es natürlich gewagt und unbeweisbar, eine derartige Behauptung aufzustellen. Ich habe trotzdem geglaubt, diesen Fall hier mit anführen zu müssen, da das ganz akute, abrupte Einsetzen des Syringobulbie-Symptomkomplexes bei einer grippeartigen Erkrankung mit dem gewöhnlichen Verlauf der Syringobulbie oder anderen endogen gliotischen Bildungen absolut nicht übereinstimmt und so durchaus der Eindruck hervorgerufen wird, daß ein entzündlicher Herd den Symptomen zugrunde liegt. Im Gegensatz zu den Fällen von KENNEDY fällt hier der chronische Verlauf auf.

Bemerkenswert sind auch die außerordentlich starken Kopfschmerzen, die jedenfalls anders lokalisiert sind als die zentralen Schmerzen, denen wir auch sonst in Fällen von Syringomyelie begegnen, und die hier nicht durch eine psychogene Überlagerung erklärt werden können.

Selten entwickelt sich ein FRIEDREICHscher Symptomkomplex im Anschluß an die Encephalitis (A. WESTPHAL).

Auch hier kann ich einen einschlägigen Fall mitteilen, welcher diagnostisch erheblich klarer als der syringomyelieartige Fall liegt.

Fall 19. Luise G., Hausmädchen, geboren 2. V. 1905, stammt aus nervengesunder Familie, nur eine Schwester ist etwas nervös. Jedenfalls sind organisch-neurologische Erkrankungen in der Familie, soweit feststellbar, nicht vorhanden. Als Kind war sie bis auf Kinderkrankheiten gesund. Im Januar 1919, im Frühjahr 1920 und im März 1921 hatte sie Grippe. Während der letzten Grippe war sie viel müde, duselig und hatte Kopfschmerzen, sowie Bronchialkatarrh. Weitere akute cerebrale Erscheinungen sind nicht mit Sicherheit zu eruieren. Als sie dann nach der Grippe 1921 aufstehen wollte, konnte sie nicht ordentlich gehen, obwohl sie das vorher trefflich konnte. Sommer 1921 schlief sie immer erst nachts um 2 oder 3 Uhr ein, war dann morgens außerordentlich müde. Sie litt an Steifigkeit der Beine.

Sie wurde am 28. IV. 1922 zum ersten Male in der Klinik aufgenommen. Psychisch zeigte sie damals nichts Pathologisches. An den Hirnnerven bis auf angedeuteten Nystagmus nichts sicher Pathologisches. In den Armen bestand damals eine leichte Hypertonie; die Eigenreflexe sind dabei nicht auslösbar. Sensible Störungen fehlen. Es besteht ein taumeliger und etwas spastischer Gang. Ausgesprochenes Schwanken nach Fuß-Lidschluß. Finger-Nasenversuch unsicher, Füße etwas in Friedreichstellung. Knie- und Achillesreflexe fehlen. Dagegen besteht ausgesprochener Babinski und Oppenheim, links auch Rossolimo. Knie-Hackenversuch unsicher. Sensible Störungen sind in allen Qualitäten nicht vorhanden. Liquorbefund in jeder Beziehung normal. In den Beinen sind hypertonische Erscheinungen nicht vorhanden. Am 8. V. wird weiterhin beiderseits Nystagmus diagnostiziert. Eine Anämie ist bei genauer Untersuchung nicht vorhanden. Im Laufe der Zeit tritt etwas Besserung des Gehens ein, doch dürfte diese Besserung vielleicht im wesentlichen auf Übungen zurückzuführen sein.

1923 stellt sich die Kranke wieder vor. Sie zeigt jetzt entschieden ausgesprochene Rigidität, wenn auch geringen Grades, in den Armen. Der linke Arm pendelt mehr als der rechte, der in leichter Beugestellung gehalten wird. Die Sprache ist verwaschen und hoch. In den Beinen besteht starke Ataxie. Der Augenhintergrund ist völlig frei.

Am 8. VII. 1927 stellt sich die Kranke wieder vor. Nach Angabe der Mutter soll sie in der Zwischenzeit charakterologisch etwas verändert, manchmal sehr „frech" geworden sein. Sie zeigt in psychischer Beziehung typische Wesensanomalien, sie ist dreist, redet öfters dazwischen; sie ist altklug, etwas moriatisch. Ausgesprochen fixierte Mimik. Verquollene Sprache. Es besteht eine ausgesprochene Tendenz zu fixierten Haltungen, namentlich der rechte Arm bleibt deutlich öfters in kataleptischer Stellung. Die Störungen des Armpendelns sind wie früher. Vegetative Begleiterscheinungen (Talggesicht, Speichelfluß) nicht deutlich. Wie früher besteht eine leichte Hohlfußstellung mit Dorsalflexion der Zehen. Namentlich ausgesprochen ist aber links bei fehlenden Muskelatrophien das Fehlen der Eigenreflexe, insbesondere der Knie- und Achillesreflexe bei stark positiven Pyramidenerscheinungen. Auch zeigt der Gang wie früher ataktische Symptome. Der Zustand soll im Laufe der Zeit ohne Intermittenzen dauernd sich etwas verschlimmert haben. Die Verschlechterung ist allerdings keine ausgesprochene.

Man müßte in diesem Falle mit Rücksicht auf die Mischung eines spastisch-ataktischen Ganges in den Beinen mit Fehlen der Eigenreflexe, Pyramidenerscheinungen und leichten Veränderungen des Fußskeletts an eine FRIEDREICH-Erkrankung denken, doch spricht der plötzliche Beginn der Erkrankung ohne weiteres gegen diese Vermutung. Durch das Auftreten sehr typischer myastatischer Erscheinungen und sogenannter Charakterveränderungen ist die Diagnose jetzt wohl geklärt. Auch eine funiculäre Spinalerkrankung, bei der wir ja ähnlich dissoziierte Reflexstörungen beobachten können, kommt nach dem jetzigen Befund nicht in Betracht. Außerdem war Anämie auszuschließen. Längere Zeit hindurch wurde auch namentlich im Anfang, als die myastatischen Erscheinungen noch nicht so ausgesprochen waren, an multiple Sklerose gedacht, zumal wir gar nicht selten eine Verschlimmerung oder schubartiges Einsetzen der multiplen Sklerose nach Grippe bzw. grippeartigen Erkrankungen gesehen haben. Gelegentlich kommen ja bekanntlich auch bei multipler Sklerose friedreichartige Erkrankungen vor, und insbesondere dissoziierte Reflexstörungen an den unteren Gliedmaßen. Doch wird man jetzt auch diese Diagnose unbedingt fallen lassen müssen, nachdem die sehr ausgesprochenen myastatischen Erscheinungen an den oberen Gliedmaßen und der Gesichtsmuskulatur in Zusammenhang mit den charakteristischen Wesensanomalien sich entwickelt haben. Nachdem die Erkrankung der Patientin sich im unmittelbaren Anschluß an eine grippeartige Erkrankung mit starken Kopfschmerzen und verdöstem Verhalten entwickelt hat, und dem akuten Stadium eine lange Zeit dauerndes agrypnisches Stadium gefolgt ist, wird man hier an der Diagnose einer chronischen Encephalitis wohl keinen Zweifel haben. Es handelt sich hier um eine Mischung typisch chronisch extrapyramidaler Erscheinungen mit den Symptomen, die WESTPHAL als „Polyneuritis mit Pyramidenerscheinungen nach Grippe" bezeichnet hat. Allerdings haben wir keine Anhaltspunkte dafür, daß die Kranke während des akuten Stadiums neuritische Symptome gehabt hat, und es ist wohl wahrscheinlicher, daß auch die Areflexie auf leichten Wurzelveränderungen oder selbst intramedullären Störungen beruht. Genauere Hypothesen über die Topik der Veränderungen, die der Areflexie entsprechen, anzustellen, hat in diesen Fällen wohl mangels anatomischer Befunde keinen großen Wert. Bemerkenswert ist nur, daß die Pyramidensymptome in diesen Fällen offenbar auch spinaler Natur sind und nicht von einer cerebralen Beteiligung der inneren Kapsel abhängen. In den oberen Gliedmaßen findet man neben den Reflexstörungen nur extrapyramidale Symptome.

Sehr bemerkenswert sind dann die Fälle, bei denen eine Encephalitis und deren Folgeerscheinungen in offenbarer Verbindung mit den Symptomen einer funiculären Myelose bei perniziöser Anämie auftreten. Nachdem A. MEYER-Bonn einen derartigen Fall mitgeteilt hat, hatten auch wir Gelegenheit, hier eine entsprechende Erkrankung zu beobachten, deren Mitteilung hier kurz folgen soll.

Fall 20. Die Schwester H. S. erkrankte 1921 an Magenschmerzen, wurde wegen Magengeschwür operiert, später wurde eine Gallenblasenexstirpation vorgenommen. Oktober 1923 erkrankte sie mit Kopfschmerzen, Schwindel, Krankheitsgefühl, Schüttelfrost. Das Sensorium war benommen, anfangs soll leichte Stauungspapille bestanden haben. Dann trat etwas Nackensteifigkeit ein, sowie ein hartnäckiger Singultus, in der 3. Woche Fehlen der Kniereflexe und vor allem motorisch-sensible Lähmung beider Beine. Lumbalpunktion ausgeführt, doch liegt ein genauer Liquorbefund nicht vor. Kurz darauf trat eine akute halluzinatorische Psychose mit Verwirrtheit auf, nach deren Beseitigung ein akuter deliranter Zustand. Diese Psychose ging bald vorüber. Es bestanden außerdem ausgesprochene Sehstörungen infolge Accomodationsparese. Dezember 1923 wurde die Kranke einem anderen Krankenhause überwiesen, wo bereits eine Verminderung der Erythrocyten auf 2,6 Millionen festgestellt wurde. Mai 1924 Arbeitsaufnahme, Patientin litt nur an Schlaflosigkeit. Juli 1925 Behandlung in einem Badeort, wo nur hochgradige Blässe, aber keine sicheren Anzeichen für perniziöse Anaemie festgestellt wurden. Juli 1925 erneut erkrankt an heftigen Kopf-Nackenschmerzen, die schnell verschwanden. Rezidiv nach 3 Wochen mit 40,6 Fieber. Fortgesetzte Kopfschmerzen und Schlaflosigkeit. Hirnerscheinungen bestanden damals nicht, wohl aber Störungen der Sensibilität an beiden Beinen. Am 24. II. 1926 suchte die Kranke die Klinik auf mit Klagen über Schlaflosigkeit. Die grazil gebaute, magere Kranke zeigt auffallend blasse Lippen und Schleimhäute, etwas gelbliche Gesichtsfarbe. Die Hirnnerven sind jetzt ohne krankhaften Befund. Zunge etwas glänzend rot. Etwas akzidentelles Herzgeräusch. Hypaesthesie im ulnaren Bezirk beider Hände, Hypalgesie im linken Arm stärker als im rechten Arm. Fehlen des Radiusperiostreflexes beiderseits. Daumenballenmuskulatur etwas schlaff beiderseits, doch keine degenerativen Atrophien. Beiderseits fehlt der Tricepsreflex. Grundgelenkreflex links erheblich schwächer als rechts. Leichte Störungen der Kinaesthesie beiderseits. Schwäche beider Beine, abgeschwächte Knie- und Achillesreflexe, später erlöschen die Eigenreflexe an den Beinen völlig. Zehenreflex links negativ, rechts plantar. Atrophien und ausgesprochene Lähmungen an den Beinen fehlen, wohl aber bestehen strumpfförmige Störungen der Aesthesie für feine Berührungen am linken Unterschenkel sowie ausgesprochene Störungen der Algesie und Kinaesthesie, links. Romberg. Hypotonie in beiden Beinen. Im Magen fanden sich nach Bericht von Prof. SEYDERHELM massenhaft Kolibazillen. Urin: Urobilin und Indican stark +. Hämoglobingehalt 80%. Erythrocyten 4 Millionen. Leukocyten 10 100. Lymphopenie.

Nach einer Erholungskur fühlt sich Patientin besser, sieht aber immer noch gelblich aus. Objektiv ist keine wesentliche Veränderung eingetreten bis auf ein Wiederauftreten des rechten Kniereflexes und einen Rückgang der Anaesthesie im Bein.

Die Diagnose ist in diesem Falle nicht ganz einfach, da wir die Kranke im akuten Stadium selbst nicht beobachten konnten. Eine grippeartige Erkrankung mit meningitischen Erscheinungen (leichte Stauungspapille fachärztlich festgestellt) genügt an sich nicht zur Encephalitisdiagnose. Wir glauben aber, berechtigt zu sein, diese Diagnose zu stellen, erstens wegen des Singultusanfalles, der plötzlich während der grippeartigen Erkrankung auftrat, als die meningitischen Erscheinungen wieder im Rückgang begriffen waren, zweitens wegen der eigenartigen myelitischen Erkrankung, die in kurzer Zeit wieder verschwand, drittens wegen des postakuten deliranten Stadiums, das ebenso schnell wieder zurückging und nicht wohl als Grippedelirium aufgefaßt werden kann, und viertens endlich wegen der hartnäckigen jahrelangen Schlaflosigkeit, die bei der niemals neuropathischen Patientin doch am besten als pseudoneurasthenisches Symptom nach Encephalitis aufgefaßt werden kann. Diesen Erscheinungen nun folgt jetzt eine neue, schleichende Nervenkrankheit, die sich vorzüglich auszeichnet durch langsam fortschreitende, wenn auch remissionsfähige Abschwächung der Eigenreflexe, der Zehenreflexe, und sensible Störungen an Armen und Beinen, sowie geringe Cerebellarsymptome wie Abweichen beim Gehen, positiven Romberg und Drehbewegungen der Arme in passiv gegebenen gezwungenen Stellungen nach Abschluß der optischen Kontrolle. Diese Erkrankung als Folgeerscheinung oder Spätstadium der Encephalitis wäre durchaus ungewöhnlich. Sie findet aber ihre Erklärung durch die Feststellung einer perniziösen Anämie, die nicht nur aus dem noch nicht sehr beweiskräftigen Blutbefund, sondern nach dem Urteil eines besonderen Fachmannes der Anämie namentlich aus der Feststellung von massenhaften Kolibazillen im Magen diagnostiziert werden konnte. Es handelt sich danach höchst wahrscheinlich um eine funiculäre spinale Erkrankung, die der Encephalitis folgt.

MEYER hat bereits theoretische Erwägungen über die Beziehungen zwischen der Encephalitis und der funiculären Myelose angestellt. Es wird in diesen Fällen besonders schwierig sein, festzustellen, ob es sich um eine der Zufallsveränderungen oder um einen intimeren Kausalzusammenhang handelt, da auch die perniziöse Anaemie in der letzten Zeit an manchen Stellen gehäufter aufgetreten ist. In unserm Falle könnte höchstens wohl die Auslösung der Encephalitis irgendwie durch die Begleiterkrankung der Anaemie erleichtert worden sein, da sich anscheinend im Anschluß an akut durchgemachte Darm-Magenoperationen die Anämie bereits zu entwickeln begann, als die Encephalitis auftrat. Wir werden später noch Theorien kennen lernen, die uns scheinbar das Verständnis für derartige Kombinationen erleichtern könnten, empfehlen hier aber Vorsicht in der Beurteilung.

8. Narbenerscheinungen nach Ablauf des akuten Stadiums.

Die Überschrift des Abschnitts ist wie die einiger anderer Kapitel etwas cum grano salis zu verstehen. Auch in den bisherigen Abschnitten mußten immer und immer wieder Symptome berichtet werden, die aus dem akuten Stadium in ein offenbares Narbenstadium übergegangen waren, ohne daß sie in einem besonderen Abschnitt besprochen werden konnten, wenn man nicht künstlich den Zusammenhang zerreißen wollte. Umgekehrt werden auch später unter den sogenannten chronischen Symptomen Erscheinungen besprochen werden müssen, die zum Teil wenigstens als Narbensymptome gelten müssen, aber symptomatisch nicht von chronischen Prozeßerscheinungen getrennt werden müssen. Hierüber wird bei Besprechung der pathogenetischen Fragen zu reden sein. Schließlich endlich gibt es Krankheitssymptome, von denen wir heute offenbar noch gar nicht recht entscheiden können, ob es sich um Narben- oder um Prozeßerscheinungen handelt. Auf alle Fälle ist es selbstverständlich, daß in dieses Gebiet der Narbensymptome alle diejenigen Symptome von Pupillenstörungen, Augenmuskellähmungen, Blicklähmungen, akut eingeleitete und nicht weiter progressive Myastasen usw., myoklonische Resterscheinungen aus dem akuten Stadium, die seltenen nicht rückbildungsfähigen friedreichartigen, syringomyelieartigen usw. Fälle gehören, die alle früher geschildert worden sind.

Daneben gibt es aber ein Gebiet von Erscheinungen, die meist auf einen Krankheitsvorgang des *akuten* Stadiums zurückgeführt werden müssen, aber erst zur klinischen Manifestation zu gelangen pflegen, wenn die akuten Erscheinungen gewöhnlich wieder verschwunden sind. Diese Symptome imponieren klinisch am meisten als einfache Folgeerscheinungen. Aus diesem rein praktischen Grunde werden sie hier isoliert in einem Abschnitt der Narbensymptome besprochen. Anhaltspunkte dafür, daß die Erscheinungen unter der Einwirkung eines chronischen Krankheitsprozesses allmählich sich verschlimmern, sind *für gewöhnlich* nicht vorhanden.

Diese Narbenerscheinungen betreffen im wesentlichen Stoffwechselstörungen, und zwar namentlich den Festtstoffwechsel, den Kohlehydratstoffwechsel, den Wasserstoffwechsel und die allgemeine körperliche, insbesondere genitale Entwicklung. Es ist klar, daß namentlich diese Entwicklungsstörungen erst im Laufe einiger Zeit manifest werden können, auch wenn die Läsion, die die Störung herbeiführt, bereits im akuten Stadium gesetzt worden ist.

Am bekanntesten und häufigsten unter den Symptomen ist das der *Dystrophia adiposogenitalis*. In vielen Fällen fehlen die Begleiterscheinungen auf sexuellem Gebiet, und es kommt nur zur Entwicklung cerebraler Fettsucht.

Einschlägige Fälle dieser Art sind bereits in großer Anzahl u. a. von GROSS-MANN, STIEFLER, LIVET, NOBECOURT, FENDEL, RUNGE, ROGER und AYMÈS GRÜNEWALD, BYCHOWSKI, BARKMANN, ECONOMO, SARTORELLI, ROUQUIER und LACOMBE, DUNCAN, RIVET ROUQUÉS et JANY, WIMMER, HALL, WALSHE beschrieben worden. Daß diese Fälle nicht selten sind, erhellt schon aus statistischen Daten von GROSSMAN, der bei über 15% seiner Fälle wenigstens leichte Symptome der genannten Art fand, und von DUNCAN, der bei 83 Fällen 8% entsprechender Folgeerscheinungen fand. Im allgemeinen überwiegt wohl die erhebliche Fettsucht über das ausgesprochene FRÖHLICHsche Syndrom, doch besteht kein Zweifel darüber, daß mitunter auch ganz ausgesprochene Bilder der Dystrophia adiposogenitalis mit starken Po-

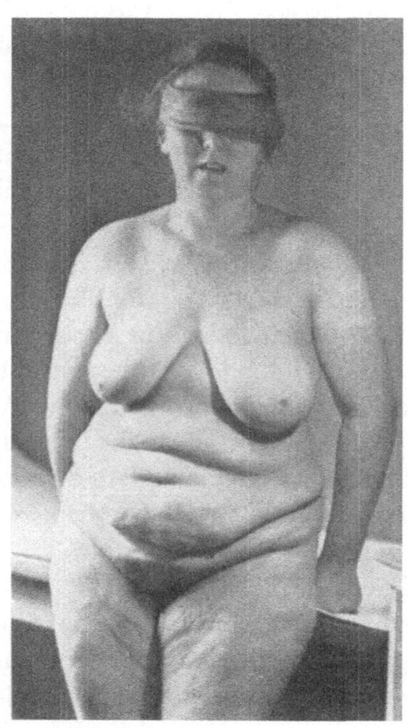

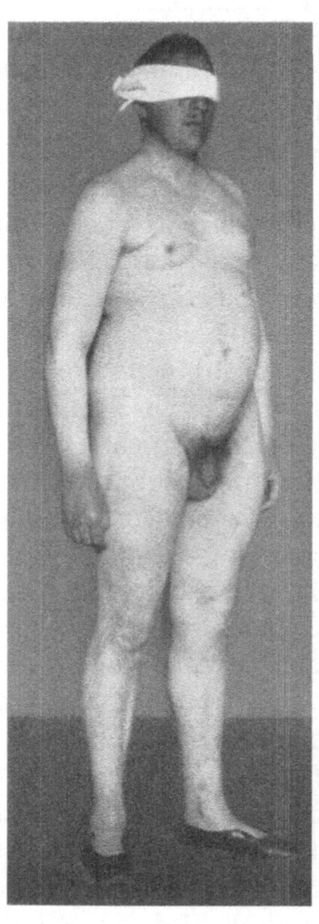

<table>
<tr><td>Abb. 7. Dystrophia adiposogenitalis nach Encephalitis bei 23jährigem Mädchen mit eigentümlicher Fettverteilung.</td><td>Abb. 8. Dystrophia adiposogenitalis bei erwachsenem Mann nach Encephalitis.</td></tr>
</table>

tenzstörungen neben der Fettsucht eintreten. Eine Zeitlang, namentlich in den Epidemien der Jahre 1923 und 1924, erlebten wir es geradezu mit einer gewissen Konstanz, daß die nach dem akuten Stadium im übrigen hinsichtlich des Allgemeinbefindens gut wieder hergestellten Kranken über zunehmende *Verfettung* trotz Einschränkung der Nahrungsaufnahme und gleichzeitige erhebliche Störung der Genitalfunktionen klagten, ohne daß es zu Atrophien der Testikel kam. Dagegen konnten wir wie bei der tumorbedingten Dystrophia adiposogenitalis hochgradiges Rudimentärbleiben von Testikeln und Penis neben Ausbleiben der Terminalbehaarung und Verfettung in Fällen feststellen, die praepuberal den akuten Encephalitisschub durchgemacht hatten. Bei Frauen ging wiederholt der Fettsucht ein Cessieren oder Unregelmäßigwerden der Menses parallel; doch findet man bekanntlich auch encephalitische und postencephalitische Menstruationsstörungen bei Frauen ohne begleitende Symptome von Fettsucht. Immerhin ist die cerebrale Fettsucht sei es relativ isoliert, sei es in ihrer Verbindung mit Genitalstörungen, Polyurie und vermehrter KH Toleranz bei uns auch ein relativ *häufiges* Folgesyndrom der Encephalitis geworden. (39 Fälle unter 500). Es beginnt sich in *fast* allen unseren Fällen immer dem akuten Stadium ziemlich bald anzuschließen, und wir haben bisher nur in einem Falle gesehen, daß es sich isoliert als ein Spätsyndrom entwickelt, wie die sogenannten myastatischen Erscheinungen. (Ähnliche Fälle mit Spätentwicklung sind selten beschrieben worden; KREUSER und WEIDNER, 4 Jahre nach

dem akuten Schub.) Dagegen haben wir gelegentlich wenigstens feststellen können, daß selbst sehr schwere Fälle von postencephalitischer Dystrophia adiposogenitalis einer partiellen Rückbildung fähig sind. Einen derartigen Fall stellt die schon früher als Fall 7 erwähnte jugendliche Kranke K. S. dar, die nach dem akuten Stadium plötzlich so unförmig dick geworden war, daß sie bei Spaziergängen auf der Straße Aufsehen erregte, so daß sie sich kaum noch auf die Straße getraute. Hier wurde eine energische Thyreoidinkur eingeleitet, welche eine erhebliche Reduktion des Fettansatzes bewirkte. In den letzten Jahren ist dann auch nach Aussetzen des Thyreoidin eine Weiterverminderung des Fettansatzes eingetreten, auch die Menses sind zur Norm zurückgekehrt. Umgekehrt gibt es auch Fälle, in denen die Stoffwechselstörung nie wieder besser wird und im Verlauf der

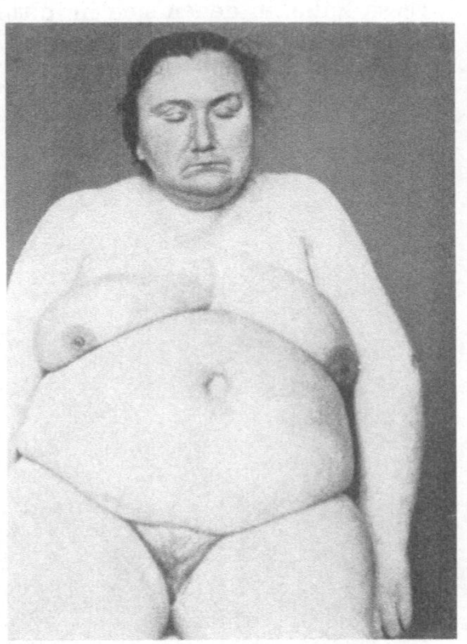

Abb. 9. Besonders hochgradige Dystrophia adiposogenitalis mit schweren Kreislaufstörungen. Nach dem Exitus.

schweren Fettsucht dann auch schwere Zirkulationsstörungen sich entwickeln, die den letalen Ausgang beschleunigen können. Ein derartiger Fall wird hier abgebildet. Die Verteilung des Fettpolsters ist in allen diesen Fällen nicht ganz gleichmäßig. Wir haben Fälle gesehen in denen eine ganz „harmonische" Fettverteilung, wenn man so sagen darf, den ganzen Körper betraf, bei Männern wie bei Frauen; umgekehrt gibt es auch Fälle, in denen ganz pathologische Fettwülste sich besonders am Abdomen, den Hüften, den Mammae entwickeln, während namentlich die oberen Gliedmaßen, die Schultergegend und das Gesicht fettarm bleiben (siehe Abbildung 7). Eine besonders ausgesprochene Beschränkung der Fettentwicklung am Körper unterhalb des Nabels wird von BOHNE beschrieben. Doch handelt es sich hierbei nicht, wie der Verfasser annimmt, um die charakteristische Lipodystrophia von SIMONS. Eher entspricht ein von SARBÓ mitgeteilter Fall diesem Syndrom.

Es besteht wohl kein Zweifel, daß die genannten klinischen Erscheinungen im wesentlichen durch Folgen degenerativer Veränderungen des Tuber cinereum am Boden des dritten Ventrikel bedingt sind. Wenigstens sind entzündliche und Narbenerscheinungen hier erheblich häufiger als in der Hypophysis selbst.

Weniger genau können wir die Lokalisation für die antagonistische Störung bestimmen, nämlich die der Pubertas präcox. Von diesen sehr eigentümlichen Fällen, über deren ersten von mir berichtet wurde, sind später noch Mitteilungen von JOHN, WIMMER, A. WESTPHAL gemacht worden. Auch dies Symptom ist wohl nicht so ganz selten; wenigstens haben wir es doch bereits in fünf Fällen sehr ausgesprochen, bei drei Knaben und zwei Mädchen, gesehen, und schließlich noch einen Fall von *gleichzeitiger* Verfettung und leichter Pubertas praecox. Einer dieser Fälle ist genau bearbeitet worden in einer Doktorarbeit von SALOMON. Diese Fälle, in denen sich in mitunter ganz überraschend kurzer Zeit überstürzt

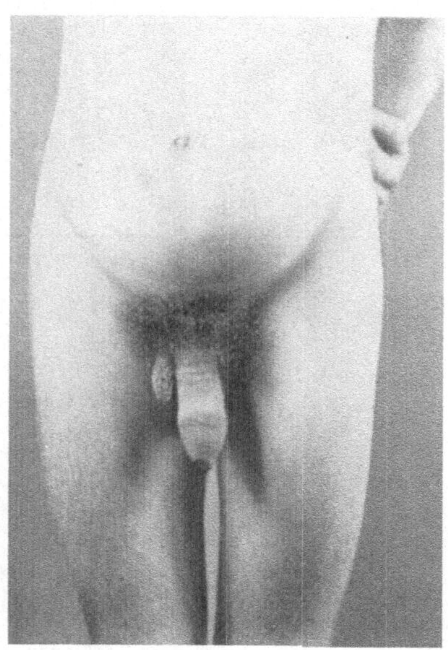

Abb. 10. Pubertas praecox bei 13jährigem Jungen.

die primären und sekundären Sexualmerkmale, gelegentlich in Verbindung mit starkem Längenwachstum entwickeln, sind keineswegs einfach mit der Gesamtzahl derjenigen Fälle zu identifizieren, in denen bei Jugendlichen die Sexualität besonders stark in Erscheinung tritt. Vielmehr trennen wir ganz energisch die Fälle, in denen die Entwicklung der Keimdrüsen wie der sekundären Sexualmerkmale dem Alter völlig entspricht und nur eine hemmungslose Triebvermehrung gesteigerte sexuelle Handlungen herbeiführt, von den selteneren Fällen ab, in denen als unmittelbare Folgeerscheinung der Encephalitis plötzlich die Umwandlung des körperlichen Sexualhabitus erfolgt. Bereits in dem ersten von mir mitgeteilten Falle entsprach der körperlichen Entwicklung nicht ganz die psychische, insbesondere nicht ganz die Libidoentwicklung. Wir haben das auch in einem späteren Falle gesehen, in dem noch eine ausgesprochene Kindlichkeit und Naivität des Wesens der körperlich vorzeitigen Entwicklung parallel ging. Allerdings sind diese Fälle offenbar im ganzen etwas different, in anderen Fällen entwickelt sich die psychische Sexualität entsprechend der körperlichen, so daß diese Kranken im ganzen doch etwas vorsichtig zu beurteilen sein werden, da sich ja leicht mit der vorzeitigen Entwicklung die Hemmungslosigkeit infolge der Wesensänderung der Frühreife des Körpers hinzugesellen kann. Veränderungen der Blutformel wie eine Eosinophilie, die ich in dem ersten Falle fand, sind kein notwendiges Korrelatsymptom der Pubertas praecox. Mangels anatomischer Befunde wird die Frage vorläufig unbeantwortet bleiben müssen, ob diese eigentümliche Entwicklungsstörung auf einer Mitläsion der Zirbeldrüse oder einer anderen Höhlengrauerkrankung am hinteren Boden des dritten Ventrikels beruht. Der erste der Fälle, über den ich berichtet habe, ist zwar zum Exitus außerhalb der Klinik gekommen, doch war es nicht möglich, eine Autopsie herbeizuführen.

In die gleiche Gruppe von Veränderungen gehören Diabetes insipidus bzw. die starke Polyurie. Ich verweise hier unter anderen auf Fälle von HOKE, BREGAZZI und BERINGER. Letzterer Autor machte die bemerkenswerte Feststellung, daß ein ursprünglich sicher organisch bedingter Vorgang im Laufe der Zeit nach wahr-

scheinlicher Beseitigung der organischen Fundamente als automatisierter Vorgang bestehen bleibt, er beschreibt also die der Suggestion zugängliche Entwicklung eines sogenannten funktionellen Zustandes auf organischer Grundlage. Diese Feststellung ist uns darum interessant, weil wir allem Anschein nach bei Encephalitis auch auf anderen Gebieten nicht selten ähnliche Vorgänge beobachten. Ich erinnere hier nur an den mehrfach hier beobachteten chronischen Singultus, der als Restsymptom nach einem ursprünglich sicher auf groben organischen Läsionen beruhenden Singultus bei akuter Encephalitis zurückbleiben kann. Es wäre falsch, eine derartig rein mechanische Automatisierung von Vorgängen, die auf irgendeine organische Basis zurückzuführen sind, in die das Bewußtsein auch nicht weiter einzugreifen braucht, einfach als hysterisch zu bezeichnen. Im übrigen ist der Diabetes insipidus

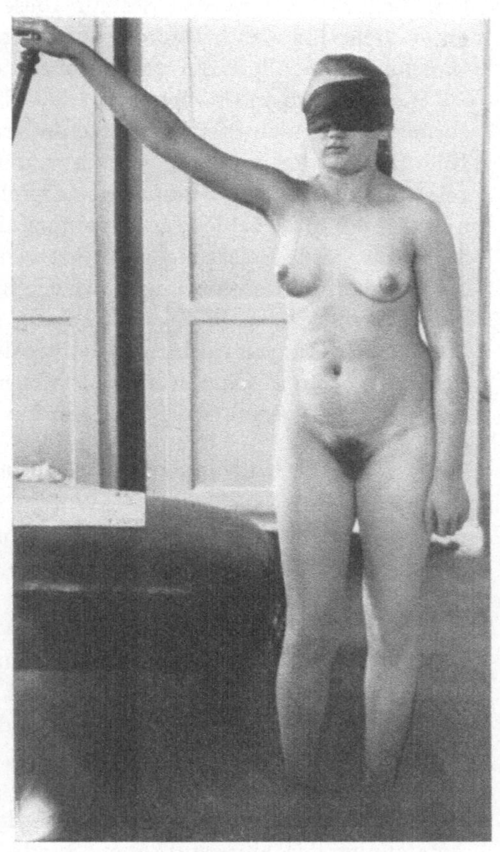

Abb. 11. Pubertas praecox bei 13jährigem Mädchen.

als Narbensymptom der Encephalitis nicht so häufig wie die Störungen im Sinne der Dystrophia adiposogenitalis. *Wir* haben bisher zwei ausgesprochene Fälle dieser Art beobachtet; auf die genaue Veränderung des Stoffwechsels bei dieser Affektion soll hier nicht näher eingegangen werden. Interessant ist dabei die Pathoplastik des einen unserer Fälle. Es handelte sich um eine im Klimakterium stehende Frau, deren Sohn an einem ausgesprochenen Diabetes insipidus litt, der nicht auf Encephalitis zurückzuführen war.

Eine Glykosurie wird, wie bereits ECONOMO beobachtet hat, mitunter im akuten Stadium beobachtet; als Narbensymptom handelt es sich jedoch um ein äußerst seltenes Symptom. Sehr häufig und eingehend studiert sind dagegen die Störungen des Kohlehydratstoffwechsels, die in der Blutzuckerkurve zum Ausdruck kommt, sowohl bei akuter als auch bei chronischer Encephalitis. Es ist bekannt, daß man diese Stoffwechselerkrankungen auch auf Läsion des Zwischenhirns, des Hypothalamus, wie des Nucleus periventricularis und auch des vegetativen

Oblongatakerns (F. H. Lewy) zurückführt. Es ist deshalb von vornherein die Möglichkeit zuzugeben, daß die diffusen Narben, welche in dieser Gegend auftreten können, die Ursache der KH-Störungen sein können. Immerhin ist nicht zu vergessen, daß hier ein Problem erwächst, welches einer besonderen Behandlung bedarf. Wir werden deshalb diese Störungen des Stoffwechsels, die mitunter vielleicht erst bei chronischer Encephalitis beginnen, erst später bei Besprechung der Allgemeinveränderungen des Organismus näher besprechen.

Hier sei nur noch bemerkt, daß die wahrscheinlich auf Narbenvorgänge zurückzuführenden Stoffwechselveränderungen mitunter ein recht kompliziertes Bild hervorrufen können, wie ein von Holzer und Klein beschriebener Fall zeigt. In diesem Falle bestand eine Polyurie, ein stark herabgesetzter Grundumsatz, erhöhte Kohlehydrattoleranz, eine sehr träge Reaktion der Wasserausscheidung nach Belastung und Ödem im Gesicht und anderen Körperpartien. Auch Leberfunktionsstörungen, welche in diesem Falle wiederum mit der Läsion vegetativer Zentren in Zusammenhang gebracht werden, lagen vor. Derartige komplexe Störungen nach Encephalitis sind ziemlich selten; wohl aber treten im Verlauf des chronischen Stadiums, wie noch dargestellt werden wird, recht verschiedenartige vegetative Störungen ein.

C. Die neurologischen Symptome des chronischen Stadiums.

Bereits in den einführenden Worten wurde betont, daß die chronische Encephalitis in der Hauptsache sich erschöpft in den Symptomen, die Strümpell als amyostatischen Symptomkomplex zusammengefaßt hat. An diesem *Ausdruck* ist nun allerdings, so wichtig die Gedankengänge Strümpells waren, mit Recht von verschiedenen Seiten Kritik geübt worden. Abgesehen davon, daß rein sprachlich der Ausdruck Myastase richtiger als Amyostase ist, mußte darauf hingewiesen werden, daß für die Muskelhaltung, für die Regulation des gesamten so überaus komplizierten tonischen und statischen Apparates, welcher unsern Muskeln bei jeder Zweckbewegung Halt gibt, Kleinhirn und Hirnstamm wenigstens dieselbe Bedeutung haben als die striopallidäre Apparatur, deren Erkrankung im Anschluß an die Kenntnisse der Wilsonschen Kranken Anlaß zu der Aufstellung des amyostatischen Syndroms gegeben hat. Weiterhin aber erscheint es uns trotz aller Unklarheiten im einzelnen doch wohl genügend gesichert, daß dieselbe Apparatur, deren Läsion zur Steifigkeit und zum Zittern führt, nicht nur für die zweckmäßige Haltungsfunktion in Betracht kommt, sondern auch eine ungeheure Bedeutung für die kinetischen Innervationsakte selbst hat. Es kommt bei Erkrankung dieser Apparatur nicht nur zu Amyostasen, sondern auch zu Myakinesen und Dyskinesien. Nur die Ehrfurcht vor dem Meister, der den Namen der Amyostase geschaffen hat, und eine gewisse Indolenz gegenüber gebräuchlich gewordenen Namen bringen es mir sich, daß wir auch heute noch gelegentlich von amyostatischen oder myastatischen Symptomen sprechen, obschon dieser Name für uns nicht mehr viel besser ist als die Bezeichnungen Hypochondrie und Hysterie. Allerdings kann als Entschuldigung für diese terminologische Nachlässigkeit das eine gelten, daß wir keine schlagwortartige einfache und dabei inhaltlich richtige Bezeichnung für die Summe der Störungen haben, die doch inhaltlich zusammengehören. Am wenigsten präjudiziert inhaltlich die Bezeichnung der extrapyramidalen motorischen Störungen.

Aber auch diese Bezeichnung ist ungenügend, da auch die Kleinhirnaffektionen zu extrapyramidalen motorischen Störungen führen und ebenso die Erkrankungen der verschiedenen corticopontinen Systeme, sowie die bei Menschen seltenen Fälle von Enthirnungsstarre durch relative Isolierung des Hirnstamms und diese Störungen im allgemeinen nicht unter den extrapyramidalen Störungen mit geschildert werden. Von striären oder striopallidären Erkrankungen können wir darum nicht gut sprechen, weil die einzelnen Symptome des Gesamtsyndroms auch durch subpallidäre oder transstriäre Affektionen zustande kommen können. Und der Name des Parkinsonismus endlich ist sprachlich nicht besonders schön; außerdem ist er natürlich auf Symptome beschränkt, welche der echten Paralysis agitans allein zukommen. Wir haben aber doch keinen Zweifel, daß auch bestimmte dyskinetische und dystonische Symptome, die bei der Krankheitseinheit Paralysis agitans nie oder fast nie vorkommen, bei der epidemischen Encephalitis aber relativ häufig sind, in inniger pathophysiologischer Beziehung zu den Gewohnheitssymptomen des sogenannten Parkinsonismus stehen. Unter diesen Umständen ist zur Zeit eine befriedigende Terminologie unmöglich. Man wird es entschuldigen, wenn auch in diesem Buch gelegentlich der Ausdruck Myastase für Symptombegriffe, die uns allen geläufig sind, angewandt wird, obwohl der Ausdruck inhaltlich bedenklich ist; und wir werden auch von extrapyramidalen motorischen Störungen mit der selbstverständlichen Einschränkung sprechen, daß nur die Symptome, durch Läsion der extrapyramidalen striären Apparate *im weitesten Sinne* gemeint sind.

Außer den motorischen Störungen und bestimmten vegetativen Begleiterscheinungen, die an dieser Stelle beschrieben werden sollen, gehören auch psychische Begleitsymptome diesem chronischen Stadium an, und zwar in einer ganz engen Beziehung zu den motorischen Störungen. So werden wir sehen, daß die Bewegungsarmut in einer engen Beziehung zu einer Herabsetzung der Initiative auch des Denkens und Wollens steht, während umgekehrt als eine Art hyperkinetisches Symptom in vielen Fällen eine ganz elementare Unruhe besteht, wie sie bereits im Jahre 1922 von mir beschrieben worden ist, und die mir pathophysiologisch wichtiger und interessanter erscheint als extrapyramidale hyperkinetisch psychotische Zustände, denen wir auch noch begegnen werden. Es erscheint so von vornherein fast selbstverständlich, daß man die seelischen Begleiterscheinungen der chronischen Encephalitis im unmittelbaren Anschluß an die charakteristischen motorischen und vegetativen Symptome beschreibt, zumal wir in den verschwimmenden Übergangsfällen offenbar gar nicht entscheiden können, was wir als rein motorisch und was wir als psychomotorisch bezeichnen sollen; denn das Seelenleben ist immer in irgendeiner Form bei den körperlichen Vorgängen beteiligt, und andererseits begegnet es für uns keinem Zweifel, daß auch bei der psychomotorischen Störung die Betonung mehr auf das Motorische als auf das Psychische im Vergleich zu anderen Motilitätspsychosen gelegt werden muß. Wenn wir z. B. einen Kranken vor uns haben, welcher mit einer leichten Starre und etwas Zittern keine athetotisch-choreatischen oder andere Hyperkinese zeigt, wohl aber unruhig etwas von einem Fuß auf den anderen tritt und dabei nur ein undeutliches Gefühl hat, daß er das so tun müsse, vielleicht aber nicht einmal deutlich das Gefühl hat, dann ist es kaum noch möglich, von einer psychomotorischen Störung zu sprechen, obwohl wir in einer solchen häufigen Bewegungsstörung die Grundlage komplizierter psychomotorischer Störungen sehen können. Trotz dieser Erkenntnis habe ich mich im Gegensatz zur ersten Auflage entschlossen, sämtliche psychischen Störungen, gewissermaßen den psychopathologischen Aspekt der Störungen, in einem besonderen Kapitel zu beschreiben. Hierzu veranlassen mich einerseits Zweckmäßigkeitsgründe, weil ich die Erfahrung gemacht habe, daß die Schilderung gerade der psychischen Begleitphänomene ziemlich unbeachtet blieb, obschon die geschilderten Syptome in der damaligen Zeit noch ziemlich unbekannt waren. Andererseits ist es aber auch inhaltlich begründet, in fortlaufender Reihenfolge die psychischen Begleiterscheinungen zu schildern, die in den mannigfachsten Abstufungen als Folgeerscheinung wie als chronischer Krankheitsprozeß oder Begleiterscheinung einer chronischen Erkrankung vorkommen, zumal ja auf diesem Gebiet durch wertvolle Publikationen wie auch durch eine Reihe von eigenen Beobachtungen unsere Erfahrungen ganz erheblich bereichert worden sind. Bestimmte eigentümliche Drangzustände, bei denen eine allgemeine psychische Komponente von besonderer Wichtigkeit erscheint, werden so erst in dem Kapitel der psychischen Begleiterscheinungen beschrieben werden.

Wir unterscheiden bekanntlich seit STERTZ innerhalb des Rahmens dieser extrapyramidalen Symptome im wesentlichen drei Formen: das akinetisch-hypertonische, das spastisch-atethotische und das choreatische Syndrom. Der Tremor ist ein häufiges Begleitsymptom des akinetisch hypertonischen Symptomkomplexes. In dieser Formulierung gehören weitaus die meisten Fälle chronischer Encephalitis dem akinetisch hypertonischen Symptomkomplex mit oder ohne Tremor an. Wir werden aber in diese Gruppe auch einige seltenere Formen von Hyperkinesen und tonisch paroxystischen Symptomen verweisen, die offenbar Teilerscheinungen dieses extrapyramidalen Syndroms sind. Zum Teil können wir uns hier darauf beziehen, daß OTFRIED FÖRSTER bereits das Crampussyndrom, den Tick, die Myoklonie den striären Bewegungsstörungen subsumiert hat.

Über diese extrapyramidalen Bewegungsstörungen im allgemeinen ist in den letzten Jahren so außerordentlich viel gearbeitet worden, daß es völlig unmöglich wäre, die ganze Fülle der Probleme, welche durch diese Arbeiten angeregt worden sind, hier eingehend zu diskutieren. Die folgende Darstellung muß insbesondere vollkommen davon absehen, aus erhobenen Befunden theoretische Rückschlüsse auf die Funktionen der betroffenen Apparate zu ziehen, Rückschlüsse, die trotz der Fülle der bisher erzielten Ergebnisse zum Teil noch auf durchaus nicht gesichertem Boden stehen. Gerade die Erfahrung klinischer und anatomischer Art an Encephalitiskranken gibt uns Grund zu weitgehender Skepsis. An dieser Stelle soll also in der Hauptsache zunächst eine klinische Beschreibung der Symptome erfolgen, wie sie uns bei der chronischen Encephalitis begegnen. Auf die Entwicklung der Symptome und ihre Abgrenzung von ähnlichen Symptomen bei anderen Erkrankungen wird Rücksicht genommen werden müssen. Im pathologisch anatomischen Teil werden dann auch die anatomischen Befunde der Gewohnheitsfolgen dieser eytrapyramidalen chronischen Encephalitis genauer beschrieben werden. Selbstverständlich ist von mir die Literatur der prinzipiell wichtigsten Arbeiten über diese extrapyramidalen motorischen Störungen klinisch und anatomisch genau studiert worden. Insbesondere wurden die monographischen Arbeiten von C. und O. VOGT, STERTZ, OTFRIED FÖRSTER, RUNGE, F. H. LEWY,

JAKOB, POLLAK, BOSTRÖM, LOTMAR ebenso wie die grundlegenden Arbeiten von WILSON, STRÜMPELL, HUNT, KLEIST u. a. eingehend berücksichtigt. | Ebenso selbstverständlich ist es, daß ich auch sonst versucht habe, möglichst genauen Einblick in die klinischen und anatomischen Befunde extrapyramidaler Erkrankungen nicht encephalitischer Natur zu nehmen.

Die Namen aller Autoren, die sich mit der chronischen unheilbaren Encephalitis beschäftigt haben, hier alle aufzuführen, ist völlig unmöglich; ich nenne hier Autoren, die wichtige Beiträge geliefert haben, STERTZ, PIERRE-MARIE und G. LÉVY, MEGGENDÖRFER, C. MAYER und JOHN, CLAUDE, BARRÉ und REYS, CRUCHET, ELY, RUNGE, FÖRSTER, GERSTMANN und SCHILDER, F. NEGRO, BING und STAEHELIN, SICARD und PARAF, SOUQUES, WIMMER. Von Wichtigkeit ist besonders hier neben der Monographie von WIMMER die ausführliche Abhandlung von G. LÉVY wegen der genauen Schilderung zahlreicher atypischer Hyperkinesen. Bei Beschreibung der einzelnen Teilsymptome werden noch die Arbeiten zahlreicher anderer Autoren genannt werden müssen, doch ist eine erschöpfende Benennung aller Autoren, die jemals über die encephalitische Myastase gearbeitet haben, hier nicht beabsichtigt und auch unnötig.

Wenn man einen Kranken, der das akute Encephalitisstadium ohne wesentliche neurologische Ausfallserscheinungen durchgemacht hat, längere Zeit hindurch durch das Stadium der selten fehlenden pseudoneurasthenischen Allgemeinerscheinungen hindurch verfolgt, gelingt es oft recht gut, die Entwicklung der extrapyramidalen Ausfallserscheinungen zu verfolgen. Man stellt dann fest, daß die ersten Symptome der Späterkrankung nicht immer ganz gleich sind. Am häufigsten scheint mir nach meinen Beobachtungen zuerst *die gestörte Lebendigkeit der Mimik* zu sein. Gerade bei Kranken intellektueller Kreise, die man von Anfang an verfolgen konnte, fällt schon beim Anblick auf, daß die Gesichtszüge vergröbert, intelligenzloser geworden sind, wie eine schlecht retuschierte Photographie. Diese leichteste Störung beruht wohl nicht allein auf einer veränderten Habitualspannung und Kontraktion der Muskulatur, sondern auch auf der Herabsetzung feinster mimischer Innervationen und Bulbusbewegungen. Tritt dann im Affekt eine mimische Innervation ein, so erfolgt der Ausgleich langsamer als im Normalzustand. Die mimische Fixation bleibt, und diese Störungen sind in den ersten Stadien stärker als in der übrigen Skelettmuskulatur ausgesprochen. Mitunter bekommt jetzt schon das Gesicht etwas Gedunsenes; die Neigung zur Fixation mimischer Innervationen, zur gehemmten Loslösung irgendwelcher willkürlich vorgenommener Bulbusbewegungen erweckt den Verdacht der chronisch schleichend progressiven Erkrankung auch dann, wenn die Kranken in diesem Stadium sich noch außerordentlich wohl fühlen.

In diesen Stadien braucht man durchaus noch keine Rigidität der Muskulatur festzustellen. Falls aber dann der Rigor sich entwickelt, so kann man ihn oft im Anfang am ehesten noch bei Seitwärtsbewegungen des Nackens konstatieren, wie ja auch in späteren Stadien hier oft die Rigidität besonders stark ist, worauf schon BARRÉ und REYS, F. NEGRO und andere hingewiesen haben. Mitunter ist es nicht ganz leicht, gerade in den Nackenmuskeln die Rigidität festzustellen, da auch ganz gesunde Menschen namentlich bei etwas brüsken Bewegungen der Nackenmuskulatur einen aktiven Widerstand leisten, der als Reaktion auf unangenehme Empfindungen auftritt. Durch vorsichtige Einleitung der passiven Bewegungen und langsames Beugen gelingt es aber leicht, diese Pseudorigidität zu überwinden. Häufiger wohl noch tritt vor der Rigidität eine leichte Störung assoziierter Bewegungen ein, die sich beim Hinsetzen, beim Gehen (Herabsetzung des Armpendelns), beim Kehrtmachen äußert. Außerdem habe ich wiederholt festgestellt, daß zu den Ersterscheinungen auch eine Herabsetzung der psychischen Lebendigkeit oder wenigstens der äußeren Manifestation dieser Lebendigkeit gehört. Kranke, die in besonderen gegebenen Situationen noch außerordentliche sportliche und intellektuelle Leistungen verrichten können, sitzen mit scheinbarer Gleichgültigkeit stundenlang in Gesellschaft, verlieren aber auch, wie man sich sicher überzeugen kann, schon in diesen Initialstadien die Neigung zu spontaner Beschäftigung, die nicht im gegebenen Tagesprogramm steht. In einigen Fällen kann die Sprache einen müden, leisen Ton annehmen, während die ausgesprochenen myastatischen Sprachstörungen noch fehlen. Dementsprechend gibt es auch eine gesteigerte Müdigkeit auf motorischem Gebiete, die unmittelbar aus der pseudoneurasthenischen Erschöpfbarkeit herauswachsen kann, so daß man in den Anfangsstadien kaum feststellen kann, was noch als reines Erschöpfbarkeitssymptom, was als extrapyramidales hyposthenisches Herdsymptom zu gelten hat. Die Steigerung der Allgemeinermüdbarkeit und Erschöpfbarkeit bei derartig pseudoneurasthenisch Kranken ist jedenfalls ein Suspektsymptom.

Erheblich seltener als die eben ganannten Initialsymptome scheint nach unserm Material der Beginn der chronischen Encephalitis mit Tremorerscheinungen zu sein. Auch in der Anamnese, die man von Kranken erhebt, welche erst im chronischen Stadium zur Untersuchung kommen, hört man viel häufiger, daß die Kranken zuerst eine gewisse Steifigkeit oder Herabsetzung der Initiative zeigten, als daß Zittern zuerst auftrat. Offenbar ist es nur die *eine* Form der chronischen Encephalitis, die ich als die Zitterform des Parkinsonismus bezeichnen möchte, und die am meisten den Gewohnheitssymptomen der Parkinsonschen Krankheit ähnelt, bei der das Zittern zu den Initialsymptomen der Krankheit gehört.

Während bei ausgesprochener chronischer Encephalitis keine Differenz der Symptomatologie besteht, je nachdem ob die Krankheit sich ganz allmählich nach dem akuten Stadium entwickelt hat oder ein Residuum einer akuten parkinsonistischen Erkrankung darstellt, können nach der verschiedenen Art des Krankheitsablaufs im Beginn der Störung die Erscheinungen natürlich verschieden sein, denn bei der akuten Encephalitis kann ja das akinetisch hypertonische Begleitsyndrom mit einem Schlage plötzlich über Nacht auftreten und dann auch, während die übrigen Erscheinungen des akuten Stadiums langsam verschwinden, weiterhin in das chronische Stadium hinein bestehen bleiben. Auf leichte Eigentümlichkeiten des akuten Parkinsonismus habe ich bereits früher (S. 55) hingewiesen, insbesondere auf den starken Wechsel der Rigiditätserscheinungen, die mitunter feststellbare Umgrenztheit der Tonusanomalien, die besonders betonten akinetischen Erscheinungen in einzelnen Fällen. Im weiteren Verlauf können dann diese Eigentümlichkeiten zugunsten „typischer" Symptomkomplexe verschwinden.

Die Entwicklung der vegetativen Begleiterscheinungen in den ersten Stadien der chronischen Encephalitis ist offenbar sehr verschieden. Mitunter ist namentlich der Speichelfluß ein Frühsymptom; auch das Salbengesicht haben wir im Frühstadium bereits feststellen können. Allerdings ist darauf Rücksicht zu nehmen, daß ein leichtes Salbengesicht auch gar nicht selten bei gesunden Menschen oder Neuropathen in schwachem Maße feststellbar ist. Man muß so in diagnostischer Beziehung dieses Symptom wie natürlich auch den unlebendigen Gesichtsausdruck, der unter zahllosen Bedingungen bei Menschen auftritt, besonders vorsichtig bewerten.

Aus den geschilderten Anfangserscheinungen entwickelt sich nun in der Mehrheit der Fälle ein ausgesprochen

1. Akinetisch-hypertonischer Symptomkomplex mit und ohne Tremor.

Einzelne Fälle haben wir gesehen, in denen dieser Symptomkomplex mehrere Jahre hindurch in rudimentärer Ausbildung ohne schwere Störungen der Arbeitsfähigkeit erhalten blieb, auch wenn die ersten Symptome sich ganz schleichend erst nach jahrelangen Intervallen entwickelt hatten. In der Mehrheit der Fälle verschlimmern sich die Krankheitserscheinungen im Laufe der Jahre.

Wir sind ebenso wie die Mehrheit der anderen Autoren geneigt, in der Verbindung von akinetischen Erscheinungen mit Hypertonie und Tremor ein besonderes gekuppeltes Symptombild zu sehen, wenn auch noch keineswegs die Frage endgültig geklärt ist, ob die Genese der Einzelerscheinungen eine physiologische und topische Einheit darstellt. Jedenfalls ist es gestattet, dieses eng gekuppelte Symptombild den selteneren Begleit- und Auflagerungserscheinungen motorischer Art gegenüberzustellen. Auch die vegetativen Erscheinungen werden gesondert besprochen werden.

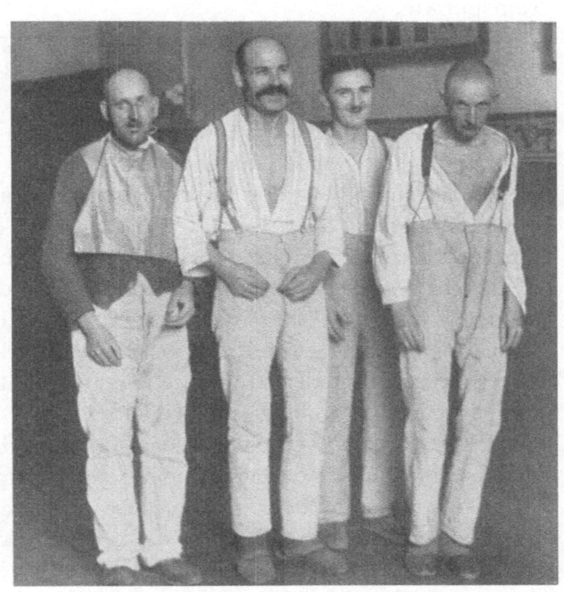

Abb. 12. Gruppe chronischer Encephalitiker (der Kranke rechts mit Lateropulsion, mehrere mit Hypermimie).

Nachdem ZINGERLE, FÖRSTER, KLEIST und STERTZ gezeigt hatten, daß in der Symptomgestaltung namentlich eine starke Dissoziation zwischen den akinetischen und den Rigiditätszuständen möglich ist, habe ich in der ersten Auflage meiner Monographie die Symptome in der Beschreibung zu trennen gesucht in akinetisch-bradykinetische Erscheinungen, hypertonische und paretische Erscheinungen, während ich den Tremor unter den Hyperkinesen mit beschrieb. Heute wird man es wohl gerechtfertigt finden, den Tremor als eine besondere Form der Störungen der Ruheinnervation und statischen Innervation der Muskeln von den eigentlichen Hyperkinesen des chronischen Stadiums zu trennen. Das akinetisch-hypertonische bzw. hypokinetisch-rigide Syndrom entspricht ja im wesentlichen dem sogenannten Pallidumsyndrom OTFRIED FÖRSTERS, und es dürfte am zweckmäßigsten sein, die bei der Encephalitis gefundenen Symptome mit der ausgedehnten Analyse FÖRSTERS zu vergleichen, und auf die Besonderheiten dieses Symptomkomplexes bei der Encephalitis hinzuweisen. Doch scheinen mir auf Grund eigener Erfahrung einige einschränkende Bemerkungen zu den klinischen Feststellungen FÖRSTERS notwendig zu sein. (Über die pathologisch-anatomische Grundlage der Störung kann erst später gesprochen werden.)

FÖRSTER unterscheidet folgende acht wichtigen Komponenten des Pallidumsyndroms:

1. Tremor in der Ruhe, der nicht selten fehlen kann.

2. Erhöhung des plastischen, formgebenden Muskeltonus.

3. Erhöhung des passiven Dehungswiderstandes der Muskeln (Rigor).

4. Spannungsentwicklung der Muskeln bei passiver Annäherung ihrer Insertionspunkte.

5. Fehlen der Irradiation bei Reflexbewegungen.

6. Fehlen der Py-Synergien, Fehlen des Reflexrückschlages, tonische Nachdauer der Reflexbewegungen.

7. Fehlen der Reaktivbewegungen, Fehlen der Ausdrucksbewegungen, eventuell tonische Nachdauer derselben.

8. Einschränkung der willkürlichen Spontan- und Initiativbewegungen, verlangsamter Bewegungsablauf, verlangsamter Bewegungsbeginn, geringe Bewegungsexkursion, Ermüdbarkeit und Abschwächung der groben Muskelkraft bei Willkürbewegungen, bei apoplektischer Entstehung vorübergehende totale Lähmungen, tonische Nachdauer ausgeführter Willkürbewegungen, Fehlen normaler Mitbewegungen bei zusammengesetzten willkürlichen Bewegungsakten, mangelnde Verstärkung normaler Mitbewegungen, Erhaltenbleiben isolierter Willkürbewegungen einzelner Glieder und Gliedteile.

Prinzipiell ist hierzu vor allen Dingen zu bemerken, daß die tonische Nachdauer der Kontraktion bei elektrischer Reizung in meinen Fällen fehlt. CL. VINCENT hat als besonderes Zeichen eine faradische Nachcontraction im Trapezius beschrieben, die nach JARKOWSKI als eine Art Antagonistenreflex (BABINSKI) aufzufassen ist, welcher der Verschiebung des Gliedes entgegenwirken soll. Diese umgrenzte faradische Nachcontraction kommt allerdings gelegentlich vor; und es ist bemerkenswert, daß diese Nachcontraction bis zu 40 Sekunden dauern soll (VINCENT), andererseits aber fehlt, wenn die Prüfung in Rückenlage vorgenommen wird (JARKOWSKI), also die „Bedingungen" für den Eintritt des Babinskischen Antagonistenreflexes fehlen. Andererseits sind die Bedingungen für das Auftreten dieser Trapeziuscontraction doch vielleicht komplizierter, da ich am gleichen Fall bei Prüfung im Sitzen ausgesprochene Neigung zur Nachcontraction im Trapezius für etwa 2 Sekunden fand, während im Femoralisgebiet die faradische Erregung zu einer starken Contraction des Quadriceps führte, die sofort nach Erlöschen der Reize wieder verschwand, obschon Dehnungshypertonie im ganzen Körper bestand, die „Segmentverschiebung" auch im letzteren Falle eine sehr starke war. Abgesehen von solchen Erscheinungen finde ich aber selbst an den rigidesten Muskeln mit kräftigen faradischen Strömen keine Nachcontractionen; wahrscheinlich werden nur genauere elektrische Untersuchungen entsprechend der Trägheit der Contractionsentspannung auch einen langsameren Ablauf der

Zuckungskurve feststellen. Doch handelt es sich im Prinzip sicher um ganz andere Störungen als um „myotonische" Erscheinungen, die ja auch als Symptom bei den verschiedensten Erkrankungen vorkommen können. Die Befunde der elektrischen Nachcontraction, die außer von Förster auch noch von anderen Autoren (Bourguignon, Runge) beschrieben werden, können am hiesigen Material nicht bestätigt werden. Genauere Nachuntersuchungen darüber, wie häufig und in welcher Form sie bei anderen extrapyramidalen Erkrankungen vorkommen, wären sehr angezeigt.

Söderbergh hat bei Wilsonscher Krankheit eine myodystonische Reaktion beschrieben, die in abwechselnden Contractionen und Erschlaffungen des Muskels während der Einwirkung und nach Unterbrechung des faradischen Stromes besteht. Weder Runge noch ich haben dieses Symptom gesehen. Eine myotonieartige Nachcontraction habe ich oben bei einem nicht akinetisch-hypertonischen Encephalitiker mit neuritischen Erscheinungen im Glutaeus maximus beschrieben. Diese Störung war im übrigen nur eine vorübergehende.

Ich möchte weiterhin kurz noch auf den Försterschen Begriff des plastisch formgebenden Ruhetonus eingehen, worunter Förster versteht, daß die Muskeln und Sehnen sich hart anfühlen und reliefartig unter der Haut hervortreten. Dieser Begriff des plastisch formativen Tonus ist von zahlreichen Autoren der deutschen Literatur übernommen worden; z. B. grenzen Gerstmann und Schilder einen plastischen Typus ab, in dem auch ein ausgesprochener Ruheformtonus besteht, allerdings auch bei Dehnung der Muskel als zähe plastische Masse erscheint. Es ist vielleicht nicht unwichtig, darauf hinzuweisen, daß Sherrington, welcher, soweit ich feststellen kann, im Jahre 1896 den Begriff des plastischen Tonus zuerst geprägt hat, hierunter etwas anderes als Otfried Förster versteht. Sherrington drückt hiermit die Fähigkeit des Muskels aus, gegebene Stellungen festzuhalten; er verknüpft mit diesem Begriff das Verhalten der Tiere bei Enthirnungsstarre, bei der ein passiv von einer Lage in eine andere Lage gebrachtes Glied die neue Haltung einhält. Er betont die Ähnlichkeit mit einem kataleptischen Zustand. Es dürfte zweckmäßig sein, aus historischen Gründen diese Sherringtonsche Definition des plastischen Muskeltonus beizubehalten. Im übrigen ist an der Tatsache der häufigen Contracturstellung der Muskeln in der von O. Förster beschriebenen Art bei vielen Fällen des akinetisch-hypertonischen Syndroms natürlich nicht im geringsten zu zweifeln; betont werden darf hier, daß irgendwelche Beziehungen zu der Stärke der Dehnungshypertonie in keiner Weise bestehen. Bei der experimentellen Inangriffnahme des Tonusproblems hat man bekanntlich von jeher zwei Untersuchungsmethoden bevorzugt. Auf der einen Seite prüfte man die Härte des Muskels, seine Eindrückbarkeit oder die Rückprallkurve auf den Muskel auffallender Gegenstände (Exner, Wertheim-Salomonson); auch die Rigidität bei Encephalitis ist auf diese Weise von Kurella und Schramm untersucht worden. Auf der anderen Seite hat man den Dehnungswiderstand bei passiven oder „geführten Bewegungen" im Sinne Freys geprüft. Trotz der Unzulänglichkeiten, die naturgemäß auch bei der letzteren Untersuchungsmethode auftreten müssen, und zwar mit jedem Apparat, der uns bisher zur Verwendung steht, ist mir die Prüfung der Dehnungshypertonie, sei es mit Apparaten, sei es mit den groben Methoden der klinischen Prüfung immer noch zuverlässiger erschienen als die Prüfung der Härte der Muskeln, bei der wir viel zu sehr abhängig sind von dem Ernährungszustand und Turgor der Muskelfasern wie auch der Haut und der Unterhautgewebe. Gerade bei der chronischen Encephalitis kann man sich auch in den Fällen, in denen akinetische und hypertonische Erscheinungen sehr ausgeprägt sein können, oft nur schwer davon überzeugen, daß der Muskel härter ist als der volumengleiche Muskel eines gesunden Menschen, selbst dann, wenn der Muskelbauch infolge eines auf den Tonus aufgepfropften Contractionszustandes kräftiger hervortritt. Ja man kann in manchen Fällen sogar feststellen, daß der Muskel, wie etwa der Biceps, trotz einer leichten Contracturstellung auffallend weich ist, auch dann, wenn die Dehnungshypertonie eine sehr erhebliche ist, und die Dehnung des Biceps prompt von einer Contractur des Biceps gefolgt wird, welche nunmehr den Muskel vorübergehend hart werden läßt. Dabei kann auch das übrige Heer der akinetischen Erscheinungen usw. sehr ausgesprochen vorhanden sein. FÖRSTER betont übrigens, daß dieses Symptom des „formativen" Tonus bei arteriosklerotischer Muskelstarre am stärksten entwickelt ist; leichte nosologische Differenzen bestehen ja bei den einzelnen Krankheiten sicher, wenn auch im Einzelfalle diese kleinen nosologischen Differenzen kein diagnostisches Gewicht haben können. FÖRSTER steht auch auf dem Standpunkt, daß die abnormen Haltungen des Körpers, des Rumpfes wie der Gliedmaßen, durch einen selbständigen stellunggebenden Faktor bedingt werden; doch scheint mir der Beweis für diese Annahme noch nicht genügend gesichert. Auch FILIMONOFF steht auf dem Standpunkt, daß die Härte des Muskels und der Dehnungswiderstand zwei voneinander zu trennende Phänomene sind.

a) **Die akinetischen und bradykinetischen Erscheinungen; die Störungen der reaktiven und assoziierten Bewegungen.** Die Bewegungsverlangsamung, die Herabsetzung der motorischen Spontaneität stellt eins der häufigsten und wichtigsten Phänomene der chronisch myastatischen Encephalitis dar. Ihr parallel geht die Herabsetzung der mimischen automatischen Bewegungen, die alle Affekte begleiten, und der assoziierten Bewegungen, die in unendlicher Fülle alle unsere Willkürbewegungen begleiten. Es gibt nur wenige Fälle chronisch myastatischer Encephalitis, in denen diese Herabsetzung der motorischen Spontaneität mit den anscheinend sehr nahe angekuppelten Störungen automatisch assoziierter Bewegungen fehlt oder auf ein minimales Maß zurückgedrängt wird zugunsten anderer Störungen, der Hypertonie und des Tremors. Im wesentlichen ist es nur die eine Form, bei welcher der Tremor von vornherein neben gesteigerten Spannungserscheinungen vorherrscht, in denen die anderen motorischen Antriebsstörungen gering bleiben können. Sehr häufig sind aber, namentlich in leichteren oder noch nicht zu weit vorgeschrittenen Fällen, die genannten Störungen ungleichmäßig auf die quergestreifte Muskulatur verteilt oder auf einzelne Körperabschnitte beschränkt. Bereits oben habe ich darauf hingewiesen, daß nach der Feststellung verschiedener Autoren, denen ich mich anschließe, gar nicht selten die Starreerscheinungen und auch die akinetischen Erscheinungen in der Gesichtsmuskulatur, Kaumuskulatur und Nackenmuskulatur besonders stark sein können. RADOVICI und CAFFE haben sogar drei Fälle beobachtet, in denen Akinese und Rigidität fast ganz auf die Muskeln des Gesichts, der Augäpfel und des Nackens beschränkt waren, während Rumpf und Extremitäten fast ganz frei blieben. Immerhin ist in der Mehrheit der Fälle die übrige Rumpf- und Gliedmaßenmuskulatur mit betroffen. Der Hypokinese ist die Verlangsamung der gewohnheitsmäßig ablaufenden Bewegungen meist angeschlossen. Es ist ein Fortschritt der Analyse, wenn FÖRSTER den verlangsamten Bewegungsbeginn von dem Bewegungsablauf abtrennt, da wir Fälle kennen, in denen nicht nur die willkürlichen Spontanbewegungen aus innerem Wollen heraus aufs äußerste eingeschränkt waren, sondern auch die Bewegungen auf einen Befehl erst nach wiederholter Anregung und minutenlanger Pause erfolgten, während dann der Ablauf der gewollten Bewegung nicht wesentlich langsamer zu sein braucht als in anderen Fällen, in denen Spontaneität und Bewegungsbeginn auf äußeren Reiz hin nur geringere Störungen zeigen. Wir haben so einzelne Fälle beobachtet, in denen die Akinese bei freiem Bewußtsein einen so hohen Grad erreichte, daß das Symptombild bei äußerer Betrachtung weitgehend einem katatonischen Stupor angeglichen wird und sich erheblich von den symptomatisch allerdings keineswegs auch ganz gleichmäßigen Erscheinungsbildern des Parkinsonismus unterscheidet.

In der Mehrheit der Fälle äußern sich die akinetisch bradykinetischen Erscheinungen zunächst auf mimischem Gebiet. Der Gesichtsausdruck wird starr, maskenhaft, ähnelt dem einer Statue. Die Falten auf der Stirn, unter den Augen, zwischen Nase und Oberlippe können verstrichen sein, so daß der Gesichtsausdruck dem einer Myopathie angeglichen wird. In der Mehrheit der Fälle aber befinden sich die mimischen Muskeln in einem mehr oder weniger ausgesprochenen Contracturzustand, so daß schon habitual die Gesichtszüge einer versteinerten mimischen Äußerung zu entsprechen scheinen. Manchmal ähnelt so der Ausdruck dem der Verblüffung, des Erstaunens, namentlich dann, wenn die Augen weit aufgerissen sind. Da gleichzeitig auch die spontanen und reaktiven Bulbusbewegungen herabgesetzt sind im Sinne einer Myastase der Bulbi (CORDS), und ebenso der spontane Lidschluß vermindert sein kann, kann in manchen Fällen der Gesichtsausdruck außerordentlich dem der Basedowkranken ähneln. In anderen Fällen entspricht die Mimik der einer starren Verdrießlichkeit ohne entsprechenden Affekt; der Mund steht halb geöffnet; der Kranke „vergißt" ihn zu schließen. In manchen Fällen kommt es bei stärkerer Contractur auch zu einem Ausdruck, der an den „Risus sardonicus" erinnert. Tritt einmal eine mimische Bewegung ein, z. B. die des Lachens, so kann sie minutenlang stehen bleiben, wenn die affektiven Grundlagen der mimischen Innervation längst verschwunden sind; so zeigen auch diese mimischen Äußerungen etwas eigenartig Lebloses, Marionettenhaftes; man fühlt den Mangel innerer Teilnahme an der erstarrten, fratzenhaften Innervation. Man hat diese Zustände als *Hypermimie* bezeichnet, doch ist der Ausdruck nicht zutreffend, da ihnen nicht eine gesteigerte Mimik, sondern die mangelnde Lösbarkeit der einmal intendierten Innervation zugrunde liegt. Hierauf beruht auch die Erscheinung, daß der Kranke, der gewöhnlich, wenn es sich um einen Schwerkranken handelt, wenig Notiz von der Umgebung, vom Arzt, der ihn untersucht zu nehmen scheint, dann, wenn er einmal den Blick auf den Arzt gerichtet hat, ihn mit anscheinend plumper Neugier minutenlang anstarrt und ihm womöglich automatisch mit den Blicken folgt, wenn der Arzt sich weg bewegt. Durch die Starrheit der Züge und durch das fehlende Muskelspiel verliert der Blick seine Grazie; doch gibt es auch eine ähnliche mimische Störung der Hände. Die Mutter einer meiner Kranken erzählte mir spontan:

„Die Hände meiner Tochter sind so häßlich geworden, es war früher viel mehr Leben in ihnen, jetzt sind sie ganz ausdruckslos."

Der fehlende Bewegungsantrieb erstreckt sich dann auch auf die übrigen Muskeln des Körpers. Der Kranke sitzt, steht oder liegt umher, ohne die Neigung, sich zu beschäftigen, sich zu bewegen. Natürlich findet sich diese schwere Störung in voll ausgeprägtem Maße nur bei sehr vorgeschrittenen Fällen; sobald eine intensive Behandlung einsetzt, gelingt es an erster Stelle gewöhnlich, die Regsamkeit wieder etwas zu verbessern, eine Herabsetzung dieser Funktion kommt aber bei allen ausgesprochenen Störungen dieser Art vor. Im Stehen überwiegt, wie von verschiedenen Autoren, neuerdings wieder von FÖRSTER angegeben wird, der Flexionstyp; der Kopf hängt etwas herab, der Rumpf ist leicht gekrümmt, Rumpf und Oberschenkel, Ober- und Unterschenkel, Ober- und Unterarm, Unterarm und Hand bilden stumpfe Winkel, auch die Finger sind leicht flektiert. Der Arm kann etwas aduziert sein, auf dem Oberschenkel liegen. Auch im Gehen wird häufig diese von der Paralysis agitans her bekannte, in einzelnen Fällen karrikaturhaft starke Flexion beibehalten. Mitunter wird so direkt eine Art Hockstellung eingenommen. (Siehe auch RUNGE.) In manchen Fällen kann man die Störung der Stehfunktion unter dem Einfluß eines tonischen Zuges der Beuger außerordentlich deutlich verfolgen. Der Kranke erhebt sich erst langsam oder auch leidlich schnell aus sitzender oder liegender Stellung. Unwiderstehlich tritt dann ein Einknicken der unteren Gliedmaßen ein, dem ein Zug des Rumpfes nach vorn folgt, bis die Kranken in die groteske Hockstellung übergegangen sind oder auch zu Boden fallen. Es handelt sich dabei um Kranke, die imstande sein können, noch außerordentlich komplizierte und kraftbeanspruchende Bewegungen auszuführen. LEIBBRAND beschreibt auch eine Kranke, die beim Gehen gelegentlich *plötzlich* in Hockstellung überging; doch spielten hier psychische Begleiterscheinungen anscheinend erheblich mit.

Diese schwere Störung des Stehens mit der Neigung, in Hockstellung überzugehen, haben wir bisher nur in wenigen schweren Störungen der Encephalitis beobachten können. In der Mehrheit der Fälle findet sich nur eine leichte Flexionsstellung. In nicht ganz seltenen Fällen kann man jedoch auch dann, wenn die Störungen sehr ausgesprochen sind, eine ausgesprochene Orthostasis oder Extensionsstellung des Nackens und Rumpfes und auch der Gliedmaßen feststellen. Im Sitzen wird für gewöhnlich die Flexionsstellung der oberen Gliedmaßen eingehalten, die Rumpfbeugung mitunter ausgeglichen. Im Liegen können diese Kranken in einer ganz normalen Haltung sich befinden. Doch können auch im Liegen höchst unbequeme Stellungen lange Zeit unbemerkt gelassen werden. Man findet Schwerkranke öfters im Bett mit leicht erhobenem Kopf liegend, ohne daß sie die Unbequemlichkeit ihrer Haltung zu verspüren scheinen; sicher ist das Ermüdungsgefühl oft in solchen Fällen stark vermindert.

Neben der Herabsetzung des Bewegungsantriebs und der Verlangsamung des Bewegungsablaufs sowie der Erschwerung des Bewegungsbeginns haben wir bereits auf die besondere Störung der automatischen und reaktiven Bewegungen, insbesondere auf die Störung der assoziierten Bewegungen hingewiesen. Von der Wichtigkeit dieser assoziierten Bewegungen können wir uns auf Grund der rohen klinischen Beobachtung noch keinen richtigen Begriff machen. LEWY hat durchaus recht, wenn er von den unbewußten, fast unsichtbaren Begleitbewegungen *jedes* Impulses und Gedankens spricht. Es sind ja für gewöhnlich nur relativ wenige derartiger assoziierter Bewegungen, die uns von der klinischen Prüfung her besonders vertraut sind, und die wir immer wieder von neuem prüfen. Dazu gehört z. B. das Armpendeln beim Gehen, das allerdings besonders früh herabgesetzt zu werden pflegt und deshalb diagnostisch und auch prognostisch gut verwertet werden kann. Allerdings lernen die chronischen Encephalitiker auch recht bald, woraufhin sie vom Arzt geprüft werden; und nicht selten beobachten wir, daß von Kranken das Armpendeln während des Gehens willkürlich vorgemacht wird, obwohl es als automatische Begleitbewegung in Wirklichkeit noch fehlt, sei es, daß der Kranke dem Arzt mit dem Wiedereintritt der Begleitbewegung einen Gefallen tun will, sei es, daß sich der Kranke selbst eine in Wirklichkeit noch nicht erzielte Besserung vortäuschen will. Sehr gut kann man aber auch die Störung der assoziierten Bewegungen beim Aufstehen, Hinsetzen, beim Kehrtmachen usw. vor Augen führen. Die Vergröberung aller Zweckbewegungen ist, wenn auch keineswegs allein, so doch zum großen Teil auf diese Störung assoziierter Bewegungen zurückzuführen. Es gibt aber auch einige automatische Begleit- bzw. assoziierte Bewegungen, die so fest verkuppelt sind, daß sie auch bei der chronischen Encephalitis, selbst wenn die Störung hochgradig ist, gewöhnlich nicht fehlen; zum Teil sind derartige assoziierte Bewegungen vielleicht auch hirnphysiologisch nicht ganz gleichwertig den Pendelbewegungen beim Gehen usw. Zu diesen erhalten bleibenden assoziierten Bewegungen gehört insbesondere die Contraction der Lidheber beim Blick nach oben. Auch eine leichte Frontaliscontraction pflegt in diesen Fällen sehr häufig noch feststellbar zu sein. Auf die Störungen der besonders eng miteinander verkuppelten Convergenzbewegung der Bulbi und Convergenzreaktion der Pupille ist früher bereits hingewiesen worden; in der Mehrheit der Fälle finden wir hier Störung der Convergenzreaktion mit Störung der Convergenzbewegung verkuppelt; gerade bei chronischer Encephalitis finden wir diese Störungen so häufig, daß man wohl auch eine myastatische Grundlage der Convergenzstörungen annehmen muß. Merkwürdigerweise habe ich dann bei der chronischen Encephalitis auch eine andere assoziierte Bewegung, die bei der Paralysis agitans nicht selten fehlt (FORSTER), meist auch in schwereren Fällen erhalten gefunden, das ist die Dorsalflexion der Hand beim Faustschluß. (Es wird zweckmäßig sein, für die hier beschriebenen Störungen der Begleitbewegungen den Ausdruck physiologische Begleitbewegungen oder assoziierte Bewegungen [SOUQUES] zu gebrauchen, da wir diese Form automatischer Bewegungen streng zu trennen haben erstens von den pathologischen Mitbewegungen choreatisch athetotischer Natur, die bei irgendwelchen Willkürinnervationen auftreten, zweitens von den Synergien bei Pyramidenläsionen, die ebenfalls früher als Mitbewegungen bezeichnet wurden, aber eine ganz andere Genese als die physiologischen Begleitbewegungen haben, da diese pyramidalen Symptome letzten Endes auf der mangelhaften Dissoziierbarkeit der Einzelbewegungen beruhen, die dazu führt, daß auf einen Willkürreiz hin pathologische Massenbewegungen, Contractionen anderer Muskeln, eventuell selbst der gekreuzten Seite, außer den gewollten Contractionen sich einstellen.) Das Fehlen der Reaktivbewegungen bei der chronischen Encephalitis äußert sich bekanntlich wie bei anderen extrapyramidalen Erkrankungen auch darin, daß eine Contraction der Muskeln, welche eine Einstellung des Organismus auf irgendeinen die Aufmerksamkeit erregenden Reiz erwecken, nicht eintritt und ebenso Fluchtreaktionen nociceptiven Reizen gegenüber herabgesetzt sind. Die Kranken machen so einen erheblich unaufmerksameren Eindruck, als das in Wirklichkeit der Fall ist. Trotz dieser Störung sind aber nicht nur die einfachen Eigen-, Haut- und Schleimhautreflexe ungestört, sondern es können auch in scheinbarem Gegensatz zu der Herabsetzung der reaktiven Bewegungen bestimmte motorische Reaktionen, die einen komplizierteren Aufbau als einfachere Reflexe zu haben scheinen, erheblich gesteigert sein. Dies gilt namentlich für die in der Mehrheit der Fälle sehr ausgesprochene Steigerung des Blinzelkrampfs bei optischen Drohreizen oder auch nur Annäherung von Gegenständen an das Auge, dem gesteigerten Blinzelreflex (ZYLBERLAST-ZAND). Die Häufigkeit dieses Symptoms wird mit Recht betont; es steht jedoch vielleicht in Beziehung zu der Steigerung eines relativ einfachen Hirnstammreflexes, des Nasenrücken-Lidreflexes (GUILLAIN), so daß man in diesem Symptom jedenfalls nicht die Durchbrechung von der Regel der habituellen Herabsetzung reaktiver Bewegungen zu sehen braucht. Meines Erachtens kommt zu dieser Steigerung einfacher Hirnstammreflexe dann noch die gesteigerte Zitterbereitschaft der Lidmuskeln, welche das starke lang anhaltende Zittern der Lider nach Einwirkung eines Drohreizes erklärt. Es ist dann nur ein Schritt vorwärts, und wir kommen zu den scheinbar spontanen Blinzel- und Lidkrämpfen chronischer Encephalitiker, die ja auch wahrscheinlich die Reaktion auf irgendwelche leichten vielleicht unter der Bewußtseinsschwelle bleibenden Reize darstellen.

b) Die Hypertonie. Bereits oben wurde betont, daß wir die Hypertonie, die wir an dem antagonistischen Widerstand bei passiven Bewegungen finden, in den ersten Stadien der Encephalitis vermissen können; nach kurzer Zeit stellt sich dann aber die Steigerung des Dehnungswiderstandes fast in allen Fällen ein, mehr oder weniger stark; allerdings haben wir gerade bei der epidemischen Encephalitis die Dissoziation zwischen akinetischen und verwandten Erscheinungen einerseits und hypertonischen Symptomen andererseits zugunsten der ersteren nicht selten gefunden. BOSTRÖM spricht sogar von einer rigorfreien Starre, um zu betonen, daß es Fälle gibt, in denen die akinetischen Erscheinungen bzw. die Gebundenheit ohne wesentliche Hypertonie vorkommen können. Mit LOTMAR bin ich der Meinung, daß der Ausdruck der rigorfreien Starre nicht glücklich gewählt ist, da manche Autoren unter Starre gerade die Rigidität verstehen. Im übrigen ist an der Tatsache, daß akinetisch bradykinetische Symptome und Hypertonie sich weitgehendst dissoziieren können, nicht im geringsten zu zweifeln. Gegenüber den schon genannten Fällen, in denen die Akinese so hochgradig ist, daß sie das Symptombild eines katatonischen Stupors vortäuscht, obwohl die Hypertonie manchmal bekanntlich in den Morgenstunden ganz gering sein kann, lassen sich viele andere Fälle nennen, in denen die Hypertonie eine außerordentlich hochgradige sein kann, ohne daß wesentliche akinetische Erscheinungen im Sinne der Herabsetzung der Bewegungsinitiative und der verminderten Innervationsbereitschaft (STERTZ) zu bestehen brauchen. Anscheinend sind gerade bei der echten Parkinsonschen Krankheit solche Fälle nicht ganz selten, so daß man eine gleitende Reihe von Symptomkomplexen konstruieren könnte, wobei auf der einen Seite die Fälle mit vorwiegender Akinese, am entgegengesetzten Pol die Fälle mit Hypertonie ohne wesentliche Akinese stehen können. In den Zwischengliedern sind akinetisch hypertonische Symptome nebst den übrigen Erscheinungen des pallidären Symptomenkomplexes im Sinne Försters gemischt; hierzu gehören die meisten Encephalitisfälle.

Stertz hat, wie schon andere Autoren früher, darauf aufmerksam gemacht, daß die Dehnungsrigidität am stärksten in den großen proximalen Gelenken der Gliedmaßen zu sein pflegt; es besteht hier also ein gewisser Gegensatz gegenüber der spastischen Hypertonie, die ja am Arm bekanntlich in den Hand- und Fingerflexoren am stärksten zu sein pflegt. Nach den Erfahrungen, die wir beim Encephalitiker machen können, ist jedoch dieser Gegensatz kein ausgesprochener; im Gegenteil haben wir außerordentlich häufig die stärkste Hypertonie in den oberen Gliedmaßen auch in den Fingerbeugemuskeln und ganz besonders in den Pronatoren, also besonders bei dem Versuch, die Hand zu supinieren, gesehen. Im übrigen besteht ein Unterschied zwischen spastischer Hypertonie und Rigidität bekanntlich auch darin, daß brüske Bewegungen bei spastischen Hypertonien besonders stark die pathologische Veränderung erkennen lassen und Wiederholung der Bewegung allmählich eine Milderung des Zustandes herbeiführt. Auch dieser Gegensatz ist allerdings nur ein relativer; auch beim extrapyramidalen Encephalitiskranken findet man nicht selten eine Verstärkung der Hypertonie bei passiven plötzlichen Bewegungen; und dies ist schließlich auch kein Wunder, da schon beim Gesunden auf jede plötzliche und grobe Lageverschiebung des Gliedes eine Schutzreaktion von verschiedenen Staffeln des Nervensystems eintritt, zum Teil sicher auch unter

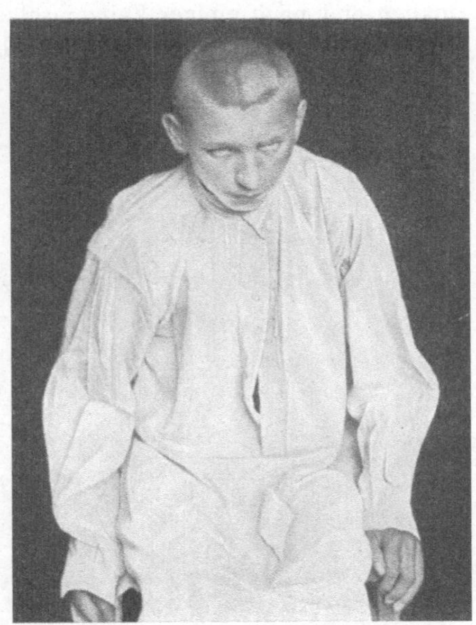

Abb. 13. Chronische Myastase mit hochgradiger Amimie, Akinese und Dauerverlust der Spontaneität (paradoxe Kinesie).

dem Einfluß der Rinde, und diese Reaktionen auch beim Encephalitiker erhalten sind. Sehr charakteristisch ist dann beim Encephalitiker das Negrosche Zahnradphänomen; auch bei langsamer geführter Bewegung kann man deutlich die in dauernden leichten Rucken erfolgende und nicht wie in der Norm mehr gleitende Entspannung des Antagonisten fühlen; oder es kommt sogar, wie z. B. Mayer und John gezeigt haben, zu plötzlichen Contractionen des gedehnten Muskels, welche die passive Bewegung hemmen. Genauere physiologische Untersuchungen über die Natur der Hypertonie sind von F. H. Lewy ausgeführt worden; demnach beruht diese Hypertonie in der Hauptsache auf einer erschwerten primären Erschlaffung des Antagonisten, im Gegensatz zur beschleunigten sekundären Induktion des Antagonisten bei spastischer Hypertonie; diese Untersuchungen sind bei Kranken mit Paralysis agitans ausgeführt worden; bei chronischer Encephalitis dürfte in dieser Beziehung kein essentieller Unterschied bestehen.

Bemerkenswert ist dann weiterhin, daß manche Kranke bereits ein subjektives Gefühl der Versteifung haben, wenn die tatsächliche Hypertonie noch ganz gering ist. Andere Kranke zeigten deutlich, daß in den Endstadien des Leidens eine enorme Rigidität auftrat, während doch im Anfang die akinetischen Erscheinungen weit über die hypertonischen Symptome überwogen.

FÖRSTER hat, wie schon vermerkt, darauf aufmerksam gemacht, daß die Antagonistenspannung nach Annäherung der Insertionspunkte des Muskels verstärkt werden. Hierin besteht kein prinzipieller Gegensatz gegenüber pyramidalen Störungen, der Unterschied ist mehr ein quantitativ zeitlicher, wie wiederum FÖRSTER gezeigt hat, indem bei den extrapyramidalen Störungen Adaptations- und Fixationsspannung plötzlich eintritt, während bei Pyramidenstörungen die Anomalien erst nach einiger Zeit einsetzen. Auf dieser Adaptationsbereitschaft beruht das WESTPHALsche paradoxe Phänomen am Fuß, die Nachcontraction des Tibialis antiquus nach passiver Dorsalflexion des Fußes und in ähnlicher Weise auch eine gelegentlich zu beobachtende starke Nachcontractur der kräftig dorsal flektierten Hand. Ebenso beruht darauf teilweise wenigstens die von STRÜMPELL Fixationsrigidität genannte Erscheinung, die dazu führen kann, daß Kranke beim Sitzen in den vertracktesten Stellungen vom Erdboden entfernt lange Zeit in der Luft schweben, wie das schon früher von STRÜMPELL und WILSON in manchen Fällen lentikulärer Degeneration oder Pseudosklerose gezeigt worden ist; andere Beispiele dieser Art werden von FÖRSTER namentlich bei Kranken mit arteriosklerotischer Muskelstarre gezeigt.

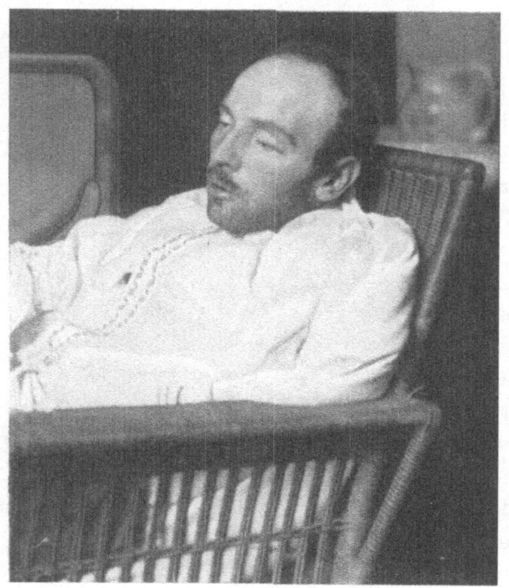

Abb. 14. Chronische Myastase kurz vor dem Exitus.

Trotz der großen Menge von Fällen chronischer Encephalitis, die ich sehen konnte, haben wir dieses schwere Phänomen erst in der letzten Zeit etwas häufiger feststellen können. Selbst bei Kranken, die durch Vernachlässigung bereits sekundäre Schrumpfungscontracturen haben, lassen sich oft diese starken kataleptischen Erscheinungen des ganzen Körpers in bizarren Stellungen vermissen. In der letzten Zeit sahen wir allerdings mehrfach Fälle, die symptomatisch den Typenbildern beim Wilson zum Verwechseln ähnlich waren, so daß auch hier wieder die fließenden Übergänge zu extrapyramidalen Erkrankungen anderer Art deutlich werden. Man kann nur sagen, daß in der Mehrheit der Fälle die encephalitische Myastase *etwas* anders als bei Wilsonscher Krankheit gefärbt ist.

Häufig sind kataleptische Erscheinungen in den Armen, wie sie bereits früher von STERTZ, G. LÉVY, auch von mir früher beschrieben worden sind. Es ist schwer zu entscheiden, wieweit an den kataleptischen Erscheinungen bereits die

Fixationsspannung, und wieweit die Herabsetzung der Bewegungsinitiative beteiligt ist. Jedenfalls finden wir diese kataleptischen Erscheinungen gewöhnlich nur dann, wenn die pseudokataleptischen Erscheinungen im Sinne von STERTZ ausgesprochen sind, d. h. das Verlöschen eines Bewegungsaktes während der Ausführung einer Zweckhandlung. Dieses äußerst sinnfällige Phänomen, das von BOSTRÖM mit dem Ausfall automatischer Einzelbewegungen in Verbindung gebracht wird, findet sich namentlich bei etwas komplexen Handlungen bei den schwereren Fällen. Beim Essen bleiben die Kranken mit dem Löffel am Munde und müssen immer von neuem erst angeregt werden, weiter zu essen. Beim Anziehen eines Hemdes können sie minutenlang in der unbequemsten Stellung verharren, ohne jede Unlust zu äußern, auch dann, wenn die Intelligenz selbst nicht beeinträchtigt

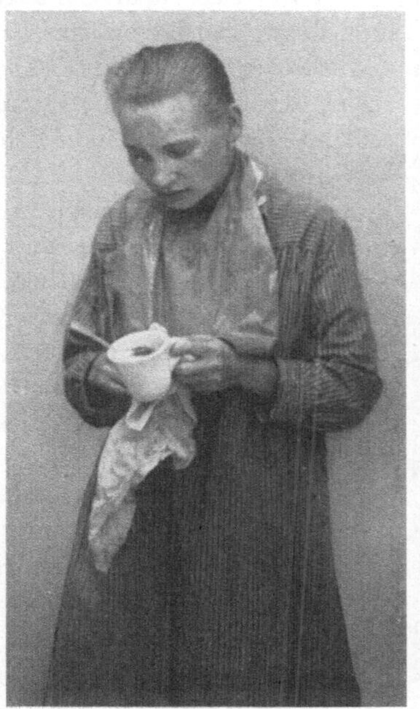

Abb. 15. Chronische Myastase mit hochgradiger Pseudo-Katalepsie.

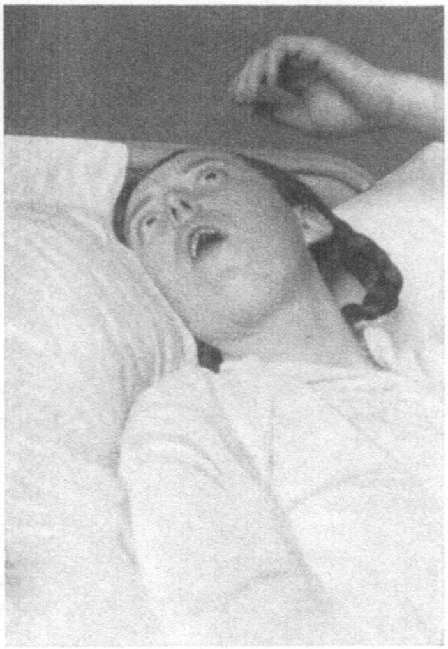

Abb. 16. Katalepsie bei chronischer Encephalitis.

ist. In leichteren Fällen finden wir wenigstens die Verringerung des Bequemlichkeitsbedürfnisses ausgesprochen.

Bereits oben habe ich angedeutet, daß auf dem Boden der Hypertonie und der durch Fixationsspannung bedingten Contracturen auch Veränderungen an den Muskeln, Sehnen und Gelenkkapseln sich einstellen können, die zu unüberwindbarer Versteifung führen. FÖRSTER hat besonders auf diese Störungen hingewiesen. Ich möchte hervorheben, daß unter dem Encephalitismaterial derartig schwere Symptome nur in seltenen Fällen, selbst dann, wenn die Störung sehr hochgradig war, nachgewiesen werden konnten. Wir haben niemals derartige Störungen beobachtet, wenn systematische Bewegungsübungen und palliativ therapeutische Maßnahmen regelmäßig stattfanden. Isoliert erscheint vorläufig der von PETRÉN und BRAHME mitgeteilte Fall, bei dem sich eine völlige Unfähigkeit zu aktiven Bewegungen in sämtlichen quergestreiften Muskeln außer Atem-, Schluck- und Augapfelmuskeln neben einer ungewöhnlich hochgradigen Starre gegenüber passiven Bewegungen entwickelte und dabei auch diffuse Verknöcherungen am Oberschenkel und Oberarmknochen einer Seite auftraten, die an eine Myositis ossificans erinnern, im Laufe der Zeit übrigens allmählich sich besserten.

c) Hyposthenische Zustände und Paresen. WILSON, STRÜMPELL, STERTZ und FÖRSTER konnten in der Analyse der extrapyramidalen akinetisch hypertonischen Symptome echte Schwächezustände der Muskeln außerhalb der durch Hypertonie usw. vorgetäuschten Schwäche feststellen. FÖRSTER hat besonders betont, daß bei apoplektischer Entstehung vorübergehend eine totale Lähmung extrapyramidaler Natur eintreten kann. Auch bei Encephalitiskranken können gelegentlich richtige extrapyramidale Paresen, gelegentlich Hemiparesen auftreten,

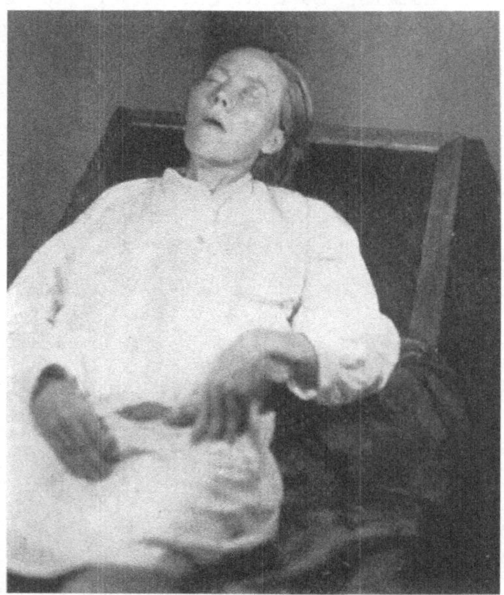

Abb. 17. Schwere chronische recidivierende Encephalitis mit Augenmuskellähmung und irreparabler Kontraktur.

von letzteren haben wir zwei Fälle gesehen. Im einen Falle war eine Hemiparese ohne Pyramidenreflexe inklusive einer Schwäche des unteren Facialis im Beginn einer schweren lethargischen Encephalitis aufgetreten und noch nach einem Jahre deutlich. Eine weitere Verfolgung des Krankheitsverlaufs war uns nicht möglich. In anderen Fällen haben wir Schwächeerscheinungen gesehen, welche außerordentlich psychogenen Symptomen ähnelten; aber es fehlte jedes charakterologisch hysterische Symptom, andererseits war die akute Encephalitis anamnestisch gesichert. Wir haben einen solchen Fall Jahre hindurch verfolgen können, bei dem anfänglich im Anschluß an die lethargische Phase eine starke Hypertonie extrapyramidalen Charakters in den Beinen außerordentlich stark ausgesprochen war; später verschwanden alle diese eindeutigen organischen Symptome; aber nach Anstrengungen trat für Jahre hindurch immer und immer wieder bei der gänzlich unhysterischen Kranken eine Schwäche des einen Beines ein, ohne Tonusanomalien, ohne Sensibilitätstörungen und ohne Reflexanomalien. Wir vermuten, daß selbst in diesen Fällen, in denen hypertonische Symptome fehlen, doch eine organische leichte Läsion der von FÖRSTER angenommenen extrapyramidalen Bahn, die von der Rinde über Thalamus und Stammganglien zum Hirnstamm geht, vorliegt.

Im übrigen finden wir eine Schwäche in der Ausführung der Bewegungen häufiger als eine Störung der Exkursionsfähigkeit; und diese Schwäche ist sicherlich nicht in allen Fällen durch Störungen der Antagonistenentspannung bedingt, sondern wohl auf einen fehlenden Zustrom sthenisierender dynamischer Komponenten von den geschädigten Apparaten zurückzuführen. Wir können dies daraus schließen, weil wir auch bei Encephalitikern, wie schon STRÜMPELL betont hat, Ungleichmäßigkeiten in der Entwicklung von Schwächezuständen bemerkt haben, d. h. einerseits Fälle mit starker Hypertonie und guter Kraft, z. B. gutem Kraftdruck beim Dynamometerversuch, auf der anderen Seite ausgesprochene Herabsetzung des Kraftdrucks beim Dynamometerversuch auch dann, wenn dem Kranken genügend Zeit zur Ausübung der Kraft gelassen wird. In der Mehrheit der Fälle sind diese Schwächezustände allerdings nur vorgetäuscht durch die Verlangsamung des Kraftdrucks, wie sie durch die mangelnde Innervationsbereitschaft und die Verlangsamung des Bewegungsablaufs im wesentlichen bedingt wird.

d) Komplexe Störungen aus Mischung der Einzelsymptome des akinetisch hypertonischen Zustands. Bereits bei Beschreibung der akinetisch-bradykinetischen Erscheinungen und der Hypertonie mußte mehrfach darauf hingewiesen werden, daß die Symptome nicht immer restlos durch ein einzelnes Elementarsymptom des Syndroms zu erklären sind, sondern wohl auf der Beteiligung mehrerer elementarer Störungen beruht. Dies gilt zum Teil von den kataleptischen und häufigeren pseudokataleptischen Erscheinungen, ebenso aber auch vielleicht von den Haltungsanomalien, bei denen wir doch wohl außer dem raschen Leerlaufen jeder Bewegungsintention, der Neigung zur Fixation bestimmter Haltungen auch mit die Hypertonie, die aufgelagerte Neigung zur Contracturstellung vielleicht auf dem Boden der gesteigerten Fixationsrigidität der Muskeln, deren Insertionen einander genähert sind, verantwortlich machen müssen.

In diese Gruppe komplexer Störungen gehören dann die Pulsionstendenzen, bei deren Entstehung wir auf die Mitwirkung von Störungen anderer Apparate, etwa der Kleinhirnapparatur, wie

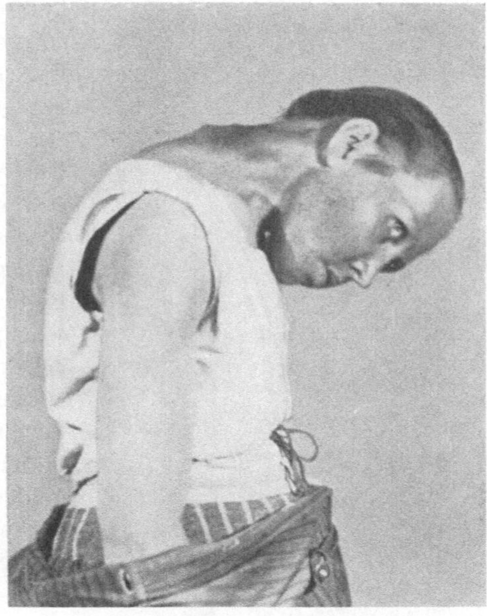

Abb. 18. Irreparable Kontraktur des Nackens bei chronischer Encephalitis.

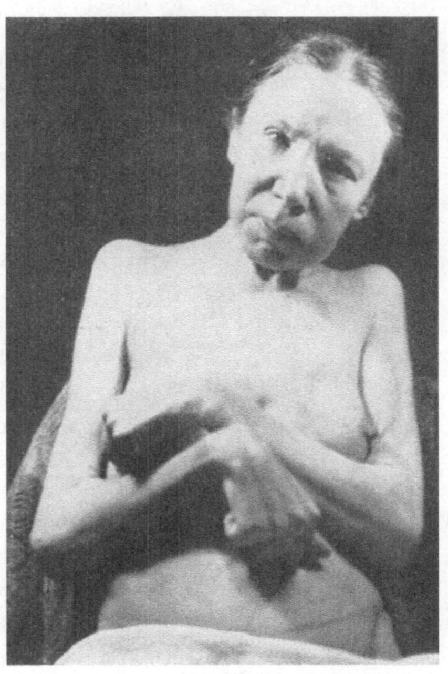

Abb. 19. Schwere Kontrakturen und Kachexie bei chronischer vernachlässigter Encephalitis.

F. H. Lewy meinte, wohl verzichten können. Wir sehen die Pulsion bei der chronischen Encephalitis in jeder Form als Anteropulsion, Retropulsion und

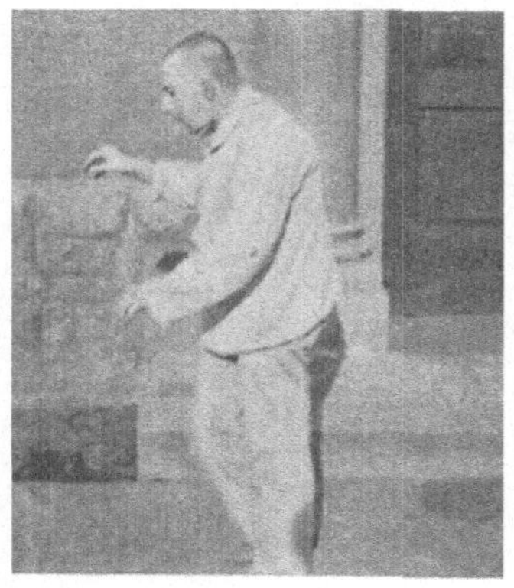

a

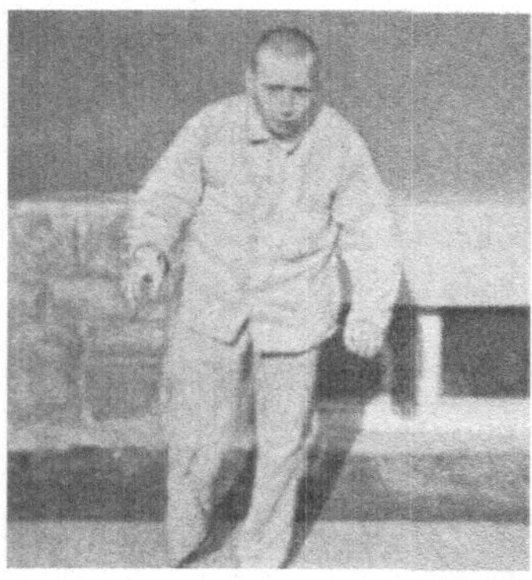

b

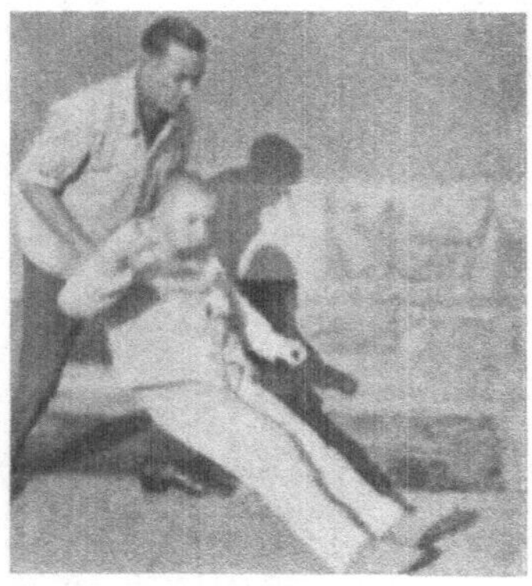

c

Abb. 20a—c. Ausschnitte aus Filmserie. Retropulsives Fallen bei chronischer Encephalitis.

Lateropulsion, wenn auch nur in den ausgesprocheneren Stadien. In der Mehrheit unserer Fälle sind allerdings die Kranken noch gut oder wenigstens leidlich gut imstande, die intendierte Gehbewegung rasch beim Vorwärts- wie beim Rückwärtslaufen zu stoppen, ohne daß ausgesprochene Pulsionen eintreten; nur bei sehr vorgeschrittenen Fällen, bei denen nicht nur der Bewegungsantrieb gestört ist, sondern auch die Rigidität erheblich ist, können wir diese Pulsionen sehen, namentlich beim Rückwärtsgehen wie etwa bei der Paralysis agitans, und zwar mitunter so ausgesprochen, daß die Kranken automatisch „zwangsmäßig" so lange weiter nach hinten laufen oder trippeln müssen, bis sie an einen Widerstand anstoßen. Viel häufiger ist es dagegen, daß die Kranken beim ruhigen Stehen durch einen sehr geringen Druck gegen die Brust oder gegen den Rücken aus dem Gleichgewicht gebracht werden können und dann einige Schritte nach vorn oder nach hinten taumeln, bis sie wieder ihr Gleichgewicht erlangen. Diese Störung, die wohl auch im wesentlichen mit der mangelnden Bereitschaft zur Entwicklung automatischer Bewegungsimpulse, die normalerweise jedem Versuch einer Gleichgewichtsverschiebung entgegenwirken, zusammenhängt, ist auch schon bei leichteren Fällen unseres Symptomenkomplexes vorhanden. V. Sarbò hat die Neigung der Kranken, in aufrechter Stellung, eventuell mit etwas nach hinten geneigtem Kopf nach hinten zu taumeln, als Hyptostase und die Tendenz, nach hinten gebückt zu gehen, als Hyptokinese bezeichnet, ihre Häufigkeit bei Encephalitis betont und die Störung auf eine Läsion des roten Kerns zurückführen wollen. Es ist wohl anzunehmen, daß es sich hier nur um Störungen handelt, die mit unseren Pulsionserscheinungen im wesentlichen identisch sind. Die Annahme, daß Läsionen des roten Kerns diese Störungen verursachen, erscheint weder pathophysiologisch noch nach unseren anatomischen Erfahrungen bei chronischer Encephalitis begründet. In schweren Fällen können die Kranken beim Stehen plötzlich starr nach hinten umstürzen.

Die Veränderungen des Ganges bei der chronischen Encephalitis erscheinen im ganzen monoton und sind im wesentlichen wohl nur durch ihre Stärke voneinander verschieden. In leichteren Fällen braucht die Gehbewegung als solche überhaupt keine nennenswerte Störung zu zeigen; nur die Herabsetzung der Pendelbewegung der Arme und eine leichte Plumpheit des Ganges zeigen eine Störung an. In ausgesprocheneren Fällen werden entsprechend der allgemeinen Hypokinese und der sich entwickelnden Rigidität die Schritte verkürzt und können auch etwas verlangsamt sein. Auch bei Verstärkung der Rigidität können Verkürzung der Schritte und Verlangsamung der einzelnen Bewegungsakte Hand in Hand miteinander gehen; gelegentlich kommt es aber auch zu reinen Trippelbewegungen, ohne daß einfache Schrittbewegungen möglich sind. Endlich kann es in schweren Fällen auch zu einer vollkommenen Astasie und Abasie kommen (G. Lévy). Häufig ist es allerdings, daß in solchen schweren Fällen die Kranken zwar infolge Störung der automatischen Einstellbewegung und der Erhaltung des Statotonus nicht mehr stehen, aber noch mit erheblicher Gewandtheit laufen können (siehe unten). Nur in ganz seltenen Fällen sind Rigiditäts- und akinetische Erscheinungen so schwer, daß auch im Sitzen das Gleichgewicht nicht mehr gehalten werden kann und so eine Unfähigkeit zum Sitzen eintritt. Die Akathisie (Hascovec) äußert sich bei unseren Kranken meist in ganz anderer Weise (siehe unten).

Wie schon in anderen Körperabschnitten, so sind insbesondere auch in den Armen jene Störungen alternierender Bewegungen ausgesprochen, die als Adiadochokinese bezeichnet werden. Es ist selbstverständlich, daß die Störungen der alternierenden Bewegungen bei unseren Kranken ganz anders aufzufassen sind als die adiadochokinetischen Erscheinungen bei Kleinhirnerkrankungen. Boström will darum diejenigen Zustände, bei denen eine Rigidität die Verlangsamung der alternierenden Bewegungen bedingt, als Pseudoadiadochokinesis bezeichnen. Es ist schließlich gleichgültig, wie man diese Bewegungsstörung bezeichnet, wenn man nur weiß, daß hier andere Bedingungen als bei Kleinhirnkranken diese „striäre“ Bewegungsstörung hervorrufen. Nicht immer ist Rigidität bzw. gesteigerte Fixationsspannung die Ursache der Störung, wie bereits Förster und Runge beschrieben haben, und wie auch aus den eigenen Fällen deutlich hervorgeht. Es besteht sogar eine weitgehende Dissoziation zwischen dem Rigor und der Störung der alternierenden Bewegungen, da wir ja Fälle sehen, in denen ohne wesentliche Rigidität eine sehr weitgehende Bewegungsverlangsamung und dementsprechend auch besonders ausgesprochene Störung bei alternierenden Bewegungen besteht. Dies gilt namentlich für Fälle, die nach dem äußeren Eindruck eher einen *katatoniformen* als *parkinsonistischen* Eindruck machen. Andererseits gibt es Fälle mit erheblicher Rigidität und Tremor, in denen die Störung der alternierenden Bewegungen eine relativ sehr milde sein kann. Gerstmann und Schilder haben ja auch bereits darauf hingewiesen, daß in manchen Fällen mit ausgesprochener Rigidität die aktive Innervation den Rigor vermindern kann; dementsprechend kann dann auch die Diadochokinese relativ wenig gestört sein.

Am besten kann man sich über die Unterschiede der diadochokinetischen Störungen orientieren, wenn man gleichzeitig bzw. kurz hintereinander eine ganze Reihe typischer Fälle auf ihre Fähigkeit zu alternierenden Bewegungen hin prüft.

Wir haben diese Versuche angestellt und dabei die alternierende Pro- und Supination gewählt, die uns auch hier ein recht gutes Maß der diadochokinetischen Störung liefert, wenn auch selbstverständlich andere Bewegungen angewandt werden können. Immerhin betrachten wir die Prüfung der Pro- und Supination als genügend, weil ja nach den früheren Ausführungen von uns im Gegensatz zu der Anschauung anderer Autoren oft gerade die Supination am meisten Störungen zeigt. Man findet hier oft nicht nur die Rigidität am stärksten ausgesprochen, sondern auch aktiv ist die Supination in durchaus ähnlicher Weise erschwert, wie das GIERLICH bei den Pyramidenkranken betont hat. Bei diesen Serienuntersuchungen aus Adiadochokinesen zeigt sich folgendes: In sehr leichten Fällen, in denen doch schon etwas Rigidität und Hypokinese besteht, kann die Fähigkeit zu rasch alternierenden Bewegungen fast ebenso gut wie in der Norm sein, auch bestehen keine Differenzen zwischen den Körperhälften. Doch ist die Störung der Diadochokinese meist *ein sehr früh auftretendes* Symptom. Bei geringer Rigidität, aber ausgesprochener Hypokinese sahen wir Störungen, bei denen eine *Entgleisung der isolierten Pro- und Supinationsbewegung in eine Massenbewegung* stattfand, mit einer Störung der Bewegungssukzession insofern, als relativ rasch alternierende Bewegungen mit langsamen Phasen und ausgesprochenen *Bewegungspausen* vorkamen. Eine dieser Kranken, die schwere Störungen bei der Alternation von Pro- und Supination zeigte, konnte mit außerordentlicher Schnelligkeit und Kraft die alternierende Bewegung des Handschüttelns ausführen. In anderen Fällen, in denen die Rigidität nicht sehr ausgesprochen ist, sei es habitual, sei es unter der Wirkung von Alkaloiden, sieht man eine sehr charakteristische Bewegungsstörung. Die Bewegungen sind nicht nur verlangsamt, sondern die Bewegungsexkursionen auch stark verringert und die Bewegungen ersterben bald. Es kommt zur *Mikrokinese,* entsprechend der Mikrographie, die alsbald besprochen werden wird. Selbstverständlich ist diese Mikrokinese nicht immer vorhanden. In manchen Fällen findet man auch nur die allgemeine Verlangsamung der Bewegungsstärke ohne Pausen, ohne besondere Erschwerung des Übergangs der einen Phase in die andere Phase. Daß der Rigor eine wichtige Komponente, aber nicht die einzige der diadochokinetischen Störungen darstellt, sieht man auch, wenn man zwei weitere Fälle nebeneinander stellt, von denen Fall A eine mittelstarke Rigidität ohne Tremor, Fall B eine stärkere Rigidität mit starken allgemeinen Flexions-, Haltungs- und anderen Störungen zeigt. Fall A vermag erst nach einer gewissen Übung überhaupt alternierende Bewegungen auszuführen, die nicht nur verlangsamt sind, sondern auch zu Massenbewegungen führen, indem neben der alternierenden Pro- und Supinationsbewegung in den Fingern, die sonst keine Hyperkinese zeigen, klavierspielerartige Bewegungen auftreten. Im Fall B, wo die Rigidität stärker ist, ist die Diadochokinese viel weniger gestört, wenigstens im rechten Arm, obschon auch hier Entgleisungen auftreten. Dabei ist der Kranke infolge einer besonderen Antriebsstörung bei komplizierteren Bewegungen unfähig zu jeder Schreibleistung mit Tinte, auch das Schreiben mit Bleistift geht erst nach einiger Zeit vor sich, dann übrigens ohne mikrokinetische Erscheinungen. Besonders bemerkenswert sind die Fälle mit starkem Tremor. Es besteht hier wiederum eine hochgradige Variabilität. Wir untersuchten Fälle mit Tremor, die zu alternierenden Bewegungen zunächst überhaupt nicht fähig waren, so daß man auf den Gedanken kommen konnte, daß die Verbindung von

Rigidität mit Tremor ein besonders schweres Hindernis für die Diadochokinese
abgibt. Gleich hinterher wurden dann aber zwei andere Fälle geprüft, bei denen
der Tremor ebenfalls stark war; in einem Falle handelte es sich sogar um einen
hochgradigen Schütteltremor, der von KUSSMAUL seinerzeit als Hemiballismus
bezeichnet wurde. In beiden Fällen war auch Rigor, wenn auch in mäßigem
Grade, vorhanden. Beide Male waren ausgiebige und sogar ziemlich schnell alternierende Bewegungen möglich, wobei der Tremor wie bei anderen Zweckbewegungen vorübergehend wenigstens makroskopisch unterdrückt werden konnte.
In dem einen Falle ging die Diadochokinesis vortrefflich, bis mit einem Schlage
der Tremor gewissermaßen wiederum in die Bewegung einbrach und die Diadochokinese unmöglich machte. Aus der Befundschilderung, die ich eben gab, kann
man die wichtigsten Differenzen der Symptomatologie gegenüber der cerebellaren
Adiadochokinesis erkennen; wir finden als charakteristische Eigentümlichkeit
gegenüber den cerebellaren Störungen *bradykinetische, mikrokinetische* Symptome
neben Verlöschen der Bewegung und *eigentümlichen Bewegungspausen,* sowie mitunter eigentümliche Mitinnervation anderer Muskeln, während das Entgleisen
der alternierenden Bewegungen aus den normalerweise benutzten Muskelsyner-
gien in Massenbewegungen weniger charakteristisch ist.

Schriftprobe I. Mikrographie.

In diese Gruppe der diadochokinetischen Störungen gehört dann auch das
Symptom der Mikrographie (BERIEL, ROSSI, SOUQUES, BING und SCHNYDER,
F. NEGRO u. a.). Dieses Symptom, das zuerst bei Lues cerebri von PICK und bei
der echten Paralysis agitans von LAMY beschrieben wurde, findet sich bei der
Encephalitis nicht nur bei hochgradigen Rigiditätszuständen, sondern auch bei
hypokinetischen Zuständen, bei denen die Rigidität gering ist (GERSTMANN und
SCHILDER). Über die Häufigkeit des Symptoms bei chronischer Encephalitis habe
ich selbst keine ausgedehnteren statistischen Untersuchungen bisher vorgenommen. Nach den Untersuchungen von PETITPIERRE ist es in mindestens 44% der
Fälle vorhanden; SCHNYDER meint sogar, daß es bei allen parkinsonistischen
Kranken vorkommt, doch müssen die leichteren Fälle, die wir so häufig sehen,
bestimmt ausgeschieden werden. Bemerkenswert ist die Tatsache, daß die Schrift
in vielen Fällen während des Schreibaktes allmählich immer weiter sich verkleinert (fortschreitende Verkleinerung, BING). Schließlich kann sie in ein völliges
Gekritzel übergehen. Diese Mikrographie wird von PETITPIERRE mit Recht nicht
allein auf die Hypertonie, sondern auch auf die Störung der automatischen An-
triebs- und assoziierten Bewegungen zurückgeführt; der spontane Bewegungsantrieb erlischt im Laufe der Zeit immer mehr, wenn nicht ein corticaler Antrieb
eine vorübergehende Besserung herbeiführt. Die Mikrographie steht im Gegensatz zu der häufigen Makrographie oder Megalographie, die man bei Kleinhirnkranken finden kann (BING und andere Autoren).

Besonders kompliziert und schwer analysierbar können dann die sehr häufigen Störungen sein, die im Bereich der oralen, Schlund- und Kehlkopfmusku-

latur beim Kauakt, Sprechen und Schlucken eintreten. Hierzu kommen dann die Störungen der Atmung, welche eine Zeitlang unsere Aufmerksamkeit in hohem Maße erweckt haben.

Störungen der Sprache sind bereits bei der WILSONschen Krankheit von WILSON, STRÜMPELL und anderen Autoren beschrieben worden. Die Sprache dieser Kranken ist häufig verwaschen, schmierend oder skandierend. Alle diese Störungen dysarthrischer Art können auch, wie wir bei der Bereicherung unserer Erfahrungen festgestellt haben und im Gegensatz zu dem Bericht in der ersten Auflage der Monographie betonen müssen, bei chronischer Encephalitis beobachtet werden. Häufig ist die Sprache in leichteren Fällen auffallend verquollen; außer der Rigidität der Zungen-, Gaumen- und Schlundmuskulatur kommt hierbei allerdings auch die hochgradige Salivation, die später noch beschrieben wird, störend hinzu. Häufiger findet man außerdem eine verminderte Akzentuation mancher Laute, namentlich der Zungen- und Gaumenkonsonanten. Das „r" wird nur angedeutet, während ein eigentliches Skandieren nicht besteht, ebenso Testworte schnell und nicht in der verschmierenden und stolpernden Weise wie etwa vom Paralytiker nachgesprochen werden können. Die Sprache ermüdet leicht; sie ist manchmal bei Schwerkranken, namentlich natürlich bei solchen, bei denen die Myastase der von den Hirnnerven versorgten Muskeln überhaupt besonders stark hervortritt, leise, müde, verlöschend. Nur durch Willensanstregung wird vorübergehend eine laute, klingende Sprache erzielt, allmählich wird sie immer verwaschener. Zwei Störungen der Sprache fallen dann symptomatisch besonders ins Auge, erstens die *Monotonie, die verringerte Modulationsfähigkeit* der Sprache, zweitens *die auffallende Höhe des Sprachtones.* Derartige Kranke leiern die Sätze ohne jedes Crescendo und Decrescendo in oft beschleunigter Weise automatenhaft her, gelegentlich sprechen sie direkt im Fistelton. Von intelligenten Kranken oder ihren Angehörigen kann man hören, daß die Kranken früher kräftiger und auch tiefer gesprochen haben; bei Remission an besseren Tagen wird die Sprache tiefer. Immerhin gibt es auch nicht wenige Kranke, bei denen die verquollene, automatenhafte, uncäsurierte Sprache ohne weiteres auffällt, ohne daß die Kranken selbst eine Veränderung der Sprache festgestellt haben. Wie andere Störungen, so sind auch diese Sprachstörungen durch energische Fremdanregung vorübergehend zu bessern; die Kranken sprechen dann tiefer, lauter, die Worte werden nicht ohne Cäsur aneinander gebunden, eventuell können die Kranken auch wieder singen, sie entgleisen nur immer wieder spontan in ihr Gewohnheitsverhalten. Neben hypertonischen Zuständen der Muskulatur kann man eventuell auch Paresen der Stimmuskeln für einen Teil dieser Störungen annehmen. In einem derartigen Falle, den Herr Prof. LANGE, der frühere Direktor der hiesigen Ohrenklinik zu untersuchen die Freundlichkeit hatte, fand sich eine hochgradige Verengung hypertonischer Art des ganzen Kehlkopfeinganges, der Taschen- und der Stimmbänder. Bemerkenswerterweise können auch diese Störungen der Sprache und Stimme relativ isoliert im Gesamtsyndrom hervortreten. Eine genauere Analyse der Sprache dieser Kranken ist von R. SCHILLING vorgenommen worden; unter dessen Fällen befindet sich auch ein Fall von mir, bei dem die starke Sprachstörung und Hypertonie des Mundbodens unter den akinetisch hypertonischen Symptomen besonders hervortrat. SCHILLING, der eingehende experimentelle Untersuchungen, z. B. Sprechtonbewegungskurven angestellt hat, konnte auch in einigen Fällen einen Rückgang des Brustregisters gegenüber dem Falsett feststellen. Die Sprache zeigte in seinen Fällen gegenüber der Norm eine gesteigerte Monotonie. Die großen „Tonbewegungslinien" fehlen. Auch ist die Sprache monodynamisch, d. h. gleichförmig, wie das auch von mir geschildert wurde. Es fehlen Störungen der Kongruenz costaler und abdominaler Atembewegungen in der Ruhe wie auch beim Sprechen, sowohl hinsichtlich der Atemtiefe als auch des zeitlichen Ineinandergreifens. Neben der Monotonie und Monodynamik der Sprechschallbewegung findet sich eine Gleichförmigkeit in den Bewegungen der Artikulationsorgane. Es findet sich eine „überphysiologische" Einengung der Variationsbreite der koordinatorischen Bewegungen beim Sprechen; diese Störung bezeichnet Schilling als eutaktische Dysarthrie und stellt sie den ataktischen Dysarthrien gegenüber. In schwersten Fällen dieser Art ist die Diadochokinese der Sprechinnervationen so schwer gestört, daß im Verein mit der Verlangsamung des Antriebs und der unlösbaren Hypertonie der Sprechmuskulatur kaum noch verständlich gesprochen werden kann. Die Anfangslaute bleiben kleben, klingen bei weiteren Lautierungen mit, gehen in einen unverständlichen Dauerklang über, bis dann eventuell durch einen kräftigen corticalen Impuls vorübergehend einige artikulierte Laute entstehen. Diese schweren Dysarthrien brauchen nicht den schwersten Myastasen der Stammextremitätenmuskulatur parallel zu gehen.

Weitere Störungen der Sprachvorgänge betreffen einerseits eine völlige Unfähigkeit zum Sprechen auf Verlangen, einen Mutismus, der dem des katatonischen oder psychogenen Stupor ähneln kann (Gurewitsch und Tkatschew). Auch wir haben solche Fälle allerdings nur im Rahmen eines allgemeinen akinetischen Symptomenkomplexes gesehen, bei denen plötzlich der Mutismus durchbrochen werden konnte. Die Unterscheidung von der Katatonie in diesen Fällen wird später besprochen werden müssen. Andererseits finden wir eine Iterationsneigung, beim Sprechen, die als *Palilalie* bezeichnet wird. Diese Fälle sind namentlich von Sterling, Leyser, Pierre Marie und Lévy, Bálint und Julius, A. Westphal und Rordorf studiert worden. Man versteht unter Palilalie die automatisierte Tendenz mancher Kranken, Worte, Sätze und Satzteile mechanisch rasch wiederholt herunterzuleiern, wie etwa den eigenen Namen bzw. einige Phrasen wie „Jawohl, jawohl, jawohl". Diese von Souques bei Pseudobulbärparalyse zuerst beschriebene Sprachstörung ist genauer von Pick analysiert worden, und Pick hat bereits darauf hingewiesen, daß die Palilalie mit striären Störungen zusammenhängen könnte; allerdings betreffen die Fälle Picks fast nur aphasische Erkrankungen; ebenso betrifft seine Kritik im wesentlichen aphasische Erkrankungen mit oder ohne echolalische Erscheinungen, während in unseren Fällen irgendwelche aphasischen Erscheinungen nicht vorliegen, deshalb auch irgendwelche Beziehungen zur Echolalie gar nicht weiter diskutiert werden können. Nur am Schluß der Arbeit Picks wird ein Encephalitiskranker mit typischen parkinsonistischen Erscheinungen veröffentlicht, bei dem das zwangsmäßige Wiederholen bestimmter Sprachformen infolge einer anfallsweise auftretenden Enthemmung mitgeteilt wird. Eigentlich gehören die palilalen Symptome ja nicht in dies Kapitel, sondern erst in ein späteres, in dem über unwillkürliche Automatismen bei Parkinsonismus zu sprechen sein wird. Wir haben sie aber doch hier schon mit aufzuführen für nötig gehalten, da nach unseren Erfahrungen die ausgesprochenen Symptome der Palilalie, die von Sterling als echte Palilalie der Pseudopalilalie bei Aphasie und automatisierten Vorgängen gegenübergestellt wird, wie sie etwa von PICK, LEYSER, BÁLINT und STERLING beschrieben wurde, bei der chronischen Encephalitis recht selten sind. Wir haben sie nur in drei oder vier Fällen gesehen; sie sind wie andere Symptome dieser Art durch Übung zu bessern. In diesen seltenen Fällen werden ganze Phrasen wie „Jawohl Herr Doktor", „es geht mir gut, es geht mir gut" zwei-, dreimal oder noch häufiger in monotoner Weise ohne Cäsurierung zwischen den Wiederholungen heruntergeleiert. Hier handelt es sich also nicht um die „spastische" Form der Palilalie nach STERLING. Die Bedingungen, unter denen dieses Symptom vereinzelt auftritt, sind noch durchaus nicht geklärt, da wir es in verschiedenen Phasen des Parkinsonismus, sowohl bei schwereren Fällen „gewöhnlicher" Starre mit und ohne Tremor, als auch in Verbindung mit einer komplexen oralen Hyperkinese auftreten sehen. Wie bei vielen anderen Encephalitissymptomen ist es wahrscheinlich falsch, das Symptom *allein* von einem anatomischen Gesichtspunkt erklären zu wollen. Viel häufiger ist es übrigens, daß beim Sprechen — ob spontan oder reaktiv, ist gleichgültig —, sei es am Anfang oder am Ende einer Phrase mit stärkerem Verwaschenwerden der Laute einzelne Silben klonusartig wiederholt werden. Es handelt sich also um Erscheinungen, die symptomatisch jedenfalls der *Logoklonie*, wie sie bei der Paralyse und anderen Gehirnkrankheiten beobachtet wird, viel näher stehen. Die mangelnde Innervationsbereitschaft dürfte im Verein mit der Rigidität der Sprachapparatur und einer Pulsionstendenz" beim Sprechen die Störung genügend erklären. PINEAS beschreibt zwar als Sprachpulsion nur die bei Encephalitikern ja gar nicht seltene Beschleunigung des Sprachtempos; doch zweifeln wir nicht, daß diese Pulsionsneigung, die wir mit den Pulsionen im Bereich der Stammuskulatur analogisieren können, auch zu automatischen Wiederholungen von Sprechbewegungen führen kann, sowie die Propulsionstendenz des Körpers nicht immer zum Fallen, sondern zu wiederholten trippelnden Schritten führt, bis das Gleichgewicht wieder „eingefangen" ist.

Störungen des Kauens und Schluckens bei der Encephalitis sind von WEXBERG eingehender analysiert worden. WEXBERG unterscheidet drei Formen, nämlich erstens die bulbären, d. h. die bekannten nucleären Kau- und Schlucklähmungen (diese kommen vorwiegend in akuten Stadien vor, sind hier bereits besprochen, sie heilen wieder aus, wenn nicht im akuten Stadium infolge Schlucklähmung Exitus eingetreten ist); zweitens supranucleäre Läsionen mit pseudobulbären Erscheinungen (bewußt-willkürliche Innervation schlechter als reflektorisch-automatische und mimische); drittens striäre Läsionen, Pseudobulbärläsionen gemischt mit myastatischen Erscheinungen. Hier weist WEXBERG besonders auf die Kaustörungen hin, die darin bestehen, daß die anfangs langsam und unausgibig erfolgenden Kieferbewegungen nach acht bis zehn Bewegungen allmählich versiegen (nach LOTMAR pseudomyasthenische Erscheinungen). Nach den eigenen Erfahrungen kommen auch die dysphagischen Erscheinungen (ähnlich wie dysarthrische) im allgemeinen nicht in der Stärke vor, wie sie mitunter in den Entstadien der WILSONschen Krankheit und der Pseudosklerose gefunden werden, dagegen sind leichtere Störungen, Klagen über Erschwerung des Schluckens, nicht selten, auch sahen wir einen schweren Fall mit terminaler hypostatischer Pneumonie, die wohl mit der Dysfunktion der Schlundmuskulatur zusammenhing. Bei manchen Kranken, die über erschwertes Schlucken klagten, konnte bei der Racheninspektion durch Lautieren wenigstens eine kräftige Innervation des Gaumensegels und der Uvula festgestellt werden. Man darf also wohl annehmen, daß die Schluckerschwerung sehr häufig nicht auf echter Parese, sondern auf einer verminderten Innervationsbereitschaft und Hypertonie der Schlundmuskulatur beruht. In einem Falle ließ sich eine krampfhafte Dauercontractur der nach vorn vorgestülpten Uvula feststellen. Die Erschwerung des Kauens, an deren Entstehung Paresen, Hypertonien, Bradykinesen der Kaumuskulatur in verschiedenem Maße beteiligt sein können, ist im allgemeinen weit mehr als die Dysphagie ausgesprochen. In vereinzelten Fällen war die Hypertonie der Kaumuskulatur doch so stark, daß die Mundöffnung nur eine beschränkte war, einen eigentlichen Trismus, wie er in akuten Phasen gelegentlich beobachtet wurde, habe ich in chronischen Phasen nicht gesehen. Infolge der Kauerschwerung müssen manche Schwerkranken ganz auf die Ernährung mit festen Nahrungsmitteln verzichten und sind auf flüssig-breiige Kost angewiesen.

Eigenartig sind die Störungen der Atmung, welche in der letzten Zeit vielfach studiert worden sind. Die wichtigsten Untersuchungen hierüber verdanken wir PIERRE MARIE und seiner Schule, SUCKOW, TURNER und CRITCHLEY und SMITH ELY JELIFFE. Namentlich letzterer Autor hat nicht nur eine sehr eingehende Analyse der Atemstörungen versucht, sondern auch eine sehr wertvolle umfangreiche und fast vollständige Übersicht der bisherigen Arbeiten auf diesem Gebiet gegeben, die für jeden von Nutzen sein wird, der sich mit den extrapyramidalen Atemstörungen beschäftigt. Die psychoanalytische Deutung, die von JELIFFE unabhängig und neben der somatologischen Erklärung der Symptome gegeben wird, kann uns hier freilich nicht beschäftigen. Die Atemstörungen, die offenbar von den Störungen der Atmung im akuten Stadium, wie sie von VINCENT und BÉRIEL geschildert wurden, getrennt werden müssen, finden sich, wie auch JELIFFE betont, meist mit anderen Symptomen der chronischen Encephalitis gemischt, doch ist unter meinen Fällen auch einer, welcher die Atemstörung als fast einziges Residualsymptom bot. In diesem Falle waren also hypertonische Symptome an der quergestreiften Muskulatur nicht entwickelt. Schon hieraus wird es klar, daß die Atemstörungen nicht mit einer Rigidität des Brustkorbes zusammenzuhängen brauchen. Symptomatisch finden wir bei unseren Kranken mitunter eine einfache *Hyperpnoe*, die Atemzüge sind vertieft und etwas beschleunigt, dem Kranken kommt die Veränderung der Atmung oft gar nicht zum Bewußtsein, insbesondere besteht kein subjektives Gefühl der Dyspnoe. Es besteht objektiv weder eine Störung der Zirkulation, der Herzkraft, noch eine Parese der Atemmuskulatur. Im Urin fehlt jede Acidosis. Die Hyperpnoe kann dauernd sein oder in Anfällen kommen. Bereits früher ist von mir betont worden, daß an Stelle der Hyperpnoe oder darauf aufgepfropft groteskere paroxystische Entladungen auftreten können, die in krampfhaft schnaufenden Atemzügen mit besonderer Forcierung der Expiration und Angstspannung des Gesichts, allmählicher Verstärkung der sehr gehäuften Atemzüge bis zu einem Höhepunkt und bald langsamer, bald brüsker Lösung bestehen. Inspiration und Exspiration können forciert sein. Die Exspiration wird von einem kurzen explosiven Hüsteln begleitet, das schließlich zu heiserem, vertieftem Sprechen und Laryngitis führt. Hier handelt es sich im Gegensatz zu den früher beschriebenen Stimmstörungen um eine sekundäre Störung infolge der dauernden Reizung des Kehlkopfes. Dabei kann die Nasenatmung frei sein, es tritt keine Cyanose auf, auch hier fehlen alle Paresen der Atemmuskulatur und katarrhalische Erscheinungen entweder ganz oder doch wenigstens in den Anfangsstadien. Es fiel mir auf, daß die Kranken oft nicht an Atemnot leiden und eine subjektive Ursache für ihre Paroxysmen entweder überhaupt nicht angeben oder Verlegenheitsausdrücke brauchen: „Ich muß eben so", „Ich habe einen Reiz im Halse", „Ich muß immer so spacheln". Andere Kranke haben allerdings auch während des Zustandes Angst. Ähnliche Symptome waren, während ich die erste Auflage meiner Monographie schrieb, von HÄNEL und KRAMBACH und wie aus der jetzigen Zusammenstellung von JELIFFE hervorgeht, auch noch von einzelnen ausländischen Autoren, insbesondere MARINESCO und ARONSON beschrieben worden. Durch die Arbeiten der Folgezeit wurde insbesondere die Häufigkeit der polypnoischen Anfälle, der respiratorischen Atempausen und der komplizierteren Atemstörungen, die als respiratorische Ticks (G. LÉVY) bezeichnet wurden, bestätigt. Die Mischung von einer Mikropnoe mit Anfällen von Beschleunigung und Vertiefung der Atmung (Tachypnoe) und einer apnoischen Pause wird gut u. a. in Kurven von SUCKOW demonstriert. Nach der Klassifikation von G. LÉVY einerseits, TURNER und CRITCHLEY andererseits kann man unterscheiden: Erstens *Störungen der Atemfrequenz* (Tachypnoe = Polypnoe), seltener Verlangsamung der Atmung (Bradypnoe), apnoische Pausen, accessorische periodische Atemstörungen.

Zweitens *Dysrhythmien der Atmung.* CHEYNE-STOKESsche Atmung (bei chronisch parkinsonistischer Encephalitis wohl kaum vorkommend); Anfälle mit Inspirationskrampf (wie in einem Falle von TURNER und CRITCHLEY) Seufzeratmung, krampfhaft laute Ausatmung, Inversion des Verhältnisses Inspiration zur Exspiration, indem die Inspiration stärker als die Exspiration wird.

Drittens eigentliche Atemticks (Gähnkrämpfe, Singultus, krampfhaftes Husten, Schnaufticks). Gelegentlich kann es sogar zu einer Dissoziation zwischen Zwerchfellbewegungen und Bewegungen der Brustkorbmuskulatur kommen (GAMBLE, PEPPA und MÜLLER — Zwerchfelltick); nach Phrenicusvereisung sahen die Autoren Besserung dieses Zustandes.

Alle diese Atemstörungen können miteinander kombiniert werden. Bei Kindern, jugendlichen Individuen und Frauen sind nach unseren eigenen Beobachtungen die Atemstörungen häufiger als bei erwachsenen Männern. Die respiratorischen Ticks und verwandte Störungen haben wir wenigstens nur bei jugendlichen Individuen, bei denen auch andere Wesensanomalien bestanden, und Frauen gesehen; die Gähnanfälle, die TURNER und CRITCHLEY erwähnen, rechnen wir hier nicht mit, da sie viel eher in das Gebiet anderer Hyperkinesen fallen, welche später besprochen werden müssen. Auch der komplizierter liegende Fall von RUNGE muß hier im Gegensatz zu JELIFFE, der ihn unter den Atemstörungen mit anführt, ausgeschieden werden, da hier andere deutlich auf dem Gebiet des Trieblebens liegende Faktoren im Vordergrunde stehen.

Während der Anfälle beschleunigter geräuschvoller Atmung kann eine bestehende Athetose verstärkt werden (eigener Befund). Es kann zu starkem Grimassieren kommen. Einen Ausnahmefall stellt ein von mir mitgeteilter Fall dar, wobei es neben den Anfällen von Polypnoe in Form von etwa 50 oberflächlichen rhythmischen Atemzügen pro Minute zu synchronen, kurzen kleinen

Zuckungen der Finger der linken Hand und Adduktionszuckungen des Daumens kam. Ausgezeichnet war dieser Fall auch im Gegensatz zu anderen Fällen dadurch, daß die Atemstörungen und ebenso die synergischen Bewegungen in den Fingern im Schlaf nicht verschwanden. Es muß in diesem Falle, in dem gleichzeitig eine geringe Pyramidenläsion im linken Arm bestand, an irgendeiner Stelle des Nervensystems, vielleicht im oberen Halsmark, wohl durch mangelnde Isolierung eine Art Kurzschluß entstanden sein, infolge dessen Erregungen der Atembahnen auf die Pyramidenbahn übersprangen. Im übrigen haben wir die meisten von den Autoren besprochenen Störungen in ähnlicher Weise gesehen, ohne leider immer die Möglichkeit zu haben, die Kranken weiterhin genau zu verfolgen. Immerhin konnte in einigen Fällen ein sehr günstiger Einfluß einer Suggestivbehandlung festgestellt werden. Ein in der letzten Zeit beobachteter Fall mit Schnaufticks sei in Kürze mitgeteilt.

Fall 21. Erich M., 12jähriges Kind. Früher immer gesund (ein epileptischer Bruder), sehr intelligent, psychopathische Antecedentien beim Patienten selbst nicht bekannt, erkrankt Januar 1925 mit Schlafinversion und choreatischen Zuckungen. Einige Monate später trat das Schnaufen ein, das den Kranken im März 1927 in die Klinik führte. Der Kranke war nach seiner akuten encephalitischen Erkrankung so steif, daß er nicht gehen und stehen konnte. Er stürzte dabei immer nach vorn, war zeitweise wie geistesabwesend, doch hat sich der Zustand späterhin gebessert.

Der Knabe ist körperlich dem Alter entsprechend entwickelt. Er hat ein etwas gedunsenes Gesicht, einen verträumten Gesichtsausdruck, starker Speichelfluß und eine allgemeine deutliche Myastase, wobei die Nackenrigidität besonders stark hervortritt. Es besteht dabei etwas Fußklonus, doch keinerlei sonstige Pyramidenerscheinungen. Psychisch ist der Patient etwas zudringlich, kommt auch leicht in Streitigkeiten mit den anderen Patienten. Er ist neugierig, affektiv inkontinent, weint leicht. Dem Arzt gegenüber ist er anfangs sehr befangen. In unregelmäßigen Zwischenräumen kommt es zu Schnaufticks, die namentlich bei der Exploration und Untersuchung durch den Arzt anfangs so stark sind, daß die genaue Durchuntersuchung Schwierigkeiten bereitet. Vor den Attacken steht der Kranke ängstlich bebend da, er zittert, sagt „Ich habe Angst". Auf

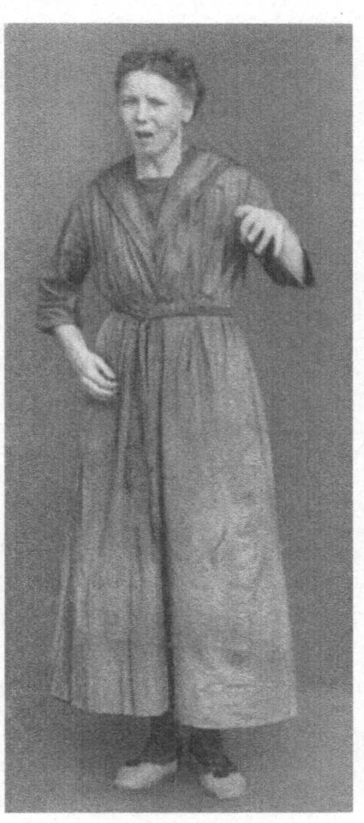

Abb. 21. Dyspnoisch dysmimischer Anfall mit linksseitiger Athetose. Aus STERN: Encephalitis, Handb. d. Neur. d. Ohres.

einmal erfolgen in rhythmischen Intervallen tiefe, außerordentlich ausgiebige Atemzüge, die von einer gesteigerten explosiven Ausatmung gefolgt sind, so daß man den Eindruck hat, als werde der letzte Rest von Reserveluft verbraucht. Der Junge wird dabei leicht cyanotisch im Gesicht, er stemmt sich mit den Armen auf, in seinem ganzen Gebaren macht er den Eindruck, als wenn er sich stark anstrengt. Gleichzeitig mit den schnaufenden Atemzügen erfolgen rhythmische Wälzbewegungen der Zunge. Die Schnaufattacke ist durch energisches Zureden vorübergehend zu beheben. Auf die Frage, wovor er Angst habe, sagt er: „Vor Ihnen, Herr Professor, habe ich Angst und vor dem Herrn Doktor." Auf Befragen sagt er, daß die Angst auch im Dunkeln komme. Eben habe er aber vor dem Arzt Angst. Warum er so schnaufe, wisse er selbst nicht. Er atmet so stark, damit er es dann freier habe, könne sich aber selber das Schnaufen nicht genauer erklären. Unangenehme Sachen vergesse er leicht. Nach dem Schnaufen gibt er dann an, daß er Angst habe, operiert zu werden. Auf beruhigenden Zuspruch sagt er dann, er sei nun beruhigt, fängt zu lächeln an. Das Schnaufen ist völlig beseitigt. Eine psychisch-therapeutische Behandlung wird versucht, mit dem Erfolg, daß auf einfache Suggestion, die durch feuchte Packungen und Isolierung gesteigert wird, die Schnaufattacken zunächst nachlassen. Eine gründliche Behandlung ist aber nicht möglich, weil der Kranke vorzeitig wieder abgeholt wird.

In diesem Falle war eine genaue psychische Analyse des Zustands, wie sie namentlich von JELIFFE versucht wurde, gewiß nicht möglich; insbesondere konnten irgendwelche Tiefenkomplexe nicht eruiert werden, dennoch schien mir die Mitteilung des Falles erwünscht, weil sie wie viele andere selbst beobachtete und in der Literatur mitgeteilte Fälle zeigt, wie hysterieverdächtig solche Krankheitserscheinungen sein können. Wir können hier aber nur durchaus mit allen den Autoren übereinstimmen, die zu dem Resultat kommen, daß mit der Diagnose einer psychogenen Affektion die Grundlage der Störung zum mindesten nicht im geringsten erklärt ist. Es ist gewiß von Wichtigkeit, daß wir namentlich die komplizierteren Atemticks gerade bei Personen sehen, die in jugendlichem Alter stehen und sehr ausgesprochene Anomalien des Verhaltens zeigen, bei Personen also, die psychisch nicht intakt sind. Ebenso habe ich früher schon auf die Wichtigkeit von Angstzuständen hingewiesen, die wenigstens bei den komplexen Atemstörungen auftreten können, und die an der Ausbildung der respiratorischen Ticks beteiligt sein können. Übrigens dürfte die Grundlage der Angst an sich auch eine organogene sein. Auf jeden Fall ist es gewiß, daß wir die ganze Fülle der Atemstörungen von der einfachen Beschleunigung der Atmung über die tachypnoischen Paroxysmen zu den eventuell mit Angst verbundenen respiratorischen Ticks bei sicher grob organisch geschädigten Encephalitiskranken finden, die charakterologisch in vielen Fällen, soweit uns eine Anamnese möglich war, nichts Hysterisches boten. Meines Erachtens ist zum mindesten die Grundlage der einfachen hyperpnoischen, tachypnoischen Zustände usw. eine rein organisch neurologisch-dynamisch erklärbare; psychische Mechanismen sind in der Hauptsache wohl nur an der Verarbeitung der komplexen Atemticks beteiligt, wobei es dahingestellt bleiben mag, ob wirklich Komplexe im Sinne der FREUDschen Schule oder mehr pathologische Gewöhnungen wesensveränderter Individuen an diesem Ausbau der Störungen beteiligt sind. Die starke Suggestibilität aller Atemstörungen findet sich auch bei anderen Symptomen der Encephalitis, die einen sicher organischen Kern haben.

Dieser organische Kern, den wir bei den Atemstörungen finden, muß wohl bei der engen Kombination der Atemstörungen mit hypokinetisch-hypertonischen Symptomen auf Läsion von Apparaten beruhen, die auch topische Beziehungen zu den striopallidären oder nigrären Regulationszentren des Tonus und der automatischen Bewegungen haben. Gewiß ist jedenfalls, daß eine Rigidität des Brustkorbes die Störungen nicht allein erklärt, wenn auch die Starre der Brustkorbmuskulatur an sich schon leichte Atemstörungen herbeiführen muß und die Aufklinkung schwerer Atemparoxysmen erleichtern kann. Wir sehen aber auch, wie ich schon betonte, schwere tachypnoische und andere Atemstörungen, ohne daß ein Rigor besteht. Gewiß ist es auch, daß keine Läsion der bulbären Atemzentren den Symptomen zugrunde liegt. Tatsächlich ist ja bei Eingreifen des „Willens" die normale Regulation der Atemtiefe und Atemfrequenz ohne weiteres möglich, während wir die sicher bulbären Atemstörungen, wie etwa das CHEYNE-STOKEsche Atmen, die KUSSMAULsche große Atmung vermissen. Die Annahme einer Läsion supranucleärer Regulationsmechanismen ließe sich gut mit den

Untersuchungen von LEWANDOWSKY vereinbaren, wonach beim Tier nach Durchschneidung in der Höhe der hinteren Vierhügel Störungen im Sinne einer Tachypnoe auftreten können. TURNER und CRITCHLEY nehmen an, daß die Atemphänomene auf einer Störung der unwillkürlichen psychomotorischen Atemkontrolle beruhen, die durch verschiedene corticopontine Bahnen aufrecht erhalten wird. Die Läsion sitzt daher höher als in den sogenannten Atemzentren. WILSON stützt sich eingehend auf die Untersuchungen von SPENCER über die Wege der Atemkontrolle und führt aus, daß es corticofugale Wege für den Ausdruck von Emotionen über den mimischen respiratorischen Apparat gibt, die den Thalamus und die Regio hypothalamica kreuzen. Genau sind diese Wege der Atmung allerdings nicht bekannt. Entsprechend den Ausführungen WILSONS nimmt auch JELIFFE an, daß höhere Wege als die bulbäre Atemapparatur betroffen sein müssen, um die Atemstörungen hervorzurufen. JELIFFE greift hier ein, indem er die pluridimensionale Entstehung der Störungen des Verhaltens bei Encephalitis hervorhebt und die psychologische Analyse der somatologischen hinzufügt. Es handelt sich hier aber doch nur um ein Eingreifen psychischer Erlebnisse in Hirnvorgänge, die in einer organisch grob geschädigten Apparatur vor sich gehen; diese groben Schädigungen erklären allein wenigstens die primitiven Störungen, ohne daß wir hier es nötig hätten, auf psychische Traumata oder metapsychologische Gesichtspunkte zurückzugreifen.

Merkwürdig scheint uns weiter die verschiedene zeitliche Häufung dieser Atemstörungen. Nachdem wir in den Jahren 1922 und 1923 eine ganze Serie von Kranken mit ausgesprochenen Symptomen von Polypnoe, Schnaufanfällen und anderen Atemticks beobachtet hatten, fehlten die Fälle mit diesen Symptomen mehrere Jahre hindurch fast völlig in dem sehr großen Material, das inzwischen die Klinik passierte. Erst in der letzten Zeit wurden wieder zwei einschlägige Fälle beobachtet. Es kann sich hier gewiß um einen Zufall handeln; doch verdient die Variabilität der Erscheinungen, die Häufung bestimmter Symptome innerhalb des Rahmens der häufigsten Kernsyndrome weiterhin unsere Beachtung.

e) **Störungen der Reflexe, pyramidale Auflagerungen.** Eigen- und Hautreflexe sind bei der chronischen Encephalitis meist unverändert. Gelegentlich sind die Reflexe recht lebhaft, doch handelt es sich hier keineswegs um ein Gewohnheitssymptom, außerdem ist die Steigerung oder Lebhaftigkeit der Eigenreflexe völlig unabhängig von der Stärke der motorischen Störungen, der Akinese sowohl wie der Rigidität. Fehlen der Eigenreflexe haben wir nur selten gesehen; es handelt sich unserer Meinung nach stets um Symptome, welche mit der Entwicklung des akinetisch-hypertonischen Symptomenkomplexes an sich nichts zu tun haben. Auch WIMMER betont in seiner Monographie das Fehlen von Pyramidenstörungen beim „gewöhnlichen Parkinsonismus". WENDEROWIC hat als eine besondere Erscheinung die Varioreflexie oder Poikiloreflexie angegeben, die sich in einem häufigen Wechsel der Sehnenreflexe, z. B. der Erschöpfbarkeit bei mehrfach wiederholter Prüfung der Knie- und Achillesreflexe, äußern soll, mitunter fehlt auch der Reflex die ersten Male und läßt sich erst später erwecken. Ich habe dieses Symptom niemals bei häufigen Untersuchungen gefunden und möchte nicht bezweifeln, daß es auf Versuchsfehlern beruht. Bei starkem Rigor ist es ja mitunter nicht ganz einfach, die Antagonisten des durch den Perkussionsschlag gedehnten Muskels so weit zu entspannen, daß ein sicherer Reflexausschlag erfolgt. Wenn man diese Fehlerquellen vermeidet, erzielt man stets gleiche Eigenreflexe; es ist unberechtigt, die vermutete Varioreflexie der Eigenreflexe mit den Störungen der Pupillenreaktion, die später noch zu besprechen sein wird, analogisieren zu wollen. Ebenso wie Simons und Sternschein habe ich niemals bei den gewöhnlichen Formen des akinetisch-hypertonischen Symptomkomplexes Hals- und Labyrinthreflexe in der klassischen Form, wie sie von der Magnusschen Schule beschrieben werden, gesehen, obwohl ich seit vielen Jahren darauf achte. Gelegentlich können bei athetotischen Erscheinungen Halsreflexe beobachtet werden. Einige Fälle wie der von Mc Alpine, bei dem Streckstarre und Beugestarre miteinander wechseln und eine an Enthirnungsstarre erinnernde Haltung im Leben angenommen wird, ändern nichts an der grundsätzlichen Feststellung, daß die „parkinsonistische" Starre keine Analogie mit der Sherringtonschen experimentellen Enthirnungsstarre, bei der ja auch die Haltungsreflexe Magnus' besonders deutlich in Erscheinung treten, verträgt. In anderen Fällen, in denen enthirnungsstarreartige Symptome bestanden (Mourgue), lagen athetotische Begleitsymptome vor. In einigen Fällen beobachtet man nun doch einzelne Pyramidenerscheinungen, die man als Auflagerungssymptome auf das extrapyramidale Syndrom anzusehen hat. Ob diese Auflagerungserscheinungen pyramidaler Natur häufiger sind als bei anderen extrapyramidalen Erkrankungen, etwa der Wilsonschen Krankheit oder auch der echten Paralysis agitans, läßt sich wohl darum noch nicht mit Sicherheit entscheiden, weil man ja viel häufiger Gelegenheit hat, jetzt die chronische Encephalitis als andere Erkrankungen extrapyramidaler Art zu beobachten. Statistische Vergleiche sind so etwas mit Schwierigkeit verbunden. F. H. Lewy hat bei 86 Fällen von Paralysis agitans in fünf Fällen „eine Art Babinskiphänomen" beobachtet, doch handelte es sich nur in einem Falle um einen echten Babinski, bei dem eine Hemiplegie gleichzeitig vorlag. Wenn man diese Angaben zum Vergleich nehmen will, wird man die Pyramidensymptome bei chronischer Encephalitis vielleicht für etwas häufiger halten, da wir sie in etwa 3% der Fälle finden. Doch sind ja die Entstehungsbedingungen für diese Begleitsymptome bei der Encephalitis auch vielseitiger als bei den Entartungen der extrapyramidalen Apparatur, wie wir sie etwa bei der Wilsonschen Krankheit und auch der Paralyses agitans sehen. Einige Fälle sind schon früher beschrieben worden, bei denen die Pyramidenbegleiterscheinungen offenbar auf restlichen myelitischen Veränderungen beruhen, die im akuten Stadium die Encephalitis begleitet hatten. In anderen Fällen können wir zwar nicht so gut den Beweis für myelitische Begleiterscheinungen erbringen, haben aber doch den Verdacht ähnlicher Vorgänge, wie etwa bei folgendem Kranken:

Fall 22. H. Gie. Antecedentien o. B. 1923 erkrankt mit Kopfschmerzen, Doppelsehen, an einer sogenannten Grippe. Es bestand auch Schlafsucht. Er hatte damals *„lahme Beine", konnte nicht laufen.* Er blieb nach der Grippe müde und schlapp und schlief viel. wurde dann nach der Krankheit immer steifer. Kam am 8. VI. 1926 in die Klinik. Der stark abgemagerte Mann zeigt ausgesprochene Convergenzinsuffizienz, eine zitterige Zunge, sehr undeutliche Sprache mit allmählich verlöschenden Lauten. Der Augenhintergrund ist normal. Es findet sich die typische Rigidität im Nacken und in den Gliedmaßen, namentlich rechts mit Zahnradphänomen. In den Armen sind die Reflexe regelrecht. Im rechten Bein merkt man, daß die Hypertonie bei schnellen Bewegungen stärker wird. Die Kniereflexe sind regelrecht, aber es findet sich *beiderseits* Steigerung des Achillesreflexes mit Fußklonus und doppelseitigem Babinski. Links ist auch das Oppenheimsche

Phänomen vorhanden. Außerdem kann das rechte Bein nur um 60° erhoben werden, und es finden sich auch leichte Einschränkungen der Exkursionsfähigkeit der kleinen Muskeln. An den Zehen bestehen auch noch geringe kinästhetische Störungen. Im Laufe der Behandlung verschwindet der Fußklonus, aber Babinski und Oppenheim bleiben erhalten. Bei einer Nachuntersuchung findet man neben dem Rigor auch eine leichte spastische Schwäche der Beine, auch der Fußklonus kommt beiderseits wieder.

In wieder anderen Fällen haben wir nicht die Möglichkeit gehabt, von der Hypertonie an den unteren Gliedmaßen eine richtige pyramidale Schwäche abzusondern, nur einzelne Pyramidenreflexe waren während der Beobachtung genauer vorhanden. Wir haben noch nicht Gelegenheit gehabt, zu beobachten, daß sich erst im Verlauf der Entwicklung eines chronisch akinetisch hypertonischen Syndroms Pyramidenerscheinungen mit der fortschreitenden Verstärkung der Rigiditätssymptome auf die extrapyramidalen Symptome aufpfropften, obschon wir die Möglichkeit eines derartigen Geschehens für gegeben halten, da wir doch anatomisch neben den starken Veränderungen und Abbauerscheinungen der Substantia nigra auch leichte Degenerationserscheinungen der Pyramidenbahn und Gliawucherungen im Hirnschenkelfuß beobachten können und die Möglichkeit zugeben müssen, daß der Abbauprozeß im Laufe der Zeit von der Substantia nigra in den Pedunculus weiter schreitet. Vorläufig haben wir aber noch keinen praktischen Anhaltspunkt dafür, daß die gelegentlichen Pyramidensymptome, die wir bei unseren Encephalitikern finden, auf einem solchen Vorgang beruhen. Interessant sind die Mitteilungen von BUZZARD, wonach gelegentlich nach grippeartigen Erkrankungen fortschreitende Degenerationen der Pyramidenbahnen auftreten sollen, die als ein pyramidales Pendant der extrapyramidalen parkinsonistischen Encephalitis aufgefaßt werden könnten. RIDDOCH erwähnt einen Fall, der wohl ähnlich liegt. Eine sichere Erkrankung dieser Art, bei der es sich also auch um einen chronischen progressiven Vorgang handeln soll, habe ich bisher nicht gesehen.

Unrichtig ist wohl die von DELMAS-MARSALET[1] geäußerte Meinung, daß bei chronischer Encephalitis Pyramidenstörungen häufiger seien, als man annimmt, wie aus der Untersuchung mittels Scopolamin nachgewiesen werden kann. Nach Scopolamininjektion tritt angeblich Babinskireflex häufig auf. Dabei wird aber vergessen, daß auch bei Personen, die sicher keine Pyramidenschädigung haben, nach Scopolamininjektionen selbst geringer Scopolamingaben ein Babinskizeichen auftreten kann (ROSENFELD).

Die Ursachen, wodurch es hierbei zum Auftreten des Babinskischen Zeichens kommt, können hier übergangen werden.

f) Die sogenannte paradoxe Kinesie. Mit diesem von SOUQUES eingeführten Begriff bezeichnen wir die Fähigkeit der akinetisch-hypertonischen Kranken, auf eine Außenanregung hin eine Reihe von Bewegungen auszuführen, welche nach dem Habitualverhalten des Kranken nicht erwartet werden konnten. Der Begriff ist allerdings in der Literatur nicht immer ganz scharf umgrenzt worden. SOUQUES und JARKOWSKI, der sich in letzter Zeit besonders eingehend mit dem Symptom befaßt hat, verstehen darunter auch die Tendenz der Kranken, beim Versuch zu gehen ins Laufen zu kommen, worauf schon PARKINSON hingewiesen hatte. TILNEY hatte im Jahre 1911 dafür den Namen der *metadromen Progression* vor-

---

[1] C. r. Soc. Biol. **94**, 1153. (1926.)

geschlagen. Es handelt sich hier also um die schon früher gewürdigten Propulsionserscheinungen und verwandte Phänomene, welche teils auf die Rigidität und die Erschwerung der Gleichgewichtsfindung durch den Verlust automatischer Einstellungs- und Einfangbewegungen, teils auch auf die Iterationsneigung der Kranken zurückgeführt werden können. Von diesen Symptomen sind aber andere abzutrennen, welche bereits früher von SOUQUES, HÄNEL, KRAMBACH bei Encephalitikern beschrieben wurden, und die uns auch von Beginn der Encephalitisbeobachtungen an auffielen, nämlich die Fähigkeit, die Verlangsamung der Bewegung zu durchbrechen und komplizierte motorische Akte auszuführen. Wird der mangelhafte Spontanbewegungsimpuls durch einen fremden Willen gleichsam ersetzt, kann sich die Akinese plötzlich ändern. Der Kranke, der sich spontan nur mühsam dahinschleppt, beim Betreten eines Zimmers mit der Hand an der Türklinke kleben bleibt, macht auf energischen Befehl einen schnellen Dauerlauf, springt die Treppe herauf und herunter, immer zwei bis drei Stufen auf einmal nehmend, verrichtet rasch die ihm aufgetragene Arbeit, klettert mit größter Schnelligkeit an einem Heizrohr empor, während er vorher stundenlang in scheinbar völliger Stumpfheit mit gebeugtem Kopf und speichelndem Munde, das Taschentuch in die Hand gekrampft, dagesessen oder -gestanden hat. Ähnlich wirkt die Auslösung von Emotionen. JARKOWSKI erwähnt derartige akinetische Kranke, die während eines Tanzvergnügens plötzlich zu tanzen anfangen. Dieser Autor weist auch darauf hin, daß mitunter schon relativ geringe Anregungen genügen, um bei sonst akinetischen Kranken sehr lebhafte Handlungen herbeizuführen. Früher hatte ich darauf hingewiesen, daß die Besserung der Handlungen durch Fremdanregung namentlich bei Kranken versagt, welche stärkere Hypertonie zeigen, doch ist diese Annahme nicht ganz zutreffend. Bei weiterem Verfolgen der Fälle haben wir eine Reihe von Kranken gesehen, die außerordentlich schwere hypertonische Erscheinungen zeigten und infolge ihrer starken Rigidität nicht mehr zu stehen imstande waren. Im Gegensatz zu dieser Störung konnten die Kranken, die sich beim Stehen festhalten oder von anderen gestützt werden mußten, nicht nur außerordentlich rasch längere Zeit hindurch laufen, sondern sie konnten auch bei Turnübungen eine ganze Reihe von erstaunlichen Übungen ausführen, wie eine ganze Serie von Klimmzügen oder Aufzügen. Viel eher fehlt die Besserung der Bewegungen durch Fremdanregung bei einer Reihe anderer Kranker, bei denen die Störung des Bewegungsantriebs eine besonders hochgradige ist, bei denen also die eigentlich akinetischen Erscheinungen über hypertonische Symptome prädominierten. Es gibt ja, wie ich schon erwähnte, Fälle, in denen ein völliger Stupor besteht, und auch durch kräftige Erregung von außen her keine Spontanleistungen erzielbar sind. Auch in solchen Fällen, in denen sanfte und energische häufig wiederholte Befehle und Aufforderungen keine Willkürakte mehr herbeiführen, gelingt es manchmal, durch bestimmte Kunstgriffe noch plötzlich komplizierte Bewegungsakte herbeizuführen; durch einen plötzlichen unerwarteten Scherz, durch einen Kitzelreiz wird dieser Stupor plötzlich durchbrochen, die Kranke zeigt auf einmal wieder emotionelle mimische Bewegungen, lacht, bewegt sich, fängt zu sprechen an. Der eigentümliche Wechsel der Spontaneität zeigt sich auch darin, daß die Kranken, die am Tage, im Wachzustande, völlig akinetisch daliegen, gefüttert werden müssen usw., in der Nacht, im Schlaf, ihre Haltung wiederholt ändern. Auch auf einen Wechsel der Spontaneität im Laufe des Tages ist bereits von verschiedenen Autoren hingewiesen worden, z. B. von Economo, welcher die Kranken am Abend erheblich freier werden sah. Doch handelt es sich hier keineswegs um eine Regelmäßigkeit. Ebensogut haben wir Kranke gesehen, welche am Morgen nach dem Erwachen sehr frei waren und eine große Reihe komplizierter Bewegungsakte bei erstaunlichem Zurücktreten der myastatischen Symptome einschließlich des Tremors ausführten, aber bereits eine Viertelstunde oder eine halbe Stunde nach dem Erwachen wieder erstarrten und diese Fälle sind eigentlich die interessantesten. Die Besserung der Rigidität durch Willkürbewegungen ist bereits von Gerstmann und Schilder und Jarkowski betont worden; in der Mehrheit der Fälle wird allerdings der Rigor durch Willkürbewegungen keineswegs völlig unterdrückt, wie ja auch frühere Beschreibungen geschildert haben. Das Symptom der paradoxen Kinesie beweist, wie stark habitual die Beteiligung der extrapyramidalen Motilität an der Spontaneität des Menschen ist, es bedarf besonderer Anregungen, um die ungeschädigten motorischen Bahnen, insbesondere die Pyramidenbahn, in Gang zu bringen. Jarkowski bezeichnet diese Kräfte, welche gewohnheitsmäßig von den basalen Ganglinien aus die Spontaneität anregen, als *Protoenergie*; es ist aber wohl fraglich, ob es notwendig ist, diesen Namen für die unleugbar wichtigen Eigenschaften der Erregungen, die von den basalen Ganglien aus unsere Initiative anregen, einzuführen, zumal ja auch die Eigenschaften dieser Apparatur sich keineswegs mit dem Begriff einer Protoenergie erschöpfen. Bemerkenswert ist weiterhin, daß auch die Bewegungsleistungen, die durch das Eingreifen der Rindenfunktion zustande kommen, so überraschend sie sind, doch keineswegs die Vollkommenheit der Leistungen des gesunden Menschen erreichen. Vielmehr sind auch diese Bewegungen, die durch Fremdanregung oder durch das Eingreifen affektiver Erregungen hervorgerufen werden, doch immer recht ungeschickt, hölzern und von einer gewissen puppenhaften Steifigkeit. Ihre Kenntnis ist von Wichtigkeit auch darum, weil sie uns zeigt, wie auch bei schweren akinetischen Kranken der Zustand doch sehr anders als der der echten katatonischen Zustände ist; in den typischen Fällen gelingt es wenigstens, die ja rasch wieder verlöschende Bewegungsintention immer wieder von neuem bis zur Ermüdung anzuregen, ohne daß die psychischen Gegeneinwirkungen zustandekommen, welche beim Katatoniker mit ausgesprochen akinetischen Symptomen die gelegentlich zu erzielende Reakte, welche die Sperrung durchbrechen, stets so bizarr und unberechenbar machen. Endlich ist die Kenntnis dieser Anregungsfähigkeit von therapeutischem Interesse; es ist auch bereits versucht worden, auf diese Weise z. B. durch musikalische Darbietungen die Spontaneität der Kranken zu steigern (E. Meyer).

Etwas anders zu erklären sind wohl die erstaunlichen Leistungsbesserungen, die in einigen ganz schweren Fällen nach dem Erwachen für kurze Zeit bestehen, bis unter dem Einflusse des sensiblen Dauerimpulses Akinese, Rigor und Tremor wieder auftreten. In diesen Fällen fehlt ja jede corticale Willensanregung, wie bei der eigentlichen paradoxen Kinesie. Zum Teil sind diese Besserungen vielleicht dynamisch zu erklären; die Energien, die vom Pallidum, der s. nigra usw. abgehen, sind infolge der anatomischen Läsion nicht ganz vernichtet, sondern nur besonders leicht erschöpfbar. Für weitere Leistungsdiskrepanzen ist zu beachten, daß von der Rinde nicht nur bewegungserregende, sondern vor allem auch namentlich automatische Bewegungen hemmende Impulse unter dem Einflusse von Affekten und Vorstellungen ausgehen können, deren Lokalisation im Getriebe der corticalen Funktionen natürlich nicht möglich ist. Ausfall der Apparate für Automatismen kann, wie wir zugeben, die Steigerung zu Hemmungen oder Sperrungen verstärken, wie die katatonoiden Formen des myastatischen Syndroms zeigen (weitere Analogisierungen mit Katatonie lehnen wir ab!). Wie oft sind derartige Encephalitiker bei der Visite, auch wenn sie energisch befragt werden, „ratlos stumm“, um dann, wenn der Arzt den Saal verlassen will, ihn anzurufen und ihm ihre Wünsche vorzubringen. Unterdrückung dieser Hemmungen im Schlaf macht es möglich, daß Bequemlichkeitslagen und Lagenwechsel ausgeführt werden, die im Wachzustande fehlen.

g) Der Tremor. In der ersten Zeit unserer Kenntnisse der chronisch akinetisch-hypertonischen Encephalitis fanden wir meist Amyostase ohne Tremor, späterhin mehrten sich die Tremorfälle, doch kann man auch heute sagen, daß ein sehr großer Teil von chronischen Encephalitikern dem Parkinsonismus sine tremore angehört, und außerdem der Tremor erst in etwas späteren Stadien der Krankheit eintritt. Unsere Erfahrungen decken sich mit denen von Souques, der angab, daß in zwei Dritteln aller Fälle von Encephalitis der Tremor fehlt, und denen von Wimmer, welcher betont, daß der Tremor erst einsetzt, wenn schon lange Zeit bradykinetisch hypertonische Symptome bestehen. Unter 100 Patienten auf der Encephalitisstation, die in dieser Beziehung statistisch durchgeprüft wurden, und insofern ein ziemlich repräsentatives Material darstellen, als es sich in allen Fällen um ziemlich ausgesprochene akinetisch hypertonische Syndrome handelt, fanden wir 53% ohne ausgesprochenen Tremor, 47% mit Tremor. Von diesen 47% gehören jedoch nur 9 der eigentlichen Tremorform an, bei welcher der Tremor, wenigstens in einer Gliedmaße, das dominierende Symptom ist. Richtig ist, daß, wie Runge angibt, auch in den Fällen, in denen für gewöhnlich kein Tremor besteht, doch eine Tremorbereitschaft vorliegen kann insofern, als Zittern durch bestimmte äußere Reize, Erregungen und insbesondere auch unter der Einwirkung bestimmter Pharmaka, so z. B. des Cocains, leichter als beim normalen Menschen ausgelöst werden kann. Als das am meisten charakteristische Beispiel der Zitterbereitschaft finden wir übrigens das in Blinzeloscillationen sich äußernde Zittern der Augenlider bei Droh- und Lichtreizen, auf das schon früher hingewiesen wurde. Trotzdem wird auf die Differenz der Tremorhäufigkeit zwischen Encephalitis und anderen extrapyramidalen Erkrankungen, insbesondere der echten Paralysis agitans aufmerksam gemacht werden müssen. Insbesondere muß man auch darauf aufmerksam machen, daß wir Fälle von schwersten Starreerscheinungen gesehen haben, und zwar sowohl solche, in denen die Akinese, als auch solche, in denen die Hypertonie dominierte, in denen ein Habitualtremor nicht bestand. Wir sahen so das Fehlen des Tremors in Fällen, welche kurz vor dem Exitus standen. Andererseits haben wir bisher nicht feststellen können, daß ein Tremor, der bereits in ausgesprochener Weise bestand, mit fortschreitender Erstarrung allmählich wieder ganz verschwand, wie man das ja im Vergleich mit anderen Fällen schwerer pallidärer Läsionen voraussetzen könnte, wo mit der fortschreitenden Rigidität allmählich der Tremor verschwindet.

Symptomatologisch ist der Tremor der chronischen Encephalitis, den wir also als Habitualsymptom bei etwa 50% der Fälle sehen, entschieden mannigfaltiger als der Tremor bei anderen extrapyramidalen Erkrankungen. Im allgemeinen überwiegt bei der Encephalitis wie bei anderen Erkrankungen der Tremor in den Gliedmaßen und zwar in den oberen Extremitäten, doch wird auch nicht selten ein leichtes Kopfzittern oder ein Zittern im Bereich der Gesichtsmuskulatur gesehen. Häufig ist besonders ein leichtes Zittern im Bereich der Lippenmuskulatur, wie das bereits von BARRÉ und REYS, von PIERRE MARIE und LÉVY angegeben worden ist. Dieses Zittern im Bereich der Lippenmuskulatur geht fließend über in die leichten myorythmischen Zuckungen, die wir als Restsymptom auch gerade besonders häufig in der Lippenmuskulatur sehen. Wir können jedoch aber auch, wie ich im Gegensatz zu Angaben in der ersten Auflage meiner Monographie betonen muß, Zittern der Kaumuskeln sehen, welches in Verbindung mit leichtem Lippentremor symptomatisch nicht mehr zu unterscheiden ist von dem Mümmeln, das wir bei senilen Personen, insbesondere Personen mit Parkinsonismus finden. In einem Falle sah ich vor allem ein außerordentlich lebhaftes Seitwärtszittern der Kaumuskulatur, also hauptsächlich der Pterygoidei, während die übrige Kaumuskulatur und Facialismuskulatur nicht betroffen war. In derselben Weise wie G. LÉVY sehen wir das Unterkieferzittern mitunter mit einem leichten Zähneklappern verbunden. Noch viel häufiger ist allerdings das häufig außerordentlich grobschlägige *Zittern der Zungenmuskulatur*, das sich sowohl in Ruhelage als beim Vorstrecken der Zunge in besonderem Maße findet. Nun ist der Zungentremor bekanntlich ein so außerordentlich häufiges Symptom, daß wir es hier aus unserer Statistik über die Häufigkeit des Tremors bei Encephalitis ausgeschaltet haben. Immerhin ist gerade bei der Encephalitis der Tremor der Zunge, der übrigens zu sehr arrhythmischen Bewegungen führt, häufig von so besonderer Stärke und Aufdringlichkeit, daß er doch besondere Beachtung verdient. Das Kopfzittern ist ebenfalls darum beachtenswert, weil es leicht mit psychogenen Veränderungen verwechselt werden kann.

Der Tremor in den Extremitäten ähnelt auch nach Angaben von G. LÉVY und anderen Autoren das Symptomenbild am meisten der klassischen Parkinsonschen Krankheit an. Andere Autoren betonen jedoch gewisse symptomatologische Unterschiede. WIMMER z. B. führt aus, daß das Pillendrehen viel seltener ist als gröbere arrhythmische Schüttelbewegungen oder Oscillationen, die nur in Verbindung mit Willkürbewegungen als Aktionstremor oder aber auch bei statischen Innervationen als statischer Tremor auftreten. Fast immer wird nach WIMMER ein Ruhetremor bei aktiven Innervationen verschlimmert. Auch W. KIRSCHBAUM meint, daß es sich meist bei Encephalitis um einen Intentions- oder Haltungstremor handelt, und in den Fällen, wo Zittererscheinungen in der Ruhe bestanden, werden sie bei intendierten Bewegungen erheblich gesteigert. Nun ist ja die Frage des Ruhezitterns überhaupt in der letzten Zeit etwas ins Rollen gekommen, nachdem KLEIST, FROMENT, DE JONGH gezeigt haben, daß auch der Tremor der Parkinsonschen Krankheit kein eigentlicher Ruhetremor ist, sondern bei aktiven Innervationen auftritt und als Aktionstremor aufgefaßt werden muß. KLEIST weist z. B. darauf hin, daß das Zittern der Paralysis agitans dem statischen Zittern angehört, das bei automatischer Aufrechterhaltung von Gleichgewichtszuständen zwischen Agonisten und Antagonisten auftritt. DE JONG hält den extrapyramidalen Tremor für eine Art extrapyramidalen Klonus; bereits bei normalen Menschen findet man im Elektrogramm wie bei einfacher Aufzeichnung der Bewegung ein feines Zittern, wenn man starke statische Innervation anwendet. In den pathologisch parkinsonistischen Fällen ist diese Tendenz zur Verarbeitung von Impulsen durch eine Enthemmung erhöht. Bei dieser Anschauungsweise verschwimmen etwas die Differenzen, welche zwischen Ruhezittern und statischem Tremor konstruiert worden sind; bei völliger Ruhe wie z.B. im Schlaf verschwindet auch das Ruhezittern der Encephalitiker. Bei dem Encephalitiker tritt es nur dann ein, wenn eine gewisse Hypertonie der Muskeln besteht. Leichte statische Innervationen finden auch dann statt, wenn der Arm scheinbar einfach herabhängt. Trotz dieser physiologischen Feststellungen ist es symptomatologisch doch durchaus wichtig zu betonen, daß der encephalitische Tremor im allgemeinen streng verschieden ist von dem lokomotorischen Intentionstremor, wie er etwa bei multipler Sklerose und anderen Erkrankungen, die das cerebellare System befallen, auftritt. Der Tremor ähnelt durchaus nicht dem grobschlägigen Wackeln, das wir auch bei Pseudosklerose finden. Nach Boström tritt auch bei Wilsonscher Krankheit mehr ein Intentionstremor auf. Der encephalitische Tremor verschwindet genau wie der parkinsonistische Tremor in den meisten Fällen zunächst bei Intentionsbewegungen, in denen die leichte alternierende Agonisten-Antagonisteninnervation durch die kräftigere Willkürinnervation aufgefangen wird, und diese unterdrückende Wirkung plötzlicher kräftiger Innervation macht sich noch öfters vorübergehend bemerkbar, wenn eine Dauercontraction in unbequemer Haltung angenommen, wenn also z. B. wie bei der üblichen Prüfung auf statisches Zittern Arme und Hände nach vorn gestreckt und die Finger gespreizt werden. Wir haben das öfters kontrolliert, daß bei Kranken, die beim Herabhängen des Armes einen erheblichen Tremor haben, nach dieser Innervation vorübergehend das Zittern beseitigt ist, dann allerdings nach einigen Sekunden ein besonders starkes Schüttelzittern auftritt, das aus Extensions- und Flexionsbewegungen bestehen kann, aber auch die Pronatoren und Supinatoren mit befällt.

Zuzugeben ist auf Grund unseres Materials, daß ein rhythmisches und für die Parkinsonsche Krankheit typisches Ruhezittern im Sinne des Pillendrehens oder Münzenzählens bei der Encephalitis erheblich seltener ist. Wir finden ein leichtes oder stärkeres, außerordentlich oft durchaus arrhythmisches Schütteln oder Schlagen der ganzen Hand, d. h. also ein Zittern, bei dem wieder die Flexions- und Extensionsbewegungen im Handgelenk und an den Fingergelenken überwiegen. Das grobe Zittern entwickelt sich dabei allmählich heraus aus einem leichten Fingerzittern. Mitunter kommt das Zittern in durchaus wechselnden *Stößen*, auch wenn irgendwelche besonderen Außenreize nicht erkennbar und besondere Emotionen nicht eruierbar sind. Die distalen Gelenke sind wie bei der Paralysis agitans stärker als die proximalen Gelenke beteiligt, doch ist oft das Handgelenk stärker als die Fingergelenke beteiligt. Häufig haben wir nur 2,2 bis 2,5 Oscillationen pro Sekunde unter den Fällen mit grobem Tremor festgestellt. Mitunter tritt der Tremor in gleichzeitiger Verbindung mit eigenartigen Haltungen der Hand auf. Bei einer Kranken war das Handgelenk ständig eigenartig extendiert, auch beim Herabhängen des Armes in einer Radialiskrampfstellung; aus dieser Stellung heraus erfolgten Schüttelbewegungen der Hand und der Finger. Eigenartig sind die in einer ganzen Reihe von Fällen beobachteten Schüttelbewegungen sämtlicher Armgelenke von großer Exkursionsbreite, die dem KUSSMAULschen Hemiballismus ähneln. In einem dieser Fälle fand sich ein gleichzeitiges „Ruhezittern", d. h. Zittern im Liegen, im rechten Fuß im Sinne eines Abduktions- und Aktionstremors. Wir konnten in einzelnen dieser Fälle die Entwicklung des grobschlägigen Zitterns aus leichtem Zittern der distalen Gelenke heraus deutlich verfolgen, aber auch feststellen, daß nach Erreichung einer gewissen Entwicklungsstufe der Tremor in seiner Stärke für Jahre hindurch unverändert erhalten blieb. Die Kranken versuchen gewöhnlich, spontan den Tremor möglichst zu unterdrücken, und wir finden die Mehrzahl der Kranken mit starkem Tremor, wie auch LÉVY hervorhebt, meist den zitternden Arm mit der anderen Hand festhaltend, wenn der Tremor zu stark wird.

Seltener als im Arm finden wir dann das Zittern im Rumpf und in den Beinen. Deutlich macht sich das Zittern hier erst im Stehen bemerkbar, was nicht, wie ich früher annahm, auf eine begleitende Parese oder allgemeine Schwäche, sondern auf die Einwirkung der statischen Innervation zurückzuführen ist. Außerordentlich häufig ist, wie auch andere Autoren festgestellt haben, der Tremor in den Körperhälften verschieden verteilt; in vielen Fällen ist der Tremor rein halbseitig, eine Bevorzugung einer Seite findet sich ebenso wenig wie bei der Hypertonie, wie auch statistisch an dem hiesigen Material von BLASCHY festgestellt wurde. Einen reinen Intentionstremor habe ich bei chronischer Encephalitis noch nicht gesehen. Die Beeinflussung des Tremors durch Affekte und durch Kältereize ist bekannt; häufig genügt die ärztliche Visite, um den Tremor auszulösen. In vielen Fällen konnten wir beobachten, daß der Kranke, welcher den Tremor in der hauptsächlich zitternden Extremität mit Erfolg für kurze Zeit zu unterdrücken versucht, in einer anderen Extremität, etwa nach Unterdrückung eines Armtremors in den Beinen zu zittern beginnt. Nicht selten ist die Verschlimmerung des Tremors mit anderen pseudospontanen Bewegungen, wie sie in dem Kapitel der Hyperkinese beschrieben werden; in den meisten Fällen ist allerdings der Tremor das einzige Symptom einer unwillkürlichen Bewegung.

Nach dieser Schilderung des Tremors müssen wir zugeben, daß in der Mehrheit der Fälle das Zittern etwas anders ist als der Tremor bei der Parkinsonschen Krankheit. Doch kommen Variationen des Zitterns auch bei letzterem Leiden vor, und es gibt auch Tremorformen der Encephalitis, die sich symptomatisch von dem des echten Parkinson nicht unterscheiden. Wie in vielen anderen Fällen überschneiden sich so die Symptomenkreise, ohne sich völlig zu decken. Symptomatische Unterschiede gegenüber dem Wackeltremor der Pseudosklerose und dem mit Ataxie verbundenen Intentionstremor der multiplen Sklerose sind meist vorhanden. Ebenso gibt es trotz der neueren Anschauungen über die Entstehung des Tremors symptomatische Unterschiede gegenüber jenen rhythmischen, nur bei besonderen Kraftleistungen auftretenden Formen statischen Tremors, wie wir sie bei der Basedowschen Krankheit, der Erschöpfungsneurose und in gewisser Beziehung auch dem Alkoholismus sehen. Ob man den Tremor, wie BOSTRÖM es will, als eine ataktische Störung bezeichnen will, dürfte allein von der Definition der Ataxie abhängen; mir persönlich erscheint es vorteilhafter, als Ataxie nur diejenigen Störungen zu bezeichnen, bei denen die Erreichung eines Bewegungsziels durch Koordinationsmängel erschwert oder unmöglich gemacht wird.

Trotz der Fähigkeit, den Tremor bei Intentionsbewegungen vorübergehend zu unterdrücken, werden die Zweckhandlungen der Kranken, die ein starkes Zittern zeigen, natürlich in außerordentlich schwerer Weise gestört. Wir sehen ja, daß Kranke, die etwa die Hand zur Nase führen, zunächst zwar vorübergehend namentlich während der Lokomotion zu zittern aufhören, dann aber nach Erreichung des Zieles sofort oder in kurzer Zeit in verstärktem Maße zu zittern

Schriftprobe II. Tremor.

anfangen, und finden es so verständlich, daß alle feinen Hantierungen, zu denen u. a. auch das Schreiben gehört, in hohem Maße gestört werden. Schwer zitternde Kranke können überhaupt nicht schreiben, auch nicht sich an- und auskleiden, insbesondere sich nicht aufknöpfen usw. Einer unserer Kranken vermochte nur mit dem Bleistift, aber nicht mit der Feder zu schreiben. Hier machen sich wieder psychische Einflüsse auf die organische Störung geltend, wie wir sie so oft gerade bei Encephalitikern sehen. Über die Wirkung des Tremors auf die Diadochokinesis ist früher bereits einiges ausgeführt worden.

2. Die Hyperkinesen bei chronischer Encephalitis und tonische Krampferscheinungen.

Die Symptome, die hier geschildert werden, sind zum Teil bereits in den ersten Stadien unserer Kenntnis der chronischen Encephalitis bekannt geworden. Gerade diese Symptome haben jedoch in den letzten Jahren noch eine wesentliche Bereicherung erfahren, woran allerdings hauptsächlich das pathophysiologische Interesse an den oft sehr eigentümlichen Bewegungsanomalien, weniger die nosologische Bedeutung der Symptome Schuld hat. *Gerade die komplexen eigentümlichen Hyperkinesen*, wie sie insbesondere von PIERRE MARIE, G. LÉVY, BOSTRÖM, ZINGERLE, KREBS, B. FISCHER u. a. beschrieben wurden, sind im ganzen doch recht selten, während wir als häufiges Begleitsymptom der chronischen Encephalitis vom nosologischen Standpunkte aus nur besonders umschriebene Krampfphänomene, insbesondere die Blickkrämpfe hervorheben müssen.

Wie früher müssen wir betonen, daß wir ein restloses pathophysiologisches Verständnis für diese Hyperkinesen noch nicht bzw. nur zum Teil besitzen und in der Schilderung der Gliederung zum Teil noch auf rein klinisch symptomatologische Trennungen uns stützen müssen. Wir werden in dieser Beschreibung neurologischer Symptome auch verschiedene Erscheinungen, in denen die psychische Grundlage uns als das wichtigste dominierende Moment in der Entwicklung des Symptoms erscheint, das allerdings auf dem Boden einer organischen Schädigung erwächst, ausschalten müssen.

Die Symptome, welche wir hier schildern, werden zum Teil bei Kranken beobachtet, die keine akinetisch hypertonischen Erscheinungen zeigen. Es handelt sich hier vorwiegend allerdings um Restsymptome, die aus dem akuten Stadium in blanderer Form übernommen worden sind, nicht eigentlich um Erscheinungen einer tatsächlich progressiven chronischen Erkrankung. Eine Ausnahme bilden hier nur die athetotischen und torsionsdystonischen Erkrankungen, die man ja in der Schilderung der extrapyramidalen striopallidären Erkrankungen gewöhnlich scharf von akinetisch hypertonischen Symptomenkomplexen trennt; immerhin handelt es sich doch um Symptomenkomplexe, die topisch in enger Beziehung zum Parkinsonismus stehen; im übrigen kommen hier gerade recht erhebliche Mischformen mit dem gewöhnlichen Parkinsonismus vor.

Wir können hier folgende Einteilung geben:

a) Choreatische und choreiforme Erscheinungen. Die Chorea der akuten hyperkinetischen Encephalitis ist ein meist flüchtiges, auf den akuten Krankheitsprozeß beschränktes Symptom, das nur außerordentlich selten in das chronische Stadium übergeht. Unsere Erfahrungen decken sich durchaus mit denen von PIERRE MARIE und G. LÉVY, die auch darauf aufmerksam gemacht haben, daß die „banale Chorea“ nach einigen Monaten schwindet und nur seltenere Choreaformen wie rhythmische lokalisierte Zuckungen als wahrscheinlich unheilbares Symptom ein bis eineinhalb Jahre lang beobachtet wurden. In unserem eigenen Material von über 800 Fällen fanden sich überhaupt nur zwei chronische Fälle mit Symptomen, die als choreatische bezeichnet werden konnten. In dem einen Falle bestanden ganz leichte und monotone rasche choreatische Bewegungen, die hauptsächlich als Mitbewegungen auftraten, und zwar bei einer Kranken, die damals keine akinetisch hypertonischen Symptome oder andere chronische Symptome zeigte, sondern nur einige Defekterscheinungen vom akuten Stadium her, wie leichte Pupillenstörung und Augenmuskellähmungen. Im zweiten Falle handelte es sich um einen Mann, der eineinhalb Jahre vorher eine akute hyperkinetische Encephalitis durchgemacht hatte und bereits eine leichte Hypertonie neben geringen anderen Parkinsonerscheinungen, außerdem eine der reflektorischen ähnelnde Pupillenstarre zeigte. Auch in diesem Falle hatte sich die Chorea nicht als ein neues Symptom im Laufe der chronischen Encephalitis, entwickelt, sondern sie blieb als ein Residuärsymptom, das in das chronische Stadium herübergerettet war. Die Symptome ähnelten hier den echten choreatischen insofern, als sich ganz arrhythmische und formal nicht ganz gleiche rasche Zuckungen mit verschiedenen Kombinationen im Gesicht, Nacken, der Schulter usw. zeigten. Im Bereich der Kopf- und Nackenmuskulatur zeigten sich spiralige rotatorische Muskelaktionen, mitunter zeigte sich ein leichtes Drehen des Rumpfes, doch nicht in der Form der Torsionsdystonie, mitunter tänzelte der Kranke etwas vorwärts, oder er hob blitzartig die Füße empor. Kombiniert waren diese Zuckungen mit kurzen tetanusartigen Krampfzuständen, wie sie später noch beschrieben werden sollen. Im allgemeinen fiel auf, erstens die relativ geringe Variabilität der Zuckungen im Vergleich zu anderen Choreaformen, zweitens die geringe Stärke der Zuckungen; auch erfolgten die Zuckungen nicht mehr so brüsk, wie wir das bei den akuten choreatischen Bewegungen der Encephalitis sahen. Wir haben es also hier im wesentlichen mit einer blanden Restchorea zu tun.

Choreatische Erscheinungen, die länger als zwei Jahre persistierten, sind von verschiedenen Autoren wie MAYER und KRAMBACH beschrieben worden, doch handelt es sich offenbar um seltene Symptome. Die Erscheinungen, die von PIERRE MARIE und namentlich seiner Schülerin, G. LÉVY, beschrieben wurden, können wohl kaum noch als Chorea bezeichnet werden. Diese Bewegungen sind unter dem allgemeinen Begriff der Bradykinesen beschrieben, d. h. als langsame regelmäßige rhythmische Bewegungen von großer Amplitude, die vorwiegend an der Wurzel eines Gliedes auftreten, mitunter synchron auf beiden Seiten. Da der Ausdruck Bradykinese für die allgemeine Bewegungsverlangsamung sich in weiteren Kreisen eingebürgert hat, wird es sich empfehlen, um Verwechslungen zu vermeiden, für den MARIEschen Begriff der Bradykinesen einen anderen Ausdruck zu gebrauchen; entweder wird man das in der französischen Literatur beliebte Adjektiv exzitomotorisch dem Worte Bradykinese beifügen müssen oder das sprachlich allerdings auch nicht besonders schöne Wort der *Bradyhyperkinesen* anwenden müssen. Eine genaue Beschreibung dieser Bewegungen, die uns pathophysiologisch noch ziemlich unklar sind, wird später gegeben werden.

b) Myoklonische (galvanoide) Zuckungen. Diese Zuckungen, die bereits früher unter den Symptomen der akuten hyperkinetischen Encephalitis genauer beschrieben worden sind, können in ähnlicher Form in das chronische Stadium als langdauerndes oder unheilbares Rest- oder Habitualsymptom übergehen und sind hier nicht ganz selten. Sie wurden an unserem Material ursprünglich besonders bei Kranken beobachtet, die kein ausgesprochenes Parkinsonstadium hatten, sondern nur an anderen Rest- oder Folgeerscheinungen neben pseudoneurasthenischen Symptomen litten. In der Folgezeit sind sie jedoch auch nicht selten bei Kranken mit ausgesprochenen Parkinsonismen beobachtet worden. Im allgemeinen sind die Zuckungen wie die choreatischen bei der chronischen Ence-

phalitis viel milder, blander als bei der akuten Myoklonusencephalitis; in der Mehrheit der Fälle sind diese Zuckungen auch sehr lokalisiert. Mitunter finden wir
richtige Myorhythmien mit leichten, aber deutlichen lokomotorischen Effekten;
in anderen Fällen handelt es sich aber auch um sehr arrhythmische Zuckungen,
die sich hinsichtlich des lokomotorischen Effekts immer mehr abschwächen können und schließlich fließend in ein Muskelflimmern übergehen. Nicht selten findet
man Tremorerscheinungen neben den leichten myoklonischen Zuckungen; insbesondere im Gebiet des Facialis ist es nicht immer leicht, Bewegungsstörungen,
die wir noch dem Tremor zuzurechnen haben, von myoklonischen Zuckungen
zu trennen. Die myoklonischen Zuckungen des chronischen Stadiums sind überhaupt besonders häufig im Gebiet der Facialismuskulatur, namentlich der Lippenmuskulatur, wo ein dauerndes rhythmisches oder gleichmäßig rhythmisiertes
Herabziehen der Unterlippe oder des Lippenwinkels einer Seite den symptomatischen Übergang zu tickartigen Bewegungsstörungen liefert; wir finden jedoch
auch ähnliche Zuckungen, die immer dasselbe Muskelgebiet betreffen, im Gebiet
von Brust-, Schulter-, Oberarmmuskeln usw. Die häufigen Bauchmuskelzuckungen des akuten myoklonischen Stadiums pflegen im allgemeinen nicht in das
chronische Stadium überzugehen. In einem Falle sahen wir Zuckungen mit
starkem lokomotorischen Effekt, welche symptomatisch der galvanischen Reizung des Erbschen Punktes ähnelten, da die Zuckungen gleichzeitig Deltoideus,
Infraspinatus, Supraspinatus und Triceps betrafen. Durch Faradisation oder
willkürliche Tetanisierung ließen sich die Zuckungen vorübergehend unterbrechen;
nach Absetzen des faradischen Stromes traten sie prompt wieder ein. In diesem
Falle verschwanden die Zuckungen auch im Schlafe nicht, was in anderen Fällen
der Fall ist.

Über die pathogenetischen Möglichkeiten der myoklonischen Zuckungen ist
bereits früher berichtet worden.

Im allgemeinen treten derartige myoklonische oder galvanische Zuckungen
nach Ablauf des akuten Stadiums nicht mehr als neues Symptom auf, doch haben
wir selbst einzelne Fälle gesehen, in denen ganz blande galvanoide Zuckungen
erst nach dem Ablauf des akuten Stadiums begannen. Auch WIMMER beschreibt
einen derartigen Fall (Fall 41), in dem myoklonische Zuckungen anscheinend
erst im Anschluß an das akute Stadium sich entwickelten. Es handelt sich hier
um in Anfällen auftretende Zuckungen, die die Bauchmuskulatur, auch die Inter-
costal- und Rumpfmuskeln betrafen. Die Zuckungen sind nicht ganz rhythmisch
und sind auch nicht ganz synchron, die Rumpfmuskeln zucken also zeitlich
unabhängig von den Beinmuskeln. In der Rumpfmuskulatur fanden sich ungefähr 30 bis 40 Zuckungen pro Minute. Ob die Zuckungen im Laufe der Erkrankung sich verschlimmerten, ist nicht ganz sicher.

Nicht ganz selten sind die klonischen Zuckungen mit anderen Hyperkinesen
beim gleichen Kranken vereinigt. Die Kombination mit Tremor wurde bereits
betont; doch kommen auch Kombinationen mit bestimmteren Hyperkinesen wie
torsionsdystonischen Erscheinungen vor, wie wir selbst gesehen haben. In welchem
Maße aus der Kombination auf ein ähnliches pathologisches Substrat geschlossen
werden kann, bleibt vorläufig noch fraglich.

Unter den Fällen der akuten Myoklonusencephalitis wurde als besonders
eigentümliches Krankheitsbild das der reinen oder vorwiegenden Singultus-

encephalitis beschrieben. Im allgemeinen ist der Singultus ein außerordentlich schnell verschwindendes Symptom, doch gibt es auch einzelne Fälle, wie der von POPPER beschriebene, wo ein Übergang in ein chronisches Stadium stattfindet. Unter dem eigenen Material finden sich hier zwei merkwürdige Fälle, in denen die Diagnose nicht ganz geklärt werden konnte. In beiden Fällen bestand ein chronischer Singultus, der nach einer akuten encephalitisverdächtigen Erkrankung jahrelang zurückgeblieben war, doch war die akute encephalitische Erkrankung nicht fachärztlich beobachtet worden, und in dem chronischen Stadium, in dem wir die Kranken zu Gesicht bekamen, waren beweisende Symptome einer chronischen Encephalitis nicht zurückgeblieben. In dem einen dieser Fälle war wegen des eigentümlichen Verlaufs der Verdacht einer hysterischen Erkrankung geäußert worden, doch ist nicht anzunehmen, daß eine rein psychogene, d. h. allein durch seelische Mechanismen ausgelöste und in ihrem weiteren Ablauf durch seelische Mechanismen unterhaltene Erkrankung vorlag.

Fall 23. In diesem Falle[1] handelt es sich um ein 27 jähriges Mädchen, das im Januar 1921 unter Kopfschmerzen, Übelkeit und kaltem Schweiß sowie großer Schwäche erkrankt war. Während des akuten Krankheitsstadiums trat ein Singultus auf, der bis zum Herbst 1922, als die Kranke der Klinik überwiesen wurde, anhielt. Die Patientin war bereits auswärts mit Packungen, Morphium-Scopolamin, energischer faradischer Behandlung, Novokaininjektionen des Nerven und doppelter Phrenicusdurchschneidung behandelt worden. Doch ließ der Singultus nicht nach. Die Röntgenuntersuchung in der Chirurgischen Klinik ergab, daß beide Zwerchfellhälften sich ausgiebig ausdehnten; es mußten also noch Phrenicusfasern erhalten sein. In der Klinik zeigte die Patientin keine sicheren myastatischen Erscheinungen. Der im Wachen dauernde Singultus hört im Schlafe auf. Die Reflexe sind lebhaft, doch bestehen keine gesteigerten pathologischen Reflexe, nur fehlte konstant der linke Bauchdeckenreflex. Etwas Nystagmus nach links. Im Urin reichlich Urobilin, obschon kein Fieber, keine Erkrankung der inneren Organe besteht. Die Patientin ist in unserer Klinik vollkommen frei von irgendwelchen Affektiertheiten oder sonstigen hysterischen Krankheitssymptomen. Sie leidet viel an Kopfschmerzen und Schwäche. Sie läßt sich ohne Mühe hypnotisieren, doch haben Hypnosen nicht den geringsten Einfluß, wenigstens führen sie keine dauernde Besserung herbei. Bei genauer Anamnese lassen sich keine psychischen Traumata, welche die *Entstehung* des quälenden Singultus erklären könnten, feststellen. Allerdings war die Kranke in der letzten Zeit wirtschaftlichen Sorgen ausgesetzt und durch an anderer Stelle ausgeführte energische, übrigens nutzlose faradische Therapie, verängstigt. Es wird in der Chirurgischen Klinik am 7. XII. 1922 eine erneute Phrenicusdurchtrennung gemacht, die mit einer Exheirese verbunden wird. Auch nach dieser Operation kehrt der Singultus wieder, obschon das Zwerchfell an der Atmung nach dem Röntgenbefund nicht mehr beteiligt ist. Nach einer Intubation war kurze Zeit die Kranke frei von Singultus, doch stellte sich später der Singultus wieder ein. Später ist die Kranke, die wir leider aus den Augen verloren, in anderen Krankenhäusern erneut operativ und psychisch behandelt worden. Ob ein dauernder Erfolg erzielt wurde, ist uns nicht bekannt.

Dieser Fall ist aus mehreren Gründen von Interesse, erstens weil er zeigt, wie bereits von LEHMANN hervorgehoben wurde, daß der Singultus gelegentlich auch durch Hals- und Intercostalmuskeln bei tiefer Respiration erzielt werden kann, ohne daß sich das Zwerchfell mit daran beteiligt, zweitens wegen des naheliegenden Verdachts, daß hier ein rein hysterischer Singultus vorliegen könnte, nachdem Maßnahmen, die im wesentlichen nur psychotherapeutisch wirken konnten, wie eine Intubation, eine vorübergehende Heilung des Singultus hervorriefen. Trotzdem erscheint uns dieser Standpunkt nicht berechtigt. Die Fest-

---

[1] S. W. LEHMANN, Über Singultus und seine Behandlung. Klin. Wschr. 1923, S. 1221.

stellung, daß unter dem Einfluß von Faktoren, die das Begehren anzustacheln imstande sind, bei willensschwachen oder sensitiven Neuropathen leicht hysterische Symptome erweckt werden, darf uns nicht weiterhin dazu verleiten, in jedem Falle, in welchem man nicht mit absoluter Deutlichkeit die grob-organischen Grundlagen einer Krankheit nachweisen kann, die Diagnose einer psychogenen hysterischen Erkrankung zu stellen. Wir werden mit dieser Diagnose um so vorsichtiger sein müssen, wenn wir hier ein subjektiv äußerst quälendes Krankheitsbild vor uns haben, das bei einer Patientin auftritt, die weder charakterologisch typische hysterische Erscheinungen noch sichere psychotraumatische Faktoren anamnestisch erkennen läßt, während wir wissen, daß dies quälende Symptom im Anschluß an eine fieberhafte mit starker Mattigkeit und Kopfschmerzen verbundene Erkrankung in einer Grippezeit ihren Ursprung genommen hat. In solchen Fällen liegt es doch viel näher, einen infektiösen Singultus anzunehmen, der im Anschluß an frühere Darlegungen über die Beziehungen des Singultus zur Encephalitis als ein Fall von Singultusencephalitis bezeichnet werden darf. Ob freilich die Erhaltung des Singultus für Jahre rein organogen ist, d. h. allein durch irgendeine irritativ wirkende Narbe bedingt wird, ist gewiß fraglich, wie bei so vielen anderen Störungen, die wir gerade im Verlauf der chronischen Encephalitis oft sehen. Insbesondere wäre hier etwa an die Atemstörungen und die später zu besprechenden Blickkrämpfe zu denken, bei denen die Zusammenwirkung organogener Schädigungen mit der Verarbeitung psychischer Erlebnisse oft evident ist. Es ist aber auch möglich, daß in derartigen Fällen Funktionsstörungen stattfinden, ohne daß psychische Erlebnisse interferieren. Wir erinnern hier an den schon erwähnten von BERINGER mitgeteilten Encephalitisfall mit Diabetes insipidus, der schließlich psychotherapeutisch angegangen werden konnte, obwohl an der ursprünglich organischen Grundlage des Symptoms nicht zu zweifeln war. In derartigen Fällen ist es möglich, daß eine rein automatische Einschleifung von Vorgängen stattfindet, die ursprünglich infolge irgendeiner groben Schädigung gar nicht anders ablaufen konnten. Psychische Mechanismen brauchen an der Automatisierung eines Vorgangs nicht direkt beteiligt zu sein; andererseits ist es verständlich, daß derartige Vorgänge einer psychischen Beeinflussung zugänglich sein können. Es ist uns am wahrscheinlichsten, daß auch der uns mitgeteilte Fall in diese Kategorie automatisierter Vorgänge gehört und in diesem Sinne auch als ein Fall chronischer Singultusencephalitis bezeichnet werden kann.

c) **Tetaniforme Zuckungen.** Neben den klonischen Zuckungen, die der Wirkung eines galvanischen Reizes ähneln, kommen, wenn auch seltener, Zuckungen vor, die der Wirkung eines dauernd tetanisierenden faradischen Reizes auf Muskel oder Nerv ähneln. Eine ziemlich rasche Zuckung geht sofort in einen Tetanus über, der eine oder auch mehrere Sekunden anhält, dann löst sich der Krampf allmählich, nach kurzer Pause beginnt dasselbe Spiel von neuem. Ähnliche Zuckungen beobachtet man auch in den reflektorischen Anfällen des echten Tetanus, während bei der Tetanie bekanntlich die Krampferscheinungen eher langsamer einsetzen. Solche tetaniforme Krämpfe finden sich z. B. bei einem Kranken, den ich nunmehr etwa sieben Jahre verfolge. Ziemlich rhythmische und identische ruckartige Zuckungen, etwa 24 in der Minute, führen zu einem Kampf des Cucullaris, Delta und Subscapularis (Hebung der Schulter und Innenrotation des Armes); mitunter wird gleichzeitig der Unterarm supiniert, gebeugt und die Finger gespreizt. Anschließender Krampf von etwa einer Sekunde, später auch etwas längerer Dauer. Gleichzeitig besteht Dauerhypertonie der ganzen Nacken- und Schultermuskulatur und subjektiv schnürendes Gefühl. Bei aktiven Bewegungen des Armes nehmen diese tetanusartigen Zuckungen zu, doch können sie willkürlich leidlich unterdrückt werden. Eine elektrische Übererregbarkeit besteht in diesem Falle nicht.

Derartige Krampfzustände, die sich offenbar weitgehend mit dem Begriff des lokalisierten Crampus von FOERSTER decken, sind von verschiedenen Autoren bei Encephalitis beschrieben worden, so von PIERRE MARIE und G. LÉVY, BOSTRÖM, ADLER, FUCHS, SICARD und PARAF. PIERRE MARIE und G. LÉVY beschreiben langsame regelmäßige, rhythmische Zuckungen mit großer Amplitude vorwiegend an der Wurzel eines Gliedes mitunter synchron auf beiden Seiten. Genauer sind derartige Fälle später in der Monographie von G. LÉVY wiedergegeben worden. So sieht man in einem Falle bei einer parkinsonistischen Kranken alle zwei oder drei Sekunden eine Flexion des Oberschenkels mit Innenrotation und Adduktion. Dieser folgt eine mehr oder weniger intensive plötzliche Flexion des Unterschenkels mit Dorsalflexion des Fußes und Zehenbewegungen. Wie lange der Krampf anhält, wird nicht an-

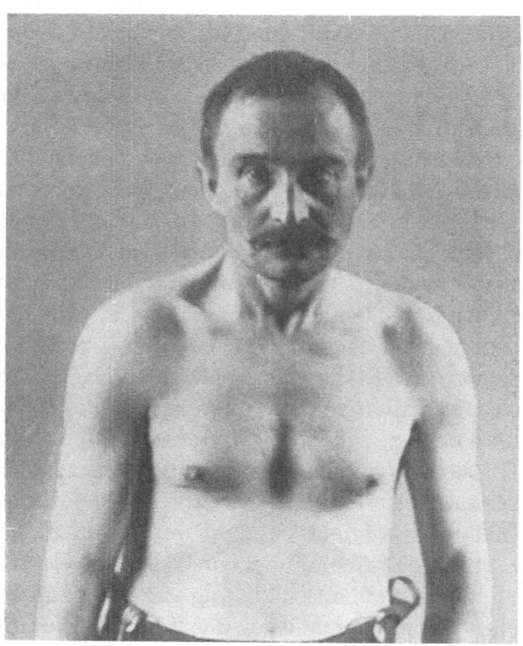

Abb. 22. Tetaniformer Krampf der Schultermuskulatur bei chronischer Encephalitis.

gegeben. Manche derartige Fälle können im akuten Stadium entstehen und wieder ausheilen; in anderen Fällen aber entwickeln sich die Störungen auch erst *nach* dem akuten Stadium und verlieren sich allmählich.

Ein weiteres Symptom, das diesem lokalisierten Crampussyndrom zugehört, ist der von FOERSTER u. a. auch bei Encephalitis gesehene „spastische Torticollis". Der Kopf wird rhythmisch nach der einen Seite gedreht; am Krampf beteiligen sich verschiedene Muskeln, bald handelt es sich um eine reine Kopfdrehung, bald um eine mit Drehung verbundene Neigung des Kopfes nach der einen Seite. Auch wir haben dieses Symptomenbild in verschiedenen Fällen gesehen.

Offenbar haben wir es bei diesem lokalisierten Crampussyndrom oder den tetaniformen Krampfzuständen nur mit den einfachsten Bestandteilen komplizierterer Bewegungsstörungen zu tun, die wir gerade bei der Encephalitis in vielen Fällen beschrieben finden und selbst gesehen haben. FOERSTER erwähnt

z. B. den Tick als ebenfalls lokalisiertes Crampussymptom. Symptomatisch kön‑
nen wir hier vielleicht auch zwei Syndrome unterscheiden, erstens die kurzen,
einfachen, myoklonusartigen Zuckungen der Gesichtsmuskulatur, die wir sowohl in einzelnen Muskeln des Gesichts als auch in den meisten Facialismuskeln gesehen haben, als ob der Stamm des Facialis intermittierend und ziemlich rhythmisch galvanisch gereizt wird. Etwas anders äußern sich die ebenfalls von uns gelegent‑ lich als isoliertes Restsymptom gesehenen Tickzustände, die in krampfhaften Ver‑ ziehungen der Gesichtsmuskulatur mit tetaniformem Anhalten des Krampfes für eine Sekunde oder etwas längere Zeit sich äußern. Gelegentlich kann dieser Tick in beiden Gesichtshälften auftreten und zu eigentümlichen Verzerrungen des Gesichts führen, wie eine Abbildung zeigt. Es ist ganz selbstverständlich, daß zwischen den mehr klonusartig erfolgenden und den mehr krampfartigen Tickzuständen keine

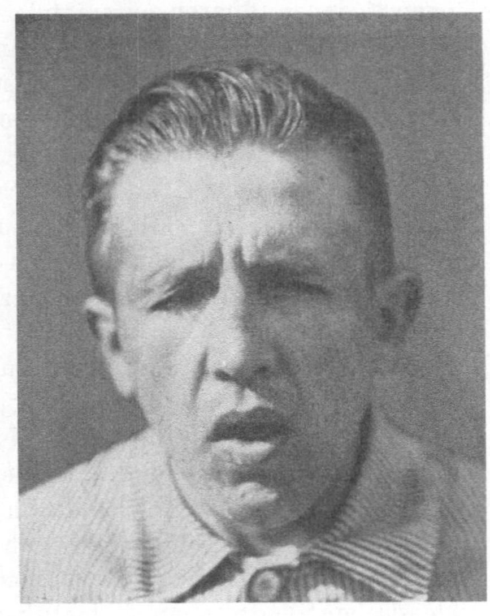

Abb. 23. Tickartiger Zustand mit Blinzelkrampf bei chronischer Encephalitis.

festen Grenzen bestehen; in dem eben mitgeteilten Falle konnte man einen Über‑ gang aus mehr choreiformen Grimassieren des Gesichts zu mehr krampfartigen Muskelkontraktionen feststellen. Die Verbindung dieser lokalisierten tickartigen Zustände mit Zittern und myokloni‑ schen Zuständen führt oft etwas kom‑ pliziertere Symptomenbilder herbei, wie solche Fälle etwa von Pierre Marie und G. Lévy beschrieben worden sind.

Abgesehen von der Verwandtschaft mit tickartigen Zuständen können aber die lokalisierten tetaniformen Krampf‑ erscheinungen auch nach Foerster als ein umschriebener Baustein eines generalisierten torsionsdytonischen Zu‑ standes aufgefaßt werden. Diese Be‑ tonung einer Verwandtschaft ist darum besonders berechtigt, weil auch wir bei unseren Encephalitisfällen die Ent‑ stehung der Torsionsdystonie aus um‑ schriebenen Krampfbewegungen der Halsmuskulatur heraus gesehen haben.

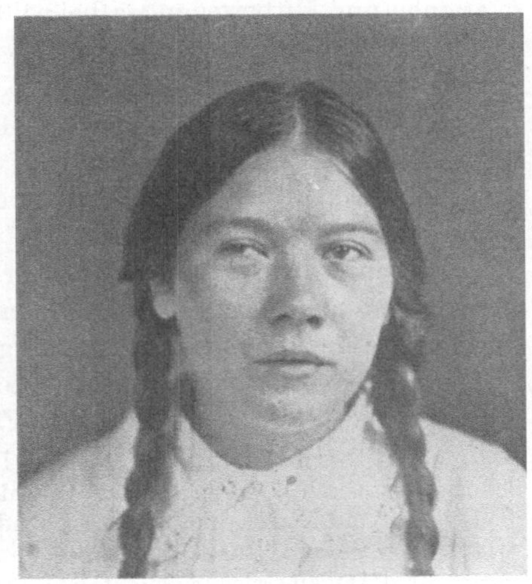

Abb. 23a. Leichter Blinzelkrampf.

Es ergeben sich aber auch viele symptomatische Beziehungen der umschriebenen Krampfzustände mit relativ kurzer Dauer des Krampfes von ein oder zwei Sekunden zu zwei anderen bei der Encephalitis nicht seltenen Bewegungs‑ störungen, erstens nämlich den tonischen Krampfzuständen umschriebener Art, die minuten- oder auch stundenlang dauern können, zweitens krampfartigen Bewegungsstörungen, die einen verwickelteren Aufbau haben können, d. h. aus verschiedenen Phasen aufeinander folgender Muskelakte bestehen, wenn auch die einzelnen Phasen zu einem minutenlangen Krampfzustand führen können. Von den torsionsdystonischen Zuständen ist dann weiterhin nur ein Schritt zu den athetotischen Bewegungen und von diesen wiederum ein weiterer zu den verlangsamten Komplexbewegungen, die einen Teil der von PIERRE MARIE und G. LÉVY, KREBS und anderen beschriebenen Bradykinesen bzw. Bradyhyperkinesen bilden. Überall findet man so symptomatische Beziehungen und Übergänge, ohne daß es uns möglich wäre, die pathophysiologischen und pathologischen verwandtschaftlichen Beziehungen bereits genau zu erkennen. In der Beschreibung der Symptome, die im wesentlichen nach klinischen Prinzipien gegeben werden soll, werden wir zunächst die athetotischen und torsionsdystonischen Symptome besprechen.

d) Athetotische Symptome. Nachdem FOERSTER das athetotische Syndrom außerordentlich eingehend analysiert hat, ist es hier unnötig, noch genauer auf die Notwendigkeit, symptomatisch athetotische von choreatischen Bewegungen oder gar das klassische athetotische Syndrom von dem choreatischen Syndrom zu trennen, einzugehen. FOERSTER führt acht Eigenschaften des athetotischen klassischen Syndroms an: 1. das athetotische Bewegungsspiel in der Ruhe. 2. Herabsetzung des plastisch formativen Muskeltonus im Moment des Krampfintervalls. 3. Haltungsanomalien der Glieder und des Rumpfes, die der Hockerstellung entsprechen. 4. Überdehnbarkeit der Muskeln. 5. Inkonstante und variable Neigung zu Fixationsspannung. 6. Intensive und extensive Reaktiv- und Ausdrucksbewegungen mit Neigung zu tonischer Nachdauer. 7. Ausgesprochene Mitinnervationen und Mitbewegungen bei willkürlichen Bewegungen. 8. Unfähigkeit zum Sitzen, Stehen und Gehen und Ersatz dieser Leistungen durch reaktive Massenbewegungen des Kopfes, die an das Klettern erinnern. FOERSTER betont jedoch, daß es Fälle gibt, in denen nur einzelne Gliedabschnitte betroffen sind, z. B. beschreibt er eine monoplegische Athetose oder eine Lokalisation, bei der im wesentlichen nur die Muskeln der Wirbelsäule und des Halses betroffen sind. Das schwere Syndrom doppelseitiger Athetose in voller Ausprägung, wie es von FOERSTER beschrieben wird, kommt bei den erworbenen Erkrankungen der Encephalitis nach unseren bisherigen Erfahrungen nicht vor. Doch sahen wir zwei Fälle, in denen recht erhebliche doppelseitige oder auch hemiathetotische Bewegungsstörungen bei Encephalitis beobachtet wurden und im Laufe der Erkrankung sich sogar verschlimmerten. Diese Fälle werden hier wiedergegeben.

Fall 24. J. K., Arbeiterin, geb. 26. II. 1899, aus gänzlich nervengesunder Familie, leichte hysterisch-psychopathische Veranlagung, intellektuell genügend entwickelt. Als 8 jähriges Kind Diphtherie, vorübergehend krampfhafte Bewegungen in der linken Hand, wieder ganz gesund. Bis 1918 gesund. Januar 1919 gleichzeitig mit der Schwester (die im Anschluß daran an Gelenkrheumatismus erkrankte) „Grippe"; Kopfschmerzen, Mattigkeit, Fieber, 3 Tage bettlägerig. Kurz danach Gliederschmerzen, Kopfschmerzen, Schwindelgefühl. Allmähliche Zunahme der Gliederschmerzen, Steifigkeit des rechten Beines, „Zuckungen" traten auf, gingen immer weiter, Verstärkung der Reizbarkeit. 3.—15. Mai 1920 zum ersten Male in der Klinik. Damals: Doppelseitige Athetose, links mehr als rechts, geringere Innervation des rechten Facialis, allgemein leichte Hypertonie; verläßt infolge psychischer Unstetheit die Klinik wieder. Allmähliche Verschlimmerung. Erneute Aufnahme im Krankenhaus X, 6. VIII. 1921 erneute Aufnahme in Klinik. Befund: Leichte grimassierende Gesichtsbewegungen, kontinuierliche Wurmdrehungen der Finger und Hand rechts, athetotische Contracturen (Verdrehungshaltungen) der Finger und Hand links, dazwischen leichtes grobes Zittern des rechten Unterarms. Verstärkung der Athetose bei Intentionsversuchen. Spastische Hyperextension der Finger bei Versuch, Bleistift zu erfassen, abnorme Beweglichkeit der Fingergelenke. Bleistift mit ganzer Hand erfaßt, Tetanisierung sämtlicher Agonisten und Antagonisten, um Bleistift zu halten, subjektive Schmerzen, rasches Erlahmen der Kraft. Zeitweiliges Interferieren von Spasmen, bei passiven Bewegungen der Arme interferieren fortgesetzt plötzliche Spasmen. Im linken Bein arrhythmische kurze Pseudospontanbewegungen monotonen Charakters. Spannungen bei passiven Bewegungen der Beine, deutliche Parese beider Beine. Einige Pyramidenbeimengungen: Rechts pathologisch invertierter Radiusperiostreflex und Babinski, sonst keine Pyramidenzeichen. Nach Fußlidschluß Gleichgewichtsverlust nach rechts. Geringe Ischiadicusdruckempfindlichkeit. Liquorbefund negativ. Temperaturen bis 37.5^0. Psychisch labil, reizbar, larmoyant, einsichtslos. Späterhin verschwindet Babinski; dauernde schmerzhafte tonische Krampfzustände mit athetotischen Begleitsymptomen, verstärkt durch Aktivität. Kein Hornhautring. Keine Lebererscheinungen. Kein Speichelfluß. Behandlung ohne nennenswerten Erfolg. Am 22. IX. nach Lärmszene die Klinik verlassen.

Fall 25. Frau M. K., 40 Jahre alt, stammt aus nervengesunder Familie und soll früher stets ganz gesund gewesen sein, niemals nervöse oder psychopathische Erscheinungen geboten haben. Kinderlos verheiratet. Infektion negiert. Es wird ihr vorgeworfen, während des Krieges Ehebruch getrieben zu haben, deshalb Auseinandersetzungen mit dem Ehemann. Sie selbst bestreitet bestimmt jede Untreue, hält fest daran, daß Auseinandersetzungen mit Ehemann längst beseitigt waren, keinerlei seelische Spannung zur Zeit der Erkrankung herrschte, keinerlei psychisches Trauma wirksam war. Die ehelichen Auseinandersetzungen lagen auch nach Angabe des Ehemannes schon mehrere Monate zurück. Der Mann hatte den bestimmten Eindruck, daß die Frau die Streitigkeiten längst vergessen hatte. Sie erschien munter und affektiv nicht verändert. Am 24. II. 1920 plötzlich erkrankt mit Schwindel und Übelkeit. Mehrtägige Singultusanfälle! Arzt dachte an Magenkatarrh. Fieber? Keine Doppelbilder, Zuckungen, Schlafsucht. Im Anschluß daran unbestimmte Angstgefühle, Cessieren der Menses durch mehrere Monate. Schlaflosigkeit, nächtliche Unruhe. Behandlung in Klinik X. Dort schwankte man zwischen der Diagnose einer organischen Athetose und psychogenem Leiden, neigte schließlich zur letzteren Annahme (!)

Keine Besserung. Allmähliche Verschlimmerung. Seit Sommer 1921 zeitweise Pseudospontanbewegungen der linken Hand, 6 Wochen vor der Aufnahme Anfälle von Atemnot, als psychogen aufgefaßt. 13. X. 1921 Aufnahme in der Klinik.

Untersetzte, gut genährte im allgemeinen psychisch durchaus nicht affektierte Frau, erweist sich später als äußerst behandlungswillig. Gerötetes, zeitweise stark fettglänzendes, maskenhaft starres Gesicht. Hirnnerven und innere Organe o. B. Dauernd im linken Arm leichte Rigidität, zeitweise zu verstärkten Spasmen sich steigernd. Arm in eigenartiger Contracturstellung. Unterarm abduziert. Finger in Art Krallenhandstellung, dabei gespreizt, wurmförmig monotone athetoseartige Bewegungen interferieren mitunter in der Ruhe, beim Sprechen, Gehen, bei den dyspnoischen Anfällen (siehe unten). Enorme Steigerung der Radiusperiostreflexe, namentlich links, mitunter ausgesprochene Inversion in Form kräftiger Flexion der Finger bei leichtem Schlag auf proc. styloid. Die übrigen Reflexe lebhaft, nicht pathologisch, nur vorübergehend Babinski links. Linker Arm etwas schwächer als der rechte, keine Behinderung der aktiven Bewegungen, keine Ataxie, keinerlei sensible Störungen. Untere Extremitäten frei. Zeitweilige plötzliche „Anfälle" in Form lauter schnaufender angestrengter rascher Atmung unter Innervation der Atemhilfsmuskeln; Gesichtsgrimasse, anscheinender Versuch, dyspnoischen Anfall zu unterdrücken, plötzlich hört der Anfall von selbst auf. Anfälle erscheinen demonstrativ, treten aber auch häufig im Einzelzimmer in der Nacht und am Tage, wenn niemand zugegen ist, auf. Unterdrückt Anfall, wenn sie auf Geheiß zu zählen anfängt, zählt dann automatisch mitunter weiter, wenn niemand mehr im Zimmer anwesend ist. Außerhalb der Anfälle steht sie oft katatonoid, wie stumpf, amimisch mit gesenktem Kopf, auch im Anfall verläßt sie die steife automatenhafte Haltung nicht, nur der Gesichtsausdruck wird gequält. Arbeitet mechanisch an einer Häkelarbeit, kümmert sich sonst um nichts. Gedächtnis,

Bewußtsein frei. In tiefer Hypnose verschwinden die athetoseartigen Bewegungen, die Hypertonien, die Schnaufanfälle, kehren kurz danach zurück. Lumbalpunktion: Druck in Seitenlage 230 mm! (nach langem Warten und Erzielung ganz gleichmäßiger geringer respiratorischer Schwankungen in weitem Steigrohr von 4 mm Lumen), Nonne 0. Zellen 1. Wassermann-Reaktion ausgewertet (?), im Serum 0. Blut: nüchtern bis 10 200 Leukocyten. Anfangs normales Blutbild, später wiederholt ausgesprochene Eosinophilie (bis 7%). Im Stuhl keine Wurmeier. Mitunter aus sitzender Stellung plötzlich triebartig aufstehend, einige Schritte vorgehend, statuenhaft stehenbleibend; auf Fragen warum sie aufstehe, ratlos, dann: „Ich muß aufstehen". Läßt jede Behandlung (elektrisieren usw.) wie willenlos mit sich geschehen. Temperatur nicht erhöht.

Urin frei. Keine aliment. Lävulosurie. Reststickstoff nach mehrtägiger fleischloser Kost nüchtern, mäßig vermehrt: 37 mg Prozent. Keinerlei subjektive Beschwerden oder Klagen. Kein Hornhautring.

In der ersten Auflage meiner Monographie erschien es notwendig, genau die Differentialdiagnose dieser Erkrankungen gegenüber anderen namentlich psychogenen Erkrankungen zu erörtern. Diese Notwendigkeit besteht nicht mehr, nachdem wir so viele eigentümliche Bewegungsstörungen bei der Encephalitis kennen gelernt haben und wissen, daß auch ähnliche athetotische Bewegungsanomalien bei der Encephalitis nicht selten sind. Sie wurden bereits unter den akuten bzw. in Schüben verlaufenden Fällen von ECONOMO gesehen, wurden aber auch im chronischen Stadium von WIMMER, HAPP und MASON, A. MEYER, PETTE, WESTPHAL und SIOLI gesehen. In dem letzteren Falle bestanden auch torsionsdystonische und parkinsonistische Erscheinungen. Auch in einem interessanten, von FALKIEWIC und ROTHFELD mitgeteilten Falle zeigten sich neben der Rigidität athetotische Erscheinungen mit Torsionserscheinungen gemischt, die merkwürdigerweise im Liegen besonders zunahmen und zu Rollbewegungen führten. In diesem Falle war die Bewegungsstörung so quälend, daß der Kranke Suicid verübte. Bei der Sektion fanden sich Erweichungen im Pallidum und Putamen. Wichtig erscheint mir, daß bei den beschriebenen Fällen mit ausgesprochenen athetotischen Erscheinungen deutliche Halsreflexe nach Art der klassischen pathologischen Halsreflexe MAGNUS-DE KLEJNS in den krampfenden Armen beobachtet werden konnten, was beim akinetisch-hypertonischen Syndrom nicht der Fall ist.

Außer den ausgesprochen kompakten athetotischen Symptomen konnten mehrfach an ganz umschriebener Stelle Pseudospontanbewegungen beobachtet werden, die symptomatisch der Athetose insofern ähnelten, als es sich um dauernde, immer identische Fingerbewegungen handelt, die außerordentlich monoton waren. In einem dieser Fälle, der gleichzeitig ein stark akinetisch-hypertonisches Syndrom bot, unterschieden sich die Bewegungen von den athetotischen nur insofern, als die Bewegungen nicht wurmförmig langsam, sondern etwas beschleunigt waren, auch fehlten intermittierende Krampfzustände, die aber wohl nicht als unbedingt notwendige Kennzeichen der athetotischen Bewegungsstörung gelten können. Diese Bewegungen bestanden in konstinuierlicher Extension und Flexion des Mittelfingers mit starker Exkursion. Gleichzeitig trat eine geringere Extension und Flexion des zweiten Fingers sowie leichte Opposition und Adduktion mit nachfolgender Spreizung des Daumens ein. Der Rhythmus wechselte wenig. In fünf Sekunden erfolgten acht Einzelbewegungen. Bei Intention, bei Schreibversuchen, bei kräftigem Faustschluß schwinden vorübergehend diese Bewegungen die man als *beschleunigte athetoide Bewegungen* bezeichnen kann, wenn man auf die Kontinuität der monotonen rhythmischen Bewegungen Gewicht legt. Auch im Fuß bestanden rhythmische kontinuierliche Bewegungen, die zu einer Adduktion des Oberschenkels und Außenrotation des Beines führten. In einem anderen Falle wurden dauernde Bewegungen in Daumen und Zeigefinger der linken Hand gemacht, die wie Scherenschluß- und Öffnung wirkten. Man sieht hier offenbar lokale Formen der schon mehrfach erwähnten großen komplexen Bewegungen von Marie und Lévy.

e) Torsionsdystonische Bewegungen. Krankheitsbilder, die dem Syndrom der Torsionsdystonie mehr oder weniger ähnlich sind, sind bei Encephalitikern von Bing und Schwartz, Foerster, Guillain, Alajouanine, Thévénard, Mourgue, Krebs, Wimmer, A. Meyer und einigen anderen Autoren beschrieben worden. Am interessantesten sind die Fälle von Mourgue, bei dem tatsächlich gewisse klinische Ähnlichkeiten mit dem Bilde der Enthirnungsstarre bestanden, inbesondere ein eigentümlicher Wechsel der Starre zwischen liegender und stehender Haltung (erst im Stehen trat hauptsächlich Starre ein) und die beiden Fälle (Fall 46 und 47) von Wimmer. Der eine dieser Fälle erinnerte symptomatisch stark an die Fälle idiopathischer Torsionsdystonie, wie sie von Thomalla und Wimmer u. a. beschrieben wurden. Im anderen Falle bestanden aber außerordentlich komplexe Hyperkinesen, aus denen sich doch die Mischung aus torsionsdystonischen Erscheinungen mit fixierten Torsionshaltungen, sowie mit Myoklonie und anfallsweise kommenden tonischen Krampfzuständen herausanalysieren ließ. Diese Mischung verschiedener Bewegungsformen finden wir ja gerade bei der Encephalitis in besonders ausgesprochenem Maße, wahrscheinlich wird es auch in Zukunft gelingen, einige kompliziertere Hyperkinesen, die vorläufig noch weniger klar sind, so zu deuten, sofern es sich nicht um eine Verbindung organischer Störungen mit psychogenen handelt.

Im eigenen Material haben wir mehrfach torsionsdystonische Haltungen gesehen, ohne daß entsprechende Bewegungsabläufe mehr festgestellt werden konnten. In drei anderen Fällen waren Bewegungsstörungen vorhanden, die in das Gebiet der Torsionsdystonie eingeordnet werden konnten. In einem dieser Fälle fand sich ein ganz umschriebenes torsionsdystonisches Syndrom. Nach dem akuten Stadium hatte sich hier langsam fortschreitend allmählich eine Bewegungsstörung im rechten Arm entwickelt, die nur während des Gehens oder intendierter Bewegungen des Armes auftrat und sich in langsam drehenden Bewegungen des Armes äußerte, die in Außen- und Innenrotation des Armes, Supination und Pronation sowie gleichzeitigem Fingerspreizen bestanden und einen starken lokomotorischen Effekt hatten. Dehnungen gegenüber zeigte sich im Arm keine besondere Tonusanomalie.

Auch in den anderen Fällen entwickelte sich das torsionsdystonische Krankheitsbild ganz allmählich nach dem akuten Stadium als Zeichen eines chronischen Krankheitszustandes. Die Krankengeschichten, die bereits in einer Doktordissertation verwertet worden sind (Buchheister), folgen in Kürze.

Fall 26. X. X., Student. Januar 1920 in Süddeutschland Grippe. Kopfweh, Müdigkeit, Schlafsucht fraglich. Gleich danach etwas Zittern in der rechten Hand, das zunächst wieder verschwindet. Ostern 1921 Störungen des Gehens, das rechte Bein wird schwach. Die Affektion wurde zuerst für psychogen gehalten. Seit Sommer 1922 Zustand zunächst stationär. Februar 1923 zuerst in der Klinik. Hirnnerven bis auf Konvergenzschwäche und geringen Rucknystagmus in Endstellung o. B. Salbengesicht. Das rechte Bein in leichter Flexionsstellung. Rechter Arm in dauerndem leichtem rhythmischem grobem Schüttelzittern. Der Tremor nimmt intentionell ab. Leichte Dehnungshypertonie, grobe Kraft rechts herabgesetzt. Psychisch regsam. Zustand damals ohne weitere Besonderheiten, erst allmählich tritt eine Verschlimmerung ein, namentlich insofern, als erstens ein hemiballistisches Schüttelzittern im rechten Arm einsetzt, zweitens aber krampfhafte Seitwärtsdrehung des Kopfes nach rechts eintritt, wobei eine Contraction des linken Sternokleidomastoideus im Vordergrund steht. Diese tickförmigen Krampfzustände dauern einige Sekunden und sind nicht ganz rhythmisch. Der Krampf kann willkürlich nicht unterdrückt werden, die Augäpfel sind jedoch während des Krampfes willkürlich nach allen Seiten zu bewegen, doch treten mitunter unwillkürlich während der Kopfdrehung nach links Deviationen der Bulbi nach links ein. Während des Krampfes des Kopfes tritt eine Änderung des Muskeltonus in den Extremitäten nicht ein. Vorübergehend werden durch Hypnotherapie die torticollisartigen Bewegungen des Halses erheblich gebessert. Später tritt aber eine Verschlimmerung insofern ein, als zu den Krampfbewegungen des Halses auch Rumpfdrehungen nach rechts hin erfolgen. In der letzten Zeit ist eine weitere Verschlimmerung insofern eingetreten, als die Torsionsbewegungen mehr in eine Art starrer fixierter Torsionshaltung übergegangen sind und die Sprache sich wesentlich verschlechtert hat.

Fall 27. G. B., geboren 1906, aus nervengesunder Familie. Sehr gesunder Junge, guter Schüler. Ende Februar 1920 akute Encephalitis. Sehr leicht verlaufend. Schlief im Anschluß daran schlecht. Im März nach erneuter Erkältung Encephalitisrezidiv (?) mit choreatischen Zuckungen. Frühjahr 1921 beginnende Langsamkeit. Sommer 1922 Schnappbewegungen mit dem Munde. Später nach einem kalten Bade trat Zittern am ganzen Körper ein. Seit Oktober 1925 dreht sich der Kopf nach der rechten Seite, auch tritt ein Krampf in der rechten Hand ein, so daß er oft nicht schreiben kann. B. steht in steifer Haltung da, Kopf tonisch nach rechts gedreht. In unregelmäßigen Intervallen werden mit einem Ruck die Kopfdrehungen nach rechts fortgesetzt. Manchmal, aber nicht immer, werden die Augen dabei krampfhaft geschlossen. Willkürlich wird der Krampf des Halses eine Zeitlang unterbrochen, setzt sich aber dann unüberwindlich fort. In Verbindung mit der krampfhaften Drehung des Kopfes nach rechts tritt ein tonischer Krampf der linkseitigen Facialismuskulatur ein, der zu einer leichten Vorstülpung der Lippe führt. Der rechte Arm macht während der Kopfdrehung energische Innenrotations- und Pronationsbewegungen unter gleichzeitiger Schultersenkung. Auch dieser Krampf bleibt einige Sekunden erhalten. Neben diesen Torsionsbewegungen existiert unregelmäßiges grobes Ruhezittern der rechten Hand. Bei Willkürbewegungen hört die torsionsdystonische Krampfstellung des Armes vorübergehend auf. Der Rumpf wird etwas nach rechts geworfen, während das Bein nicht an den Torsionen teilnimmt. Im Gehen tritt hier keine Verstärkung der Torsion ein. Hypertonische Symptome im rechten Arm und rechten Bein, leichte Retropulsionsneigung. Besserungen durch das Gegendruckphänomen sind erzielbar, aber auch durch Kopfdrehung nach links. Der übrige Befund bietet bis auf geringe Convergenzreaktion der Pupillen nichts Besonderes. Insbesondere besteht keine Bradyphrenie. Der Kranke wird mit Hyoscin, psychotherapeutischen (hypnotischen), roborierenden Maßnahmen, endolumbalen Seruminjektionen, die aber schlecht vertragen werden, behandelt. Außer Atropin wirkt symptomatisch etwas bessernd kräftige Schwitzbehandlung. Im Laufe einer mehrmonatigen Behandlung wird etwas Besserung herbeigeführt. Bemerkenswert ist, daß eine Flexion des rechten Armes eine Hemmung des Torsionskrampfes des Halses herbeiführen kann. Die kalorische Reaktion ist beiderseits sehr lebhaft, doch fehlt rechts das Vorbeizeigen nach der Calorisation. Nach einem Bericht vom Juni 1926 ist der Zustand wieder etwas verschlechtert, die Sprache soll schlechter geworden sein, vielleicht sind auch kleine Encephalitisrezidive aufgetreten. Die Torsionen scheinen unverändert zu sein.

Bemerkenswert ist an diesen beiden Fällen namentlich die Verbindung von parkinsonistischen Symptomen mit torsionsdystonischen Erscheinungen. In demselben Arm, in dem wir Drehbewegungen nach innen sehen, findet sich ein grobes Ruhezittern. Der Drehbewegung des Körpers nach rechts entspricht eine Drehung des Kopfes nach rechts unter besonderer Beteiligung des linken Sternokleidomastoideus und ein tonischer Krampf der linken Facialismuskulatur. Die Verbindung der Torsionsdystonie mit den parkinsonistischen Symptomen weist auf die ähnliche topische Grundlage der beiden Symptome hin, wobei mangels autoptischer Untersuchungen die Frage offen gelassen werden muß, ob die Störung im Striatum oder mehr in der Substantia nigra sitzt. Die Verbindung von torsionsartigen Krampfbewegungen im rechten Arm mit Muskelkrämpfen der linken Seite weist darauf hin, daß in dem Herd, der die Torsionsdystonie auslöst, funktionelle Zusammenhänge gestört sind, indem eine komplexe Bewegung, die nur zum Teil als Adversivstellung gedeutet werden kann, unterdrückt ist, an deren Entstehung Muskeln der homolateralen wie der kontralateralen Seite beteiligt sind.

Man sieht aus der Schilderung, daß aus der Verbindung torsionsdystonischer Symptome mit parkinsonistischen Erscheinungen und umschriebenen tonischen Krampfzuständen sehr komplizierte Bewegungsanomalien resultieren können, die, wenn wir auch noch nicht imstande sind, in die Anamnese richtig einzudringen, doch auf jeden Fall rein neurologisch erklärt werden können, d. h. auftreten, ohne daß wahrscheinlich irgendwelche Bewußtseinsvorgänge oder die Spuren früherer Erlebnisse in der Genese eine Rolle spielen. Eine ähnliche Kombination torsionsdystonischer Erscheinungen mit parkinsonistischen Symptomen wird auch von G. Lévy berichtet. Außer den Symptomen, die mehr an Torsionsdystonie erinnern, beschreiben dann Pierre Marie und Lévy die Symptome, die als Choréé salutante bezeichnet werden und rhythmisiert sein sollen. Die Störung die mit unwillkürlichen Bewegungen in einem Bein begonnen hat, äußert sich auf dem Höhepunkte der Erkrankung darin, daß der Kranke im Stehen den Oberschenkel gegen den Rumpf beugt, dabei den Tibialis antiquus kontrahiert und eine ausgesprochene Beugestellung des Rumpfes macht. Gleichzeitig wird die Schulter gesenkt, und die Finger der rechten Hand werden gestreckt und gespreizt, der Kopf wird nach links geneigt, leicht nach hinten gebeugt. Die Zehen machen alternierend Extensions- und Flexionsbewegungen. Mit Mühe gelingt es durch angestrengtes Wollen, diese Bewegungen zu unterbrechen. Beim schnellen Laufen verschwinden die Bewegungen. Im Sitzen werden ähnliche Bewegungen ausgeführt. Im Liegen bleibt der Kranke eine Zeitlang fast ruhig. Beim Sprechen entwickeln sich aber die Bewegungen von neuem, man merkt deutlich den Einfluß des Affekts. Im Schlaf verschwinden die Bewegungen ganz. April 1921 ist eine gewisse Besserung des Zustandes eingetreten. Über den Weiterverlauf der Krankheit sind wir bisher nicht orientiert. Über die Genese der Störung werden von Lévy keine weiteren Bemerkungen gemacht; es ist auch vorläufig schwer, sich irgendeine pathophysiologische Vorstellung von der Entstehung derartiger Störungen zu machen. In einem anderen eingehend beschriebenen, sonst ähnlich gelegenen Fall wird der Rumpf bei den rhythmischen Bewegungen nach hinten geworfen.

Ähnliche Bewegungsstörungen, die allerdings etwas deutlicher in das Gebiet der Torsionsdystonie gehören, werden auch von Krebs beschrieben, der rhythmische Torsionsbewegungen mit langsamer Decontraction sah, die synergisch an allen Gliedmaßen auftraten, besonders in Einwärtsdrehungen bestanden und im Schlaf schwanden. Eine Besserungstendenz war vorhanden, allerdings blieben Wirbelsäulen- und Gelenkdeformitäten zurück. In ein ähnliches Gebiet gehören dann noch iterierende Bewegungen, die von Boström beschrieben worden sind. Es handelt sich um komplexe *rhythmische* und einförmige Bewegungen, deren Rhythmus nach Boström einen Unterschied gegenüber der Athetose erlaubt. Allerdings möchte ich diese Differenz nicht anerkennen, wohl aber ist die Bewegungsform ganz anders wie bei den gewöhnlichen Formen der Athetose. Die Schulter hebt sich, gleichzeitig wird der homolaterale Biceps und Supraspinatus longus kontrahiert, im Anschluß daran erfolgt Dorsalflexion der Hand, gleich danach wird der Unterarm etwas gestreckt, dabei das Handgelenk etwas gebeugt, dabei wird der Daumen etwas opponiert, synchron sind Bewegungen eines Teils der Peronealmuskeln. Manchmal findet auch Drehbewegung im Kopfe statt. Im Liegen sind diese Bewegungen gleich. Im Stehen treten ähnliche Bewegungen auf, beim Gehen geraten aber beide Arme zunächst fast in Streckstellung und machen Bewegungen, die an das Rudern erinnern. Das linke Bein wird vorgesetzt, das rechte nachgezogen. Die Muskeln sind während der Pseudospontanbewegung in einem gleichmäßig Agonisten und Antagonisten befallenden Hypertonus. Ein Zwischenzustand der Erschlaffung wie beim Spasmus mobilis der typischen Athetose, tritt nicht ein. Gemeinsam ist allen diesen Hyperkinesen, daß hier eine Reihe von phasischen Akten aufeinander folgt. Wir werden diesen einzelnen Bewegungsphasen alsbald bei der Beschreibung von Bewegungen umschriebener Muskelgruppen erneut begegnen. Auch von HUNT, FUCHS, HIGIER sind ähnliche Bewegungen beschrieben worden. BOSTRÖM denkt daran, daß die Eigentümlichkeit der Bewegung vielleicht dadurch bedingt wird, daß mehrere Herde im Zentralnervensystem bestehen. Vor endgültiger Stellungnahme werden wir hier anatomische Untersuchungen erwarten müssen. Obschon in vielen Fällen, wie ich ausführte, die Störung rein neurologisch gedacht sein kann, ist es doch möglich, daß es auch Fälle gibt, in denen irgendwelche psychogenen Auflagerungen, bzw. Verwertung irgendwelcher Bewußtseinserlebnisse an dem Ausbau beteiligt sein können. Hierzu gehört vielleicht der Fall von B. FISCHER, bei dem „zwangsmäßig" Bewegungen während des Gehens auftraten im Sinne von Drehbewegungen beim Gehen, die bis zum unhemmbaren Manegegang führten. Allerdings kann man in solchen Fällen auch natürlich eine neurologische Grundlage vermuten, welche in diesem Falle wohl in vestibulären Störungen zu suchen ist. Andeutung von Manegegang wird auch von anderen Autoren beschrieben, am ausgesprochensten scheint diese Störung in dem Falle von PARHON und DÉRÉVICI gewesen zu sein. Das Interferieren von Bewußtseinserlebnissen wird uns später noch beschäftigen, wenn über psychische Begleiterscheinungen der Encephalitis gesprochen wird. Es braucht nicht betont zu werden, daß mit dieser Anschauung nicht gesagt werden soll, daß hysterische Beimengungen den Ausbau der Bewegungsstörung hervorrufen; viel eher denken wir daran, daß die organische Störung der Bewegung durch Mißempfindungen oder durch ein Nachgeben des Willens gegenüber automatischen Bewegungsimpulsen oder auch durch irgendwelche erlebnismäßigen Zufallsfaktoren mitbeeinflußt wird. Man kann eine solche Mitwirkung psychischer Faktoren dann besonders vermuten, wenn eine ausgesprochene affektive Veränderung das excitomotorische Syndrom begleitet. Wir erwähnen hier einen wohl etwas komplizierter liegenden Fall von VEDEL, PUECH und VIDAL mit zahlreichen tickartigen eigentümlichen Bewegungsanomalien, die zum Teil als Mitbewegungen auftreten, während die Psyche als ängstlich geschildert wird. Auch wir haben derartige Fälle gesehen, in denen Unruheerscheinungen psychomotorischer Art mit starken begleitenden Unlusterscheinungen mit neurologischen Herdsymptomen gemischt waren. So erwähnen wir einen Studienrat, der an massenhaft Mißempfindungen leidet, im ganzen ängstlich ist, leichte, aber ausgesprochene parkinsonistische Erscheinungen zeigt, und dabei dauernd grimassierende Gesichtsverziehungen, gemischt mit schnaufender Atmung, dazu ruckartige Zuckungen mit den Armen, welche die Grimassen begleiten, und die emotionell stark beeinflußbar sind. Der Kranke fixiert ängstlich den Arzt, beugt den Oberkörper vorwärts, springt auf und fragt keuchend den Arzt, ob er so etwas wohl schon gesehen habe. Im ganzen ist aber die Bewegungsstörung eine ganz andere als die unter dem Namen Chorée salutante beschriebene. Hier wie in ähnlichen Fällen findet man den fließenden Übergang zu den später zu beschreibenden Bewegungsstörungen, bei denen dem psychischen Anteil eine größere Rolle zugeschrieben werden muß.

f) Die oralen Krampfbewegungen (orale Iterativbewegungen). Unter den eigentümlichen komplexen Hyperkinesen, deren Symptomenbild wir zum Teil überhaupt erst durch die Encephalitis richtig kennen gelernt haben, spielen eigentümliche Bewegungen im Bereich der Facialis-, Trigeminus-, Hypoglossus- und Vagusmuskulatur eine besondere Rolle, einerseits darum, weil sie nicht ganz selten bei der chronischen Encephalitis auftreten, und zweitens darum, weil sie von einigen Autoren besonders eingehend studiert worden sind. In stärkerem Maße als bei den tetaniformen Zuckungen und den torsionsdystonischen Bewe- gungen finden wir hier einen Übergang zu den umschriebenen tonischen Krampf- zuständen darum, weil die Bewegungen mitunter in einen längere Zeit anhaltenden tonischen Krampf übergehen können; andererseits sind sie aber dadurch aus- gezeichnet, daß mitunter *mehrfache Phasen* die Bewegung zusammensetzen. Diese Störungen äußern sich zum Teil in einem krampfhaften Gähnen, welches von PIERRE MARIE und LÉVY erwähnt und genauer von C. MAYER studiert worden ist. MAYER macht darauf aufmerksam, daß die Gähnkrämpfe bei chro- nischen Encephalitikern, die in vier Fällen beschrieben werden, vom gewöhn- lichen Gähnen sich unterscheiden können. Es handelt sich um Gähnansätze, ohne daß die zur Acne des Gähnaktes ansteigende tiefe Inspiration mit ihren katarchisch empfundenen spastischen Vorgängen sich einzustellen braucht. Es kommen jedoch auch bei Encephalitikern richtige Gähnkrämpfe mit ihrer tiefen Inspiration vor, ohne daß die ersten Phasen des Gähnens in so krampfhaft aus- gesprochener Weise zu bestehen brauchen, wie das MAYER beschreibt. Wenn dieser Autor auf die Anfälle hinweist, die darin bestehen, daß der Mund weit aufgerissen, dann der weiche Gaumen gehoben wird, während die Zunge nach rückwärts bewegt wird, die Augen geschlossen werden, der Kopf zurückgeneigt wird, worauf dann der Unterkiefer noch weiter abwärts steigt und sekundenlang in dieser tiefen Stellung verharrt, so entsprechen diese Anfälle mehr den eigen- tümlichen Bewegungsstörungen, die von den Schülern MAYERS, GAMPER und UNTERSTEINER, sowie von ZINGERLE, VAN BOGAERT und NYSSEN beschrieben worden sind. Auch diese Fälle sind ausgezeichnet durch aufeinanderfolgende Phasen, die zum Teil in krampfhaften Mundöffnungen mit Vorschnellung der Zunge und Schluckbewegungen bestehen, aber auch kompliziert werden durch Torsionsbewegungen des Kopfes nach rechts hinten und auch Bewegungen des Armes nach vorn und medialwärts. Die Bewegungen wiederholen sich zwar, doch ist ein eigentlicher Rhythmus keineswegs vorhanden. Während die Be- wegungsstörung in den Fällen von ZINGERLE und GAMPER-UNTERSTEINER ein- ander sehr ähnlich ist, handelt es sich bei VAN BOGAERT und NYSSEN mehr um Zungenbewegungen, die an das Auflecken herauslaufenden Speichels erinnern. Bemerkenswert ist, daß diese Bewegungen einem gewissen Zweck zu dienen scheinen, demgemäß wird auch von den Autoren darauf hingewiesen, daß es sich um Fragmente der Reflexaktion des Kauens und Schluckens handelt, bzw. daß durch den cerebralen Herd ein frühinfantiler Einstellautomatismus aufgeklinkt wird, worauf am deutlichsten die Öffnung des Mundes mit dem phasenweise folgenden Schluckakt und der gleichzeitigen Adversivbewegung des Kopfes hindeuten. Wir verfügen im eigenen Material über mehrere derartige Fälle, bei denen sich zeigt, daß neben ausgesprochenen phasischen Iterativbewegungen dieser Art auch Bruchstücke der verschiedensten Art vorkommen, bei denen der Zweck der Bewegung oder die Aufklinkung des frühinfantilen Automatismus *gar nicht mehr deutlich ist.* Es ist interessant zu sehen, wie im Laufe der Zeit die Bewegungsstörung immer mehr zunimmt. Zunächst beobachtet man bei dem Kranken nur ein leichtes und wenig beachtetes krampfhaftes Senken des Unterkiefers, das ohne weiteres in Analogie zu anderen tonischen Krampfphänomenen gebracht werden kann. Allmählich wird diese Mundöffnung, bei der die Unterkiefersenkung mit einem Facialiskrampf gemischt wird, immer stärker, intensiver und häufiger. Die Gesamtpsyche leidet während des Krampfzustandes immer mehr, allmählich können dann zu diesem Baustein andere Bewegungsstörungen auftreten, ohne daß wir die komplexe Hyperkinese im Sinne von GAMPER und UNTERSTEINER und ZINGERLE zu sehen brauchen. So sahen wir einmal den Mundöffnungskrampf gemischt mit Wühlbewegungen der Zunge und Blickkrämpfen (siehe unten) nach oben bzw. unten. Am ausgesprochensten war der Ausbau der Bewegung in einem Falle, der hier mitgeteilt sei.

Fall 28. Hans G., geboren 1903, gesund und intelligent. 1920 akute Encephalitis mit Doppelsehen. Kurz darauf Zittern in den Gliedern, Eintritt von Steifigkeit. Erste Aufnahme November 1922. Leichtes akinetisch-hypertonisches Syndrom mit vertraulich vorlauter, naiv-dreister Psyche. Irgendwelche krampfartige Bewegungen sind bei dem Kranken damals nicht feststellbar. Er wird nach einer symptomatischen Behandlung im Januar 1923 zunächst gebessert entlassen. Am 11. IX. 1926 wird er in außerordentlich verschlechtertem Zustande der Encephalitisstation überwiesen. Es besteht ein allgemeiner grobschlägiger Ruhetremor, der Mund ist leicht geöffnet, der Kopf weit hinten übergebeugt, auch der Rumpf nach hinten geneigt. Die Sprache ist verwaschen, es besteht eine Palilalie einzelner Silben, erst im Laufe der Zeit entwickelt sich eine Palilalie von Worten und Phrasen. Von Zeit zu Zeit fällt er mit dem Kopfe nach vorn, die Augen fallen zu und bleiben $^1/_2$ Minute geschlossen. Gleichzeitig tritt eine krampfhafte Mundöffnung ein. Beim Lachen wird die Zunge krampfhaft nach vorn geschoben. Mitunter ist die Mundöffnung mit einem leichten Blinzelkrampf verbunden. Auch wenn nicht der Mund krampfhaft geöffnet wird, findet sich doch eine hochgradige Starre der Mundbodenmuskulatur. Im übrigen sind die Mundbodenkrämpfe damals noch nicht weiter ausgebaut. Der Kranke ist im ganzen kachektisch, pseudokataleptisch, trotz des traurigen Zustandes stark zu Witzeleien aufgelegt. Im Laufe der Zeit verstärken sich die Mundaufsperrkrämpfe. Der Mund wird unter gleichzeitiger Contraction der Facialismuskulatur weit aufgerissen und bleibt minutenlang in dieser Stellung. Affekte und Willkürinnervationen, wie z. B. Versuche zu sprechen, können den Zustand auslösen. Allmählich wird der Krampfmechanismus komplizierter. Man beobachtet nicht nur Mundaufsperrkrämpfe mit gleichzeitigem Blinzelkrampf, sondern z. B. am 4. II. 1927 folgendes: Der Mund wird geöffnet und die Zunge leicht vorgestreckt; in einer anderen Attacke wird der Mund weit aufgesperrt, die Zunge wird weit vorgestreckt, dann erst werden die Augen krampfhaft geschlossen, dann werden die Augen wieder geöffnet, die Zunge wird wieder in den Mund zurückgezogen, fast gleichzeitig mit dem Mundschluß folgt ein kurzer Schluckakt. Irgendwelche Adversivstellung des Kopfes und der Arme fehlen dabei vollkommen. In einer anderen Attacke erfolgt gleichzeitig ein kurzer Lidkrampf mit Mundöffnung und Umherwälzen der Zunge, die Augen gehen wieder auf, dann wird die Zunge zurückgezogen, der Mund geschlossen. Durch eine Art Gegendruck,

d. h. durch einen leichten Druck auf den oberen Augenhöhlenrand des einen Auges wird der doppelseitige krampfhafte Lidschluß verhindert, aber nicht die übrigen Teilakte des Krampfmechanismus. Schmerzen bestehen während der Mundöffnungskrämpfe angeblich nicht, auch keine Angst oder Zwangsgedanken, zu anderen Zeiten stöhnt und brüllt G. aber während der Anfälle außerordentlich stark und leidet offenbar an starken Schmerzen, was er auch später zugibt. Der Zustand Gs. verschlimmert sich immer stärker, es treten außerordentlich schwere Schweißausbrüche auf, die Rigidität der Rumpfmuskulatur und der Extremitätenmuskulatur nimmt zu, der Kranke magert ab, mitunter leidet er an starken Tremoranfällen des Körpers, er kann nicht stehen, aber laufen. Im Bett liegt er jetzt meist in beugeflektierter Stellung, insbesondere ist das Hüftgelenk gebeugt, während die Wirbelsäule gerade ist. Die Mundöffnungskrämpfe werden immer schlimmer und quälender. Mitunter bleibt der Mund 5 Minuten lang krampfhaft in extremster Öffnung stehen, so daß man eine Luxation des Kiefergelenkes befürchten muß; dabei ist auch die Oberlippenmuskulatur in einem tonischen Krampfzustande. Eine Bewußtseinstrübung tritt während dieses Krampfes nicht ein. Immer noch bis zum Schluß bemerkt man einen gewissen Wechsel des Zustandes, in dem mitunter die begleitenden Lidschlußkrämpfe vorherrschen, mitunter der Krampf der Herabzieher des Unterkiefers, wobei die Bewegung, die zum Krampf führt, langsam verläuft. Wenn der Unterkiefer herabgezogen wird, sieht man die Zunge tief in der Mitte ausgehöhlt in einem Krampfzustande liegen, ebenso ist jetzt der Levator uvulae in einem Krampfzustande, die Atmung wird etwas vertieft und beschleunigt. Als zweite Phase erfolgt dann ein lautes Stöhnen von 20 Sekunden Dauer, dann erfolgt der Mundschluß, im Anschluß daran ein leichtes Schlucken und ein erneutes Zukneifen der Augen, welches den Anfall beendet, der aber im nächsten Moment wieder auftreten kann. Der Kopf kann während des Anfalls stärker nach hinten gebeugt werden. Gelegentlich wird in der letzten Zeit während der Anfälle wohl auch eine Kopfdrehung beobachtet, doch fehlt gerade bei den Anfällen, die in den letzten Tagen vor dem Tode ärztlich genauer studiert wurden, während der außerordentlich schweren und schmerzhaften Krampfzustände jede Adversivstellung des

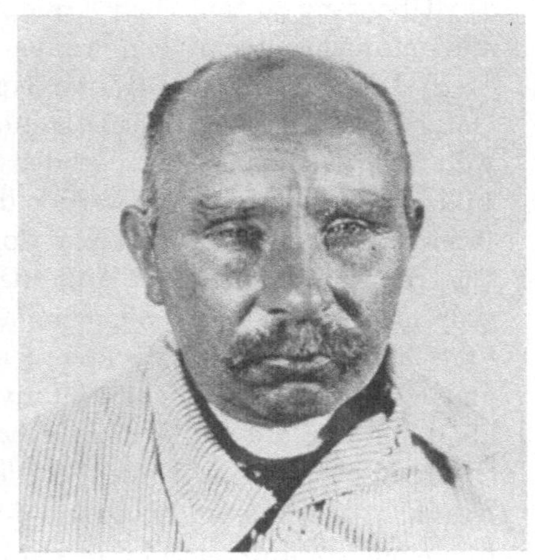

Abb. 24. Blinzelkrampf.

Kopfes oder der Arme. Durch Sprechversuche, auch beim Essen größerer Bissen, wird ein solcher Anfall leicht aufgeklinkt, doch tritt er auch scheinbar bei völliger Ruhe ein. Flüssigkeit vermag der Kranke noch in den letzten Tagen in großen Schlucken ohne Störung zu trinken. Es folgt sofort ein Anfall. Der Kranke stirbt am 19. VII. 1927 an einer Schluckpneumonie.

Wir haben außer diesem Falle dann auch noch zwei sehr ähnliche beobachtet, bei denen auch die Mundaufsperrkrämpfe mit einer folgenden Schluckbewegung einen unerträglich hohen Grad annahmen, doch konnte auch in diesen Fällen die Adversivstellung des Kopfes und des Armes nicht beobachtet werden. Auch diese Kranken zeigten neben der eigentümlich verwickelten Hyperkinese einen schweren allgemeinen Parkinsonismus. Obschon unsere Befunde sich mit denen von GAMPER-UNTERSTEINER und ZINGERLE nicht völlig identifizieren lassen, bezweifeln wir nicht, daß die Deutung dieser Autoren sehr viel Richtiges hat. Beim Abbau der Hirnfunktionen werden ja sehr häufig ontogenetisch und phylogenetisch alte Automatismen frei gemacht; bei der Eigenart der Herde der Encephalitis ist es aber besonders verständlich, daß archaische oder infantile Mechanismen nicht immer in voller Reinheit zum Durchbruch kommen, sondern teils verkümmert, rudimentär, teils in Verbindung oder Durchdringung mit anderen komplizierenden Störungen auftreten.

Wir hatten gesehen, daß bei dem Patienten Hans G. während des Krampfes der Mundbodenöffnung häufig gleichzeitig oder unmittelbar nach der Mundöffnung ein krampfhafter Augenschluß vorkommt. Häufiger kommt bei der Encephalitis ein isolierter *Blinzelkrampf* vor, der sich darin äußert, daß die Kranken, meist nur für einige Sekunden, gelegentlich aber auch minutenlang, die Augen krampfhaft schließen, und das Gesicht wie bei einem richtigen Blinzeltick verziehen. Gerade derartige Bewegungen haben etwas außerordentlich Hysterieverdächtiges und sind tatsächlich auch psychotherapeutisch leidlich beeinflußbar. Es ist aber selbstverständlich, daß es sich auch hier nicht um hysterische Begleiterscheinungen handelt, sondern um organische Symptome, die allerdings durch Emotionen besonders leicht erweckt werden können.

Diese tonischen Blinzelkrämpfe wie auch die Mundöffnungskrämpfe bilden den Übergang zu tonischen Krampfzuständen, die noch länger anhalten können und nunmehr beschrieben werden müssen.

g) Die tonischen Blickkrämpfe und andere tonische Krampfzustände.
Unter den tonischen Blickkrämpfen verstehen wir conjugierte Bewegungen der Bulbi, die zu einem langdauernden Krampf der Bulbi in einer Endstellung führen. In der Mehrheit der Fälle werden die Bulbi nach oben oder seitlich oben gedreht, synergisch kommt es zu einer Contractur der Oberlider, häufig auch zu einer Querrunzelung der Stirn. Außerdem ist aber auch häufig der Kopf nach hinten gedreht, wenn das auch nicht immer der Fall zu sein braucht. Völlig äquivalente tonische Krampfzustände kommen auch nach der Seite oder nach unten vor, und ebenso ist es ein völlig äquivalenter Zustand, wenn der Kranke plötzlich klagt, daß er die Bulbi nicht bewegen kann, und dabei starr nach vorn sieht (BERTOLANI, ROGER, STERN). Die Richtung der Krämpfe ist beim einzelnen Kranken durchaus nicht immer identisch; vielmehr kommen bei dem gleichen Kranken Krampfzustände sowohl nach oben wie nach der Seite oder nach unten vor, ja innerhalb des einen Paroxysmus sehen wir sogar gar nicht selten, daß die Bulbi bald nach der einen, bald nach der anderen Seite gedreht werden; teilweise sind passive Kopfbewegungen an der Änderungstendenz der Krampfrichtung schuld, teilweise auch Anstrengungen des Kranken selbst, die Bulbi zu bewegen; hierzu kommen vermutlich auch noch innere Bedingungen, die wir noch nicht ganz verfolgen können. Mitunter leiten leichte Klonismen den Krampf ein. Diese Krampfzustände können viele Stunden lang anhalten und erst mit dem Schlafe schwinden, in manchen Fällen hören sie auch schon nach wenigen Minuten wieder auf. Die Fähigkeit zu Willkürbewegungen ist bei diesen Zuständen in außerordentlich verschiedener Weise gestört. In den schwersten Zuständen fehlt jede Möglichkeit zu willkürlichen Bewegungen. In leichteren Fällen kann der Kranke teils spontan, teils auf Aufforderung Blickbewegungen ausführen, die Tendenz zum Krampf bleibt aber erhalten. Wir haben die Bezeichnung „tonisches Krampfphänomen" als Verlegenheitsausdruck beibehalten, weil in der deutschen Literatur Muskelkrämpfe, die einige Zeit anhalten, noch immer das Begleitwort tonisch haben. Einer späteren Zeit muß es überlassen bleiben, terminologisch hier gründlich Wandel zu schaffen und dem Tonusbegriff als vegetativen Muskelphänomen allein den ihm zukommenden Namen zu reservieren. In der ausländischen Lite-

ratur werden diese Krampfzustände zum Teil als Spasmen, zum Teil als crises oculogyres (BING, VAN BOGAERT usw.) oder als tonic eye-fits (WIMMER) bezeichnet. In der deutschen Literatur spricht man auch von Schauanfällen (EWALD), während ein Kranker von A. MAYER den originellen Namen „der Guck" für seine Störung gefunden hatte. Französische Kranke nennen ihren Zustand mitunter „plafonner" (ROGER et REBOUL-LACHAUX). Uns erscheint der Ausdruck „Blickkrampf" der beste zu sein.

Diese Blickkrämpfe sind bereits im Jahre 1920 und 1921 bei der Encephalitis beobachtet worden, wie aus kurzen Mitteilungen von STÄHELIN und ÖCKINGHAUS hervorgeht. In den folgenden Jahren wurden sie von ROSSI, LATORRE, G. LÉVY und A. MAYER gesehen, genauer aber erst im Jahre 1923 von BRUNO FISCHER studiert. Weitere genauere Untersuchungen stammen von EWALD, MARINESCO, RADOVICI und DRAGANESCO, BING und SCHWARTZ, HOHMAN, WIMMER, SCHARFETTER, VAN BOGAERT, DELBEKE, BERTOLANI, ROGER et REBOUL-LACHAUX. Außerdem sind Beobachtungen von STERTZ, KRISCH, POPOWA und anderen gemacht worden. Auch klonische paroxystische Blickkrämpfe wurden beobachtet (G. LÉVY, SICARD et KUDELSKI u. a.),

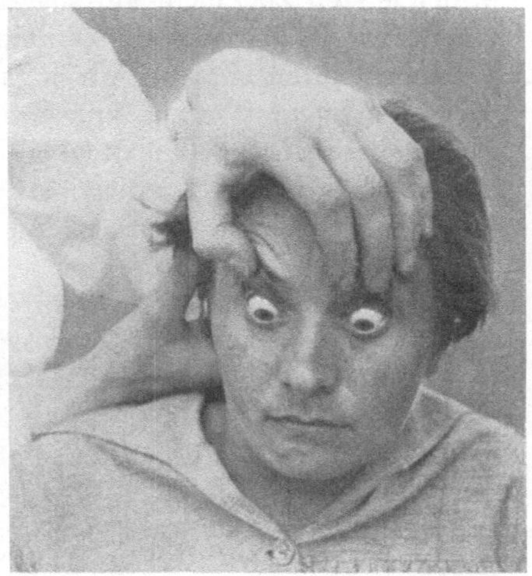

Abb. 25. Blickkrampf nach unten.

aber lange nicht so häufig wie die tonischen. Wir haben im Jahre 1922 den ersten Fall mit Blickkrämpfen in der Klinik beobachtet; erst in der letzten Zeit ist eine größere Häufung eingetreten. Unter 100 ersten Fällen, die auf der 1926 eröffneten Encephalitisstation aufgenommen wurden, findet sich das eigentümliche Symptom in 20% der Fälle; eine sichere Erklärung für diese Häufung des Symptoms in der letzten Zeit haben wir eigentlich nicht; die Tatsache, daß nach den großen Epidemien des Jahres 1920 und der folgenden Jahre das Intervall zwischen akutem und chronischem Stadium bzw. die Dauer der chronischen Myastase wächst, genügt uns nicht, da wir jetzt ja oft den Blickkrampf relativ schnell nach dem akuten Stadium entstehen sehen und auch mehrere Fälle beobachtet haben, in denen der Blick-

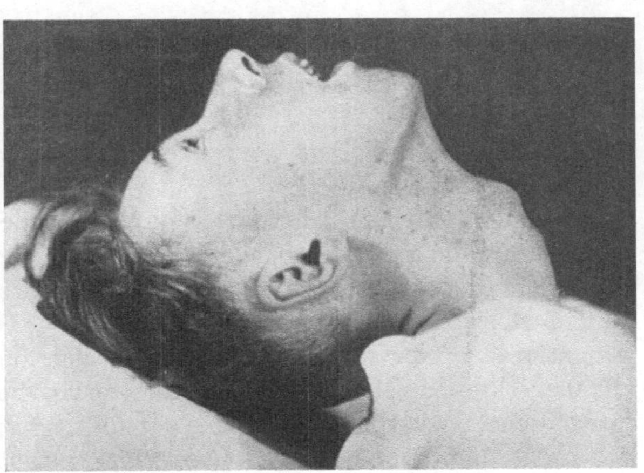

Abb. 26. Blickkrampf mit Krampf des Mundes und des Nackens bei chronischer Encephalitis.

krampf das *einzige* motoriche Symptom der chronischen Encephalitis bisher war (ebenso Tinel et Baruk). Wir nehmen hier vielmehr einen tatsächlichen Wandel der Symptomatologie an, dessen Ursachen noch nicht ganz geklärt werden können. Wir können insbesondere die Häufigkeit der Blickkrämpfe in der letzten Zeit nicht auf suggestive Faktoren zurückführen. Allerdings gehören unzweifelhaft die Blickkrämpfe, wie namentlich Marinesco und van Bogaert mit ihren Mitarbeitern betont haben, zu den Symptomen, die besonders leicht der Suggestion zugänglich sind, und auch wir haben massenhaft Erfahrungen dieser Art gesammelt. Teils treten die Blickkrämpfe besonders auf, wenn der Kranke weiß, daß er demonstriert werden soll, oder wenn die Visite kommt, teils häufen sich die Zustände im Krankensaal, wenn einer der Kranken aus

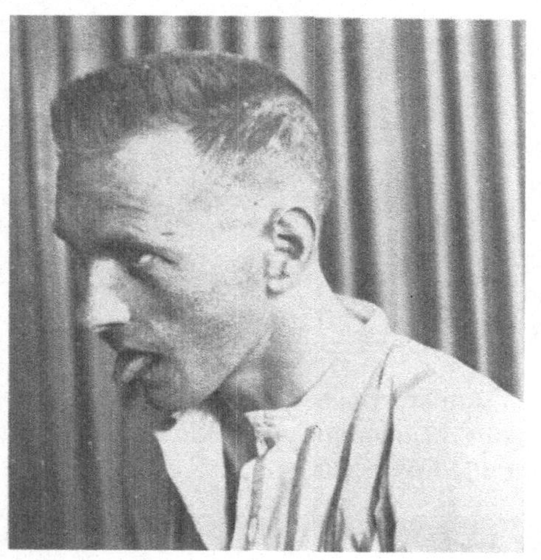

Abb. 27. Tonischer Zungenkrampf bei chronischer Encephalitis.

irgendwelchen inneren oder äußeren Motiven heraus, etwa nach einem Ärger, den Blickkrampf bekommt. Aber stets handelte es sich um Kranke, die auch schon vor dem Eintritt in die Klinik, ohne je mit anderen Encephalitikern in Berührung gekommen zu sein, an Blickkrämpfen gelitten hatten. Und stets bekamen bisher bei uns psychisch induzierte Blickkrämpfe nur solche Personen, die auch sonst an Blickkrämpfen litten, während bei anderen Kranken Affekte und Situationen sich wieder auf andere Weise je nach der Bereitschaft des jeweiligen krankhaft funktionierenden Mechanismus äußern. So wird man auch von vornherein gewiß nicht leugnen können, daß die Blickkrämpfe grundsätzlich ein durch einen gröberen organischen Herd bedingtes Symptom darstellen.

Symptomatisch sind die Blickkrämpfe besonders dadurch noch ausgezeichnet, daß Paroxysmen mit erheblicher Verstärkung der allgemeinen Muskelstarre und auch der vegetativen Begleitstörungen verbunden sein können. Wir sahen Kranke, die im Blickkrampf so starr wurden, daß sie das Gleichgewicht nicht mehr halten konnten, andere Kranke, welche eine hochgradige Verstärkung der Talg- und Tränensekretion zeigten. Außerdem treten in diesem Zustande besonders leicht psychische Begleitphänomene ein, auf die erst später eingegangen werden soll. Euzierè und Pagès sahen sogar völlige Bewußtlosigkeit während der Krise. Ebenso wie die Blickkrämpfe durch Atropin, Scopolamin und ähnliche Mittel unterbrochen werden können, gelingt es auch durch antagonistische Mittel wie Physostigmin, wie Zucker gezeigt hat, einen Blickkrampf hervorzurufen. Auch durch humorale Veränderungen, die in Zusammenhang mit der Überventilation auftreten, kann, wie Georgi, Tinel et Baruk gezeigt haben, ein Blickkrampf aufgeklinkt werden. Doch können sicher auch psychische Einflüsse und Übermüdung, überhaupt wohl verschiedene Vorgänge, Bedingungen für die Aufklinkung des Blickkrampfes darstellen. In pathophysiologischer Beziehung ist

namentlich von BRUNO FISCHER, MARI-
NESCO, sowie auch MARGULIS und MODEL
gezeigt worden, daß eine Übererregbarkeit des Vestibularis während der Blickkrämpfe besteht. Es gelingt durch calorische Untersuchungen, auf dem Dreh-
stuhl nachzuweisen, daß z. B. bei einem
Blickkrampf nach rechts die Erregung
des linken Labyrinths keine Deviation
nach links, sondern etwas Nystagmus
nach rechts bedingt, während die Kalt-
spülung des rechten Ohres die Deviation
nach rechts erheblich verstärkt, aber
nicht den normalen Rucknystagmus nach
links auslöst. REYS fand, daß trans-
labyrinthäre Galvanisation den Blickkrampf für längere Zeit unterdrücken
kann. Die Beobachtungen von FISCHER
und MARINESCO mit seinen Mitarbeitern
konnten durch eigene Untersuchungen
zum Teil bestätigt, zum Teil auch erweitert werden. Am interessantesten
war ein Kranker, bei dem während des
Blickkrampfes eine *wechselnde Vesti-
bularisstarre* bestand, die ich in Anologie
zu der wechselnden Pupillenstarre WEST-
PHALS bringen möchte. Darüber hinaus
fand sich bei einer Reihe von Patienten
mit schweren Blickkrämpfen, namentlich
solchen, die zu Willkürbewegungen nicht
fähig waren, daß auch ausgesprochen
tonische Labyrinth- und Halsreflexe auf
die Bulbi ausgelöst werden konnten; und
die Feststellung scheint mir ein weiterer
Hinweis dafür zu sein, daß ein pathologischer Erregungszustand, der durch
das hintere Längsbündel geht und supranucleäre Einflüsse unterdrückt, an der
Entstehung der Blickkrämpfe mit beteiligt ist. Wo der Herd liegt, welcher
die Enthemmbarkeit der Hirnstamm-
apparatur gestattet, ist vorläufig mangels
entsprechender Sektionsbefunde noch
unklar. Nach der Ansicht von SCHAR-

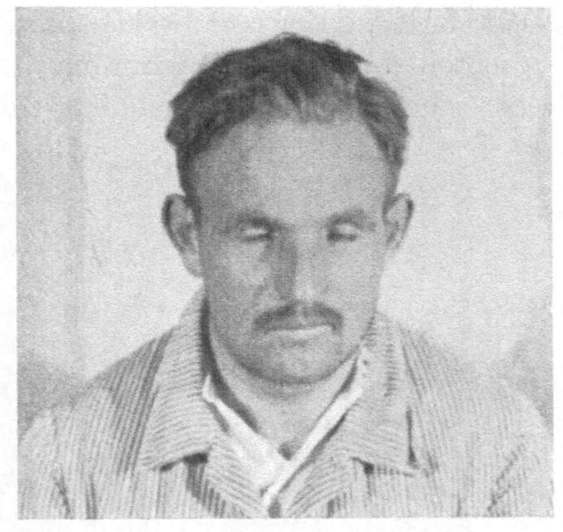

a

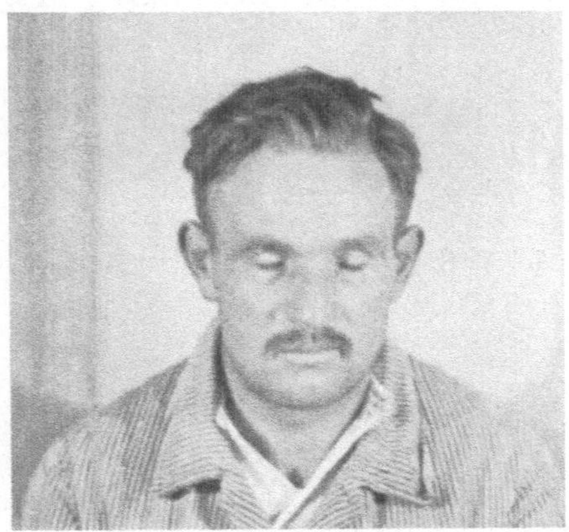

b

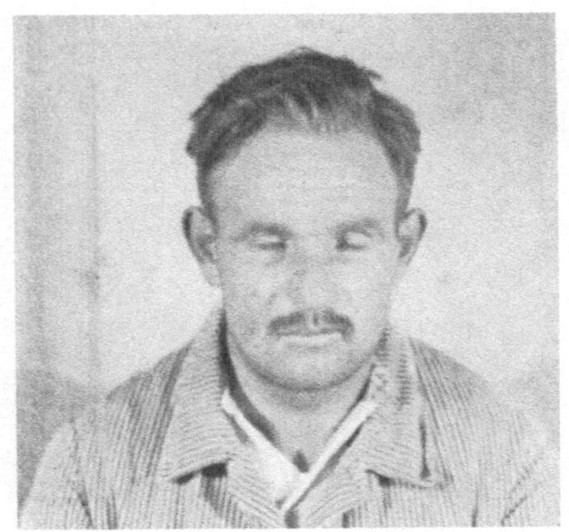

c

Abb. 28 a—c. Ausschnitte aus Filmserie.
Blinzelkrampf.

FETTER und WIMMER kommt das Striatum in Betracht, LOTMAR denkt aber
auch an Läsionen im Höhlengrau des Thalamus oder Hypothalamus, doch liegen
hierfür nicht genügend Grundlagen vor. Am wichtigsten scheinen mir jedenfalls

die von MARINESCO und seinen Mitarbeitern, FISCHER und mir gefundenen experimentell gewonnenen Symptome, die auf eine Übererregbarkeit im Labyrinth, bzw. im hinteren Längsbündel hinweisen.

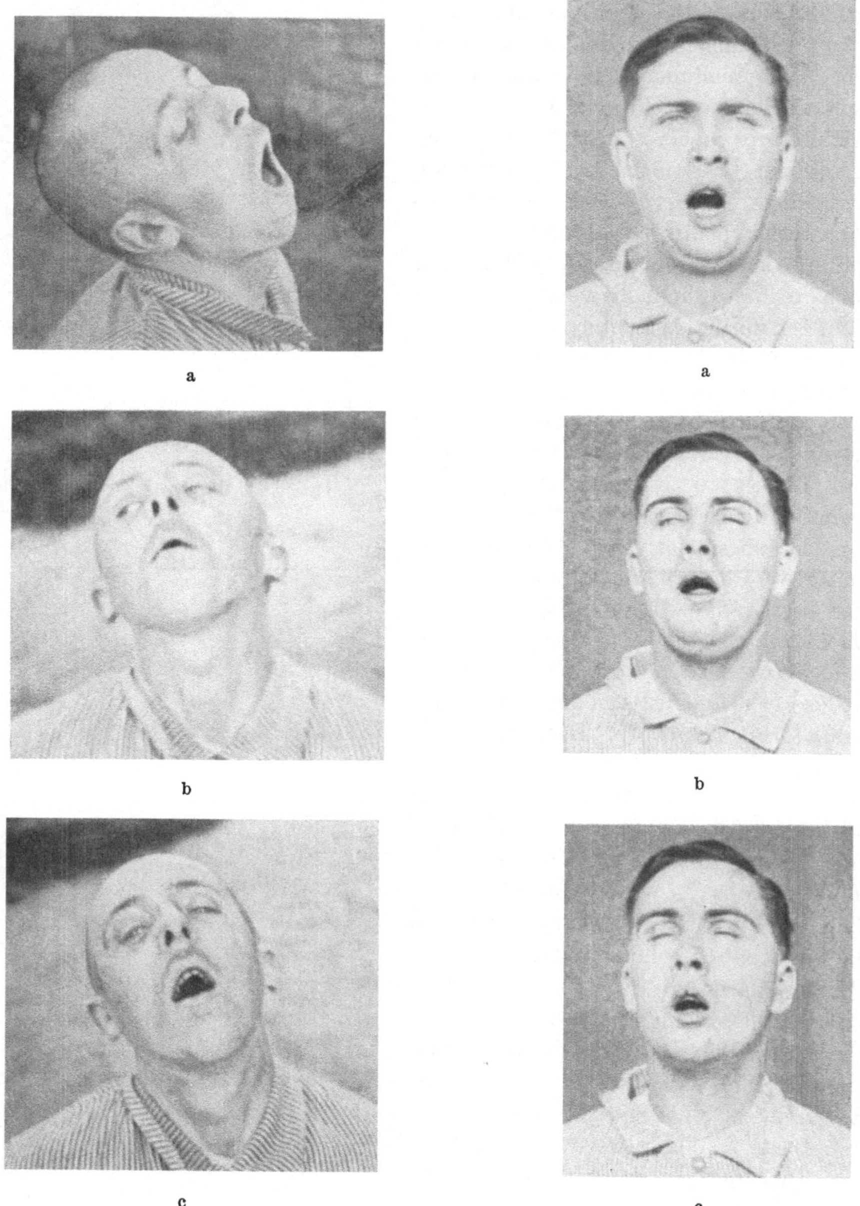

Abb. 29a—c. Ausschnitte aus Filmserie. Krampf der Mundbodenmuskulatur.

Abb. 30a—c. Ausschnitt aus Filmserie. Kombinierter Krampf der Mundboden- und Lidmuskeln.

Die Blickkrämpfe sind nicht ganz pathognomisch für Encephalitis; sie sind im Jahre 1906 von VORKASTNER bei Paralysis agitans gesehen worden. (MARGULIS gibt an, sie auch gelegentlich bei Tabes gesehen zu haben.) Nach PAPPEN-

HEIM sollen schon KUNN und NOTH-
NAGEL ähnliche Symptome beschrieben
haben. CROUZON (zitiert nach ROGER)
stellte 1900 einen Kranken mit Blickkrampf vor, der allerdings nicht ganz
so paroxystisch war; der Zustand soll
nach einem Schlaganfall eingetreten
sein. Immerhin sind sie sonst bei allen
anderen Erkrankungen außer der chronischen Encephalitis so außerordentlich seltene Symptome, daß sie nicht
nur in pathophysiologischer, sondern
auch nosologischer Beziehung erhebliche Bedeutung haben, wie wir mit
ROGER und REBOUL-LACHAUX annehmen, namentlich in Fällen, in denen
die Anamnese nicht ganz eindeutig ist.

Neben diesen besonders häufigen
Krampfsymptomen, zu denen wir die
früher beschriebenen Mundöffnungskrämpfe und Blinzelkrämpfe hinzurechnen, gibt es wohl kein Muskelgebiet, auf dem nicht umschriebene
und meist identisch an derselben Stelle
sich abspielende Krampferscheinungen
bei klarem Bewußtsein sich abspielen
können. Sie sind von WIMMER mit den
tonischen Phasen der genuinen Epilepsie und mit der STERLINGschen
extrapyramidalen Epilepsie verglichen
worden. STERLINGS Fälle kamen jedoch
mehr bei akuteren Encephalitisfällen
vor, während unsere Symptome des
chronischen Stadiums, die an erheblich
umschriebeneren Muskelgebieten auftreten können, mehr den früher beschriebenen tetaniformen Krampfsymptomen ähneln, von diesen aber, wie
ich früher ausgeführt habe, erstens
durch den vollkommen fehlenden
Rhythmus und zweitens durch die lange
Dauer des Krampfsymptoms unterschieden sind. Am häufigsten haben

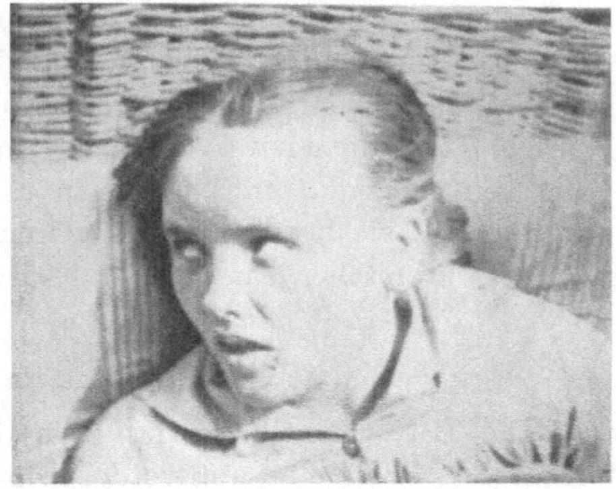
a

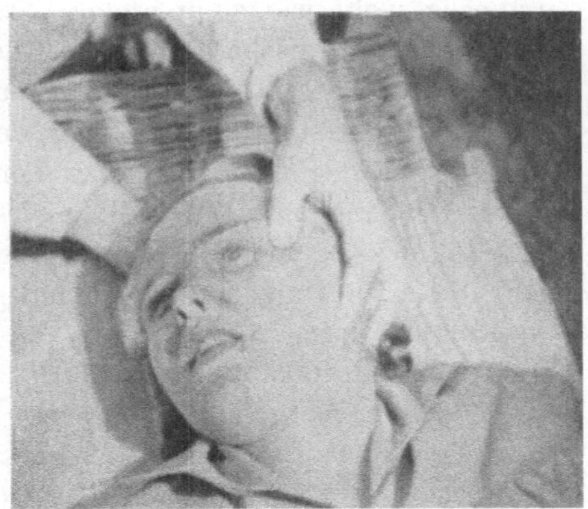
b

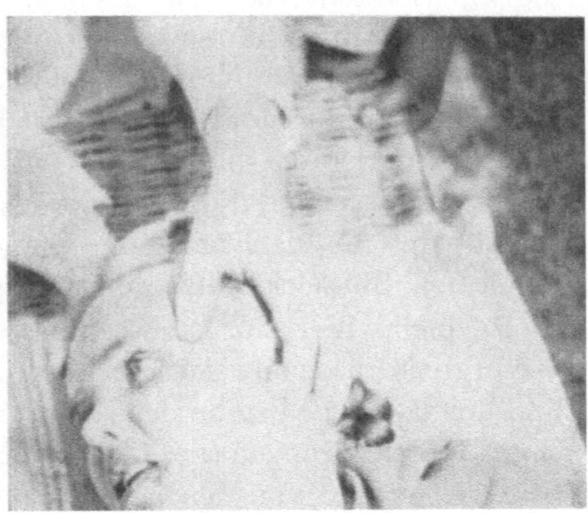
c

Abb. 31 a—c. Ausschnitt aus Filmserie. Blickkrampf
mit leichtem Mundbodenkrampf gemischt.

wir eigentümliche ganz *isolierte Krampfzustände der Zungenmuskulatur gesehen.*
Bei geringer Mundöffnung wird die Zunge vor die Zähne geschoben und bleibt
viele Minuten in diesem Zustande; die Anfälle wiederholen sich in ganz unrhyth-
mischen Intervallen. In anderen Fällen sahen wir auch tonische Krampfzustände

der Wadenmuskulatur, der Muskelschmerz fehlt in einigen dieser Fälle im Gegensatz zu den tetanoiden Zuständen, die STERLING beobachtet hat. Doch sahen wir kürzlich einen Fall mit Wadencrampi im chronischen Stadium, wo auch noch erhebliche Schmerzen bestanden. Ausgesprochene tetaniforme Krampfzustände die den ganzen Rumpf betreffen und zu enthirnungstarreartigen Symptomen führen, wie sie bei Kleinhirntumoren beobachtet werden, haben wir bisher bei Fällen chronischer Encephalitis nicht gesehen.

3. Die vegetativen Begleiterscheinungen.

Die Beeinträchtigung des vegetativen Nervensystems bei der chronischen Encephalitis ist eine außerordentlich häufige. Wahrscheinlich ist ja schon die Störung des Muskeltonus irgendwie an das vegetative Nervensystem geknüpft, und es ist wohl, wie ich an anderer Stelle einmal betont habe, mit einiger Reserve gestattet, die typische chronische Encephalitis als eine vorwiegende Erkrankung bestimmter Zentralapparate des vegetativen Nervensystems zu bezeichnen. Doch ist es selbstverständlich in einer der Nosologie der Encephalitis bestimmten Monographie nicht möglich, das Tonusproblem eingehend aufzurollen, so daß auf die erschöpfende Darstellung dieser Frage verzichtet werden muß. Die Beteiligung des vegetativen Nervensystems bei der chronischen Encephalitis äußert sich nun auch vielleicht darin, daß sehr bemerkenswerte Störungen des Stoffwechsels auftreten, welche zum Teil bereits eingehender studiert worden sind. Bereits bei Besprechung der Narbenerscheinungen des akuten Stadiums habe ich jedoch hervorgehoben, daß die theoretische Deutung dieser Stoffwechselstörungen vorläufig noch Schwierigkeiten unterliegt. Tatsächlich scheint vorläufig die Differenz zwischen den Störungen, die wir am liebsten vielleicht auf eine Läsion zentralnervöser Apparate zurückführen wollen, und den Störungen, die wir vielleicht eher auf Läsionen der für den Stoffwechsel verantwortlichen Eingeweide zurückführen wollen, für uns noch verschwommen, es entsteht ein Problem, das vorläufig nicht gelöst ist, aber gerade darum einer besonderen Darstellung bedarf und deshalb erst in der Gruppe der Allgemeinveränderungen besprochen werden soll, so sehr ich auch selbst davon überzeugt bin, daß die Höhlengrauläsionen, die wir anatomisch bei chronischer Encephalitis finden, von Wichtigkeit für die Entstehung mancher dieser Stoffwechselstörungen, wie der abnormen Blutzuckerkurve, sein mögen.

So bleibt hier zur Besprechung nur eine Summe von Störungen vegetativ versorgter Drüsen und Muskeln, die klinisch außerordentlich sinnfällig sein können und uns fast vom Beginn der Kenntnis der chronischen Encephalitis her bekannt sind. Diese Störungen sind früher von mir unter den häufigen Begleitsymptomen beschrieben und von den motorischen Symptomen der Encephalitis abgetrennt worden; in Wirklichkeit sind jedoch diese Störungen so häufig, daß sie zu den neurologischen Gewohnheitssymptomen der chronischen Encephalitis gerechnet werden können. Wenigstens das eine oder andere dieser Symptome beobachtet man so gut wie immer bei der typischen chronischen Encephalitis, wenn auch in sehr verschiedener Ausgestaltung.

a) Der Speichelfluß (Sialorrhoe). Abnormer Speichelfluß tritt, wie NETTER wohl zum ersten Male festgestellt hat, mitunter schon im akuten Stadium auf, wie auch von Gröbbels und anderen Autoren (Kreuser-Weidner) festgestellt wurde. Es handelt sich dabei nicht nur um Fälle mit akuter myastatischer Encephalitis. Immerhin ist im akuten Stadium und auch im pseudoneurasthenischen Stadium Speichelfluß nach unseren Erfahrungen eine Seltenheit, während es häufig schon sehr früh in Verbindung mit akinetisch-hypertonischen Symptomen eintritt. Nach neueren Erfahrungen an unserem Material chronisch myastatischer Encephalitis tritt Speichelfluß in über 50% der Fälle auf (Blaschy). Das Symptom ist in verschiedenstem Maße ausgesprochen. Manchmal sagen die Kranken nur selbst, daß sie mehr Speichel als früher im Munde haben. In anderen Fällen quillt der Speichel, der die Beschaffenheit eines ziemlich dünnflüssigen Chordaspeichels haben kann, dauernd aus dem Munde. Mitunter tritt der Speichelfluß nur nachts auf (Blanke). Die Verbindung akinetischer Hilflosigkeit mit dem starren Gesichtsausdruck, dem durchspeichelten Mund, an welchen der Kranke starr ein von dauerndem Speichelfluß verschmiertes Taschentuch angepreßt hat, gibt einen besonders charakteristischen und traurigen Anblick des chronisch-encephalitischen Zustandes. Allerdings beobachten wir diese Jammerbilder jetzt nur noch gelegentlich in der Sprechstunde, bzw. bei der Aufnahme der Kranken; nach gründlicher Behandlung verschwindet wenigstens der erhebliche Grad des Speichelflusses.

Selten haben wir nach Ablauf einer akuten Encephalitis Speichelfluß als ein Restsymptom neben anderen Nebenerscheinungen gefunden. In diesen Fällen war die Störung auch leichter therapeutisch zu beeinflussen. Mitunter ist die Sialorrhoe eins der ersten Symptome der beginnenden chronischen Encephalitis. Immerhin

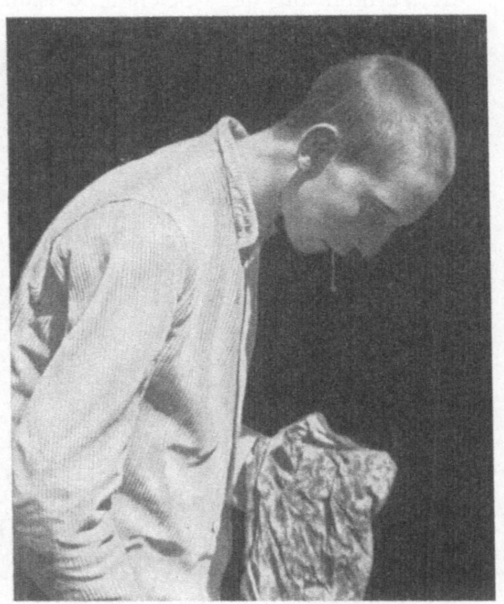

Abb. 32. Starker Speichelfluß, sogenannter Taschentuchkranker.

muß man diagnostisch doch vor einer Überschätzung des Symptoms warnen, da leicht Grade von Speichelfluß selbstverständlich auch bei vegetativ stigmatisierten Neurotikern auftreten können.

Eine Überempfindlichkeit gegen Pilocarpin ist öfters, wenn auch nicht immer, nachzuweisen. Bei einer Kranken betrug die Speichelmenge, die im habituellen Zustand nicht besonders vermehrt war, nach Injektion von 0,01 Pilocarpin 180 ccm in der Stunde, erheblich mehr als bei normalen Personen, obwohl ein Teil des Speichels von der Patientin sicher noch verschluckt worden war.

Bing hat zuerst darauf aufmerksam gemacht, daß neben der Hypersekretion der Speicheldrüsen auch eine Hyposekretion mit entsprechenden Beschwerden auftreten kann. Ähnliche Befunde wurden auch an der hiesigen Klinik erhoben (E. Schultze). Die Hyposekretion konnte auch durch Messung des Speichels und durch die mangelhafte Empfindlichkeit Pilocarpin gegenüber festgestellt werden, was darum wichtig ist, weil wir auch Kranke mit sehr unangenehmem Trockenheitsgefühl im Munde als reine Parästhesie ohne entsprechende Verminderung der Speichelsekretion fanden.

Der Einwand, daß die Sialorrhoe nur eine scheinbare und in Wirklichkeit eine Form erschwerten Schluckens infolge der Mundstarre ist, ist leicht zu widerlegen, da intelligente Kranke oft selbst merken, daß viel mehr Speichel als gewöhnlich kommt, da weiterhin in vielen Fällen durch Messung des Speichels und Pilocarpinreizung die Hypersekretion festgestellt werden kann, und da weiterhin gar keine Parallelität zwischen Stärke der Schluckstörung und Speichelgehalt des Mundes besteht. Selbstverständlich kann die Speichelansammlung im Munde durch die Schluckhemmung vermehrt werden.

NETTER hat zum erstenmal im Jahre 1920 die Ansicht ausgesprochen, daß die Vermehrung der Speichelsekretion nur eine Reaktion auf die das Virus der Encephalitis enthaltenden und ausscheidenden Speicheldrüsen ist, also eine Art Heilvorgang zur Beschleunigung der Ausscheidung des Encephalitisvirus darstellt. Es wurden daraus auch therapeutische Folgerungen (Pilocarpininjektionen) abgeleitet. NETTER ist es auch gelungen, im März 1920 die Parotiden eines encephalitiskranken Mädchens zu untersuchen und entzündliche Veränderungen festzustellen. Mit Speichelfiltrat wurden experimentell beim Kaninchen encephalitische Affektionen hervorgerufen. LEVADITI und HARVIER haben die Anwesenheit des Virus in den Speicheldrüsen geleugnet, wogegen NETTER sich wehrt. Wir werden später noch sehen, daß durch die gegenwärtigen Anschauungen über die Ätiologie der Encephalitis diese Annahme

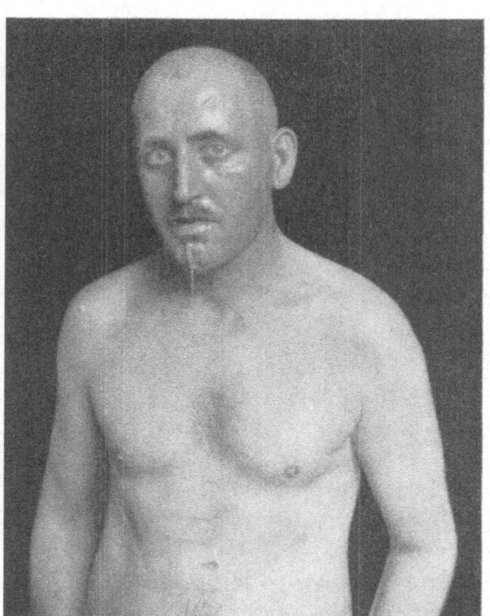

Abb. 33. Salbengesicht und Speichelfluß.

NETTERS von der Anwesenheit des Encephalitiserregers in den Speicheldrüsen nicht anerkannt werden kann, jedenfalls genügen uns die Übertragungsversuche nicht. Außerdem sind entzündliche Anschwellungen der Speicheldrüsen im akuten Encephalitisstadium selten, wenn auch ihr gelegentliches Vorkommen, welches NETTER besonders betont, gewiß von erheblicher Wichtigkeit ist, und uns wieder ein Zeichen dafür darstellt, daß die Encephalitis keineswegs eine isolierte Infektion des Zentralnervensystems ist. Im übrigen betont aber NETTER selbst, ebenso wie ACHARD, daß der Speichelfluß des chronisch parkinsonistisch Encephalitiskranken nichts mit der etwaigen Lokalisation des Encephalitisvirus in den Speicheldrüsen zu tun hat. Tatsächlich können wir uns auch dieses Symptom nur durch eine Läsion vegetativer Zentren und zwar teilweise wenigstens sym pathischer Zentren mit folgender Enthemmung der parasympathischen Chordafunktionen vorstellen, wobei es vorläufig ungewiß ist, ob die zugrunde liegende Läsion in denselben Endstätten wie die Läsion der Muskelstarre oder im hypothalamischen Sympathicusgebiet bzw. im Höhlengrau der Ventrikel liegt. LOTMAR nimmt eine Lokalisation im Zwischenhirn an und weist darauf hin, daß bei Pallidumerweichung durch Kohlenoxydvergiftung alle vegetativen Begleitsymptome fehlen. Bemerkenswert ist, daß die Sialorrhoe offenbar nicht *allein* auf Chordareizung beruht, da nach Unterdrückung des Chordaspeichels durch Parotisbestrahlung dickflüssiger Speichel vermehrt sezerniert wird (eigene Beobachtung). Schwer zu deuten sind die außerordentlich seltenen trophischen Geschwüre, *die durch den Speichelfluß begünstigt werden,* wie sie von ERICH HOFFMANN und LAMMERSMANN beschrieben worden sind. In dem Falle dieser Autoren fand sich eine große Ulceration in der linken Nasenhöhle und am harten Gaumen mit unspezifischen Reaktionen, die zu einer schweren Verstümmelung der Nase

führten. Bemerkenswerterweise fanden
sich auch Ulcera der linken Hand. Andere Krankheiten, wie Tuberkulose, Lues
und Rotz, an die zuerst gedacht wurde,
konnten ausgeschlossen werden. Es bestand keine Heilungstendenz. Ob die
Neigung zu Geschwüren durch zentralnervöse Störungen begünstigt ist, ist noch
zweifelhaft. HOFFMANN glaubt, neben
der herabgesetzten Trophik des Gewebes
auch den starken Speichelfluß, mangelnde
Pflege und Selbstbeschädigung ursächlich heranziehen zu können. Im eigenen
Bestande habe ich bisher niemals solche
schweren ulcerativen Bildungen beobachtet.

b) Die Hypersekretion der Talgdrüsen. Die Hypersekretion der Talgdrüsen äußert sich vorzugsweise im

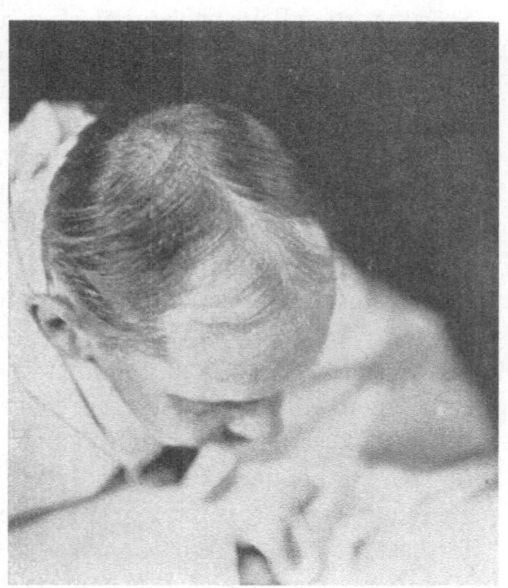

Abb. 34. Alopecia bei chronischer Encephalitis infolge Seborrhöe der Kopfhaut.

Gesicht, wohl darum nur, weil in der Gesichtshaut die Talgdrüsen am stärksten entwickelt sind. Ebenso findet sich aber auch die Talgdrüsensekretion oft sehr stark in der Kopfhaut, so daß man fettige oder durch Eintrocknung verfilzte Kopfhaare feststellen kann. Dieses Symptom, das von T. COHN, SARBÓ, F. STERN, STIEFLER u. a. genauer beschrieben worden ist, findet sich gelegentlich völlig isoliert ohne motorische Störung, wie von mir in zwei Fällen und auch von STIEFLER festgestellt werden konnte. Meist ist es allerdings doch mit den charakteristischen Erscheinungen der chronischen Encephalitis gemischt. Durch mikroskopische Untersuchung der fettigen Ausscheidung am Gesicht läßt sich zeigen, daß es sich wirklich um eine vermehrte Ausscheidung des Hauttalgs beim „Salbengesicht" handelt und nicht um eine Verwechslung mit einer Übersekretion der Schweißdrüsen, die ja auch im Gesicht vorkommen kann. Auch das „Salbengesicht" gehört zu den sehr häufigen Begleiterscheinungen der chronischen Encephalitis und findet sich in unserem Material in etwa 48% bei 250 statistisch ausgewerteten Fällen. Merkwürdigerweise haben wir in der letzten Zeit auch nicht mehr die hohen Grade des Salbengesichts wie in den ersten Jahren gesehen. So häufig dieses Symptom bei chronischer Encephalitis vorkommt, so darf es doch ebenfalls diagnostisch nicht überwertet werden. Es kommt gelegentlich bei Paralysis agitans vor, nach STECK auch bei katatonischem Stupor. Darüber hinaus ist aber die Talgsekretion der einzelnen Menschen außerordentlichen Differenzen unterworfen, und auch der Gesunde kann eine Andeutung von Talggesicht oder Salbenhaut haben, insbesondere aber wiederum der vegetativ stigmatisierte Neurotiker. Wir haben eine ganze Reihe von Fällen gesehen, in denen die fehlende Beachtung dieser konstitutionellen Eigentümlichkeiten Ärzte zu erheblichen Fehldiagnosen geführt hat. Man darf schließlich nicht vergessen, daß die Bedeutung des Salbengesichts von uns erst erkannt wurde, als wir Fälle sahen, in denen tatsächlich das Gesicht wie mit Butter übergossen zu sein schien; erst auf dem Boden dieser schweren Störung, die allein bei organisch-zentralen Erkrankungen vorzukommen scheint, haben wir dann auch die leichteren Grade der Störung, die nunmehr ins Bereich des Neurotikers und Gesunden hinüberfließen, zu würdigen versucht. Die Tatsache, daß das Salbengesicht isoliert, ohne motorische Beigabe auftreten kann, hat STIEFLER und LOTMAR veranlaßt, die Störung mehr in die hypothalamischen oder Höhlengrauzentren als ins Striato-Pallidum oder die s. nigra zu verlegen.

c) Hyperidrosis. Diese vegetative Störung steht nach unseren Erfahrungen bei chronischer Encephalitis an dritter, nach den Erfahrungen RUNGES an zweiter Stelle. Unter 200 Fällen in unserem Material fand BLASCHY das vermehrte Schwitzen in 16%, dazu kommen aber noch einige Fälle, in denen für gewöhnlich zwar nicht Schweißausbrüche bestanden, aber doch die Empfindlichkeit der Schweißdrüsen eine gesteigerte war. Auch hier handelt es sich um ein Symptom, das bereits bei der akuten Encephalitis auftreten kann, und zwar ohne Beziehung zu einer Temperatursteigerung, wie STÄHELIN, NONNE, SCHUPFER und ADLER festgestellt haben. Wir sahen außerordentliche Schweißsekretion auch bei einem Kranken, der wenige Wochen nach Krankheitsbeginn zu uns gekommen war und bereits myastatische Symptome bot. Es handelte sich um einen der Fälle mit akuter myastatischer Encephalitis. Es ist also auch hier kein Zweifel, daß die Hyperidrosis nicht allein durch allgemeine toxische Wirkung auf den Schweißsekretionsmechanismus zustande kommen kann, auch mit dem hektischen Schweiß der Phthisiker besteht keine Verwandtschaft, da wir die Schweiße bei außerordentlich kräftigen, blühenden Menschen sehen können. So fanden wir bei einem durchaus kräftigen und berufsfähigen Mann eine langdauernde Neigung zu Schweiß als einziges Restsymptom nach einer schweren Encephalitis. Interessant ist der Vergleich mit der Tatsache, daß in einzelnen Grippeepidemien auch bei Personen, die zwar an schwerer Influenza, aber, soweit feststellbar, nicht an encephalitischen Erscheinungen gelitten hatten, mitunter eine länger dauernde Neigung zu Schweiß zurückblieb. Es ist wohl noch nicht genau erwiesen, ob hier die Mechanismen immer dieselben sind wie bei den Schweißausbrüchen der chronischen Myastatiker, und ob in dem einen Falle eine rein funktionelle Übererregbarkeit der vegetativen Zentren nach der akuten infektiösen Toxicose, im anderen Falle organische Schädigungen vegetativer Zentren wirksam sind. Von besonderem Interesse sind die Fälle von ganz begrenzter Lokalisation der Hyperidrosis. Dabei handelt es sich nicht etwa nur um Partien der Haut, die schon physiologischerseits zu starken Schweißausbrüchen tendieren, also nicht etwa um besonders ausgesprochene Achselschweiße, Fußschweiße usw., vielmehr sahen wir Fälle, in denen es nur an begrenzten Teilen des Rückens oder an einem Arm zu stärkeren Schweißausbrüchen kam. Solche Fälle erlauben besonders, das Symptom der Hyperdrosis unter den Herdsymptomen der Encephalitis zu besprechen. G. LÉVY weist darauf hin, daß manche Encephalitiker nur an Nachtschweißen leiden; einer ihrer Kranken hatte ungeheure Nachtschweiße an beiden Unterschenkeln, also auch wieder die eigentümliche Begrenztheit der Störung, die wir schon früher hervorgehoben haben. RUNGE macht auch darauf aufmerksam, daß in manchen Fällen eine Verminderung der Schweißsekretion auftreten kann, die mit Verminderung der Talgsekretion

Abschilferung und Trockenheit der Haut vereinigt ist und auch beim Pilocarpinversuch hervortritt. Dieser bemerkenswerte Befund hat wieder sein Analogon in der gelegentlichen Verminderung des Speichelflusses an Stelle des Ptyalismus. Nach Annahme LOTMARS ist die Hyperidrosis die Folge von Läsionen des hinteren medialen Thalamusabschnittes.

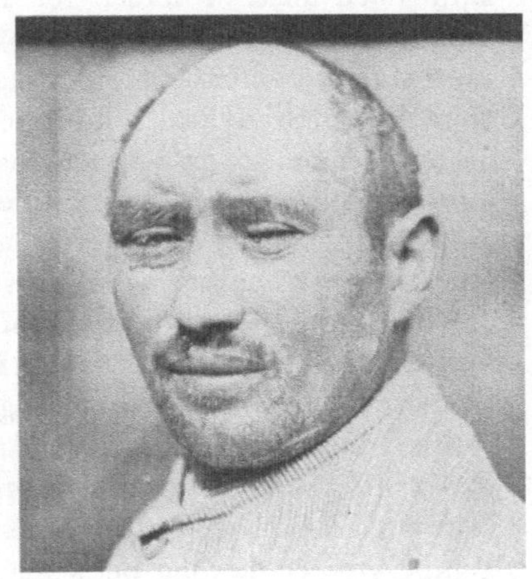

Abb. 35. Schwere Blepharitis infolge Dakryorrhöe bei chronischer Encephalitis.

d) Dakryorrhoe. Gegenüber den bisher beschriebenen Erscheinungen tritt die Vermehrung der Tränensekretion an Häufigkeit etwas zurück. Doch haben wir immerhin etwa 10 Fälle beobachten können, in denen die vermehrte Tränensekretion eine sehr erhebliche war und durch Augenerkrankungen nicht bedingt sein konnte. Diese Dakryorrhöe kann einen außerordentlich hohen Grad erreichen. Es kommt dann sekundär zu schweren Blepharoconjunktivitiden, die einer eingehenden Behandlung bedürfen. Auch hier handelt es sich um ein exquisit der chronischen Encephalitis angehörendes Symptom. Die beigegebene Abbildung betrifft einen solchen Patienten, der neben den vegetativen Symptomen ein ausgesprochen akinetisch-hypertonisches Syndrom zeigt.

e) Andere vasomotorisch-trophische Störungen. Am häufigsten ist bei der chronischen Encephalitis neben dem Salbengesicht eine Gedunsenheit des Gesichts, gelegentlich sind auch eine starke Congestion oder transitorische, fleckweise auftretende RASH-Zustände, außerdem vasomotorische Lähmungen oder Paresen an den distalen Extremitätenabschnitten vorhanden, so daß Hände und Arme cyanotisch und häufig auch kalt sind. Diese Zustände können nicht allein auf die Immobilität zurückgeführt werden, zumal sie bei Kranken mit schwerer Akinese fehlen, bei solchen mit leichter Akinese vorhanden sein, ja auch im prämyastatischen Stadium auftreten können. Ich habe früher weiterhin darauf aufmerksam gemacht, daß man mitunter einen ziemlich niedrigen Blutdruck, und zwar 100 mm Hg. R. R. und weniger bei 13 cm Manschette

finden kann. Dieser Befund ist allerdings nicht regelmäßig, obschon andere
Autoren wie G. Lévy, Barré und Reys, Bing ähnliche Befunde erhoben
haben. Wimmer betont demgegenüber, daß der Blutdruck im allgemeinen in
normalen Grenzen liegt, was für die Mehrzahl der Fälle gewiss zutrifft, aber natürlich nicht zum Zweifel an der gelegentlichen Herabsetzung des Blutdrucks führen
kann. Laignel-Lavastine hat dagegen auch Blutdruckerhöhung, Bradykardie,
positiven Aschner und Sergentschen blassen Streifen und Fehlen des Pilo-
motorenreflexes betont. Auch Büchler betont die Häufigkeit des Sergentschen
Streifens. Von einer Regelmäßigkeit der Befunde kann hier gar keine Rede sein.
Statt des weißen Streifens finden wir ebensogut die gewöhnliche Nachröte, wie
ich mit Runge betonen möchte. Ebenso verhält es sich mit der Tachykardie,
die als antagonistisches Symptom der Bradycardie als besonderes häufiges Begleitsymptom der Encephalitis besprochen wird, z. B. von Wimmer. Auch hier
kann nach unseren derzeitigen Befunden von einer Regelmäßigkeit keine Rede
sein, obwohl es gewiß Fälle gibt, bei denen die Tachykardie als Zeichen einer
zentral-nervösen Störung aufzufassen ist. Mitunter kommen die Störungen der
Herzaktion (Bradykardie mit Tachykardie gemischt) eventuell von Angstgefühlen
begleitet, auch im pseudoneurasthenischen Stadium vor. Bekannt ist, daß Par-
kinsonkranke häufig eigentümliche subjektive Hitzeempfindungen haben, ohne
daß Störungen der Wärmeregulation tatsächlich vorliegen, wie namentlich von
Runge in systematischen Untersuchungen gezeigt worden ist. Runge stellt fest,
daß bei akinetisch-hypertonischen Kranken überhaupt, unter denen allerdings
fast nur Encephalitiker sich befanden, hin und wieder auffallend hohe Hauttemperaturen, auffallend niedrige Körpertemperaturen, paradoxe Regulationserscheinungen im Sinne einer Temperatursenkung nach der Nahrungsaufnahme
und schließlich eine weniger prompte Regulation nach Abkühlung trotz verfrühtem Eintritt des Zitterns bestehen (siehe unten). Nonne hat Störungen der
Temperaturregulierung bei seinen chronischen Fällen nicht gesehen. Schwer zu
deuten sind vorläufig noch Ausnahmebefunde, die von Büchler, Biernick,
Adler beschrieben worden sind und schwere trophische Störungen, wie Gangrän
beider Hände, Gangrän am Unterschenkel, Blasenbildung an den Händen betreffen. Wir wagen noch nicht zu entscheiden, wieweit hier zentral-nervöse
Einflüsse die Ursache der Affektion darstellen. Ebenso verhält es sich mit
anderen Störungen der Haut z. B. abnormen Pigmentierungen (Kreuser und
Weidner).

f) Störungen der Pupillen. Einen besonders interessanten Spezialfall autonomer Regulationsstörungen stellt das von A. Westphal studierte Pupillenphänomen wechselnder absoluter Pupillenstarre dar. Dieses Symptom, das früher
schon bei katatonischen Zuständen, aber auch gelegentlich bei anderen organischen
Erkrankungen des Gehirns gesehen wurde, besteht in einem bald einseitigen, bald
doppelseitigen dauernden Wechsel von prompter, aufgehobener oder erheblich
herabgesetzter Lichtreaktion. Löwenstein hat durch psychologische Untersuchungen nachgewiesen, daß eine starke und langandauernde Hemmung der Pupillenreaktion namentlich erzielt wurde, wenn man subjektiv Furcht erregte. Die
Pupillen sind in ihrer Weite weniger verändert, häufig aber oval exzentrisch
verzogen. Gelegentlich kann man es durch den Meyerschen Handgriff (Druck
auf die Iliakalgegend) oder durch kräftigen Händedruck (Redlich) hervorrufen.

Das Symptom ist später genauer von A. Meyer beschrieben worden. Von 13 Fällen zeigten fünf die Westphalsche Pupillenstarre sowohl spontan als auch unter dem Einflusse der beschriebenen experimentellen Untersuchungen. Die anderen Fälle zeigten das Symptom teils nur abortiv experimentell, teils ausgesprochener, aber auch nur unter dem Einfluß besonderer Methoden. Namentlich die Fälle, in denen spontan die wechselnde Starre eintritt, sind von Wichtigkeit. Die zweite Gruppe ist darum nicht so wichtig, weil man sowohl beim Iliakaldruck wie bei kräftigem Händedruck auch bei gesunden Menschen vorübergehende Starre finden kann. Pupillenunruhe nach psychischen Erregungen fehlte bei Encephalitikern nie. Das Symptom des wechselnden Pupillenstarre ist bisher wenig betätigt worden, weil es systematischer Beobachtung bedarf. Wir fanden es im eigenen Bestande bisher in einem Falle sehr ausgesprochen. Besonders interessant ist jedoch die Beobachtung von Westphal, daß während der Blickkrämpfe in eklatantester Weise auch die Pupillenstarre aufgeklinkt werden kann. Wir können diese Beobachtung an unseren Fällen durchaus bestätigen, wenn es auch hier keineswegs ein konstantes Symptom darstellte, es kommen aber Fälle vor, in denen bei Personen, die eine völlig normale Lichtreaktion haben, während der Blickkrämpfe eine völlige Lichtstarre bei wenig erweiterten Pupillen auftreten kann. Wir haben schon erwähnt, daß während dieses eigentümlichen Paroxysmus auch der tonische Krampfzustand der quergestreiften Muskulatur in erheblichem Maße zunehmen kann, und es ist von Interesse, festzustellen, daß die Tonuszunahme in diesen Fällen auch auf sympathisch innervierte Apparate überspringen kann, wenn wir annehmen, daß die Pupillenstarre doch durch einen Erregungszustand der von Karplus und Kreidl nachgewiesenen im Hypothalamus gelegenen Zentren des Dilatator pupillae bedingt wird.

g) Störungen der Blasen- und Mastdarmentleerung. Die Störungen der Blasen- und Mastdarmentleerung sind bei der akuten Encephalitis erheblich häufiger als bei chronischer Encephalitis. Bemerkenswert ist, daß wie Marshall, Bassoe, Nonne, Géronne, Alexander und Allen, Bing und andere Autoren erwähnt haben, flüchtige Retentionserscheinungen in diesen Stadien viel häufiger sind als Incontinenzerscheinungen, die wohl nur bei gleichzeitigen Bewußtseinsstörungen oder schweren spinalen Läsionen auftreten. Schon diese Retentionserscheinungen des akuten Stadiums können cerebraler Natur sein, zumal namentlich Nonne gefunden hat, daß Symptome von Retentio urinae bei Kranken auftraten, die gleichzeitig Rigor, Maskengesicht und zentrale Schmerzen hatten. Gelegentlich sahen wir allerdings auch initiale Retentionserscheinungen ohne begleitende akinetisch-hypertonische Symptome. Bei der chronischen Encephalitis haben wir früher die Retentio urinae leichten Grades in etwa 7% der Fälle festgestellt; in der letzten Zeit dagegen begegnen uns diese Störungen, die übrigens gewöhnlich keine starken Grade annehmen, seltener.

h) Weitere zentralnervöse Regulationsstörungen. Es ist wohl zweifellos, daß neben den bisher beobachteten Störungen der Drüsenfunktionen und autonomer Muskelinnervationen infolge zentraler Läsion auch noch ähnliche Störungen an den inneren Organen bestehen, die bisher nur noch nicht genauer festgestellt werden konnten, weil sie erst mühsam gesucht werden müssen. Ich habe allerdings schon erwähnt, daß wir immer noch nicht wissen, wieweit die

Störungen durch Zentralläsionen oder durch andere generelle Störungen bedingt sind. Sicher zentral bedingt sind wohl die von HESS und seinen Mitarbeitern gefundenen Störungen des Magen-Darmapparates, die sich finden können, obschon subkjektiv gar keine Störungen des Verdauungsapparates bestehen, auch objektive Anhaltspunkte für organisches Magenleiden fehlen. In diesen Fällen kann die Motilität des Magens gesteigert, die Peristaltik äußerst lebhaft sein. Die Säurewerte normal oder gesteigert. Die Splanchnicusausscheidung durch Novocaininjektionen gibt keine wesentliche Änderung der Motilität, aber einen paradoxen Abfall der Säurewerte, während in der Norm die Säuren steigen. Atropin lähmt die Motilität und Sekretion eklatant. Von den Verfassern wird ein erhöhter parasympathischer Tonus als Ursache der Störung angenommen. Diese Störung kann also etwas analogisiert werden mit der Pilocarpinüberempfindlichkeit, die wir gelegentlich finden, vielleicht auch mit der wechselnden Pupillenstarre WESTPHALS.

Schließlich ist noch auf die Feststellungen von HANSEN und GOLDHOFER aufmerksam zu machen, wonach bei Hemimyastase auf der betroffenen Seite Mydriasis und andere Symptome sympathischer Über- und parasympathischer Untererregbarkeit bestehen. Der Befund hat keine Allgemeingültigkeit; öfters sahen wir z. B. gerade Pupillenverengerung auf der stärker myastatischen Seite.

D. Die psychischen Begleiterscheinungen der epidemischen Encephalitis.

1. Die psychischen Störungen des akuten Stadiums.

Außer bei den ganz abortiv verlaufenden oder leichteren schleichend grippeartigen Erkrankungen ist das Seelenleben bei den akuten Formen der epidemischen Encephalitis fast nie ungestört. Die Feststellung, daß die psychischen Veränderungen auch bei neurologisch leichteren Fällen außerordentlich weitgehend sein können, kann diagnostisch von Wichtigkeit sein. Man kann im großen und ganzen die psychischen Veränderungen des akuten Studiums in *drei Gruppen* einteilen.

1. Die Schlafsucht und die damit zusammenhängenden Veränderungen des Bewußtseins, die ja aus besonderen nosologischen Gründen bereits früher eingehend geschildert worden sind; neben der als Herdsymptom anzusehenden Schlafsucht die toxische oder als Hirndruckphänomen aufzufassende Benommenheit.

2. Diejenigen aktiveren psychotischen Begleitsyndrome, die dem BONHOEFFERschen exogenen Reaktionstyp entsprechen.

3. Eigenartige psychomotorische Störungen, bei denen Beziehungen zu den rein motorischen automatischen Hyperkinesen oder auch Hypokinesen zu bestehen scheinen.

Die Verbindung dieser drei Gruppen kann das Krankheitsbild der Encephalitis etwas eigentümlich machen; am bemerkenswertesten sind hier vielleicht die psychomotorischen Initialpsychosen, welche bereits früher (S. 7) beschrieben worden sind. Diese Initialpsychosen unterscheiden sich symptomatisch nicht von psychischen Begleitsyndromen, die auch bei einer mit typischen neurologischen Herderscheinungen verbundenen Encephalitis auftreten können. Neben diesen psychomotorischen Initialpsychosen, denen in wenigen Tagen, also auch noch akut, der große Encephalitisschub folgt, kommt es aber auch gelegentlich vor, daß eine etwas schleichendere psychische Veränderung einige Zeit besteht, ehe der encephalitische Schub folgt. Solche Fälle mit Depressionserscheinungen sind z. B. von PETTIT und WIMMER veröffentlicht worden. B. SCHLESINGER steht überhaupt auf dem Standpunkt, daß sozusagen allen akuten Fällen ein schleichendes Stadium vorangeht, meint allerdings mehr körperliche Veränderungen. Es ist schon erwähnt worden, warum diese Anschauung nicht anerkannt werden kann. Tatsächlich kommt es aber, wie auch aus unserem Material hervorgeht, vor, daß gelegentlich die Kranken einige Zeit hindurch Verstimmungszustände zu haben scheinen, ehe die Encephalitis zum Durchbruch kommt. Man findet ein derartiges Verhalten bekanntlich nicht selten auch bei anderen Infektionskrankheiten des Nervensystems, insbesondere bei tuberkulöser Meningitis, bei Erwachsenen wie bei Kindern. Es ist ohne weiteres zuzugeben, daß auch die Encephalitis zu den Infektionskrankheiten gehört, die nicht selten einige Wochen hindurch Prodomalerscheinungen machen, ehe das Krankheitsbild voll zur Ausprägung kommt. Von einem Vergleich mit der multiplen Sklerose kann darum doch keine Rede sein.

Gelegentlich sahen wir auch eine starke explosive initiale Reizbarkeit ohne tiefer gehende Bewußtseinsveränderung.

Abgesehen von den früher betonten Schlaf- und Benommenheitszuständen sind die wichtigsten psychischen Symptome im *Acmestadium* der akuten Encephalitis folgende:

a) Apathisch stumpfe Zustände (RUNGE). Psychomotorische Akinese wird sowohl bei der hypersomnisch-ophthalmoplegischen Form im Intervall zwischen Schlafzuständen wie auch als Nachstadium nach hyperkinetischer Encephalitis bzw. im Anschluß an delirante Phasen beobachtet (DIMITZ und SCHILDER, MINGAZZINI, JONES und ROSS). Der Zustand von Apathie, Interesselosigkeit und Bewegungsverarmung im Anschluß an die delirante Phase wird von DIMITZ und SCHILDER seiner Häufigkeit wegen sogar als eine Art Typus des Syndroms der Encephalitis angesehen. Doch gibt es auch delirante Kranke, denen eine akinetisch-apathische Phase als Nachstadium fehlt, wie ja auch umgekehrt apathische Zustände von vornherein neben Schlafzuständen oder an Stelle derselben beobachtet werden. Es kann hier auf frühere Ausführungen über die akinetische Gebundenheit des akuten Stadiums hingewiesen werden. Die postdelirante Akinese wurde von DIMITZ und SCHILDER mitunter als monatelang dauerndes Symptom beobachtet. Offenbar geht dieser Zustand dann unmittelbar in die Akinese des chronisch parkinsonistischen Zustands über. Wir erwähnen sie hier besonders wegen der Verwechslungsmöglichkeit mit Demenzzuständen, mit denen diese Zustände natürlich nichts zu tun haben.

b) In manchen leichten Fällen findet sich namentlich bei Fällen der lethargischen Encephalitis eine eigenartige *Euphorie*, die auch von UMBER und anderen Autoren erwähnt wurde. Auch nach Ablauf der akuten Encephalitis konnten wir dieser Euphorie begegnen, auch wenn schwere Restzustände, wie in einem Falle von Erblindung, bestanden. Abgesehen von Fällen, in denen ein parkinsonistischer Zustand bestand, dürfte es fraglich sein, ob man die Euphorie des akut Kranken und des Kranken mit Narbenerscheinungen irgendwie hirnpathologisch besonders bewerten dürfte. Wir finden diese Erscheinung auch bei vielen anderen schweren organisch Kranken, die ihren Leidenszustand mit heroischem Gleichmut gegenüberstehen. Auf den Affektzustand der chronisch Kranken wird später eingegangen werden. Ebenso wenig wie wir die Euphorie als Herdsymptom aufzufassen geneigt sind, werden wir auch die seltener beobachtete Moria im akuten Stadium (SCHLESINGER) in diesem Sinne verwerten. Die Erfahrung bei Hirngeschwülsten[1] hat uns früher gelehrt, daß Witzelsucht bzw. Moria durchaus nicht nur bei Stirnhirntumoren vorkommt, vielleicht nicht einmal relativ häufiger als bei Hirntumoren beliebigen Sitzes. Neuere Erfahrungen über Stirnhirnverletzungen scheinen zwar bezüglich der Affektveränderungen dem Stirnhirn wieder mehr Bedeutung zukommen zu lassen; aber es ist damit durchaus noch nicht der Beweis geliefert, daß bei einer organischen Erkrankung, bei der euphorisch-moriatische Symptome auftreten, nun gerade eine Stirnhirnläsion vorliegen *muß*. Die Tatsache einer cerebralen Läsion, bei der die Bewußtseinsvorgänge abgeändert sind, genügt an sich vollkommen, um bei entsprechender Persönlichkeit eine derartige moriatische Stellungsnahme zu den Außenerlebnissen zu provozieren. Der Annahme einer Herdläsion des Stirnhirns als Ursache moriatischer Symptome wird man um so skeptischer gegenüberstehen müssen, als anatomisch die Rindenveränderungen bei der akuten Encephalitis gewöhnlich so gering sind, daß man nur bei Erscheinungen, die erfahrungsgemäß *nur* bei corticalen Affektionen vorkommen, an eine besondere Schädigung der Rinde denken sollte.

c) Unter den aktiveren psychotischen Begleitsymptomen der Encephalitis nehmen eine besondere Wichtigkeit die *Delirien* ein. Man kann sie einteilen in die *Initialdelirien*, die den „neurologischen" Phänomenen oder wenigstens der Entwicklung des eigentlichen Schlafzustandes vorausgehen, die *Begleitdelirien der Schlafzustände* und die *Begleitdelirien der hyperkinetischen Encephalitis*. Die Differenzierung der letzten beiden Formen spiegelt auch insofern den Sachverhalt wieder, als prinzipiell — natürlich nicht immer im Einzelfall — die Delirien bei den „lethargischen" Formen sehr viel leichter, oberflächlicher, teilweise vielleicht auch symptomatisch etwas verschieden sind von den Delirien bei Hyperkinesen. Die Hervorhebung der Initialdelirien hat den Vorteil, daß wir mit dieser Gruppe auch die von BONHOEFFER, HERZOG, HESNARD und anderen beschriebenen Fälle fassen, in denen die encephalitische Erkrankung vorwiegend unter dem Bilde einer deliranten Psychose verlief, ohne daß es zur Entwicklung manifester neurologischer Phänomene oder der Schlafzustände zu kommen braucht. Wir beobachteten im eigenen Material zwar keinen rein psychotisch verlaufenden Fall, wohl aber war die Zahl der Fälle relativ groß, in denen sich die deliranten Erscheinungen (oft ziemlich schwer) allein auf das mit Fieber und grippösen Allgemeinerscheinungen verbundene Initialstadium beschränkten und mit dem Beginn der Schlafzustände sistierten; einmal fing die Erkrankung, wie schon früher erwähnt, ja auch perakut mit einem schweren Delirium an. Motorische Hyperkinesen von choreatisch-myoklonischem Charakter waren dabei nicht vorhanden, katatonoide psychomotorische Erregungen fehlten wenigstens oft (mindestens elf Fälle). Auch in diesem Verhalten der Delirien sehen wir einen Hinweis auf ihre diffus toxische und nicht mit den Herdläsionen der Erkrankung identifizierbare Genese.

Feste Grenzen der einzelnen Formen, in denen die Delirien erscheinen, gibt es natürlich nicht, die Mannigfaltigkeit der beobachteten Bilder läßt sich nur

---

[1] Siehe STERN, Psychische Störungen bei Hirntumoren usw. Archiv f. Psychiatrie, Bd. 54.

durch Hervorheben einzelner Typen schildern. Im Stadium der Schlafzustände beobachteten wir nicht selten ganz verwaschene Traumdelirien mit nur gelegentlich leichter Unruhe, flüchtigen, unszenischen Halluzinationen. Die Kranken scheinen laut zu träumen, versinken dann bald wieder in ihren Schlaf. Die Zustände entsprechen den schreckhaften Träumen, die JONES und RAPHAEL beschreiben. Charakteristischer sind die häufigen, schon wiederholt (MODENA, RUNGE, KIRBY und DAVIS, DIMITZ und SCHILDER) gewürdigten *Beschäftigungsdelirien*, die wir besonders häufig bei hypersomnisch ophthalmoplegischen Formen wie auch oft bei Initialdelirien finden, und die so frappant dem Delirium tremens ähneln können, besonders dann, wenn, wie DIMITZ und SCHILDER hervorheben, das Delirium von Zittern und Schweißausbrüchen gefolgt ist, was allerdings nicht häufig der Fall zu sein scheint. Häufig handelt es sich dabei um relativ *stille* Delirien mit euphorischer Affektivität, relativ leichter Fixierbarkeit und *Erweckbarkeit*, aber großer Ablenkbarkeit und Unaufmerksamkeit, geringer Suggestibilität der Sinnestäuschungen. Abendliche bzw. nächtliche Verstärkung der Delirien wird oft beobachtet. DIMITZ und SCHILDER betonen, daß in diesen Delirien nach Erzielung der Fixation die Auffassung nur wenig gestört ist. Ein wichtiger Unterschied gegenüber dem Delirium der Trinker besteht auch bei diesen Delirien weniger in der symptomatischen Ausgestaltung als in der zeitlichen Entwicklung und Dauer der Delirien. Wir beobachten nicht ein akut ausbrechendes, einige Tage mehr oder weniger kontinuierlich dauerndes, rasch mit einem Schlaf endigendes Delirium, wie wir das beim Trinkerdelirium wenigstens gewöhnlich sehen, sondern intermittierende delirante Phasen, die mit Zeiten der Ruhe und auch Zeiten größerer Klarheit alternieren und manchmal zwar auch nur Tage, öfters aber auch viele Wochen dauern; auch im eigenen Material sind Einzelfälle mit sechswöchiger Dauer derartiger zeitweiliger deliranter Phasen. Unter den chronisch amyostatischen Fällen habe ich freilich niemals mehr Delirien außer einzelnen Skopolamindelirien gesehen.

Neben den leichten relativ „stillen" Delirien sehen wir dann in sukzessiver Steigerung immer schwerere, heftigere Delirien, allerdings, wie wir SCHILDER und DIMITZ völlig beipflichten, weniger bei den klassisch „lethargischen" als bei andersartigen Erscheinungen der Encephalitis. Besonders stürmische delirante Entladungen begleiten die heftigen motorischen Hyperkinesen, wie schon OEHMIG, DIMITZ, SCHLICHTING beobachteten. Auch einige choreatische Fälle des eigenen Materials zeichneten sich durch besonders schwere Delirien aus, andere leichte Choreafälle verliefen auch ohne Begleitdelirien. Schwere Delirien mit massenhaften Phantasmen, starker motorischer Unruhe, Ängstlichkeit eventuell Gewaltsamkeit, fanden wir auch unter den Initialdelirien, ohne daß motorische Hyperkinesen zu folgen brauchten. Auch in diesen „schweren" Delirien kann der Beschäftigungscharakter und die Anähnelung an schwerere Formen des Trinkerdeliriums gewahrt bleiben, nur die verstärkte motorische Unruhe, die geringere Erweckbarkeit, die tiefere Bewußtseinstrübung unterscheiden sie graduell von den leichteren Formen. In anderen Fällen kann es (ohne alle charakterologisch hysterischen Beimengungen) zum halluzinatorischen Wiedererleben alter Erlebnisse (Kriegsreminiszenzen), mit starker Angst, blinden gewaltsamen Impulsen und Widerstreben kommen; in wieder anderen Fällen sind die deliranten Erlebnisse elementarer, bruchstückartiger, zerfallener; kurze delirante

Erlebnisse schieben sich nur in die katatonoiden „parakinetischen" heftigen automatischen Impulse ein; eine Entwirrung der Beziehungen zwischen deliranter Komponente und nicht damit zusammenhängenden Hyperkinesen ist natürlich oft nicht möglich; auffallend ist, wie auch in solchen schweren Fällen Zeiten der Ruhe, relativer Klarheit und guter Fixierbarkeit mit schwersten Verworrenheits- und Erregungszuständen alternieren können, auch wohl eine Stütze für die Annahme der Wirkung einer diffusen, schubweise wirksamen Allgemeintoxikose und gegen die Annahme dauernder entzündlicher Herdwirkung sprechend. Diese schwersten Fälle sahen wir nur bei gleichzeitigen Hyperkinesen; sie leiten offenbar über zu den allerschwersten Formen des schnell zum Exitus führenden Delirium acutum mit tiefgehendem Zerfall der assoziativen Vorgänge, wie sie von DIMITZ und SCHILDER, BONHOEFFER und anderen beobachtet worden sind. Es handelt sich hier um Erkrankungen, deren Natur eventuell erst anatomisch festgestellt werden kann, da sie sich ohne alle charakteristischen Erscheinungen der Encephalitis manifestieren können.

Sichere Stigmata, welche auch diese schwereren Delirien von andersartigen unterscheiden können, habe ich nicht feststellen können; hiergegen spricht offenbar auch schon die große Variabilität der klinischen Bilder. DIMITZ und SCHILDER betonen die relativ gute Auffassung auch bei schwereren Delirien mit starker Unruhe und starker Inkohärenz, aber ein sicheres Stigma ist auch dieses Symptom nicht, da wir doch auch recht schwere Auffassungsstörungen finden, auch außerhalb des furibundesten akuten Delirs. Unter den Sinnestäuschungen überwiegen wie bei allen Fieberdelirien die Visionen; haptische Halluzinationen oder Illusionen wie beim Delirium tremens habe ich unter den eigenen Fällen nicht feststellen können. Die Stimmung ist bei den schwereren Delirien oft eine recht ausgesprochene angstvolle, dementsprechend finden wir mitunter auch eine starke Neigung zu Gewalttätigkeiten oder sinnlosen Fluchtimpulsen (einer unserer Kranken sprang aus dem Fenster, zog sich einen Knöchelfraktur zu und erlag einer dann hinzutretenden Pneumonie), und auch die Visionen zeigen eine entsprechende Färbung (schlechte Bilder, drohende Gestalten, Totenköpfe usw.). KIRBY und DAVIS verweisen auf die guten Erinnerungen der deliranten Erlebnisse bei Amnesie an die realen Geschehnisse während der deliranten Phase, doch kann auch völlige Amnesie an delirante Erlebnisse bestehen. DIMITZ und SCHILDER fanden eine interessante Wechselbeziehung zwischen den motorischen Hyperkinesen und den Reaktionen der Psyche auf dieselben in Form von schwebenden, tanzenden Visionen oder subjektiver Transformation der Hyperkinese, indem der Kranke selbst die Empfindung des Schwebens und Tanzens hatte. Ähnliche Wahrnehmungsfälschungen finden wir allerdings auch außerhalb der hyperkinetischen Encephalitis; z. B. sah einer meiner Kranken im Beschäftigungsdelir während der „grippösen" Initialphase fortwährend tanzende Gestalten, ohne dabei an motorischen Hyperkinesen zu leiden. Hysteriforme Erscheinungen, wie sie DIMITZ und SCHILDER beobachteten, fehlten unter den Delirien des eigenen Materials.

Die Rückbildung der deliranten Erscheinungen ist meist eine rasche und komplette, nur handelt es sich meist nicht um fortgesetzte Verwirrtheitszustände, sondern meist, wenigstens in den leichteren Fällen, um nächtlich besonders deutliche kurze delirante Phasen, die sich den Schlafzuständen, den Hyper-

kinesen, den initialen Allgemeinerscheinungen beimengen, klareren oder ruhigeren
Zeiten Platz machen oder von impulsiven Erregungen ohne deutlich delirante
Note abgelöst werden und schließlich dann ganz zurücktreten, sei es bei gleichzeitiger Aufklärung des Gesamtbewußtseins, sei es, daß ein Zustand der Aspontaneität an ihre Stelle tritt. Sicherlich sind diese deliranten Beimengungen bei
der Encephalitis außerordentlich häufig, doch scheinen DIMITZ und SCHILDER
etwas zu weit zu gehen, wenn sie meinen, daß es nur wenige Fälle gibt, in denen
delirante Episoden gänzlich fehlen. Offenbar spielen hier die Verschiedenheiten
des Materials eine sehr große Rolle. Die oben genannten Autoren stützen sich
auf ein Material, in dem die hyperkinetisch-irritativen Formen, die besonders
stark zu Delirien neigen, sehr stark vertreten sind, außerdem fanden die Untersuchungen in einer psychiatrischen Klinik mit geschlossenen Abteilungen statt,
in die naturgemäß besonders viele psychotische Kranke gekommen sein dürften.
Liegt jedoch ein Material zugrunde, in dem die „stillen" Formen, die reinen
Hirnstammerkrankungen, die chronisch amyostatischen Formen mit leichten
Initialerscheinungen dominieren, findet man doch eine ganze Reihe von Fällen,
in denen offenbar jede delirante Episode gefehlt hat, auch wenn man natürlich
berücksichtigt, daß man in den meisten Fällen gezwungen ist, fremde anamnesti-
sche Angaben für die initialen Phasen vor Einlieferung des Kranken in der
Klinik mit zuverwerten. Ich finde dann unter 100 Kranken des eigenen Bestandes
42 mal sicher delirante Episoden, 38 mal wahrscheinlich niemals Delirien, während
mir in 20 Fällen die anamnestischen Erhebungen zur Abgabe einer sicheren
Entscheidung, ob Delirien stets gefehlt haben, nicht genügend zu sein scheinen.
CROOKSHANK fand in der englischen Epidemie des Jahres 1918 unter 127 Fällen
Delirien nur 19 mal; doch ist es möglich, daß diese Statistik nicht ganz erschöpfend ist.

    d) Andere Formen des exogenen Reaktionstyps. Neben den Delirien treten
alle anderen Syndrome des exogenen Reaktionstyps in sehr bemerkenswerter
Weise zurück; so fand sich z. B. im eigenen Material kein einziger Fall von Halluzinose oder ausgesprochener KORSAKOWscher Zustände. Nur in einem Falle mit
klonischen Zuckungen war es zwischen deliranten Episoden unter offenbarer
Verwertung von Erlebnissen im Delirium bei gleichzeitigen Sensationsanomalien
im außerdeliranten Zustande zur Bildung eines einige Zeit festgehaltenen Wahn-
komplexes gekommen. Eifersuchtsideen (der Pfleger gebe sich mit seiner Frau
ab) verbanden sich mit dem Gefühl der Beeinflussung durch elektrischen Strom
und mit Konfabulationen (Vater, Mutter und Bruder seien in die medizinische
Klinik gekommen, sein Schwager sei erschossen). In dem Alternieren derartiger
kurz entwickelter Wahnkomplexe mit stärkeren Verworrenheitszuständen mit
starker Inkohärenz und deliranten Erlebnissen kann man die Berechtigung zur
Diagnose eines *amentiellen* Zustandsbildes sehen, doch dauerte diese Phase nur
sehr kurze Zeit. Von anderen Autoren sind auch einige ausgesprochenere Amentia-
syndrome beobachtet worden, wobei freilich darauf hinzuweisen ist, daß der
Amentiabegriff auch in modernerer Fassung ein sehr dehnbarer ist und alle
möglichen Krankheitsbilder umschließt, in denen wir eine gewisse Störung der
Auffassung, der Vigilität, des Ablaufs der Assoziationen bis zur völligen Inkohärenz, der Retention neben einer gegenüber den Delirien verlängerten Dauer
der Störung mit genereller Heilungstendenz sehen, während in der weiteren
Symptomgestaltung bald stuporöse Phasen, bald halluzinatorische Erregungen

bald halbsystematisierte, aber wechselvolle durch illusionäre Erlebnisse unterhaltene Wahnkomplexe dominieren, die Affekte der Ratlosigkeit oder Fassungslosigkeit vorhanden sein oder auch fehlen können. Auch die KORSAKOWschen Syndrome gehen bekanntlich zum Teil in diesen amentiellen Symptomenkomplex über mit Ausnahme des amnestischen Dauerzustandes, der isoliert zurückbleiben kann. Derartige amentielle und korsakowoide Psychosen sind von WILSON, STERTZ, MODENA, HESNARD, LESLIE HOHMAN, ABRAHAMSON, CLIMENCO, DIMITZ und SCHILDER beobachtet worden; der eine Fall letzterer Autoren (Apathie, depressive Stimmung, Wahnideen, dabei gute Fixierbarkeit, gutes Auffassungs- und Denkvermögen) steht allerdings den gewöhnlichen Amentiabildern symptomatisch schon recht fern. Sehr eigenartig ist es, wenn solche Syndrome, die wir dem Amentiasyndrom hinzurechnen geneigt sind, gemeinsam mit neurologischen Phänomenen mehrfach rezidivieren, wie das PETTIT berichtet („Depression" mit narkoleptischen Anfällen, vorübergehender intellektueller Einbuße, „wirre" Verfolgungsideen, einzelne neurologische Erscheinungen im dritten Anfall). Auch die einmaligen amentiaartigen Syndrome können wir wohl nur als Gelegenheitserscheinungen bewerten, wenn wir auch keineswegs behaupten wollen, daß allein die individuelle Disposition die relativ seltene Ausgestaltung des psychotischen Begleitsyndroms der Encephalitis schafft. Ebenso relativ selten sind Halluzinosen (MODENA, HERZOG), dämmerzustandsartige Syndrome (HESNARD einzelne eigene Fälle). Auch die Initialpsychose vor Ausbruch der neurologischen Symptome verlief in einem unserer Fälle unter dem Bilde eines Dämmerzustandes (planloses Umherirren im Wald). An leichte korsakowoide Zustände kann man denken, wenn die Kranken, wie wir auch mehrfach beobachteten, im Beginn ihrer Krankheit über Gedächtnisschwäche klagen, ziemlich rasch wieder Erlebnisse vergessen, eventuell sogar Wortamnesien zeigen. Es handelt sich aber auch dann nicht, soweit sich am eigenen Material feststellen läßt, um reine amnestische Syndrome, sondern um Störungen, die im wesentlichen in Abhängigkeit von Benommenheit (Indolenz!) eventuell Denkträgheit auf dem Boden der früher erwähnten Aspontaneität stehen. Ausgesprochene amnestische Syndrome, wie sie etwa beim Tumor cerebri vorkommen und auch aus leichten Benommenheitszuständen sich deutlich herausschälen lassen, haben wir bei der epidemischen Encephalitis bisher nicht festgestellt.

e) Psychomotorische Erregungen. Unter diesen Begleitsyndromen finden sich manche Fälle, die gelegentlich auch in der Literatur als Zustände manischer Erregung bezeichnet werden. Nun ist auch nicht nur die Stimmungslage vieler akuter Kranker auffallend euphorisch, sondern es kommen auch, wie schon von RUNGE hervorgehoben wurde, in Abwechslung mit leicht somnolenten Zuständen oder unabhängig von diesen leichte Unruhezustände mit Rededrang und Euphorie vor, die an hypomanische Zustände erinnern, auch durch Mängel an Hemmung ausgezeichnet sind, daneben aber auch eine Umständlichkeit und Merkschwäche zeigen, welche die Zustände etwas von den rein endogenen Zuständen des manisch-depressiven Irreseins unterscheiden. Diese hypomanischen Zustände mit leichten Begleiterscheinungen des exogenen Typs sind natürlich ganz unspezifisch und erinnern an gelegentliche Begleitpsychosen auch anderer exogener Psychosen. Gelegentlich kann das hypomanische Syndrom auch etwas reiner herausgeschält werden, ohne daß Zustände von Bewußtseinseindämmung, -umdämmerung oder

Merkschwäche auch andeutungsweise noch feststellbar sind. Einen derartigen Fall beobachtete ich im Jahre 1920.

Fall 29. Die 48jährige Patientin, die früher an Migräne gelitten hatte, aber nicht durch cyclothyme Schwankungen aufgefallen war, auch keine psychopathische Heredität gezeigt hatte, erkrankte im März 1920 mit Fieber, zentralen Schmerzen, lokalisierter Chorea, leichten Merkstörungen, Apathie, cerebralen Symptomen, doch bildeten sich die akutesten psychischen Veränderungen wieder zurück. Bei der Untersuchung am 4. VI. 1920 fanden wir noch eine Gaumensegelparese, pathologischen Radiusperiostreflex, leichte Chorea in den Beinen, Schlafverschiebung, Gang taumelnd. Die Gaumensegelparese besserte sich rasch, die Apathie ging zurück. Mit einer gewissen Gleichgültigkeit gegenüber den noch bestehenden Krankheitssymptomen wird die Patientin entlassen. Die Schlafverschiebung bessert sich. Schon damals ist eine ausgesprochene Fettsucht mit Amenorrhoe als Narbensymptom der Encephalitis feststellbar. Am 14. VII. wird die Kranke erneut aufgenommen in *ausgesprochen hypomanischem Zustande.* Sie lacht, witzelt, erzählt alles in lebhafter Weise mit leuchtenden Augen. Sie hat auch ein starkes Gesundheitsgefühl, singt, neigt zu Zoten, zeigt starke Libido trotz Menopause. Dauergewicht 90 kg bei eingeschränkter Nahrungszufuhr. Choreatisch ataktische Erscheinungen und Gaumensegelparese zurückgegangen. Die Hyperthymie bessert sich allmählich. Die Kranke wird am 13. VIII. 1920 gebessert entlassen. Hypomanische Attacken haben sich nach ärztlichem Bericht später noch einige Male wiederholt. Vom Arzt wurde die Kranke später in stark adipösem Zustande mit etwas Maskengesicht auf der Straße wiedergesehen. Einer Nachuntersuchung entzog sich die Patientin.

Dieser Fall scheint ziemlich isoliert zu stehen, da hier anscheinend durch die Encephalitis eine cyclothyme Affektion mit wiederholten manischen Zuständen provoziert wurde. Im allgemeinen gehören derartige Erkrankungen natürlich nicht zu den Gewohnheitssymptomen der Encephalitis.

Wichtiger sind diejenigen Unruhezustände, bei denen die Erregung einen triebhaft automatischen Charakter hat. Zu diesen Fällen gehören die bereits erwähnten, von NONNE, HOHMAN, W. H. MAIER und *mir* gesehenen psychomotorischen *Initialpsychosen* ebenso wie die Zustände mit maschinenmäßiger Unruhe, die von DIMITZ und SCHILDER gesehen wurden. Die Stimmungslage kann in diesen Zuständen auch recht euphorisch sein, Ideenflucht kann mit kurzen deliranten Phasen abwechseln. In einzelnen Fällen, wie in einem Falle von DIMITZ und SCHILDER, wurde die motorische Drangäußerung, das Singen, als zwanghaft empfunden. Einer meiner Kranken entwickelte in diesem Zustande Tag und Nacht hindurch photographische Platten ohne sich recht Rechenschaft über die Sinnlosigkeit seines Treibens zu geben. Ein anderer Kranker las und schrieb drei Tage hindurch andauernd tags und nachts. Er war dabei sehr gehobener Stimmung, obwohl er bei sich selbst die Diagnose Encephalitis gestellt hatte. Im Anschluß an dieses Stadium trat Bewußtlosigkeit ein. Ein anderer Kranker zeigte poriomanische Drangzustände ähnlich wie der eine Kranke HOHMANS. Diese psychomotorischen Drangzustände haben unzweifelhaft Beziehungen zu den Unruhezuständen, die wir bei den Jugendlichen namentlich im Anschluß an das akute Stadium unter den Symptomen der Wesensänderung auftreten sehen, weiterhin aber auch zu den blanderen Unruhezuständen, die wir später bei den chronisch myastatischen Symptomen beschreiben werden. Was nun die Entstehung der eigentlichen schweren psychomotorischen Initialpsychosen anbetrifft, so liegt es ja doch, so skeptisch wir auch den Lokalisationsversuchen psychischer Krankheiten gegenüberstehen, nahe, hier neben der allgemeinen toxischen Wirkung an eine herdmäßige Grundlage mit zu denken, an eine Art irritativen Krankheitsprozesses, an dem die basalen Ganglien mitbeteiligt sind. Es ist selbstverständlich, daß wir nicht die Möglichkeit haben, genauere lokalisatorische Erwägungen hier anzustellen, selbst wenn wir einen genaueren anatomischen Befund bei diesen nicht manischen psychomotorischen Drangzuständen hätten.

2. Die psychischen Veränderungen des pseudoneurasthenischen Stadiums.

Einleitend war vermerkt worden, daß Kranke mit epidemischer Encephalitis das akute Stadium fast nie störungsfrei überwinden. Auch wenn sie nicht bald nach dem akuten Schub der Erkrankung in das Parkinsonstadium gelangen, bleiben sie in einem Leidenszustande, der vorwiegend durch Symptome ausgezeichnet ist, die nicht mehr auf grobe Herde zurückführbar erscheinen. Diese scheinnervösen Symptome sind zum Teil in das somatische Gebiet projiziert, zum großen Teil äußern sie sich aber in verständlicher Weise, wie auch die „funktionell" neurasthenischen Zustände auf psychischem Gebiete und auch die körperlichen Beschwerden dieser Kranken könnten zum Teil psychogener Natur sein; doch kann auf die Genese des gesamten pseudoneurasthenischen Stadiums erst später eingegangen werden. Hier soll nur so viel vermerkt werden, daß es sich meiner Ansicht nach grundsätzlich um einen Krankheits*prozeß* in diesem Stadium handelt, wenn auch in schwer entwirrbarer Weise Folgezustände den Prozeßvorgängen beigemischt sind. Im übrigen beschränke ich mich an dieser Stelle auf eine symptomatische Wiedergabe der psychischen Erscheinungen.

Das Bewußtsein ist meist nicht getrübt. Die Kranken sind völlig besonnen, orientiert und klar und zeigen keine meßbare Verlangsamung der Aufmerksamkeitsleistungen. Gelegentlich kommen jedoch, wie wir gesehen haben, paroxysmelle Störungen vor, die vor der Krankheit unbekannt waren, in denen eine leichte Umdämmerung eintritt, die einen durchaus epileptischen Eindruck macht. Wir sahen z. B. eine Kranke, die gewöhnlich bei klarem Bewußtsein, gelegentlich ein eigentümliches Fremdheitsgefühl bekam und auch angab, daß sie auf einmal sich nicht mehr ordentlich im Garten des Sanatoriums, in dem sie sich befand, orientieren konnte. Leider hatten wir selbst keine Gelegenheit die Kranke in einem derartigen Zustande genauer zu untersuchen. Im Laufe der Zeit besserte sich diese paroxysmelle Störung. Diese Beobachtung, daß im pseudoneurasthenischen Stadium epileptiforme Krisen auf psychischem Gebiete auftreten können, die auch von B. Schlesinger und Mikulski, besonders aber auch von Calligaris bemerkt wurden, ist von Interesse darum, weil grobe *motorische* epileptische Symptome bei der epidemischen Encephalitis doch äußerst selten sind, übrigens auch bei den Kranken mit transitorischen Umdämmerungserscheinungen, die ich selbst gesehen habe, fehlten. Auch Symptome, die auf vermehrten Hirndruck deuteten, waren gerade bei der einen Kranken mit den eigentümlichen Absenzen und Orientierungsstörungen nicht vorhanden. Eine genauere Analyse derartiger Zustände in späterer Zeit wird sich darum namentlich empfehlen, weil es gelungen ist, bei anderen paroxysmellen psychischen Phänomenen, die erst später abgehandelt werden, Beziehungen zu bestimmten hirnpathologischen Zuständen aufzuzeigen.

Die Intellektualität ist im allgemeinen, wenigstens bei den Erwachsenen, ungestört. Allerdings ist diese Integrität der intellektuellen Funktionen keine so weitgehende wie wir in der ersten Zeit vielleicht annahmen. Insbesondere sehen wir — hier allerdings wohl als Folgeerscheinung, nicht als Prozeßsymptom — gar nicht selten leichte Gedächtnis- und Merkstörungen, die wir zum Teil auch objektiv messen können. Mitunter handelt es sich allerdings auch mehr um eine subjektive Zerstreutheit, während die objektiven Leistungen keine ausgesprochenen Störungen zeigen. MÄKELÄ hebt an Hand seiner eingehenden Untersuchungen die Geringfügigkeit der Kombinations- und Gedächtnisstörungen bei starker Ermüdbarkeit hervor, hat also ungefähr dasselbe Resultat wie wir.

Am bemerkenswertesten sind die Veränderungen auf affektivem Gebiet und dem des Willenslebens. Hier ist von verschiedenen Autoren, schon von HOLTHUSEN und HOPMANN, auch von HESS, auf Gleichgültigkeit und psychische Adynamien, Verlängerung der Arbeitszeit, fehlende Fröhlichkeit aufmerksam gemacht worden. CALLIGARIS betont die psychische Trägheit und den Mangel an Initiative. In ausgesprochenen Formen findet man die Antriebsschwäche erst bei den parkinsonistischen Kranken, aber es besteht kein Zweifel, daß wir die gleiche Störung in leichterem Maße auch bereits im prämyastatischen pseudoneurasthenischen Stadium bei einer Reihe von Kranken finden, wenn sie auch keineswegs bei allen vorhanden sind. Diese Herabsetzung der psychischen Energie und Aktivität ist nur zum Teil die Folge von Mißempfindungen wie Kopfschmerzen oder sonstiger Beschwerden, auch nur zum Teil die Folge einer Ermüdung, die wir bei den häufigen Schlafstörungen der Pseudoneurastheniker häufig sehen, teilweise gehört sie bereits auch in die Gruppe der hirnpathologisch faßbaren Symptome; wir kommen darauf später bei Besprechung der Bradyphrenie zurück.

Aber ebenso gelingt es uns auch der Bradyphrenie antagonistische Phänomene bis in das pseudoneurasthenische Stadium hinein zu verfolgen. So merkwürdig es auf den ersten Blick erscheint, so besteht ja schon auf körperlichem Gebiet gar keine scharfe Grenze zwischen Akinese und Hyperkinese. Schwere Starreerscheinungen und hyperkinetische Symptome sind in merkwürdiger Weise miteinander verbunden. In noch höherem Maße finden wir die Möglichkeit der Ineinander-Verflechtung von Antriebssteigerung und Antriebsschwäche auf psychischem Gebiet. Unter den Antriebssteigerungen, welche wir relativ häufig in das pseudoneurasthenische Stadium hinein verfolgen können, müssen wir vor allem hier ein relativ einfaches Symptom hervorheben. Dieses Symptom äußert sich in einfachen Fällen in einer fast rein motorischen, d. h. kaum von psychischen Erlebnisäquivalenten begleiteten Störung und ist beim Erwachsenen relativ bland. Die maschinenmäßige Unruhe, die wir im akuten Stadium als gelegentliches Teilsypmtom beobachtet haben, findet sich hier in abgeschwächter, dafür aber langdauernder Form wieder. Die Kranken wandern rastlos umher ohne rechtes Ziel, oder sie können auch, was sehr häufig ist, nur nicht ruhig stehen bleiben, sondern trippeln von einem Fuß auf den andern, sie machen Verlegenheitsbewegungen usw. In etwas komplexer gebauten Fällen wird die Störung zu einer *psycho*motorischen insofern als die Kranken selbst die Unruhe als einen Drang empfinden, dem sie nachgeben müssen, ohne daß dabei das subjektive Gefühl des Zwangsmäßigen wie bei den echten Zwangsvorstellungen entwickelt ist. Gelegentlich können diese Drangunruhezustände in schwere hyperkinetische

Motilitätspsychosen ausarten, die erst später behandelt werden sollen, da sie nicht eigentlich mehr in das Gebiet der pseudoneurasthenischen Form hineingehören.

Die Beziehungen dieser elementaren Unruhezustände zu den Drangzuständen, die wir auch auf dem Gebiete der sogenannten Charakterveränderung jugendlicher Kranker finden, sind ganz eindeutig, doch wird beim Erwachsenen der Drang gewöhnlich nicht in die eigentümlich antisozialen Handlungen transformiert wie beim Jugendlichen, andererseits erscheinen uns diese Handlungen des kindlichen Encephalitikers nicht immer so rein abhängig von Drangzuständen zu sein. Dem Erwachsenen fehlt auch gewöhnlich die läppische Grundstimmung des kindlichen Encephalitikers. Symptomatische Beziehungen scheinen zwischen diesen Drangzuständen und den parakinetischen Erregungen im akuten hyperkinetischen Stadium zu bestehen; doch bestehen hier Differenzen, die wahrscheinlich nicht nur symptomatischer, sondern auch tiefgehend genetischer Natur sind. Die psychomotorischen Erregungen der hyperkinetischen akuten Phase sind kurzdauernde Sturmerscheinungen, die gemengt mit schwerer Chorea gewöhnlich bei tiefgehender Verworrenheit und deliranten Erregungen zur Entladung kommen. Die einfachsten Drangunruheerscheinungen sind monoton sich wiederholende blande Impulse, bei denen eine Veränderung des Gesamtbewußtseins überhaupt nicht zu bestehen braucht. In schwereren Fällen kommt es aber nicht zu einer Bewußtseinstrübung, sondern zur Mitbeteiligung des Affektlebens in Form von innerer Spannung und Angst. Auch die Beziehungen zu den Nachtunruhezuständen der Kinder, die an früherer Stelle beschrieben wurden, sind nur im Sinne einer symptomatischen Verwandtschaft, übrigens keineswegs Gleichheit, zu verstehen. Am deutlichsten illustrieren die leichteren Fälle hier die Differenz. Bei unseren Drangunruhezuständen finden wir ins rein Motorische übergreifende monotone Symptome eines Bewegungsdrangs, bei den Kindern im Zustand der Nachtunruhe einen eigentümlich verzerrten Betätigungsdrang. In den höheren Zuständen der Nachtunruhe der Kinder kann, wie früher betont wurde, eine leichte Umdämmerung eintreten, die beim Erwachsenen mit seiner Drangunruhe fehlt. Nachtunruhe kommt im übrigen, wie auch schon früher dargelegt wurde, auch beim pseudoneurasthenischen Erwachsenen vor. Bei diesen Kranken pflegt aber die Umsetzung in motorische Entladungen gewöhnlich unterdrückt zu werden; insbesondere fehlen aber die Entladungen in faxenhafte oder szenenhafte Handlungen, die wir ja beim Kinde zu sehen gewohnt sind.

Während nun diese hyperkinetischen Erscheinungen nur bei einem kleineren Teil der Pseudoneurastheniker deutlicher beobachtet werden, findet sich häufiger eine Veränderung des Affektlebens im Sinne leichter Verdrossenheit, Reizbarkeit und Verstimmung, mit anderen Worten eine affektive Veränderung, die in besonderer Weise der seelischen Veränderung des Neurasthenikers, wie ihn BEARD geschildert hat, ähnelt. Man kann auch sagen, daß diese seelische Veränderung im Verein mit der besonders ausgesprochenen Ermüdbarkeit und den leichten objektiven Merk- und Gedächtnisstörungen, die wir mitunter finden, insbesondere der Konzentrationsstörung, besonders den infektiösen Schwächezuständen, wie sie etwa KRAEPELIN geschildert hat, ähnelt. Diese Ähnlichkeit mit den infektiösen Schwächezuständen ist vielleicht sogar noch größer als mit den nicht infektiösen Erschöpfungsneurosen oder der konstitutionellen Nervosität, namentlich dann, wenn diese eigentümliche ins Motorische übergreifende Drangunruhe automatischen Charakters hinzukommt oder gar, wenn eine leichte morose Verstimmung gleichzeitig mit automatenhafter Drangunruhe und einer apathischen Einstellung äußeren Reizen gegenüber zusammenkommt. Ich habe früher einmal betont, daß eine derartige Verbindung von Symptomen auch gutachtlich einige Bedeutung hat, wenn es sich um die Entscheidung handelt, ob nervöse Erscheinungen, die nach Grippe im Felde auftraten, rein neurotischer oder encephalitischer Natur waren, und möchte auch heute glauben, daß diese Anschauung richtig ist, vorausgesetzt natürlich, daß die Anamnese genügend sichere Anhaltspunkte dafür bietet, daß diese Symptomverkuppelung wirklich bestand. CALLIGARIS meint, daß bei den encephalitischen Pseudoneurasthenikern der Erethismus gewöhnlich stärker oder auch die Depression akzentuierter ist als bei der Neurasthenie; ich glaube aber nicht, daß es möglich ist, auf derartige quantitative Faktoren soviel Wert zu legen. Wichtiger ist wohl, daß in den torpiden oder dysthymischen Fällen die im allgemeinen mäßige Verdrossenheit nicht so von den starken reaktiven Ausschlägen bei gemütlich erregenden Anlässen begleitet zu sein pflegt wie beim Neurastheniker, und daß natürlich auch die theatralischen Reaktionen hysterischen Gepräges im allgemeinen fehlen. Selbstverständlich spielt aber hier die konstitutionelle Grundlage in der Symptomgestaltung so stark mit, daß wir gelegentlich auch abweichende Bilder beobachten *müssen* und uns nicht wundern können, wenn wir statt des Pseudoneurasthenikers einen *pseudohysterischen* Kranken einmal vor uns sehen. Wieder in anderen Fällen ist auch die hypochondrische Geladenheit des Affekts eine stärker ausgesprochene. Alle derartigen Aberrationen des klinischen Bildes sind aber praktisch selten gegenüber den Gewohnheitsbildern, bei denen wir die leichtere Morosität oder Verstimmung mit recht erhöhter Reizschwelle Erregungen gegenüber sehen, oder wir beobachteten auch, wie in den schweren chronischen Erkrankungen, eine der Stärke der subjektiven Beschwerden und der erheblichen Leistungsverminderung nicht angepaßte Euphorie.

Seltener ist es, daß die Depression stärker wird und dabei symptomatisch den endogenen Depressionszuständen gleicht. Gewiß sind solche Fälle unter den Folgeerscheinungen der Encephalitis bereits früher von KIRBY und DAVIS und MÄKELÄ beschrieben worden, aber sie sind selten. Ich beobachtete unter den Fällen im pseodoneurasthenischen Encephalitisstadium bzw. mit Folgeerscheinungen, bei denen also noch keine ausgesprochenen myastatischen Symptome bestanden, bisher nur eine einzige Patientin, die einen ausgesprochenen schweren Depressionszustand mit ganz charakteristischer melancholischer Färbung im Anschluß an die Encephalitis akquiriert hatte. Hier waren allerdings auch äußere Schäden, wie insbesondere Sorgen um die Gesundheit und späteren Tod des Ehemannes hinzugetreten. Aber symptomatisch ließ sich, wie wir das ja auch bei anderen Fällen von Melancholie sehen, bei denen exogene Erlebnisse eine Rolle spielen, die Affektion nicht von der einer endogenen Depression unterscheiden. Die Kranke, die mehrere Monate bei uns auf der Encephalitisstation beobachtet wurde, zeigte eine leichte, aber ausgesprochene Denkhemmung und Ängstlichkeit, angedeutete depressive Wahnideen, insbesondere Verschuldungsideen und die Furcht, nie wieder gesund zu werden, und eine offenbar sehr tiefgehende Affektstörung, gegen welche die Patientin heroisch ankämpfte. Schließlich trat nach Monaten eine ganz allmähliche Besserung der Symptome ein, auch wieder ganz in der Art der Besserung bei endogenen Depressionszuständen. Pathoplastische Faktoren konnten in diesem Falle nicht nachgewiesen werden, obwohl sie eigentlich als selbstverständlich vorausgesetzt werden müssen.

Etwas häufiger kommt es vielleicht vor, daß auch bei Kranken, die keine ausgesprochenen myastatischen Begleiterscheinungen haben, *Angstaffekte* längerer Dauer auftreten, die mit den später zu besprechenden paroxysmellen Angstzuständen bei Blickkrämpfen wohl nichts zu tun haben. Aber diese Angstzustände, die wir in verschiedener Stärke auftreten sahen, haben wieder Übergänge zu den elementaren psychomotorischen Drangunruhezuständen, auf denen sie sich aufbauen können. Wir können z. B. hier verfolgen, daß nicht die Angst, sei es als ein organisch bedingtes, sei es als ein komplexbedingtes Symptom das Primäre ist, sondern als Reaktion auf die Drangunruhe auftritt, gegen die sich das Individuum vergeblich wehrt. Wir sahen vor kurzem eine derartige Patientin, die sich selbst als lebenslustig bezeichnete und auch vom Arzt so charakterisiert wurde, aber im Kampf gegen die Triebunruhe mit Angst und Suicidideen reagierte.

Die selteneren schwereren Charakterveränderungen beim Erwachsenen sind von den Habitualsymptomen der pseudoneurasthenischen Encephalitisform zu trennen. Sie entsprechen einem Sondergebiet der sogenannten *Wesensänderung*, welches wir nunmehr zu besprechen haben.

3. Die Veränderung des Verhaltens, die sogenannten Charakterveränderungen beim Jugendlichen und beim Erwachsenen.

Während schon ziemlich früh festgestellt wurde, daß das akute Encephalitisstadium selten ausheilt, sondern entweder in das Stadium der Starre übergeht, oder scheinbar nervöse Symptome zurückbleiben, deren Bedeutung allerdings nur selten genügend gewürdigt wurde, ließ sich erst etwa vier Jahre nach dem Auftauchen der ersten großen Epidemien feststellen, daß bei vielen Patienten welche die Encephalitis überstanden haben, eine anscheinend dauernde Veränderung des Verhaltens auftrat, die den Eindruck erweckte, als wenn der ganze Charakter des Kranken zum Schlimmeren verändert war. Zuerst wurde dieser Befund beim Kinde, beim Jugendlichen bis zur Pubertät erhoben. Die Geschichte der Kenntnis dieser Zustände ist wieder ein sehr interessantes Beispiel dafür, wie falsch und oberflächlich es ist, die epidemische Encephalitis klinisch als eine polymorphe proteusartig wechselnde Erkrankung zu bezeichnen. Wie viele andere Symptome erwies sich auch die sogenannte Charakterveränderung als ein Symptom, das in verblüffender Häufigkeit sofort in allen Ländern, in denen über Encephalitis gearbeitet wurde, konstatiert werden konnte, und das in dieser Form bei anderen Erkrankungen jedenfalls außerordentlich selten ist. Nachdem schon früher von PFAUNDLER, HOFSTADT, RÜTIMEYER, WALTER usw. die transitorischen und wohl stets reversiblen Nachtunruhezustände der Kinder beschrieben worden waren, teilten im Jahre 1921 ungefähr gleichzeitig LEAHY und SANDS, LOJACONO, AUDEN, HOFSTADT, KIRSCHBAUM, HÜBNER, WESTPHAL mit, daß sie Kinder gesehen hatten, welche nach Ablauf des akuten Stadiums zu impulsiven Handlungen, Schamlosigkeit, Stimmungswechsel, Reizbarkeit usw. neigten. Die Erklärungsversuche für diese Störungen waren teilweise noch recht originell, z. B. hielten LEAHY und SANDS die Geistesstörung entstanden durch Reizzustände infolge Gliawucherung.

Nach diesen Erstbeobachtungen häuften sich dann die Schilderungen dieser Zustände und ihre feineren Durcharbeitungen von Jahr zu Jahr. Wir nennen hier, ohne auf Vollständigkeit Anspruch zu machen, insbesondere ohne auf Einzelbeobachtungen besondere Rücksicht zu nehmen, PATERSON und SPENCE, BONHOEFFER, KAUDERS, DENY und KLIPPEL, JOHN E. STAEHELIN, AUDEN, MC NEIL, EBEAUGH, HOHMAN, ANDERSON, YEWSBURY, CAMERON, POYNTON, COCKAYN, SYMONDS, WORCESTER und DROUGHT, ANTON, COLLIN und RÉQUIN, SHERMAN und BEVERLY, TINEL, EUZIÈRE und BLOUQUIER DE CLARET, SHRUBSALL, MAX MEYER, VERMEYLEN, COMBY, ROBIN, GUREWITSCH, NONNE, GERSTMANN und KAUDERS, JÖRGER, LEYSER, CLAUDE und ROBIN, REICHEL, WEIDNER, HALL, ANDREEW, HEINECKE, GORDON, HEUYER, NEUSTADT, KEMKES und SÄNGER, THIELE, FLECK. Auch ich habe an verschiedenen Orten, insbesondere im Jahre 1923 in einem Referat über die soziale Bedeutung der Encephalitis mich etwas eingehender mit den Symptomen befaßt. Die Schilderung dieser Wesensänderungen nach dem akuten Stadium kann etwas dadurch erschwert werden, daß manche Autoren wie z. B. COMBY, nicht genügend die epidemische Encephalitis von nosologisch ganz anderen Erkrankungen, z. B. den sogenannten Großhirnencephalitiden im Kindesalter trennen, wodurch man dann über die Verteilung der Störung, insbesondere die Häufigkeit einer echten Demenz nach Encephalitis ein ganz falsches Bild bekommen würde. Die meisten Autoren aber verstehen prinzipiell diese notwendige Differenzierung durchzuführen; und so wissen wir denn auch heute, daß eine hochgradige Demenz bzw. eine tiefgehende Verblödung fast nur bei Kindern vorkommt, die im frühen Säuglingsalter die Encephalitis durchgemacht haben, wie das bereits EBEAUGH, PATERSON und SPENCE, HOFSTADT, HÜBNER festgestellt haben. Wie häufig bei dieser Erkrankung die ja auch im Kindesalter vorwiegend eine Hirnstammerkrankung ist, eine echte Verblödung auftritt, müßte übrigens statistisch noch festgestellt werden. Daß bei älteren Kindern ebenso wie beim Erwachsenen eine eigentliche Demenz seltener ist, wurde von vielen Autoren, in letzter Zeit namentlich von THIELE und FLECK, betont. Ausnahmefälle sind als besondere Rarität z. B. von THIELE mitgeteilt worden. Genaue Untersuchungen auf Grund modifizierter Binet-Simon-Tests wurden namentlich von amerikanischen und englischen Autoren vorgenommen, doch führten dieselben zu keinem eindeutigen Ergebnis. DAWSON und CONN haben auf Grund etwas summarischer Feststellungen darauf hingewiesen, daß leichtere Defekterscheinungen auch im späteren Kindesalter wohl vorkommen. Das Intelligenzalter ist durchschnittlich niedriger als bei gesunden Vergleichspersonen und sinkt relativ um so mehr, je längere Zeit seit der Krankheit vergangen ist. Es muß danach ein Stillstand der Geistesentwicklung angenommen werden. Doch wird von diesen Autoren nicht angegeben, ob bei diesen Kindern mit postencephalitischen Wesensänderungen genügend Erziehungsversuche gemacht waren. Auch besteht wenigstens keine fortschreitende Demenz im allgemeinen nach den Untersuchungen dieser Autoren, während ich selbst früher ebenfalls auf das Fehlen von Demenzerscheinungen im Sinne dauernder und irreparabler Defektsymptome auf dem Gebiete des Gedächtnisses und der intellektuellen Leistungen hingewiesen hatte, bevor die größeren Erfahrungen der Gegenwart, daß diese Behauptung nur etwas cum grano salis zu verstehen ist, gemacht wurden. Wir kennen zwar zahlreiche Fälle, in denen trotz ausge-

sprochener Wesensanomalie weder eine Einbuße früherer Leistungen noch eine Unfähigkeit, neues zu lernen, stattgefunden hat; in einer Reihe von Fällen bleibt
aber auch die intellektuelle Weiterentwicklung und die Lernfähigkeit nach Ablauf
der akuten Krankheit stehen, oder die Fortschritte sind wenigstens mühsamer
als vorher. Auch werden die Kinder stumpfer, apathischer als sie früher waren.
Zum Teil finden wir eine solche Veränderung bei Kindern, die gleichzeitig Parkinsonerscheinungen haben, hier ist die Störung häufig eine sekundäre; sie
hängt mit Störungen des Trieb- und Willenslebens zusammen, die in das Gebiet
der später zu besprechenden Bradyphrenie gehören. Die Fälle, in denen ein
Neuerwerb von Kenntnissen und eine Vertiefung kombinatorischer Leistungen
tatsächlich durch den Krankheitsprozeß geschädigt ist, sind aber doch wohl
etwas häufiger als man ursprünglich annehmen konnte. Dagegen sind hochgradige
oder auch nur ausgesprochene Verblödungszustände nach epidemischer Encephalitis sicherlich etwas außerordentlich Seltenes; in dieser Beziehung bleibt
die nosologische Sonderstellung dieser Erkrankung anderen gegenüber erhalten.

Die Wesensänderung des postencephalitischen Kindes äußert sich, soweit man
übersehen kann, in allen Ländern in völlig gleichem Maße. Es ist daher möglich,
hier eine zusammenfassende Schilderung unter Berücksichtigung der Angaben
der Autoren und der reichlichen eigenen Befunde zu geben, ohne die verschiedenen
Angaben der Autoren hintereinander ermüdend anzuführen.

Wir können zunächst nach äußeren Anhaltspunkten, bevor wir auf die Ursachen der Störungen näher eingehen, *leichtere* und *schwerere* Wesensanomalien
unterscheiden. In den leichteren Fällen findet man nur die *Triebunruhe*, die
wir schon beim pseudoneurasthenischen Erwachsenen beschrieben haben, in
mäßigem Maße neben *Affektanomalien*, insbesondere einer sehr bemerkenswert
ins Läppische hinüberspielenden Euphorie, die sich mitunter bis zur Neigung zu
Witzeleien, zur Moria, steigern kann, als welche sie auch bereits in der Literatur
beschrieben worden ist (KAUDERS). Auch von Hypomanie hat man gesprochen (MÄKALÄ); vermutlich wird eine feinere Analyse später uns gestatten, schon
im Kindesalter diese Störungen von denen der manischen Phase der man. depr.
Psychose zu unterscheiden. Schon in diesen leichteren Formen zeigt die Triebunruhe gegenüber der des Erwachsenen eine besondere Färbung insofern, als
die Beherrschbarkeit der Antriebe stärker gelitten hat. In diesen Formen, die
in unserem Material besonders häufig sind, in der Literatur aber gegenüber den
massiveren Formen etwas seltener beschrieben werden, äußern sich diese Störungen der Hemmung erstens einmal in einer besonderen Vielgeschäftigkeit,
zweitens in einer fehlenden Rücksichtsnahme auf die Umgebung, insbesondere
im allgemeinen Krankenhause auf die Erwachsenen, das Pflegepersonal, die
Ärzte. Da gleichzeitig das „Distanzgefühl" letzteren Personen gegenüber fehlt,
wird man bei den Visiten wie bei den genaueren Explorationen besonders ver-
blüfft durch die eigentümliche Altklugheit und Naseweisheit dieser Personen.
Manche dieser Jugendlichen amüsieren sich damit, durch ihre besonderen Leistungen wie Purzelbaumschlagen, durch ihre besonderen Kenntnisse, die sie vor
dem Arzt anbringen müssen, zu glänzen, und glauben damit auch den Arzt
zu amüsieren. Andere wiederum drängen sich immer an das Pflegepersonal,
an den Arzt, heran, um ihm irgendwelche Wünsche oder Beschwerden vorzubringen, ohne die ihnen anbefohlenen Zeiten innezuhalten. Auch Belehrungen

oder Verwarnungen helfen da zunächst nur wenig, dann namentlich, wenn die
Störung eine etwas stärkere ist. LEYSER rechnet diese Fälle zu der einen Gruppe
der „hyperkinetischen Fälle" und betont mit Recht, daß häufig diese Hyperkinese
mit einer fehlenden Scheu verbunden ist. Auch von anderen Autoren, inbesondere
von THIELE, ist das Dranghafte dieser Unruhezustände betont worden. Es gibt
aber massenhaft Kranke, in denen eine dauernde Triebunruhe wie bei den hyperkinetischen Motilitätspsychosen im ausgesprochenen Sinne nicht besteht, sondern
abgesehen von der konstanten Unstetheit bei der Arbeit bei doch vorhandenem
Betätigungsdrang im wesentlichen das Hyperkinetisch-Dranghafte nur reaktiv
bei gegebenen Gelegenheiten, wie bei der ärztlichen Visite, bei irgendwelchen
Streitigkeiten im Krankensaal usw. auftritt. Derartige Kinder wirken auf die
Umgebung oft wirklich amüsant, namentlich wenn der moriatische Affekt ausgesprochen ist, die charakterologischen Anlagen gut sind und auch nicht durch
die Krankheit Schaden genommen haben. Allerdings kann auf die Dauer auch
dieses dauernd alberne, vorlaute und dreiste Wesen etwas lästig werden. LEYSER
macht dann besonders auf die Beziehungen dieser Drangzustände, die einen
stark iterativen Charakter haben können (aber nicht müssen), zu den Zwangsvorgängen aufmerksam. Diese Zustände sollen vom Individuum als zwangsmäßig erlebt werden. Ein Beispiel, das allerdings eine Erwachsene betrifft, wird
angeführt. Im allgemeinen sind aber diese leichten Unruhezustände und Wesensanomalien von den eigentlichen Zwangsvorgängen durchaus verschieden, ebenso
wie die schweren hemmungslosen asozialen Antriebe. Ich habe bereits früher
auf die Notwendigkeit hingewiesen, hier von Drang- statt von Zwangszuständen
zu sprechen, was auch von anderen Autoren, inbesondere THIELE, bestätigt worden
ist. THIELE sucht noch weiterhin diese Dranghandlungen mit gänzlich ziel- und
richtungslosen Entladungstendenzen als tiefste Stufe psychomotorischer Entladungen von den Triebhandlungen, die durch immanentes Gerichtetsein charakterisiert sind, aber natürlich mechanisch ohne Willenssetzung geschehen, zu differenzieren. Diese Differenzierung ist schon von anderen Autoren für schwer
möglich bezeichnet worden und läßt sich wohl auch tatsächlich in der Psychopathologie der Encephalitiker schwer durchführen, wenn auch unzweifelhaft zugegeben werden muß, daß verschiedene Stufen psychomotorischer mechanischer
Entladungen bestehen. Am wichtigsten ist jedenfalls die Differenz dieser psychomotorischen Entladungen von den eigentlichen Zwangshandlungen und motivierten Willenshandlungen.

Eine Hypervigilität, eine gesteigerte Erweckbarkeit der Aufmerksamkeit
braucht in sehr vielen Fällen dieser Wesensanomalie sicher noch nicht zu bestehen, im Vordergrund steht hier wohl mehr die affektive Veränderung im Sinne
der mehr oder weniger moriatischen Euphorie neben der gesteigerten Triebunruhe und der mangelnden Hemmungsfähigkeit. In schwereren Fällen kommt
dann aber auch zweifellos eine Hypervigilität zustande, die von KAUDERS und
FLECK mit Recht der WERNICKEschen Hypermetamorphose analogisiert worden
ist, d. h. dem organischen „Zwang", von jedem Sinneseindruck Notiz zu nehmen
ohne die Fähigkeit der willkürlichen Aufmerksamkeitsbestimmung.

Die Euphorie ist im übrigen kein prinzipielles Begleitsymptom dieser Wesensanomalie. In anderen Fällen zeigt sich mehr eine ebenfalls ins Läppische gehende
moros-verdrossene Stimmung, die auch mit dem Stempel der verminderten Hemm-

barkeit emotionalen Ausdrucksbewegungen gegenüber verbunden ist. Beim geringsten Anlaß kommt es zu einem kläglichen, erbärmlichen Heulen, dem allerdings durchaus keine große Affektstärke zuzukommen braucht, im nächsten Augenblick kann die Stimmung umschlagen und ein albernes Lächeln hervortreten. Es braucht nicht weiter betont zu werden, daß diese emotionale Insuffizienz und auch die Art der Ausdrucksbewegungen eng mit allgemein kindlichen Reaktionsweisen verknüpft ist, nur findet sich hier — insbesondere gegenüber dem prämorbiden Verhalten — eine Steigerung sowohl der Insuffizienz an sich als auch der kläglich-oberflächlichen Färbung des Zustandsbildes.

Etwas schwieriger ist die Frage zu entscheiden, wie weit diese Kranken volles Verständnis für ihre Verhaltensstörungen haben. Es ist zweifellos und geht auch aus unseren Explorationen hervor, daß einige Kranke von ihrer Veränderung Bescheid wissen und dieselbe auch bedauern. Doch scheint uns dieses Verhalten keineswegs immer der Fall zu sein. Wir haben auch sonst durchaus intelligente Kinder gesehen, welche das Krankhafte oder meinetwegen auch Unrechte ihres Verhaltens nicht recht erkannten und gar nicht merkten, wie lästig sie durch ihre Querelen, durch ihr dauerndes Herandrängen an den Arzt, durch ihre läppischen Handlungen wurden, und auch einen übergroßen Egoismus, einen übertriebenen Drang, sich durchzusetzen, entwickelten, und möchten besonders betonen, daß wir das auch bei Kranken gesehen haben, die in mancher Beziehung einen für ihr Alter, für ihren Bildungsgrad enormen Wissensschatz und Kombinationsstärke zeigten, wie z. B. bei einem früher von mir veröffentlichten Kranken, bei dem sich gleichzeitig das seltene Symptom der Pubertas praecox entwickelt hatte. Es ist klar, daß solche Kinder besonders leicht ungerecht beurteilt und behandelt werden können, obschon kein Zweifel darüber herrschen kann, daß hier schwere krankhafte Zustände den egoistischen Querelen zugrunde liegen.

Die schwereren Formen der Wesensänderung können sich theoretisch in zwei Linien bewegen: Einmal in einer Verstärkung der psychomotorischen Drangzustände bis zu einer dauernden heftigen Unruhe bzw. bis zur Entwicklung ausgesprochener hyperkinetischer Psychosen, auf der anderen Seite in der Entwicklung besonders peinlich wirkender Ziele der Triebrichtungen, d. h. in der Entwicklung asozialer und antisozialer Tendenzen.

Die erste Entwicklung findet sich relativ selten, obschon derartige Fälle von verschiedenen Autoren, insbesondere von THIELE, FLECK, LEYSER und anderen beschrieben wurden. Diese Störungen haben durchaus Beziehungen zu den eigenartigen Motilitätspsychosen der Erwachsenen, und zwar sowohl zu den mehr generalisierten, die später noch beschrieben werden sollen, als auch zu den auf ganz umschriebenen Gebieten sich abspielenden Dranghandlungen, den Würgern, Brüllern usw., die wir ebenfalls später unter den akzidentellen Störungen abhandeln wollen. Beim Kinde können diese umschriebenen Hyperkinesen vor allem als Begleitform der Atemstörung beobachtet werden. Es sind die psychisch eigentümlichen Begleitformen der Schnaufticks und Seufzerticks, die JELIFFE psychoanalytisch zu begründen sucht. Andere Kranke können nicht einen Moment ruhig bleiben, zupfen und schmieren dauernd an sich herum, zerreißen alles, was in ihre Hände kommt, kratzen sich dauernd im Gesicht, werfen triebhaft mit den Gegenständen, die sie in die Hände bekommen, nach Personen, die ins Zimmer treten. Eine der Patientinnen, welche ich beobachtete, hatte sich tiefe

Geschwüre an den Lippen durch dauerndes Beißen und Kratzen an denselben zugezogen; die 15 jährige Patientin war bei einer Exploration nicht einen Moment zur Ruhe zu bringen, sondern stellte immer wieder automatenhaft, direkt iterativ, die gleichen törichten Fragen an den Arzt. In diesen Fällen braucht keine tiefgehende Orientierungsstörung oder Bewußtseinstrübung zu bestehen, doch scheint hier das ganze Gedanken- und Willensleben vollkommen aufgesogen zu sein von dem ungehemmten Impuls. FLECK spricht hier von sensomotorischen Störungen, da er eine Störung sowohl auf der sensorischen wie auf der motorischen Seite annimmt. Wir werden später sehen, daß gelegentlich auch so schwere Erkrankungen beim Erwachsenen vorkommen. Aber diese hyperkinetische Psychose kontinuierlichen Charakters ist doch nicht übermäßig häufig. Bemerkenswert ist übrigens, daß auch diese schwereren psychischen Umwandlungen, bei denen das Dranghaft-Hyperkinetische am meisten im Vordergrunde steht, bei denen auch zum Teil die Entwicklung aus der postakuten Nachtunruhe am deutlichsten ist, prinzipiell reversibel sind, wie THIELE und andere gezeigt haben.

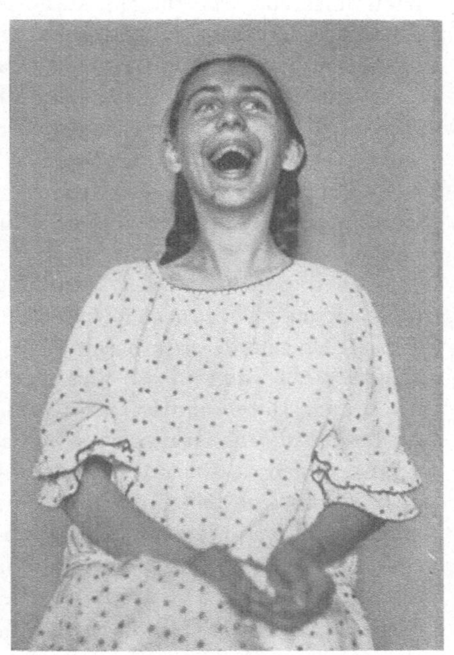

Abb. 36. Zwangslachen bei charakterverändertem Kind mit Parkinsonismus.

Häufiger äußert sich jedoch die Umwandlung der Psyche bei den schwereren Fällen in dem Sinne, daß zwar das äußere Verhalten ein zeitweilig durchaus ruhiges, klares und besonnenes zu sein scheint, aber als Reaktion auf bestimmte Außenerlebnisse entweder Lärmerregungen oder *antisoziale Handlungen* ausgeführt werden. Die Außenerlebnisse, welche zu der abnormen Handlung führen, können die allerverschiedensten sein, häufig begegnet man einer besonders starken Diskrepanz zwischen dem Gefühlswert des Erlebnisses und der Stärke der Reaktion. Jeder Eindruck, der imstande ist, etwas die Begehrlichkeit des Kranken zu wecken, führt sofort in oft grotesker Weise zu einem Versuch der Wunschbefriedigung. Ebenso kann bei anderen jeder unangenehme Eingriff sofort mit einem rücksichtslosen, bisweilen brutalen Angriff beantwortet werden. Die asozialen Handlungen, die aus diesem Verhalten resultieren, äußern sich demgemäß hauptsächlich in Necken, Angriffen auf die Umgebung und Mißhandlungen namentlich körperlich Schwächerer; doch kommt es auch vor, daß rücksichtslos Stärkere angegriffen werden. Wiederum findet man in anderen Fällen hemmungslose Affektausbrüche mit lautem Heulen und Weinen oder auch im nächsten Augenblick Jubeln und Frohlocken. Besonders gefährlich sind dann die viel beschriebenen *Sittlichkeitsattentäter*, die auch von uns mehrfach beobachtet wurden. Einer von diesen Kranken hatte wegen eines Notzuchtattentats vor Gericht gestanden. Es ist wichtig, darauf hinzuweisen, daß es sich bei dieser Form von

Sittlichkeitsvergehen nicht um die Folge einer vorzeitigen Entwicklung der Sexualität handelt, bzw. zu handeln braucht. Vielmehr handelt es sich hier um eine an sich normale Sexualentwicklung, und nur die Hemmung gegenüber den Trieberregungen ist der Norm gegenüber herabgesetzt. Früher ist bereits darauf hingewiesen worden, daß bei den echten Fällen mit Pubertas praecox die Triebentwicklung nicht der somatischen Frühreife parallel zu gehen braucht.

In einer besonderen Gruppe sind dann von FLECK die Lügner und Schwindler untergebracht worden; es werden hier einzelne Kranke genauer beschrieben, die zum Teil sehr an die Pseudologia phantastica erinnern. Im allgemeinen scheinen nach unseren Erfahrungen ausgesprochene Pseudologien phantastischen Charakters relativ selten zu sein. Nielmals haben wir in dem Göttinger Material, das doch über 100 Fälle von „Charakteranomalie" umfaßt, die Entwicklung einer ausgesprochenen Pseudologie beobachten können. Die Neigung zu Diebstählen, die auch von anderen Autoren, z. B. ANDERSON (Kleptomanie), beobachtet wurde, ist wohl etwas häufiger. Am häufigsten scheint uns aber neben den sexuellen Fehlhandlungen die Neigung zu Gewalttätigkeiten oder zu Albernheitshandlungen überhaupt zu sein. Auch poriomanische Zustände sind beschrieben worden.

Daß diese antisozialen Handlungen nicht von einer Herabsetzung der Intelligenz im ganzen begleitet werden, ergibt sich aus früheren Darlegungen von selbst. Einzelfälle sind beschrieben worden, in denen eine Umdämmerung des Bewußtseins während der antisozialen Handlung bestand; doch entspricht das nicht dem Durchschnitt; die Kranken wissen im allgemeinen, was sie in dem Zustande tun. Es ist nun wichtig, davon sich einen Begriff zu machen, wie diese Kranken sich zu ihren antisozialen Handlungen stellen, und wie sie außerhalb der „Krise" sich benehmen. Von mehreren Autoren ist ausgeführt worden, daß nach der Tat, also etwa dem Diebstahl, dem Angriff auf einen Mitpatienten usw. eine tiefe und aufrichtige Reue in dem Zustande besteht, aber von dem Kranken selbst angegeben wird, daß er dem Antrieb nicht widerstehen könne. Diese Stellungnahme findet sich aber nur in einem Teil der Fälle. Bei unseren schlimmsten dieser antisozialen Kranken kann von irgendeiner tatsächlichen Einsicht in den Zustand gar nicht die Rede sein. Wir nahmen einmal zwei Kranke von 14 und 15 Jahren gleichzeitig an einem Tage in der offenen Klinik auf der Privatstation auf. Die beiden Kranken, die vorher einzeln kurz untersucht wurden, machten einen munteren, lebendigen, liebenswürdigen, leicht hypomanischen Eindruck. Sie waren kaum eine halbe Stunde im Zimmer, als sie sich gegenseitig in die Haare bekamen und heftig rauften. Sie wurden darauf getrennt, vorsichtig ermahnt, sich ruhig zu verhalten, wobei jeder mit lebhaftester Entrüstung erklärte, völlig unschuldig zu sein, nur der andere sei an der Prügelei schuld. Als weitere Reaktion stellte sich bei dem einen der Knaben ein hemmungsloses lautes Schluchzen und Brüllen ein, das nur mühsam bekämpft werden konnte. Trotz aller Versuche, diese Knaben voneinander getrennt zu halten, gelang es ihnen immer wieder, mit einer gewissen Raffiniertheit, sich zu treffen und in wüstes Raufen zu gelangen. Niemals konnte man im Zwischenstadium irgendwelche Reue oder irgendwelches Verständnis finden; immer wieder betonten sie mit Emphase, daß der andere ganz allein schuld sei. Jeder drohte, den Eltern zu schreiben, wie schlecht er in der Klinik behandelt würde; dabei bemüßigte sich der eine von den Kranken, alle möglichen anderen Faxen auszuführen, die Hühner aus dem Hühnerstall zu lassen, den Kopf in den Kaninchenstall zu stecken usw., bis schließlich die Verlegung dieses Knaben in die geschlossene Heilanstalt erforderlich wurde, während der andere, bei dem ebenfalls der weitere Aufenthalt in der offenen Klinik unmöglich war, von den Eltern nach Hause abgeholt wurde. In der Zwischenzeit konnten diese beiden Knaben dabei immer wieder, namentlich der eine von ihnen, der später abgeholt wurde, Arzt und Pflegepersonal gegenüber von bestrickendster Liebenswürdigkeit sein, Besserung und vernünftiges Benehmen geloben, auch wenn sie betonten, daß sie gewiß nicht schuld an den Störungen seien, bzw. die übrigen Faxenhandlungen durch unwahre Entschuldigungen zu beschönigen versuchten. Und ein solches bzw. ähnliches Verhalten haben wir doch bei recht vielen Kranken insbesondere den in sozialer Hinsicht schlimmsten gefunden. Von einer wahren Reue konnte keine Rede sein; sie gelobten zwar mit großem Wortschwall hoch und heilig, sich zu bessern, um aber in gleiche Handlungen zu entgleisen, sobald sie wieder in Berührung mit der Umwelt kamen. Dabei ist aber gewiß, daß viele Kranke, auch wenn sie keine Reue und keine rechte Einsicht haben, doch zeitweilig wenigstens in die Krankhaftigkeit ihres Geschehens Einsicht haben und sich selbst nach einer Besserung des Zustandes sehnen.

Wenn wir über die *Genese* dieser Zustände ein Urteil fällen wollen, erhebt sich zunächst die Frage, ob es sich nicht hier nur um Handlungen psychopathischer Menschen handelt, bei denen vielleicht durch den Hirnprozeß, durch die damit verbundene Schädigung des Gehirns die psychopathischen Persönlichkeitsanomalien richtig aufgeklinkt wurden. Diese Annahme, welche ursprünglich von verschiedenen Autoren vertreten wurde, wird allein wohl schon dadurch ausgeschaltet, daß man die Häufigkeit der Anomalie berücksichtigt. Nach unseren Erfahrungen gibt es kaum *ein* Kind, welches nicht Wesensanomalien nach Ablauf der Encephalitis zeigt. Wir haben das Fehlen dieser Störung in seltenen Fällen nur einerseits bei Kranken gesehen, die an ganz schnell heilenden bzw. abortiven Encephalitiden erkrankten, andererseits bei Kindern, die in einem so schweren Starrezustand der Klinik überwiesen wurden, daß die Verhaltensanomalie nicht mehr deutlich zum Vorschein kommen konnte. Aber selbst bei den schwerparkinsonistischen Kindern, die sehr rigid und akinetisch sind, kann die Verhaltensanomalie in irgendwelchen läppischen Handlungen, Albernheit, Zanksucht usw. noch zum Ausdruck kommen. Im übrigen besteht weder zwischen Schwere der ak. Encephalitis und der folgenden Wesensanomalie noch zwischen motorischem und psychischem Verhalten ein fester Parallelismus. Ein sehr großer Teil unserer Kranken zeigte neben Wesensanomalien leichte myastatische Symptome; bei einigen fehlten dieselben, auch die habituellen pseudoneurasthenischen Symptome; bei einzelnen Kranken haben wir auch erst nach längerer Zeit eine Entwicklung der myastatischen Symptome aus den Wesensanomalien heraus gesehen, in einem Falle begann die myastatische Störung mit Blickkrämpfen der Augen.

Schon aus dieser statistischen Feststellung heraus müßte man annehmen, daß ein psychopathischer Boden nur dann angenommen werden könnte, wenn die Encephalitis selbst sich nur bei Psychopathen entwickelte. Davon kann aber keine Rede sein; im Gegenteil besteht nach unseren Erfahrungen überhaupt keine feste Beziehung zwischen psychopathischer Anlage und Encephalitisdisposition. Dies läßt sich durch statistisch genaue Untersuchungen feststellen; selbst wenn aber die Ansicht einiger Autoren richtig wäre, wonach doch Psychopathen häufiger als konstitutionell einwandfreie Menschen erkrankten, wäre noch die Frage zu beantworten, warum *auch* unbelastete und konstitutionell einwandfreie Kinder an Wesensanomalien erkranken. Darüber hinaus lehrt uns aber auch die Untersuchung, daß in der Vorgeschichte der „charakterveränderten" Kinder so häufig psychopathische Anomalien fehlen. Diese Feststellung ist auch von FLECK, CLAY, COLIN und REQUIN, HOFSTADT und anderen gemacht worden; genaue erbbiologische Untersuchungen, die ganz einwandfrei mit unseren früheren Untersuchungen übereinstimmen, liegen namentlich von FLECK vor. Die Ansicht anderer Autoren, welche früher glaubten, daß nur Psychopathen oder psychopathisch angelegte Personen an Wesensanomalien erkranken (BRIAND und andere), muß daher abgelehnt werden. VERMEYLEN, der in sechs Fällen meist Antezedentien fand, meint zwar, daß es sich stets nur um latente Anlagen handle, welche durch die Encephalitis manifest würden. Aber diese Behauptung ist nur eine Umschreibung des Problems, keine Erklärung. Natürlich müssen, wenn ganz verschiedene Wesensanomalien unter der Einwirkung des Krankheitsprozesses frei werden, auch Anlagemomente eine Rolle spielen, aber offenbar nur im pathoplastischen, symptomgestaltenden Sinne. Die Tatsache bleibt jedenfalls bestehen, daß die meisten Kinder vor der Erkrankung ganz normal in jeder Beziehung erschienen und wahrscheinlich auch keine stärkeren Mängel entwickelt hätten, wenn sie nicht von der schweren organischen Krankheit befallen wären. Das Wesentliche in der Auslösung des abnormen Verhaltens liegt also in dem organischen Krankheitsprozeß, in seiner Stärke und topischen Artung. Die Möglichkeit der Mitwirkung pathoplastischer Faktoren ist von uns schon früher betont und dann wiederum von FLECK hervorgehoben worden. Allerdings ist es vorläufig noch außerordentlich schwierig, diesen pathoplastischen Faktoren im einzelnen Falle genauer nachzugehen, insbesondere ist vorläufig noch nicht ganz das eigentümliche Verhalten zu erklären, daß die schwersten Fälle mit den erschreckendsten antisozialen Tendenzen nicht *mehr* anethische Anlagen zu haben scheinen als andere Personen mit viel milderen Formen. Es hat aber, wie ich glaube, keinen Zweck, an dieser Stelle genauer auf die Frage einzugehen, da es sich mehr um ein allgemein psychologisches Problem handelt, das uns in nosologischer Hinsicht weniger interessiert.

Eine andere Anschauung, die ursprünglich von einzelnen Autoren vertreten wurde, nahm an, daß die eigentümlichen Wesensänderungen der Encephalitiker auf einem Reizzustande oder gar auf einem Entzündungszustande beruhten. Diese Anschauung braucht heute kaum wohl noch genauer diskutiert zu werden, obschon in seltenen Fällen von Sektionen, welche wir von derartigen Kranken haben, gelegentlich noch entzündliche Veränderungen gefunden wurden (WILKENS). Diese Feststellung ist aber doch nur für die Frage bedeutungsvoll, ob die Wesensanomalie noch mit einem Krankheitsprozeß zusammenhängt, nicht aber dafür, ob die eigenartigen Symptome, die asozialen Handlungen usw. durch einen dauernden Reiz auf Ganglienzellen oder Neurofibrillen oder wie man sich das sonst mechanisch vorstellen will, beruhen. Übrigens glaube ich, daß trotz der vereinzelten Befunde von entzündlichen Veränderungen die Annahme eines Krankheitsprozesses als Ursache der Wesensanomalie entbehrlich ist. Entscheidend für unsere Annahme muß ja in der Hauptsache wohl die rein klinische Beurteilung des Krankheitsverlaufs sein, und hierbei zeigt sich wenigstens in der Mehrheit der Fälle doch nichts Fortschreitendes, Prozeßmäßiges, sondern zunächst nach Ablauf der stürmischen akuten und postakuten Erscheinungen ein *Zustand,* der in monotoner Weise monate- oder jahrelang anhalten kann, aber, sei es spontan, sei es unter entsprechender pädagogischer Behandlung, häufig auch regressionsfähig ist. Wir möchten deshalb eher annehmen, daß im akuten Stadium der „Bruch" stattgefunden hat, der die Auslösung dieser krankhaften Zustände zeitigte, welche man nun im Gegensatz zu vielen anderen Störungen nach dem Ablauf der akuten Phase unbedenklich als postencephalitisch bezeichnen darf.

Man kann die Grundlagen dieser Zustandsänderung anatomisch-topisch und psychologisch betrachten. Die psychologische Betrachtungsweise, so wie sie von einigen Autoren ausgeübt wird, würde auch einige Anhaltspunkte für die anatomische Deutung bringen. Es ist nämlich von verschiedenen Autoren, namentlich von französischen Autoren, von CLAUDE und ROBIN, COLLIN und REQUIN, aber auch in der deutschen Literatur, von GERSTMANN und KAUDERS, auch von THIELE darauf hingewiesen worden, daß auch die schweren Antisozialitäten und Asozialitäten gar nicht mit Charakterveränderungen zu vergleichen seien, also auch nicht als Psychopathie bezeichnet werden dürften, sondern allein auf einer Drangsteigerung und Triebsteigerung beruhten, durch welche gewissermaßen ethische Überlegungen und Gefühle blindlings mitgerissen werden. HEINICKE, der ähnliche Anschauungen vertreten hat, betont demgemäß den Namen der Pseudopsychopathie. Die genannten französischen Autoren, insbesondere CLAUDE und ROBIN, hoben hervor, daß es sich nicht um Fehlen des moralischen Sinnes, um Störungen der sozialen Tendenzen, sondern um eine exekutive Störung handelt, nur die Störungen von Hemmungen dieser Exekutive führen auch die asozialen und antisozialen Handlungen herbei. AUDEN analogisiert etwas mit HEADschen Begriffen. Er spricht von einer Unterdrückung der epikritischen Kontrolle zugunsten instinktiver protopathischer Tendenzen. Alle derartigen psychologischen Überlegungen zielen offenbar auf eine anatomische Betrachtung hin; sie lenken ab von einer Überbewertung der wesentlichen Zentralgebiete psychischer Höchstfunktionen, soweit man heute noch derartige lokalisatorische Betrachtungen überhaupt äußern soll, und weisen auf eine gesteigerte Tätigkeit instinktiver niederer Zentren, die das Triebleben irgendwie regulieren, hin. Die einfache Analyse der Erscheinungen belehrt uns indessen, daß diese Abtrennung von psychopathischen Zuständen doch wohl nicht so rein möglich ist. Gewiß treten mitunter reine Drangimpulse auf. Ich habe selbst früher betont, „daß eine vor der Krankheit vorhanden gewesene Zügelung von Affektäußerungen und Zweckhandlungen mehr oder weniger geschädigt ist, und demgegenüber eine triebhafte automatisierte bis zur negativistischen Trotzhandlung gesteigerte Entladungsbereitschaft in den Vordergrund tritt. Eine Konzentrationsschwäche, die daneben oft vermerkt wird, kann der gesteigerten Triebunruhe entspringen". Diese Drangunruhezustände sind ja auch besonders schön von THIELE beschrieben worden. Aber in den blanderen Spätfällen und auch in vielen Fällen, die von vornherein milder verlaufen, ist die Drangunruhe nicht mehr so manifest; und es ist oben von mir schon darauf hingewiesen worden, daß die Kranken auch in ihrem

Verhalten nicht so sehr von den asozialen Psychopathen abweichen. Mit Recht sagt FLECK, daß auch die meisten Psychopathen nach Ablauf der verschiedenen gesellschaftsfeindlichen Handlungen, die drang- und triebmäßig erfolgen können, stets imstande sind, ein richtiges ethisches Urteil darüber abzugeben, wie es auch die kindlichen Encephalitiker tun. Und häufig vermögen darüber hinaus die Encephalitiker gar kein richtiges Urteil abzugeben, auch dann, wenn sie nicht schwachsinnig sind. Fernerhin kann man doch auch wohl in den Fällen, in denen eine dauernde alberne moriatische Stimmung oder Zudringlichkeit herrscht, ohne daß die Kranken auch nur ein bißchen Verständnis für das Pathologische ihrer Störung haben (bei gut erhaltener Intelligenz), nicht von einer rein exekutiven Störung sprechen. Auch HEUYER erwähnt neben den Impulskranken solche mit Überlegung ausgeführten Perversionen, die an die Handlungen der konstitutionell Entarteten erinnern. Ohne Zweifel kommen symptomisch fließende Übergänge zwischen den verschiedensten Formen psychopathischer Abweichungen vor, und man soll nicht eines Prinzips zuliebe zu schematisch vorgehen.

Trotzdem wäre es gewiß unrichtig, wenn man nicht genetisch für die Entwicklung dieser Wesensanomalien Besonderheiten anerkennen wollte. Wenn ich hier davon spreche, daß dauernde Störungen des affektiven Verhaltens zu bestehen scheinen, und daß man nicht alles zu grob vom Motorium abhängig machen soll, so will ich doch keineswegs behaupten, daß etwa eine organische Schädigung der Zentralstätten höherer affektiver, ethischer, intellektueller Vorgänge den Wesensanomalien zugrunde liegen müsse. Im Gegenteil dürfte eine derartige Schädigung in der Mehrheit der Fälle fehlen; und es ist so auch interessant, daß z. B. A. MEYER in seinem anatomisch untersuchten Falle mit außerordentlichem Bewegungsdrang und einer charakteristischen Wesensanomalie keine beachtenswerten corticalen Veränderungen fand. Es ist gewiß auch heute berechtigt, die Wesensanomalie mit der Läsion der subcorticalen Apparate in Verbindung zu bringen, etwa in dem Sinne, wie das BONHOEFFER bereits 1922 meinte, der von dem Ergebnis einer gestörten Konkordanz zwischen neencephalen und paläencephalen Hirnteilen sprach, die bei nicht vollendeter Hirnreife anders in Erscheinung treten als bei Erwachsenen. Es besteht ja normalerweise eine ganz feste Integration zwischen den verschiedensten Hirnvorgängen, also auch bei denjenigen, die psychischen Vorgängen parallel laufen; und so ist es wohl auch nicht wunderbar, wenn bei der Diaschise, die bei der Läsion subcorticaler triebhemmender Apparate eintritt, nicht nur eine Triebsteigerung, die zu einfachen Drangunruhezuständen führt, eintritt, sondern auch unabhängig davon Störungen der höheren affektiven charakterologischen Leistungen dann eintreten, wenn überhaupt Reizbarkeit und Verminderung der Hemmungsmöglichkeiten bestehen. Die Enthemmung kann sich zum Teil infolge einer Irradiation nach HEAD (NEUSTADT) äußern insofern, als bei vielen Desintegrationsvorgängen Erregungen nicht mehr in den gewohnten Bahnen verlaufen, sondern auf andere Bahnen überfließen. Wir sehen das ja bei so vielen Isolierungsveränderungen im Bereich des Nervensystems. Man kann in einem solchen Falle von einer unreifen, unentwickelten Psyche wohl gar nicht erwarten, daß ihre charakterologischen Leistungen unangetastet bleiben, und braucht dann nicht zu glauben, daß nur in besonderen Momenten dranghafter Erregung der abstürzende psychomotorische Drang ethische Bewußtheiten niederreißt, während im Intervall Reue und Einsicht in das Pathologische oder Verkehrte der Handlung bestehen. Wir können uns im groben heute schon ein Verständnis für die Wesensanomalien bilden unter gleichzeitiger Berücksichtigung der Stärke der jeweiligen Diaschise oder organischen Schädigung, außerdem der pädagogischen Einflüsse, der Anlagemomente usw., ohne daß wir eine corticale Schädigung annehmen müßten. Was freilich die engere Lokalisation und die Art der subcorticalen organischen Schädigung anbetrifft, müssen wir uns vorläufig noch größte Reserve auferlegen. LOTMAR vermutet eine gewebliche Schädigung thalamischer Gebiete, speziell jener in der Wandung des dritten Ventrikels und Aquäduktes. Anatomische Erwägungen lassen namentlich in letzterem Gebilde am meisten ein Substrat für die Wesensstörungen vermuten. Es wird sich aber dabei, wie ich glaube, um morphologisch vielleicht außerordentlich geringfügige Störungen handeln. Dies geht ja auch wohl daraus schon hervor, daß die Störung vollkommen wieder vorübergehen kann. Es ist wohl zu vermuten, daß namentlich bei den jugendlichen Kranken die *Diaschise* zwischen tiefliegenden Triebhemmungsapparaten und den höheren Bewußtseinsapparaten die hauptsächliche Ursache dieser Störung sein kann.

Ob man bei der von mir entwickelten Anschauung die Wesensanomalie als Charakterveränderung bezeichnen will oder nicht, dürfte reine Geschmackssache sein.

Die geschilderten Wesensanomalien sind keineswegs ganz pathognomonisch für die Folgezustände der Encephalitis. Bereits KRAFFT-EBING, SCHÜLE und DUPRÉ haben vor vielen Jahren angegeben, daß eine Infektionskrankheit mit Wirkung auf das Zentralnervensystem psychopathische Störungen hervorrufen könne. GUREWITSCH (Fleckfieber), POPHAL, ZEILER, SOMMER, v. RAD und andere haben weitere Beiträge zu dieser Frage geliefert. Mitunter können nach Kopftraumen sich derartige Krankheitsbilder entwickeln. Ich selbst sah im Jahre 1921 einen symptomatisch vollkommen identischen Krankheitszustand bei einem 4jährigen Mädchen, welches Masern durchgemacht hatte und keine encephalitisverdächtigen Erscheinungen dabei gehabt hatte. Vor der Masernerkrankung soll die intellektuelle und charakterologische Entwicklung des Kindes, das sehr genau beobachtet wurde, eine tadellose gewesen sein, nachher kam es zu einer Nachtunruhe und dann auch zu Ungezogenheiten und Schwererziehbarkeit wie bei vielen Encephalitiskranken. Die Diagnose machte damals um so mehr Schwierigkeiten als uns die vielen Fälle von Wesensanomalien nach Encephalitis noch nicht bekannt waren. Im Laufe von einem Jahre trat völlige Heilung ein. Alle derartigen Fälle sind aber doch sehr selten, so daß man praktisch in ähnlich gelagerten Fällen berechtigt ist, vorwiegend an Encephalitis zu denken.

Die Ursache, warum vorwiegend Kinder diese eigentümlichen Wesensanomalien zeigen, wird von allen Autoren ziemlich eindeutig mit der mangelhaften Entwicklung des kindlichen Gehirns, der geringen Festigkeit der intrapsychischen Bindungen und Hemmungen, außerdem der Unreife in der Entwicklung höherer ethischer Gefühle und Vorstellungen erklärt. Richtig ist auch, daß dementsprechend bei sehr vielen Erwachsenen ähnliche Wesensanomalien vollkommen fehlen. Auf die Unruhezustände haben wir bereits hingewiesen, ausgesprochene Fälle hyperkinetischer Motilitätspsychosen werden noch zu beschreiben sein. Wichtig ist vor allem, daß die meisten Erwachsenen, mögen sie nun parkinsonistisch sein oder nicht, sich viel besser beherrschen können und nicht zu den

Asozialitäten und Antisozialitäten neigen, die wir bei den Kindern so häufig
sehen. Das heißt: im allgemeinen fehlt gerade das, was wir grobsymptomatisch
als Charakterveränderung bezeichnen. Falsch wäre es nur zu glauben, daß beim
Erwachsenen derartige Störungen überhaupt nicht vorkommen. Mc Neil ist wohl
der erste gewesen, der auch beim Erwachsenen neben hypophysären Störungen die
Neigung zu asozialem Verhalten, Hemmungslosigkeiten, insbesondere in sexueller
Beziehung, mitgeteilt hat. Später sind analoge Beobachtungen von Max Meyer,
Charpentier, Stertz und anderen mitgeteilt worden. Eine ganz merkwürdige und
schwere antisoziale Handlung bei einem 24 jährigen Chauffeur wird von Langen
beschrieben. Dieser Kranke hatte in parkinsonistischer Starre auf die Äußerung
seiner Frau hin, er müsse sich einmal tüchtig erschrecken, um zu genesen, einen
15 jährigen Knaben auf offener Landstraße erwürgt, weil er von der Chok-
wirkung eine Heilung seiner Krankheit erhoffte. Später traten aber dann Ge-
wissensbisse auf, die ihn zur Selbstanzeige führten. Obschon die grausige Tat
motiviert erschien, wird man doch sicher auch eine Verminderung ethischer
Hemmungen und erleichterte Auslösung von Impulsen ursächlich mit heranziehen müssen. Wir selbst beobachteten leichte Charakterveränderungen, die
den kindlichen etwas ähnelten, in mindestens 10% der chronischen Fälle.
Meist, aber nicht immer, handelte es sich dabei um Personen, die die akute
Affektion kurz nach Beendigung der Pubertät überstanden hatten. In einem
unserer Fälle, den schon Fleck kurz erwähnt hat, sahen wir die Charakteranomalie in homosexuellen Handlungen, die hemmungslos, ohne Rücksicht auf
Entdeckungsmöglichkeiten ausgeführt wurden, sich auswirken. Es ließ sich hier
feststellen, daß nicht etwa die Encephalitis zu Perversitäten geführt hatte, sondern
bereits vor der Erkrankung eine homosexuelle Einstellung bestand, durch die
Erkrankung aber nur die Hemmungsmechanismen schwer gelockert waren. In
einem weiteren Falle stand der Drangimpuls so im Vordergrunde, daß wir ihn erst
später unter den Akzidentalpsychosen besprechen wollen.

Die Prognose der psychopathischen bzw. psychopathieähnlichen Folgeerscheinungen ist nicht so ungünstig wie man ursprünglich glaubte. Bereits Auden
hat 1922 auf die Tendenz zur fortschreitenden Besserung hingewiesen. Ebaugh
hat 1925 von 17 Kindern fünf gute Besserungen gesehen, Hohman sah unter elf
Fällen in der Hälfte der Fälle ebenfalls Besserung. Shrubsall sah eine relativ
günstige Prognose namentlich bezüglich der Aufmerksamkeit, Reizbarkeit und
Hemmungslosigkeit. Die eigentlichen Charakterveränderungen sind schwierig
zu bessern. In Deutschland hat sich besonders Heinicke mit Erfolg bemüht,
durch zielbewußte Psychopädagogik eine Besserung herbeizuführen. Auch Thiele
konnte in einigen Fällen eine Rückbildung der Charakteranomalien sehen. Auch
in Amerika wurden durch zielbewußte Beschäftigungstherapie günstige Resultate erzielt. Werner sah ungünstige Weiterentwicklung in vielen Fällen.

4. Die psychischen Begleitformen des akinetisch hypertonischen Stadiums.

Bald nach dem Auftreten der parkinsonartigen Starrezustände ließ sich feststellen, daß neben dem Rigor und der Herabsetzung reaktiver assoziierter Begleitbewegungen auch der Bewegungsantrieb herabgesetzt zu sein schien, und
infolgedessen das Gesamtverhalten auch der psychischen Persönlichkeit ver-

ändert zu sein schien. Manche Autoren namentlich der französischen Literatur vergleichen die gefundenen Störungen mit Katatonie; doch konnten bereits 1921 KIRBY und DAVIS darauf hinweisen, daß die oft mit Katatonie verglichene Akinese in Wirklichkeit nichts mit Katatonie zu tun hatte. Psychischer Torpor, Trägheit und emotionelle Apathie sind zwar vorhanden, aber es fehlt ein eigentlicher Negativismus, es fehlen phantastische Stellungen, Schnauzkrampf, Stereotypien usw. HESS spricht von Starre und Reglosigkeit der Psyche gleichzeitig mit anderen Störungen wie mimischer Starre. HERZOG erwähnt ein katatonoides Verhalten, HOLTHUSEN und HOPMANN sprechen von Adynamien, die etwa unserer Akinese entsprechen, in manchen Fällen vielleicht nur psychisch bedingt sind. Es fehlt die Fröhlichkeit, die Arbeitszeit ist verlängert. GRAGE betont die Stumpfheit, Verlangsamung des Gedankenganges bei Amyostatikern, mehrfach erhob sich der Verdacht der Katatonie, aber Intellektualität und Affektivität waren erhalten. Von TURETTINI und PIOTROWSKI wurde die psychische Alteration als Bradypsychie bezeichnet, doch hat sich der von NAVILLE geprägte Name der *Bradyphrenie* mehr eingebürgert. Mit diesem Autor und den Untersuchungen von BIANCHI, die schon 1921 veröffentlicht wurden, scheint die *genauere* Analyse der Begleiterscheinungen des „Parkinsonismus" eröffnet zu sein. BIANCHI betont, auf Grund der Untersuchungen von 16 Fällen die schwere Schädigung der Emotivität und der Willensstörungen. Es bestehen auch Gedächtnisstörungen für die jüngste Zeit und isolierte Urteilsschwäche gegenüber dem eigenen Zustande. NAVILLES Untersuchungen fanden zum Teil in Gemeinschaft mit CLAPARÈDE statt. NAVILLE stellte nicht nur eine Verlangsamung der Motorik, sondern auch der Überlegung und der Anpassung an schwierige Situationen fest. Es bestehen auch Störungen der Konzentrationsfähigkeit und der schöpferischen Tätigkeit. Die Bradyphrenie ist geradezu pathognomonisch für die geschiderten Störungen; sie läßt sich von der Katatonie unterscheiden, doch besteht eine gemeinsame Wurzel in der Störung der psychischen Aktivität.

Ende 1921 erschien auch die interessante Veröffentlichung von MAYER-GROSS und STEINER, welche die Selbstbeobachtung eines Encephalitikers, der ins chronische Stadium überging, bei einem intelligenten Menschen, der sich in ungewöhnlicher Weise selbst zu analysieren verstand, betrifft. Die Symptome dieses Patienten sind zum Teil ungewöhnliche, insbesondere trifft das für die Zwangsvorstellungen, an denen der Kranke reichlich leidet, zu. Wichtig für uns ist hier die Feststellung, daß der Kranke, der offenbar reichliche akinetische und Rigiditätserscheinungen zeigte, selbst über eine außerordentliche Impulslosigkeit klagt. Den kleinsten Handlungen gegenüber bemächtigt sich seiner eine tiefe Ratlosigkeit. Er weiß nicht, soll er lesen, oder soll er nicht lesen; wenn er las, wußte er nicht, wann er aufhören sollte. Bei jeder einfachsten Bewegung hatte er ein hilfloses Gefühl. Es fehlt ihm an innerer Spannkraft, auch an Witz und Humor, dabei darf man wohl aus seinem Selbstbericht schließen, daß recht starke Affekte zum Teil von großer Nachhaltigkeit tatsächlich vorhanden sind, worauf auch MAYER-GROSS und STEINER hinweisen. Wollungen bleiben unwirksam, solange nicht besondere Kräfte aus der intellektuellen oder affektiven Sphäre zufließen. Offenbar stimmt die Eigenanalyse dieses Falles und ihre Deutung durch die Verfasser weitgehend mit dem Ergebnis überein, das wir selbst durch eine möglichst eingehende Exploration und Beobachtung des Verhaltens bei unseren Kranken glaubten feststellen zu können; und die Beobachtung ist da um so wichtiger, als, wie wir mit RUNGE betonen müssen, nur wenige Kranke über ihre psychischen Funktionen so gut Auskunft geben können, daß man über die Genese der Störungen ein klares Bild bekommt. Auch wir haben bei unseren Versuchen dieser Art selten ein Resultat, das einigermaßen befriedigte, erhalten.

Im übrigen hat namentlich HAUPTMANN in einer wichtigen Arbeit im Jahre 1922 den Versuch gemacht, die Antriebsstörungen näher zu analysieren, indem er sich von den Kranken möglichst eingehend schildern ließ, wie sie ihre Bewegungsstörung empfanden, welche Veränderung ihres Seelenlebens sie beobachteten. Dabei ließ sich nun feststellen, daß in sehr vielen Fällen der Mangel an Antrieb oder Mangel an Initiative (von HAUPTMANN ein übrigens scharf kritisierter Begriff) gar nicht vorliegt, sondern höchstens von einem relativen Mangel an Antrieb infolge motorischer Störung gesprochen werden kann. Ausdrucks- und Einstellbewegungen der Kranken sind gestört, das Wissen um die Ausführungsschwierigkeiten kann den Entschluß zur Handlung beeinträchtigen; gleichzeitig mit dem Auftauchen des Wollens der Handlung taucht die Vorstellung von der Ausführungsschwierigkeit auf und unterdrückt die Handlung. Antriebe sind also vorhanden, doch treten auch Gegenantriebe auf, welche hinderlich wirken. Der Mangel an Einstellbewegungen wirkt aber auch im Sinne einer verminderten Kraftquelle unserer Antriebe, da ja dieser dauernd auf die Wirkung von Sinnesreizen angewiesen ist. Gegenüber dieser ersten Kategorie gibt es dann eine seltenere Gruppe, bei der eine Hypofunktion des Affektlebens vorliegt und auf diese Weise die Antriebsstörung hervorruft. HAUPTMANN nimmt hier eine besondere Schädigung des Thalamus opticus an und fühlt sich zu dieser Anschauung bewogen, weil die eine Kranke Störungen des Temperatursinnes hatte, d. h. gar nicht merkte, ob es draußen warm oder kalt war. Allerdings liegen in diesem Falle keine genauen thermästhetischen Untersuchungen vor, es ist auch möglich, daß die Gefühlskomponente der Empfindung allein gelitten hatte.

In etwas anderer Weise sucht auch BOSTRÖM die psychomotorische Einengung auf die motorische Störung zurückzuführen. BOSTRÖM macht darauf aufmerksam, daß die Kranken darauf angewiesen sind, ausgefallene automatisch ablaufende Bewegungen durch Willkürbewegungen zu ersetzen, und so genötigt werden, jeder an sich belanglosen Hilfsbewegung ihr besonderes Augenmerk zuzuwenden. Die Hauptbewegung verliert an Bedeutung, es tritt eine gewisse Nivellierung der Bewegung ein; außerdem wird die Aufmerksamkeit der Kranken in erhöhtem Maße von den Körperbewegungen bzw. der Körperhaltung in Anspruch genommen. Die Erschwerung der Ausführung namentlich zusammengesetzter Handlungen übt eine Rückwirkung auf das psychische Leben aus. Die Kranken müssen ein abgeschlossenes Dasein führen. Ihr Konnex mit der Umwelt leidet. Es kommt zu einer Verringerung der Konzentration. Die Denkleistungen durch Einstellstörungen im Sinne KLEISTS werden schließlich auch ungünstig beeinflußt. BOSTRÖM gibt jedoch zu (1922), daß es noch fraglich ist, ob die psychischen Leistungen allein durch die motorische Störung erklärt werden. In einer späteren Arbeit weist er auch auf den Ausfall eines instinktiven Antriebs hin.

Die Anschauungen HAUPTMANNS, wonach vielleicht in der Mehrheit der Fälle die Antriebsstörung eine scheinbare, bzw. sekundäre ist, wurden namentlich von

Wiener Forschern wie Economo, Gerstmann und Schilder, Bychowski angegriffen. Economo betont, daß der Impuls selbst fehlt, und der Zustand Ähnlichkeit mit dem luciden katatonischen Stupor hat. Gerstmann und Schilder betonen Hauptmann gegenüber das Fehlen des instinktiven Antriebs; dieser Antriebsmangel ist psychisch faßbar, aber neurologischen Ursprungs und Wesens; ähnlich äußert sich Bychowski. Lange betont sehr mit Recht, daß bei der Schizophrenie die motorischen Störungen aus den seelischen herauszuwachsen scheinen, und nur selten bei schwerkatatonischen Zuständen das Motorische den Vorrang zu haben scheint. Bei der Encephalitis kommt dem Motorischen der Vorrang zu; alles fehlt, was an das schizophrene Seelenleben erinnert; im übrigen dient die Arbeit dieses Autors weniger der genauen Analyse der encephalitischen psychischen Begleiterscheinungen als der möglichst klaren Abgrenzung schizophrener und encephalitischer Zustände. Diese Abtrennung ist dann noch namentlich von Stertz betont worden. Stertz hebt den Ausfall psychischer Aktivität hervor, ist also offenbar etwas anderer Ansicht als Hauptmann, betont auch, wie uns scheint, sehr mit Recht, daß dieser Ausfall an Aktivität weniger mit dem Rigor als mit der sogenannten rigorfreien Starre verkuppelt ist (siehe oben); der Apparat, der der motorischen Innervationsbereitschaft dient, übt auch zugleich eine Rückwirkung auf das Psychomotorium und die psychische Aktivität, doch lassen sich daraus irgendwelche Rückschlüsse auf die Entstehung oder Lokalisation von Psychosen nicht ziehen. Leyser beschreibt eine sehr interessante Psychose mit Halluzinationen und Wahnideen, die der Schizophrenie ähnelt, aber doch als eine „metencephalitische" Psychose sich entpuppte (den Ausdruck „metencephalitisch" verwerfen wir aus Gründen, die später angeführt werden). Eine derartige Psychose stellt eine Seltenheit dar; wir werden erst später darauf genauer eingehen. Wimmer betont auch den Gegensatz zwischen katatonen und bradyphrenen Zuständen; er hebt auch hervor, daß die Encephalitiswelle keine Zunahme schizophrener Erkrankungen gebracht hat. Weiterhin ist noch Nyssen zu erwähnen, der in zwei Fällen bei Pseudostupor einmal gar nicht und einmal nur in geringem Maße eine Bradyphrenie im Sinne von Naville beobachtet haben will und deshalb nur von Bradykinese sprechen will.

Nach diesen im wesentlichen historischen Vorbemerkungen möge erst eine kurze Schilderung der bradyphrenen und verwandten Symptome nach dem uns zur Verfügung stehenden Krankenmaterial gegeben werden.

In einer Reihe von Fällen ist die allgemeine psychische Lebendigkeit trotz ausgesprochener Rigiditätssymptome eine völlig ungestörte. Die Kranken zeigen ein lebendiges und vor allem adäquates Affektleben. Sie haben das Verlangen, trotz ihrer Rigidität sich, sei es mehr psychisch, sei es mehr körperlich, zu beschäftigen. Sie haben selbst das Gefühl, in ihrer psychischen Aktivität und Leistungsfähigkeit irgendwie beeinträchtigt zu sein. Sie klagen mitunter auf Befragen über ein leichtes Nachlassen des Gedächtnisses, doch kann auch hier eine völlige Norm vorliegen. Diese sei es völlige oder relative *Integrität der Spontaneität* findet sich in besonderem Maße bei den *Hemimyastatikern*, auch wenn die Myastasie der einer Seite erheblich ist, *dann aber auch bei den mit Tremor verbundenen Fällen*, auch dann, wenn die Störung doppelseitig ist. Bei den schweren Tremorfällen, die mit großer Rigidität verbunden sind, haben wir die *schweren* psychischen Spontaneitätsstörungen fast stets vermißt; und diese Feststellung ist darum vielleicht von Wichtigkeit, weil wir bei der echten Paralysis agitans im allgemeinen ja auch nicht die gleichen Antriebsstörungen finden, wie sie sonst bei der chronischen Encephalitis so häufig sind. Es besteht also wohl die Möglichkeit einer grundsätzlichen Differenzierung der psychischen Begleitphänomene zwischen der echten Paralysis agitans und den rein akinetisch-hypertonischen Fällen der Encephalitis, wenn auch natürlich diese Regel wie jede andere Ausnahmen hat, und von manchen Autoren, wie STERTZ, Spontaneitätsstörungen auch bei der Parkinsonschen Krankheit hervorgehoben worden sind.

In manchen Fällen tritt auch die Störung der Spontaneität hinter einem mehr verdrossenen, nörgelnden Wesen zurück, wie z. B. von E. SCHULTZE beobachtet wurde. Diese Affektanomalien lassen sich zum Teil durch die bestehenden Mißempfindungen erklären, sind aber mitunter so eigentümlich gefärbt, daß man hier wohl eine besondere Krankheitswirkung annehmen darf, zumal auch bei der Parkinsonschen Krankheit derartige Symptome hervorgehoben und von uns oft gesehen worden sind. In diese Gruppe gehören wohl auch die von manchen Autoren beschriebenen Depressionszustände bei Encephalitis (J. E. STAEHELIN und andere), die freilich auch außerordentlich schlaff sein können. Manchmal zeigen übrigens diese Depressionszustände ein außerordentlich merkwürdiges Symptomenbild, wenn sie mit bradyphrenen Erscheinungen ge-

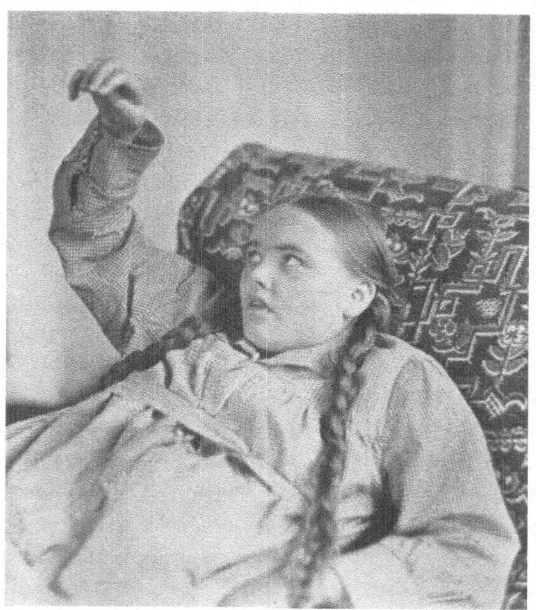

Abb. 37. Besonders hochgradige Katalepsie bei katatonoider Encephalitis (Mutismus).

mischt sind; es besteht wohl eine Gedrücktheit und intrapsychische Hemmung, auch spüren die Kranken selbst die Veränderung des Affekts in der depressiven Linie, doch leiden sie nicht direkt darunter. Auch hier eine Schlaffheit des Affekts, aber in einer ganz eigentümlichen Färbung.

In manchen Fällen läßt sich feststellen, daß, wie ich bereits früher mitgeteilt habe, das parkinsonistische Stadium bereits mit Antriebsstörungen beginnt! Die erwähnten Kranken zeigen noch keine ausgesprochene Rigidität, nur eine geringe Herabsetzung automatischer Bewegungen und bereits etwas Maskengesicht, Symptome, die fremden, nicht neurologisch gebildeten Personen vielleicht noch gar nicht als besonders krank auffielen, aber bereits von ihren Angehörigen mit besonderer Besorgnis betrachtet wurden, weil sie im Gegensatz zu ihrer großen Lebendigkeit und Schaffensfreude in früheren Zeiten müßig vor sich hindösten, wenn nicht die Eigenanregung durch eine Fremdanregung, durch einen Auftrag, den sie erhalten hatten, ersetzt war. Diese Patienten brauchen ihre seelische

Veränderung gar nicht zu bemerken, ebenso wie es gelegentlich ja schon (MAYER-GROSS und STEINER) beobachtet worden ist, daß die Kranken eine ausgesprochene Rigidität nicht bemerkten. Höchstens klagten sie noch über ein leichtes Ermüden, das aber die Antriebsschwäche gewiß nicht erklären kann, da Aufträge, die ihnen gegeben wurden, auch wenn sie lange Zeit dauerten, stundenlang bearbeitet werden konnten, und da auch geistige wie körperliche Beschäftigungen, die infolge einer affektiven Anregung begonnen waren, lange Zeit automatisch fortgesetzt wurden, bis eine wirkliche Ermüdung einsetzte. Es ist gewiß schwer, in diesen Fällen über die Stärke der Affektivität ein klares Bild zu gewinnen, da die Kranken, die hier im Auge gehalten werden, selbst nicht merkten, wie sie sich geändert hatten. Ein Mangel an Initiative, der nicht rein durch eine motorische Bindung oder Einengung der Aufmerksamkeit, durch motorische Schwierigkeiten erklärt werden kann, liegt in diesen Initialfällen sicher vor; es erscheint auch durchaus wahrscheinlich, daß eine Herabsetzung des Affektniveaus im Durchschnittszustand besteht. In diesem Sinne ist es wohl zu deuten, daß diese Personen nach außen hin von einer blanden Euphorie beseelt zu sein scheinen; sie scheinen nicht nur apathisch zu sein, sondern es läßt sich auch durch Befragen nicht eruieren, daß lebhafte Affektvorgänge in ihrem Innern stattfinden. Aber der Ausschlag der Affekte bei genügend starken Reizen ist ein durchaus adäquater und kann dann auch ein sehr lebendiger sein, wenn auch die Affekte nicht sehr nachhaltig zu sein brauchen.

Mir scheint diese Feststellung über die Antriebsschwäche bei Initialfällen, bei denen von einer motorischen Behinderung durch Rigidität noch gar keine Rede sein kann, von ganz besonderer Wichtigkeit zu sein. Es kann in diesen Fällen gewiß keine Rede davon sein, daß sich die Kranken durch ihre motorischen Störungen geniert fühlen oder auch nur ihre Aufmerksamkeit auf die motorischen Störungen richten müßten. Sie empfanden auch nicht wie in manchen Fällen HAUPTMANNS die motorische Störung als Ursache der Antriebshemmung; und ich weiß nicht recht, wie man in diesen Fällen anders als von einer besonderen Störung, die man als Hypospontaneität oder Hypokinese benennt, sprechen will. Denn es ist doch auch nicht so, daß man, wie das in anderen Fällen vielleicht möglich ist, und wie auch wohl STAEHELIN meint, die Affekteinbuße als Ursache der Akinese ansieht. Diese Kranken sind ja durchaus imstande zur Entwicklung nicht nur adäquater, sondern auch lebendiger Affekte; was ihnen im Affektleben fehlt, ist doch auch nur eine Habitualspannung; die Möglichkeit zur Entwicklung der Affekte aus den Motiven heraus ist erhalten. Auch hier wieder werden wir auf ein tieferes Triebwerk hingewiesen, das nicht nur dem Motorium, sondern auch dem Affektleben gilt. Man könnte nun darüber diskutieren, ob man diese Spontaneitätsstörung oder Akinese noch unter den psychischen Störungen aufführen darf, d. h. von einer psychomotorischen Störung sprechen soll, oder ob man hier nicht einfach von einer motorischen Störung allein sprechen soll. Es handelt sich hier offenbar um den Ausfall eines hirnphysiologisch gedacht tiefliegenden Triebmechanismus, dessen Funktionen normaliter gewiß nicht von Bewußtseinserlebnissen begleitet zu sein brauchen, so daß man wohl darüber im Zweifel sein könnte, ob man die Akinese psychomotorisch nennen darf oder nicht. Aber dieser Zweifel wird behoben, wenn man sieht, wie sich die Aspontaneität nicht nur auf motorische Akte wirft, sondern auch die habituelle Affektspan-

nung, das, was wir als aktive Aufmerksamkeit bezeichnen, die Stärke der
inneren Wollungen, beeinflußt. Es ist wichtig, daß wir diesen Einfluß auch auf
das Denk- und Affektleben gerade bei gebildeten Kranken, die noch gar nicht
rigid zu sein brauchen, in sehr schöner Weise beobachten können. Der Gegensatz
zwischen erhaltener Reaktivität und gestörter Spontaneität, die sich auch auf
das Affekt- und Gedankenleben erstreckt, ist, wie wiederum der eine Fall, den
wir besonders im Auge haben, zeigt, ein so frappanter, daß oberflächliche Bekannte,
die den Patienten nur in besonderen Zeiten emotionell bedingter Lebendigkeit
sehen, eine Störung überhaupt nicht beobachteten, während die Eltern selbst
besorgt sind wegen der völligen Wesensänderung, der Einengung der Interessen
und selbst einer gewissen Verkindlichung, die allerdings mit der mangelnden
Stoßkraft komplizierten Denkens zusammenhängen dürfte. Gewiß ist es in derartigen Fällen erlaubt, von psychomotorischen Störungen zu sprechen, wenn
man auch deutlich sieht, wie die seelische Anomalie aus der motorischen Störung
herauswächst.

Diese Störungen *können* nun bei den Kranken, die wir in vorgeschrittenen
Stadien sehen, in erheblichem Grade gesteigert sein, wenn auch die Stärke der
Bradyphrenie nach außen hin eine sehr verschiedene ist und vor allem auch,
worauf HAUPTMANN sicher mit Recht hingewiesen hat, der Mechanismus der
Störung kein identischer ist. Wir haben schon gezeigt, daß gelegentlich auch
in der äußeren Erscheinung von einer Apathie oder Antriebsschwäche usw. nicht
die Rede sein kann. Gelegentlich ist es außerordentlich schön zu sehen, wie diese
Bradyphrenie nach Zufuhr von Medikamenten schwindet, und zwar auch dann,
wenn die übrigen Krankheitserscheinungen nur wenig beeinflußt werden. Diese
Wiederkehr der Regsamkeit sahen wir nicht nur nach Scopolamin und ähnlichen
Drogen, von denen es ja bekannt und auch durch psychologische Untersuchungen
(SCHALTENBRAND) näher beleuchtet worden, daß die Leistungen des Myasta-
tikers denen des Gesunden angeähnelt werden, sondern auch vor allem nach den
hohen Cacodyldosen. Weiterhin haben wir auch selbst wie HAUPTMANN Fälle
kennen gelernt, die eine starke Spontaneitätsstörung hatten, aber nicht darunter
litten und die Bewegungsstarre dafür verantwortlich machten. Offenbar hat
auch KLEIST solche Fälle im Auge, wenn er sagt, daß beim Parkinsonismus der
Encephalitiker der motorische Blödsinn HARTMANNS meist durch die Bewegungs-
behinderung vorgetäuscht werde. Dies ist gewiß, wie ich schon bei der Skizzierung
bestimmter initialer Fälle gezeigt habe, nicht immer der Fall. In den Fällen,
in denen die Kranken selbst ihre Akinese auf die Beschränkung der motorischen
Leistung oder die Aufmerksamkeitsfesselung durch die Langsamkeit und Starre
der Bewegung zurückführen, liegt zum Teil vielleicht auch ein falscher Erklärungsversuch des Kranken selbst vor. Gewiß nicht erklärbar durch eine Rigidität
oder gleichmäßige Bradykinese sind dann die gar nicht seltenen Fälle, in denen
der Kranke bei einer Verrichtung, beim Ausziehen des Hemdes, beim Führen
einer Tasse zum Munde minutenlang regungslos in den vertracktesten Stellungen
pausiert, um erst nach einer Fremdanregung weiterzukommen. Diese Fälle sind
ja unter den Symptomen der Pseudokatalepsie früher schon beschrieben worden.
Gewiß könnte man einwenden, daß es sich in diesen Fällen um eine rein motorische
Sperrung handelt, doch handelt es sich wiederum wie in den früher gekennzeich-
neten Fällen um eine starke Irradiation des Motorischen ins Psychische hinein,

da die Kranken, wie man sich auch durch Explorationen überzeugen kann, gar nicht affektiv auf diese fürchterlich bizarren Bewegungssperrungen reagieren und ziemlich teilnahmslos diesem Schauspiel am eigenen Körper gegenüberstehen, obwohl sie keineswegs total indolent in affektiver Beziehung sind. Ich erwähne hier den Fall eines derartigen jungen Encephalitikers, der mit einer außerordentlichen Zähigkeit und Verbissenheit einen Rentenkampf um die Anerkennung einer Unfallrente kämpfte, da er als die Ursache seiner jetzigen Erkrankung einen Unfall ansah, und der dabei im übrigen, ohne irgendwie hysterische Symptome zu bieten, stets die lebendige trotzige Einstellung des abgewiesenen Rentenbewerbers zeigte, nie aber darüber klagte, daß er durch seine ungeheuer entwickelte Akinese mit pseudokataleptischen Sperrungen sich sehr behindert fühlte. Weiterhin können sich auch die meisten Kranken, welche die Erscheinungen der sogenannten Bradyphrenie haben, nicht Rechenschaft darüber geben, woher ihre Langsamkeit, ihre Indolenz, ihre mangelhafte Beschäftigungsneigung kommt. Das mag wohl mit dem außerordentlich geringen Selbstanalysierungsvermögen der meisten unserer Patienten zusammenhängen; es ist aber nicht durch Rigidität oder durch die Hinderung der motorischen Bewegungen allein zu erklären, wenn die Kranken mit den gleichen motorischen Symptomen auf einmal lebendig und regsam werden, wenn sie Fremdanregung bekommen; und es ist weiterhin vor allem nicht die Tatsache zu erklären, daß nicht der geringste Parallelismus zwischen der Stärke der Rigiditätserscheinungen und anderen rein motorischen Ausfallserscheinungen einerseits und der apathischen Teilnahmslosigkeit andererseits besteht. Es besteht ja auch, wie ich schon hervorhob, eine nosologische Differenzierung insofern, als bei der echten Parkinsonschen Krankheit die Bradyphrenie selten ist gegenüber anderen seelischen Veränderungen, Morositäts- und Depressionszuständen, hypochondrischen Zuständen oder auch senilen Demenzzuständen; und bei den spastischen Lähmungen finden wir bekanntlich, wenn nicht irgendwelche komplizierenden corticalen Störungen hinzukommen, niemals solche Zustände von Stumpfheit oder Initiativstörung, auch wenn die motorische Behinderung eine viel schlimmere ist. Das gleiche gilt natürlich für schlaffe, etwa polyneuritische Lähmungszustände.

In der Mehrheit der Fälle scheinen dabei die potentiellen, intellektuellen und affektiven Leistungen, ungestört zu sein. Es war uns schon früh die überraschende Tatsache aufgefallen, daß solche ganz akinetischen zunächst wie Katatoniker erscheinende Kranke verblüffend gute Antworten bei Intelligenzfragen, Assoziationsprüfungen usw. geben können. Es ist auch bekannt, wie sie affektiv reagieren können, z. B. auf Musik. Diese Auffassung ist durch psychologische Untersuchungen für den Durchschnitt der Kranken als mehr oder weniger zutreffend bestätigt worden (von Autoren nennen wir hier Mäkelä, Fleischmann, Kant, Steck). Die Merkfähigkeit, Lernfähigkeit und das Gedächtnis können selbst bei sehr schweren Starrezuständen ungestört sein (Kant); in anderen Fällen kommen leichte Störungen dieser Art vor. Doch erwähnen auch Mäkelä und Fleischmann die Seltenheit von Störungen der Auffassung, Merkfähigkeit, Gedächtnis, Vorstellungs- und Urteilsvermögen, bzw. sie sagen, daß diese Funktionen im groben erhalten sind. Die Tenazität der Aufmerksamkeit wird verschieden beurteilt; dies beruht im wesentlichen wahrscheinlich auf der Verschiedenheit des geprüften Krankenmaterials. Deutlich tritt bei vielen Kranken starke

Ermüdbarkeit hervor; weiterhin werden die Willensstörungen betont, die aber in ihrer Wurzel auf die Motilitätsstörungen zurückgeführt werden. Es ist selbstverständlich, daß in vielen Fällen die höheren abstraktiven und kombinatorischen schöpferischen Leistungen Schaden nehmen können; ebenso sicher ist es aber, daß man von einer eigentlichen Demenz nicht sprechen kann. Und ebenso steht einwandfrei fest, daß bei dem großen Durchschnitt der Kranken von irgendwelchen bizarren, verschrobenen oder gar inkohärenten paralogischen Denkleistungen ebenso wenig wie von scheinbar schizophrenen Handlungen die Rede sein kann. Ausnahmen werden später mitgeteilt werden.

Und nun das Affektleben. Auch hier wieder besteht eine große Mannigfaltigkeit, wenn man auch wohl betonen kann, daß bestimmte affektive Störungen sehr selten sind. Mitunter ist die Stimmung schlaff depressiv oder nörglig, doch ist es gerade in diesen Fällen oft kaum erlaubt, von einer psychischen Anomalie zu sprechen, da es sich um recht motivierte Reaktionen auf die schwere Krankheit handelt, oder wir finden auch in der Konstitution Hinweise auf die besondere Stärke des depressiven Ausschlags. In anderen Fällen begegnen wir, und zwar recht häufig, einer ziemlich leeren Euphorie, die wir nicht ohne weiteres einer allgemeinen Schwäche des affektiven Niveaus gleichstellen können, die wir vielmehr nur als Parallelsymptom der Bradyphrenie betrachten können, während bei bestimmten Anregungen sehr adäquate und lebendige Affekte auftreten. In den Fällen, in denen die Bradyphrenie fehlt, zeigt auch das Affektleben keine speziellen Veränderungen. Die Fälle endlich, die von HAUPTMANN in seine zweite Kategorie eingeordnet wurden, mit einer wirklich dauernden Stumpfheit sind außerordentlich selten. Ich fand, wenn ich von einigen Fällen absehe, die mir nicht genügend klar zu sein scheinen, einmal eine derartige verblüffende Stumpfheit bei einem Oberlehrer, der keine eigentlichen Denkstörungen, auch nur eine mittelmäßig ausgesprochene Myastase hatte, eine Störung, die ihn also nicht hinderte, sich selbst zu besorgen, lange Spaziergänge zu machen usw. In diesem Falle waren, soweit es feststellbar war, tatsächlich tiefere affektive Regungen überhaupt nicht mehr auszulösen; allerdings soll gerade dieser Kranke bereits vor seiner Krankheit immer etwas einsilbig und etwas affektleer gewesen sein, so daß man auch hier wohl von besonderen Anlagewirkungen sprechen kann.

In einem anderen Falle war die Affektstumpfheit bei gleichzeitig sehr geringer Rigidität eine so hochgradige, daß der Kranke äußerlich einem Paralytiker ähnelte, und der Verdacht letzterer Affektion auch darum aufkommen konnte, weil der Kranke eine luische Infektion durchgemacht hatte. Der Verdacht bestätigte sich übrigens nicht, der Liquorbefund war negativ, dagegen hatte der Kranke eine sichere akute Encephalitis durchgemacht. Sperrungen bestanden nicht, der Patient antwortete auf Fragen kurz, einsilbig, ohne Affektäußerung. Er hatte alle möglichen Klagen, gelegentlich etwas Kopfschmerzen, *Schwäche- und Müdigkeitsgefühl*; anfangs gelang es nicht, von diesem Mann eine Erklärung für sein scheinbares Dahinvegetieren zu erzielen; es fiel aber nach kurzer Zeit auf, daß dieser Mann, der bei den Visiten wie bei allen Explorationen affektlos erschien, außerordentlich überlegte und auch affektvolle, liebevolle Briefe an seine Angehörigen schrieb. Erst nach einer längeren Behandlung kam man mit dem Kranken soweit in Kontakt, daß er etwas über seine Innenerlebnisse Auskunft geben konnte. Er führte aus, daß er innerlich gar nicht so teilnahmslos sei, daß er es als Krankheit empfinde, keine Lust, sich zu unterhalten, zu haben. Er denkt über seine Krankheit nach, er fühlt sich marode und zerschlagen. Die Mimik ist dabei niemals depressiv; auch bei Unterredungen läßt sich weder in der Mimik noch in der Färbung der Sprache noch auch für gewöhnlich in den Angaben eine depressive Komponente feststellen. Wenn auch den Angaben des Mannes, daß er sich Gedanken mache, also auch wohl von depressiven Affekten beherrscht sei, Glauben geschenkt werden darf, so handelt es sich doch jedenfalls um eine schlaffe Depression, wie sie z. B. von STAEHELIN beschrieben wird. Diese Depression in Verbindung mit der Antriebsschwäche erzeugt die scheinbare Stumpfheit, die sich offenbar von der affektleeren oder autistischen Versunkenheit katatonischer Patienten erheblich unterscheidet. Das Beispiel lehrt, wie vorsichtig man in der Beurteilung solcher Encephalitiker sein muß.

Im Übrigen findet man eine derartige Apathisierung, sei es eine dauernde Stumpfheit oder eine Unfähigkeit, auch reaktive Affekte zu erzielen, nun nur noch bei einer kleinen Gruppe chronischer Myastatiker, bei denen die Akinese ganz besonders hochgradige Fortschritte gemacht hat, oder auch akinetische Paroxysmen eintreten, die von den tonischen Krampfparoxysmen durchaus getrennt werden müssen. Obwohl ich selbst glaube, daß es sich nur um eine besondere Steigerung der bisher geschilderten Fälle handelt, möchte ich auf diese Fälle besonders hinweisen, weil diese am ehesten den Eindruck einer wirklichen Katatonie hervorrufen können. Eine dieser Kranken, eine 20jährige Patientin, die im Jahre 1920 ihren akuten Encephalitisschub durchgemacht hat und jetzt etwa ein Jahr beobachtet wird, kam in einem völlig akinetischen, stuporösen, mutistischen Zustande mit schweren Rigiditäts- und Contracturerscheinungen zu uns. Durch eine intensive pharmakologische und mechanische Behandlung gelang es, die schweren Rigorerscheinungen und Contracturzustände zu bessern. Die Kranke kann jetzt wieder (in der psychisch freieren Zeit) stehen, gehen, laufen, etwas selbständig essen. Die Rigidität ist jetzt noch eine mittelschwere, leicht überwindbare; merkwürdig wenig gemeißelt, mehr ausdruckslos kindlich erscheint die Mimik; außerhalb der Blickkrämpfe, an denen die Kranke oft leidet, liegt sie bei der Visite in behaglicher Haltung im Bett, ohne auf die Ärzte zu achten. Sie bleibt völlig mutistisch, wenn man sie anredet, ihre Mimik ändert sich nicht, auch nicht, wenn man sie leicht mit einer Nadel sticht. Sie zeigt eine ausgesprochene und ziemlich weiche Katalepsie. Sie befolgt keine Aufforderung, die an sie ergeht. Bei passiven Versuchen, sich aufzurichten, hilft sie nicht mit; sie läßt sich schlaff hinfallen, wenn man sie aufrichtet. Mitunter kann plötzlich ein Lächeln über ihre Züge gehen. Oder sie wird plötzlich frei in Reaktion auf besonders „ihr liegende" Scherze. In der Nacht, im Schlafe dreht sie sich spontan um, um in Behaglichkeitsstellungen zu kommen. Nach dem Erwachen ist sie manchmal ganz frei, steht auf und läuft herum, um bald wieder starr zu werden. Mitunter singt sie auf Anregung monoton stereotyp mit heiterem Affekt Kinderlieder, die sie zum Teil in der Anstalt, in der sie vorher war, gelernt hat. Gelegentlich gelingt es, aus ihr auch einmal Sätze herauszubringen, wie eine Begrüßung des Arztes, dann z. B. wenn sie einen „guten Tag" hat und von der Krankenschwester oder anderen Kranken besonders dressiert worden ist, den Arzt zu begrüßen. Ein anderer Kranker, der ebenfalls mit hochgradigen Rigiditätserscheinungen und

Contracturen eingeliefert wurde, anfangs gar nicht sprach und auch jetzt noch fast keine aktive Motilität zeigt, ist jetzt wenigstens etwas explorierbar. Dieser Kranke zeigt in besonders hohem Maße die affektive Apathie, die wie ein Defektsymptom anmutet, es aber doch wohl nicht ganz ist. Der Patient, der also somatologisch in trostlosestem Zustande und völlig hilflos ist, dabei aber auch nicht die Euphorie, also etwas Positives an Stimmung zeigt wie manche anderen organisch Kranken, antwortet vollkommen teilnahmlos auf wiederholte eindringliche Fragen nach seinem Befinden: Es gehe so, . . . es gehe so ganz behaglich. Auf weiteres Befragen sagt er, das Denken falle ihm schwer, er denke den ganzen Tag an gar nichts. Er vermag Rechenaufgaben wie 7×19 richtig zu rechnen, kennt die Schwester mit Namen, weiß, welchen Monat wir haben, nur bei kombinatorischen Aufgaben versagt er, und zwar schon bei relativ einfachen. Als er dann gefragt wird, ob er betrübt darüber sei, daß er so wenig wisse, sagt er: „Sehr betrübt“ und fängt etwas kurzschlüssig zu weinen an. Wieder ein anderer Kranker endlich, der bereits 1917 die akute Encephalitis gehabt zu haben scheint, dann in die Klinik geschickt wurde, weil er trotz schwerer körperlicher Erscheinungen heiraten wollte, und zwar ein Mädchen, das in sozialer Beziehung tief unter ihm stand, zeigt bei der Untersuchung neben mäßigen Tremorsymptomen eine mäßige Rigidität mit besonderer Neigung zu kataleptischen Erscheinungen. Dieser Kranke machte anfangs bei der Exploration ganz prompte Angaben, dann treten plötzlich im Fortgang der Exploration mutistische und akinetische Phasen ein, die zunächst an katatonische Sperrungen erinnern, dann fängt er wieder zu sprechen an.

Aus den von mir gegebenen Schilderungen geht hervor, daß ich an dem Begriff der Bradyphrenie festhalten möchte, und zwar in dem Sinne, daß es eine Akinese gibt, die sich nicht nur in einem verminderten Bewegungsantrieb äußert, sondern gleichzeitig auch auf das Affekt- und Denkleben übergreift. Es ist von sekundärer Bedeutung, wie man je nach der psychologischen Richtung, der man angehört, diese Affekt-, Denk- und Willensstörungen nennen will; aber es ist von primärer Bedeutung anzuerkennen, daß die verschiedensten psychischen Leistungen in einer ganz spezifischen Art leiden, wenn gleichzeitig bestimmte motorische Antriebsstörungen bestehen. Der Ausdruck „Bradyphrenie“ für diese Störung erscheint brauchbar, weil er eigentlich nichts Besonders praejudiziert, daher auch von denjenigen Autoren angewandt werden kann, welche die Störungen etwas anders erklären wollen. Sicher erscheint uns, daß diese Bradyphrenie bei der Encephalitis in vielen Fällen nicht rein als Ausdruck motorischer Behinderung angesprochen werden kann, wenn es auch gewiß nützlich ist, sich in jedem Falle darüber ein Bild zu machen, in welchem Maße die Verminderung der Ausdrucksbewegungen allein die Störung vortäuscht, bzw. in welchem Maße dieser motorische Vorgang an dem Gesamtsyndrom partizipiert. Sicher erscheint uns aber auch, daß diese psychomotorische Akinese, die wir als Bradyphrenie bezeichnen, aus einer außerbewußten motorischen Triebschwäche heraus erwächst. In etwas antagonistischer Weise zu den Drangzuständen der Jugendlichen sehen wir hier wieder ein Beispiel dafür, daß normalerweise die höchsten corticalen und subcorticalen Vorgänge überaus eng und fest integriert sein müssen. Versagt der motorische Antrieb an einer bestimmten Stelle, die bei der chronischen Encephalitis geschädigt sein kann, so entfallen gleichzeitig massenhaft Impulse, die für den kontinuierlichen Ablauf unseres normalen Denkens, Fühlens und Wollens von größter Bedeutung sind. Es ist z. B. von KLEIST der Einwand erhoben worden, daß in solchen Fällen, wie wir sie als Bradyphrenie bezeichnen, eine Rindenstörung vorliegen könne; aber dagegen spricht mancherlei: Erstens einmal ist die Rinde, wie später noch gezeigt werden soll, tatsächlich bei der Encephalitis nur selten in wesentlichem Maße betroffen, und das gilt, wie wir wissen, auch für Fälle, welche bradyphrene Symptome zeigen; zweitens sind aber die Symptome der Bradyphrenie doch auch anders wie die corticalen Symptome, da nicht nur Merk- und Gedächtnisstörungen fehlen, in den leichteren Fällen auch noch überraschend gute Denkleistungen ausgeführt werden können, sondern auch verschrobene und paralogische Gedankengänge fehlen, und vor allen Dingen potentiell die Affekt- und Denkleistungen ungeschädigt sind. Ich glaube, daß der Hinweis auf die Schwächung eines Triebwerks unserer Psyche mehr als bildhafte Bedeutung hat. Aus meinen Darlegungen geht noch hervor, daß ich prinzipiell durchaus mit jenen Autoren übereinstimme, welche die prinzipielle Differenz zwischen encephalitisch-akinetischen und katatonischen Störungen betonen. Ein Vergleich ist durchschnittlich nur möglich für bestimmte motorische Anomalien; und da wissen wir, daß diese wie z. B. echte Rigidität bei Katatonie zum mindesten viel seltener sind als man früher annahm. An die gelegentliche symptomatische Gleichheit akinetisch-kataleptischer Erscheinungen möchte ich schon eher glauben; nur ist es durchaus fraglich, ob diese symptomatische Ähnlichkeit tatsächlich auch auf topische Identität hinweist. Dies ist wohl um so weniger wahrscheinlich, als die offenbar auch von psychischen Vorgängen abhängigen Bizarrerien auch beim Auftreten der motorischen, akinetisch-kataleptischen Erscheinungen bei Katatonie den Encephalitikern meist fehlen. In einem Punkte sind allerdings wohl die Angaben von STERTZ überholt, nämlich daß die akinetischen (und übrigens auch die hyperkinetischen) Erscheinungen bei der Encephalitis nicht die Intensitätsgrade erreichen wie bei den Motilitätspsychosen katatonischer Natur. In dieser Beziehung verweise ich auf einzelne Krankheitsfälle, wie ich sie oben beschrieben habe. Offenbar sind diese Erkrankungen, die wir vielleicht aus grob symptomatologischen Gründen zur besonderen Kennzeichnung als *katatonoide Form der Encephalitis* von der gewöhnlichen akinetisch-hypertonischen abgrenzen können, am ehesten noch den katatonischen Störungen verwandt und gelegentlich auch mit ihnen zu verwechseln. Ich erwähne nur die eine Kranke, die nicht nur spontan, sondern auch reaktiv akinetisch-mutistisch bleibt, oder einen anderen Kranken, der plötzlich Sperrungen bekommt und nicht weiter antwortet. Und dennoch sind auch diese Fälle genetisch von den katatonischen Erkrankungen wohl zu unterscheiden. Diese Unterscheidung kann schwierig sein, da z. B. die beschriebene stuporöse Kranke keine genaue Angabe über die Gründe ihrer Akinese in den freieren Zeiten machte; aber gerade die freieren Zeiten bei dieser Kranken zeigen die Unterschiede von der Katatonie: die Kranke zeigt auf einmal einen ganz lebendigen, wenn auch etwas kindlichen Affekt, sie freut sich, daß es ihr besser geht, daß sie die Unbeweglichkeit überwunden hat, sie zeigt in diesen freieren Zeiten nicht die geringsten Denkstörungen schizophrenen Charakters, sie zeigt auch keine echten Negativismen im schweren Stuporzustand. Man kann vielleicht die feinere Differenz des encephalitischen und des katatonischen Stupors begrifflich noch schwierig formulieren, braucht aber nicht zu zweifeln, daß auch diese schwersten Grade aus einer besonders hochgradigen tiefsubcorticalen motorischen Störung hervorgehen, während wir das für den katatonischen Stupor nicht annehmen können, was wir um so mehr sehen, je mehr es uns gelingt, durch aktive psychische Therapie die schweren Stuporen beim Katatoniker überhaupt zu vermeiden. Und bei dem einen Kranken, der plötzlich Sperrungen bekam und nicht weiter sprach, ließ sich dann mühelos zeigen, daß hier ein besonders affektbetonter Komplex vorlag, der bei dem im übrigen bradyphrenen und rigiden Kranken im Sinne einer reinen psychogenen Sperrung als supraponierter Vorgang wirkte, also auch hier keine Analogie mit katatonischen Zuständen bestand. Es bleiben dann nur die seltenen Fälle, in denen wirklich eine Affektstumpfheit, die nicht reparierbar ist, eingetreten ist. Ich erwähnte oben einen solchen Kranken, bei dem bei schwerster Bradyphrenie die Affektstumpfheit auch nur vorgetäuscht war, und auf einmal ein adäquater lebhafter Affekt zum Durchbruch kam. Immerhin gibt es wohl einige Fälle, wie ich auch einen nannte, in denen wirklich eine echte Stumpfheit als Defektsymptom durch die Encephalitis herbeigeführt wird. Ob hier die Annahme von HAUPTMANN, daß es sich um thalamische Störungen handelt, zutreffend ist, muß wohl zweifelhaft bleiben. Eher könnte man in diesen Fällen an eine stärkere Mitbeteiligung der Rinde denken. Diese Fälle leiten dann zu den seltenen Fällen über, in denen auch bei Erwachsenen eine wirkliche Verblödung als Folgezustand der Encephalitis eintritt. Derartige Fälle sind von STERTZ mitgeteilt und gelegentlich auch anatomisch verifiziert worden. In dem eigenen Material findet sich nur ein derartiger Fall, der bisher nosologisch so unklar und umstritten ist, daß er hier, solange es nicht möglich war, eine anatomische Untersuchung durchzuführen, außer Erwähnung bleiben muß. Noch größere Schwierigkeiten als gelegentlich gegenüber den katatonischen Störungen können diese psychomotorisch-akinetischen Symptome vielleicht gegenüber manchen Fällen frontaler Erkrankungen, bzw. frontopontiner Bahnstörungen haben, wie sie von KLEIST HARTMANN, BOSTRÖM und anderen beschrieben worden sind. Ich möchte auf dies Problem, das von BOSTRÖM behandelt und auch von JAKOB in seinem Buche über die Extrapyramidalerkrankungen berührt wird, hier nicht näher eingehen, da wohl auf Grund unserer Encephalitiserfahrungen eine erneute genaue Analyse und Vergleichung einschlägiger Fälle erforderlich ist. Tatsächlich dürfte es gelingen, nicht nur Unterschiede auf motorischem, sondern auch auf psychischem Gebiete schon symptomatisch zu finden. Ich verweise hier z. B. auf einen Fall von Balkentumor, den ich früher beschrieben habe, bei dem gar keine Rigidität vorhanden war, sondern nur eine weiche Katalepsie bei hochgradigster Spontaneitätsstörung. Unterschiede gegenüber den encephalitischen Störungen waren hier schon insofern vorhanden, als gleichzeitig Benommenheit und schwere Korsakowerscheinungen bestanden die allerdings die Störungen der Spontaneität nicht erklärten. Es lag hier aber eine besondere Störung vor, die bei den encephalitischen Akinesen fehlt; die Kranke hatte das Bewußtsein von der Lage ihrer Gliedmaßen im Raum verloren, soweit sie nicht optisch dieselbe kontrollieren konnte. Diese Störung in der Verwertung vestibulärer und tiefensensibler Empfindungen schien mit an der Entstehung der akinetischen Erscheinungen teil zu haben.

Schließlich fragt sich nun, wie häufig die Bradyphrenie bei chronisch myastatischer Encephalitis ist. Ganz leicht ist eine Statistik hierüber an einem größeren Sammelmaterial nicht auszuführen, da man von einer wirklichen Bradyphrenie nur dann reden soll, wenn man genügend Untersuchungen darüber angestellt hat, ob nicht vielleicht nur eine verstärkte aus dem akuten oder pseudoneurasthenischen Stadium übernommene Schläfrigkeit oder Ermüdbarkeit die Bradyphrenie vortäuscht, oder ob nicht nur eine rein motorische Rigidität vorliegt. Diese Fehlerquellen lassen sich einigermaßen an dem Material ausschalten, das auf der unserer Klinik angegliederten Encephalitisstation beobachtet wurde. Unter den ersten 100 Fällen, die auf dieser aufgenommen wurden, fand sich die Bradyphrenie in ausgesprochenen Fällen in 35% bei chronisch-myastatischer Encephalitis. Diese Statistik gibt wenigstens einen ungefähren Anhaltspunkt für die Häufigkeit der Störung; einen absoluten Wert beansprucht sie freilich nicht, da es viele leichte Fälle gibt, in denen es vorläufig noch ziemlich willkürlich erscheint, ob man schon von Bradyphrenie sprechen soll oder nicht. Höhere Grade dieser Störung fanden wir in 15%.

5. Die hyperkinetisch-psychomotorischen Störungen und schizophrenieartigen Störungen bei chronischer Encephalitis.

Die Störungen, welche wie hier beschreiben, gehen wieder fließend in die früher beschriebenen rein motorischen Hyperkinesen über, ebenso wie die Bradyphrenie in die Akinese übergeht. Wir sprechen hier von psychomotorischen Störungen in zweierlei Hinsicht, erstens einmal dann, wenn die Hyperkinesen genetisch in einer Abhängigkeit von seelischen Vorgängen stehen, zweitens aber auch, wenn die Hyperkinesen zwar ohne Interferenz von Bewußtseinsvorgängen entstehen, aber die seelischen Vorgänge verändern in analoger Weise wie die Bradyphrenie aus der rein motorischen Störung erwächst. Beide Formen sind bei der chronischen Encephalitis nicht selten.

Seelische Einflüsse üben auf die rein motorischen Hyperkinesen ja schon insofern einen Einfluß aus, als die Hyperkinesen bei Stammganglienerkrankungen auf das allerfeinste auf Affekte und Suggestionen reagieren. Diese Beeinflußbarkeit unterscheidet sich ihrer Stärke nach viel weniger von der Beeinflußbarkeit psychogener Störungen als man das früher annahm. In eigenartiger Weise kann man den Eindruck seelischer Faktoren auf die Motilität bei vielen chronischen Encephalitikern feststellen, welche eine an sich rein motorische Tendenz zu Automatismen haben. Wir haben diese Tendenz zu Automatismen, zu Iterationserscheinungen gelegentlich schon, zum Teil bei Besprechung der Palilalie berührt; in einer Reihe von Fällen dürften irgendwelche Bewußtseinsfaktoren kaum an der Entstehung dieser Verbigeration beteiligt sein. In anderen Fällen können wir aber sehen, daß rein motivierte Willenshandlungen zunächst sinngemäß, nur mit den durch die motorische Störung bedingten Anomalien, ausgeführt, aber dann automatisch fortgesetzt, und immer mehr mechanisiert werden, ohne daß der Kranke den Willen aufbringt, der Bewegung Einhalt zu tun. Wir sahen vor Jahren Kranke, welche Turnübungen mechanisch stundenlang bis in die Nacht fortsetzten, ohne sich richtig Rechenschaft von diesem Automatismus zu geben, obschon sie keineswegs in einem bewußtseinsgetrübten Zustande waren. In der letzten Zeit haben wir beobachtet, daß schwer myastatische Kranke, die auf irgendeine Anregung hin einen Rundgang um das Haus gemacht hatten, mechanisch lange Zeit um das Haus herumliefen, bis sie völlig erschöpft waren. Eine vernunftgemäße Erklärung für diese Handlung war von den Kranken nicht zu erzielen. In manchen Fällen läßt sich nicht einmal feststellen, daß die *Anregung* zu diesen Iterativhyperkinesen einen psychischen vorstellungsbedingten oder willensbedingten Ursprung hatte. Da es sich in diesen Fällen um schwer bradyphrene Myastatiker handelte, in deren Seelenleben einzudringen außerordentliche Schwierigkeiten bereitet, ist es keineswegs erwiesen, daß nicht auch hier irgendwelche motivierten Wollungen den Anstoß des Automatismus gaben. Besonders eigenartig unter diesen Fällen sind diejenigen, in denen die Hyperkinese in eigentümlichen bizarren Bewegungen besteht, wie z. B. das Manegegehen, das B. FISCHER beschrieben hat. Hier handelt es sich um die fließenden Übergangsstörungen zu den rein motorischen Hyperkinesen komplexen Charakters, wie sie früher beschrieben worden sind. Es ist in diesen Fällen bisher noch nicht immer möglich zu entscheiden, was rein topisch anatomisch durch einen Herd an einer bestimmten Stelle des Nervensystems erklärt werden, und was nur durch das Interferieren von Bewußtseinserlebnissen zustande kommen kann. Wir vermuten, daß diese Mitwirkung psychischer Faktoren bei allen komplexen Bewegungen der chronischen Encephalitis, die nicht restlos in den Formen der einfachen Chorea, der Atethose, der Torsionsdystonie, der tetaniformen und galvanoiden Zuckungen und der lokalisierten Krämpfe verlaufen, eine viel größere Rolle spielt, als von rein anatomisch eingestellten Autoren angenommen wird. In dieser Beziehung können wir auch unbedenklich den Bemühungen JELIFFES folgen, die psychische Wurzel verschiedener bizarrer Bewegungsstörungen, wie etwa der Schnaufticks, zu ergründen. Es ist auch gewiß erlaubt, bei diesen Untersuchungen psychoanalytische Methoden anzuwenden; wir wenden uns nur gegen die maßlose Überdehnung dieser Versuche, alles psychologisch zu erklären, insbesondere gegen die Versuche, offenbar rein organisch faßbare einfache Symptome gleichzeitig von einem monistischen Standpunkte ausgehend von der psychoanalytischen Seite her zu erforschen, und gegen übertriebene Deutungsversuche, in denen wir die nüchterne Überlegung verlassen.

Unter den eigentümlichen Hyperkinesen, bei denen ein seelischer Faktor nicht nur auslösend, sondern auch symptombestimmend von besonderer Bedeutung zu sein scheint, stehen die merkwürdigen isolierten monosymptomatischen Dranghandlungen iterativen Gepräges, von denen die eigentümlichsten die *Würganfälle* und *Brüllanfälle* sind, an erster Stelle. Diese Dranghandlungen kommen gelegentlich auch wohl bei Kranken vor, welche keine allgemeinen parkinsonistischen Erscheinungen haben, wurden von uns jedoch im wesentlichen bei Kranken mit allgemein myastatischen Symptomen gesehen. RUNGE hat zuerst einen psychopathischen Kranken beschrieben, welcher in einem ausgesprochen myastatischen Stadium sich befand und dadurch ausgezeichnet war, daß er dauernd den Versuch machte, sich zu würgen, und zwar bis zur Erzielung von Tetanieanfällen. Es ließ sich feststellen, daß bei dem etwas weichlichen femininen Kranken nach einer unglücklichen Liebesaffäre Depressionen aufgetreten waren, die mit eine der Komponenten der Würgzustände bildeten. Hierzu kam dann besonders eine sexuelle Komponente bei dem stark sexuell veranlagten Manne. Bei einem Selbstmordversuch durch Erwürgen traten orgastische Zustände auf, die nunmehr zu einer dauernden Wiederholung der Würgversuche führten. Es ist sehr interessant zu verfolgen, wie an der Entstehung des sinnlosen Würgdranges psychologische Momente und encephalitisbedingte Veränderungen des Seelenlebens ineinander wirkten. Die Drangzustände sind psychologisch verständlich, weil sie von einem starken Lustgefühl begleitet sind; sie sind weiterhin verankert in der psychopathischen, vielleicht auch etwas masochistischen Veranlagung des Kranken. Immerhin greift hier allein die encephalitische Komponente ein insofern, als durch die Encephalitis die Hemmungen offenbar noch mehr verringert, die Neigung zu Iterativhandlungen vergrößert wurde. Es wäre aber ganz falsch, wenn man nunmehr das Würgen als einen encephalitischen Vorgang irgendwie topisch bewerten wollte. Die psychogene Kompenente war in diesem

Falle noch dadurch besonders deutlich zu eruieren, daß es RUNGE durch Hypnosebehandlung gelang, den Würgetrieb zu beseitigen. Diese Besserung hat, wie ich mich überzeugen konnte, angehalten. Weniger glücklich war der Behandlungserfolg bei einem zweiten Kranken dieser Art, über welchen *ich* im Jahre 1925 in Öynhausen berichtete. Dieser Fall war bemerkenswerterweise mit der Fehldiagnose einer psychogenen Affektion der Klinik überwiesen worden, obschon leichte myastatische Begleitsymptome bei ihm bestanden. Trotz eingehender Exploration war es hier nicht möglich, den seelischen Mechanismus des Würgtriebs festzustellen. Auch bei diesem Kranken war dieser Trieb von einer ungeheuren Stärke, so daß es schließlich notwendig wurde, den Patienten der

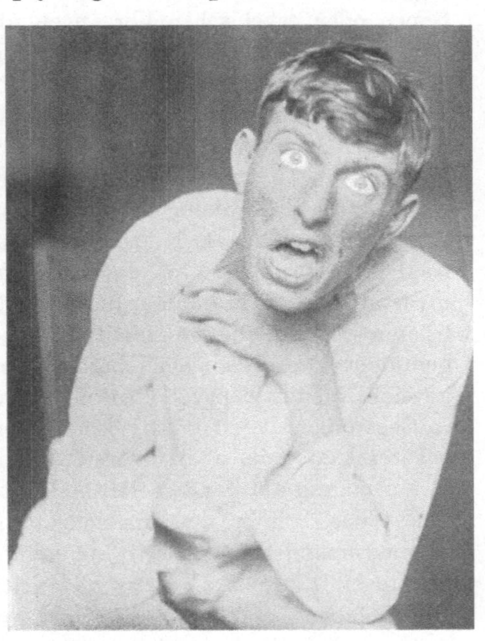

Abb. 38. Würganfall bei chronischer Encephalitis.

Heilanstalt zu überweisen. Eine Weiterbehandlung wurde dadurch unmöglich gemacht, daß die Angehörigen den Kranken mit nach Hause nahmen. Ein entsprechender dritter Fall ist kürzlich von HEIMBRECHT mitgeteilt worden.

Schreianfälle wurden zum ersten Male von BENEDEK mitgeteilt, und zwar unter dem Namen einer postencephalitischen Zwangserscheinung. Tatsächlich ging dem Falle BENEDEKS auch ein ängstliches Erwartungsgefühl voraus, auch war der Paroxysmus, der im Brüllen unartikulierter Vokale wie auch im Iterieren von Satzfragmenten usw. bestand, mit dem subjektiven Gefühl des Zwanges verbunden. Immerhin scheinen diese eigentümlichen Drangantriebe, die auch von den bei Blickkrämpfen auftretenden Zwangsvorgängen symptomatisch recht verschieden sind, soweit von den Zwangsvorgängen der WESTPHALschen Definition sich zu entfernen, daß man sie besser von den Zwangsvorgängen abtrennt, zumal wir auch Fälle gesehen haben, in denen der subjektive Zwangscharakter vollkommen fehlte. Wir sahen diese Schreianfälle, die in der Literatur, auch noch von JULIUS SCHUSTER und v. THURZÓ beobachtet wurden, bisher in drei Fällen.

Zugrunde liegt ihnen ein plötzlicher Impuls, der höchstens sekundär zwangsmäßig formuliert werden kann, aber nicht braucht. Ob diese Transformation
stattfindet oder nicht, hängt im wesentlichen wohl von der zugrunde liegenden
Persönlichkeit, insbesondere aber auch von dem Fehlen sonstiger begleitender
psychischer Anomalien ab. In einem unserer Fälle war der Brülltrieb mit ganz
eigentümlichen wahnhaften Zuständen und Körpersensationen verbunden, wodurch ein schizophrenieartiger Zustand herbeigeführt wurde (siehe unten). Eine
Erklärung für das Brüllen wurde hier überhaupt nicht gegeben, oder es wurden
nur wahnhafte Gedanken in so inkohaerenter Weise geäußert, daß es absolut
fraglich ist, in welchem Zusammenhang dieses Brüllen mit bestimmten Sensationen oder psychischen Vorgängen überhaupt steht. In einem weiteren Falle
handelte es sich um eine sonst ganz ruhige und besonnene, aber etwas bradyphrene
gebildete rigide Kranke, die gelegentlich aus unbestimmten Unlustgefühlen heraus
zu weinen anfing. Und dieses Weinen ging mitunter in ein stundenlanges ununter-
brochenes Schluchzen über, das den Weinkrämpfen hysterischer Kranken ähnelte,
obschon eine hysterische Komponente konstitutionell keineswegs nachweisbar
war. Ob die Erkrankung des Striatums, wie BENEDEK meint, an der Aufklinkung
der von BENEDEK als Klazomanie bezeichneten Störung Anteil hat, erscheint
fraglich; wenn überhaupt, dann wohl nur in dem Sinne, daß gleichzeitig mit der
myastatischen Erkrankung, die wir keineswegs nur in das Striatum hinein lokalisieren können, die Fähigkeit, Triebe zu hemmen, gelitten hat, und nun ein
hemmungsloses Nachgeben bestimmten Drangantrieben gegenüber besteht, die
an sich irgendwie psychologisch motiviert sind.

Gegenüber diesen relativ komplexen Hyperkinesen, die teils psychisch eingeleitet sind, teils in dauernder Abhängigkeit seelischer Faktoren stehen, gibt
es nun häufig auf der anderen Seite Störungen, bei denen die monotone Hyperkinese das Primäre zu sein scheint, sekundär eine Verarbeitung psychischen
Charakters, oder eine Ausstrahlung auf das psychische Gebiet eintritt. Dies sind
Störungen, die z. B. G. LÉVY als excitopsychomotorisches Syndrom bezeichnet.
Die einfachen psychomotorischen Unruhezustände sind bereits im pseudoneurasthenischen Stadium nicht selten, wie bereits beschrieben wurde. Sie können
sich im myastatischen Stadium in ähnlicher Weise äußern. Wir sahen einen
solchen Kranken, der sich dauernd rhythmisch vom Stuhl erheben mußte, infolge
eines Antriebs, der zunächst nicht näher motiviert werden konnte, aber später
von Unlustgefühlen begleitet war; nachts mußte dieser Kranke dranghaft Gott
laut fluchen, weil dieser ihn so krank hatte werden lassen. Das Interessante bei
diesen Störungen ist vor allem, daß bei schwerer myastatischer Starre doch immer
noch solche primitiven Drangzustände, die wir zum Teil noch in das Gebiet der
elementaren Drangunruhe rechnen, vorkommen können. In manchen Fällen
äußert sich das darin, daß diese Kranken nicht ruhig sitzen, sondern immer ein
Bein über das andere schlagen. Man könnte geneigt sein, diese Prozedur auf
einfache Mißempfindungen zurückzuführen, die mit der Rigidität oder dem
Tremor zusammenhängen, aber diese Annahme trifft nicht oder wenigstens
nicht immer den Kern der Sache, da solche Kranken, wenn man sie fragt, oft
angeben, gar keine besonderen Mißempfindungen zu haben, und selbst nicht
wissen, wie sie zu dieser Unruhe kommen. Außerdem ist in vielen Fällen diese
Unruhe erheblich ausgebaut. Diese Kranken halten es nirgends mehr lange aus,

sie sind kaum in der Klinik angekommen und verlangen schon wieder nach
Hause. In monotoner Weise äußern sie immer wieder denselben Wunsch, daß
man sie nunmehr entlassen sollte, ob man nun nichts mehr mit ihnen anfangen
wolle usw. Die Stimmung kann dabei verdrossen und gedrückt, mitunter aber
auch gleichgültig sein, entsprechend der habituellen Niveauverminderung im
bradyphrenen Stadium; es treten dann eben nur bei bestimmten Gelegenheiten
die Unlustaffekte stärker hervor. Den Kranken kommt diese dauernde Unruhe
oft gar nicht besonders zum Bewußtsein. Wir fanden die Störung sowohl bei
sonst rein akinetisch-hypertonischen Patienten, als auch bei solchen, die eine
motorische Hyperkinese dabei hatten. Andererseits fehlten diese Unruhen bei
Kranken, die an den schwersten ausgebauten Hyperkinesen torsionsdystonischen
und atethotischen Charakters litten; nur eine Kranke mit Atethose hatte eine
ähnliche Unruhe, ähnelte dabei aber mehr dem läppisch-aufdringlichen Verhalten kindlicher Kranker mit Wesensanomalien. Im übrigen sind die genetischen
Beziehungen dieser Störung zu den Dranganomalien kindlicher Kranker und auch
die Differenz bereits früher kurz beschrieben worden.

In seltenen Fällen nun kann sich diese Drangunruhe elementarer Art zu
schweren hyperkinetischen Motilitätspsychosen steigern, von denen wir zwei
relativ verständliche Fälle klinisch beobachteten. KANT hat diese beiden Fälle
bereits beschrieben (Fall 5 und 6 seiner Arbeit). Namentlich in dem ersten Falle,
der leider nur sehr kurz beobachtet werden konnte, waren die myastatischen
Begleiterscheinungen, Salbengesicht, echte Starre, Hypertonie der Nackenmuskulatur, schmierende Sprache, Neigung zu Fixation der Extremitäten ausgesprochen.

Der Kranke kam ein halbes Jahr nach dem Beginn des Leidens zu uns. Von
vornherein bestand eine Unruhe, die vom Kranken anscheinend verschieden bewertet wurde. Bald klagte er über starkes Unruhegefühl, bald bestand angeblich
kein Gefühl der Ruhelosigkeit bei den eigentümlichen Hyperkinesen, die zunächst
darin bestanden, daß er mit den Beinen immer im Bett herumtreten mußte
und zum Bett bald herein, bald hinaus hüpfte. Auch bei der körperlichen Untersuchung kann er nicht still sitzen. Er steht plötzlich vom Stuhl auf und läuft
herum, klagt dabei, daß er es vor Unruhe nicht aushalte. Diese Unruhe wiederholt sich immer wieder; zwischendurch werden völlig komponierte Handlungen
ausgeführt. Er ist auf der Station dann so unruhig, daß er der Heilanstalt überwiesen werden muß. Er steht immerfort auf, läuft herum, kommt die Treppe
herab, weiß nicht, was er anfangen soll; dabei bestehen aber niemals wahnhafte
oder halluzinatorische Erlebnisse. Auch besteht ein völliges Wissen von der
Sinnlosigkeit der Handlungen, die trotzdem rein triebhaft immer wieder ausgeführt werden müssen. Schizophrene Gedankengänge fehlen, ebenso alle Zwangs-
formulierungen. In diesem Falle ähnelte die dauernde Unruhe, die stark psychisch
bewertet wurde, am ehesten unter unseren Fällen der Nachtunruhe der Encephalitiker, zumal auch manchmal etwas faxenartige Handlungen (aus dem Bett hüpfen)
ausgeführt wurden. Immerhin fehlt hier völlig die zeitliche Begrenzung auf die
Nachtzeiten. Auch fehlt die Bewußtseinsumdämmerung, die öfters in den schweren
Fällen der Nachtunruhe eintritt. Immerhin wollen wir die Beziehungen zu diesen
mehr paroxystischen Störungen des Kindesalters eher anerkennen als Beziehungen
zu schizophrenen Erregungszuständen, von denen diese Zustände offenbar tiefst-
gehend getrennt sind. Wir konnten leider, da der Kranke gegen ärztlichen Rat

von der Frau abgeholt wurde, und weitere Erkundigungsversuche ergebnislos
blieben, über den weiteren Krankheitsverlauf nichts erfahren.

Komplizierter liegt der zweite Fall, der im März 1921 an Encephalitis erkrankt
war, hinterher die eigentümliche Triebunruhe bekam, die mit asozialen Tendenzen
gemischt war. Insbesondere trat eine starke sexuelle Erregbarkeit und Unbe-
herrschbarkeit ein. Er wurde damals etwa ein halbes Jahr nach dem akuten
Encephalitisschub in einem auswärtigen Krankenhaus behandelt, wo an eine
Lues oder an Tumor gedacht und auch eine chirurgische Exploration vorgenommen wurde. Später war er auch in einer Heilanstalt. Zwei Jahre nach dem
Encephalitisbeginn wurde er der Klinik zugeführt. Hier bietet er noch eine
dauernde Parese der Augenmuskeln, außerdem eine Pupillendifferenz mit träger
Lichtreaktion. Der Liquor- und Blutbefund ist negativ. Parkinsonsymptome sind
nicht vorhanden. Im Vordergrund steht hier eine außerordentliche Unruhe,
die sich weniger in elementaren Bewegungen, wie etwa in rhythmischen Tretbewegungen wie im vorigen Falle, als in dauernden sinnlosen impulsiven Handlungen äußert. Der Kranke läßt sich wohl untersuchen, aber er macht Faxenhandlungen, zieht die Bettdecke über die Schultern, macht die Arme wieder
frei, wickelt sich neu ein. Er lacht, weint, läuft umher, redet bei der Exploration
dauernd dazwischen. Es besteht nicht nur eine sexuelle Erregbarkeit, sondern
direkte Schamlosigkeit in seinem Benehmen. Clownhaft-alberne Zustände wechseln
mit plötzlichen Angstzuständen. Im Saal beginnt er plötzlich zu lärmen. Bei
der Visite in der Heilanstalt, in die er wegen seiner Unruhe bald verlegt werden
mußte, läuft er dem Arzt nach, er ruft ihn immer wieder ans Bett zurück.
Später vergeht keine Visite, bei der er nicht dauernd immerfort ängstlich und
kindisch fragt, ob er wieder gesund würde, und ob die Spritzen, die er bekommt, auch helfen würden. Eine Zeitlang ist er gegen andere Kranke aggressiv,
später wird er etwas ruhiger, bleibt aber doch immer in einer monotonen Unruhe. Bei der von KANT vorgenommenen genaueren psychologischen Untersuchung besteht eine ungeheure Konzentrationsschwäche; eine anfänglich deutlich erscheinende Demenz schmilzt bei genauer Prüfung völlig dahin, der Kranke
zeigt genügende Merkfähigkeit, Lernfähigkeit, kann für seinen Bildungsgrad
schwierige Aufgaben rechnen, versagt auch nicht bei ziemlich schwierigen kombinatorischen Aufgaben. Die Aufmerksamkeit ist zwangsmäßig, wie KANT mit
Recht betont, nach Art des Hypermetamorphotikers abgelenkt. Das alberne,
aufdringlich erscheinende Wesen scheint deutlich hier aus dem rein Triebhaften
herauszuwachsen. Dieser Fall ähnelt am meisten von unseren Kranken den
schweren Drangzuständen bei charakterveränderten Kindern; wir haben aber
so lange Zeit nach dem akuten Stadium bei Kindern sonst nicht eine so kontinuierliche Drangunruhe ohne Pausen gesehen, die den Fall dem Erscheinungsbilde nach zu einer richtigen Motilitätspsychose stempelt; insbesondere ist verblüffend die völlige Unfähigkeit, auch nur momentweise den Drang zu beherrschen,
während wir auch bei den schwer antisozialen Jugendlichen wenigstens während
der ärztlichen Explorationen usw. eine vorübergehende Beherrschbarkeit und
Besonnenheit finden, namentlich wenn das akute Stadium schon längere Zeit
vorüber ist. Ein solcher Fall ähnelt am ehesten noch bestimmten hebephrenen
Formen der Schizophrenie; ich glaube aber, daß auch hier prinzipiell ein anderer
Vorgang vorliegt, wie wohl nicht allein aus dem Ergebnis der psychologischen

Prüfung hervorgeht, die ja ein zu der scheinbaren Demenz gar nicht passendes Ergebnis herbeiführt. Dazu kommt, daß wiederum nicht nur Sinnestäuschungen und Wahnideen fehlen, sondern auch der psychische Kontakt mit dem Kranken sofort erfolgt; der Kranke sucht auch dauernd Anschluß an Ärzte, andere Kranke usw. Es fehlt wiederum alles Autistische. Nach dem äußeren Aspekt, dem Verhalten bei Unterhaltungen usw. bestehen scheinbar verwandtschaftliche Beziehungen zu manchen korsakowartigen Demenzzuständen mit Erregung und läppischem Verhalten, doch ergibt die genaue Untersuchung, daß die korsakowartigen Störungen, die Gedächtnisdefekte usw. nur scheinbar sind.

Mit der Beschreibung dieser Motilitätspsychosen sind wir bereits in das Fragegebiet eingedrungen, wie weit schizophrenieartige psychische Störungen bei der chronischen Encephalitis vorkommen. Diese Frage wurde bereits in den ersten Jahren unserer Kenntnisse der Erkrankung diskutiert, und es wurden mehrere Beobachtungen mitgeteilt, die als hebephren-katatonische Formen der Encephalitis oder als schizophrene Symptome bei Encephalitis beschrieben wurden, aber ebenso wie die bradyphrenen Symptome unschwer von katatonischen Erscheinungen abgetrennt werden können. Zum Teil gehören diese Störungen wohl in das Gebiet der amentiellen Begleiterscheinungen der akuten Encephalitis. Es sind hier z. B. Fälle von LOGRE zu nennen, die mit negativistischen und kataleptischen Symptomen gemischt sind und eine günstige Prognose zeigten. In anderen Fällen kommt es zu einer Verwechselung mit den Verhaltensstörungen jugendlicher Kranker; und auch einige der von MÄKELÄ als schizophrene Psychosen bezeichnete Krankheiten, wie sein Fall 12, gehören in diese Gruppe, während in einem anderen Falle eine akute Verwirrtheit als Schizophrenie bezeichnet wurde, in einem dritten Falle eine Bradyphrenie besteht, die nur durch einzelne abendliche halluzinatorische Erscheinungen, denen gegenüber das Realitätsurteil schwankt, kompliziert ist. In einem weiteren Falle von MÄKELÄ entwickelt sich bei einem Kranken, der etwas hereditär belastet ist, im Beginn der Myastase ein eigenartiger Wahnzustand. Der Kranke fühlt sich bestohlen, behext, sitzt traurig herum und grübelt über seine Wahnideen nach. Er hat schon als Kind an Sinnestäuschungen gelitten, was MÄKELÄ allerdings als eine Erinnerungstäuschung bezeichnet. Fragen werden sachlich beantwortet. Es besteht eine starke Hemmung. Gewiß ist es nicht möglich, in einem solchen Falle restlos die Ursachen der eigentümlichen Psychose zu erklären. Ein psychologischer Erklärungsversuch, die Annahme, daß hier bei einem besonders gearteten Menschen als Reaktion auf die mit der Krankheit verbundenen Mißempfindungen und auf dem Boden von Insuffizienzgefühlen der Krankheit gegenüber die Psychose entsteht, erscheint mir zwangloser als jeder hirnpathologische Erklärungsversuch. Andeutungen von wahnhaften Umdeutungen von Außenwelterlebnissen treffen wir bei sensitiven Kranken mit bradyphrenischen Erscheinungen nicht selten; in diesen Fällen, die wir sahen, war der Realitätswert der Beziehungsideen ein außerordentlich schwankender. Ausgebautere Formen werden wir später kennen lernen. MÄKELÄ betont übrigens selbst mit Recht, daß der Kranke auch nicht ganz den Eindruck der eigentlichen Schizophrenie macht; und ich glaube, daß wir nach der genauen Beschreibung des Verfassers die Psychose noch erheblich weiter von den schizophrenen Erkrankungen abrücken dürfen.

Daß die akut und subakut verlaufenen psychischen Störungen der Encephalitis oft nur eine äußerliche Ähnlichkeit mit schizophrenen Affektionen haben, geht besonders schön aus einer eingehenden Analyse eines Falles, den STERTZ mitgeteilt hat, hervor. Im Verlauf einer Choreaencephalitis hatte sich eine schwere Verworrenheit mit den verschiedensten katatonieartigen Symptomen, mit Grimassieren, Stereotypien oder verschnörkelten Bewegungen, zwischendurch stuporösen akinetischen Erscheinungen, Katalepsie und Flexibilitas, entwickelt, und diese psychischen Erscheinungen hatten das akute Stadium mehrere Monate überdauert. Die Abtrennung dieses exogenen Krankheitsbildes das wir nosologisch vielleicht am besten wieder den amentiellen angliedern können, wird nach STERTZ ermöglicht durch das Fehlen der autistischen und negativistischen Züge, durch das Fehlen von Komplexstörungen, Wahnbildungen und Sinnestäuschungen, schließlich durch den fehlenden Ausgang in geistige Schwäche. Wir möchten allerdings betonen, daß die Art des Ausgangs kein festes Kriterium für die Krankheitsdiagnose sein dürfte. Nicht nur Kranke, die wir heute noch den Schizophrenien zurechnen, heilen restlos ab, sondern auch rein exogen infektiöse Erkrankungen müssen wohl in einen Schwächezustand übergehen, wenn der Hirnprozeß ein besonders schwerer ist. Eigenartig sind in dem Falle von STERTZ besonders die schweren Störungen des Sprechens und des Handelns, die als psychomotorisch-aphasische und apraktische Störungen gedeutet werden. Es handelt sich im wesentlichen um sinnlose Wortneubildungen und Entgleisungen vom Charakter der Sprachverwirrtheit, die gegen den Widerstand und unter Erhaltung der Selbstwahrnehmung des Kranken erfolgen. Sie treten auf im Gefolge eines Sprechdranges, der wiederum nur als Teilsymptom einer allgemeinen psychomotorischen Erregung imponiert. Ebenso ist es bei den apraktischen Erscheinungen. Auch hier finden wir parakinetische Entgleisungen, die von STERTZ als krampfhaft bezeichnet werden, und die wiederum gegen den Widerstand der Persönlichkeit erfolgen. Es ist immerhin richtig, daß, wie auch von Stertz ausgeführt wird, diese eigenartigen paraphasischen und parapraktischen Entgleisungen genetisch am schwersten von ähnlichen schizophrenen Produkten unterschieden werden können; die Differenzen liegen in diesem Falle eben mehr in der Feststellung der zugrunde liegenden Gesamtpersönlichkeit, die eine Abtrennung der beiden Erkrankungen gestattet. Eine Lokalisation dieser Störungen ist schwierig; man wird immer annehmen müssen, daß bei derartigen Fällen neben der Affektion der Stammganglien auch corticale Störungen mit beteiligt sind.

Eine eigenartige Beteiligung der Rinde ist anatomisch von W. SCHOLZ in einem Falle festgestellt worden, in dem stärkere schizophrenieverdächtige Symptome, Halluzinationen auf den verschiedensten Sinnesgebieten, Wahnideen der Verfolgung, Vergiftung und Verbrennung, und auch negativistische Symptome bestanden. In diesem Falle, der später im pathologischen Teil noch näher gewürdigt werden wird, fanden sich schwere entzündliche Veränderungen von der Zentralgegend beginnend bis zum Hinterhauptslappen. Bemerkenswert mag sein, daß es sich hier um eine schizoide Persönlichkeit handelte, daß also auch wohl eine konstitutionell vorbereitete Reaktion auf die schwere Rindenaffektion stattgefunden hatte.

In der letzten Zeit sind dann mehrere eigenartige sehr komplizierte Erkrankungen schizophrenieartigen Charakters von LEYSER, BÜRGER und MAYER-

GROSS beschrieben worden, deren Zusammenhang mit der Encephalitis noch recht undurchsichtig ist. LEYSER hat den Versuch gemacht, eine phänomenologische Abgrenzung seines Falles von der Schizophrenie durchzuführen. Bei diesem Kranken, der schon früher vorübergehend halluziniert hatte, tritt eine Umwandlung der Persönlichkeit mit Verwandlungsideen, Angstzuständen, Verfolgungs- und Größenideen auf. Halluzinationen ängstlichen Inhalts treten hinzu, die zum Teil in traumhaftem Zustande erlebt werden. Verzauberungs- und prophetische Wahnideen schließen sich an. Freiere Intervalle wechseln mit den Erregungszuständen. Trotz der lebhaften Verwandtschaft des Krankheitsbildes mit Schizophrenie glaubt LEYSER, daß es sich doch um eine „metencephalitische" Psychose handelt, da die typische schizophrene Umwandlung der Persönlichkeit ausgeblieben ist. LEYSER glaubt, daß hier die Ausbreitung des Krankheitsprozesses auf die Rinde die Ursache für die eigenartige Psychose darstellt. Ähnlichen Gedanken an besondere topisch allerdings nicht näher zu kennzeichnende Bedingungen folgen auch BÜRGER und MAYER-GROSS in der Beschreibung ihrer drei Fälle, bei denen sich neben Rigiditätserscheinungen, torsionsdystonischen Symptomen und Drangzuständen langdauernde schwere schizophrene Symptome der verschiedensten Art, Wahngebilde, Trugwahrnehmungen, Personenverkennungen, Motivationsstörungen, impulsive Erregungen usw. eingestellt hatten. Interessant war zu sehen, wie wenig die motorischen Störungen in den psychotischen Wahn hineinverwoben waren. Eine zufällige Kombination von Encephalitis und Schizophrenie glauben die Verfasser ablehnen zu dürfen, ebenso war es nicht möglich die Psychose als verständliche Reaktion besonders gearteter Menschen auf den encephalitischen Krankheitsprozeß zu deuten.

Wir haben im eigenen Material bisher vier Fälle gesehen, die Erscheinungen boten, welche am ehesten mit schizophrenen Psychosen komplexen Charakters Ähnlichkeit hatten[1].

Es ist durchaus nicht möglich, in allen diesen Fällen auch nur ein klares Verständnis für die Eigenart der Störung und ihre psychopathischen Beziehungen zu schizophrenen Störungen zu gewinnen.

Fall 30. So ging es uns mit der Patientin K.A., die nur 1 Monat hier beobachtet werden konnte und dann entlassen werden mußte, bevor sie soweit gebessert war, daß man in psychischen Kontakt mit ihr kommen konnte. Die 1907 geborene Kranke hatte 1921 eine kurze akute Affektion mit Doppeltsehen; Fieber soll sie nicht gehabt haben, doch war sie nach der Schulzeit immer etwas eigensinnig und soll nach dem Bericht des Vaters etwas „durchbrennerisch" gewesen sein. Sie lief einmal gegen den Befehl des Vaters zu einer Kurpfuscherin. 1925 trat ein Zittern in der rechten Hand ein. Am 5. VIII. 1926 wurde sie der Encephalitisstation zugeführt. Sie gab damals noch an, daß sie vermehrten Speichel im Munde habe, und daß sie an schlechtem Appetit und schlechtem Schlaf leide. Es bestanden leichte myastatische Symptome, insbesondere etwas Ruhezittern, Hyperidrosis, mimische Starre; sie lächelt nur auf der rechten Gesichtshälfte. Bereits bei der

---

[1] Außer Betracht bleibt hier ein Kranker, der neben seiner myastatischen Starre bei völliger Besonnenheit einen eigenartigen paranoiden Wahnkomplex hatte. Wir hatten leider nur einmal Gelegenheit, ihn poliklinisch zu untersuchen, er wurde wiederbestellt, doch ist er nicht gekommen, so daß eine nähere Besprechung des Krankheitsfalles hier unterbleiben muß. In einigen anderen Fällen mit hyperkinetischen Drangerscheinungen war die Ähnlichkeit mit schizophrenen Krankheitsbildern nur eine äußerliche, da sich die psychische Anomalie leicht auf die Verbindung von elementarer Drangunruhe mit Wesensanomalien, wie sie bei Jugendlichen vorkommen, zurückführen ließ.

Aufnahme ist die Patientin eigenartig gespannt; trotz der Geringfügigkeit der Rigiditätserscheinungen spricht sie spontan gar nicht, auf Befragen mit kaum hörbarer, ersterbender
Stimme. Bei Sensibilitätsprüfungen faßt sie stereotyp 20mal an die Stelle, an der sie
leicht mit einer Nadel gestochen wurde. Plötzlich erklärt sie, daß sie nicht zu Bett gehe,
hier auch nicht esse, das sei kein Essen, bei dem man bestehen könne. Wenn man 5 Pfund
in der Woche zunähme, sei das viel zuwenig. Bei der Aufforderung, sich jetzt ins Bett
zu legen, legt sie den Kopf wie negativistisch auf die vorgestreckten Arme, dann geht sie
ins Bett, verhält sich nachts ruhig. Am nächsten Morgen ist sie zunächst so zugänglich,
daß eine Anamnese aufgenommen werden kann. Plötzlich tritt eine Sperrung mit Negativismus ein. Die Patientin kneift die Augen zu und antwortet nicht. Sie zeigt starken
Widerstand bei passiven Bewegungsversuchen, fängt plötzlich an, aus dem Bette zu springen,
kann nur mit Mühe im Zimmer gehalten werden. Bei Untersuchung dreht sie dem Arzte
den Rücken zu, kneift bei der Pupillenuntersuchung die Lider zu. Beim Aufrichten läßt
sie sich nach hintenüber fallen. Abends wird sie unruhig, springt aus dem Bette, drängt
auf die Tür zu, läuft im Hemd auf den Korridor, wirft sich hin und bleibt dort liegen.
Sie tritt später mit den Beinen um sich, beißt und schlägt und muß der Heilanstalt zugeführt werden. Es tritt zunächst eine schwere impulsive Erregung auf, sie schlägt gegen
die Tür, rennt im Saal umher, legt sich theatralisch ausgestreckt auf den Fußboden und
soll sich dabei sehr geschickt hingeworfen haben. Zwischendurch steht sie ruhig am Tisch
der Nachtwache und erklärt ganz geordnet, sie müsse ein Schlafmittel oder eine Spritze
haben, schläft dann aber ganz ruhig ohne Schlafmittel. Die Tendenz, sich theatralisch
auf die Erde zu werfen, bleibt mehrere Tage bestehen. Es besteht ein Wechsel von katatonoidem Stupor mit freieren Zeiten, in denen sie behend und gewandt ist; irgendwelche
Anhaltspunkte für Wahnideen oder Sinnestäuschungen sind während der Beobachtung
nicht gewonnen; da eine genaue Exploration nicht möglich war, ist auch nicht bekannt,
was für Motive den negativistischen Handlungen zugrunde liegen. Nach der Entlassung
soll nach Bericht des Vaters eine bedeutende Besserung eingetreten sein.

Fälle, die von PETIT und SILK beschrieben wurden, haben einige Ähnlichkeit
mit diesem eben beschriebenen Falle.

Fall 31. Ein zweiter Kranker dieser Art ist bereits früher unter den Kranken mit
Schreianfällen erwähnt worden. Abgesehen davon, daß eine Schwester an Hirnhautentzündung gestorben sein soll, sind Nerven- oder Geisteskrankheiten in der Familie nicht
vorgekommen. Der Patient, der 1901 geboren war, war sehr begabt; abnorme Züge aus
der Vorgeschichte sind nicht bekannt. 1920 erkrankte er an einer typischen Encephalitis
mit Doppeltsehen, Schwindelanfällen, Unruhe; später Schlafsucht, auch choreatische
Zuckungen. Eine Myastase schließt sich bald an, die allmählich immer schlimmer wird.
Der Kranke kommt im Januar 1927 in einem schweren Rigiditätszustande in die Klinik.
Er ist ängstlichen Affekts, stöhnt von vornherein bei jedem Atemzug. Das Stöhnen geht
in der Nacht in stundenlang dauerndes, stoßweises Brüllen über. Eine Exploration ist
möglich, der Kranke klagt über starkes Kribbeln, das Kribbeln verstärkt sich, wenn
jemand kommt, er hat massenhaft Mißempfindungen im Rücken, in den Knien, im ganzen
Körper, er merkt einen komischen Geschmack, er hat das Gefühl, als ob er ganz steif würde,
und alle diese Mißempfindungen werden in wahnhaft verschrobener Weise gedeutet:
Wenn ihn seine Mutter mit dem Knie berührt, wird er krank; wenn sie ihm einen Kuß
gibt, merkt er einen komischen Geschmack, wenn ihn sein Vater berührt, wird er ganz
steif; auch weiter ausgebaute sexuelle Übertragungsideen kommen vor. Mitunter springt
der Kranke impulsiv aus dem Bett auf, glaubt, daß er hingerichtet würde. Seine Gedankenverbindungen sind mitunter unverständige Verdichtungen: „Meine Haare waren
ganz voll gewachsen, wie ich gesund gewesen war." — Derartige Gedanken werden mitunter mechanisch iteriert. Dabei besteht aber ein lebhaftes Krankheitsgefühl und Gesundungsbedürfnis, ebenso ein Gefühl dafür, daß seine Gedanken krankhaft sein könnten
und nicht weiter erzählt werden dürften. Er bittet weinend: „Lassen Sie es nicht in M.
(seinem Heimatsort) rumbringen, was ich gesagt habe. Sagen Sie es keinem wieder."
Die Unruhe wächst so, daß der Kranke ebenfalls zur Heilanstalt verlegt werden muß.

Wir glauben, daß auch bei diesem Falle trotz der vielen Ähnlichkeiten mit
Schizophrenie doch Unterschiede nachgewiesen werden können. Selbst in diesem

Falle ist die Persönlichkeitsumwandlung nicht so stark, wie wir das bei schizophrenen Kranken, insbesondere bei solchen finden, die so tiefgehende Störungen des Verhaltens haben wie unsere Kranken. Ausgezeichnet gegenüber den gewöhnlichen chronisch-myastatischen Kranken ist der Fall vor allem durch die besondere Lebhaftigkeit pathologischer Sensationen und die eigenartige Tendenz zu kurzschlußartigen wahnhaften Beziehungen sexuellen Charakters. Dieses Symptom ähnelt am ehesten einem schizophrenen Mechanismus; und es scheint uns, als ob wir vorläufig noch nicht die Möglichkeit haben, hier differentialdiagnostische Unterschiede anzugeben. Die daneben in das Krankheitsbild hineingeflochtene Impulsivität dürfte am ehesten auf die früher beschriebenen charakteristischen Drangunruhezustände zurückführbar sein.

Fall 32. L. P., 1897 unehelich geboren, gute Schülerin, krankhafte Anlagemomente nicht feststellbar.

1921 Encephalitis mit heftigen Kopfschmerzen und Zuckungen, Kränklichkeit bleibt zurück. 1925 Rezidiv mit Schlafsucht. Seitdem klagt die Patientin über Flimmern vor den Augen, hat abendliche Halluzinationen, in denen sie Rehe und Hasen sieht, die fressen, Leute, die spazieren gehen usw. Blickkrämpfe treten dazu. Es entwickelt sich eine starke Myastase; die Kranke wird am 5. I. 1927 der Encephalitisstation überwiesen. Sie zeigt neben der allgemeinen Myastase einige Stereotypien, indem sie öfters die Backen aufbläst; mitunter fällt sie plötzlich nach vorn über und bleibt in dieser Haltung kurze Zeit, richtet sich dann wieder auf. Die Störung erinnert wenigstens in rudimentärer Weise an die Chorée salutante. Sie antwortet sinngemäß, zeigt leichte Wesensanomalien wie andere jugendliche Encephalitiker, redet plötzlich altklug dazwischen, wobei sie etwas stottert; allerdings soll die Kranke auch früher als Kind etwas gestottert haben. Später bleibt das Stottern weg. Befragt, warum sie sich immer nach vorn bückt, lacht sie etwas albern und sagt: „Ich setze mich gern ein bißchen gemütlich hin."

Bei Explorationen über die Gestalten sagt sie, daß ihr am Abend ganz hell vor den Augen wird, dann flimmert es, dann sieht sie Menschen, Tiere, Hasen und Füchse, die Tiere gehen auf dem Rasen, dicht vor den Augen. Die Menschen gehen im Sonntagsstaat spazieren; die Menschen sieht sie richtig vor den Augen, gerade wie Menschen sind; manchmal sieht sie auch rote und blaue Farben, sie meint, das sei eine Einbildung, doch ist die Kranke so schwierig explorierbar, daß nicht ganz sicher ist, ob nicht doch die Visionen für echt gehalten werden. Die Erscheinungen treten, wie mehrfach ausgedrückt, nur in der Nacht auf, wenn die Augen geschlossen sind. Unruhe und Angst bestehen dabei nicht. Immerhin ist auch diese Angabe ganz unzuverlässig, da die Kranke mitunter in der Nacht schreit und dann behauptet, daß das mit den Erscheinungen zusammenhängt. Oft klagt sie über Kopfschmerzen. Allmählich entwickeln sich nun Beziehungsideen. Sie bezieht die Äußerungen der Mitpatienten auf sich, weint dann hemmungslos, und zwar treten diese Ideen besonders am Abend auf. Als sie wegen ihrer zunehmenden Unruhe eine Injektion bekommen soll, schreit sie und redet unaufhörlich: „Sie wollen mich wohl veräppeln, Herr Doktor". Auch akustische Sinnestäuschungen treten auf. Sie hört deutlich, wie für sie gebetet wird. Sie verspricht, in den nächsten Tagen ruhig zu sein, doch vermehrt sich die Unruhe allmählich stark, die Beziehungsideen nehmen zu, ebenso die Angst, sie wirft dem Arzte vor, daß alle Kranken und auch der Arzt gesagt haben, sie sei verrückt. Alle haben für sie gebetet, sie müsse sterben. Die Angst und Unruhe nimmt so zu, daß die Patientin nach der Heilanstalt verlegt werden muß. Dort treten Zustände auf, die katatonischen Zuständen ähneln, sie liegt mit erhobenem Kopf und geschlossenen Augen da, verzieht den Mund zur Schnauze, stößt mit weinerlicher Stimme mehrmals kurze Sätze hervor, wie „Werde nicht besser, . . . ich auch nicht". Dann wieder singt sie plötzlich einen Choral oder „Heil Dir im Siegerkranz". — Mitunter spricht sie schnell vor sich hin, so daß man sie nicht verstehen kann. Bei Exploration am 29. IV. wird sie in einem motorisch gesperrten akinetischen Zustand gefunden, freut sich aber sofort, als sie die ihr bekannten Ärzte von der Encephalitisstation sieht und zeigt einen außerordentlich lebendigen adäquaten Affekt. Dann verfällt sie wieder in die „Zwangshaltungen". Sie bleibt leicht gebeugt stehen, der rechte Arm macht athetoide Bewegungen.

Die Kranke ist aber ansprechbar, antwortet ohne Zögern und nett und zeigt nur die eigentümliche Naivität, die wieder der Wesensänderung der Jugendlichen entspricht. Sie unterbricht das Diktat des Arztes plötzlich mit den Worten: „Wo sind Sie her, Herr Professor?" Sie wehrt sich energisch dagegen, daß man sie für geisteskrank halte, weiß genau, seit wielange sie in der Heilanstalt ist, mit welchen Patienten sie zusammen war. Sie erklärt, daß sie jetzt nichts mehr gesehen habe, die Hasen und Rehe sind weg, sie habe sie früher aber richtig gesehen. Kopfschmerzen habe sie noch, brüllen müsse sie immer wieder, wenn sie Kopfschmerzen habe. Es brenne im Kopfe wie Feuer. Die weitere Exploration wird dadurch unmöglich gemacht, daß eine außerordentlich schnelle Ermüdung eintritt. Die Kranke sagt jetzt wie suggestiv auf alles, was man sie fragt: „Ja, ja, es brenne richtig im Kopfe, die Haare seien ganz brenzlig."

Die Kranke wurde im April 1927 in ungeheiltem Zustande einer anderen Heilanstalt überwiesen.

Bei der Analyse dieser Erkrankung kann man zunächst Grundsymptome körperlicher und seelischer Natur feststellen, welche zu den Habitualsymptomen der Encephalitis gehören, oder wenigstens rein neurologisch durch den encephalitischen Prozeß erklärt werden können. Hierzu gehört erstens einmal das akinetisch-hypertonische Syndrom, zweitens die Neigung, in sehr langsamer Iteration nach vorn zu sinken und sich wieder aufzurichten. Man wird bei diesen rhythmisch iterierenden langsamen Bewegungen des Rumpfes ohne weiteres an die langsamen Iterationen auf anderen Gebieten, die oralen Automatismen, die auch aus verschiedenen Teilakten bestehen, erinnert. Man findet ferner auch noch einige andere psychomotorische Automatismen, wie paroxysmell iterierende Kaubewegungen oder Aufblasen des Mundes. Dazu kommt dann noch eine mäßige Bradyphrenie und dann eine Veränderung des Verhaltens, die an die Charakterveränderungen der Jugendlichen erinnert. In diese Wesensänderung gehört die gelegentliche Dreistigkeit, naive Zudringlichkeit, Reizbarkeit anderen Kranken gegenüber. Aber auf diese Grundsymptome sind neue Erscheinungen aufgepfropft, die mit den typischen Encephalitissymptomen nichts zu tun haben. Zu diesen Erscheinungen gehören vor allen Dingen die sehr lebendigen abendlichen Halluzinationen und dann die eigenartigen Impulshandlungen, welche den katatonischen äußerlich zu ähneln scheinen, die sich in rücksichtslosem Schreien oder lautem Singen, in Schnauzkrampf oder in Verbigerationen äußern. Von den gewöhnlichen Brüllanfällen sind diese Schreianfälle ein wenig unterschieden, da der Drang nicht immer als krankhaft erkannt wird, und vielleicht auch halluzinatorische oder wahnhafte Erlebnisse an der Entstehung des Schreidranges mitbeteiligt sind. In welchem Maße die halluzinatorischen Erlebnisse von den Halluzinationen der Schizophrenie verschieden sind, kann hier nicht eingehend erörtert werden, da dann das ganze Halluzinationsproblem, insbesondere auch das bekanntlich besonders schwierige Problem der schizophrenen Sinnestäuschungen, aufgerollt werden müßte. Jedenfalls scheinen die Sinnestäuschungen bei dieser Kranken außerordentlich leibhaftig und plastisch und durchaus anders als auch lebendige Vorstellungen zu sein; sie werden in den Außenraum projiziert, das Realitätsurteil ist zum mindesten ein außerordentlich schwankendes; die Kranke sagt zwar gelegentlich, daß es Erscheinungen sind, und daß sie keine Angst habe, aber sie sagt das vielleicht nur unter der Autorität des Arztes; denn in anderen Zeiten tritt beim Erscheinen der Bilder eine heftige Angst ein, und sie schreit laut auf, weil sie Furcht vor den Erscheinungen hat. Auch an der Tatsache echter Wahnideen kann kein Zweifel sein. So ist dieser Fall derjenige unter unseren Kranken, der mit dem vorangehenden am meisten in das Gebiet der schizophrenen Erkrankungen überfließt. Es ist dabei ganz besonders interessant zu sehen, wie die Kranke, obwohl sie kurz vorher noch an starken Erregungen mit Automatismen gelitten hatte, plötzlich beim Besuch der ihr von früher her bekannten Ärzte seelischen Kontakt hat, lebendigen Affekt äußert, nichts Steifes, nichts Zerfahrenes zeigt. Und dann scheint bemerkenswert noch, daß das Rücksinken in den akinetischen Zustand während dieses Arztbesuches in einem sichtlichen Zusammenhang mit einer starken Ermüdbarkeit zu stehen schien, und daß dann wieder zuerst akinetisch-motorische Erscheinungen auftraten, obschon der Kontakt mit der Umgebung nicht gelöst war. Auch vorher war aufgefallen, daß die Angsterregungen häufig bei ärztlichen Explorationen wichen, und daß verständliche Erklärungen gegeben wurden. Vielleicht darf man auch darauf hinweisen, daß zwar Halluzinationen und Wahnideen auftraten, bestimmte wahnhafte Gedankengänge aber, die gerade bei Schizophrenie nicht selten sind, Verwandlungsideen, Gedankenlautwerden, Weltuntergangsiseen usw., fehlten; auch die Halluzinationen waren ziemlich primitiv, inhaltsarm; schizophrene Gedankengänge wurden nicht geäußert. Wir glauben, daß selbst in diesem Fall Unterschiede schizophrenen Erkrankungen gegenüber bestehen, obschon durch das Auftreten von Halluzinationen und Wahnideen und die abnorme Stärke der Drangzustände und Automatisierungstendenz wesentliche Unterschiede von den gewöhnlichen encephalitischen Krankheitsbildern bestehen. Wir glauben in diesem Falle das Recht zu haben, von einer encephalitischen Psychose zu sprechen, ohne leider so viel von der Konstitution der Kranken zu kennen, daß wir ein Verständnis für die Eigenart der Erkrankung gewinnen können. Jedenfalls handelt es sich hier um etwas anderes als um die zufällige Kombination einer Encephalitis mit einer Schizophrenie, was bei der Häufigkeit dieser beiden Erkrankungen gelegentlich ja auch vorkommen muß. Ein derartiger Fall von Encephalitis + Schizophrenie ist bereits von KANT mitgeteilt worden.

Endlich sind halluzinatorische, paranoide und paranoische Erkrankungen bei Encephalitis noch von DOMARUS, KWINT, GUTTMANN beschrieben worden. In den Fällen von DOMARUS waren imperatorische Phoneme und auch Gedankenlautwerden vorhanden. DOMARUS denkt daran, daß es sich um eine Art chronischer Halluzinose handelt, die man in Parallele zur Halluzinose, den Halluzinosen bei der Lues cerebri und bei Paralyse, bringen kann. Er glaubt, daß diese Fälle eine günstige Prognose haben und berichtet über einen Rückgang der Erscheinungen in den Fällen, die er mitteilt. Merkwürdig ist allerdings gewiß, daß diese Halluzinose im Gegensatz zu den Alkoholpsychosen so außerordentlich selten bei chronischer Encephalitis vorkommt[1].

In den drei Fällen von KWINT und GUTTMANN entwickelten sich jedoch systematisierte Wahnkrankheiten, teils Vergiftungsideen, teils Beziehungsideen oder auch hypochondrische Ideen. Die Persönlichkeit zeigt in zwei von diesen Fällen keine bemerkenswerten Anomalien, die für die Krankheitsentstehung hätten herangezogen werden können. Nur in dem einen Falle von GUTTMANN, wo sich Beziehungsideen entwickeln, bestand auch schon vor der Erkrankung ein ängstliches, mißtrauisches Wesen. Wir selbst sahen nur bei einigen Kranken

---

[1] Ein Fall von RIZATTI ist mir nur im Referat zugänglich und muß hier außer Betracht bleiben.

einige Andeutungen von Beziehungsideen, die durch Minderwertigkeitsgefühle
und Empfindsamkeit psychologisch verständlich erschienen. Zum Teil ist es
gewiß richtig, die Bradyphrenie, wie auch weitgehende encephalitische Störungen
der Denkvorgänge in Beziehung zur Entwicklung dieser Psychosen zu bringen.
So weist KWINT auf die oberflächliche Assoziation und mangelhafte Kombina-
tionsfähigkeit und Urteilsfähigkeit hin. Die Verbindung dieser Störungen mit
der Herabsetzung des Tonus, die gedrückte Stimmung und die Herabsetzung
der Willensinitiative sind Bedingungen, die die Entstehung der paranoischen
Psychose erleichtern. Aber es geht uns hier nicht anders wie bei allen paranoischen
Erkrankungen; soweit wir auch die psychologische Analyse treiben, immer bleibt
an einer Stelle in der Verständlichmachung ein Hiatus, den wir nicht zu füllen
imstande sind; denn wir kennen zahlreiche mißtrauische, verträumte, verschrobene Menschen, die zahlreichen äußeren Unbilden ausgesetzt sind und dennoch
nicht paranoisch erkranken. Die Hauptsache in den Erklärungsschwierigkeiten
bei den encephalitischen Wahnkranken, bei denen öfters eine paranoide Konstitution gar nicht nachweisbar ist, bildet doch schließlich die Tatsache, daß
diese Erkrankungen so außerordentlich selten auftreten. Und das gleiche gilt
schließlich auch für die schizophrenieartigen Erkrankungen, bzw. die paranoiden
Übergangsbilder, die man ebensogut als schizophrenieartig wie als paranoid bezeichnen kann. Es ist ja gewiß erstaunlich, daß unter den Hunderten chronischer
Encephalitiker, die wir sahen, nur drei bis vier Fälle in diese Kategorie hinein-
gerechnet werden können. In anderen Fällen handelt es sich entweder um nosologisch ganz unklare Fälle oder mehr um Fälle, die irgendwie in das Gebiet der
organischen Demenz hineingehören, oder auch um Fälle, welche in die sicher
von schizophrenen Erkrankungen abtrennbaren Gebiete der encephalitischen
Wesensänderung, der Bradyphrenie oder der Drangunruhezustände nicht schizophrenen Charakters eingerechnet werden können. Auch wenn man einzelne unklare Fälle, welche in der Heilanstalt beobachtet wurden, und die hier absichtlich
von mir nicht mitgeteilt sind, später noch als Encephalitiskranke erkennen sollte,
würde das Prozentverhältnis doch nicht sehr wachsen. Man kann vielleicht
sagen, daß 1% der chronischen Encephalitiker in das Gebiet der paranoiden und
schizophrenieartigen Erkrankungen hineingehört. Diese Feststellung lehrt uns,
daß ganz besondere und nur ausnahmsweise vorkommende Bedingungen vorliegen müssen, um bei chronischer Encephalitis solche eigentümlichen Krankheitszustände hervorzurufen. Wir sind noch keineswegs in der Lage, diese besonderen
Ursachen zu erklären. Tatsächlich kommen wohl nur zwei Faktoren ursächlich
in Betracht: entweder muß die Persönlichkeit eine so eigentümlich labile, spezifisch disponierte sein, daß die Entwicklung der chronisch progressiven Krankheit, die ganz vorzugsweise subcortical liegt, ein schizophrenieartiges oder para-
noisches Krankheitsbild auslöst; die Persönlichkeit reagiert in diesem Falle in
besonderer Weise auf die Änderungen des motorischen Verhaltens und auf die
unmittelbar von der motorischen Störung abhängige Trieb- und Affektstörung.
Oder aber es handelt sich hier um Besonderheiten des anatomischen Krankheitsprozesses, insbesondere um eine stärkere Ausbreitung auf die Rinde, z. B. das
Stirnhirn. Beide Möglichkeiten liegen wohl vor. Es gibt encephalitische Krankheitsprozesse mit anatomisch erwiesenen diffusen Rindenprozessen, bei denen
auch Halluzinationen und andere psychische Störungen auftreten, wie der schon

erwähnte wichtige Fall von Scholz. Es erscheint uns aber gewiß, daß viele paranoische Zustandsbilder nicht durch derartige atypische Ausbreitung des Krankheitsprozesses erklärt werden können und wohl überhaupt nicht eine grob anatomische Deutung zulassen. In diesen Fällen wird die Annahme einer spezifischen Prädisposition auch dann nicht umgangen werden können, wenn wir die in der Persönlichkeit liegenden Faktoren anamnestisch nicht fassen können, sei es infolge einer Unvollkommenheit unserer Anamnese, oder sei es infolge einer prinzipiellen Unfähigkeit, heute schon derartige prädisponierende Faktoren erkennen zu können. Und dieser Hinweis erscheint mir wichtig, da wir die prämorbiden, dispositionellen Faktoren einer Psychose heute wohl nur zum geringsten Teil zu erkennen imstande sind; wir können heute wohl den wenigsten Personen ansehen oder auch durch Analyse ihrer Persönlichkeit feststellen, ob sie bei einer schweren Infektionskrankheit eine womöglich in Defekt übergehende Amentia bekommen werden oder nicht. Vielleicht sind derartige dispositionelle Faktoren gar nicht manifest zu machen. Wir finden es danach verständlich, daß wir vorläufig den Schleier, der über der Genese der atypischen Psychosen bei Encephalitis liegt, kaum eine Spur zu lüften imstande sind. Wir glauben trotzdem, daß ihre Kenntnis und ihr weiteres Studium von wesentlichem nosologischem und psychopathologischem Interesse ist.

6. Paroxysmelle psychische Störungen.

Wir haben in der letzten Zeit in etwas gehäufterem Maße eigenartige psychische Veränderungen gesehen, die nur paroxysmell während der tonischen Blickkrämpfe entstanden oder sich wenigstens während dieser Zustände verschlimmerten. Nachdem bereits Ewald, Scharfetter, Bertolani darauf hingewiesen hatten, daß während dieser tonischen Blickkrämpfe Zwangsvorstellungen auftreten können, und Wimmer auch gesehen hatte, daß dabei ein Angstgefühl auftritt, das im Bewußtsein in imperative Halluzinationen umgewandelt wurde, haben wir systematisch unser Material mit Blickkrämpfen durchgeprüft und dabei bisher sieben Fälle festgestellt, bei denen ausgesprochene Zwangsvorstellungen während des Blickkrampfes oder, was von besonderer Wichtigkeit war, kurz vorher, auftraten. Die Zwangsvorgänge entsprachen symptomatisch durchaus denen, die wir bei Psychopathen feststellen können. Eine unserer Kranken mußte während des Blickkrampfes immerfort daran denken, wie die Schriftsprache zustande gekommen sei, warum das O rund ist usw. Sie hat dabei vollkommen das Gefühl des Zwanges, erkennt die Krankhaftigkeit, versucht vergeblich dagegen anzukämpfen. Bei einem Kranken, den wir kürzlich sahen, besteht eine ausgesprochene Zweifelsucht, er hat das Gefühl, daß er etwas verbrochen hat, daß er etwas verkehrt macht, obwohl er ganz genau weiß, daß dieser Gedanke fremd ist, und daß er in Wirklichkeit nichts falsch gemacht haben kann. Sobald der Krampf vergeht, pflegen diese Zwangsideen zurückzugehen. Zwangsideen sind nun keineswegs nur bei encephalitischen Blickkrämpfen beobachtet worden. Ich verweise auf den schon erwähnten Kranken von Mayer-Gross und Steiner, der bereits in den Anfangsstadien seiner Erkrankung eine ausgesprochene Neigung zu zwangsmäßigen Zweifeln und Befürchtungen zeigte. Weitere Fälle sind von Hermann, B. Fischer, G. Dalma beschrieben worden, und namentlich letzterer Autor bemüht sich, eine rein psychologische Analyse des auftretenden

Zwanges zu geben. Aber diese Fälle sind selten und wohl genetisch von den paroxysmellen Zwangsideen bei Blickkrämpfen zu unterscheiden. Es hat sich

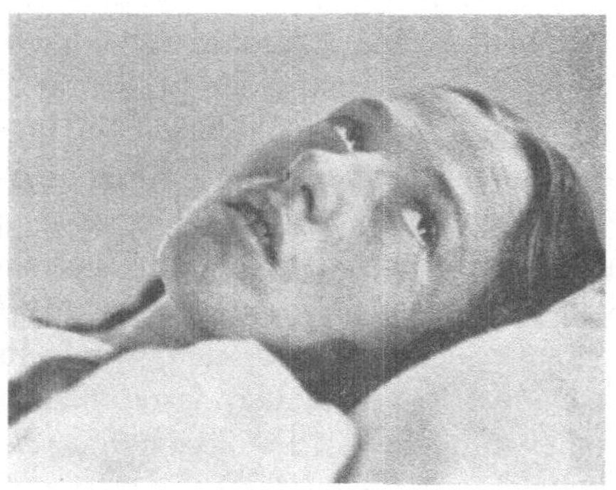

Abb. 39. Allgemeine Erstarrung beim Blickkrampf mit psychischer Umdämmerung.

gezeigt, daß diese Zwangsideen sekundärer Natur sind und in Abhängigkeit von elementareren Störungen der seelischen Vorgänge stehen, unter denen Angstgefühle und ein krampfhaftes Haften der Vorstellungen an erster Stelle stehen. Tatsächlich sind die eigentlichen Gefühlsumwandlungen, unter denen die Angstgefühle an erster Stelle stehen, erheblich häufiger, als die Fälle mit ausgesprochenen Zwangsideen, wenn sie auch keineswegs immer während der Blickkrämpfe vorkommen. Diesen Angstgefühlen und dem Steckenbleiben der Gedanken, die gegen den Willen des Kranken immer wieder von neuem durch das Bewußtsein stereotyp gehen, kann sich gelegentlich auch eine leichte Bewußtseinstrübung mit einer eigentümlichen Veränderung der Gemeinempfindungen und des Gefühlswertes der

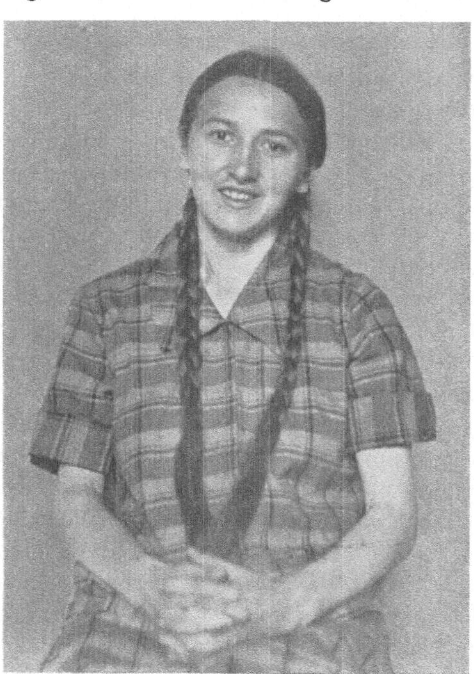

Abb. 40. Die gleiche Patientin im Intervall nach dem Blickkrampf.

Empfindungen hinzugesellen. Die Kranken empfinden Nadelstiche nicht mehr als unangenehm schmerzhaft, obwohl sie Stiche als solche wohl rein verstandesgemäß erkennen. Die Kranken können selbst das Gefühl zu träumen haben, sie haben das Gefühl, als ob sie nicht mehr lebten, obwohl keine tiefgehende Auffassungsstörung besteht. Diese Zustände erscheinen von Interesse, weil sie eng gekuppelt sind mit bestimmten körperlichen Vorgängen, die auf bestimmte Erregungen innerhalb des Hirnstammes zurückgeführt werden müssen. Sie haben deshalb auch eine gewisse hirnpathologische Bedeutung. Bei den übrigen paroxysmellen tonischen Krampfzuständen, z. B. den Mundöffnungskrämpfen, haben wir bisher ähnliche Störungen nicht gesehen. Manche Kranke reagieren psychisch auf diese unangenehmen und lästigen Begleitsymptome gar nicht besonders.

Werden diese Krämpfe, z. B. die Mundöffnungskrämpfe, stärker und schmerzhaft, so kommt es natürlich mitunter in verständlicher Weise auch zu Verstimmungs- und Reizbarkeitszuständen; schließlich können solche Kranke, wie wir sahen, vollkommen hemmungslos zu heulen und zu jammern anfangen, namentlich wenn die

Affektlabilität der jugendlichen Psyche des Encephalitikers hinzukommt. Doch haben wir weder charakteristische Zwangsvorgänge im Bewußtsein dieser Kranken gesehen noch die seelischen Begleiterscheinungen präparoxysmell als Auraerscheinungen auftreten sehen, auch fehlt wohl das charakteristische Angstgefühl, das man bei den Blickkrämpfen öfters sieht. Wir betrachten diese psychischen Begleitvorgänge bei Mundöffnungskrämpfen usw. als psychologisch verständliche Reaktion, ohne bezweifeln zu wollen, daß es auch außerhalb der Blickkrämpfe andere paroxysmelle körperliche Zustände bei Encephalitis geben kann, die mit hirnpathologisch verwertbaren psychischen Begleiterscheinungen verbunden sind.

E. Die Veränderungen des Liquor cerebrospinalis.

Die Veränderungen des Liquor cerebrospinalis bei der epidemischen Encephalitis sind im allgemeinen ziemlich regellos. Diese Regellosigkeit ist nicht nur durch den Zeitpunkt im Ablauf der Encephalitis, in dem der Liquor untersucht wird, bedingt; zwischen akuter und chronischer Encephalitis bestehen grundsätzliche Unterschiede, und es wird deshalb notwendig sein, akute und chronische Encephalitis hier voneinander getrennt zu besprechen. „Aber auch unabhängig davon bestehen bereits innerhalb des akuten Stadiums sehr erhebliche Differenzen bei allen Reaktionen, die vorgenommen wurden. Das Liquorsyndrom darf also nur mit größter Vorsicht diagnostisch verwertet werden, kann aber dann, wenn man es kritisch würdigt, doch von nicht unerheblicher Bedeutung sein. Dies hat auch ESKUCHEN in seiner kritischen Zusammenstellung betont.

Als man die epidemische Encephalitis zuerst genauer kennen lernte, überwogen die negativen Befunde hinsichtlich Zell- und Eiweißvermehrung über die positiven; so betonen SAINTON, WILSON und VAIDYA den fast negativen Liquorbefund während der ersten französischen und englischen Epidemien des Jahres 1918; denen gegenüber konnten aber namentlich ACHARD und NETTER sehr ausgesprochene Liquorveränderungen feststellen. Ziemlich erhebliche Alterationen hatte auch ECONOMO im Winter 1916/17 in Wien festgestellt. Während NONNE Anfang 1919 in Hamburg bei seinen Fällen einen im wesentlichen negativen Befund erhob, konnten wir fast zur selben Zeit bei der ziemlich erheblichen Epidemie im benachbarten Kiel ziemlich intensive Liquorveränderungen feststellen. Allerdings war trotz der Nähe der Ortschaften das klinische Bild der Erkrankung nicht ganz gleichartig, da unsere Kieler Fälle offenbar im ganzen etwas stürmischer als die von NONNE beobachteten verliefen; wir hatten ja auch damals einige im übrigen klassische Fälle mit ophthalmoplegisch-lethargischen Erscheinungen, die durch die starken meningitischen Begleiterscheinungen ausgezeichnet waren, so daß Verwechslungsmöglichkeiten mit tuberkulöser Meningitis entstanden. Bemerkenswert ist weiterhin, daß bei der fulminant verlaufenen italienischen Epidemie des Jahres 1919/1920 von einigen Autoren, wie SABATINI und RONCHETTI, negative oder fast negative Befunde an größerem Material erhoben wurden, während andere, wie SCHUPFER, prinzipiell positive Veränderungen fanden. Wir meinen hier mit diesen Differenzen vorwiegend das Verhalten der Zellen und des Eiweißes im Liquor. Wir können die Ursache dieser starken Differenzen des Liquorbildes bei den einzelnen lokalen Epidemien nicht näher erklären; wir sehen hier nur wiederum etwas das Stigma dieser Erkrankung, das sich darin äußert, daß in zeitlich und örtlich umgrenzten Gebieten besonders oft gleiche oder ähnliche Krankheitssymptome am Gros der betreffenden Kranken auftreten.

Übersichtliche Zusammenstellungen von den Liquorveränderungen der Encephalitis sind namentlich von Kraus und Pardee, Eskuchen, Findlay und Shiskin gegeben worden. Prinzipielle Ergebnisse hat die Liquorforschung seit dieser Zeit nicht gezeitigt, wenn wir auch allmählich etwas tieferen Einblick in die Ursachen einiger dieser Liquorveränderungen erhalten. Unsere eigenen Untersuchungen stützen sich auf mehrere hundert Punktionen bei akuter und chronischer Encephalitis. Die Abgrenzung in akute und chronische Affektionen ist hier wie in der Beschreibung der neurologischen Erscheinungen eine etwas willkürliche, doch wird die Begrenzung praktisch dadurch erleichtert, daß die meisten in der Literatur niedergelegten Punktionsergebnisse aus den ersten Wochen der Encephalitis stammen, in denen man zwanglos von einer akuten „entzündlichen" Phase der Encephalitis sprechen kann. Andererseits lassen sich auch genügend deutlich Fälle abgrenzen, in denen die Punktion vorgenommen wurde, nachdem die eigentlichen akuten Erscheinungen monate- oder jahrelang beseitigt waren, und wo das pseudoneurasthenische oder das chronisch-myastatische Stadium bestand.

1. Der Liquor im akuten Stadium.

a) Der Druck des Liquor cerebrospinalis ist in vielen akuten Fällen erhöht (Economo, Siemerling, Dreyfus, Moritz, Kraus und Pardee, Findlay und Shiskin, Eskuchen). Im Kindesalter ist der Druck durchschnittlich etwas stärker als beim Erwachsenen erhöht (v. Mettenheim); hier wurden wiederholt höhere Werte bis 400 mm Wasser beobachtet. Unter 40 akuten Fällen Eskuchens fand sich die Drucksteigerung in 18 Fällen, also doch ziemlich häufig. Sabatini, Schupfer, Turettini und Piotrowsky vermissen die Drucksteigerung meist oder immer. Wir haben stets den Druck in Seitenlage nach vollkommener Entspannung und nach Erzielung ganz ruhiger, schwacher respiratorischer Druckschwankungen in einem ziemlich weiten Steigrohr gemessen und stets so lange gewartet, bis wir artifizielle Liquordrucksteigerung durch Pressen mit ziemlicher Sicherheit vermeiden konnten. Eine ausgesprochene Drucksteigerung haben wir unter den in Göttingen beobachteten Fällen nur in etwa 16% feststellen können. In der Mehrheit der Fälle ist also der Liquordruck an unserem Material in Göttingen etwa normal.

b) Das Aussehen des Liquor cerebrospinalis ist in der überwältigenden Mehrheit aller Fälle absolut durchsichtig und wasserhell. Gelegentliche Blutbeimengungen wurden beobachtet und auf Meningealblutungen im Gefolge der Krankheit zurückgeführt. Nicht immer ist vielleicht dabei genau darauf geachtet worden, ob die Blutbeimengungen nicht durch eine artefizielle Läsion eines kleinen Gefäßes, bzw. des venösen Sinus im epiduralen Raume bei der Punktion verursacht war. Immerhin ist wohl mit der Tatsache zu rechnen, daß in einzelnen Fällen der Liquor infolge arachnoidealer Blutungen bluthaltig ist (Lorenz). Es kann dabei darauf hingewiesen werden, daß einzelne Autoren auf die Häufung von Meningealblutungen in der letzten Zeit aufmerksam gemacht und diese Erscheinung mit der Encephalitisepidemie in Zusammenhang gebracht haben (Massary). Znoiko hat auch einen Fall, den ich leider nur im Referat lesen konnte, mitgeteilt, in dem eine Pachymeningitis haemorrhagica interna, anatomisch festgestellt, bei Encephalitis beobachtet wurde. Insbesondere ist von Interesse der Fall von Léchelle und Alajouanine. Bei dem vorher gesunden Mädchen trat eine Erkrankung mit meningitischen Symptomen und leichtem Fieber ein. Es wurde blutiger Liquor gefunden. Später trat ein Rückfall ein. Der Liquor war portweinrot. Er enthielt Erythrocyten, Lymphocyten und Leukocyten. Hierzu kam dann eine Amaurose im Anschluß an eine Neuritis optica, schließlich entwickelte sich ein stark rigider Zustand. Man wird den Autoren trotz der atypischen Symptome recht geben müssen, wenn sie eine epidemische Encephalitis diagnostizieren. Immerhin sind die Fälle mit blutigem Liquor, bei denen man im übrigen mehr eine subarachnoideale als subdurale Blutung annehmen muß, diagnostisch häufig nicht ganz einwandfrei. Wir beobachteten einen Fall, in dem artefizielle Blutbeimengungen ausgeschlossen werden konnten, die Diagnose auf epidemische Encephalitis aber nur mit Vorsicht gestellt werden darf.

Fall 33. Die 57jährige Frau O. H., noch nicht ausgesprochen arteriosklerotisch, früher immer gesund, nie zu hämorrhagischen Diathesen neigend, nicht nephrosklerotisch, erkrankt im März 1924 mit leichten Magen-Darmerscheinungen und etwas Icterus, der bald wieder verschwindet. Es treten sofort Schmerzen am Hinterkopf und etwas Nackensteifigkeit ein. Im Urin stets etwas Urobilin. Nach Ablauf des Icterus geht das Fieber, das anfangs bestanden hat, zurück, die Kopfschmerzen bessern sich, treten wieder in heftiger Stärke auf, gehen wieder zurück und treten dann erneut auf unter gleichzeitigen Rücken- und Beinschmerzen. Die Kranke wird am 14. Mai 1924 der Klinik zugeführt. Die Kopfschmerzen sind bereits gebessert, doch bestehen noch Rückenschmerzen und eine heftige Schlaflosigkeit, die früher nicht bestanden hatte und durch die Schmerzen allein nicht erklärt wird. Es besteht keine hämorrhagische Diathese. Der Urin ist ganz frei bis auf Urobilinogen. Die Kranke klagt über Doppelbilder, zeigt im übrigen keine ausgesprochenen Pupillenstörungen, keine Ptosis. Der Augenhintergrund ist nicht krankhaft verändert, die Augenmuskellähmungen gehen schnell vorüber. Es besteht eine Druckempfindlichkeit der Nackenmuskulatur und Schmerzen bei Bewegungen des Kopfes nach vorn. Beiderseits etwas Kernig, links fehlt der Knie- und Achillesreflex. Es besteht etwas Herpes labialis. Die Gelenkreflexe an den Händen sind beiderseits erhöht, die Radiusperiostreflexe fehlen beide. Neurologisch ist sonst nichts Besonderes festzustellen. Die Kranke klagt über Rauschen im Ohr. Sie ist anfangs klar, beginnt aber in den nächsten Tagen zu delirieren, klopft auf die Bettdecke und an die Wand, zeigt ein leichtes Beschäftigungsdelir, unterhält sich mit ihrer Tochter, schickt sie einkaufen. Der Liquordruck ist nicht erhöht, der Liquor ist blutig verfärbt. Nach dem Absetzen des geringen Blutsediments bleibt die überstehende Flüssigkeit noch rot verfärbt, als wenn das Blut mit einem Hämolysin versetzt wäre. Im Sediment finden sich noch meist gut erhaltene rote Blutkörperchen, außerdem zahlreiche Lymphocyten, wie auch einzelne Plasmazellen. Die Temperatur ist in den ersten Tagen noch bis auf 37,8° erhöht, allmählich geht sie herunter. Wassermannreaktion in Blut und Liquor negativ. Nach Rekonvaleszentenserum bessert sich die Kranke, wird im Juni entlassen. Im September 1924 stellt sie sich erneut vor, klagt ab und zu über Kopfschmerzen und ist etwas vergeßlicher geworden. Die Achilles- und Kniereflexe sind wiedergekehrt. Der Schlaf blieb noch lange Zeit schlecht, auch nachdem die Schmerzen geringer geworden waren; später besserte sich das Befinden weiterhin.

Man hat in diesem Falle wohl keinen sicheren Beweis für die Annahme einer epidemischen Encephalitis, und es sind auch Fälle von spontaner Blutung in den subarachnoidealen Raum beschrieben worden, die nicht auf Encephalitis zurückzuführen sind, z. B. von Weber und Bode. Immerhin sind solche Fälle außerordentlich selten; und die Annahme angeborener Aneurysmen der Basilararterien oder ähnlicher kongenitaler Anomalien versagt in solchem Fall, wo offenbar

eine Infektion der Hirnerkrankung vorausgegangen ist. Es liegt also offenbar
eine entzündliche Schädigung der Meningen und vielleicht auch des Hirns der
blutigen Liquorfärbung zugrunde, und die Annahme einer epidemischen Encephalitis gewinnt da an Wahrscheinlichkeit, wenn flüchtige Augenmuskellähmungen,
Schlaflosigkeit auch in Zeiten, in denen Kopfschmerzen nicht mehr bestehen,
polyneuritische Symptome hinzukommen, und im Liquor auch außer dem Blut-
gehalt noch eine Lymphocytose besteht.

Gelegentlich sind auch xanthochrome Verfärbungen des Liquors beobachtet
worden, z. B. von RILAY bei einem spinalen Begleitsyndrom, auch von KRAUS
und PARDEE und von E. MEYER. Auch hier handelt es sich offenbar um Reste
alter Blutungen. Wichtig ist, daß ganz selten sich Spinngerinnsel absetzen können,
welche denen bei tuberkulöser Meningitis ähneln (ECONOMO, HAPP und MASON).
Auch dieses Phänomen ist sehr selten. In diagnostisch zweifelhaften Fällen,
welche wir sahen, handelte es sich stets um tuberkulöse Meningitis. Häufiger
hat, soweit ich sehe, nur LORENZ Xanthochromie und Blutbeimengung bei akuten
Fällen gesehen (in 6 von 25 Fällen).

c) Eiweißvermehrung fehlt oft und ist im allgemeinen gering, auch die NONNE-
sche Reaktion, die nach neueren Untersuchungen nur bedingt als Globulinreaktion
bezeichnet werden kann, ist oft selbst in Fällen gering, in denen die Pleocytose
deutlich ist (PLAUT, SIEMERLING, DREYFUS, SCHUPFER, REINHARD). Auch ent-
gegengesetzte Befunde liegen jedoch vor (MORITZ, KRAUS und PARDEE, FINDLAY
und SHISKIN). REINHARD sah im allgemeinen Werte von $0{,}01-0{,}02^0/_{00}$,
ESKUCHEN fand in 77,5% eine positive Reaktion mit den Methoden von NONNE-
APELT, PANDY und WEICHBRODT, wenigstens mit einer der Methoden. Die
PANDYsche Reaktion, die ja überhaupt die feinste dieser Eiweißmethoden, vielleicht etwas zu fein ist, war häufig positiv, wenn die anderen Reaktionen negativ
waren; namentlich die WEICHBRODTsche Sublimatreaktion war selten positiv.
Bei quantitativer Gesamteiweißbestimmung kann nach BENARD bei vorhandener
Pleocytose sogar ein *verminderter* Eiweißgehalt bestehen. Die französischen Autoren sprechen hier von einer „dissociation cytoalbuminique" im zellpositiven Sinne.
Regelmäßig ist allerdings dieser interessante Befund, wie aus der Zusammenstellung von ESKUCHEN hervorgeht, nicht; AXEL NEEL, der genauere Untersuchungen vorgenommen hat, betont sogar, daß die Gesamteiweißmenge in akuten
Fällen leicht vermehrt sein kann neben geringer oder fehlender Zellvermehrung;
es kann also auch die umgekehrte Dissoziation in sehr leichten Graden vorkommen.

d) Die *Pleocytose* stellt neben der Zuckervermehrung vielleicht das häufigste
pathologische Symptom des Liquors in akuten Stadien dar. Nach früheren Zusammenstellungen von mir kommen auf 490 Fälle in der Literatur mit positiver
Pleocytose etwa 180 negative. In den eigenen akuten Fällen aus Kiel betrug
die Lymphocytenzahl gewöhnlich nur etwa 8—20 im Kubikmillimeter. Ich
möchte den unteren Wert unbedingt als pathologisch ansehen, zumal in dem
einen dieser Fälle mit geringem Zellgehalt in späteren Stadien das Zellergebnis
ein negatives war. NEEL geht sogar so weit, auf Grund der Untersuchung von
1750 Fällen anzunehmen, daß man von einem pathologischen Liquor schon
sprechen muß, wenn in der Zellkammer mehr als ein Drittel Zellen pro Kubikmillimeter vorhanden sind. Es ist sicher richtig, daß bei gesunden Personen
die Zellzahl in der FUCHS-ROSENTHALschen Zählkammer gewöhnlich eine außer-

ordentlich geringfügige ist, die sehr leichten Zellvermehrungen findet man jedoch auch bei abnormen Zuständen, die nicht als entzündlich betrachtet werden können. So findet man leichte Zellvermehrungen noch später in den chronischen Encephalitisfällen während ausgesprochene Pleocytosen offenbar nur bei akuter Encephalitis festgestellt werden.

Unter den akuten Fällen, die ich in Göttingen sah, war die Pleocytose erheblich seltener als bei den Kieler Fällen, auch dann, wenn es sich um fieberhafte und schwer Kranke handelte. Völlig negativ war der Zellbefund in einem Falle, der unter dem Bilde einer akuten Bulbärparalyse zum Exitus kam, aber auch in mehreren klassisch ophthalmoplegisch-lethargischen Fällen, selbst in einem Falle mit klinischer Beteiligung der Meningen (Nackensteifigkeit usw.), der autoptisch verifiziert wurde, betrug die Zellzahl nur 1, in einem anderen letal endenden $2\,{}^2/_3$ im Kubikmillimeter. Eine Zellvermehrung fehlte gelegentlich auch in Fällen mit positiver Mastixflockung. Die Differenz der Zellbefunde kommt auch in den Angaben anderer Autoren zum Ausdruck,

So fanden Sainton, Wilson, Vaidya, Sabatini, Moritz, Findlay und Shiskin meist negative oder nur wenig vermehrte Zahlen. Plaut, Siemerling, House, Turettini und Pietrowsky, Runge, Naef, Kraus und Pardee finden mäßige oder starke Pleocytose stets oder fast regelmäßig, Barré und Reys in 32 von 70 Fällen. Starke Vermehrung der Zellen auf 100 bis 300 im Kubikmillimeter ist selten, aber nicht exzeptionell. Eskuchen fand in einem Falle perakuter Encephalitis mit starker Beteiligung der Meningen eine Pleocytose von 640 im Kubikmillimeter. Nach Kraus und Pardee steigt die Pleocytose in der zweiten Krankheitswoche an und sinkt dann wieder ab, doch dürfte dieses Verhalten keineswegs regelmäßig sein. Douglas fand unter 36 Fällen meist leichte Pleocytose, einmal 156 Zellen im Kubikmillimeter. Netter konnte den Lymphocytengehalt des Liquors in einzelnen Fällen durch mehrere Wochen hindurch verfolgen und feststellen, daß der Lymphocytengehalt schwankte, aber im Laufe der zweiten und dritten Krankheitswoche noch stärker als im Anfange sein kann. Achard betont, daß die Lymphocytose in den von ihm beobachteten Fällen ziemlich rasch schwindet.

Beziehungen zwischen Verlaufsform und Stärke der Pleocytose sind nicht mit Sicherheit aufzufinden. Die seltenen gelegentlichen starken Zellvermehrungen fand man auch bei einzelnen Fällen, welche nicht von klinischen meningitischen Symptomen begleitet waren. Im übrigen hat man sowohl bei der hypersomnischen als der choreatischen myoklonischen und der akuten myastatischen Form sowohl positive wie negative Resultate. Turettini und Pietrowski meinten, daß die Pleocytose bei myoklonischer Encephalitis geringer als bei anderen Formen sei; diese Ansicht dürfte auf Grund eigener Erfahrungen nicht mehr aufrecht erhalten werden können. Ob bei den ganz schleichend verlaufenden Erkrankungen im Beginne der Erkrankung initiale Phasen mit Zellvermehrung auftreten können, ist uns unbekannt. Zwischen dem Grade der Zellvermehrung und der Schwere der klinischen Erscheinungen besteht kein Zusammenhang. Auch Fälle mit schwerer Pleocytose können rasch in Besserung übergehen.

Die Liquorzellen bestehen meist aus Lymphocyten. In den eigenen Fällen war diese Zellform stets prädominierend, doch konnte schon Economo mehrfach eine starke Polynucleose feststellen. Auch Crookshank, Schupfer, Kraus und PARDEE vermerken mehrfach Leukocytose. Wahrscheinlich findet man die Liquorleukocytose, die im allgemeinen selten ist, nur in den ersten Tagen der Encephalitis entsprechend den histologischen Befunden, wonach wir auch nur bei ganz frischen Fällen von Encephalitis Leukocyten unter den Infiltratzellen sehen.

Die Pleocytose ist ein Symptom, welches nur der akuten entzündlichen Encephalitis zukommt. Wir haben auch in den Fällen, in denen wir eine Zellvermehrung fanden, einen hinsichtlich der Zellen normalen Liquor festgestellt, wenn die Punktion ein bis drei Monate nach Krankheitsbeginn wiederholt wurde. Bei den zahlreichen Fällen *chronischer* Encephalitis, bei denen wir Punktionen ausführten, fehlte eine ausgesprochene Pleocytose; in einem Falle wurde in einem auswärtigen Institut allerdings einmal bei chronischer Encephalitis eine Pleocytose von 250 Zellen im Kubikmillimeter gefunden, doch dürfte es sich hier wohl um eine Verwechslung mit Erythrocyten gehandelt haben. Möglicherweise ist die Zellvermehrung in einigen Fällen eine so flüchtige Anfangserscheinung, daß sie in den negativen Fällen, von denen wir oben sprachen, nicht mehr aufgefunden wurde, obschon der Krankheitsprozeß noch ein akuter war.

e) ECONOMO war der erste, der die Häufigkeit der *Zuckervermehrung* im Liquor signalisierte. Später wurde dann namentlich von NETTER und DOPTER auf die Wichtigkeit dieses Phänomens hingewiesen. Diese Angaben wurden von TURETTINI und PIETROWSKI, DUMOLARD und AUBRY, BOURGES und FORESTIER, MARCANDIER, BARRÉ und REYS, DULIÈRE, FOSTER, KRAUS und PARDEE nachgeprüft und im wesentlichen bestätigt. Die gefundenen Werte sind je nach der Art der Zuckerbestimmung etwas verschieden; während der normale Zuckergehalt von einigen Autoren auf 30—50 mg% angegeben wird, setzen ihn andere auf 50—75 mg% an, sowohl nach der Methode FOLIN-WUS, als auch nach der jetzt etwas beliebteren Mikromethode von BANG. Auch wenn man die höheren Werte für die richtigeren ansieht, ist an der Vermehrung in vielen Fällen kein Zweifel, da die Hyperglykorhachie bis 106 (BÉNARD) und sogar 122 mg% (MARINESCO) gehen kann. ACHARD fand einmal sogar in einer leichten Form 140 mg%. Im übrigen schwanken die Werte bei ihm zwischen 50 und 75 mg%. Die Hyperglykorhachie ist, wie die anderen Liquorveränderungen, kein konstantes Phänomen; sie wird von DEWES vermißt, von FINDLAY und SHISKIN nicht immer, von BARRÉ und REYS in 32 von 70 Fällen festgestellt. Es ist bereits in den ersten Jahren der Encephalitisforschung darauf hingewiesen worden, daß der Liquorzuckervermehrung eine Glykämie oder Glykosurie nicht parallel zu gehen braucht, aber erst in den letzten Jahren ist eindringlicher die Notwendigkeit betont worden, genauer auf das Verhältnis zwischen Blut- und Liquorzucker zu achten. Die Untersuchungen werden so teils im Nüchternheitszustand ausgeführt, oder es werden auch Belastungsversuche mit Glykose gemacht, und der Liquor wird dann ebenso wie das Blut wiederholt untersucht. Es ist verständlich, daß diese letzteren Untersuchungen, die für den Kranken sehr lästig sind, nur selten ausgeführt wurden. HALLIDAY stellte so fest, daß Blut- und Liquorzucker im Nüchternheitszustande bei akuter Encephalitis in normalen Grenzen bleiben, und daß der Liquorzuckergehalt im Nüchternheitszustande gewöhnlich um 56 mg% schwankt. Auch die Liquorblutzuckerproportion soll nicht gestört sein. Die Blutzuckerkurven (auf die später noch

genauer eingegangen wird) sind entweder normal oder weisen auf Leberfunktionsstörungen hin. Die Liquorzuckerkurve steigt bei normalen wie bei Encephalitikern
nach Glucosezufuhr gegenüber der Blutzuckerkurve verzögert an. Diese Ergebnisse sind aber auch nach den neuesten Untersuchungen, sowohl was die
Proportion zwischen Liquor- und Blutzucker anbetrifft, als auch hinsichtlich
der absoluten Höhe des Blutzuckers, nicht wohl zu verallgemeinern. So haben
MUNCH-PETERSEN und WINTHER 29 Fälle nüchtern untersucht und mit dem
Blutzucker verglichen und dann eine leichte Glykorhachie bis zu 86 mg%
und auch eine leichte Erhöhung des Liquorblutzuckerquotienten gefunden. WIECH-
MANN zeigt, daß der Liquorzucker, verglichen mit dem Zucker des Blutplasmas,
meist übernormal ist; er nimmt eine funktionelle Schädigung der physiologischen
Permeabilität für Glykose, also eine Schädigung der Blutliquorschranke an. Über
die Veränderungen des Liquorzuckers nach Glucosezufuhr, also nach Erzielung
einer alimentaren Glykämie, sind übrigens die Untersuchungsergebnisse noch so
different, daß es vorläufig noch nicht möglich sein wird, hier bestimmte Angaben
über etwaige Störungen bei Encephalitis zu machen; dagegen ist es wohl erlaubt,
die Hyperglykorhachie als ein bei zahlreichen akuten Encephalitisfällen vor-
handenes Phänomen anzuerkennen; ebenso ist es am plausibelsten, eine Schädigung der Blutliquorsperre als Ursache des Symptoms anzunehmen.

Die Hyperglykorhachie hat einen diagnostischen Wert insbesondere darum,
weil bei allen bakteriellen Meningitiden der Zuckergehalt vermindert ist. ACHARD
ist wohl der erste gewesen, der die Differenz des Liquorzuckergehalts zwischen
den Encephalitiden und den Meningitiden auf die zuckerspaltende Wirkung der
Mikroben bei Meningitiden zurückführte. Ein normaler oder erhöhter Liquorzuckergehalt bei gleichzeitiger Zellvermehrung des Liquors ist der Hinweis auf
eine amikrobische oder wenigstens oligomikrobische Reaktion der Meningen.
ACHARD denkt dabei, daß die Erreger der Encephalitis im Gegensatz zu den
Meningokokken sich mehr in der nervösen Substanz als den Meningen fixieren;
da wir jedoch den Erreger der Krankheit noch gar nicht kennen, ist es ebensogut möglich, daß die fehlende Spaltung des Zuckers andere Ursachen hat.

f) Die *Kolloidreaktionen* des Liquor cerebrospinalis haben in den akuten
Fällen gewöhnlich eine pathologische Fällung ergeben. Der negative Befund
PLAUTS bei Mastix-Goldsolprüfung ist nicht als typischer Befund zu bezeichnen,
doch ist die Art des Ausfalls eine uncharakteristische und wechselnde. STERN
und POENSGEN, haben bei 13 akuten in Kiel untersuchten Fällen zweimal eine
ausgesprochene Paralysekurve bei Goldreaktion gefunden; in dem einen Fall
änderte sich die Paralysekurve später in dem Sinne, daß es zur Ausbildung der
„Lueszacke" mit Fällungsmaximum bei 1 : 40 kam. Auch sonst haben wir relativ
starke Reaktionen bis Blau oder Blauweiß mit Rechtsverschiebung von 1 : 40 bis
1 : 640 gesehen. In anderen Fällen kann auch die Flockungszacke eine sehr geringe sein. Schon ECONOMO hat gelegentlich Paralysekurven gesehen. FIND-
LAY und SHISKIN, die den Liquor in 21 Fällen untersuchten, finden eine der
Paralyse oder Lues cerebri ähnelnde „Spirochätenkurve", welche sie den starken
Rechtsverschiebungen der Meningitis gegenüberstellen. In Wirklichkeit sind wir
von der Berechtigung, aus der Art der variablen encephalitischen Goldkurve auf
die Art der zugrunde liegenden Infektion und ihre Erreger zu schließen, weit
entfernt. ESKUCHEN, der die Befunde bis 1922 sorgfältig zusammengestellt hat,

führt aus, daß der Encephalitisliquor verhältnismäßig häufig eine positive Gold-Reaktion im luischen Kurventypus gibt. HAPP und MASON heben hervor, daß man die Goldkurven wegen ihrer Variabilität im allgemeinen diagnostisch nicht verwerten darf. Das gleiche gilt auch von der Mastixreaktion, die noch verschiedenere Resultate ergibt. Ohne Zweifel haben HAPP und MASON im allgemeinen recht, da es mit den üblichen Methoden der Gold- und Mastixreaktion nicht gelingt, wirkliche krankheitsspezifische Kurven zu bekommen. Die Bedeutung der Reaktionen wird dadurch natürlich nicht herabgesetzt. Es ist auch gewiß, daß die Kolloidkurven trotz ihrer Variabilität mitunter die Diagnose erheblich erleichtern können. So sahen wir im Jahre 1919 eine Kranke, die nach einer angina-verdächtigen Erkrankung Symptome darbot, die zunächst eine postdiphtherische Polyneuritis wahrscheinlich machten. Die Liquoruntersuchung, die neben leichter Pleocytose starke Goldfällung mit Lueszacke bei negativ ausgewertetem Wassermann und Fehlen anderer luesverdächtiger Symptome zeigte, konnte die Diagnose hier auf die richtige Fährte bringen. Weiter haben wir früher gezeigt, daß wir auch in dem völlig negativen Ausfall der Collargolreaktion gelegentlich eine diagnostische Hilfe gewinnen können.

Es ist dabei nötig, daß die Reaktion in der von STERN und POENSGEN angegebenen Methode und nach der von DELBRÜCK angegebenen Modifikation, die durch die veränderte Collargolherstellung nötig gemacht wurde, ausgeführt wird. Die Benzoereaktion von GUILLAIN und LÉCHELLE soll bei der akuten epidemischen Encephalitis negativ sein.

g) Die *Wassermannsche Reaktion* ist begreiflicherweise in fast allen Fällen bis zu höchsten Auswertungsgraden im Liquor negativ, ebenso wie gelegentlich ein positiver Serumwassermann unabhängig von der Encephalitis vermerkt wird. Merkwürdiger ist, daß von manchen Autoren (LORTAZ, JAKOB und HALLEZ, DUHOT-CRAMPTON sogar in sechs Fällen!) ein positiver Liquorwassermann bei noch negativem Serumwassermann angegeben wird. Wir können diesen Befunden vielleicht skeptisch gegenüberstehen, zumal dann, wenn auch die klinischen Symptome von den encephalitischen abweichen, wie in dem Falle LORTAZ-JAKOB: Ablehnen können wir sie ohne weiteres nicht, da uns das Vorkommen unspezifischer Liquorwassermannreaktionen bei verschiedenen Meningitiden bekannt ist. Wir selbst sahen bisher einen Fall mit mehrfach positivem Liquorwassermann und encephalitisverdächtigen Erscheinungen, bei dem uns der Nachweis der anscheinend luischen Gaumensegelperforation und des positiven Serumwassermanns doch zur Annahme einer Kombination von Encephalitis und Lues cerebri führte. Außer diesem Falle war in einem wohl sicher rein encephalitischen Falle der Liquorwassermann fraglich (geringe Hemmung bei Auswertung) neben negativem Serumwassermann! Die Möglichkeit des Vorkommens positiven Liquorwassermanns wird uns durch die BERGELsche Hypothese erleichtert, wonach die Wassermannreaktion im Liquor, die schon von WASSERMANN und LANGE in Beziehung zu den Lymphocyten gebracht wurde, auf einem lipolytischen Ferment der Lymphocyten beruht, das zwar im allgemeinen spezifisch gegen die Luesantigene eingestellt ist, doch besteht die Möglichkeit, daß unter besonderen Umständen die lipolytischen Lymphocytenfermente bei anderen Krankheitsprozessen sich mit den luischen Antigenlipoiden verankern und zur Komplementablenkung führen; hiermit hängt z. B. der gelegentliche positive Liquorwassermann bei tuberkulöser Meningitis zusammen. Danach wäre bei epidemischer Encephalitis ein etwaiger Liquorwassermann nur bei starker Liquorlymphocytose denkbar. Eine auch nur schwache Hemmung bei fehlender Lymphocytose, wie in dem von mir berichteten Falle, würde der BERGELschen Hypothese widersprechen, wenn auf diese einmalig gefundene geringe und fragliche Hemmung überhaupt Wert gelegt werden könnte. Praktisch dürfte jedenfalls feststehen, daß der positive Ausfall der Wassermannreaktion bei epidemischer Encephalitis ein sicherlich sehr seltenes Geschehnis darstellt.

Die bakteriologischen Befunde des Liquors werden an anderer Stelle besprochen werden.

Eine gute Zusammenstellung darüber, wie sich die verschiedenen Liquorbefunde miteinander kombinieren können, gibt REYS in seiner Monographie auf Grund von 71 Fällen. Danach fand sich Vermehrung von Albumin, Zucker und Zellen („Leukocyten") in 11 Fällen, Zuckervermehrung allein in 14 Fällen, Eiweiß- und Zellvermehrung in 9, Zellvermehrung allein in 8 Fällen, Zell- und Zuckervermehrung in 4, Eiweiß- und Zuckervermehrung in 3, Eiweißvermehrung in 1 Falle, isolierte Drucksteigerung in 2, normaler Liquor in 19 Fällen. Wassermann war nur in 1 Falle positiv, in dem Antezedenzien für Lues sprachen, schwach positiver Wassermann in 2 Fällen. Stets war der Liquorbefund positiv, wenn klinisch meningitische Symptome bestanden. Gelegentlich Liquorbefund auch in ganz akuten Stadien (4—8 Tage krank) negativ; vom 9. Monat ab wird er stets negativ, allerdings berücksichtigt REYS hier nicht die Kolloidveränderungen.

2. Die Liquorveränderungen im chronischen Stadium
beziehungsweise bei Residuärzuständen.

Die meisten Veränderungen des Liquors pflegen sich nach Ablauf des akuten Stadiums rasch zurückzubilden. Dies gilt namentlich, wie schon erwähnt wurde, von der Zellvermehrung. Eine leichte Globulinvermehrung hält sich mitunter in unseren eigenen Fällen 6 Monate lang. Die Hyperglykorhachie fehlte in den Fällen, in denen ich danach fahndete, einmal war der Zuckergehalt sogar nur 35 mg%; die Zellzahl überschritt bei exquisit chronisch myastatischer Encephalitis nie 4 im Kubikmillimeter. BARRÉ und REYS führen aus, daß die Liquorveränderungen gegen den 8. Monat hin verschwinden. WIMMER fand unter Zugrundelegung der sehr niedrigen Normalfiguren NEELS in 33 Fällen einen Zellgehalt von 0—1,3, in 23 von 2,3—9,3, in 9 Fällen von 10,3—30,3 und in 8 Fällen mehr als 30,3. Es wird aber nicht angegeben, in welchem Stadium der Erkrankung diese höheren Zellwerte gefunden werden. Der Globulingehalt war in 6 von 73 Fällen vermehrt, in 53 Fällen war die Salpetersäurefraktion des Eiweißes niedriger als der normale Titer oder etwa normal, in 17 Fällen wenig, nur in 3 Fällen etwas stärker erhöht. Als ein Zeichen dafür, daß noch ein gesteigerter Eiweißabbau im chronischen Stadium stattfindet, möchten wir den Befund von MEYER-BISCH hervorheben, der eine erhebliche Steigerung der Schwefelsäureausscheidung im Liquor auch bei chronisch hypertonischen Erkrankungen der Encephalitis fand. Interessant ist, daß nach dem Befunde von WIECHMANN auch bei zwei Fällen chronisch progredienter Encephalitis eine wesentliche Erhöhung des relativen Liquoraminosäurengehalts bestand, die nach der Annahme WIECHMANNS auf einen Zerfall der Zellsubstanz des Gehirns zurückzuführen ist. Weniger sicher können wir die Veränderungen der Kolloidreaktionen beurteilen, die wir noch weit bis in das chronische Stadium hinein verfolgen können. Bei Untersuchungen, die auf meine Anregung hin von EHRENBERG vorgenommen wurden, fanden sich leichte Ausflockungserscheinungen der Mastixreaktion auch bei ganz chronischen Fällen, wenn auch nicht konstant. Wir sind über die Entstehungsweise der Flockungserscheinungen noch zuwenig orientiert, um daraus sichere Rückschlüsse auf die Bedeutung der abnormen Mastixkurve bei chronischer Encephalitis zu ziehen. Insbesondere können wir nicht den Schluß ziehen, daß es sich hier um den Ausdruck einer Eiweißvermehrung infolge vermehrten Gewebszerfalls handelt. Im Gegenteil: KISS findet sogar bei einer besonderen Methode der Goldsolprüfung eine verstärkte Flockung mit Rechtsverschiebung, welche er auf verminderten Goldschutz durch herabgesetzten Eiweißgehalt zurückführt. In den genannten Fällen war, wie KISS ausführt, tatsächlich der Eiweißgehalt des Liquors herabgesetzt. Über die Ursachen dieser Eiweißverminderung können wir uns aber offenbar noch gar kein Bild machen, zumal die erwähnten Untersuchungen von MEYER-BISCH, WIECHMANN u. a. dafür sprechen, daß ein vermehrter Gewebszerfall auch im Liquor seinen Ausdruck findet.

Während nun, abgesehen von den feineren Veränderungen des Liquors, das normale Verhalten in späteren Stadien auch von SICARD und KUDELSKI, BOVERI, MÖVES, COHN und LAUBER betont wurde, haben einige andere Autoren die Erhöhung des Liquordrucks betont und auf die Möglichkeit hingewiesen, in dieser Erscheinung eine Erklärung für subjektive Beschwerden oder chronische Krankheitssymptome zu finden. HESS findet an einem Material von elf Fällen einen Druck von 150—360 H_2O und erwähnt den Eigenbericht eines Arztes, bei dem anderthalb Jahr nach Beginn der Erkrankung ein Druck von 460 mm festgestellt wurde. HARTMANN findet einen Druck von 200—380 mm und spricht von einer Meningitis serosa. Die Unzulänglichkeit der HARTMANNschen Untersuchungsmethodik (Bestimmung der Druckhöhe im Sitzen) wurde bereits von LOTMAR in einem kritischen Referat betont. Es genügt, darauf hinzuweisen, daß die inzwischen uns bekannt gewordenen histologischen Veränderungen der chronischen Encephalitis keine Anhaltspunkte für eine Meningitis serosa geben. HESS betont in einer neueren Arbeit, daß er nur Ruhewerte mit üblichen respiratorischen Verschiebungen verwertet hat. Bei einzelnen Kranken, die er nachuntersuchen konnte, ließ sich eine Verminderung des Drucks bei der späteren Untersuchung feststellen. Bei einzelnen Fällen, die erneut untersucht wurden, fand sich wiederholt ein Druck bis zu 290 mm H_2O, gelegentlich auch ein ganz normaler Druck, Ich selbst habe die Erfahrungen, die ich früher mitgeteilt habe, in neueren Untersuchungen bestätigen können. Es wurde stets in Seitenlage punktiert. Ein Rohr mit genügend lichter Weite wurde benutzt, um jede Capillarwirkung des Steigrohrs auszuschalten. Die Kunstprodukte durch Pressen wurden ausgeschaltet, wobei berücksichtigt wurde, daß die Verschiebungen des Bluts infolge des Pressens aus der Bauchhöhle nach dem Gehirn und anderen Organen außerordentlich lange anhalten können, und daß man minutenlang warten muß, ehe man den gefundenen Druck verwerten darf. Auch haben wir nur einen Druck von über 180—200 mm H_2O als pathologisch angenommen. Unter 21 früher untersuchten chronischen Fällen fand sich in 13 ein Druck bis zu 150 mm, einmal 160, zweimal 170, in 4 Fällen ein zum Teil nicht unwesentlich erhöhter Druck bis 250 und selbst 280 mm. In zwei subchronischen Fällen war der Druck 190 bzw. 210 mm. Auch die neueren Untersuchungen an einem großen Material zeigen, daß der Liquordruck in den meisten Fällen normal ist, auch dann, wenn die Kranken über Kopfschmerzen klagen, und daß nur gelegentlich eine zweifellose Druckerhöhung besteht. So fand sich in 17 Fällen der letzten Zeit nur einmal der Druck auf über 200 erhöht; in diesem Falle wurden durch die Punktionen auch bestehende Kopfschmerzen gebessert. Auch in den Fällen mit höherem Druck können die Verhältnisse bei verschiedenen Punktionen sich als sehr schwankend erweisen. Stauungsversuche nach QUECKENSTEDT zeigen, daß die Liquorpassage nicht behindert ist, soweit man aus diesem Versuche Rückschlüsse ziehen kann. In einzelnen Fällen verspüren die Kranken nach der Punktion etwas Linderung, vielfach wird aber auch die Punktion so schlecht vertragen, wie von Kranken mit multipler Sclerose oder Hirntumor. HESS macht darauf aufmerksam, daß Encephalitiskranke bei niedrigem oder nur wenig erhöhtem Druck gegen Druckveränderungen äußerst empfindlich sind. Wir selbst sahen starke Folgeerscheinungen von Meningismus selbst bei einem Kranken mit starker Liquordruckerhöhung. In einem anderen Falle brachte die erste Punktion subjektive Besserung, die zweite Punktion dagegen Verschlechterung, obschon die Liquorentnahme unter großer Vorsicht in geringer Menge geschah. NETTER sah sogar bei einer Kranken mit typischer Encephalitis 2 Monate nach Krankheitsbeginn im Anschluß an die Punktion heftige Kopfschmerzen und 2 Tage später eine linksseitige Hemiplegie entstehen; er glaubt aber, daß die Punktion in der Entstehung dieser Hemiplegie keine Rolle spielt.

Die Frage der Liquorzirkulationsverhältnisse im Schädel bei chronischer Encephalitis bzw. Encephalitisfolgen hat eine neue Beleuchtung gewonnen durch die von FOERSTER und seinen Mitarbeitern herangezogenen Untersuchungen mit Hilfe der Encephalographie und Ventrikulographie. KLAUBER berichtet über sieben verschiedenartige Fälle, bei denen die Ventrikel mit Jodnatriumlösung gefüllt wurden und die Jodausscheidung im Urin wie im zisternal oder lumbal entnommenen Liquor geprüft wurde. In einigen Fällen ließen sich vom Subarachnoidealraum aus die Ventrikel nicht mit Luft füllen. Es fand sich eine verlangsamte oder aufgehobene Liquorresorption. In einer zweiten Gruppe war die Kommunikation zwischen Ventrikel und Subarachnoidealraum nicht verlegt, wohl aber die Liquorresorption gestört. Es fand sich in einem Fall ein Hydrocephalus infolge mangelhafter Resorption, in einem Fall endlich fand sich eine hochgradige Atrophie des gesamten Hirns, besonders der Frontallappen. In zwei *eigenen* Fällen, in denen die Encephalographie vorgenommen wurde, ließen sich Störungen der Ventrikelfüllung bzw. atrophische Erscheinungen des Gehirns röntgenologisch nicht feststellen; in einem dritten Falle war Atropie des Hirns bei guter Ventrikelfüllung feststellbar. Die Bedeutung dieser encephalographischen Befunde wird später zu erörtern sein.

F. Die Allgemeinveränderungen des Organismus.

1. Fieber.

Die Temperatur bei epidemischer Encephalitis ist offenbar viel variabler als bei vielen anderen Infektionskrankheiten, insbesondere auch den übrigen Infektions-

krankheiten des Zentralnervensystems. Im Gegensatz zu vielen anderen Zeichen
dieser Erkrankung läßt sich hier vorläufig gar keine Regel aufstellen; wir
finden Fieberlosigkeit offenbar nicht nur in den langsam schleichenden Fällen,
in denen das akute Stadium überhaupt nicht nachweisbar ist, sondern auch in
Fällen, in denen der Beginn mit Hirnnervenerscheinungen (Kopfschmerzen, Ermüdungsgefühl) deutlich auf ein akutes Einsetzen der Krankheit hinweist. Die
Mitteilungen in der Literatur entsprechen vollkommen den eigenen Erfahrungen.
Für SAINTON bildet das Fieber noch eine charakteristische Begleiterscheinung
seiner symptomatischen Trias (Schlafsucht, Augenmuskellähmungen und Fieber),
NONNE vermißt es in seinen Fällen meist. Ganz fieberlose Fälle werden von
GUTZWILLER, STAEHELIN, REICH, SCHUPFER, SCOTT u. a. beschrieben. STRÜMPELL
und BONHOEFFER sahen im allgemeinen leichtes Fieber, MORITZ bezeichnet die
Temperatur als ganz wechselnd. REINHARD konnte niemals eine irgendwie typische Fieberkurve sehen. Er fand schwere Fälle, die absolut fieberlos verliefen,
und andere, in denen die Temperatur bis zu 40° ging. Unter den in Kiel beobachteten Fällen sahen wir gelegentlich hohes Fieber mit Schüttelfrost auftreten.
Ganz selten konnten wir in Göttingen eine Temperaturkurve beobachten, die
Ähnlichkeiten mit der Typhuskurve hatte insofern, als die Temperatur im Laufe
mehrerer Tage treppenkurvenartig bis zu 39° anstieg; hierauf stellten sich un-
gleichmäßige Zacken mit hohen Ausschlägen ein; durch Behandlung wurde das
Fieber dann erst coupiert. Treten keine Komplikationen ein, so dauert das eigentliche Fieber nach unseren Erfahrungen selten länger als 14 Tage. Der Wechsel
der Temperaturkurve in den Initialstadien und während der Acme steht zum Teil
in Zusammenhang mit dem Vorhandensein oder Fehlen grippaler Initialerscheinungen; doch gibt es auch längere Zeit dauerndes Fieber, in dem eine grippeartige
Begleiterkrankung ausgeschlossen werden kann, und insbesondere auch keine
Bronchopneunonie usw. vorliegt. Immerhin ist aber doch wohl sicher, daß die
Temperatursteigerung im allgemeinen seltener und auch milder ist als etwa bei
Poliomyelitis oder epidemischer Meningitis.

Im allgemeinen scheint das Fieber in Abhängigkeit von der allgemeinen In-
toxikation des Organismus zu stehen. Es fand sich besonders stark und häufig
bei den irritativen hyperkinetischen Erkrankungen der Epidemien der Jahre 1919
und 1920, bei denen auch andere Erscheinungen allgemeiner Toxicose deutlicher
waren. Die Temperaturerhöhung ist in diesen Fällen sicher nicht allein die Folge
der vermehrten Muskelarbeit, denn man findet die erhebliche Temperatursteigerung in solchen Fällen schon vor dem Auftreten der Zuckungen, und andererseits
gibt es auch Choreaencephalitiden, in denen das Fieber fehlt, wie wir selbst
beobachten konnten. Auch gibt es hochfieberhafte Zustände bei einem rein
hypersomnischen Symptomenkomplex.

Wenn man im allgemeinen das Auftreten des Fiebers an die Wirkung von
Krankheitserregern bzw. ihrer Toxine gebunden denkt, so kommt es doch gelegentlich auch vor, daß besonders hohe oder eigentümliche Temperatursteigerungen auftreten, in denen von einigen Autoren an eine direkte Herdläsion der
temperaturregulierenden Zentren gedacht wird. Es kann an dieser Stelle nicht
auf die zahlreichen experimentellen Arbeiten über die Lage dieser Zentren im
periventrikulären Grau bzw. im Striatum eingegangen werden. An sich liegt der
Gedanke an eine Schädigung derartiger Zentren gewiß nahe, da ja gerade das

Höhlengraugebiet in den akuten Stadien der Encephalitis besonders leidet. Misch glaubt, in dem Symptom der Schlafthermolyse, dem Abfall der hohen Temperaturen während des Schlafens, ein Zeichen des lokalen Hirnstammfiebers erblicken zu dürfen. Der von ihm mitgeteilte Fall ist dadurch ausgezeichnet, daß erst im dritten Monat der Erkrankung intermittierendes Fieber bis auf 41° eintrat, während im Schlafe die Temperatur auf normale Werte sank, auch wenn sich der Schlaf am Tage einstellte. Auch in den sehr eigenartigen und nosologisch noch nicht ganz geklärten Fällen von Ledoux und Théobald, in denen wochen- und monatelang dauernde Temperatursteigerungen bis fast 42° mit Temperatursturz bis unter 35° neben hämorrhagischen Symptomen, psychischen Verwirrtheitserscheinungen und leichten Encephalitissymptomen in Rezidiven, die sich über Jahre hinzogen, beobachtet wurden, wird von den Verfassern an eine

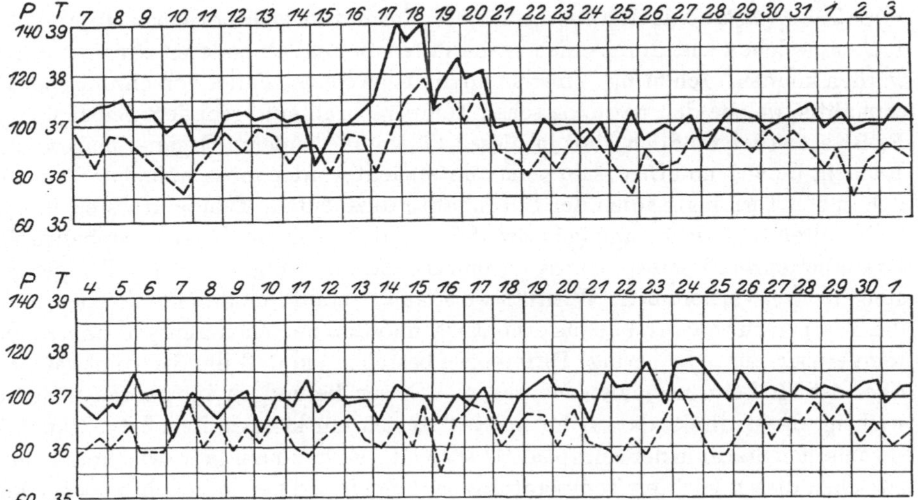

Abb. 41. Chronisch rezidivierende Encephalitis. Temperatursteigerungen nicht durch sonstigen Organbefund geklärt. Achselmessung. ———— Temperatur. — — — Puls.

Läsion der mesencephalischen Temperaturregulationsstätten gedacht. Die Ursache der exzessiv hohen Temperaturen, die von Höstermann gesehen wurden, oder der starken postmortalen Temperatursteigerungen, die Bingel beobachtete, ist noch nicht genügend geklärt. Es handelt sich hier jedenfalls um seltene Symptome, die man nicht ohne weiteres auf eine Herdläsion wärmeregulierender Zentren zurückführen kann.

Es fragt sich dann weiterhin, ob nicht im Verlaufe der Krankheit bei gesicherten Fällen dauernde, wenn auch leichte Störungen der Wärmeregulation durch irreparable Schädigung von Zentren oder Bahnen im Hirnstamme, Hypothalamus oder Striatum beobachtet werden. Diese Frage ist von Runge systematisch geprüft worden, indem er von der früher bereits vermerkten Tatsache ausging, daß chronisch encephalitisch Kranke ebenso wie die an echter Paralysis agitans leidenden Kranken häufig an vasomotorischen Störungen, subjektiven Wärmesensationen leiden und gegen Kälte bald überempfindlich, bald unempfindlich sind. Diese vasomotorischen Störungen können nun nicht gerade auf eine direkte

Läsion des Wärmeregulationszentrums bezogen werden. Runge fand aber bei systematischer Untersuchung auch häufig neben den auffallend hohen Hauttemperaturen mitunter auffallend niedrige Körpertemperaturen, doch war nur bei einem Kranken die Temperatur längere Zeit auffallend niedrig. Auch Sicard erwähnt niedrige Rectaltemperaturen bei chronisch myastatischen Kranken. Außerdem fanden sich nach Runge paradoxe Regulationserscheinungen im Sinne einer geringen Temperatursenkung nach der Nahrungsaufnahme und schließlich eine weniger prompte Regulation bei Abkühlung trotz verfrühtem Eintritt des Kältezitterns. Diese letzten Untersuchungsergebnisse sprechen namentlich für leichte Störungen vegetativer Apparate im Höhlengrau oder im Striatum. Dagegen kommt bei chronischer Encephalitis dann noch eine andere Störung der Temperaturkurve vor, die wohl anders zu erklären ist, nämlich eine *ausserordentlich langdauernde Tendenz zu leichten Temperatursteigerungen bis weit in das chronisch myastatische Stadium hinein* in Form von gelegentlichen Temperaturzacken, welche nicht durch einen krankhaften Befund an anderen Organen erklärt werden können. Ich bringe umstehend die Kurve eines Falles von chronischer Encephalitis, welche den pathologischen Temperaturablauf besonders deutlich zeigt. Es ist selbstverständlich, daß in diesen Fällen alle anderen Organe, insbesondere Rachen, Lungen und Urin, sehr genau untersucht werden müssen, und daß namentlich in den Terminalstadien der Encephalitis akzidentelle Temperatursteigerungen nicht selten sind, doch kann kein Zweifel sein, daß auch durch den encephalitischen Krankheitsprozeß selbst bis ins chronische Stadium hinein leichte Temperatursteigerungen vorkommen. Wimmer weist auch darauf hin, daß in manchen Fällen die Temperatur dauernd etwas erhöht ist, und daß zwischen Morgen- und Abendtemperatur nur sehr geringe Differenzen bestehen, so daß die Kurve etwas niedriger ist als beim normalen Menschen. Dieser Befund ist im ganzen nicht unwichtig, da er direkt darauf hinweist, daß sich ein krankhafter Prozeß auch im chronischen Stadium der Encephalitis abspielt. Es kann auf gewisse Ähnlichkeiten zwischen diesen leichten Temperatursteigerungen und denen bei chronischer multipler Sclerose hingewiesen werden, auf deren Bedeutung von F. H. Lewy und Freund hingewiesen worden ist. Letzten Endes handelt es sich hier um ein rudimentäres Abbild der eigentlichen Rezidivencephalitis.

2. Sonstige klinische Erscheinungen der Allgemeinschädigung im akuten Stadium.

Es ist bereits in der Schilderung der Initialsymptome darauf hingewiesen worden, daß im Anfangsstadium der epidemischen Encephalitis mehr oder weniger häufig katarrhalische Erscheinungen an den oberen Luftwegen und den Bindehäuten bestehen, und daß namentlich natürlich die katarrhalischen Erscheinungen an den oberen Luftwegen einen Hinweis auf die Einbruchspforte des encephalitischen Virus geben können. Netter wies dann weiter auf die häufige Anschwellung der Speicheldrüsen im Initialstadium der Encephalitis hin und glaubt auch, in den Speicheldrüsen das Virus nachgewiesen zu haben. Auf diese ätiologische Frage wird später einzugehen sein. Ein Gewohnheitssymptom ist die Schwellung der Speicheldrüsen im akuten Stadium jedenfalls nicht.

Ein weiteres Symptom, welches eine gewisse ätiologische Bedeutung erlangt hat, ist das Auftreten von *Herpes febrilis* bei der Encephalitis. Dieses Symptom ist von verschiedenen Autoren, z. B. CARNOT und GARDIN, McNALTY, LEVADITI, STERTZ, HERZOG, RONCHETTI, NETTER beobachtet worden, aber es ist im allgemeinen sehr selten. So hat namentlich NETTER an 180 Fällen im akuten Stadium nur zweimal Herpes gesehen, einmal im Gesicht, einmal am Oberschenkel. Unter 94 genau beschriebenen französichen Fällen des Jahres 1920 findet er einmal Herpes, und ebenso findet sich unter den 230 englischen Beobachtungen nur einmal Herpes. Ein Schüler von NETTER konnte dagegen drei Fälle mitteilen, die sämtlich an Herpes gelitten hatten. CROOKSHANK sah das Symptom achtmal unter 128 Fällen. Auch im eigenen Material ist Herpes nur außerordentlich selten beobachtet worden. Jedenfalls ist er viel seltener als bei vielen anderen Infektionskrankheiten. Etwas häufiger ist das Symptom vielleicht in einzelnen Epidemien schwerer hyperkinetischer Encephalitis.

Bei diesen letzteren Erkrankungen, bei denen Fieber und Delirien eine besondere Höhe erlangen, können, wie SABATINI, ECONOMO, SCHUPFER, RONCHETTI gezeigt haben, auch andere toxische Erscheinungen besonders stark sein, wie Gesichtsödem, rapide Abmagerung, schwere Prostration und, wie ECONOMO nachwies, tiefer Blutserumgefrierpunkt, starke Vermehrung des Reststickstoffgehalts im Blutserum und Vermehrung des gesamten Cholestearingehalts im Blute. Diesen Veränderungen reihen sich die toxischen Exantheme an, die auch gerade bei der hyperkinetischen Epidemie von OEHMIG, MAIER, JACKSCH, BUZZARD u. a. beobachtet wurden. Auch Purpura tritt gelegentlich ein (CARNOT-GARDIN, ROGER). Unter dem eigenen Material fand sich ein scarlatiniformes, kurzdauerndes, kleinfleckiges Exanthem bei einem Patienten, der kurz vorher eine Hemichorea leichteren Grades gezeigt hatte; eine Behandlung (Arzneiexanthem) hatte nicht stattgefunden.

Diese toxischen Erscheinungen finden sich aber nicht nur bei Hyperkinesen, sondern auch bei anderen Formen der akuten Encephalitis. Störungen, die auf einen toxischen erhöhten intermediären Eiweißzerfall hinweisen, wie insbesondere erhebliche Steigerung des Kreatinin- und Harnstoffgehalts im Blute, sind von UMBER und RINDFLEISCH beobachtet worden. Von NONNE und FORSTER wurden schon bei akuten myastatischen Erkrankungen mit Hirnstammlähmung rasche Abmagerung bzw. rascher Verfall der Kranken beobachtet, ohne daß mangelhafte Nahrungsaufnahme allein die Ursache dieser Symptome bilden kann. In mehreren eigenen Fällen entwickelte sich ebenfalls ein rascher Körperverfall, der seine Erklärung weder in motorischer Unruhe noch in Höhe des Fiebers fand. In einem dieser Fälle traten hartnäckige Furunkel hinzu, die eine auffallend schlechte Heiltendenz zeigten. Auch wurde uns von Kranken, die erst im chronischen Stadium zu uns kamen, mehrfach mitgeteilt, daß sie im akuten Stadium rasch erheblich, bis 40 Pfund, abgenommen hätten, obschon keine Hyperkinese bestand und auch die Nahrungsaufnahme genügend erschien. RONCHETTI erwähnt auch das Auftreten von Decubitus. Die Stärke der Prostration ist in den einzelnen Fällen wiederum eine außerordentlich variable. Es gibt auch zahlreiche Erkrankungen mit schweren Gehirnsymptomen, in denen von einem Verfall nicht gesprochen werden konnte.

Der Blutdruck ist nach BARRÉ und REYS in den akuten Stadien fast immer vermindert. Auch dieser an sich interessante Befund hat keinen Anspruch auf Allgemeingültigkeit. Gelegentlich ist der Blutdruck in den akuten Stadien sogar erhöht gegenüber den Zeiten der Rekonvaleszenz. Auch STAEHELIN und LÖFFLER fanden während des Fiebers gelegentlich eine Erhöhung auf 140 mm Hg gegenüber 110 mm in der Rekonvaleszenz. Die Kreislauferscheinungen sind nach diesen Autoren im allgemeinen gering; es entspricht dies den eigenen Befunden. Selten findet man Vergrößerungen der Milz (GRÖBBELS). Von Interesse sind dann weiterhin klinische Erscheinungen einer *Leberparenchymschädigung*, sowohl mit Rücksicht auf die später zu besprechenden Ansichten von FUCHS über die Bedeutung einer Leberschädigung an der Entstehung einer akuten Encephalitis, als auch auf die Veränderungen der Leberfunktionen bei chronischer Erkrankung. Die Urobilinurie, die wir gelegentlich fanden, ist ein zu banales Symptom bei fieberhaften Erkrankungen, als daß es viel Beachtung verdiente. Nach STAEHELIN und LÖFFLER findet sich Urobilin nur in mäßigen Mengen und seltener als bei anderen Fieberkrankheiten. Mehrfach wurde Icterus erwähnt (RÉPOND, HERZOG, GRÜNEWALD, OEHMIG). BARRÉ und REYS finden ihn sogar in $^1/_{10}$ aller Fälle; REYS betont auch die Häufigkeit der Urobilinurie; Bilirubin tritt gelegentlich auch auf ohne Icterus (STAEHELIN). Wir selbst beobachteten den Icterus zweimal, einmal längere Zeit hindurch. In schweren Fällen kann das Blut Schokoladenfarbe annehmen (GRÜNEWALD); dieses Symptom ist offenbar auf hämolytische Vorgänge, die auch für die Entstehung des Icterus in Betracht kommen können, von Bedeutung. Genaue Stoffwechselvorgänge und Leberfunktionsprüfungen im akuten Stadium sind, soweit mir bekannt, nicht vorgenommen worden. Eigenartig ist die Annahme von SALZMAN, wonach bei Personen, die an Bauchbeschwerden litten, und die bei einer Operation Gallenblasenerkrankungen, z. B. Cholecystitis mit Verwachsung, Cysten der Gallenblase mit kleinen Steinen, zeigten, encephalitische Symptome sich einstellten. Die Anschauungen SALZMANS scheinen im Laufe der Zeit eine Änderung erfahren zu haben; anfangs meint SALZMAN selbst nicht, daß alle Encephalitisfälle von Gallenblaseninfektionen herrühren; später scheint er die Grundlage der Encephalitis in einer Gallenblasenerkrankung zu erblicken, und die epidemische Encephalitis überhaupt nur für eine toxämische Erkrankung zu halten. Wir glauben, daß solche übertriebenen Anschauungen nur schädlich bei den Versuchen wirken können, die wirkliche Bedeutung von Leberstörungen in der Entstehung encephalitischer Symptome zu erfassen.

Gelegentlich wird auch die Encephalitis durch Erkrankungen anderer Organe, leichte Nephrosen z. B., kompliziert. Allerdings sind diese Nephropathien nicht sehr häufig; wir beobachteten einen derartigen Fall, in welchem die Besserung der Nephropathie im Verlaufe mehrerer Wochen der Besserung der klinisch-neurologischen Symptome parallel ging. In mehreren Fällen haben wir außerdem bemerkenswerterweise *arthritische Erscheinungen* mit der Encephalitis kompliziert gesehen. In einem dieser Fälle besserte sich die Gelenkerkrankung ebenfalls außerordentlich rasch, nachdem im Anschluß an eine Serumbehandlung die encephalitischen Erscheinungen zurückgegangen waren. In einigen anderen Fällen haben wir die Gelenkaffektion nicht selbst beobachtet, sondern nur von dem Kranken, der erst im chronischen Stadium kam, gehört, daß ein „Gelenkrheumatismus" bestanden haben soll. Da nicht selten vorkommt, daß eine derartige Affektion angenommen wird, obwohl in Wirklichkeit die Schmerzen durch eine Radiculitis bedingt werden, können wir auf diese Angaben nicht sehr viel Gewicht legen. Jedenfalls kommt es aber vor, daß gleichzeitig mit den Erscheinungen am Zentralnervensystem auch Erscheinungen an anderen Organen als ein Zeichen dafür auftreten, daß *die Encephalitis nur das hervorstechendste Syndrom einer allgemeineren Erkrankung ist.*

Dies zeigt sich auch in den Veränderungen des *Blutes,* der Leukocytenmenge und der Leukocytenformel. Die Veränderungen, die wir hier sehen, sind allerdings durchaus nicht einheitlich, aber doch wichtig, teils aus diagnostischen Gründen, da wir in unklaren Fällen mitunter durch die Blutuntersuchung feststellen können, daß eine organisch-infektiöse Erkrankung vorliegt, teilweise auch aus nosologischen Gründen unter Berücksichtigung der Tatsache, daß die Blutveränderungen das Fieberstadium lange Zeit überdauern können. In eigenen Untersuchungen während des akuten Stadiums fand sich öfters eine polynucleäre Leukocytose, die in einem Falle bis zu 18000 Leukocyten ging, mit Aneosinophilie, Lymphopenie und Linksverschiebung des Leukocytenbildes. In einem Falle fiel mir auch bei fehlender Gesamtleukocytose die starke Vermehrung der großen einkernigen ungranulierten Monocyten auf. Während STRÜMPELL und NONNE einen normalen Befund erhoben, wird die Leukocytose des akuten Stadiums von PRIBRAM, GÉRONNE, DIMITZ, WIELAND, GRÖBBELS, SIEGENBECK in der Mehrheit der Fälle gefunden. V. SCHILLING und CASTILLO betonen ebenfalls, daß hochnormale bis leicht vermehrte Zahl (7500—13 200 Leukocyten), normale oder meist erhöhte Neutrophilenzahl, leichte Linksverschiebung, Lymphopenie und deutliche Reizung der Erythropoese auftreten. Nach den von ACHARD zusammengefaßten französischen Erfahrungen wird die Leukocytose auch am häufigsten gefunden. Ganz exzeptionell ist jedoch ein Fall von RATHERY und BONARD, wonach die Leukocytose bis auf 85 000 Zellen angestiegen sein soll.

Im Gegensatz zu diesen Befunden betonen STAEHELIN und LÖFFLER das ziemlich häufige Auftreten einer relativen Lymphozytose von 47%. Die Gesamtleukocytenwerte können ebenso gut normal wie erhöht oder vermindert sein. Auch von anderen Autoren, von LUZZATTO und RIETTI, SABATINI, SCHUPFER, ALEXANDER und ALLEN wird eine Leucozytose oder relative Mononucleose öfters festgestellt; die Gesamtleucozytenzahl kann auch in diesen Fällen bis auf 18 000 und 19 000 steigen. Nicht immer geht aus der Beschreibung klar hervor, ob mit der Monocytose eine Lymphocytose oder eine Vermehrung der großen mononucleären Zellen, die bekanntlich vielleicht dem Endothel der Gefäße entstammen, gemeint ist.

In der Rekonvalescenz soll dann häufig eine Lymphocytose auftreten, die von einzelnen Autoren (GÉRONNE) auf einen konstitutionellen Status thymicolymphaticus zurückgeführt wird. Bei der unendlichen Verschiedenartigkeit der Bedingungen, unter denen eine Blutlymphocytose auftreten kann, wird dies gewiß gelegentlich der Fall sein können; wir möchten aber keineswegs generell eine Blutlymphocytose hierauf zurückführen, da wir sonstige Erscheinungen eines Status thymico-lymphaticus bei Encephalitikern keineswegs häufiger als bei anderen Personen finden. Bei chronischen Kranken ist die Lymphocytose keineswegs die Regel (siehe unten).

Besonders eingehend haben sich dann noch BERGER und UNTERSTEINER mit dem Blute bei akuter Encephalitis beschäftigt. Die Autoren finden, daß sich der encephalitische Infekt sehr häufig in einer Tendenz zu einer neutrophilen Leukocytose äußert. Diese Neutrocytosen finden sich namentlich bei der ersten und späteren Exacerbation des akuten Stadiums und auch bei präterminaler Exacerbation, obschon Komplikationen hieran nicht oder wenigstens nicht allein schuld sein können. Die Veränderungen bei chronischer Encephalitis werden wir später besprechen. Im Gegensatze zu der Anschauung einiger französischer Autoren finden BERGER und UNTERSTEINER keinen generellen Unterschied zwischen hyperkinetischen und lethargischen Fällen, wenn auch die höchsten neutrophilen Werte bei den schwersten Hyperkinetikern sich finden. Monocytose geht häufig der Neutrocytose parallel. In einigen Fällen findet sich eine Eosinophilie bereits im akuten Stadium während der Neutrocytose.

Obschon die morphologischen Blutuntersuchungen bei der akuten Encephalitis keineswegs einheitlich sind, ist es doch gerechtfertigt, ihre Bedeutung zu betonen, wenn man sie in Parallele mit den Veränderungen bei pandemischer Grippe, also der Erkrankung stellt, deren Erreger so oft als identisch mit der Encephalitis bezeichnet werden. Hierüber hat REICHER auf Grund systematischer Untersuchungen betont, daß bei der unkomplizierten pandemischen Influenza, wie ja auch bereits von anderer Seite gefunden worden war, oft in dem Anfangsstadium eine hartnäckige Leukopenie und Lymphopenie besteht, während bei der Encephalitis von Anfang an normale Leukocytenwerte oder Leukocytose gefunden werden. SCHUPFER betont die gleiche Differenz; und auch SCHILLING und CASTILLO heben die Unterschiede gegenüber der unkomplizierten Grippe hervor. Auch sonst kann der Blutbefund diagnostisch klären. Z. B. erwähne ich den nicht seltenen Fall, daß eine beginnende encephalitische Erkrankung mit der Benommenheit und dem langsam ansteigenden Fieber einen Typhus vortäuschen kann; wir haben es selbst erlebt, daß dann die sofortige Feststellung einer starken Leukocytose das diagnostische Augenmerk vom Typhus ab- und in eine ganz andere Richtung hinlenkte.

3. Klinische Erscheinungen der Allgemeinschädigung im chronischen Stadium.

Die Symptome, welche wir hier zusammenfassen, beziehen sich zumeist auf Erkrankungen mit chronisch-myastatischen Symptomen. Es sind aber auch in einzelnen Gebieten pseudoneurasthenische Erkrankungen einbezogen, da auch nach unseren Erfahrungen die auf eine Allgemeinschädigung hinweisenden Symptome im pseudoneurasthenischen und chronisch-myastatischen Stadium nicht wohl voneinander differieren.

Wir begeben uns hier auf das vorläufig noch umstrittenste und schwerst zu beurteilende Gebiet, wenn wir namentlich von den Stoffwechselveränderungen bei diesen postakuten Formen der epidemischen Encephalitis sprechen. Unsicher und schwierig zu beurteilen ist dieses Gebiet nicht nur darum, weil trotz zahlreicher Bemühungen in der letzten Zeit die Untersuchungen noch des Ausbaues dringendst bedürfen, sondern auch darum, weil die bei den neurologischen Erscheinungen nicht vorhandene Problematik beginnt, was von den gefundenen Stoffwechselveränderungen auf einer direkten Schädigung des Parenchyms stoffwechselregulierender Organe und was erst sekundär von der Schädigung zentralnervöser Regulationsvorrichtungen abhängig ist. Wir haben bereits früher bei der Schilderung der Narbensymptome nach Encephalitis Gelegenheit gehabt, der-

artige Stoffwechselstörungen zu besprechen, deren Rückführung auf grobe Schädigungen der zentral-vegetativen Apparatur keinem Zweifel begegnen dürfte.
Bei den feineren Stoffwechselstörungen, die hier besprochen werden, erscheint
uns diese Beziehungsetzung keineswegs so sicher zu sein, wie später in dem
Kapitel von der Pathogenese näher auszuführen sein wird. Wir fühlen uns berechtigt, diese Symptome zunächst hier in der Schilderung unter den Allgemeinveränderungen zu bringen, auch wenn die Zukunft klarer als jetzt den Beweis
liefern sollte, daß viele von diesen Störungen allein auf die Schädigung zentralnervöser Apparate zurückgeführt werden müssen.

Es gibt im übrigen Symptome bei der chronischen Encephalitis bzw. nach
Ablauf des akuten Stadiums, die ohne Zweifel nicht rein neurogener Art sind,
sondern nur auf eine chronische Toxicose oder Infektion oder auch auf eine
Schädigung endokriner Apparate zurückgeführt werden können. Dazu gehören
die Veränderungen der Blutzusammensetzung und der Blutformel, die wir auch
bei chronischer Encephalitis noch sehen können. Ich habe zuerst versucht, Einblick in diese Blutveränderungen auf Grund von öfters wiederholten Untersuchungen an 34 Fällen zu gewinnen. In 28 Fällen handelte es sich um eine chronisch-
myastatische Encephalitis; in den übrigen sechs Fällen um pseudoneurasthenische Zustände zum Teil mit einigen Resterscheinungen, wie galvanoide Zukkungen. Der Einfluß von Medikamenten auf den Blutbefund war nach Möglichkeit ausgeschaltet; in vielen Fällen wurden die Kranken untersucht, bevor sie
ein Medikament erhalten hatten, in anderen, nachdem lange Zeit gewartet war,
bis die Wirkung therapeutischer Maßnahmen abgeklungen sein mußte.

Diese Untersuchungen zeigten vor allen Dingen, daß auch bei chronisch-
myastatischer Encephalitis die Leukocytenzahl einen Nüchternheitswert von über
8500 Leukocyten haben *kann*. In einem fieberfreien und von andersartigen Organ-
prozessen freien progressiven Zustand, der später zum Exitus kam, fand ich
eine Leukocytose von 18 000. Stärker noch kann diese Leukocytose werden,
wenn auch klinische Symptome auftreten, die auf ein kurzes, mit Fieber ver-
bundenes Rezidiv des encephalitischen Prozesses hinweisen; in einem solchen
Falle fand ich 19 200 Leukocyten; nach Ablauf des Fiebers wiederholt noch 13 000
Leukocyten und mehr. Interessant war die Beobachtung des Blutbildes bei einer
Kranken, die erst im pseudoneurasthenischen Stadium in die Klinik kam, später
einem Sanatorium überwiesen wurde, aber öfters die Klinik zur Nachuntersuchung aufsuchte, und die außer geringen myastatischen Symptomen auch eine
Menge von subjektiven Beschwerden hatte, die zunächst einen überaus hypochondrischen Eindruck machen konnten. Aber an den Tagen, an denen diese
Patientin sich besonders schlecht fühlte, wurden dann Leukocytenwerte bis
13 600 unter besonderer Vermehrung der Neutrophilen und auch mit leichter
Linksverschiebung des Blutbildes beobachtet. Es konnte auch in diesem Falle
nicht eine Erkrankung anderer Organe als Grundlage der Leukocytose festgestellt
werden. In anderen Fällen, in denen katarrhalische Begleiterscheinungen oder
sonstige akzidentelle Erkrankungen fehlten, konnten viermal Leukocytenwerte
von 11 400—16 550 festgestellt werden. Der Wechsel der Leukocytenwerte ist
ein sehr beträchtlicher. Eine Parallele zwischen Stärke der encephalitischen
Erscheinungen und Leukocytenwerten besteht nicht, prognostische Gesichtspunkte können aus der Leukocytenzahl nicht gewonnen werden. Gelegentlich

finden sich auch Leukopenien, bei einem schwer progressiven Kranken konnte sogar ein Nüchternheitswert von 3 600 Leukocyten gefunden werden. Aber diese Feststellung, daß das Verhalten der Blutleukocyten in den einzelnen Fällen so wechselvoll ist, scheint uns von geringerer Bedeutung als die Tatsache, daß in einer Reihe von Fällen chronischer unkomplizierter Encephalitis eine deutliche Blutleukocytose teils als einigermaßen kontinuierliches Symptom, teils als eine vorübergehende Exacerbation des Krankheitsprozesses wirklich vorkommt. Man kann zum mindesten aus einem solchen Befund wohl schließen, daß noch ein *Krankheitsprozess* im Verlaufe der chronischen Encephalitis vorkommt.

Die Verteilung der einzelnen Zellformen ist während der chronischen Encephalitis, wenigstens in dem von uns geprüften Material, eine sehr verschiedene. Relative und auch absolute Lymphocytose kommt ziemlich häufig vor, ist aber keineswegs die Regel. In 16 von 34 Fällen erreichte oder überstieg der Lymphocytenwert wenigstens zeitweilig 30%, nur einmal wurde ein Wert von 54% erreicht. In sechs Fällen fand sich relative Lymphopenie, die in einem Falle bis auf 19% herabging. In diesen Fällen war aber die absolute Lymphocytenzahl entsprechend der allgemeinen Leukocytenvermehrung ungefähr normal. Die großen Monocyten sind in sechs Fällen bis auf 14% vermehrt; auch dieser Befund ist keineswegs konstant; der Monocytenwert kann bis auf fast negative Zahlen heruntersinken. Es ist überaus bekannt, daß gerade die Monocytenausschwemmung außerordentlichen Schwankungen ausgesetzt sein kann, Myelocyten kommen höchstens ausnahmsweise einmal als Gelegenheitsbefund vor. Linksverschiebung des Leukocytenbildes tritt selten auf. Etwas eigenartig und auch heute noch bemerkenswert ist das Verhalten der eosinophilen Zellen. In etwas über der Hälfte der Fälle sind die Werte der eosinophilen Zellen normal, in sechs Fällen finden wir einen Schwund oder starke Verminderung der Eosinophilen, in sieben Fällen fanden wir aber auch eine Vermehrung, die von 6 bis auf $18^1/_2\%$ steigen konnte. In diesen Fällen konnte eine Helminthiasis durch Stuhlkontrolle ausgeschlossen werden, auch Asthma oder Hautkrankheiten bestanden nicht. Die Schwankungen in dem Verhalten des Leukocytenbildes sind sehr erheblich und können entschieden größere sein als die Schwankungen, die unter den gleichen äußeren Bedingungen beim gesunden Menschen auftreten. So konnten wir bei einem 20jährigen fieberfreien Mädchen mit einer mittelschweren Myastase feststellen, daß die eosinophilen Zellen zwischen 1 und 14%, d. h. 56—1120 im Kubikmillimeter schwankten. In einem anderen Falle schwankten die Lymphocyten zwischen 53 und 18% innerhalb weniger Tage. Aus der Neurologie kennen wir solche Schwankungen bisher bekanntlich vorwiegend bei epileptischen und auch schizophrenen Krankheitsprozessen, doch können wir eine Beziehung zwischen den Schwankungen der Blutformel und bestimmten Krisen krankhafter klinischer Symptome bei der Encephalitis vorläufig noch nicht feststellen.

Es ist bemerkenswert, daß auch BERGER und UNTERSTEINER nicht nur eine chronische Neutrocytose finden, welche die akuten Erscheinungen womöglich Monate überdauern konnte, sondern auch in mehreren chronischen Fällen eine Eosinocytose, deren Bedeutung noch nicht klar erschien, beobachteten. Auch HESS beobachtete ab und zu hohe eosinophile Werte.

Die übrigen Veränderungen im Blute sind relativ gering. Der Reststickstoffgehalt ist in einigen Fällen an der oberen Grenze der Norm oder sogar erhöht.

In einem Falle, den Professor Seyderhelm zu untersuchen die Freundlichkeit hatte, fand sich nach mehrtägiger fleischloser Kost ein Nüchternheitswert von 62,8 mg%. Auch eine Steigerung der Harnsäure auf 3,3 mg% konnte festgestellt werden. In dem Falle mit Erhöhung des Reststickstoffgehalts handelte es sich um eine ziemlich progressive Erkrankung. Berger und Untersteiner fanden keine Veränderung der Gesamteiweißmenge, wohl aber eine relative Globulinvermehrung. In 14 Fällen war die Viscosität gesteigert. Ob die Globulinvermehrung auf das Fortbestehen des encephalitischen Infekts oder auf sekundäre endokrine Störungen zurückzuführen ist, läßt sich nach der Auffassung der Autoren nicht entscheiden.

Systematische Untersuchungen der Leberfunktionen wurden von Meyer-Bisch und *mir* im Jahre 1922 von dem Gedanken ausgehend angestellt, daß der Krankheitsprozeß der chronischen Encephalitis nur schwer durch eine lokale Viruswirkung erklärt werden könnte. Von vornherein teilten wir hierbei *nicht* die Auffassung von Fuchs, der auch bei der akuten epidemischen Encephalitis an eine Leberschädigung als Ursache dachte. Wir werden darauf später bei Besprechung der Pathogenese zurückkehren. Die Untersuchungen wurden von uns in sechs Fällen ausgeführt, nachdem wir vorher in elf Fällen pseudoneurasthenischer und chronisch-myastatischer Natur eine ausgesprochene Urobilinurie bzw. Uribilinogenurie gefunden hatten, ohne sonstige Ursachen dafür gefunden zu haben. Es wurde in den sechs Fällen mit chronischer Encephalitis die Stickstoffausfuhr, in vier Fällen die Schwefelausscheidung bestimmt. Die Leberfunktion wurde mit Lävulosebelastung geprüft, in zwei Fällen wurde auch Dextrose gegeben. In sämtlichen Fällen, in denen die Schwefelausscheidung geprüft wurde, fand sich eine deutliche Steigerung des neutralen Schwefels, zweimal trat nach Lävulosebelastung eine deutliche weitere Steigerung ein. Es fand sich hier eine Beeinflussung des Eiweißabbaues durch eiweißfreie Belastung. Fünf von sechs Fällen zeigten bei Lävulosebelastung ein pathologisches Verhalten. Ausnahmslos nahm nach der Lävulosebelastung die Urobilinurie zu. In vier Fällen war auch eine deutliche Reduktion nachzuweisen. Seliwanoff war in drei Fällen mindestens für 12 Stunden positiv. Die oral verabreichte Lävulose kreiste danach abnorm lange Zeit im Blute. In vier Fällen erreichte der Blutzuckergehalt nach Lävulose abnorm hohe Werte; in einem fünften Falle, dessen Blutzuckerspiegel nach Belastung niedrig blieb, fand sich eine 3 Tage dauernde Lävulosurie. Nach Belastung mit 100 g Dextrose stieg der Blutzucker in zwei Fällen im Serum auf über 250 mg%. Auch unter Dextrosewirkung nahm die Urobilinurie zu.

Diese Untersuchungen sind erweitert und bestätigt worden von Autoren, die sich eingehend mit dem Stoffwechsel der chronischen Encephalitis beschäftigt haben. Unter diesen müssen namentlich die Ergebnisse von Ottonello genannt werden, der in 15 Fällen quantitative Untersuchungen des Stickstoffs, Harnstoffs, Ammoniakstickstoffs, der Aminosäuren, des Sulfatschwefels, der Ätherschwefelsäure, des Neutralschwefels, der Proportion zwischen Harnstoffstickstoff und totaler Stickstoffmenge und andere Untersuchungen machte. Die Hauptresultate sind folgende: In 8 von 15 Fällen fand sich Vergrößerung der Leber, in einem Falle Verkleinerung. Urobilinurie fand sich in sechs Fällen, in sechs Fällen Vermehrung der reduzierten Substanzen, in einem Falle Glykosurie, in allen Fällen eine hochgradige Verminderung des Harnstoff-N, in 11 von 15 Fällen des Gesamtstickstoffs. In sieben bis zehn Fällen war Ammoniakstickstoff und Aminosäure-N vermehrt. In vier Fällen fand sich eine zum Teil sehr bedeutende Vermehrung des Neutralschwefels. In sieben ist auch das Verhältnis von Schwefelsäure zu Harnstoff verändert. Pathologische Resultate ergaben auch in der Mehrheit der Fälle die Untersuchungen mit oraler Zufuhr geringer Dosen von Methylenblau und Natrium salicylicum, die normalerweise in der Leber zurückgehalten werden sollen. In fünf Fällen bestand alimentäre Glykosurie, in zehn Fällen Adrenalinglykosurie; die Galdische Probe, die Störungen der fettlösenden Leberfunktionen aufdecken soll, war in fünf von neun Fällen positiv; in neun Fällen fand sich auch eine positive Ammoniurie nach Zuführung von 4 g Ammoniumacetat. Die pathologische Natur dieser Befunde konnte durch Kontrolluntersuchungen beim gesunden Menschen genügend gestützt werden, bei denen nur die Prüfung mit Methylenblau als nicht einwandfreier Indicator für pathologische Zustände sich erwies. Es dürfte sicher sein, daß wenigstens ein größerer Teil der von Ottonello gefundenen Abweichungen auf Störungen des intermediären Stoffwechsels, welche besonders die Leber betreffen, zurückzuführen ist. Pedrinoni, dessen Arbeit ich leider nur im Referat lesen konnte, ist bei der Untersuchung von 10 Kranken zu offenbar entsprechenden Ergebnissen gekommen.

Weitere systematische Untersuchungen, bei denen auf Urobilin, Urobilinogen, alimentäre Galaktosurie und Lävulosurie, Widalsche Reaktion, quantitativen Bilirubingehalt des Serums sowie N-, NH$_3$- und Aminosäuregehalt des Urins geprüft wurde, stellten Runge und Hagemann in 22 Fällen, und zwar in 15 Spätfällen und sieben frischen Fällen, an. Namentlich neun Fälle, in denen alle oder fast alle Untersuchungsmethoden angewandt wurden, ergaben stets positiven Ausfall einer oder mehrerer Untersuchungsarten. In sieben Fällen waren der Bilirubingehalt des Blutes oder die Aminosäuren oder die NH$_3$-Ausscheidung des Urins vermehrt, in zwei Fällen war nur eine Vermehrung der Urobilin- oder Urobilinogenausscheidung festzustellen. Die Galaktoseprobe ließen die Autoren unberücksichtigt, da die Galaktosurie nicht stark genug erschien, um als pathologisch bezeichnet werden zu können. Hierin decken sich die Befunde der Autoren mit denen Jakobis, der keine sichere Abweichung bei Prüfung der alimentären Galaktosurie oder Lävulosurie von anderen Krankheitsprozessen feststellen konnte.

Andere Zeichen, die auf Störungen des intermediären Stoffwechsels hinweisen, werden von Wimmer in den Störungen des Ammoniakstoffwechsels gesehen, welche von seinem Schüler Schröder festgestellt worden sind. Ob es sich hierbei um eine endokrine oder um eine Leberfunktionsstörung handelt, möchte Wimmer vorläufig noch nicht entscheiden.

Ausgesprochene Leberfunktionsstörungen werden jedoch auch von Mourgue in einem Falle festgestellt, in dem neben amyostatischen Erscheinungen torsionsdystonische Symptome bestanden. In einem Falle, den Bogaert beschrieben hat, war der Verlauf mehr ein subakuter.

Die mitgeteilten Ergebnisse von Leberfunktionsstörungen, insbesondere die von Meyer-Bisch und *mir*, Ottonello und Runge und Hagemann, welche auf Grund eingehender quantitativ eingestellter Untersuchungen gewonnen wurden, erscheinen nach zwei Richtungen hin von besonderer Bedeutung:

Erstens einmal haben sie auf Grund einwandfreier Methodik so exakte Resultate ergeben, daß es erlaubt ist, ihnen mehr Gewicht beizulegen als flüchtigeren und methodisch zum Teil nicht einwandfreien Untersuchungen, welche ein negatives oder nicht so klar positives Resultat ergeben haben. In manchen Fällen erfahren wir gar nicht, nach welcher Methodik gearbeitet wurde, und es genügt natürlich nicht, bloß einige Urobilin- oder Urobilinogenuntersuchungen oder auch eine Lävulosebelastung mit alleiniger Urinuntersuchung anzustellen, wenn man ein so diffiziles Problem, wie das der Leberfunktionsstörungen bei chronischer Encephalitis, angeht. Wir haben selbst gefunden, daß z. B. die Urobilinausscheidung, die ja im übrigen sehr leicht einmal bei fieberhaften Affektionen sowohl wie bei Verdauungsstörungen eintritt, bei der Encephalitis sehr wechselnd sein kann. Im übrigen haben wir auch in neueren Fällen mitunter starke Urobilinogenausscheidungen gesehen, für die eine sonstige Erklärung nicht gefunden werden konnte. Auch Büchler hat für die Urobilinogenausscheidung in 55% der Fälle positive Werte gefunden. Der Prozentsatz übersteigt weit den Wahrscheinlichkeitswert gegenüber normalen Zuständen oder einfach neurasthenischen Zuständen, und zwar fand sich Urobilin reichlich mit Pigmenten und starker Lävulosurie (Widal war nicht deutlich positiv). So glauben wir, daß wir den positiven Resultaten mehr Gewicht beilegen dürfen als den unsicheren oder negativen, die z. B. von M. Meyer und Leyser veröffentlicht wurden. Negative Untersuchungen von Gottschalk und v. Hösslin konnten bereits in unserer Arbeit im Jahre 1923 kritisiert werden. Negative Resultate fand vor kurzem auch Schönemann, der aber auch keineswegs so exakte und gründliche Methoden wie wir anwandte. Wir haben keine Bedenken gegen die Annahme, daß bei Anwendung derartiger exakter Methoden, die durchaus nicht *zu* fein sind, *in der Regel* sich mindestens partielle Funktionsstörungen der Leber bei chronischer Encephalitis feststellen lassen, die in einem Zusammenhang mit dem Krankheitsprozeß der Encephalitis selbst stehen müssen.

Die zweite Bedeutung der von uns genannten Resultate liegt darin, daß sie auf Grund von Untersuchungen gewonnen wurden, welche direkt nur durch Störungen des intermediären Stoffwechsels erklärt werden können, unter denen die Leberfunktionsstörungen jedenfalls wohl die Hauptrolle spielen, wenn auch die Frage der zentralen Regulationsstörung dieser Stoffwechselanomalie zunächst noch offen bleibt. Es gibt daneben noch andere Untersuchungen, deren Bedeutung als Ausdruck einer Leberfunktionsstörung teils noch sehr umstritten ist, teils aber überhaupt der Kritik nicht standzuhalten scheint. Zu diesen Prüfungen gehört z. B. die Widalsche Prüfung des digestiven Leukocytensturzes, der ja doch, wie wohl von der Mehrheit der Autoren angenommen wird, nicht auf eine Leberstörung, sondern auf eine Störung des vegetativen Nervensystems zurückgeführt wird, jedenfalls nicht nur bei Leberstörungen eintritt. Wir haben ihn deshalb auch bei unseren Untersuchungen nicht berücksichtigt; im Übrigen haben Versuche, die auf meine Veranlassung hin von O. Koch angestellt wurden, gezeigt, daß bei chronischer Encephalitis positiver Widal tatsächlich viel häufiger auftritt, als bei anderen Erkrankungen des Nervensystems. Von 33 Fällen ergaben 26 eine deutliche alimentäre Leukopenie, so daß z. B. in einem Falle die Leukocyten von 11 000 auf 4300 herabgingen. Hierin ähneln unsere Befunde denen von Dresel und F. H. Lewy bei echter Paralysis agitans. Ferner gehört zu diesen umstrittenen Untersuchungsmethoden die ABDERHALDENsche Reaktion, die vorläufig auch in der heutigen interferometrischen Methode uns noch nicht sicher genug zu sein schien, um Anwendung zu finden. Hierüber liegen jedoch Untersuchungen von BÜCHLER vor, der bei der Encephalitis in 38% Leberabbau fand, bei manisch-depressivem Irresein allerdings in noch höherem Maße bis zu 72%. Ob diese Untersuchung Bedeutung gewinnt, muß die Zukunft lehren. Endlich sind hier die Bemühungen BUSCAINOS zu nennen, der etwa in derselben Zeit, als wir unsere Untersuchungen begannen, Leberfunktionsstörungen nicht nur bei chronischer Encephalitis, sondern auch bei anderen Störungen, insbesondere der Amentia und der Schizophrenie, fand und mit viel größerer Sicherheit, als wir es je gewagt hätten, die genannten Erkrankungen in direkte Abhängigkeit von den Leberfunktionsstörungen bringt, bzw. eine Vergiftung durch Histamine als Ursache der Erkrankung annehmen möchte. An dieser Stelle können wir nur die Urinbefunde von ihm erwähnen, während die anatomischen Störungen an der Leber erst an späterer Stelle mit behandelt werden. BUSCAINO stützt sich bei seinen Untersuchungen auf eine ziemlich grobe Reaktion, nämlich Kochen des Urins mit Silbernitratlösung, wobei der stets feststellbare Niederschlag durch Chloride eine braune bis schwarze Färbung gewinnen soll. Diese Schwarzreaktion soll durch abnorme Amine, die eine nahe chemische Verwandtschaft zum Histamin haben, bedingt sein. Die Untersuchungen, die in der hiesigen Klinik ausgeführt wurden, haben nicht eine Bestätigung der Feststellungen BUSCAINOS erbringen können. Wir kennen zahlreiche Encephalitiker, bei denen die Schwarzreaktion durchaus nicht aufgetreten ist, und glauben danach, auf eine nähere Kritik der Ansicht des Verfassers, ob es sich wirklich um pathologische Anomalien handelt, die die Schwarzreaktion ergeben, verzichten zu können.

In Verbindung mit den besprochenen Leberfunktionsstörungen sind nun weiterhin aber die in der letzten Zeit eifrig behandelten Untersuchungen des Zuckerstoffwechsels zu erwähnen, die ja auch zum Teil schon von uns vorgenommen wurden. Außerdem haben wir schon hingewiesen auf die Arbeit von GOTTSCHALK und v. HÖSSLIN, welche mit Lävulose belasteten und zu negativen Ergebnissen kamen; die Differenzen gegnüber den von uns erhobenen Befunden lassen sich dadurch erklären, daß die genannten Autoren den Blutzucker im Gesamtblute bestimmten, während er von uns im Serum bestimmt worden ist. Im übrigen ist namentlich auf die Untersuchungen von FEJÉR und HETÉNYI, von RAPHAEL, SEARL und FERGUSON, von MC. COWAN, HARRIS und MANN, von TKATSCHEFF und AXENOW, von SCHARGORODSKY und SCHEIMANN, WOLLHEIM, sowie von KASANIN und GRABFIELD hinzuweisen. Die Methodik dieser Autoren ist eine verschiedene, einige, wie MCCOWAN mit seinen Mitarbeitern, geben 50 g Glucose bzw. 40 g Lävulose, andere, wie TKATSCHEFF, 100 g Glucose, SCHARGORODSKY und SCHEIMANN 150 g Bienenhonig. Einige Autoren bestimmen nur die Blutzuckerkurve, während SCHARGORODSKY und SCHEIMANN Wert legen auf den hyperglykämischen Koeffizienten, d. h. das Verhältnis von Blutzuckermenge nach Belastung zu der Blutzuckermenge vor Belastung und auch auf den Kohlehydratverbrauch selbst. Letztere Autoren haben besonders hier Differenzen zwischen den akinetisch-hypertonischen Kranken, die auch bei uns überwogen, und den hyperkinetischen Kranken gefunden. Bei den rigiden Patienten fand sich eine Herabsetzung des Kohlehydratverbrauchs mit Hyperglykämie, während bei den

Hyperkinetikern der Kohlehydratverbrauch gesteigert war, und im Blut eine relative Hypoglykämie eintrat. Die Steigerung des Kohlehydratverbrauchs bei den Hyperkinetikern ist im wesentlichen durch die Erhöhung der Oxydationstätigkeit des Organismus zu erklären. Schwierig erklärbar ist jedoch die Hyperglykämie bei den rigiden Kranken. Es ist jedenfalls nicht ohne weiteres verständlich, warum hier die Glykogenbildung durch die Leber herabgesetzt sein soll gegenüber der Norm, obwohl auch bei den Prüfungen am Gesunden die Untersuchung doch bei motorisch ruhigem Verhalten ausgeführt wird. SCHARGORODSKY und SCHEIMANN sind weit entfernt davon, die Störung allein auf die Affektion zentraler regulierender Apparate zurückzuführen; vielmehr nehmen sie eine parallel laufende Affektion der Leber und des Zentralnervensystems an, während WOLLHEIM, der ähnliche Veränderungen fand, eine Störung zentraler vegetativer Apparate annimmt. FEJÉR und HETÉNYI prüfen nicht nur die Blutzuckerkurve, sondern auch die spezifisch dynamische Kohlehydratwirkung, durch gleichzeitige Untersuchung des Grundumsatzes nach Kohlehydratbelastung. Wiederum bei den Fällen, bei denen der akinetisch-hypertonische Symptomenkomplex, also die gewöhnliche Form der chronischen Encephalitis, vorliegt, fanden sie eine Senkung des Sauerstoffverbrauchs anstatt einer Erhöhung nach Glucosezufuhr und betonen, daß die gleichen Gaswechselveränderungen bei Leberkranken beobachtet werden. Gelegentlich ist auch die alimentäre Glykämie ähnlich wie bei Leberkranken, bei Fällen mit Tremor fehlten die Störungen des Gaswechsels. Ein gesetzmäßiger Zusammenhang zwischen Sauerstoffverbrauch, Blutzuckerkurve und respiratorischem Quotienten ist nicht feststellbar, auch fehlt die Änderung des Gaswechsels nach Lävulosezufuhr. Im ganzen schließen die Verfasser aus ihren Untersuchungen auch, daß es sich hier wenigstens um Partialfunktionsstörungen des intermediären Leberstoffwechsels handelt. Offenbar sind alle diese interessanten Untersuchungen noch sehr auf das pseudoneurasthenische Stadium auszudehnen. TKATSCHEFF und AXENOW fanden in 8 von 13 Fällen chronischer Encephalitis ausgesprochene Störungen des Kohlehydratstoffwechsels. Diese Autoren führen alles auf die Läsionen der Zwischenhirnzentren zurück. McCOWAN mit seinen Mitarbeitern, der ebenfalls in 50% beträchtliche Störungen des Blutstoffwechsels fand, hält die Encephalitis für eine zuerst akute, später chronische Toxämie. RAPHAEL mit seinen Mitarbeitern vergleicht die Blutzuckertoleranz von Encephalitikern mit Schizophrenen. Diese Autoren unterscheiden schwere Myastasen, Myastasen mit motorischer Unruhe und milde Myastasen. Namentlich bei schweren Myastasen findet sich oft eine erhebliche Erhöhung der alimentären Blutzuckerwerte, auch mit verlängerter Dauer; aber auch in Fällen mit milder Myastase können die Blutzuckerwerte vermehrt und die Dauer der alimentären Hyperglyämie nicht unwesentlich verlängert sein. Es besteht also jedenfalls kein fester Zusammenhang zwischen Schwere der Myastase und Stärke der Blutzuckertoleranz. Die amerikanischen Autoren führen die gefundenen Störungen im wesentlichen auch auf Zentralläsionen zurück, geben aber zn, daß wenigstens sekundär auch eine Leberdysfunktion mit im Spiele ist. SYLLABA und WEBER endlich prüften den Blutzucker nüchtern, vor und nach einer Adrenalininjektion. Hier zeigten 20 von 26 Kranken erhebliche Blutzuckererhöhung, die bis auf 150 mg% ging, und die auf eine pathologische Steigerung der glykosekretorischen Wirkung des Sympathicus zurückgeführt wird.

Bevor wir diese Störungen, die auf einen pathologischen Tonus im Bereiche der sympathischen bzw. parasympathischen Apparatur hinweisen, besprechen, erwähnen wir kurz, daß außerhalb des Kohlehydratstoffwechsels und der auf Leberfunktionsstörungen hinweisenden Symptome noch recht wenig über den Stoffwechsel bei Encephalitis bekannt ist, und daß die Resultate ziemlich wechselvoll zu sein scheinen. So ist z. B. der Grundumsatz von einigen Autoren, wie NACCARATI, in 28 Fällen verändert gefunden, und zwar fand sich in 25 Fällen eine Erhöhung, in drei Fällen eine Herabsetzung. Auch diese Störung wird durch Läsionen des Zwischenhirns erklärt. Aber VAN BOGAERT findet den Grundumsatz im allgemeinen normal, und auch die von STEVENIN und FERRARO angegebenen Werte sind durchaus wechselnde. Offenbar brauchen wir hier noch genauere Untersuchungen, welche in ganz exakter Weise auf die Beziehungen zwischen Grundumsatzstörungen und diencephalen Symptomen, z. B. Erscheinungen von Dystrophia adiposo-genitalis, Rücksicht nehmen. SCHARGORODSKY und SCHEIMANN haben den Eiweißstoffwechsel untersucht und festgestellt, daß bei einigen Kranken eine abnorm hohe Ausscheidung von Gesamtstickstoff, Aminosäure-N und Ammoniak-N besteht, die auf gesteigerten Zelleiweißabbauprozeß oder auf erhöhte Organacidose zurückzuführen ist. Nach peroraler Darreichung von 20 g Wittepepton zeigten von 16 Kranken 5 einen abnorm hohen Anstieg des prozentualen Aminosäuregehaltes des Urins. Auch diese Störungen sind, wie die früher angegebenen, auf unregelmäßige Ausnutzung der Eiweißprodukte von Leberzellen und anderen Organzellen zurückzuführen.

L. STERN-PIPER hat die Blutsenkungsgeschwindigkeit geprüft und festgestellt, daß bei den chronischen Encephalitisfällen in etwa dem dritten Teil der Fälle die Senkungsgeschwindigkeit verlangsamt, mitunter sogar stark verlangsamt ist, außerdem sind die Werte stark schwankende. Prognostisch ist die Verlangsamung ungünstig. In den ersten 5—6 Monaten ist die Senkung jedoch beschleunigt, und zwar, wie STERN-PIPER meint, weil der Entzündungsprozeß dann noch nicht verschwunden ist; die übrigen Störungen sind als Restsymptome, als Dauer- und Folgezustände aufzufassen. Der Autor denkt, daß diese Verlangsamung mit einer cerebralen Tonusverringerung in Verbindung gebracht werden kann.

ALPERN und LEITES haben die Blutfermente, Protease und Katalase, untersucht und festgestellt, daß in chronischen Fällen die Katalase vermehrt ist, vielleicht infolge des gesteigerten Muskeltonus. Bei progredienten chronischen Fällen ist auch die Protease vermehrt. Auch hier ist, wie die Verfasser meinen, an eine Leberstörung zu denken. Auch JUSTSCHENKO hat mit seinen Mitarbeitern diese Blutfermente untersucht und auch Untersuchungen über Calcium- und Chlorgehalt sowie über den vegetativen Tonus anstellen lassen. Nach diesen Untersuchungen schwankt die Katalase. Sie ist am Tage geringer als während des Schlafes. Der Gehalt des Serums an Calcium ist meist erhöht, was darum interessant ist, weil, wie wir noch erwähnen werden, eine Erhöhung der elektrischen Erregbarkeit bestehen kann. Die Blutchloride sollen erhöht sein, doch findet sich diese Erhöhung auch bei anderen Erkrankungen des Nervensystems. Die Funktionsprüfung des vegetativen Nervensystems ergibt eine Hypotonie namentlich des Vagus, man beobachtet paradoxe Reaktionen und große Atropintoleranz.

Diese bedeutende Toleranz auf Atropin bzw. Scopolamin ist wohl von *mir* zuerst annonciert worden. Ich konnte darauf hinweisen, daß bei nicht scopolamingewöhnten und motorisch ganz ruhigen Personen nach $^6/_{10}$ mg Scopolamin oder $^3/_4$ mg Atropin subkutan Mydriasis, Störungen der Pupillenreaktion, Trockenheitsgefühl und Müdigkeitsgefühl vollkommen ausblieben, und daß bei einer anderen Patientin im Scopolaminschlaf nach $^6/_{10}$ mg Scopolamin die Pupillen eng und reizfähig blieben, während bei Vergleichspersonen schon nach der Injektion von $^3/_{10}$ mg im Verlauf der nächsten halben Stunde Mydriasis auftrat. Auch die Salivation reagierte mitunter nur mangelhaft auf Scopolamin- und Atropingaben. Diese Atropintoleranz bzw. Atropinresistenz ist von F. W. BREMER experimentiell so geprüft worden, daß er 1 ccm Encephalitikerserum mit $^1/_4$ mg Atropin mischte und die Wirkung dieser Atropinserummischung auf den ausgeschnittenen Kaninchendarm prüfte. Beim Vergleich mit Serum normaler Menschen zeigte sich dann, daß in drei Fällen eine Atropinunterempfindlichkeit in eindrucksvollster Weise bei der chronisch-myastatischen Encephalitis besteht, die auf eine Absorptionskraft der Seren dem Atropin gegenüber zurückgeführt wird. BREMER machte darauf aufmerksam, daß neben dem Serum auch die Leber als atropinentgiftetendes Organ in Betracht kommt. Ob Zusammenhänge mit Leberfunktionsstörungen bestehen, läßt sich noch nicht feststellen. Bemerkenswert ist nun, daß RUSSETZKI auch eine Herabsetzung der Pilocarpinwirkung auf die Schweißsekretion in acht Fällen von Encephalitis fand, und daß dann BREMER feststellen konnte, daß auch die Absorptionsstärke des Serums dem Pilocarpin gegenüber gesteigert sein konnte. Dabei kann aber Speichel und Tränenabsonderung nach Pilocarpin gesteigert sein. Wir konnten in einer Reihe von Untersuchungen feststellen, daß die an sich schon deutlich vorhandene Speichelhypersekretion durch Pilocarpin noch erheblich vermehrt wurde, so daß es berechtigt war, eine Pilocarpinüberempfindlichkeit anzunehmen, die auf eine Enthemmung autonomer Apparate im Hirn zurückzuführen war. Die Untersuchungen, die *wir* mit Adrenalin anstellten, und die sich allerdings nur auf Puls, Blutdruck, Atemvergrößerung und Zittern erstreckten, ergaben keine charakteristische Differenz gegenüber der Norm, auch dann nicht, wenn nach dem Vorschlage CSEPAIS das Adrenalin vorsichtig intravenös eingespritzt wurde. Die Erhöhung der Resistenzfähigkeit gegenüber dem Atropin ist dann auch noch von DERJABIN nachgewiesen worden. Im übrigen geht aus den Untersuchungen dieses Autors hervor, daß anscheinend der Sympathicus wie auch der Parasympathicus in einem erhöhten Tonus bei chronischer Encephalitis sein kann. Diese Feststellungen sind für die Pathogenese der chronischen Encephalitis von geringerer Bedeutung, da man hier zwanglos die Läsion vegetativer Apparate ursächlich heranziehen kann; es ist uns auch verständlich, daß wir hierbei nicht eindeutig eine sympathische oder parasympathische Störung zu erwarten haben, da uns durch die Forschung der letzten Jahre bekannt geworden ist, daß wenigstens in vielen Fällen nicht die Waagebalkentheorie zutrifft, sondern sympathische und parasympathische Erregungen in gleicher Weise erhöht oder erniedrigt sein können.

So gut wie nichts ist bekannt über Störungen der endokrinen Funktionen bei chronischer Encephalitis, wenn wir von den Symptomen der Dystrophia adiposo-genitalis und verwandten Störungen absehen, die wir früher unter den trophischen Störungen infolge Läsion zentraler trophikregulierender Apparate beschrieben haben. Das Verhalten der *Sexualität* während des chronischen Stadiums der Encephalitis ist ein außerordentlich wechselvolles. Wir haben ebenso wie viele andere Autoren in einer Reihe von Fällen Potenz- und Libidostörungen gesehen, die nicht allein von dem Darniederliegen der psychischen Aktivität im ganzen abhängig sein können, ohne entscheiden zu können, ob eine Störung der Keimdrüsenhormone diesem Phänomen zugrunde liegt. Jedenfalls können diese Potenzstörungen durchaus unabhängig sein von den früher geschilderten Symptomen der Dystrophia adiposo-genitalis, welche wiederum, wie ich schon ausführte, nur in einem Teil der Fälle mit Potenzstörungen verbunden ist. Umgekehrt sahen wir in mehreren Fällen auch bei sehr schwer akinetisch-hypertonischen Kranken eine außerordentliche Steigerung der Libido, auch bei mehreren Frauen, welche bereits an der Grenze des Klimakteriums standen. Auch diese Störungen brauchen keineswegs verbunden zu sein mit einer Änderung des körperlichen Habitus. Es handelt sich um Symptome, die wenigstens vorläufig von den hirnpathologisch etwas faßbaren Phänomenen der Makrogenitosomie und Pubertas praecox abzutrennen sind. Entsprechend der sexuellen Hypofunktion in vielen Fällen kommt es auch, wie z. B. WIMMER erwähnt, gelegentlich zu Menopause oder transitorischer Amenorrhöe. In außerordentlich vielen, ganz schweren akinetisch-hypertonischen Fällen ist aber die Menstruation vollkommen normal. Ein wichtiges Symptom, dessen Genese vorläufig auch noch offen bleiben muß, ist die hochgradige allgemeine Abmagerung, die *Kachexie*, die in einigen Fällen eintritt. Diese kachektisierenden Formen der Encephalitis sind von G. LÉVY zuerst veröffentlicht worden. Auch wir kennen eine Reihe von derartigen Fällen, in denen eine außerordentlich rasche Kachexie trotz guter Ernährung eintrat; wir haben aber bisher noch nicht Gelegenheit gehabt, gerade solche Fälle einer eingehenden Stoffwechseluntersuchung zu unterziehen. In der Mehrheit der Fälle leidet das Körpergewicht bei guter Pflege jedenfalls nicht.

Ein Symptom, das vorsichtig auch in Verbindung mit dem Stoffwechsel oder endokrinen Störungen gebracht werden kann, ist die Erhöhung der elektrischen Erregbarkeit, die sich bisher freilich nur in einem *Bruchteil* unserer Fälle zeigte. Wir meinen hier nicht die gelegentliche myotonische Reaktion, die von CLAUDE und BOURGUIGNON, L'HERMITTE gefunden wurden und offenbar der elektrischen Nachkontraktion FOERSTERS, entspricht (hierüber wurde früher bereits gesprochen) sondern Erscheinungen einer galvanischen Übererregbarkeit bei Untersuchung des peripherischen Nerven, die den Symptomen bei Tetanie ähneln. Tetanieartige Krampfzustände können allerdings, wie ich schon früher erwähnte, bereits im akuten Stadium der Encephalitis auftreten, sie sind hier aber selten. In den Fällen, welche ich meine, die sowohl chronisch-myastatische wie auch noch pseudo-neurasthenische Kranke betrafen, kam es auch nicht zu Tetaniekrämpfen; vielmehr habe ich bisher nur einmal bei einem sicheren chronischen Encephalitisfall einen Tetaniekrampf gesehen. In diesem Fall war im Anschluß an eine schlecht vertragene Lumbalpunktion langdauerndes Erbrechen vorausgegangen, so daß besondere Bedingungen, die nichts direkt mit der Encephalitis zu tun haben, für die Auslösung der Tetanie verantwortlich waren[1]. Wohl aber haben in der

---

[1] In einem neueren Falle sah ich eine schwere Tetanie bei einer 15jährigen Patientin, die eine unklare meningitische Erkrankung vorher gehabt hatte und im Liquor noch reich-

letzten Zeit A. Westphal und A. Mayer bei chronischer Encephalitis Tetaniesymptome mit mechanischer und elektrischer Übererregbarkeit in drei Fällen gesehen, von denen nur in einem Falle dyspnoische Attacken mit humoralen Folgeerscheinungen als Ursache der Tetanie in Betracht kamen. Eine tetanieartige, galvanische Übererregbarkeit bei einem anscheinend nicht myastatischen Kranken ist von Bychowski veröffentlicht worden. Ich selbst habe unter 26 Kranken, bei denen ich den Ulnaris prüfte, in 11 Fällen eine deutliche Übererregbarkeit festgestellt. Durch Vergleichsuntersuchungen mit Normalpersonen mit entsprechender Muskulatur und entsprechendem Fettpolster konnte festgestellt werden, daß eine tatsächliche Übererregbarkeit bestand. Eine deutliche Abhängigkeit zwischen Hypertonie und Stärke der elektrischen Erregbarkeit bestand nicht. In vier Fällen lagen AnSZ.-Werte von 0,5—0,6 MA., in einigen anderen Fällen Werte von 1,0—1,4 MA. vor. In neun Fällen war die AnOZ. bei niedrigeren Strömen als die AnSZ. erzielbar, mitunter schon bei 1—1,2 MA. Die KOS. ist seltener erhöht und schwieriger zu prüfen, da der KST. gewöhnlich eher, mehrfach schon bei 3 bis 3,2 MA. auftritt. In einem Falle fanden sich folgende Werte: KS. bei 0,4, AnS. bei 0,5, AnO. bei 2,2, KO. bei 3,2, KST. bei 5—6, AnST. bei 20 MA. In einem Falle, in dem die Anamnese wegen einer starken Imbezillität besonders schwierig zu erheben war und ausgesprochene Parkinsonerscheinungen noch nicht bestanden, wohl aber Accommodationsparese und Herabsetzung der Mimik und der assoziierten Bewegungen fand sich KS. bei 0,2, AnO. bei 1,4, AnST bei 12 MA. Die gefundenen Erscheinungen elekrischer Übererregbarkeit dürften nicht in direkter Beziehung zur Rigidität stehen, und zwar darum, weil die Überempfindlichkeit keineswegs dem Grade der Rigidität parallel geht, und außerdem auch in sehr vielen Fällen selbst bei schwerer Rigidität eine Übererregbarkeit gar nicht besteht. Sie ist auch keineswegs, wie wir uns überzeugen konnten, im pseudoneurasthenischen Stadium der Encephalitis konstant, aber sie kommt als offenbares Krankheitssymptom ebenso wie andere dieser Allgemeinveränderungen, wie etwa die Veränderungen der Blutzusammensetzung, in einer Reihe von Fällen vor und fehlt dann wieder in anderen Fällen. Es ist vorläufig noch nicht sicher, ob eine Unterfunktion der Epithelkörperchen der Übererregbarkeit zugrunde liegt; wir werden auf diese Frage bei Besprechung der Pathogenese der Krankheit zurückzukommen haben.

G. Prognose.

Während wir früher gesehen haben, daß die Behauptung einer proteusartigen Variabilität der Symptome und Verläufe bei der epidemischen Encephalitis dem Grunde nach unrichtig ist, daß vielmehr jeder Encephalitiker, der nicht zum Exitus kommt, in sich gewissermaßen den Keim zu einer späteren myastatischen Erkrankung beherbergt, lassen sich über die Prognose des Leidens — vorläufig wenigstens — trotzdem noch wenig sichere Anhaltspunkte geben. Der Grund dafür liegt darin, daß in einer vorläufig noch nicht sicher übersehbaren Zahl

---

liche Zellvermehrung zeigte. Nach starker Calciumzufuhr besserten sich nicht nur die Tetanie, ondern auch die Kopfschmerzen, an denen die Kranke nach Ablauf der Menigitis gelitten hatte. Leider konnte eine zuverlässige Serumkalkbestimmung in diesem Falle nicht stattfinden, da bei der Patientin ganz unerwartet ein schwerer, lebensbedrohender Tetaniekrampf mit Laryngospasmus eintrat, der sofort intravenöse Calciumzufuhr und auch weitere Dauergaben von Calcium notwendig machte. Ob die Menigitis bei dieser Kranken nosologisch etwas mit einem encephalitischen Prozeß zu tun hatte, ist unklar.

akute encephalitische Erkrankungen unter dem Bilde einer verschleierten Infektionskrankheit vorkommen, die später doch noch zur Myastase führen. Es ist ohne weiteres klar, daß im Laufe der nächsten Zeit der prozentuale Anteil derartiger Krankheitsanfänge unter chronischen Encephalitiden zunehmen wird. Ich weise hier auf die später noch zu erwähnenden Untersuchungen (KLING, LILIENQUIST und KAHLMETER) hin, die bei ihren epidemiologischen Untersuchungen massenhaft leichte Infektionskrankheiten sahen, von denen wir vorläufig noch gar nicht übersehen können, wie weit es sich wirklich um Encephalitiden handelt oder nicht. Es ist mit Rücksicht auf später zu erwähnende pathogenetische Untersuchungen auch mit der Möglichkeit zu rechnen, daß es sich nur um Epidemien an sich harmloser grippaler Erkrankungen handelte, in deren Verlauf die Keime der Encephalitis, die bei bestimmten Personen anwesend waren, aktiviert wurden. Gegenüber den verwaschenen grippalen Erkrankungen, die zur Myastase führen können, gibt es dann die prognostisch vielfach günstigeren oligosymptomatischen Erkrankungen, die ganz abortiv verlaufen, ohne Folgeerscheinungen zu hinterlassen und vielleicht nie in ein Krankenhaus oder zu einem Nervenarzt kommen. Ich möchte bei dem Versuch, die Prognose zu erörtern, bzw. bei später zu erwähnenden Zahlenwerten, diese an Häufigkeit nicht faßbaren oligosymptomatischen Fälle ausscheiden. Es handelt sich hier um eine statistische Fehlerquelle, die wir beim besten Willen nicht eliminieren können. Bei der Besprechung der Prognose quoad sanationem bin ich leider gezwungen, das eigene Material trotz seines Umfanges in gewissen Grenzen auszuschalten, da es nicht repräsentativ genug ist. Unserer Klinik wurden besonders zahlreiche Encephalitisfälle erst im pseudoneurasthenischen oder chronisch-myastatischen Stadium überwiesen, so daß bei Berücksichtigung der Zahlenwerte Fehler zugunsten der unheilbar chronischen Erkrankung entstehen müßten. Auch wenn ich mich nur auf die Fälle stützen wollte, die im akuten Stadium behandelt wurden, würden die Resultate vermutlich nicht einen für die Epidemie realen Wert ergeben, da wir berechtigten Grund für die Annahme zu haben glauben, daß durch intensive Therapie, die hier durchgeführt wird, mehr Kranke als dem Durchschnitt entspricht, durch das akute Stadium hindurchgebracht wurden. In dem Kapitel Therapie wird darüber mehr zu sagen sein. Um etwas durch eigene Untersuchungen Klarheit in die Prognose zu bekommen, wie auch aus epidemiologischen Gründen, habe ich Ende 1922 eine Rundfrage mit einem genauen Fragebogen und erklärendem Text an sämtliche Ärzte der Provinz Hannover gerichtet, die jedoch nur von etwa 25% der Ärzte beantwortet wurde. Der Wert dieser Rundfrage für die epidemiologische Forschung ist daher auch nur beschränkt; nur für die relative Verteilung der Encephalitis auf die einzelnen Jahre und für die durchschnittliche Verseuchung des Landes haben diese Feststellungen etwas Wert. Hierauf komme ich in dem Kapitel Epidemiologie erneut zurück. In prognostischer Beziehung sind meine Erhebungen nicht belanglos, da ich die Antworten sehr eingehend durchgesehen und nur die sicher erscheinenden Encephalitisfälle berücksichtigt habe. Krankenhäuser, in denen nur chronische Fälle aufgenommen wurden, waren bei der Zahlenfestsetzung natürlich ausgeschaltet.

Wir müssen bei der Prognose scharf unterscheiden zwischen der Prognosis quoad vitam und der Prognosis quoad sanationem, da ja die Mehrheit der akuten Encephalitisfälle nicht ausheilt.

1. Mortalität.

Die Mortalität der Encephalitis ist früher ziemlich hoch geschätzt worden. Ich nenne folgende Zahlen:

British local Governement board Report:	37 Todesfälle unter 168 = 22%.
CRUCHET, MOUTIER und CALMETTE:	8 Todesfälle von 28 Fällen der ersten französischen Frontepidemie.
Dieselben Autoren:	18,6% Todesfälle unter 145 Fällen der Epidemie 1918—1920.
NETTER:	20—25%.
ECONOMO:	30—40% während der schweren hyperkinetischen Encephalitisepidemie in Wien im Blütestadium.
Bei der großen italienischen Epidemie 1919/1920:	28% (SABATINI).
	33% (SCHUPFER).
	25% (Italienischer Sanitätsbericht: 4919 Fälle).
In New York 1919:	26%.
1920:	37% (PEARL).
In der Westschweiz etwa:	20% (NAVILLE: 20 Todesfälle unter 106 Fällen).

Von Amerika seien noch folgende Zahlen genannt:

PRICE:	25% (78 Fälle).
HOUSE:	26% (145 Fälle).

Mortalität im Winter 1919/1920 doppelt so groß wie im Winter 1920/1921.

GROSSMAN:	20% (145 Fälle).
	60% bei plötzlichem Einsetzen,
	22% bei allmählichem Einsetzen (SMITH).

Englische Epidemie 1924 (WYNNE-Sheffield): 14,9% (301 Fälle).

In der Sammelstatistik, die ich früher erwähnte, beträgt die Mortalität 53 von 274 Kranken = 19,3%. Unter anderem ist die Mortalität 1920 = 17,6%, 1921 = 16,1%, 1922 = 27,4%. In einzelnen kleinen Teilepidemien ist die Mortalität noch viel höher, so kamen von HÖSTERMANNS 8 Fällen 7 zum Exitus. Von den 9 schweren myoklonischen Kranken SICARDS starben 6, während von 6 oculolethargischen Fällen nur einer, und von 8 gemischten Fällen mit Lethargie, Augenmuskellähmungen und Zuckungen 3 starben. Im Krankenhaus Sulzbach bei Saarbrücken starben von 17 Fällen 9. In Manchester von 39 Fällen 53%. PÉJU und ABEL sahen in den Vogesen unter 27 Fällen etwa 50% Mortalität.

Im allgemeinen kann man wohl sicher sagen, daß die Mortalität der schweren hyperkinetischen Encephalitiden noch größer ist als die Mortalität der klassischen ophthalmoplegischen hypersomnischen Form. Besonders gefährlich sind, wie BASSOE, PECORI, BONHOEFFER und HALL betonen, die unter dem Bilde eines akuten Deliriums verlaufenden Erkrankungen. Im übrigen möchte ich jetzt eine weitere Differenzierung in einzelne Arten des Krankheitsverlaufes hinsichtlich der Mortalität für ganz unmöglich halten. Der Verlauf der akuten Encephalitis ist zu wenig gesetzmäßig, als daß nicht ein solcher Versuch scheitern müßte. Wir sehen zu häufig, daß relativ leichte Fälle im Laufe weniger Tage oder einiger Wochen in einen ganz schweren oder lebensbedrohlichen Zustand verfallen, und daß umgekehrt von vornherein schwerer beginnende Fälle günstig verlaufen, als daß wir schon in den ersten Tagen eine Prognose mit einem so starken Grade von Wahrscheinlichkeit wie etwa bei einer unkomplizierten Pneumonie stellen könnten. Diese Erwägungen stehen, wie wohl nicht weiter begründet zu werden braucht, nicht im Kontrast zu den späteren Feststellungen therapeutischer Beeinflußbarkeit des akuten Stadiums. *Wir glauben, daß die Letalitätsprognose, wenn man alle Epidemien zusammenrechnet, nicht gar so groß ist. Unsere frühere Schätzung dieser Prognose auf etwa 15% wird durchaus bestätigt durch die Sammelstatistik von* DEICHER, *der unter 11 317 in Preußen an Encephalitis erkrankten Personen die gleiche Mortalität feststellen konnte.* MARGULIES sah 1923/1924 in Moskau unter 42 Fällen sechs Todesfälle, also etwa die gleiche Prozentzahl. Selbstverständlich sind in dieser Zahl, wie ich früher bereits hervorgehoben habe, die abortiven oligosymptomatischen Fälle ebensowenig wie die verschleierten grippeartigen Fälle, deren Zahl nicht zu bestimmen ist, einbegriffen.

Nach HALL starben von den ungünstig verlaufenden Fällen 83% innerhalb des 1. Monats, der dritte Teil in der 2. Woche, während in der 1., 3. und 4. Woche die Mortalität ungefähr gleich ist. In all diesen Zahlen sind nicht die Todesfälle einbegriffen, die erst während des myastatischen Siechtumszustandes eintraten.

Bemerkenswert ist weiterhin, daß der Tod infolge plötzlichen Versagens der Vasomotoren ganz unerwartet kommen kann. Auch wir haben einen derartigen Fall gesehen. CRAMER teilt einen Fall mit, in welchem der Tod sogar bei einer ambulatorischen Form der Encephalitis vorkam. Selbmorde im akuten Stadium sind selten, vermehren sich erst in den postakuten Stadien. Unter 85 Fällen des Göttinger Materials sind nur sieben im akuten Stadium zum Exitus gekommen. Ein weiterer Kranker, der vom akuten Stadium geheilt entlassen war, nahm sich kurze Zeit darauf aus gänzlich unbekannten Motiven das Leben. Über weitere Suicide wird später zu sprechen sein. Einer von den erwähnten sieben Kranken kam zum Exitus, nachdem er in einem deliranten Zustand aus dem Fenster gesprungen war und sich eine Fußfraktur mit anschließender Pneumonie zugezogen hatte. Unberücksichtigt ist hier ein Fall, der schon moribund in die Klinik gebracht wurde und wenige Stunden in der Klinik blieb; es handelte sich um eine schwere Bulbärlähmung, die ganz rapid zum Exitus geführt hatte, und es ist auch nach dem histologischen Befunde uns wahrscheinlicher geworden, daß in diesem Falle eine Poliomyelitis und keine Encephalitis vorlag. Die differenten Zahlen, die im anatomischen Bericht gegeben werden, beruhen darauf, daß ich bei den anatomischen Untersuchungen auch die in Kiel von mir beobachteten Fälle mit verwertet habe. Die relativ günstige Prognose unseres Materials beruht nicht darauf, daß wir besonders leichte akute Fälle hatten, da wir in der Statistik die abortiven Fälle, die eventuell ambulant behandelt wurden, ebensowenig wie in der Gesamtschätzung berücksichtigt haben. Das hiesige Material, das berücksichtigt wurde, setzte sich vielmehr großenteils aus mittelschweren, schweren und sehr schweren Fällen zusammen.

2. Heilungsaussichten.

Im Gegensatz zu der relativ günstigen Mortalitätsziffer sind die Heilungsaussichten der epidemischen Encephalitis außerordentlich ungünstige. Wir können, wie wir schon früher ausgeführt haben, theoretisch drei Gruppen unterscheiden, nämlich: a) Rest- oder Narbensymptome nach Encephalitis; b) Neigung zu Encephalitisrezidiven; c) Übergang in die chronisch-progressive myastatische Encephalitis.

Im Einzelfalle ist die Einweisung in eine der genannten Gruppen praktisch von Schwierigkeit, da wir zwei oder auch alle drei Formen der Ausgänge miteinander kombiniert sehen; so begegnet es nicht selten, daß ein Encephalitiskranker nach Ablauf des akuten Stadiums dauernde Pupillenstörungen oder Lähmungen einzelner Muskeln hat, dann nach einem Jahre myastatisch zu werden beginnt und außerdem zwischendurch auch einmal ein wirkliches Rezidiv mit Fieber und neuen akuten Symptomen hat. Außerdem können wir noch nicht in allen Fällen sagen, ob es sich um Narbenerscheinungen oder Prozeßerscheinungen handelt. Trotzdem hat diese Abtrennung in die drei Gruppen eine nicht nur akademische, sondern auch etwas praktische Wichtigkeit, da die Behandlungsmöglichkeit und die Zukunftsaussichten um so infauster werden, je ausgesprochener sich eine chronisch-progressive Myastase namentlich nach einem Intervall entwickelt. In einzelnen Fällen haben wir allerdings auch noch die Symptome einer derartig chronischen Myastase sich rückbilden gesehen.

a) Was zunächst die Heilung anbetrifft, so kann man sagen, daß restlose Heilungen ohne alle Narbensymptome außerordentlich selten sind, mit Ausnahme der Fälle, bei denen sich die Erkrankung auf vorübergehende Herdsymptome beschränkte, und auch der Fälle, die früh energisch behandelt worden sind. Wie vorsichtig unsere Prognose sein muß, ergibt sich klar aus der Tatsache, daß von den 13 eigenen Kranken, die wir in der Monographie im Jahre 1922 als praktisch oder sozial geheilt ansehen konnten, und bei denen die Encephalitis bereits seit mindestens einem Jahr abgeheilt war, die meisten trotzdem in einen schweren chronischen parkinsonistischen Zustand übergingen. Ich kann nicht genau sagen, wie viele von diesen 13 Kranken jetzt noch voll gesund sind, da meine katamnestischen Bemühungen in einigen Fällen scheiterten. Wohl aber weiß ich, daß mindestens sechs von diesen 13 Fällen jetzt völlig myastatisch geworden sind. Ein weiterer Fall hat sich das Leben genommen. Von einem Falle ist mir bekannt, daß er nach Überwindung eines pseudoneurasthenischen Zustandes in einem günstigen Zustande sich befindet; von einem weiteren Falle, daß ein erhebliches pseudoneurasthenisches Stadium 5 Jahre nach Überstehung der akuten Encephalitis bestand, doch keine Myastase vorlag; zwei Fälle werden jetzt noch, nach 8 Jahren, als geheilt (mit geringen Resten) bezeichnet; die übrigen Fälle sind bisher nicht bis in die letzte Zeit hinein zu verfolgen gewesen. Erst nach Einführung der Rekonvaleszentenserumbehandlung ist diese trübe Prognose gebessert worden; in den späteren Ausführungen über Behandlung der Encephalitis wird noch ausgeführt werden, daß nach den bisherigen katamnestischen Notizen kein einziger von den mit Serum früh genug behandelten Personen chronisch-myastatisch geworden ist, daß zwar in vielen Fällen Narben eintraten, daß aber zahlreiche Kranke wieder voll berufsfähig sind, obwohl die Katamnesen in mehreren Fällen 5 und 6 Jahre zurück verfolgt werden konnten. Es ist, wie auch in dem Abschnitt Therapie näher ausgeführt werden wird, anzunehmen, daß auch durch intensive Behandlung mit anderen Methoden die Heilungsaussichten gebessert werden können.

Von Interesse sind auch die Nachuntersuchungen der von Holthusen und Hopmann in der Medizinischen Klinik in Heidelberg gemachten Beobachtungen durch Dennigk und v. Philippsborn aus dem Jahre 1923. Die letzteren Autoren haben von 138 Kranken aus den Jahren 1919—1922 nur zehn voll arbeitsfähige gesehen. Von 49 Kranken, die im akuten Stadium in der Klinik behandelt wurden, waren nur neun voll arbeitsfähig, nur vier sind klinisch ohne alle Symptome, die übrigen haben noch geringe Resterscheinungen. Nach der kurzen Beschreibung scheinen unter den Resterscheinungen auch einzelne Patienten mit pseudoneurasthenischen Symptomen zu sein. Wir wissen zwar, daß auch Kranke, die völlig geheilt zu sein scheinen, trotzdem noch in das Stadium der chronischen Myastase geraten können; trotzdem erscheint uns die Gefahr bei denjenigen Personen, die das pseudoneurasthenische Stadium noch nicht überwunden haben, viel größer zu sein als bei denen, welche wieder ein gutes Allgemeinbefinden erlangt haben. Bessere prognostische Zahlen geben HALL und YATES aus der Sheffieldepidemie 1924. 53 Fälle = 17,6% waren 12—20 Monate nach dem Beginn der Infektion geheilt und zeigten keine Krankheitserscheinungen. 31,2% zeigten eine unvollständige Heilung. In dieser Gruppe sind verschiedenartige Rest- und Prozeßerscheinungen zusammengefaßt, wie Accommodationsstörungen, verstärkte Müdigkeit, Tendenz zu Kopfschmerzen usw. Ungeheilt blieben 13,6%. In das chronisch-parkinsonistische Stadium gerieten 21,3%. Man wird gespannt sein dürfen, in welchem Maße diese Zahlen bei einer Nachprüfung in einigen Jahren modifiziert werden müssen. HOFF hat an der Wiener Klinik aus den Jahren 1916 bis 1922 etwa 90 Heilungen feststellen können. Auch diese Zahlen werde später nachkontrolliert werden müssen. Ich erwähne dann noch einige der Literatur entnommene Zahlen: GROSSMANN (Amerika) findet im Jahre 1921 bei 145 Fällen in 90% der überlebenden Kranken eine gute funktionelle Wiederherstellung nach 6—24 Monaten. 1922 aber findet er selbst nur 10 Heilungen unter 97 Fällen. HIGIER (Polen 1922) schätzt die Heilungen der meist 1920 erkrankten Fälle auf kaum 15—20%, NAVILLE (Westschweiz) auf 30—40% nach Ausschluß der rudimentären Fälle, BING und STAEHELIN einschließlich der Singultusfälle und ähnlicher rudimentärer Fälle auf etwa 40%. PETTE sah 6,4% Totalheilungen im Jahre 1923. 18 von 62 Fällen waren voll erwerbsunfähig. FANKBONER hat unter 300 Fällen in Amerika nur solche mit Folgeerscheinungen gesehen. In der von mir erwähnten Statistik aus der Provinz Hannover fanden sich unter 259 Fällen 41 Heilungen gleich 15,8%. Diese Ziffer ist aber zu günstig, da sicher noch ein Teil der geheilten Fälle später myastatisch geworden sein wird. HESS hat 1924 von 64 Fällen aus dem Jahre 1919 bis Anfang 1923 9 als geheilt bzw. beschwerdefrei bezeichnen können. HOUSE, der früher noch eine relativ günstige Prognose stellte, hat sich in der letzten Zeit auch davon überzeugen müssen, daß ein großer Teil der geheilten Fälle später Folgeerscheinungen zeigte. Ob die einzelnen Epidemien hinsichtlich der Dauerheilung große Differenzen zeigen, ist wohl noch nicht ganz klar; wir gehen darauf später noch einmal ein. Es ist möglich, daß die Fälle, die unserer Klinik eingewiesen waren, an und für sich schlechtere Heilungstendenzen zeigten, insgesamt ist es aber heute erlaubt, zu sagen, daß eine soziale Dauerheilung mit höchstens geringen Folgeerscheinungen tatsächlich wohl nur in 10—15% ausgesprochener Fälle eintritt, wenn nicht im akuten Stadium intensiv behandelt wird.

b) Nach unseren Erfahrungen gehen fast alle Kranke nach Ablauf des akuten Encephalitisstadiums in ein mehr oder weniger deutliches pseudoneurasthenisches Stadium über, doch können Kranke auch dann gesund werden, wenn sie nur mit Roborantien in diesem Stadium behandelt werden. Die Aussichten des Kranken im pseudoneurasthenischen Stadium sind aber immer höchst ungewisse. Wenn wir der Einfachheit halber die aus dem akuten Stadium zurückbleibenden unheilbaren parkinsonistischen Zustände mit den postakut sich entwickelnden Myastasen zusammenfassen, dann können wir über die Häufigkeit anderer Resterscheinungen folgendes sagen: Dauerlähmungen der Augenmuskeln bzw. dauernde Blicklähmungen finden sich im eigenen Material in etwa 5%, also selten (außer der myastatischen Blickstarre). Häufiger ist die Accommodationslähmung und die Konvergenzschwäche, die aber wahrscheinlich ein parkinsonistisches Prozeßsymptom wenigstens sein *kann*. Auf die restierenden Pupillenstörungen, die schon früher behandelt sind, wollen wir hier wegen der funktionellen Belanglosigkeit nicht weiter eingehen. Bleibende Pyramidenstörungen sind selten (CRUCHET). Wir selbst sahen bleibende Pyramidenstörungen fast nur in Verbindung mit extrapyramidalen Störungen. (Wenn man alle ganz leichten Pyramidenreflexe bei Myastasen hinzurechnet, kommen wir auf 7% bei 500 Fällen, doch handelt es sich meist nur um ganz leichte Auflagerungserscheinungen.) Poliomyelitische Lähmungserscheinungen einzelner Muskelgruppen sind nicht ganz selten. Ich habe schon erwähnt, daß sich im eigenen Material etwa $3^1/_2\%$ finde, und daß relativ am häufigsten eine Serratusparese darunter ist. Eine Opticusatrophie sahen wir in einem Falle, Ablassung der temporalen Pupillenhälften in zwei Fällen. Epileptische Erscheinungen von Dauer sind im eigenen Material, wie auch früher dargelegt wurde, außerordentlich selten; einige Autoren, wie WIMMER, haben höhere Zahlenwerte angegeben. Überhaupt stimmen die Erfahrungen WIMMERs nicht ganz mit den eigenen überein, da er unter seinen Intermediärtypen viel mehr Fälle mit Pyramidenerscheinungen, sensiblen Störungen oder auch Gesichtsfeldstörungen hat, als ich. Ein Teil dieser Intermediärtypen von WIMMER gehört aber in die Gruppe der schweren Restsymptome durch Narben am Ventrikelboden, und diese Resterscheinungen haben erheblichen praktischen Wert, denn es ist schon früher im klinischen Teil darauf aufmerksam gemacht worden, daß 8—15% aller Encephalitiker wenigstens in leichtem Maße Erscheinungen von Fettsucht oder Dystrophia adiposo-genitalis zeigten, und in einigen Fällen können diese Erscheinungen einen außerordentlich schweren Grad erreichen. Auch bilden sich die meisten Fälle mit diesem Symptom nur wenig zurück, in der Mehrheit der Fälle handelt es sich um eine Dauererscheinung. Wir erwähnten schon, daß unter 500 Fällen 38 als Restsymptom Fettsucht mit oder ohne weitere Begleitsymptome aufweisen. Die Symptome der Pubertas praecox, der dauernden Folgeerscheinungen auf anderen Stoffwechselgebieten, sind zu selten, als daß sie prognostisch gewürdigt zu werden verdienten. Die schwereren hyperkinetischen Symptome werden wir der Einfachheit halber in die Gruppe der chronisch unheilbaren Myastasen einbeziehen. Auf die Aussichten hinsichtlich der Wesensanomalien der Jugendlichen ist bereits an anderer Stelle eingegangen worden.

c) Der Verlauf der epidemischen *Encephalitis mit echten Schüben* in Rezidiven ist zuerst von ECONOMO dargetan worden. Diese Rezidiverscheinungen sind wahrscheinlich häufiger als wir sie statistisch fassen können, da möglicherweise auch die leichten, mit Temperaturzacken verbundenen Verschlimmerungen im Verlauf einer sonst relativ geradlinig progressiv verlaufenden Encephalitis als Rezidiv bzw. als plötzliches Wiederaufflammen eines entzündlichen Prozesses gedeutet werden können. Ich finde unter 500 durchgeprüften Fällen 42 mit solchen Rezidiven, die nicht in einer progressiven Verschlimmerung myastatischer Erscheinungen allein bestehen. Es ist bemerkenswert, daß auch Kranke, die mit Serum geheilt sind und keine myastatischen Symptome entwickelt haben, später an Rezidiven mit Symptomen des akuten Stadiums erkranken können.

d) Übergang in die chronische Myastase. Wir fassen in dieser Gruppe der Einfachheit halber, da es sich ja hier nur um eine praktische Übersicht handelt, wie schon erwähnt, die unheilbaren myastatischen Restzustände vom akuten Stadium mit den nicht wieder rückbildungsfähigen, später sich entwickelnden Krankheitsprozessen zusammen, ebenso nehmen wir keine Trennung in das gewöhnliche akinetisch-hypertonische Stadium mit und ohne Tremor und in die chronisch-hyperkinetischen Erkrankungen vom Charakter der Athetose, Torsionsdystonie usw. vor. Wir betonen weiterhin, daß schwere Myastasen im akuten Stadium restlos wieder ausheilen können, und daß sich selbst einige ganz leichte akinetisch-hypertonische Syndrome, die vom akuten Stadium zurückgeblieben waren oder sich danach entwickelt hatten, wieder besserten. Wie lange Zeit diese Besserung anhalten wird, steht noch aus. Zunächst fragt es sich, wie häufig ein chronisch-myastatisches Syndrom, das nicht mehr ausheilen kann, bei unseren Encephalitikern sich entwickelt. Die Häufigkeit dieser Zustände wurde bereits vor mehreren Jahren von BING und STAEHELIN (über 40%), NAVILLE, HIGIER (mindestens 40—50%), GROSSMANN und PETTE gezeigt. PETTE nennt 40 von 62 Fällen, die das akute Stadium überdauert hatten. Von 26 akuten Fällen des hiesigen Materials aus den Jahren 1919—1923, die bis jetzt katamnestisch verfolgt werden konnten und die eine nur ganz symptomatische Behandlung erfahren hatten, sind 16 (!) in schweren myastatischen Siechtumszustand übergegangen (außerdem sechs Todesfälle teils im akuten Stadium, teils nachher). Aus der von mir erwähnten Rundfrage läßt sich feststellen, daß in der Provinz Hannover mindestens 43,7% an Myastasen erkrankt waren (bis Ende 1922), und sogar 56%, wenn man die Todesfälle im akuten Stadium ausschließt. Hier handelt es sich selbstverständlich um Minimalzahlen, da ein sehr großer Teil der Fälle noch gar nicht die Gefahrzone überschritten hat. Nach DEICHERs neuester Statistik gerieten von 11 317 Personen, die in Preußen zwischen 1919 und 1924 an Encephalitis gelitten hatten, 30—40% in das chronische Stadium. Auch hier handelt es sich sicher um Minimalzahlen. Ich glaube, daß man nach Abzug der im akuten Stadium verstorbenen und unter Ausschließung der abortiven sowohl wie der intensiv behandelten Fälle mit *mindestens 60% chronischer Myastasen* rechnen muß. Gewiß erhebt sich da die Frage ob alle Teilschübe der Epidemien so verhängnisvoll waren wie in der hiesigen Gegend bei einem Material, das größtenteils Anfang 1920 erkrankt war. In diesem Sinne sind die Angaben von HOFF von Interesse, der eine tatsächliche Differenz der einzelnen Jahresepidemien feststellen konnte, insofern als die meisten Fälle mit Parkinsonismus aus dem Jahre 1920 stammten. Zahlreiche Fälle mit psychischen Folgeerscheinungen sollen aus dem Jahre 1919 und 1921, Gangstörungen und Augenmuskellähmungen aus dem Jahre 1918 stammen. Im Jahre 1916 gerieten von 28 Fällen 27 = 61% in ein chronisches Stadium bzw. rezidivierten. 1918 waren es 121 von 173 und 1920 sogar 575 von 766 Fällen, also 75%. Über die Epidemien der letzten Jahre läßt sich ein sicheres Urteil noch nicht fällen. Ob die prognostischen Tendenzen bei diesen Epidemien wirklich viel besser sind, ist schon darum zu bezweifeln, weil wir ziemlich viele akute

myastatische Erkrankungen sahen, die nicht wieder völlig besser wurden. Ob
die Prognose hinsichtlich der Entwicklung eines Parkinsonismus in den einzelnen
Ländern verschieden ist, möchte ich bezweifeln. Die Häufigkeit dieser Erkrankungen in Frankreich geht aus den zahlreichen Arbeiten über dieses Gebiet, wie
aus der Tatsache hervor, daß SOUQUES schon im Jahre 1922 über 102 Encephalitisfälle berichtete, von denen $2/_3$ an Parkinsonismus litten (nach WIMMER). Nach
SICARD (1923) gehen über 50% der Encephalitisfälle in das chronische Stadium
über. Wenn HALL und YATES bei der Sheffieldepidemie den Übergang in die
Myastasen nur in 21,3% beobachteten, so ist diese Zahl wohl auf die relative
Kürze der nach der Epidemie vergangenen Zeit zurückzuführen. Auch in seiner
Monographie von dem Jahre 1924, die auf den Ergebnissen früherer Epidemien beruht, kommt HALL allerdings nur zu einer Zahl von 25%. DUNCAN sieht ebenfalls
nur in 23 von 83 Fällen eine symptomatische Paralysis agitans über 2 Jahre
nach dem akuten Stadium; neuere größere englische Statistiken werden diese
Zahlen doch vielleicht revidieren. Daß auch in Amerika im Gegensatz zu früheren
Aussagen der chronisch-encephalitische Parkinsonismus sehr häufig sein muß,
geht schon aus der Angabe von SKOOG hervor, daß er allein in dem Staate Wis-
consin 841 Fälle mit chronischer Encephalitis sammeln konnte.

Wenn wir so über die prozentuale Häufigkeit des Verfallens in Parkinsonismus
im groben einigermaßen orientiert sind, so können wir vorläufig noch keine sicheren Zahlenwerte über den Ablauf des einmal entwickelten Parkinsonismus selbst
geben. Die Verhältnisse werden hier dadurch so kompliziert, daß vorläufig nicht
nur nicht genügende statistische Untersuchungen vorliegen, sondern auch der
Verlauf des Parkinsonismus außerordentlich von der eingeleiteten Behandlung
abhängig ist, auch wenn keine Heilung mehr erzielt wird. So können wir nur
sagen, daß wir bei genügender Schonungs- und Roborierungsbehandlung und Anwendung von Palliativmitteln ein Stehenbleiben des Parkinsonismus auf einer
leichten Stufe, die noch eine gewisse Arbeitsfähigkeit zuläßt, in etwa 20% beobachten können, doch handelt es sich auch da natürlich nicht um definitive
Wahrheiten, da die Zeiten für die Beurteilung viel zu kurz sind. Erst nach
10 Jahren wird man beurteilen können, wie häufig ein derartig leichter stabiler
Zustand erhalten bleibt. Die Mehrheit der nach Encephalitis myastatisch gewordenen Fälle ist sicher jedenfalls in einen Zustand der Invalidität übergegangen.
Nach DENNIG und VOELLM sind die 1923 in leidlichem Zustand verbliebenen Kranken
bei Nachuntersuchung 4 Jahre später ungefähr gleich geblieben; in einzelnen
Fällen trat sogar eine leichte Besserung der myastatischen Erscheinungen ein.
14 Kranke von 138 sind bisher gestorben. Wiederum ist es zum großen Teil von
Pflege und Behandlung abhängig, ob der Zustand für den Kranken einigermaßen
erträglich bleibt, und wie lange Zeit das Leben erhalten bleibt. Es gibt gewiß
die schon erwähnten, von G. LEVY annoncierten Fälle, die in einen rasch kachekti-
schen Zustand verfallen und in wenigen Monaten zum Exitus kommen. Fälle
mit Kachexie haben wir wiederholt, solche mit rapidem Fortschritt zum Tode
im Verlauf einiger Monate ohne Rezidive in vereinzelten Fällen gesehen. Das
Gehirn kann in diesen Fällen frei von Entzündungserscheinungen sein. In der
Mehrheit der Fälle ist die Vitalprognose auch der schwer myastatischen Fälle
eine relativ günstige, wenn man diesen Ausdruck „günstig" für diese traurigen Fälle
anwenden darf. Wir kennen selbst zwei Fälle mit der schwersten myastatischen

Erstarrung und gleichzeitiger Abmagerung, die in diesem traurigen Zustande bereits über 6 Jahre verharren und durch peinlichst genaue häusliche Pflege bisher am Leben erhalten sind, ohne daß Decubitus eintrat. Bei anderen Kranken, die in den schwersten Starrezustand gerieten, erfolgte der Exitus unter den Erscheinungen der Hypostase. Nur in einem Falle haben wir einen Todesfall durch hinzugekommene Tuberkulose erlebt. Beachtenswert sind die ganz plötzlichen Todesfälle infolge von Hirnblutungen, von denen wir einen Fall beobachten konnten. Endlich ist noch die Gefahr des Selbstmordes zu erwähnen. Diese Gefahr erscheint zunächst gering, wenn man die körperliche Hilflosigkeit der Myastatiker und ihre durchschnittliche Bradyphrenie und selbst Euphorie bedenkt. Es gibt aber Ausnahmefälle, in denen entweder rasende zentrale Schmerzen oder auch Depressionszustände oder Angstzustände, die mit dem Krankheitsprozeß zusammenzuhängen scheinen, oder auch in weniger fortgeschrittenen Fällen gut verständliche Motive, zum Suicid führen. So ist es verständlich, daß wir im eigenen Material jetzt doch bereits über *fünf Selbstmord*fälle verfügen. Es handelt sich allerdings nicht in allen Fällen um Myastasen In einem Falle blieb das Motiv des Suicids völlig unklar, in zwei Fällen war es die nicht unberechtigte Angst vor chronischer Erkrankung, in einem Falle eine Depression bei leichter Myastase, im fünften Falle waren es unerträgliche Schmerzen bei einer bereits ziemlich ausgesprochenen Myastase. In einzelnen weiteren Fällen wurden zum Teil aus Angst heraus Suicidversuche gemacht, die zu keinem Resultat führten.

III. Geschichte; Epidemiologie.

Wann in den Kulturländern die epidemische Encephalitis zum ersten Male aufgetreten ist, ist uns unbekannt und unklarer als bei vielen anderen infektiösen epidemischen Erkrankungen. Von vornherein dürfen wir wohl betonen, daß die gleiche Krankheit, die wir seit etwa dem Jahre 1916 in einer furchtbaren Welle die Erde haben überziehen sehen, auch schon in früheren Jahrhunderten aufgetreten ist; wir glauben aber andererseits zu der Annahme berechtigt zu sein, daß diese Epidemien in früheren Jahrhunderten wohl nicht so verheerend gewesen sind als die letzte Epidemie, und daß somit gewisse Analogien zu den anderen epidemischen Erkrankungen des Nervensystems, der epidemischen Genickstarre und der HEINE-MEDINschen Krankheit, bestehen, die ja auch erst im wesentlichen im 19. Jahrhundert epidemisch aufgetreten sind und sogar — wenigstens was die spinale Kinderlähmung anbetrifft — eigentlich erst im 20. Jahrhundert als gefährliche Seuchen sich bemerkbar gemacht haben.

Im übrigen ist es außerordentlich schwer, sich ein Bild davon zu machen, was alles von medizinischen Beschreibungen im Altertum und im Mittelalter wirklich unserer Krankheit angehört. Es ist nicht einmal nötig, darauf hinzuweisen, daß wir den gesicherten Boden nüchterner Beurteilung auch heute verlassen, wenn wir den Versuch machen, atypische, bis dahin relativ seltene Erkrankungen des Nervensystems exogener Natur in den Rahmen der epidemischen Encephalitis einzupressen; sondern wir dürfen darüber hinaus nicht vergessen, daß wir wirklich klinisch-neurologische Diagnosen überhaupt erst seit sehr kurzer Zeit stellen können. Wir wollen doch nicht vergessen, daß noch vor 100 Jahren selbst die pathologische Kenntnis der Gehirnkrankheiten zum großen Teil in der einfachen Trennung von Erweichung und Verhärtung aufging. Darüber hinaus ist aber früher vielfach unter bestimmten Begriffen, wie z. B. unter dem Begriff „Lethargos" etwas ganz anderes als von uns verstanden worden, so daß wir nach allem nur mit der größten Reserve an die Identifizierung früherer Krankheiten mit der epidemischen Encephalitis herangehen können.

NETTER hat darauf hingewiesen, daß COELIUS ARETAEUS von Kappadokien und HIPPOKRATES fieberhafte Lethargoi erwähnt haben. In ähnlicher Weise weist JAKSCH-WARTENHORST auf influenzaartige Erkrankungen mit Lähmungen in den Arbeiten von HIPPOKRATES und LIVIUS hin. Es ist weder erwiesen, daß es sich in diesen Fällen um Grippe, noch um epidemische Encephalitis gehandelt hat. GALEN erwähnt lethargische Zustände mit Zittern der Hände, Erhaltenbleiben der Intelligenz, häufigen terminalen Pneumonien, Auftreten in der kalten Jahreszeit. ERICH EBSTEIN hat uns den wichtigen Hinweis geliefert, daß im Altertum der Begriff des „Lethargos" für jeden akuten fieberhaften Zustand mit hochgradiger Schwäche und Somnolenz angewandt wurde. D. h. also, es handelt sich um Zustände, die ebensowohl einem schweren Typhus wie einer epidemischen Genickstarre und vielen anderen Krankheiten angehören können.

CUMSTER hat bei HIPPOKRATES jede Beschreibung, die der Encephalitis entsprechen könnte, vermißt.

Neben ERICH EBSTEIN, NETTER und CROOKSHANK hat sich in letzter Zeit besonders KAYSER-PETERSEN mit der Geschichte der epidemischen Encephalitis befaßt. Die Untersuchungen gehen von einer bestimmten Tendenz aus. Es soll bewiesen werden, daß von Jahrhunderten her die epidemische Encephalitis an Grippe gekuppelt ist. Es wird aber noch zu zeigen sein, daß diese Bemühungen, die epidemische Encephalitis einfach als Grippeencephalitis oder Hirngrippe aufzufassen, illusorisch sind. Und insbesondere kann nicht verschwiegen werden, daß eine derartige Beweisführung durch Aufzählung historischer Daten überhaupt nicht möglich ist. Es wird noch gezeigt werden, daß die zeitliche Bindung der epidemischen Encephalitis an Grippe wohl unzweifelhaft vorhanden ist, aber das Problem der Beziehung zwischen Grippe und Encephalitis nicht löst. Von den Beobachtungen aber, die KAYSER-PETERSEN mitteilt, in denen von nervösen, psychotischen oder sonstigen Cerebralerscheinungen bei schweren grippeartigen Erkrankungen berichtet wird, kann nur das eine gesagt werden, daß wir meist überhaupt nicht wissen, ob es sich um Grippe, ob es sich um eine Encephalitis handelt. Eine Beweisführung für die Beziehung zwischen Grippe und epidemischer Encephalitis kann es nur von der Zeit an geben, wo wirklich wissenschaftliche Anatomie und insbesondere Histologie des Gehirns neben einer wissenschaftlich neurologischen Untersuchung des Gehirns existiert. Wenigstens müssen wir uns mit solchen Beweisführungen begnügen, solange wir noch nicht mit dem ätiologischen Agens selbst arbeiten können.

Wegen der vielen Unklarheiten, die in den mittelalterlichen Einzelbeschreibungen enthalten sind, verzichte ich darauf, die Fälle (die zum Teil nur als Tobsucht oder Delirien oder Phrenitis bezeichnet werden) näher zu erörtern. Ich mache nur darauf aufmerksam, daß die schwerste Grippepsychose, wie ich anatomisch feststellen konnte, nichts von entzündlichen Veränderungen im Gehirn zu zeigen braucht. Der Name „Schlafsucht" (Schlaffsucht) kommt anscheinend das erstemal 1580 bei FECHTING vor. Interessant ist die schöne Beschreibung,

die Sydenham über die „Febris comatosa" aus den Jahren 1673—75 in Grippezeiten gibt. Sydenham berichtet zwar nicht über Augensymptome, wohl aber
über langdauernde Schlafsucht mit stillen Delirien während des Fiebers. Diese
Schlafzustände ähneln schon viel mehr als die unbestimmten Lethargoi der frühe-
rern Zeit den echten Schlafzuständen der Encephalitis, und wir dürfen wenigstens
den Verdacht haben, daß es sich hier um vielleicht die erste genügend begründete
Encephalitisepidemie handelte. Andere Schilderungen sind weniger überzeugend;
nach Ebstein kommen Verwechslungen mit Malaria, epidemischer Genickstarre
und anderen Erkrankungen vor. Besonders interessant ist aber der Bericht von
Albrecht von Hildesheim aus dem Jahre 1695, welchen Netter in den „Ephé-
méries des curieux de la Nature" gefunden hat: „Im Jahre 1695 erkrankt ein
junges Mädchen an Fieber und Kopfschmerzen, denen ein Schlaf von 11 Tagen
folgt; sie erwacht, gewinnt allmählich Kraft und Bewegungen wieder, aber nunmehr bemerkt man einen furchtbaren Strabismus, eine Ptosis, so daß die Lider
ihre Augäpfel bedecken. Sie kann nur essen, indem sie den Nacken stark nach
hinten beugt, um die Pupillen frei zu bekommen. Nach 3 Monaten heilt der
Zustand dank — oder wie Netter ironisch bemerkt, trotz — der Behandlung,
die eingeleitet worden war." Nach einer solchen Beschreibung haben wir durchaus die Berechtigung, zum mindesten den sehr starken Verdacht einer epidemischen Encephalitis zu hegen.

Eigenartig ist es uns dann bei der Epidemie gegangen, die Rudolf Jakob
Camerer im Jahre 1712 beschrieben hat, und die unter dem Namen der Tü-
binger Schlafkrankheit ging. Economo hatte in seiner grundlegenden Monographie bereits darauf aufmerksam gemacht; unter dem Banne seiner Autorität haben
zahlreiche spätere Bearbeiter der Encephalitis sein Zitat übernommen, bis schließlich Economo selbst sich revidieren mußte. Economo hat nämlich durch weitere
historische Untersuchungen festgestellt, daß Camerer selbst gar keine „Schlaf-
kranken" sah, sondern nur von anderen hörte, daß an anderen Orten eine als
„Schlafkrankheit" bezeichnete Krankheit vorkäme, nach Kayer-Psetersen sollen auch Ptosis und andere Augenmuskelstörungen vorgekommen sein. Es ist
nach allem zwar sehr wohl möglich, daß im Jahre 1712 eine Encephalitisepidemie
in Deutschland herrschte, aber doch nicht so bewiesen, wie wir früher annahmen.
Aus den Influenzaepidemien der Jahre 1729, 1767 und 1780—1782 werden Fälle mit
Schlafsucht in großer Menge berichtet, deren Zugehörigkeit zur epidemischen Encephalitis zum großen Teil recht zweifelhaft ist. In vielen Fällen wird von Blödsinn nach der Erkrankung berichtet; die epidemische Encephalitis hinterläßt aber
keinen Blödsinn, es könnte sich höchstens um die Verwechslung einer Verblödung
mit einer Bradyphrenie bei einem akinetischen Zustand handeln. Um dies zu
entscheiden, dürfte die Beschreibung nicht zureichen. Im Jahre 1768 berichtet
Lepec de la Cloture über ein Coma somnolentum nach Grippe; auch diese
Beobachtung scheint mir nach der Mitteilung von Achard zweifelhaft. In den
Jahren 1830—1833 wird über ein epidemisches Leiden mit tonischen Spasmen und
Schmerzen während einer Grippeepidemie berichtet (Jakovius). Auch hier steht
die Entscheidung, ob wir es mit epidemischer Encephalitis zu tun hatten oder
nicht, durchaus aus.

Die interessanteste epidemische Erkrankung, welche mit der epidemischen
Encephalitis Berührungspunkte zu haben scheint, ist die *Dubini-Pighinische „Cho-*

rea electrica", welche in den Jahren 1846 und 1847 in Oberitalien epidemisch auftrat, außerordentlich schwer war, fast stets tödlich (36 von 38 Fällen) gewesen sein soll und unter dem Bilde starker rhythmisierter klonischer Zuckungen auftrat. In den nächsten Jahren trat die Krankheit erneut auf und wurde von verschiedenen weiteren Autoren (PIGNACCA, FROUÉ und THOMASIUS) beschrieben. Die Histologie dieser Krankheit ist leider unbekannt. ACHARD und CRAMER nehmen an, daß es sich um eine Form der epidemischen Encephalitis handelt, GIUGNI leugnet die Identität. Immerhin könnte diese Erkrankung mit den eigenartigen hyperkinetischen Zuständen wohl eine Varietät der epidemischen Encephalitis gewesen sein. Andererseits mag hier schon darauf hingewiesen werden, daß es verfehlt wäre, alle auch in der letzten Zeit auftretenden epidemischen Erkrankungen des Zentralnervensystems unserer epidemischen Encephalitis zuzurechnen. Es scheint eine ganze Reihe von verschiedenen Noxen zu geben, welche epidemische Gehirnerkrankungen hervorrufen können; leider sind wir allerdings vorläufig allein auf klinisch-anatomische Erwägungen angewiesen.

Nicht zur epidemischen Encephalitis gehören die Maladie de Gayet und Maladie de Gerlier, die von einigen Autoren fälschlich zur Encephalitis gerechnet wurden (siehe unten). Dagegen halten wir die Identität der epidemischen Encephalitis mit der anatomisch leider ungeklärt gebliebenen eigentümlichen Erkrankung, die als *Nona* bezeichnet wird, für gegeben. Diese Erkrankung trat besonders in Oberitalien, namentlich der Provinz Mantua, aber auch Dalmatien, Bulgarien (TRANJEN) auf. Freilich gehört nicht alles, was damal sals Nona bezeichnet wurde, dieser Krankheit an (z. B. *nicht* als solche bezeichnete Fälle von BRAUN, W. EBSTEIN). In ingeniöser Weise hat im Jahre 1890 bereits MAUTHNER, ohne die Fälle selbst gesehen zu haben, die Erkrankung richtig als eine Polioencephalitis superior gedeutet, und die Verkuppelung zwischen Schlafsucht und Augenmuskellähmungen erkannt. Daß diese nonaartigen Fälle im Jahre 1890 im Verlauf der schweren Grippeepidemie auch in Deutschland nicht selten waren, wenn sie auch wohl nicht so gehäuft wie im engeren Bezirk der Nona auftraten und im allgemeinen nicht mit diesem Namen gekennzeichnet wurden, geht im besonderen aus der klassischen Influenzaschilderung von LEICHTENSTERN hervor. Freilich wurde damals das Hauptaugenmerk auf die sogenannte Grippeencephalitis oder Influenzaencephalitis von Leichtenstern gelegt, die der Strümpellschen Großhirnencephalitis entsprach. Und daß diese Encephalitis weder klinisch noch anatomisch mit der epidemischen Encephalitis identisch ist, konnte ich bereits unter Verwertung der von LEICHTENSTERN und KÖNIGSDORF publizierten Fälle in meiner im Jahre 1919 veröffentlichten Arbeit auseinandersetzen. Aber unabhängig von dieser sogenannten Grippeencephalitis, die gewöhnlich auf dem Höhepunkte schwerer Grippeerkrankungen auftritt, konnte LEICHTENSTERN auch ein interessantes Material vieler Einzelfälle sammeln, die in bemerkenswerter Weise erst als *Nachkrankheiten* der Grippe auftraten und sich oft in ganz lokalisierten Parkinsonerscheinungen, Tremorarten, Chorea, Singultus, Schüttelkrämpfen tetanischer Art, Fingerkrämpfen mit bizarren Krampfstellungen, *Schlafsucht bis zu 14tägiger Dauer* äußerten. Es ist leider nicht ganz sicher bekannt, was aus diesen Fällen später wurde; jedenfalls scheint LEICHTENSTERN die ersten Fälle beschrieben zu haben, die wir in das chronische Stadium der epidemischen Encephalitis einzureihen geneigt sind. Ob sich in diesen Feststellungen ein Wechsel der Krankheitsform ausspricht gegenüber den kleineren früheren Epidemien, die wir der epidemischen Encephalitis angliedern dürfen, wagen wir durchaus nicht zu entscheiden.

Weitere polioencephalitische Höhlengrauerscheinungen mit meist günstigem Ausgang, die in einem gewissen Zusammenhang mit Grippe stehen, wurden von OPPENHEIM, WOLFE, GILLET DE GRANDCOURT und GOLDFLAM beschrieben; letzterer Autor teilte einen besonders schönen Fall dieser Art mit, allerdings leider ohne Obduktionsbefund. Auch LEYDEN-GUTMANN beschrieben Fälle von Schlafsucht mit folgender Heilung während der Grippeepidemie. Auch häuften sich nach PFLÜGER damals nucleäre Augenlähmungen, während andere Autoren derartige Lähmungserscheinungen leugnen.

In der Folgezeit wurden immer nur einzelne sporadische Affektionen festgestellt. BOZZOLO (zitiert nach HALL) sah zwei Fälle mit Somnolenz, Augen- und Facialislähmung und etwas Nackensteifigkeit mit Ausgang in Heilung, im Jahre 1900. MIXON sah einen typischen Fall 1903. HALL beschreibt jetzt den Fall eines 11jährigen Knaben, der damals in ganz typischer Weise erst mit leichten allgemeinen Erscheinungen, dann plötzlich mit Atemstörung, die zu Überventilationstetanie führte, erkrankte, dann trat Dysphagie, dann rechtsseitige Facialislähmung ein mit „Aphasie", dann Schlafverschiebung, unkoordinierte Augenmuskelbewegungen, Oculomotoriuslähmung, Schweißausbrüche; schließlich trat Besserung ein, nur blieb noch jahrelang ein spastisches Gesichtszucken zurück. Interessant ist dann weiterhin ein von ULRICH 1911 beschriebener Fall, den wir um so eher der epidemischen Encephalitis angliedern können, als ein guter histologischer Befund vorliegt: „Eine Kranke, deren Kind an schwerer Influenza gelitten haben soll, die selbst aber keine deutlichen Grippeerscheinungen geboten hatte, erkrankt an Kopfschmerzen, Parästhesien, Schlafsucht, Facialisschwäche, Pupillendifferenz, athetotischen Bewegungen, Areflexie. Tod nach einigen Tagen an Bronchopneumonie. Autopsie: Makroskopischer Befund gering. Histologisch finden sich in Hirnstamm, Brücke, Hirnschenkel und Thalamus perivasale Herde aus Lymphocyten, Plasmazellen, Blutkörperchen, Pigment. In der Rinde und Pia mater dagegen nur ein Herd aus Blutpigment und Blutkörperchen.

Wir sehen danach: Wenn es auch fraglich ist, ob es die epidemische Encephalitis im Altertum bereits gegeben hat, so ist es doch unzweifelhaft, daß im Mittelalter und in der neueren Zeit Einzelfälle und kleinere Epidemien dieser Erkrankung bereits vorgekommen sind. Aber alle diese kleinen Epidemien sind nur Vorläufer einer gewaltigen Seuche, die während der Kriegsjahre zum Ausbruch gekommen ist, erst nach Beendigung des Krieges ihre ganze Furchtbarkeit entfaltet hat und sich als besonders verheerend durch ihre Folge- oder richtiger Späterscheinungen erwiesen hat. Diesen Epidemiegang zu verfolgen wird unsere jetzige Aufgabe sein.

Bevor wir nun in die Einzelheiten dieses Epidemieverlaufs eintreten, möge gleich betont werden, daß diese Schilderung wiederum eine gewisse nosologische Bedeutung insofern hat, als man die Tendenz damit verbinden kann, aus den Ergebnissen näheren Einblick in die Beziehungen zwischen Encephalitis und Grippe zu gewinnen. Dieser Einblick wird freilich durch die Unklarheiten über das Wesen der Grippe erheblich erschwert. Wir sind ja noch weit davon entfernt, den Erreger der Grippe wirklich zu kennen und zu wissen, ob die Grippe durch den Pfeifferschen Influenzabazillus oder durch ein filtrierbares Virus oder durch das Olitzky-Gatessche Bacterium pneumosinter hervorgerufen wird. Näher hierauf einzugehen erübrigt sich; diejenigen, die näheres Interesse dafür haben, mögen sich in den Referaten von Pfeiffer und Hübschmann orientieren. Ebensowenig wissen wir Bescheid darüber, was alles von ubiquitären Erkältungskrankheiten, die Jahr für Jahr in der schlechten Jahreszeit gehäufter auftreten, der pandemischen Grippe, die von Zeit zu Zeit in riesigen Wellen die Erde überflutet, wirklich angehört. Wir dürfen wohl vermuten, daß eine mit anderen Methoden arbeitende und tiefer blickende Zukunft mit etwas ironischem Lächeln den großen Krankheitstopf betrachten wird, der heute mit der Etikette „Grippe" signiert ist. Wenn Leichtenstern bereits vor Jahrzehnten eine Differenzierung zwischen pandemischer Influenza vera und endemischer Influenza nostras vornahm, so scheint uns das ein berechtigter erster Versuch zu sein, Klarheit in den verwirrenden Grippebegriff zu bringen. Ohne daß wir faktisch in der Lage sind, nicht nur ätiologisch, sondern auch klinisch mit Sicherheit zu sagen, was eigentlich Grippe ist, scheint es uns berechtigt, die Diagnose Grippe oder Influenza vera nur reserviert zu stellen.

Eine weitere Schwierigkeit in der Epidemiebeschreibung der epidemischen Encephalitis erwächst uns dadurch, daß wir bei der Verifizierung letzterer Krankheit mit ähnlichen Schwierigkeiten wie bei der Grippediagnose zu kämpfen haben, da wir, wie später noch geschildert wird, den Erreger der Encephalitis epidemica noch nicht mit Sicherheit kennen. Die Feststellung, daß die Encephalitis unter sehr verschiedenen Symptomen verlaufen kann, hat manche Autoren veranlaßt, mit der Encephalitisdiagnose sehr freigebig zu sein. Wir werden hierauf auch noch später zu sprechen kommen. Uns scheint es notwendig zu sein, auch hier etwas bremsend zu wirken. Wir stellen in den Vordergrund aller unserer Erwägungen drei nicht zu leugnende elementare Ergebnisse: Erstens, daß in den großen Epidemien bestimmte Symptomverbindungen und Symptomabläufe mit einer ungeheuren Vordringlichkeit überwogen, die es uns ermöglichten, ein Kernsyndrom herauszuschälen, das wir als Gerüst der Krankheitserkennung benutzen können. Zweitens, daß die epidemische Encephalitis immer und immer wieder die Tendenz hat, nicht glatt auszuheilen, sondern bestimmte Rest-, Nach- oder Spätsymptome zeigt, und ganz besonders die Neigung, nach langer Zeit in einem großen Prozentsatz von Fällen neue Krankheiten zu bilden, die im Grunde auf einen einheitlichen hirnpathologischen Mechanismus zurückzuführen sind: id est das sogenannte myastatische Syndrom mit seinen vielfältigen Varianten. Und drittens endlich die Feststellung, daß auch anatomisch bei den verschiedenartigsten Encephalitisepidemien in allen Teilen der Welt Syndrome gemeinsamen bzw. auf einfache Faktoren zurückzuführenden Charakters feststellbar sind. Diese klinischpathologischen Gemeinsamkeiten sind für die gegenwärtige Betrachtungsweise so ausschlaggebend, daß wir uns nicht berechtigt fühlten, Epidemien unserer Krankheit einzugliedern, die klinisch wie anatomisch ganz andersartig sind. Wir tun das nicht nur, weil wir *glauben*, daß unsere konservative Stellungnahme die richtige ist; wir tun dies auch in dem Bewußtsein, daß die Einbeziehung aller encephalitischen Erkrankungen in den Rahmen der Encephalitis epidemica-Erkrankungen keinen heuristischen Wert hat. Viel wichtiger ist es in nosologischer Beziehung, die verschiedenen Krankheiten klinisch und pathologisch möglichst scharf zu umreißen und dann nach ätiologischen und klinischen Ähnlichkeiten hin diese umgrenzten Krankheitsbilder zu untersuchen. Nur auf diese Weise ist es möglich, das *natürliche* System der Krankheiten, das uns allen am Herzen liegt, auszuarbeiten. Genaueres wird darüber in dem Kapitel über die Abgrenzung der Encephalitis von anderen Krankheiten zu sagen sein. Hier sei nur noch darauf aufmerksam gemacht, daß wir die epidemische Encephalitis unbedingt von den groben Herderkrankungen, die bei Grippe auftreten, abtrennen. Unsere folgende Darlegung bezieht sich danach nur auf diejenigen Erkrankungen, die wir später klinisch und pathologisch als epidemische Encephalitis bezeichnen, und die wir als eine nosologische Einheit, hervorgerufen durch einen einheitlichen, uns allerdings noch unbekannten Erreger, ansehen.

Wenn diese Erkrankung auch in Einzelfällen immer und immer wieder aufgetreten ist, so ist es doch wohl sicher, daß bereits im Jahre 1915 die Fälle gehäuft aufzutreten begannen.

Soweit wir wissen, scheinen in Rumänien zuerst im *Frühjahr 1915* etwas gehäuftere Erkrankungen aufgetreten zu sein (URECHIA).

Im Winter 1915/16 war die Epidemie etwas gehäufter vor allem an der französischen Front; CRUCHET und LÉPINE beschrieben Fälle aus der Front bei Commercy und Verdun. Einzelfälle sind auch in Rumänien aufgetreten (URECHIA).

Sommer 1916 sind, soweit ich feststellen kann, in der Literatur keine sicheren Fälle beschrieben worden.

Ich selbst kenne aber Fälle, in denen der erste Encephalitisschub in dieser Zeit offenbar im Felde statthatte. Es ist jedenfalls richtig, daß in den Schützengräben bzw. an der Front überhaupt besonders günstige Bedingungen für die erste Entwicklung der Krankheit lagen.

Winter 1916/17 größere Epidemien an der französischen Westfront (CRUCHET, MOUTIER, CALMETTE. Name: Encephalo-myélite diffuse). Erste Wiener Epidemie. ECONOMO: Encephalitis lethargica, hypersomnische Form mit Augenmuskellähmungen und meningitischen Erscheinungen. Weitere Fälle in Wien von PÁL und anderen gesehen. Einzelfälle in Leipzig (STRÜMPELL). Auch an der deutschen Front traten damals anscheinend nicht selten Erkrankungen auf. Der Winterepidemie 1916/17 verdanken wir die klassische monographische Beschreibung ECONOMOS über die Encephalitis lethargica. Tatsächlich hat CRUCHET bereits vor ECONOMO die Krankheit beschrieben und hat vielleicht im ganzen nicht unrecht, wenn er sich darüber beklagt, daß seine Mitteilungen selbst von französischen Autoren ungebührlich vernachlässigt wurden. Andererseits wird das Verdienst ECONOMOS, der dank der damaligen Verhältnisse die Mitteilungen CRUCHETS nicht kennen konnte, unter Berücksichtigung seiner ausgezeichneten und das damalige Krankheitsbild erschöpfenden Darstellung nicht geschmälert.

Sommer 1917 verschiedene Einzelfälle in Lyon und anderen Orten. Bezeichnung von DOR: *Paragrippe* ophthalmoplégo-léthargique. Einzelfälle in dieser Zeit auch in Deutschland, z. B. Provinz Hannover, sicher aufgetreten (vgl. die unten stehende Tabelle).

März 1918 erheblich verstärkter Epidemieschub. März 1918 Beginn der Epidemie in Frankreich, namentlich in Paris, Bourges, Rouen, Nordfrankreich, Algier. (Bericht NETTERS in Paris über 71 Fälle. Name, anfangs von NETTER gewählt: Encephalitis lethargica, später Encephalitis epidemica.) Poliomésoencé-phalite primitive avec Narcolepsie nach St. Martin et l'Hermitte. *April: Beginn der englischen Epidemie*, ausgezeichnet durch Augenmuskellähmungen, Schlaf-sucht und paretische Erscheinungen sowie asthenische myastenieartige Erschei-nungen. (London: Harris, Sheffield: Hall.) Ende Juni bereits 228 Fälle ver-öffentlicht. Die Epidemie hat über den Winter hinaus gedauert. Name: Epidemic encephalitis (Buzzard, Wilson). Polioencephalitis epidemica (Picken). „Wan-derung" der Epidemie nach Amerika, wo sie zuerst in den Neuenglandstaaten aufzutreten scheint. Ebenso in New York. (Neal, Pothier, Ely, später Bassoe u. a. Auch neben klassischen Symptomen ge-legentlich akute amyostatische Erscheinungen.) Weitere „Wanderung" durch Amerika: Früh-jahr im mittleren Westen und Süden, New Orleans. Herbst 1919 in den pazifischen West-staaten (House).

Unabhängig davon verstärkte Erkrankungen vom Herbst 1918 ab in Deutschland. Nordwest-deutsche Epidemie Herbst 1918, beschrieben aus Hamburg (Nonne) und Kiel (Siemerling, Rein-hard, Runge, Stern). Der erste Fall Rein-hards stammt vom März 1918. Neben klassi-schen Fällen auch einzelne hyperkinetische, cerebellare Erscheinungen, amyostatische Sym-ptome.

Kleine Epidemien vom Spätwinter bis Früh-jahr 1919 in den verschiedenen Gegenden Deutschlands, z. B. Stuttgart, München, Göt-tingen, Hannover. Schweiz: Einzelfälle (Eich-horst, Müller-Bergalonne). Dezember 1918 Griechenland: Kariophyllis. September und Oktober 1918: Holland, Westschweiz (Cramer, Répond); Wien, Rom (Pecori).

Einzelfälle scheinen im Sommer 1919 in sehr großen Teilen der Erde bestanden zu haben.

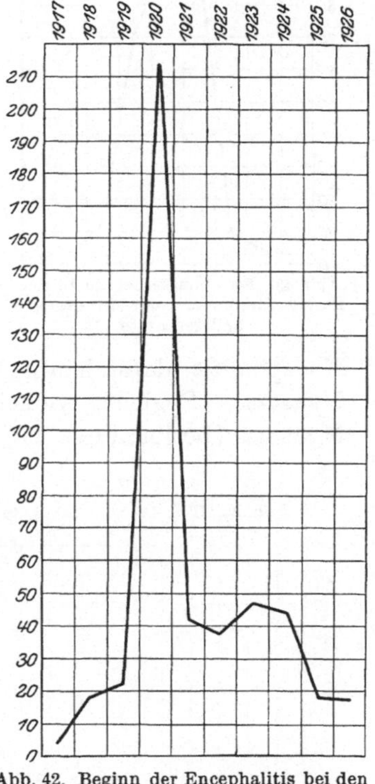

Abb. 42. Beginn der Encephalitis bei den von uns in Göttingen beobachteten Fällen.

In England werden in den drei ersten Monaten 1919 282 Fälle gemeldet. (Nach Achard.) Einzelfälle in Guatemala, Peru, Uruguay.

Massenexplosion Herbst 1919 bis Frühjahr 1920. Zentrum der Epidemie an-scheinend in Süddeutschland, Schweiz, Italien, großen Teilen Frankreichs: über-aus zahlreiche Mitteilungen aber auch aus den übrigen Teilen Deutschlands, den Vereinigten Staaten, Polen, Rußland usw.

Teilweise läßt sich das Wandern des Krankheitsschubes andeutungsweise ver-folgen: Wenigstens sind Ende 1919 bereits große Partien der Schweiz, Italiens, Süd- und auch Westdeutschlands verseucht, während in Österreich der *große* Seuchenausbruch Januar 1920 beginnt, in Norddeutschland die Hauptkrankheits-phase in das Frühjahr 1920 fällt. Genaue Erfahrungen über die Ausbreitung der Seuche in Deutschland fehlen noch durchaus; Kayser-Petersen hat sich durch Rundfragen bei Krankenhäusern über den Epidemieverlauf orientieren wollen, doch sind die Ergebnisse nicht recht verwertbar. Die amtliche Statistik der von FASSBENDER gesammelten 520 Fälle aus Preußen umfaßt nur einen kleinen Prozentsatz der tatsächlichen Erkrankungsfälle. In Frankreich berechnet NETTER mindestens 10 000 Erkrankungen; auch diese Zahl dürfte eine Minimalzahl sein.

Wenn auch anscheinend in Süddeutschland größere Massenherde auftraten, so scheinen doch die regionalen Differenzen nicht so bedeutend gewesen zu sein,

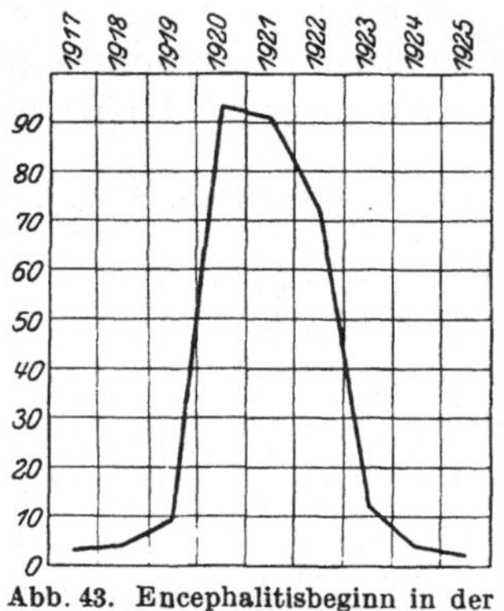

Abb. 43. Encephalitisbeginn in der Provinz Hannover nach Mitteilungen anderer Ärzte.

wie anfangs vermerkt wurde. In der Provinz Hannover ist nach den Feststellungen des Verfassers die Verbreitung eine sehr diffuse.

Symptomatisch überwiegen bei der Massenepidemie 1919/20 namentlich in den anfänglichen großen Schüben schwere toxische Erkrankungen; im übrigen ist die Erkrankung relativ noch variabler als früher (ECONOMO). Die Tendenz zu späterer progressiver myastatischer Erkrankung in der Mehrzahl der ausgesprochenen Fälle, die das akute Stadium überwunden haben. (Doch kein durchgreifender Unterschied gegenüber den Epidemien vorher.) In Norddeutschland fehlen von vornherein die Massenerkrankungen schwerer hyperkinetischer Encephalitis, dafür häufig leichte akute Erkrankung mit folgender chronischer Myastase. Regionär vielleicht an einzelnen Orten besonders deutliche akute Myastase (Berlin: FORSTER). Name jetzt meist Encephalitis epidemica, Mesence-

phalitis epidemica (UMBER), Neuraxitis epidemica.

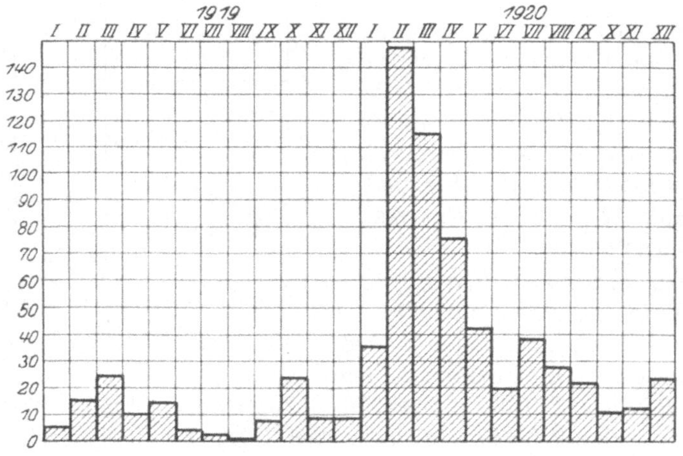

Abflauung der Epidemie im Sommer 1920. Erneute Seuchenschübe im Winter 1920/21, auch in Deutschland. Die Epidemie 1921 wieder viel schwerer als anfangs angenommen wurde.

1922—1927 in der ungünstigen Jahreszeit, namentlich im

Abb. 44. Verteilung der Fälle in New York im Winter 1919/20 nach PEARL.

Spätwinter, treten immer wieder neue Epidemieschübe auf, die allerdings nicht so schwer und umfangreich sind als im Winter 1919/20. Unter diesen Folgeepidemien ist am bekanntesten geworden die englische Epidemie des Jahres 1924. (Nach amtlicher Meldung 5039 Fälle in England und Wales gegenüber 1470 Fällen 1921, 2635 Fällen 1925.) Es wäre verfehlt, anzunehmen, daß Deutschland im Jahre 1924 von der Epidemie verschont geblieben wäre, wenn auch die Steigerung der Epidemiefälle wohl nicht so evident wie in England war.

Da wir nicht in der Lage sind, eine genaue Statistik über den Epidemieverlauf in Deutschland zu geben, soll hier ein Schema an Hand des eigenen Krankenmaterials gegeben werden. Es sind nicht alle Fälle verwertet worden, da in einzelnen Fällen das genaue Datum des Krankheitsbeginns nicht mitgeteilt werden konnte. Außerdem läßt sich in etwa 5% der Fälle ein akutes Stadium überhaupt nicht feststellen. Immerhin ist das Material groß genug, um repräsentativen Ausdruck für die Häufigkeit der Erkrankung auch nach dem Jahre 1920 zu geben. Der Wert der Karte (Abb. 42) wird allerdings dadurch beeinträchtigt, daß die Fälle nicht nur aus Göttingen und der Provinz Hannover, sondern den verschiedensten Teilen Deutschlands stammen; einzelne der Fälle sind sogar außerhalb Deutschlands während des Krieges erkrankt. Zum Vergleich mit dieser ersten Karte sei deshalb eine zweite wiedergegeben, die sich nur auf die in Hannover akut erkrankten Personen bezieht; teils handelt es sich um Fälle, die ich selbst gesehen habe, teils auch um Kranke, die mir von anderen Ärzten mitgeteilt wurden. Diese Karte geht jedoch nicht weiter als bis zum Jahre 1922, da ich seit einer statistischen Erhebung im Jahre 1922 keine Mitteilungen mehr von Ärzten der

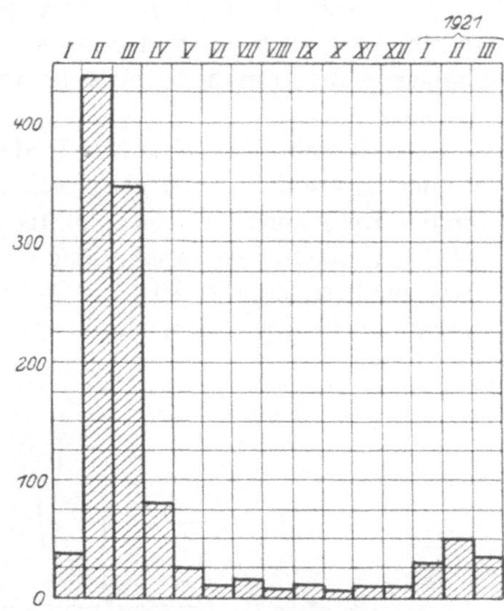

Abb. 45. Verteilung der Fälle im Jahre 1920/21 in der Schweiz (nach HALL).

Provinz bekommen habe, und die Zahlen der Tabelle in den letzten Jahren, da sie nur auf eigenen Beobachtungen fußen würden, das Resultat verfälschen würden.

Über den jahreszeitlichen Ablauf der Epidemie sind sich die Autoren im wesentlichen einig. Die Spitze der Erkrankungszahlen wird gewöhnlich im Februar und März erreicht. Dies zeigt sich in der hier abgebildeten Karte von PEARL-New York und im offiziellen Bericht der Schweiz nach HALL. Das eigene Material entspricht insbesondere insofern diesen Feststellungen, als die Fälle, die aus der großen Epidemie

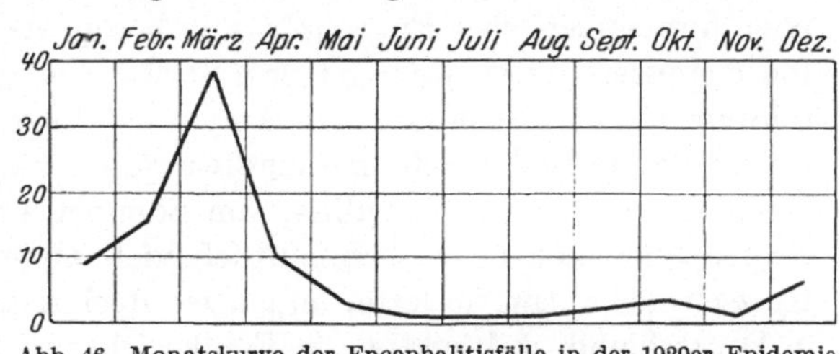

Abb. 46. Monatskurve der Encephalitisfälle in der 1920er Epidemie in Göttingen.

des Jahres 1920 stammen, zum größten Teil im Februar/Mai erkrankt waren. Der Höhepunkt der Erkrankung wurde bei uns während dieses Epidemieschubes im April erreicht.

Es wird von den Autoren mit Recht die Gegensätzlichkeit dieser Epidemiologie zur epidemischen Poliomyelitis betont, bei der bekanntlich die meisten Erkrankungen im Sommer vorkommen.

Über die Beziehung der epidemischen Encephalitis zur pandemischen Grippe läßt sich folgendes sagen: Irgendwelche epidemiologischen Beziehungen sind sicher

vorhanden, namentlich die Massenpandemien von Grippe und Encephalitis im
Winter 1919/20 stehen in engem zeitlichem Konnex; wir haben aber auch im
Winter 1918/19 ziemlich schwere Encephalitisepidemien in Deutschland gehabt,
und die schwerste Grippepandemie war in Deutschland im Spätherbst 1918. Darüber hinaus wissen wir, daß auch die früheren Epidemien, die wir der epidemischen Encephalitis angleichen dürfen, mit Epidemien von Influenza oder in-
fluenzaartigen Erkrankungen verkuppelt auftraten. Dies gilt namentlich von der
Nona, aber auch der Sydenhamschen Seuche und schließlich auch von der Tü-
binger Schlafkrankheit, falls letztere wirklich eine epidemische Encephalitis
darstellt.

Die Beziehungen zwischen beiden Erkrankungen sind aber eigenartig. Die
beiden Erkrankungen decken sich in ihrem Höhestadium äußerst selten. Die
ersten Epidemien der Encephalitis gehen sicher der ersten pandemischen Aus-
saat der letzten Seuche jahrelang voraus. Gelegentlich kann diesen prägrippösen
Encephalitisteilepidemien eine Steigerung der endemischen Grippeerkrankungen
parallel gehen, wie sie auch ohne Steigerung der stets vorhandenen sporadischen

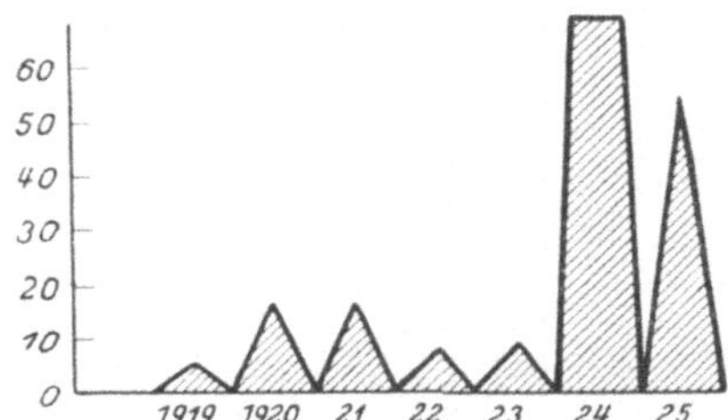

Abb. 47. Encephalitisfälle in Sheffield (nach WYNNE).   Abb. 48. Grippefälle in Sheffield (nach WYNNE).

Encephalitisfälle überall vorkommen kann. Aber diese Steigerung der endemischen Grippe kann in den Encephalitisepidemien vor den Grippepandemien auch
fehlen. In den weiteren Seuchezeiten treten die Encephalitisepidemien häufig
zur Zeit des Abklingens der Grippepandemie auf. Dies gilt schon für die Epidemien hyperkinetischer Encephalitis, in besonders verstärktem Maße für die leichten grippalen Initialstörungen mit verwaschenen Hirnerscheinungen, denen die
schwere chronische progressive Amyostase folgt.

Außerdem findet sich eine merkwürdige lokale und zeitliche Diskrepanz zwischen Grippe und Encephalitis. Im Sommer 1918 sahen wir bei der schweren
Grippepandemie, die außerordentlich viele Opfer an Pneumonien, Empyemen,
Herzschwäche usw. forderte, im ganzen doch außerordentlich selten Encephalitis
in Deutschland, während sie in Frankreich und England grassierte. Im Herbst
1918 war wohl die schwerste Grippeepidemie, die Deutschland heimsuchte; die
Encephalitisnester waren vereinzelt, in Hamburg, Kiel, einigen Orten Süddeutsch-
lands, und hier in späterer Zeit als die Grippe. Die Grippeepidemie 1919/20 in
Deutschland war — wir folgen den Angaben FASSBENDERS — gutartiger als im
Herbst vorher; dagegen die Encephalitis quoad vitam viel bösartiger, auch die
Dispersion der Encephalitis eine viel größere, wenn auch jetzt noch nicht ganz
analog der Grippeverbreitung.

In der Folgezeit scheint die Dissoziation zwischen Encephalitis und Grippe
noch weiter gegangen zu sein. Wir haben in den letzten Jahren wenigstens

besonders viele Encephalitisfälle gesehen, ohne daß irgendwelche grippalen Erkrankungen in der Umgebung grassierten. WYNNE betont, daß im Jahre 1924, als in Sheffield die Encephalitis grassierte, die Influenza keineswegs besondere Stärkegrade erreichte, sogar geringer auftrat als im Jahre vorher, wo die Encephalitis geringer war. Immerhin ließ sich feststellen, daß Todesfälle an Grippe häufiger während des Acmestadiums der Encephalitisepidemie vorkamen als in den Wochen vorher und nachher. Die Bedeutung dieser Befunde wird später gewürdigt werden.

Die Beziehungen der grippalen Erkrankung im Einzelfalle zur folgenden Encephalitis sind schon im klinischen Teile gewürdigt worden, hier mag nur auf einen Befund hingewiesen werden, der von einigen Anhängern der Identifikationslehre zugunsten derselben verwertet worden ist, nämlich das gleichzeitige Auftreten von schweren Grippeerkrankungen und Encephalitis im gleichen Haushalte bzw. von der gleichen Infektionsquelle aus. So berichtet H. SCHLESINGER über Fälle von Encephalitis, deren Ansteckung anscheinend von einer schweren Grippepneumonie stammt. Ich selbst habe jetzt in meinem Gesamtmaterial einzelne Fälle, in denen ein ähnliches Verhalten sich zeigt: Die ganze Familie hat die Grippe. Einige der Familienangehörigen erkrankten an Encephalitis. Am interessantesten ist hier der Fall einer Familie aus einem Dorfe in der Nähe Göttingens: alle Familienangehörigen haben schwere Grippe, zum Teil mit Pneumoniesymptomen. Ein Mädchen, das bereits vorher an multipler Sklerose erkrankt war, akquiriert außerdem eine schwere hyperkinetische Encephalitis, die nicht ausheilt, sondern zu einer eigentümlichen Dauerhyperkinese führt, die schließlich in Pantoballismus endet; außerdem verstärkte Pyramidensymptome. Exitus nach 1 jähriger Erkrankung. Sektion leider nicht gestattet. Ein Bruder macht gleichzeitig mit den anderen Familienangehörigen leichte „Grippe" durch, hat aber auch flüchtige Augenmuskellähmungen und Schlafsucht und stellt sich nach mehreren Jahren mit typischen pseudoneurasthenischen Erscheinungen der Encephalitis, insbesondere enormer Ermüdbarkeit und Schlafneigung bei robustem Körperbau, vor. Die übrigen Familienangehörigen haben sämtlich keine Folgeerscheinungen der Encephalitis behalten. So interessant solche Fälle sind, so muß doch betont werden, daß es sich hier um ein Kuriosum handelt, und daß selbst das gleichzeitige Vorkommen von gewöhnlichen katarrhalischen Grippeerkrankungen und Encephalitiserkrankungen zur gleichen Zeit im gleichen Haushalt ein keineswegs konstantes Ereignis ist.

Über die Ansteckungswege der Encephalitis sind wir nur höchst mangelhaft unterrichtet. Insbesondere habe ich mich vergeblich bemüht, den Ansteckungsweg in der Provinz Hannover auf Grund statistischer Erhebungen nachzugehen und so die direkte Übertragung des Virus festzustellen, wie das etwa bei der epidemischen Meningitis oder bei der Poliomyelitis (EDUARD MÜLLER) möglich ist. Bei der epidemischen Encephalitis ist es beinahe charakteristisch, daß in kleinen Gemeinden auch während der großen Epidemieschübe Einzelfälle vorkommen, ohne daß es gerade möglich ist, einen Encephalitisfall in der Umgebung festzustellen, bzw. die Wege klar zu machen, auf denen eine Encephalitisinfektion vom einen zum anderen Falle möglich ist. Dafür ist, wie ich bereits früher mehrfach hervorgehoben habe, *der Streuungskreis der Encephalitis ein ungemein großer* und noch größer als bei den anderen beiden europäischen Seuchen des Zentralnervensystems. In der Hauptepidemiezeit gibt es in der Provinz Hannover z. B.

keinen Kreis, in dem nicht einzelne Orte Einzelfälle von Encephalitis zeigen. In den großen Ortschaften verwischt sich diese eigentümliche Feststellung natürlich. Besser ist die Verbreitung der Krankheit in Gegenden möglich, in denen eine sehr dünne Bevölkerung existiert. Zu diesen Gegenden gehört in Europa namentlich das nördliche Schweden. KLING und LILJEQUIST haben hier in dem Kirchspiel Wilhelmina in Nordschweden feststellen können, wie die Epidemie in dem 8700 qkm großen Kirchspiel von Ort zu Ort wanderte und schließlich 7—45% der Bevölkerung ergriff[1]. Allerdings handelt es sich zum großen Teil nur um katarrhalische Erkrankungen, und DOPTER hat seinerzeit mit Recht darauf hingewiesen, daß es sich hier nicht um Epidemien von Encephalitis, sondern von Rhinopharyngitis handelt, die manchmal mit Encephalitis kompliziert wurde. Die Beziehungen zwischen Grippe und Encephalitis werden durch diese Feststellung von KLING und LILJEQUIST auch nicht weiter erklärt. Es ist nicht sicher zu erweisen, ob die Erkrankung, die weiter verbreitet wurde, eine gewöhnliche Grippe darstellte oder eine andere spezifische Infektionskrankheit, die unter leichten katarrhalischen Erscheinungen, wie Encephalitissymptomen, auftritt. Andererseits sind diese Beobachtungen von KLING und LILJEQUIST doch sehr wichtig, insbesondere wegen der Möglichkeit, eine Inkubationszeit festzustellen, welche danach etwa 2—10 Tage beträgt[2]. Von großer Wichtigkeit wäre hier der Nachweis, ob auch die nur leicht katarrhalisch erkrankt gewesenen Personen in Wilhelmina später zum Teil an Parkinsonerscheinungen erkrankten.

Die Feststellungen über die Inkubationszeit der Encephalitis, die in einem geographischen Terrain vorgenommen wurde, in dem man die Weiterverbreitung der Encephalitis gut feststellen konnte, sind wichtiger als die vielfach sonst mitgeteilten Fälle, in denen eine Ansteckung der Encephalitis von Mensch zu Mensch mehr oder weniger glaubhaft erschien. Derartige Fälle sind von zahlreichen Autoren, insbesondere MACNALTY, NETTER, FYFE, STIEFLER, BESSEMANS und BÖCKELS, EBAUGH, P. F. LEVY, CASTELLI, STERNBERG, ASCOLI beobachtet worden. MACNALTY konnte z. B. in einem Heim 12 Erkrankungen von 22 Bewohnern des Heims feststellen. FYFE hat im Verlauf von einem Monat vier Kranke mit Schlafsuchtszuständen unter Schülerinnen einer Dorfschule gesehen. DEICHER stellte unter anderem fest, daß in einem Dorfe von 1000 Einwohnern in einem Jahr allmählich 11 Personen erkrankten. BESSEMANS und BÖCKELS (Arch. méd. belges 75 [1923], konnten in Belgien in einer Reihe von Fällen offenbar Kontaktinfektion feststellen. So erkrankten in Ruddervorde vier Familien, fast gleichzeitig 17 von 26 Personen, in einem anderen Orte soll eine ganze Familie von fünf Personen erkrankt sein. In Werwicq erkrankten in einer isoliert liegenden Häuslichkeit alle vier Familienmitglieder. In einer Irrenanstalt erkrankt eine 17 Jahre internierte Person, die mit der Außenwelt nicht in Berührung kommt; der Arzt, der sie behandelt, hat am gleichen Orte vier Encephalitiskranke mit fast gleichen Symptomen behandelt. Die mitgeteilten Fälle scheinen dabei wenigstens größtenteils unzweifelhaft der Encephalitis epidemica anzugehören. Soweit ich sehe, verraten die Mitteilungen der belgischen Autoren eine Ansteckungsfähig-

---

[1] S. auch KLING: Die Ätiologie und Epidemiologie der epidemischen Encephalitis. Sv. Läk. sällsk. Hdl. **50**, 41—80 (1926).

[2] In neueren Mitteilungen gibt KLING an, daß in drei Fällen, in denen die Inkubationszeit sicher geprüft werden konnte, diese 10 Tage betrug.

keit bzw. eine Virulenzkraft, wie sie sonst bei der epidemischen Encephalitis nicht beobachtet wird. Immerhin hat auch STIEFLER in seinem Material zwölf Paare gesehen, in denen eine Kontaktinfektion mehr oder weniger sicher erschien. Sechsmal erfolgte Infektion wahrscheinlich durch persönlichen Kontakt, fünfmal durch indirekten Kontakt mittels Virusüberträger. Die Inkubationszeit beträgt nach diesen Autoren 6—21 Tage.

PARSONS schließt aus seinen Fällen, daß die Inkubationszeit von einem Tag bis zu 2 Wochen oder mehr variieren kann. NETTER erwähnt Fälle, in denen, wenn man eine Übertragung annehmen will, mit einer sehr langen Erhaltung des Virus im erkrankten Individuum gerechnet werden muß. Er beschreibt z. B. den Fall eines 14jährigen Mädchens, das im März 1918 an Encephalitis und im September 1920 an einem Rezidiv mit Augenmuskellähmung erkrankte. Der 60jährige Vater erkrankt im Dezember 1920 an myoklonischer Encephalitis. Mehrmals wurde der Verdacht der Übertragung durch gesunde Zwischenträger in der Familie mit mehrmonatigen bis $1^1/_2$jährigen Intervallen erwähnt. Derselbe Verfasser hat auch mehrfach mehrere Kinder im Intervall von 3 oder 4 Wochen in einem Internat erkranken sehen. Die relative Seltenheit der feststellbaren Übertragung überhaupt wird aber auch von NETTER betont.

Dem kann ich mich nach eigenen Erfahrungen durchaus anschließen. Die bereits erwähnte Feststellung von dem überaus großen Streuungskreis der Encephalitis mit immer wiederkehrenden Einzelerkrankungen in einer kleinen Gemeinde spricht schon für die relativ geringe Kontagiosität der Encephalitis. Wir haben im eigenen Material bisher nur drei Paare, bei denen eine Kontaktinfektion nachweisbar erschien. Hierzu gehört die bereits erwähnte Mitteilung von den beiden Encephalitisfällen, die erkrankten, während alle übrigen Familienmitglieder eine schwere Grippe hatten. Es gibt natürlich Fälle auch im eigenen Material von mehreren Erkrankungen in der gleichen Familie. So bekamen wir kürzlich einen Kranken in die Klinik eingeliefert, der im Februar 1927 an einer leichten Encephalitis erkrankte, während die Schwester im Jahre 1924 einen Encephalitisschub durchgemacht hat. Es wäre bei dem gegenwärtigen Standpunkt unserer Kenntnisse, namentlich bei dem fehlenden Nachweis des Encephalitisvirus, völlig müßig, darüber zu diskutieren, ob hier die Schwester jahrelang das Virus beherbergt hat, oder ob nicht die Infektion des Bruders von irgendeiner anderen Quelle ausging. Wir werden später nach Besprechung der ätiologischen Fragen hierauf zurückkommen müssen. Wie gering im allgemeinen die Infektiosität ist, geht daraus hervor, daß wir niemals im Krankenhaus eine Kontaktinfektion, sei es von anderen Kranken, sei es von Ärzten oder Pflegepersonal gesehen haben, obwohl es aus räumlichen Gründen nicht möglich war, die akuten Encephalitiskranken zu isolieren. Auch in der Heilanstalt, in die einige schwer delirante Kranke aufgenommen werden mußten, kam nie eine Ansteckung vor; überhaupt ist bei uns auch in den schwersten Zeiten der Grippeepidemie nie ein in der Heilanstalt internierter Kranker an Encephalitis erkrankt. Auch daß in anderen Heilanstalten oder Internaten Deutschlands die Zahl der Encephalitiskranken eine besonders große war, ist nicht bekannt.

Natürlich wird mit diesen Feststellungen die Infektiosität der Encephalitis nicht geleugnet. Es liegen auch gar keine Beweismittel dafür vor, daß die Infektion durch Nahrungsmittel, durch Insekten usw. übertragen wird, und am naheliegendsten bleibt immer noch die direkte Tröpfchenübertragung durch gesunde oder kranke Virusträger. Nur scheint es, daß die Encephalitis in ganz besonderem Maße, noch mehr als andere infektiöse Seuchen des Nervensystems, zu den Auslesekrankheiten im Sinne von LENTZ gehört, an denen nur ein Bruchteil der Menschheit erkrankt. Welche Überlegungen man darüber anstellen kann, wird später auseinandergesetzt werden müssen.

Endlich wird die Frage größtes allgemeines Interesse erwecken müssen, wie häufig in Deutschland die Encephalitis epidemica seit dem Beginne der Epidemie überhaupt aufgetreten ist. Daß die Beantwortung dieser Frage größtes soziales Interesse hat, geht schon daraus hervor, daß etwa 50—60% aller Encephalitiker, die genesen, später in ein chronisches Stadium übergehen, wie bereits erwähnt worden ist. Um so bedauerlicher ist es, daß uns Zahlen, die uns ein einigermaßen sicheres Ergebnis liefern könnten, nicht zur Verfügung stehen. Dieser Mangel beruht zum Teil darauf, daß die Encephalitis in Deutschland im Gegensatz zu vielen anderen Ländern bis vor kurzer Zeit nicht anzeigepflichtig gewesen ist; zum größeren Teil aber ist sie doch noch von der für viele Praktiker gegebenen Schwierigkeit, die Krankheit zu erkennen, abhängig. Es ist mir bekannt, daß im Gegensatz zu den ersten Jahren der Epidemie, in denen die Krankheit viel zu selten diagnostiziert wurde, jetzt an einigen Stellen das Pendel umgeschlagen ist, und die Krankheit auf alle möglichen und unmöglichen Indizien hin diagnostiziert wird. Auch wenn man sich vor solchen Übertreibungen hütet und die Diagnose nur dann stellt, wenn man Grund dazu hat, wird man doch Berechtigung zu der Annahme haben, daß die Krankheit viel häufiger ist, als man angenommen hat. Bereits 1924 konnte ich darauf hinweisen, daß in der Provinz Hannover auf Grund allerdings nur beschränkt brauchbarer statistischer Erhebungsversuche nicht viel weniger als $^1/_{1000}$ der Bevölkerung an Encephalitis gelitten haben müsse. Die Zahl der in der Stadt Göttingen und Umgebung an Encephalitis erkrankten Personen ist eine etwa ebenso große. HEINECKE kommt in Sachsen auf Grund von Schätzungen zu einem ähnlichen Ergebnis. Wenn man berücksichtigt, daß seit dem Jahre 1924 nicht unwesentliche neue kleine Seuchenschübe durch Deutschland gegangen sind, wird man auch auf Grund unserer vorläufigen Schätzungen annehmen müssen, daß mindestens 60 000 Menschen in Deutschland die Krankheit durchgemacht haben und mindestens 20—30 000 an chronischer myastatischer Encephalitis leiden. Es wäre dringend erwünscht, daß durch zahlreiche statistische Stichproben aus den verschiedensten Stellen Deutschlands eine festere Grundlage für diese Schätzung gelegt würde. DEICHER konnte auf Grund neuer amtlicher Meldungen 11 317 Fälle in Preußen aus den Jahren 1919—1924 sammeln. Ich vermute, daß auch diese Zahl noch viel zu niedrig gegriffen ist. Ich möchte auch nicht zu entscheiden wagen, ob in Deutschland starke regionäre Differenzen der Encephalitishäufigkeit herrschen, wie das in Schweden von KLING nachgewiesen wurde.

IV. Pathologische Anatomie.

Es empfiehlt sich, die pathologischen Veränderungen bei der epidemischen Encephalitis in drei Abschnitten gesondert zu besprechen, nämlich zuerst die Veränderungen bei akuter Encephalitis, zweitens die Folge- oder Restzustände,

die nach dem akuten Stadium zurückbleiben, und drittens die typischen Veränderungen der chronisch-myastatischen Encephalitis. Nach der früher gegebenen
klinischen Darstellung bedarf es wohl keiner Begründung, warum ich es für erforderlich halte, die Veränderungen bei dieser letzten Form gesondert zu besprechen;
es handelt sich, wie später noch genauer ausgeführt werden soll, um einen besonderen Krankheitsprozeß, der von den eigentlichen Narbenzuständen der Encephalitis getrennt werden muß, auch wenn schließlich das Gewebe, in dem sich
der Krankheitsprozeß anatomisch am deutlichsten abspielt, in einer Narbe endet.
Schwierigkeiten bereitet genau wie in der klinischen Darstellung die Abgrenzung
des ersten Stadiums, da wir nicht, wie bei anderen internen Krankheiten, eine
einigermaßen genaue zeitliche Grenze dafür angeben können, wann man noch
von einer akuten Erkrankung sprechen darf. Nun wäre es zwar äußerst einfach
und plausibel, wenn man nur dann von einer akuten Erkrankung sprechen wollte,
wenn man ausgesprochene entzündliche Veränderungen noch im Gehirn findet;
in vielen Fällen kann man auch so ohne weiteres von einem akuten Krankheitsprozeß sprechen. Es gibt aber auch Fälle, in denen die Natur uns erhebliche
Schwierigkeiten macht, da nach dem klinischen Befund noch an aktive Vorgänge
gedacht werden muß, die den Krankheitserscheinungen des akuten Stadiums
entsprechen, während anatomisch von einer Entzündung kaum noch die Rede
sein kann. Derartige Diskrepanzen können uns natürlich von der Notwendigkeit, akute Stadien von Narbenerscheinungen und chronischen Krankheitsprozessen zu trennen, nicht abbringen; in einzelnen Fällen, in denen klinisch und
anatomisch der Befund nicht ganz zu kongruieren scheint, wird man nicht ohne
weiteres die Anatomie führen lassen, sondern selbstverständlich auch von einer
akuten Erkrankung sprechen, wenn Entzündungen histologisch gar nicht bestehen,
aber das Stadium der Blüte der Krankheit offenbar noch voll entwickelt ist.
Zeitlich wird man auch hier das Stadium der Akuität ziemlich weit nehmen müssen.
Wir selbst rechnen Fälle dazu, die über 12 Wochen gedauert hatten, aber
klinisch sowohl wie histologisch ein charakteristisches akutes Encephalitisbild
boten.

Es ist *nicht* Aufgabe dieser Arbeit, eingehend Stellung zu dem Entzündungs-
begriff im allgemeinen und im Zentralnervensystem im speziellen zu nehmen. Ich
verweise zu diesem Zweck hauptsächlich auf die vorzüglichen Ausführungen von
WOHLWILL im Handbuch von KRAUS-BRUGSCH. Wir verstehen jedenfalls unter
Entzündungsvorgängen, wie die Mehrheit der Neurohistologen, jene Trias von
Vorgängen, die durch alterative, infiltrative und proliferative Veränderungen ausgezeichnet ist. Hierin deckt sich meine heutige Darstellung auch völlig mit der,
die ich im Jahre 1919 meiner Darstellung der Pathologie der Encephalitis lethargica zugrunde gelegt habe, mit der Einschränkung, daß ich es mit KLARFELD
für zweckmäßiger halte, von infiltrativen Veränderungen am Gefäßapparat statt
von exsudativen zu reden. Die neuere Entwicklung der Lehre von den Infiltratzellen im Anschluß an die Forschungen der MARCHANDschen Schule läßt diese
terminologische und begriffliche Änderung durchaus verständlich erscheinen;
weiterhin sehen wir auch etwas klarer über die „entzündliche" Bedeutung
proliferativer Vorgänge am Gliaapparat. Es liegt kein Grund vor, den Begriff
entzündlich in dieser Umgrenzung aus der Terminologie zu streichen, solange
die Klinik ein Bedürfnis an der Erhaltung des Begriffes hat; jedenfalls gibt es

viele andere Ausdrücke, deren Ausmerzung oder Umbenennung von viel größerer Bedeutung wäre. Ich erinnere nur an die verwirrenden Bezeichnungen „Stupor" und „tonisch". Wenn man aber den Begriff Entzündung beibehält und auch anatomisch von einer Encephalitis spricht, ist es selbstverständlich, daß man auch Einzelfälle, in denen die Entzündungen aus irgendwelchen Gründen fehlen, gleich benennt, da alle unsere Bezeichnungen nur a fortiori-Bezeichnungen sind. Es ist also sehr wohl erlaubt, einmal Ausnahmefälle, in denen Infiltrate fehlen, in die Gruppe der Encephalitiden einzubeziehen und doch bei anderen Leiden von Encephalosen oder nicht entzündlichen Encephalopathien zu sprechen, wenn gewohnheitsmäßig bei der ätiologisch-klinisch und anatomisch zusammengehörigen Krankheitsgruppe entzündliche Veränderungen im Sinne der morphologischen Umgrenzung fehlen. Wenn ich beim chronischen Stadium der epidemischen Encephalitis nicht von einer Encephalose oder Encephalopathie spreche, obwohl die entzündlichen Veränderungen so gering sind, so tue ich das auch von dem a fortiori-Standpunkt ausgehend, da in der Mehrheit dieser Fälle ein akutes entzündliches Stadium bestanden hat, und es natürlich nicht angängig ist, einer Krankheit, die ursprünglich einmal eine Encephalitis war, später einen anderen Namen zu geben, wenn der Krankheitsprozeß sich umgewandelt hat.

A. Das akute Stadium.

1. Der makroskopische Befund.

Der makroskopische Befund der epidemischen Encephalitis kann ein erstaunlich geringer sein. Ja, diese relative Negativität des makroskopischen Befundes ist ein wichtiges prinzipielles Kennzeichen der epidemischen Encephalitis einigen anderen entzündlichen Erkrankungen des Zentralnervensystems gegenüber. Wohl kommt, wie schon Economo betont hat, ein akutes Hirnödem vor, aber selbst diese etwas banale Erscheinung kann, wie wir gesehen haben, in den schwersten Fällen mit ausgesprochenen klinischen und histologischen entzündlichen Veränderungen völlig fehlen. Die Konsistenz der Hirnsubstanz kann eine völlig normale sein. Es war uns schon bei der Sektion unserer ersten Encephalitisfälle in Kiel, in einer Zeit, in der uns nur die Economoschen Fälle von Encephalitis lethargica bis dahin bekannt waren, aufgefallen, daß den schweren klinischen Veränderungen, welche unter Hirnerscheinungen zum Tode geführt hatten, gar kein Befund im Hirn entsprach, der uns die schwere organische Affektion am Gehirn erklären konnte. Erst die histologische Untersuchung des Gehirns lieferte Klarheit. Auch eine besondere Rötung des Gehirns kann fehlen, so daß, da auch auf dem Querschnitt Blutungen fehlen können, das Gehirn überhaupt den Eindruck eines normalen Gehirns machen kann, soweit man überhaupt von normalem Gehirn bei Sektionen an Krankheiten verstorbener Menschen sprechen kann. Verklebungen über dem Foramen Magendii sahen wir nebst leichtem Hydrocephalus in einem Falle, der klinisch unter dem Bilde einer Meningitis verlaufen war und uns diagnostisch irregeführt hatte, da es der erste Fall von Encephalitis lethargica in Kiel war, der in klinische Beobachtung kam. Dieser Fall hat insofern Interesse, als er ein anatomisches Fundament für die klinisch, encephalographisch und ventrikulographisch erhobenen Befunde der Foersterschen Schule bei postencephalitischen Beschwerden liefert. Er ist aber auch der einzige unter unseren Fällen, in denen eine derartige Verklebung des Foramen Magendii gefunden wurde, und auch der Hydrocephalus gehört jedenfalls nicht zum Bilde der akuten Encephalitis.

Die Geringfügigkeit des makroskopischen Befundes bei akuter Encephalitis wird von vielen Autoren betont, z. B. von HERXHEIMER (6 Fälle), SIEGMUND (19 Fälle), WILSON, SAINTON, LUZZATTO und RIETTI, CREUTZFELDT (12 Fälle), NONNE, FORNARA, STERNBERG (22 Fälle, erwähnt nur einmal Ödem des Gehirns), BERNHARD-SIMONS, HARBITZ, MITTASCH, DÜRCK, GROSS, MARINESCU-BALOI (5 Fälle). Auch WOHLWILL betont, daß das makroskopische Aussehen des Gehirns vollkommen uncharakteristisch ist. Am häufigsten fällt eine allgemeine, keineswegs auf die Bezirke schwerer histologischer Veränderungen beschränkte Injektion der Pia und Hirngefäße auf. Diese letztere Feststellung erscheint auch mir sehr wichtig; sie ist etwas zu parallelisieren einer weiteren Dissoziation der Erscheinungen, nämlich der ungleichen Begrenzung rein degenerativer und entzündlicher Veränderungen, über die wir noch sprechen werden.

2. Die nicht hämorrhagische Natur der Encephalitis.

Dieser Punkt muß im Zusammenhang mit der relativen Negativität des makroskopischen Befundes besprochen werden, da sich die Blutungen bei sogenannten Hirnentzündungen ja häufig grob makroskopisch äußern, und schon lange Jahre, bevor man die epidemische Encephalitis kannte, Hirnentzündungen beschrieben wurden, in denen einzelne oder mehrfache große hämorrhagische Herde das Hauptcharakteristikum der Erkrankung bildeten. Zu diesen hämorrhagischen Herdencephalitiden gehört unsere Erkrankung prinzipiell nicht, Ausnahmen werden wir gleich kennen lernen. Häufiger ist es, daß auf dem Querschnitt namentlich durch Brücke und Bindearm kleine Blutsprenkel erscheinen, die an die ehemals beschriebene Purpura cerebri erinnern. Solche Blutungen können aber, wie z. B. GROSS ausführt, agonal sein, außerdem wechseln aber auch diese kleinen Blutungen in ihrer Häufigkeit sehr. Manche Autoren, wie BASSOE, finden bei sonst typischen Fällen häufiger Blutungen, STERNBERG findet vielfach kleinste Capillarblutungen, HERXHEIMER mitunter kleinste Ringblutungen. ECONOMO und OBERNDORFER erwähnen, daß die Blutungen bei den Fällen der Epidemie des Jahres 1920 meist fehlten, allerdings waren auch schon in den ECONOMOschen Fällen seiner Monographie Blutungen selten. Unter dem eigenen Material akuter Fälle finden sich sowohl solche mit kleinen Blutungen, und zwar sowohl diapedetische Blutaustritte wie auch gelegentlich vereinzelte Ringblutungen mit zentraler Nekrose und vielleicht auch vereinzelten Gefäßrissen, als auch solche ohne Blutungen. Wichtiger als die Tatsache, daß kleine diapedetische Blutaustritte bei dieser Erkrankung vorkommen können, erscheint mir der Umstand, daß es schwerste entzündliche Veränderungen bei dieser Erkrankung in einzelnen Fällen gibt, in denen Blutkörperchen außerhalb der Gefäßwand in den Entzündungsherden nicht oder so gut wie gar nicht vorkommen; einen derartigen Befund erhob ich bei dem histologisch schwersten Falle von Choreaencephalitis aus dem Jahre 1923. Ich glaube, daß allein ein solcher Befund, der mit vielen in der Literatur übereinstimmt, genügt, um die Krankheit als eine nicht hämorrhagische Encephalitis zu bezeichnen.

Ausnahmen von den eben unter 1 und 2 geschilderten Befunden kommen selbstverständlich vor. So hat schon ECONOMO im Jahre 1917 einen Fall mit zahlreichen Blutungen und hämorrhagischen Erweichungen der Rinde neben Gefäßveränderungen veröffentlicht. Auch ADOLF und SPIEGEL beschreiben Fälle mit stärkeren Gefäßschädigungen und Blutungen. Ein weiterer derartiger Fall stammt von DA FANO; er ist dadurch ausgezeichnet, daß, übrigens ebenso wie in den vorliegenden Fällen, daneben auch typische Symptome der epidemischen Encephalitis bestanden. Auch in den JAFFÉschen Fällen waren Blutungen öfters vorhanden. Es ist nun sehr interessant festzustellen, daß gerade in diesen Fällen, in denen makroskopische Blutungen häufiger und in stärkerem Maße auftreten, gleichzeitig auch entweder klinisch die Symptome einer schweren katarrhalischen Grippe, d. h. einer Tracheobronchitis oder Pneumonie, deutlicher waren, oder wenigstens, wie in dem Falle DA FANOS, der klinisch nur wenig und ungenügend studiert werden konnte, anatomisch eine beträchtliche Bronchitis und Bronchiolitis feststellbar waren. Diese Fälle leiten dann über zu den auch klinisch atypischen Fällen, von denen ich früher einen beschrieben habe. Es handelte sich da um einen Patienten mit schwerer Bronchopneumonie während der Grippeepidemie, bei dem eine schwere Verworrenheit deliranten Charakters mit einigen hypertonischen Erscheinungen und Hirndruckerscheinungen bestand; im Liquor waren neben Lymphocyten auch Leukocyten vorhanden, und es traten auch Jacksonanfälle zum Schluß auf. Die Sektion ergab einen großen hämorrhagischen Erweichungsherd, der wenigstens teilweise von einem entzündlichen Thrombus einer meningealen Vene abhängig war, außerdem bestanden aber auch diffusere meningitische Erscheinungen, während die für Encephalitis epidemica typischen Stellen nicht entzündlich verändert waren. Ich habe diesen Fall damals von der typischen epidemischen Encephalitis, die damals noch Encephalitis lethargica hieß, getrennt und möchte ihn auch heute als einen Fall von Grippeencephalitis auffassen. Ich glaube auch heute noch, daß die Komplikation epidemischer Encephalitis mit hämorrhagischen Erscheinungen und stärkeren Gefäßveränderungen, die wir namentlich dann finden, wenn die epidemische Encephalitis besonders klinisch an eine schwere katarrhalische Grippe geknüpft ist, darauf beruht, daß durch die komplizierende Grippeschädigung die Gefäßwände im akuten Stadium bereits stärker alteriert werden als dies bei den typischen Erkrankungen epidemischer Encephalitis der Fall ist. Auch kleine Erweichungen sind im akuten Stadium selten, wenn sie auch vorkommen. Einen derartigen Fall mit zwei kleinen Nekroseherden hat MARINESCU-BALOI beschrieben; die Krankheit hatte etwa $3\,^1/_2$ Wochen gedauert. In späteren Stadien können kleine Erweichungen häufiger werden; nach SIEGMUND treten sie gewöhnlich erst etwa nach Ablauf eines Monats auf. Bei der epidemischen Encephalitis bleiben diese Erweichungen durchschnittlich auch in späteren Stadien sehr bescheiden und können völlig fehlen (siehe unten).

3. Die perivasculären Infiltrate und Gefäßwandveränderungen.

Diese Veränderungen sind bei der akuten Encephalitis fast stets in erheblichem Maße vorhanden und erlauben gewöhnlich am schnellsten, den Verdacht auf diese Erkrankung zu lenken. Bei negativem makroskopischem Befund erlaubten diese mikroskopischen Veränderungen die Diagnose in interessanten Fällen zu leiten, welche klinisch nicht den Verdacht einer Encephalitis erweckten (GRÜTTER, H. W. MAIER).

Es ist durch viele Arbeiten der Nachweis geliefert worden, daß die intraadventitiellen und perivasculären Infiltratzellen aus Lymphocyten und ihren Fortbildungsstufen, insbesondere Plasmazellen, bestehen. Die Stärke der Plasmazelleninfiltration kann dabei offenbar in den einzelnen Fällen außerordentlich wechseln; ich selbst sah in einzelnen Fällen pericapilläre Reihen von Plasmazellen, während die Infiltrate sonst im wesentlichen in den Wänden kleinerer und größerer Venen sich finden. Doch kann auch in Arterienwänden ein erhebliches Infiltrat vorkommen. Außer den Lymphocyten und Plasmazellen kommen dann auch jene plasmareichen Zellen vor, die dadurch ausgezeichnet sind, daß sie keinen typischen Radspeichenkern und auch nicht das im Nißlbilde metachromatische und am Rande verdichtete Plasma wie die echten Plasmazellen haben. Sie werden als Polyblasten bezeichnet, auch kommen noch plasmareichere Zellen, die besonders dem Abbau dienen, vor, die man Makrophagen nennt. Die öfters schwierige Differenzierung der Einzelzellen ist von geringerer Wichtigkeit, seitdem man annimmt, daß alle diese Zellen sich aus den Bindegewebselementen der Gefäßwand selbst entwickeln können und zum mindesten nicht hämorrhagischer oder lymphogener Natur zu sein brauchen. Übrigens haben schon DIECKMANN, STERN und andere Autoren betont, daß auch eine Wucherung der Gefäßzellenelemente stattfindet, die noch nach langem Bestehen den Charakter der adventitialen Zellen behält. DIECKMANN be-

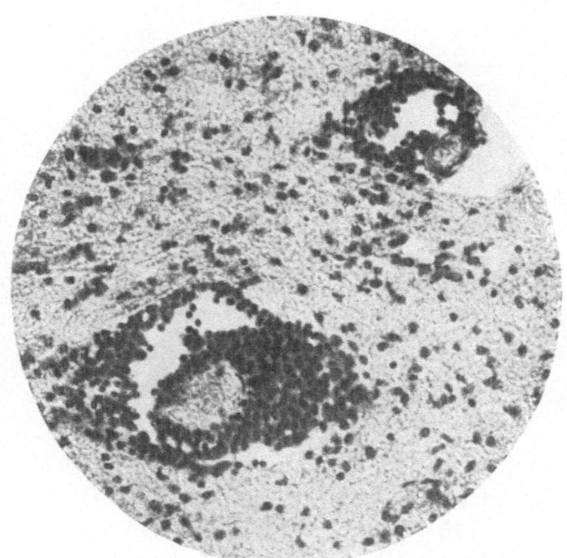

Abb. 49. Hochgradige perivaskuläre Infiltrate bei akuter Encephalitis.

zeichnet den encephalitischen Prozeß direkt als einen im wesentlichen produktiven Entzündungsprozeß, in welchem die zellige Extravasation zurücktritt, und statt dessen eine Wucherung der adventitiellen Elemente und der Glia (siehe unten) eintritt. Dabei rechnet er die lymphoide Infiltration mit unter die adventitiellen Wucherungen. Gelegentlich kommen auch Gefäßsprossungen vor.

Neben den produktiven Gefäßwandveränderungen finden sich relativ geringe degenerative bzw. regressive Veränderungen an der Gefäßwandung der Präcapillaren (SIEGMUND, GROSS usw.). Auch MARINESCU-BALOI hat in seiner neueren zusammenfassenden Besprechung der akuten Encephalitis kleine begrenzte regressive und proliferative Veränderungen an den Gefäßwandungen beschrieben, die meist nur in den Gefäßen der entzündlichen Herde auftreten, gelegentlich aber auch in Gefäßen, die nicht den Entzündungsherden angehören. Die Endothelzellen können angeschwollen sein und metachromatische Färbung aufweisen. Es kommt gelegentlich sogar zu Mitosen. Auch Gefäßknospen wurden von diesen Autoren wie von mir beschrieben. Die degenerativen Veränderungen der Gefäßwand, die von MARINESCU beschrieben werden, und die in kolloidartiger und hyaliner Umwandlung der Gefäßwand bestehen, sind doch auch relativ geringe; sie entsprechen Altersveränderungen und sind auch wohl tatsächlich auf das Alter, wenigstens zum Teil, darauf zurückzuführen, da mehrere Fälle dieses Forschers ältere Personen betrafen.

Die lymphoiden Infiltrate sind wohl in der Mehrheit der Fälle auf den intraadventitiellen und periadventitiellen Raum innerhalb der Membrana limitans gliae beschränkt. Insbesondere sah ich unter den Fällen der Epidemie des Jahres 1919 auch Infiltrate, die rein auf den Virchow-Robinschen Raum beschränkt waren. Es gelang uns gelegentlich, festzustellen, daß mesenchymale Zellen, die anscheinend im ektodermalen Parenchym lagen, doch noch de facto in Verbindung mit den außerordentlich zahlreichen Capillaren standen. Immerhin konnten schon damals auch Infiltratzellen im Parenchym festgestellt werden. Auch ECONOMO betont, daß unter den Zellen, die er als Infiltratzellen im Nervenparenchym bezeichnet, neben Gliaelementen auch Lymphocyten und Abkömmlinge derselben vorhanden sind. Bei Besprechung der Gliaveränderungen werden wir noch sehen, daß die Durchmischung beider Elemente in der letzten Zeit klarer geworden ist. Hier sei zunächst

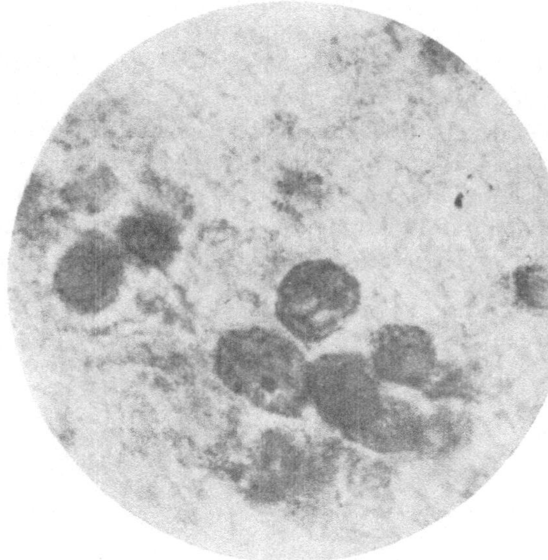

Abb. 50. Plasmazellen-Infiltrate einer Kapillare bei akut lethargischer Encephalitis. Immersionsphotographie.

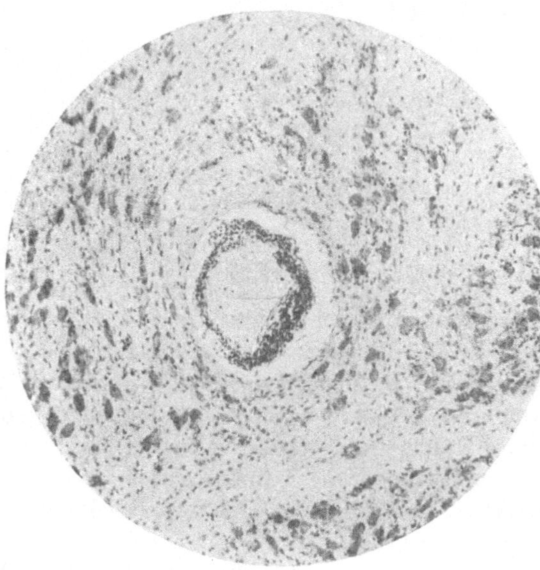

Abb. 51. Rein intraadventitielles Infiltrat aus der Brücke bei akut lethargischer Encephalitis.

so viel betont, daß gerade bei den schweren Choreaencephalitiden, welche wir im Jahre 1920 und später sahen, die Infiltration auch des nervösen Gewebes mit mesenchymalen Zellen eine viel stärkere sein kann, als wir das früher gesehen haben. In dem einen schon genannten Fall aus dem Jahre 1923 kam es zu einer dichten Infiltration des ganzen Gewebes; unter den Infiltratzellen sind sicher auch massenhaft lymphoide Elemente, so daß man den Eindruck gewinnt, als wenn unter der Wirkung einer besonders starken Noxe vielleicht die Gliamembranen eingeschmolzen sind. Auch in diesem akuten Falle war aber eine Gewebserweichung noch nicht eingetreten. CREUTZFELDT hat bei Tanninsilberpräparaten auch Bindegewebsfibrillen im Ektodermalgewebe gefunden.

Eine weitere, vielfach behandelte Frage ist das Auftreten echter hämatogener polynucleärer Leukocyten. DA FANO betont, daß diese Zellen in den ganz akuten Krankheitsstadien viel häufiger sind, als man ursprünglich wohl vermutet hat.

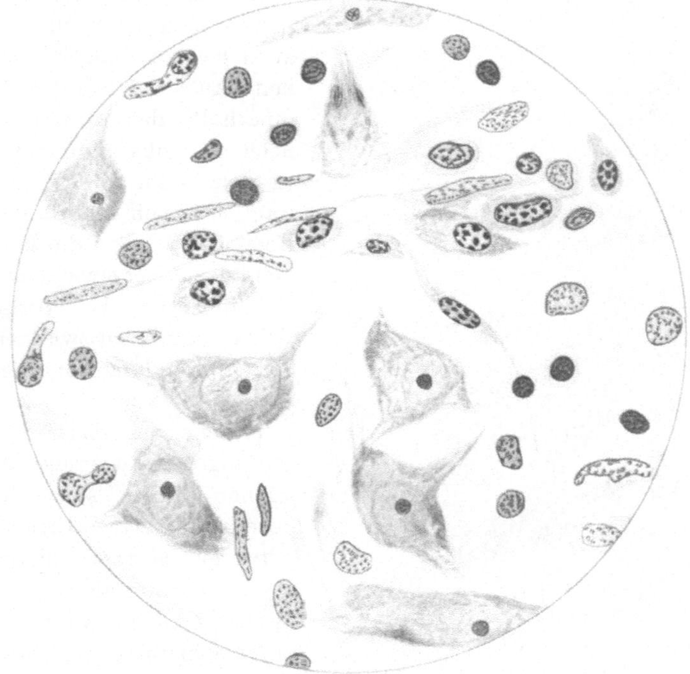

Abb. 52. Akute Choreaencephalitis. Brückenkern in der Nähe der Haube. Plasmazellen ins Gewebe dringend.

Er bezieht sich dabei vor allem auch auf die Untersuchungen von HÄUPTLI, daß sich im Anfangsstadium der Erkrankung mittels der Oxydasereaktion nach GRÄFF Leukocyten feststellen lassen. Aber bereits nach dem 9. Tage sind die Leukocyten aus dem Zellbild verschwunden, wie auch WOHLWILL festgestellt hat. Daß es zu richtigen kleinen leukocytären Abscessen kommt, wie ECONOMO beobachtete, ist wohl im allgemeinen sehr selten; TRETJAKOFF und BREMER, MÖVES, PANSERA und SAINTON sprechen noch gelegentlich von Leukocyten in Infiltraten und sogar kleinen Abscessen. Unter den eigenen Fällen kommen gelegentlich Leukocyteninfiltrate vor, die aber auch bei schwerer entzündlicher Erkrankung gar nicht zu vergleichen sind mit den lymphoiden Infiltraten. Gelegentlich sah ich auch kleine Leukocytenagglutinate in Gefäßen, möchte dieses Phänomen aber, das in der Agone bei den verschiedenartigsten Erkrankungen vorkommt, wenn terminale Krankheitserreger ins Blut geraten sind, nicht unbedingt mit dem encephalitischen Krankheitsprozeß in Verbindung bringen. So viel ist wohl jedenfalls sicher, daß in den akutesten Krankheitsstadien der Encephalitis Leukocyten auch unter den Infiltratzellen sind, obschon darauf hingewiesen werden muß, daß, wie HERZOG gezeigt hat, nicht alle Zellen, die eine Oxydasereaktion geben, Blutleukocyten sind. Das Bild der epidemischen Encephalitis ähnelt so in gewisser Beziehung dem eitriger Entzündungen im Zentralnervensystem wie dem der epidemischen Meningitis, wo die Leukocytenausschwemmungen auch im Laufe der Zeit und schon nach einigen Tagen von Plasmazellinfiltration und der Entwicklung eines infektiösen Granulationsgewebes ab-

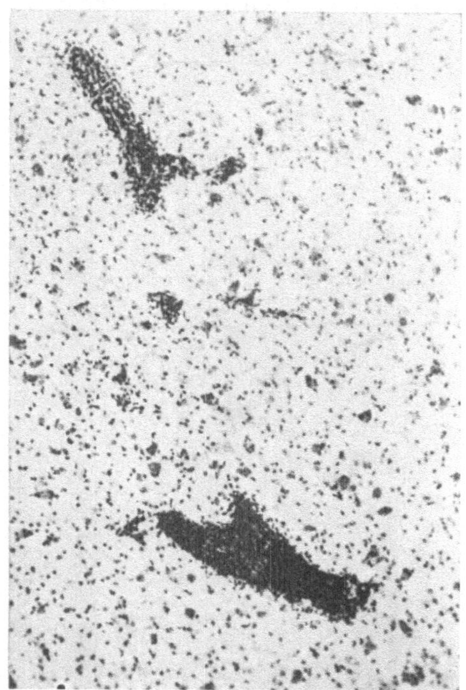

Abb. 53. Choreaencephalitis. Starke Infiltrate in der Haube bei geringer Gliareaktion an dieser Stelle.

gelöst werden; aber die quantitativen Differenzen zwischen beiden Krankheiten sind doch ungeheure, zumal auch bei sehr langer Zeit der Krankheitsdauer bei eitrigen Meningitiden innerhalb des Granulationsgewebes noch massenhaft Leukocyten gefunden werden, während es noch durchaus fraglich ist, ob auch in den akutesten Encephalitisfällen die Leukocyten jemals das Übergewicht erlangen.

Unmöglich ist vorläufig noch, sichere Parallelen zwischen der Stärke der Entzündungsvorgänge und der Stärke der klinischen Erscheinungen bzw. auch der Form der klinischen Störungen zu konstruieren. Unter den eigenen Fällen sind die entzündlichen infiltrativen Erscheinungen bei schwerer Choreaencephalitis noch erheblich stärker als bei den hypersomnischen Fällen gewesen, welche z. B. unter dem Bilde einer Meningitis zum Exitus kamen. Andererseits hat KLARFELD einen Fall von Choreaencephalitis beschrieben, in welchem die entzündlichen Veränderungen erheblich hinter den degenerativen Veränderungen der Ganglienzellen zurücktraten. Diese Geringfügigkeit der Infiltrate in dem vielfach besprochenen KLARFELDschen Fall kann nicht durch abnorm kurze Krankheitsdauer, also nicht dadurch bedingt sein, daß die Reaktionserscheinungen am mesenchymalen Apparat noch nicht Zeit zur Entwicklung gehabt hatten; denn der Fall von KLARFELD hatte über einen Monat gedauert. Andererseits wehrt sich KLARFELD gegen die Annahme, daß die entzündlichen Veränderungen in seinem Fall schon abgeheilt gewesen sein könnten, und tatsächlich ist zuzugeben, daß es Fälle mit noch längerer Dauer „aktiver" Symptome gibt, in denen schwere Entzündungserscheinungen noch gefunden werden. Im Gegensatz zu den Fällen KLARFELDs sind bei den Fällen von SCHOLZ wieder die Entzündungserscheinungen besonders ausgesprochen bei den schwer toxisch verlaufenen hyperkinetischen Fällen, also ähnlich wie in den Fällen von akuter Choreaencephalitis, die ich sah. Economo vermerkt, daß von den schwer hyperkinetischen Kranken, die sehr früh starben, also innerhalb der ersten Tage, im Initialstadium oder Beginn des hyperkinetischen Stadiums auffallende entzündliche Veränderungen nur an vereinzelten wenigen Stellen gefunden werden, während die diffus toxischen Veränderungen am ganzen Nervensystem besonders ausgesprochen sind. Dieser Befund stimmt vollkommen mit der auch von uns als richtig erachteten Annahme überein, daß mit einer Choreaencephalitis häufig besonders starke diffuse toxische Symptome verbunden sind, widerspricht aber natürlich nicht der Annahme, daß im Gehirn dieser Kranken, wenn die Lebensdauer etwas länger ist, besonders schwere infiltrative Erscheinungen sich entwickeln können. Sehr eigentümlich ist ein von Eckels genau beschriebener Krankheitsfall, in dem die Erkrankung überstürzt, anscheinend im Verlaufe weniger Stunden, tödlich verlief, und im Gehirn histologisch außerordentlich schwere Leukocyteninfiltrate und Zeichen raschen Markzerfalls gefunden wurden. Leider läßt sich aber in einem solchen Fall nicht sagen, ob er der epidemischen Encephalitis angehört oder nicht. Die Wahrscheinlichkeit spricht zunächst dafür, daß es sich doch um irgendeinen anderen, uns noch unbekannten Krankheitsprozeß handelt. Ob es auch Fälle von epidemischer Encephalitis gibt, in denen infiltrative Erscheinungen ganz fehlen, ist nach eigenen Erfahrungen bisher noch nicht mit Sicherheit zu beantworten. Man denkt an eine solche Möglichkeit in zwei klinisch antagonistischen Zuständen, und zwar erstens in Fällen perakut verlaufender Encephalitiden, in denen der Verlauf vielleicht noch abgekürzter ist als in der Eckelschen Beobachtung, und zweitens demgegenüber in den ganz schleichend verlaufenden Encephalitiden, bei denen der Nervenarzt erst das chronisch-myastatische Stadium sieht. Es ist ja doch wahrscheinlich, daß auch in diesen chronischen Fällen einmal ein ganz leichtes akutes Stadium bestanden hat, das nur so verdünnt war, daß es vom Kranken oder vom Arzt nicht weiter beachtet wurde. Ob ein solcher leichter Primäraffekt im Gehirn sich immer histologisch in Infiltraten äußern muß, wissen wir nicht; Vergleiche mit den später zu erwähnenden experimentellen Encephalitiden sind nur mit Reserve verwertbar. In einem *eigenen* Fall, der in wenigen Tagen fieberlos unter dem Bilde einer Bulbärparalyse während des Sommers 1920 zum Tode verlief, mit fortschreitenden Lähmungen der Hirnnerven, namentlich der caudalen, fand sich *fast* nichts Entzündliches. Insbesondere bestanden im verlängerten Mark und im Höhlengrau unter dem Aquädukt nur schwere Ganglienzellveränderungen mit Pyknose, Verkleinerung und Randständigkeit des Kernes und auch einige bereits auffallende Reizerscheinungen der Glia, und zwar mehrere Gliaknötchen, ringartige Gliasyncytien der Gefäße und Vermehrung des Plasmas der Gliazellen. Sonst fanden sich nur in einzelnen Gefäßen Agglutinate aus Leukocyten und Lymphocyten und einzelne Infiltrate in den Leptomeningen der Oblongata und Brücke, und zwar aus Leukocyten und Lymphocyten. Es konnte in diesem Fall noch an einen Botulismus gedacht werden, für den aber sonstige Anhaltspunkte fehlten; insbesondere war der Erkrankungsfall in der Familie und der gesamten Ortschaft völlig isoliert; auch sprachen gegen Botulismus vielleicht die meningealen Infiltrate. Immerhin wird auch dieser Fall nicht eindeutig der epidemischen Encephalitis zugerechnet werden dürfen. Relativ gering sind dann weiterhin die infiltrativen Erscheinungen in den Fällen von Globus und Strauss, die von vornherein mehr subakut mit Remissionen oder nach akutem Beginn mehr schleichend verlaufen. In diesen Fällen finden sich vor allen Dingen produktive Veränderungen in der Intima und Adventitia, Neubildung von Capillaren, lipoide Produkte in Intima und Adventitia, vasculäre und perivasculäre Wucherungen. Diese Encephalitisfälle, in denen die proliferativen Erscheinungen überwiegen, ähneln so histologisch etwa einigen Fällen von Staupeencephalitis, wie sie von F. H. LEWY beschrieben worden sind. Im übrigen wird man in diesen Fällen mit längerem Verlauf gewiß nicht ausschließen können, daß in akuteren Stadien auch ausgebreitete Infiltrate bestanden haben. Endlich haben wieder in ganz stürmischen Fällen MAC NALTY und BOYD (nach GREENFIELD) wenige oder gar keine entzündlichen Veränderungen gesehen. Dieser Befund ist gewiß wichtig; man wird aber trotz der Einschränkungen, die wir zuletzt gegeben haben, auch weiterhin die Berechtigung haben, die Infiltrate für außerordentlich wichtige Erscheinungen des akuten histologischen Syndroms zu halten, da sie doch alles in allem in wenigen Fällen fehlen.

Neben den perivasculären Infiltraten können auch seröse flüssige Transsudationen oder Exsudationen im akuten Encephalitisstadium vorkommen, wie schon der mehrfach erhobene Befund von Hirnödem zeigt. Im allgemeinen schien es uns selbst, daß die flüssigen Exsudate im Infiltratgebiete sehr gering oder gar nicht nachweisbar waren. Bei vorsichtiger Einbettung fehlten Schrumpfräume usw. in der Umgebung der Gefäße. PONTICACCIA hat auch fibrinös körnige Niederschläge am Rande der Gefäßwände erwähnt. Auch derartige Niederschläge scheinen sehr selten sein zu; sie sind im eigenen Material nicht nachweisbar.

Die Abbauprodukte in den Gefäßwänden sind größtenteils abhängig von den Veränderungen der ektodermalen Substanz; die hierher gehörenden Erscheinungen werden im Zusammenhang mit den Alterationen der ektodermalen Substanz beschrieben werden. Eine gewisse Besonderheit schienen Veränderungen der Gefäßwände zu zeigen, welche zum erstenmal von BUZZARD und GREENFIELD im Jahre 1919 in einem Falle, der allerdings erst 4 Monate nach Krankheitsbeginn gestorben war, beschrieben wurde. Diese Autoren fanden neben Thrombose von kleinen Arterien auch sogenannte Kalkeinlagerungen in den Wänden oder dem Lumen von Gefäßen der basalen Ganglien und ähnliche Ablagerungen im umgebenden Gebiet. DÜRCK hat dann später auch bei akuten Fällen hypersomnischer und choreatischer Encephalitis auf die Kalkeinlagerungen der Media der präcapillaren Arterien namentlich im Gebiet des Corpus striatum hingewiesen und diese Veränderungen in 12 von 15 Fällen gefunden, doch fanden sich ähnliche Veränderungen auch gelegentlich im Cerebellum, dem Hippocampus, Centrum semiovale und dem Thalamus opticus. Auch fanden sich kalkinkrustierte Nervenzellen, die vorher eine homogenisierende Degeneration durchgemacht hatten. SPATZ hat dann später den Nachweis geführt, daß im Linsenkern, und zwar fast stets nur im Globus pallidus, einzelne Imprägnationen der Gefäßwand auch bei Gesunden vorkommen können, und daß diese Körper meist ein negatives Resultat mit mikrochemischen Methoden zum Nachweis des Kalkes ergeben. Er glaubt, daß die intensive Färbbarkeit mit Hämatoxylin vielleicht die Veranlassung gegeben hat, hier ohne weiteres von Kalk zu sprechen, während es sich um ein albuminoides oder lipoides Substrat handelte, das häufig eine sehr intensive Eisenreaktion gibt. Ebenso wie Eisenniederschläge können gewiß auch Kalk-

niederschläge an diesen Massen haften bleiben, aber es handelt sich weder um etwas
für die Encephalitis Spezifisches, noch Konstantes. Außerdem sind diese Veränderungen der Gefäßwände, so interessant sie theoretisch sind, nosologisch wahrscheinlich nicht von erheblicher Bedeutung, insbesondere ist es durchaus unwahrscheinlich, die späteren chronischen Veränderungen mit einer Ernährungsstörung
der Gewebe infolge einer Verkalkung von Gefäßen in Zusammenhang zu bringen.
Mit einer solchen Annahme wären weder die histologischen Veränderungen des
Gewebes noch die Tatsache vereinbar, daß sich die chronische Encephalitis erst
jahrelang nach einer ganz leichten akuten Erkrankung entwickeln kann.

Endlich ist in diesem Abschnitt über die Gefäßveränderungen auch auf die
Ausführungen v. MONAKOWS hinzuweisen, der auf die Häufigkeit geschichteter
Plättchenthromben in einzelnen mittelgroßen Venen des Hirnstamms basal von
den Infiltraten, welche oft die nächste zentrale Fortsetzung jener thrombosierten
Venen darstellen, hingewiesen hat. v. MONAKOW nimmt einen Zusammenhang
zwischen den perivasculären Infiltraten und den Plättchenthromben an, meint
aber, daß es infolge der Thromben nicht zu einer Nekrose der Hirnsubstanz durch
Sauerstoffabsperrung wie bei der eigentlichen Grippeencephalitis, sondern nur zu
einer Behinderung der Kohlensäureabfuhr und damit auch zur Bildung des lymphoiden Gewebes kommt. Ich möchte nach eigenen Befunden diese Regelmäßigkeit
kleiner Thromben in basalen Venen nicht bestätigen und nicht annehmen, daß die
Herde aus Lymphocyten und Gliazellen nur auf solche Weise mit der behinderten
Kohlensäureabfuhr zusammenhängen. Soviel ich sehe, hat auch die MONAKOWsche
Anschauung bei anderen Autoren bisher keine Anerkennung gefunden.

4. Die alterativen Veränderungen der nervösen Substanz.

Die Beurteilung der alterativen bzw. degenerativen Veränderungen an Ganglienzellen und Nervenfasern während des akuten Stadiums erfordert ganz besondere Zu-
rückhaltung, da die Nißlfärbung mit ihren Modifikationen bekanntlich so feine Veränderungen der Nervenzellen aufdeckt, daß jede terminale Erkrankung zu Veränderungen der Nervenzellen führt, die vielfach gar nicht von den essentiellen
Veränderungen, welche der eigentliche Krankheitsprozeß gesetzt hat, getrennt
werden können. Wir haben bei der Encephalitis oft Grund genug, vorsichtig
zu sein, da so viele unserer Kranken an schwerer Bronchopneumonie mit hohen
Temperaturen zugrunde gehen. Immerhin sind genügend Fälle beschrieben worden,
in denen derartige Komplikationen ausgeschlossen werden konnten, oder der Tod
ganz plötzlich erfolgte, ohne daß Verdacht auf eine begleitende komplizierende
Erkrankung bestand. Es unterliegt jedenfalls auch unter Berücksichtigung der
Schwierigkeiten, denen die Umdeutung begegnet, natürlich gar keinem Zweifel,
daß Ganglienzellalterationen als Folge des encephalitischen Krankheitsprozesses
von Anfang an eintreten. Spezifische Ganglienzellveränderungen bestehen offenbar
nicht; dies wird auch von KLARFELD betont. Es können die verschiedensten
Ganglienzellalterationen von akuten Schwellungsprozessen über homogenisierende
Veränderungen zu Verflüssigungsprozessen hin beobachtet werden; auch lipoide
Entartungen der Ganglienzellen kommen vor, die namentlich in den von GRÜTTER
beschriebenen Fällen im Vordergrund standen; doch war auch in einem der von
mir beschriebenen Fälle die lipoide Degeneration eine sehr starke. Entsprechend
dem lipoiden Abbau werden dann auch scharlachfärbbare Abbauprodukte in

Gliazellen und den adventitiellen Zellen reichlich gesehen. Außerdem kommen
weniger spezifische Abbauveränderungen der Ganglienzellen, die schließlich bis
zu Zellschattenbildung führen, vor. Trotz der Anerkennung, daß alterative Ganglienzellveränderungen und auch Zerfallserscheinungen der Neurofibrillen im akuten
Stadium vorkommen, darf auch heute noch betont werden, daß diese Veränderungen *durchschnittlich* relativ milde sind. Es ist manchmal überraschend zu sehen,
wie gut z. B. noch einige große motorische Ganglienzellen, etwa des Oculomotorius-
gebiets, inmitten dichter Entzündungsherde erhalten sind. Jedenfalls gehen im
allgemeinen die Ganglienzellen nicht so rasch in größeren Plaques zugrunde wie
bei der epidemischen Poliomyelitis. OBERNDORFER weist direkt darauf hin, daß
die Ganglienzellveränderungen mitunter bescheiden bleiben können. Auch GROSS
sagt: „Das meiste ist rückbildungsfähig." Tatsächlich kann man auch aus den
Bildern bei ziemlich akutem Verlauf ersehen, daß ein Teil der Ganglienzellen
wohl ziemlich rasch akut zugrunde geht, ein anderer Teil aber auch Veränderungen
zeigt, die als wahrscheinlich reversibel angesehen werden können. Es ist bekannt,
daß eine Ausnahme von diesem Gewohnheitsverlauf die Ganglienzellen der Substantia nigra machen, die auch bei akuten Encephalitiden häufig stärker verändert werden; mitunter findet man auch im Locus caeruleus besonders starke
Veränderungen. Außerdem gibt es Ausnahmefälle, in denen auch in weiteren
Bezirken schon in akuten Stadien rasch Ganglienzellen und Nervenfasern in
höherem Maße zugrunde gehen. So kann es dann auch zur Erweichung, eventuell
sogar an ganz atypischen Stellen, wie auch in der Hirnrinde, kommen; insbesondere
haben REICHELT, WEIMANN und DA FANO derartige Fälle beschrieben. Fälle,
bei denen ein Parenchymuntergang vorwiegend im Putamen stattgefunden hatte
(CREUTZFELDT), scheinen etwas länger gedauert zu haben. Jedenfalls sind diese
Ausnahmefälle zwar von großem Interesse, weil sie die Variationsmöglichkeiten
der Krankheit unter dem Einflusse besonders starker Noxen bzw. besondere
Eigentümlichkeiten des erkrankten Individuums aufdecken. Sie sind aber von
nosologisch geringer Bedeutung gegenüber den Durchschnittsbefunden.

Während alle Forscher sich darüber einig sind, daß bei der epidemischen
Encephalitis keine krankheitsspezifischen Veränderungen an den Ganglienzellen
auftreten, ist man sich darüber noch nicht ganz einig, ob besondere, einigermaßen
charakteristische Einschlußkörper in den Ganglienzellen auftreten, deren Studium
weniger von histopathologischen als von ätiologischen Gesichtspunkten geleitet
wurde. Tatsächlich kommen in den Ganglienzellen bei verschiedenen Färbungen
eigentümliche körnchenartige Gebilde vor, die eventuell selbst zu Verwechslungen
mit Bakterien Anlaß geben können. So habe ich in dem ersten Falle epidemischer
Encephalitis, den ich sah, bei Plasmazellfärbung grünlich-blaue Körnchen gesehen, die in Diplokokkenform angeordnet waren und den Verdacht erweckten,
daß es sich um Diplokokken handeln könnte; doch wurde dieser Verdacht weder
durch folgende Bakterienfärbung noch durch die Kultur, die ein steriles Gehirn
ergab, erhärtet. Abgesehen von derartigen Produkten, die unserer Meinung
nach ohne weiteres als Abbauprodukte gedeutet werden können, und den verschieden gefärbten grünlichen oder basophilen Abbauprodukten, die auch in den
Gefäßwänden vorkommen, konnte ich selbst nichts Charakteristisches in Nervenzellen und Kernen bei Encephalitis sehen. Auch TOBLER, LUZZATTO und RIETTI,
PARKER vermissen bestimmte Einschlußkörper. URECHIA beschreibt basophile

Einschlußkörper im Cytoplasma, die wohl den auch von *mir* gesehenen Abbauprodukten entsprechen. Mittasch sieht acidophile Abbaukörper im Cytoplasma in Scheibenform und Rosettenform, Levaditi findet derartige Körper wiederum im Kern. Da Fano beschreibt besonders eingehend basophile Körperchen im Kern, die kleiner sind als die Levaditischen Neurocorpuscules encéphalitiques, nämlich nur 0,4 μ groß, aber auch von einem hellen Hof umgeben sind. Besonders eingehend beschreibt da Fano kleine, etwa $1/2$ μ große, oxyphile Körnchen, die sich in degenerierten Ganglienzellen, aber auch in Leukocyten finden, und die sich bei Doppelfärbung meist rot, gelegentlich aber auch blau färben. Diese kleinen Körnchen, die sich auch in eigenen Präparaten finden, werden von da Fano mit Reserve in eine Beziehung zu Krankheitserregern gebracht, bei der ätiologischen Besprechung wird deshalb kurz auf sie zurückzukommen sein. Es ist aber doch wohl plausibeler, anzunehmen, daß es sich um bestimmte Abbauprodukte handelt, die nach Guiraud den Alzheimerschen fuchsinophilen Körnchen entsprechen und Vorstufen lipoider Degenerationen darstellen. Neben den fuchsinophilen Körnchen kommen aber auch etwas größere Körperchen im Cytoplasma und im Kern vor, die 2 μ und mehr im Durchschnitt haben können, mitunter ausgesprochen oxyphil sind. Derartige Körperchen sind z. B. von Meeleney und Lucksch gefunden worden, letzterer Autor findet sie namentlich in der Substantia nigra, sie sind nicht für die epidemische Encephalitis typisch. Guiraud hat auch Veränderungen des Kernkörperchens gefunden, welches anschwillt und oxyphil wird, dann in Körnchen zerfällt, die gegen den Kernrand gedrückt werden. Außerdem finden sich Gebilde, die Diskus- und Rosettenform annehmen und im Zellkörper wie außerhalb desselben liegen können. Diese Gebilde entsprechen wohl den eigenartigen Abbauveränderungen in den Nervenzellen, die auch andere Autoren, namentlich F. H. Lewy, auch bei anderen Erkrankungen, z. B. der Paralysis agitans, gesehen haben. Zweimal sah Guiraud cystenartige Gebilde von 4—14 μ Durchmesser, in denen 20—30 oxyphile Körnchen lagen; nach der Zeichnung handelt es sich um andersartige Gebilde als die Cysten mit Erregern, die wir bei der später zu besprechenden spontanen Encephalitis finden. Amyloidkörperchen sind von mehreren Autoren, z. B. Weimann, in der letzten Zeit beschrieben, auch von uns öfters gesehen worden. In der letzten Zeit wird auch von einigen Autoren (Greenfield, Schaltenbrandt) auf das Auftreten von Mucin oder mucinartigen Tröpfchen in interfasciculären Gliazellen als Folge der Achsencylinder- und Markscheidendegeneration hingewiesen. Abgesehen von den eigenartigen cystenartigen Gebilden, die Guiraud gesehen hat, und die der näheren Erforschung noch harren, kann man nicht sagen, daß die Körnchenbildungen und sogenannten Einschlußbildungen bei der epidemischen Encephalitis etwas Spezifisches oder auch nur Charakteristisches haben, wenn auch noch eingehender vergleichend-histologisch darüber gearbeitet werden müßte, in welchem Maße z. B. die oxychromatischen Kerndegenerationen, die sich bei einigen Experimentalencephalitiden offenbar häufiger als bei der epidemischen finden, auch bei anderen Erkrankungen vorkommen.

5. Die Gliareaktion.

Schon den ersten Beschreibern des anatomischen Bildes der epidemischen Encephalitis, insbesondere Economo, war es aufgefallen, daß in den Gebieten, in denen die stärksten perivasculären Infiltrate vorkommen, auch das ektodermale Gewebe mit kleinen runden oder geschwänzten Kernen überschwemmt war, so daß von einer Infiltration des Gewebes gesprochen wurde. Nicht immer wurde diese Gewebsinfiltration histologisch scharf genug den perivasculären Infiltrationen gegenüber analysiert, doch konnte ECONOMO bereits darauf hinweisen, daß die im Ektoderm liegenden Zellen, auch diejenigen Zellen, die er noch Polyblasten nannte, in der Hauptsache dem Gliagewebe angehören. Außerdem hat ECONOMO auch darauf hingewiesen, daß bei der Encephalitis eine ausgesprochene Neuronophagie vorlag, d. h. eine besonders starke Wucherung von Gliazellen um die erkrankenden Ganglienzellen herum. Tatsächlich ergibt auch erst die Verbindung der perivasculären mesenchymalen Infiltrate mit den stark vermehrten Gliaelementen das Bild der *Herde*, die von allen Beobachtern bei der Encephalitis beschrieben wurden. Freilich ist die Beschreibung dieser zell- oder kernüberfluteten Zonen als Herde nur in beschränktem Maße zutreffend; denn die Herde sind doch nicht so rein umschrieben und scharf gegen die Umgrenzung abgesetzt wie bei vielen anderen Erkrankungen; nur an manchen Stellen, z. B. der Hauben-Brückengrenze, gelingt eine deutliche Abtrennung von gesunden Hirnpartien, an anderen Stellen ist der Übergang unschärfer. Außerdem sieht man auf Serienschnitten, daß in den später angeführten

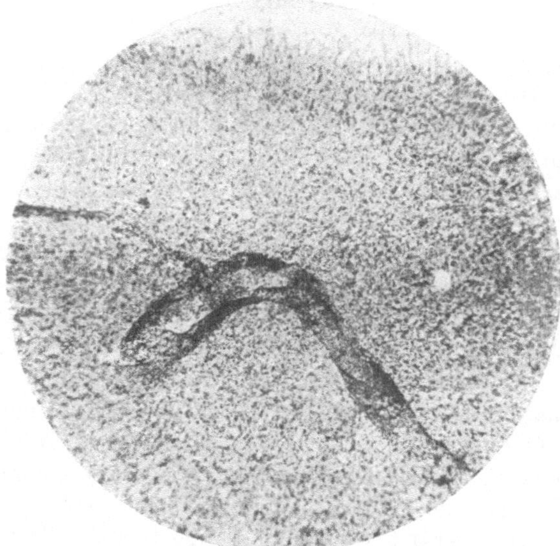

Abb. 54. Lethargische Encephalitis. Weiterkriechen der Infiltrate von einer Vene auf einer Kapillare entlang. Im Gewebe Gliaverdichtung.

Prädilektionsgebieten die Entzündung auf weite Strecken hin, wenn auch in verschiedener Dichtigkeit, sehr diffus sich erstreckt. Wenn man auch für die Verdichtungszone der entzündlichen Veränderungen den Ausdruck „Herd" beibehält, so soll man doch aus den genannten Gründen, wie auch wegen des gewöhnlichen Fehlens makroskopischer Herde diese Encephalitis jedenfalls nicht den „Herdencephalitiden" einordnen.

Die Betonung der Neuronophagie als ein histologisches Kennzeichen der epidemischen Encephalitis ist von verschiedenen Autoren, wie OBERNDORFER, MITTASCH und *mir*, angegriffen worden, da es uns bekannt ist, daß dieser Vorgang, der in Wirklichkeit, wie wir namentlich den Untersuchungen ALZHEIMERS verdanken, gar keine Neurocytophagie, sondern eine Umklammerung der Ganglienzellen durch Gliasynplasmen (CREUTZFELDT) oder mitunter auch die von ALZHEIMER zuerst erwähnte Totenladenbildung um abgestorbene Ganglienzellen darstellt (GROSS), ja bei den verschiedenartigsten Krankheitsprozessen, von der Dementia praecox bis zur HUNTINGTONschen Chorea, festgestellt wird. Es ist aber zuzugeben, daß diese periganglionären Gliasynplasmen in einer Reihe von Fällen, vielleicht in einzelnen Epidemieschüben besonders, sind außerordentlich starke. Und insbesondere stehen sie auch mitunter nicht im Verhältnis zu den relativ geringfügigen Ganglienzellveränderungen. Auch diejenigen Veränderungen der Glia, die sich mehr in der Umgebung und in Beziehung zu den Gefäßen abspielen, sind in den Einzelfällen recht verschieden. Im eigenen Material fand sich auch schon unter den Fällen, die im Frühjahr 1919 untersucht wurden, eine starke Gliareaktion, aber doch nicht in dem Maße, wie in den Fällen, die im Jahre 1919/20 untersucht wurden. Insbesondere fanden sich erst bei diesen Fällen häufiger die Gliaknötchen, die bei der Encephalitis von MITTASCH, OBERNDORFER, SIEGMUND, JAFFÉ, SAINTON und GROSS beschrieben worden sind. W. SCHOLZ verdanken wir eine genauere Untersuchung der Veränderungen der Glia in Verbindung mit den übrigen entzündlichen Erscheinungen. Je nach der Stärke der infektiösen Noxe unterscheidet dieser Autor schematisch zwei Verlaufsformen, die natürlich durch Übergang miteinander zusammenhängen, und zwar eine leichtere Form mit mäßiger Gefäßinfiltration und einer lebhaften, diffus und herdförmigen syncytialen Gliawucherung. Hier treten Gliasterne und rosetten um die Gefäße auf, sowie Knötchen. Es bleibt ein disseminierter

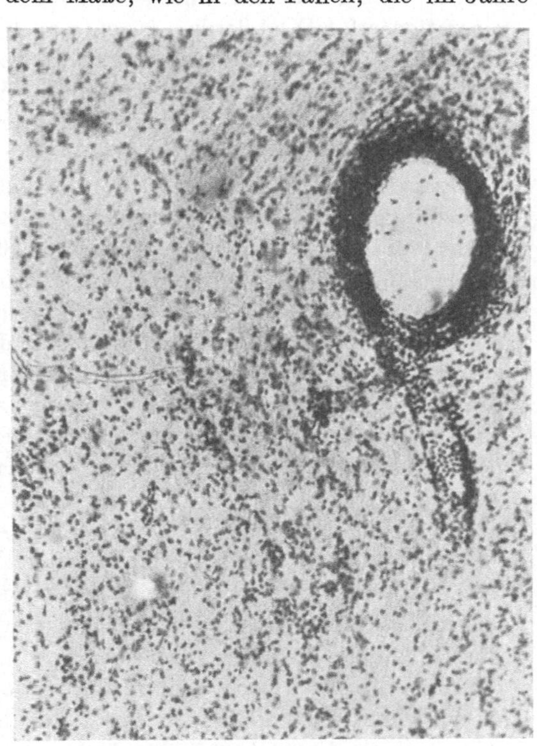

Abb. 55. Starke Infiltration und Gliareaktion bei akuter Choreaencephalitis. (Medulla oblongata.)

Ganglienausfall (der aber nur sehr gering sein kann) und eine mäßige Vermehrung der faserigen Glia zurück. Unter den diffus wuchernden Gliazellen finden sich vielfach kleine runde und längliche, vielfach stäbchenförmige Kerne, die ein polar metachromatisch angeordnetes Protoplasma zeigen; das Plasma steht in Verbindung mit weiter entfernt liegenden ähnlichen Zellen. Daneben finden sich andere rundkernige Gliazellen mit gut abgegrenztem Zelleib, der die Farbe nur wenig annimmt. In der lockeren Gliawucherung treten an Gefäßchen und Ganglienzellen Gliasterne, rosetten oder größere syncytiale Herdchen auf. Hier finden sich auch einzelne Mitosen; Bindegewebselemente finden sich nicht. In dem *schweren Verlaufsstadium* kommt es dagegen zu massenhafter Ausstreuung von Lymphocyten und Plasmazellen auch zwischen die diffusen und herdförmigen Gliawucherungen. Die Glia verliert ihren syncytialen Aufbau. Es treten grobkernige, plasmareiche Elemente auf, die

Fasern produzieren. In den Gliaknötchen sind also hier auch Lymphocyten und Plasmazellen mit Gliakernen vermischt. Diese Auffassung deckt sich auch mit der von SIEGMUND, der in den Gliaknötchen auch andere mesodermale Elemente und Schwellung der Endothelzellen der zentralen Capillaren sieht. Ausgesprochene Knötchen in größerer Masse kommen aber auch, wie SCHOLZ betont, in diesen Herdchen nicht vor. Bei dieser schweren Form kommt es dann in den Fällen, die SCHOLZ untersucht hat, zu einem stärkeren Ganglienzelluntergang (und zwar ist hier gerade der Untergang zum Teil auf dem Umweg über fettige Degeneration erfolgt), außerdem ist aber auch die Gliafaserreaktion in diesen letzteren Fällen eine stärkere, worauf später bei Besprechung der restierenden Veränderungen zurückzukommen sein wird. Wie man auch aus der Beschreibung von SCHOLZ sieht, nehmen an den proliferativen Veränderungen der Glia sämtliche Formen der Glia, insbesondere auch die Mikroglia, in erheblichem Maße teil. Die Gliasyncytien sind im übrigen, worauf auch SCHOLZ hingewiesen hat, ziemlich unbeständige Gebilde, die frühzeitig der Rückbildung verfallen, und die auch wieder völlig verschwinden können. Die Stärke der Gliareaktion macht es im Vergleich mit der relativ geringen Veränderung der Ganglienzellen wahrscheinlich, daß die Gliawucherung nicht nur reparatorischen oder Abbauvorgängen dient. Wir sind vielmehr in ähnlicher Weise, wie dies SPIELMEYER bei der Fleckfieberencephalitis gezeigt hat, berechtigt, diese proliferativen Veränderungen auf eine direkte primäre Reizung durch die eingedrungenen Noxen oder deren Toxine zurückzuführen. Sie sind dementsprechend auch als eine den Infiltrationen gleichwertige essentielle Erscheinung des Krankheitsprozesses zu bewerten.

6. Die prädilektive Verteilung der Entzündung.

ECONOMO hatte bereits in seinen ersten Arbeiten darauf hingewiesen, daß die Encephalitis im wesentlichen eine Polioencephalitis ist, graue Bestandteile des Gehirns und Rückenmarks befällt und die weißen Markteile frei läßt. Spätere Untersuchungen haben gezeigt, daß sich die entzündlichen Vorgänge, also die „Herde", die durch perivasculäre Infiltrationen und Reizerscheinungen der Glia ausgezeichnet sind, nicht ganz streng auf die grauen Bestandteile beschränken, aber stark in ihnen überwiegen. Andererseits wurde festgestellt, daß innerhalb der grauen Bestandteile des Gehirns eine stärkere Differenzierung eintritt insofern, als die Rinde viel weniger von dem Krankheitsprozeß befallen wird als bestimmte Teile des Hirnstamms und der zentralen Ganglien. In zweiter Linie kommt dann erst das Rückenmark und dann erst andere graue Bestandteile des Gehirns.

Diese Beschränkung der Entzündungen auf bestimmte Teile des Hirnstamms und der basalen Ganglien ist namentlich von CREUTZFELDT, SIEGMUND, GROSS, BOSTROEM, HERXHEIMER, JAFFÉ, TOBLER, BASSOE und WILSON, NETTER, AYER, WEGEFORTH, MARINESCO, LUZZATTO und RIETTI u. a. betont worden. Fälle, in denen die Gehirnrinde stärker am Entzündungsprozeß teilnimmt (REICHELT, WEIMANN, SCHOLZ) sind ohne weiteres als atypische Fälle anzusehen und werden von den Autoren auch gewöhnlich als solche aufgefaßt. Die Befunde von MARINESCO-BALOI, die neuerdings beschrieben wurden, entsprechen vollkommen den bisher mitgeteilten. Besonders stark befallen ist: die graue Substanz um den III. Ventrikel, den Aquaeductus sylvii und den IV. Ventrikel, ferner bestehen ausgeprägte Entzündungsprozesse in der Hirnschenkelhaube, der Brückenhaube, dem Thalamus und Hypothalamus; im Corpus striatum und der Substantia innominata sind entzündliche Veränderungen weniger ausgeprägt.

Spatz hat pathogenetische Schlüsse aus dem Verteilungsprozeß der Entzündungsherde bei Encephalitis gezogen, nachdem er festgestellt hat, daß die Hauptprädilektionszone des entzündlichen Krankheitsprozesses der Verteilung von Vitalfarbstoffen, die man direkt occipital in den Liquor einbringt, entspricht. Befallen sind vor allem das Tuber cinereum, das Ganglion supra-opticum, der Mandelkern, der Nucleus substantiae innominatae, der Uncus, die Substantia nigra, der Nucleus paraventricularis, die dem III. Ventrikel benachbarten Teile des Thalamus und Hypothalamus, weiterhin das Höhlengrau am Aquäduct, das Mittelhirndach und auch das Höhlengrau unter dem IV. Ventrikel. Er hat daraus geschlossen, daß der Infektionsstoff auf dem Liquorwege verbreitet wird. Die Verteilung des Entzündungsprozesses entspricht auch in den eigenen akuten Fällen in den Grundzügen dem von Spatz entworfenen Schema, doch können erhebliche individuelle Schwankungen vorkommen. Durchschnittlich am stärksten befallen ist in den akuten Fällen das ganze Höhlengrau um den Aquäduct mit besonderer Beteiligung der Oculomotoriuskerngegend und die Vierhügel, sodann die ventrikelnahen und vielleicht auch dem Höhlengrau zuzurechnenden Teile des Thalmus opticus, endlich dann auch die zuerst von französischen Autoren besonders gewürdigte Substantia nigra (Harvier und Levaditi, P. Marie und Tretjakoff, Achard u. a.). Diese entzündlichen und degenerativen Veränderungen in der Substantia nigra sind auch in einigen eigenen Fällen schon im akuten Stadium von sehr erheblicher Bedeutung; aber die Variabilität des Befundes ist hier eine große; und wir möchten das besonders vermerken, weil die Variabilität zeigt, wie schwierig es ist, Rückschlüsse auf die Pathophysiologie aus dem histologischen Befunde bei dieser Krankheit zu ziehen. So fanden wir bei einem Falle mit Myoklonusencephalitis die Substantia nigra frei von krankhaften Veränderungen mit Ausnahme vielleicht ganz geringfügiger Gliareizerscheinungen und ebenso geringfügige, kaum nennenswerte Ganglienzellveränderungen, während schwere entzündliche Veränderungen namentlich im Rückenmark und auch noch in der Medulla oblongata sich abspielten; andererseits sind aber auch bei Myoklonusencephalitis besonders schwere Nigraveränderungen beobachtet und für die Symptomenbildung verantwortlich gemacht worden (Levaditi). Offenbar ist das nur bedingt richtig. Es ist auch von Wichtigkeit, daß die Substantia nigra in Fällen von Choreaencephalitis intakt sein kann, jedenfalls keine Veränderung enthält, die das Symptomenbild erklären würden (Klarfeld). Die Veränderung der Substantia nigra ist für die akuten Stadien jedenfalls nicht so kennzeichnend, ja geradezu pathognomonisch, wie für die chronisch-myastatische Encephalitis. In eigenen akuten Fällen, in denen die Substantia nigra stark verändert war, schien auch der Entzündungsprozeß um das Höhlengrau herum noch stärker zu sein. Im allgemeinen ist dabei, wie auch aus den hier beigefügten schematischen Zeichnungen hervorgeht, unmittelbar unter dem Ventrikel bzw. dem Aquäduct eine Zone, in der Entzündungserscheinungen oder Wucherungserscheinungen des Ependyms fehlen, doch gibt es auch Ausnahmen, in denen das Ventrikelependym stark gewuchert und auch mit mesenchymalen Zellen durchmischt ist. Bemerkenswert ist im Brückengebiete vor allem die durchschnittliche Differenz des Entzündungsprozesses zwischen Haube und Brücke. Am ventralen Ende der Haubenkerne bricht der Entzündungsprozeß, der hier leicht etwas auf die weiße Substanz überfließt, ab, auch wenn er sehr stark war. Die Brücke kann dann einschließlich

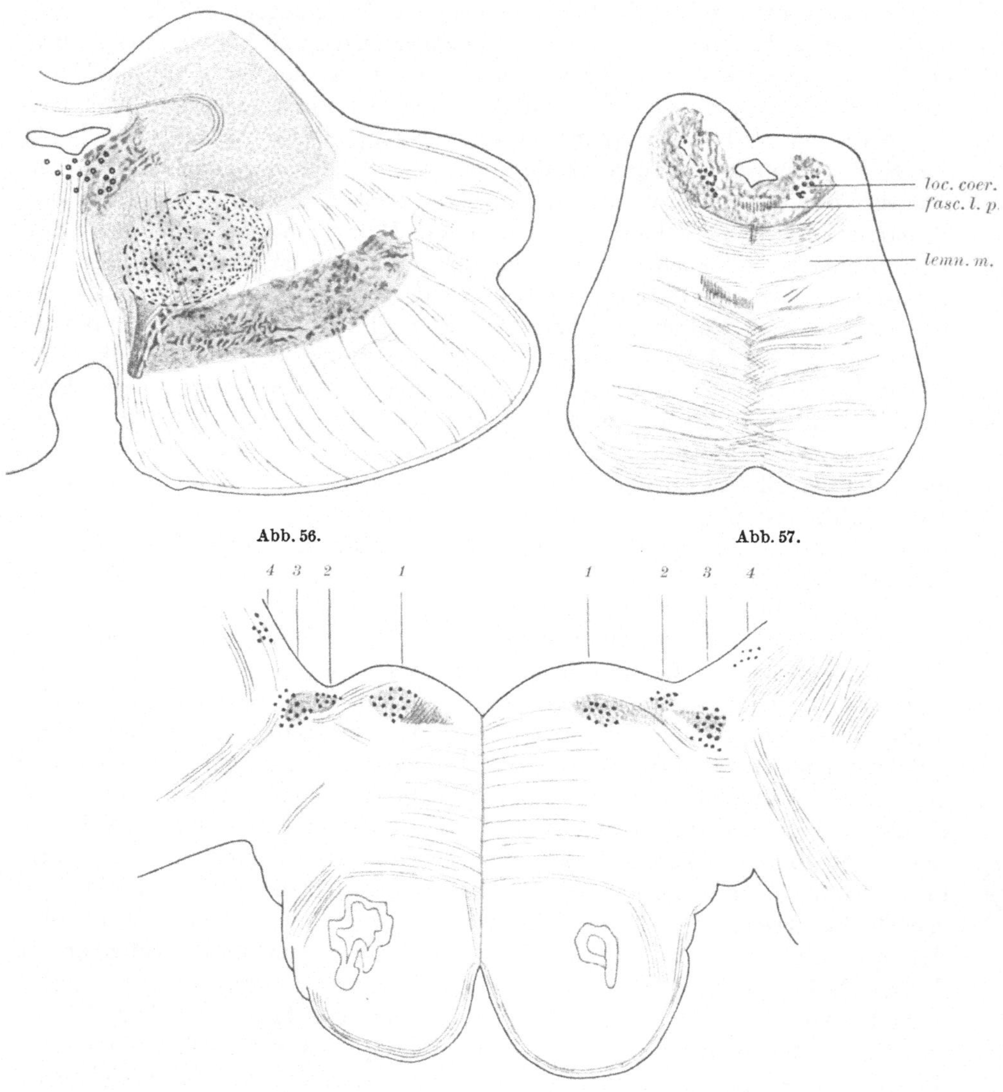

Abb. 56—58. Schematische Übersicht über die Verteilung der Entzündungen in einem subakut ophthalmoplegisch hypersomnischen Fall von Encephalitis auf Querschnitten durch das Mittelhirn, die hinteren Vierhügel und den oralsten Teil der Medulla oblongata. (Erkrankungszonen dunkel.)
Auf dem Schnitt durch die Brücken-Oblongatagrenze bedeutet *1* Abduzenskern, *2* medialer Vestibulariskern, *3* Deitersscher Kern, *4* Bechterewscher Kern. (Nach Abbildungen aus meinem Abschnitt im Handbuch der Neurologie des Ohres.)

der grauen Kerne vollkommen intakt sein, wenn es auch gelegentlich zu kleinen Infiltraten oder Zelldegenerationen innerhalb der Brücke kommt. Ebenso kommt es selten vor, daß der Entzündungsprozeß aus der Substantia nigra in den Pedun-

culus heruntersteigt. Innerhalb der Medulla oblongata gibt es auch wieder einige
Prädilektionszonen und weniger befallene Zonen. Nach GROSS erkranken die
Hinterstrangkerne auffallend selten gegenüber anderen Kernen der Oblongata.
Die Beteiligung der vestibularen und cochlearen Kerne kann eine außerordentlich
wechselnde sein, die Entzündung in einigen Fällen mäßig, in Fällen, die REICHELT
beschreibt, wieder stark. Bemerkenswert ist dann weiterhin, daß innerhalb des
Mittelhirns der rote Kern oft wenig erkrankt gegenüber dem Höhlengrau, der
Substantia nigra und anderen Teilen der Haubengegend. Neben der Haupt-
entzündungszone, die also etwa von den dorsalen Partien des Höhlengraus am
III. Ventrikel bis zum Brückenhöhlengrau reicht, einschließlich der ventrikelnahen
Partien des Thalamus opticus, kommt an zweiter Stelle die Medulla oblongata
und dann wahrscheinlich zunächst das Rückenmark. Diese Rückenmarksveränderungen sind von GERLACH, LEVADITI und HARVIER, GUIZETTI, TOBLER,
ECONOMO, KLARFELD u. a. besonders beschrieben worden. MINGAZZINI betont
außerdem die besondere Erkrankung der Rückenmarkswurzeln. Nach eigenen
Untersuchungen ist die Prädilektion der grauen Substanz für die Erkrankung
im Rückenmark vollkommen verwischt; die Entzündungsherde können in der
weißen Substanz viel stärker als in der grauen Substanz sein.

Die Beteiligung der basalen Ganglien ist nach Abzug der ventrikelnahen
Thalamusabschnitte eine recht differente; sie kann weder hinsichtlich der Häufigkeit ihres Auftretens noch der Intensität mit den Veränderungen des Höhlengraus sich messen. Wir haben typische Erkrankungen gesehen, in denen Putamen
und Pallidum kaum von entzündlichen Veränderungen befallen waren, andere
Fälle wiederum, in denen Entzündungen und auch kleine Thromben von erheblicher Bedeutung waren; im Caudatum waren die Veränderungen gelegentlich
noch stärker. Ausgesprochene Entzündungen im Striatum fanden wir sowohl
bei hypersomnischer Encephalitis mit meningitischen Begleiterscheinungen, wie
auch bei Choreaencephalitis. In den KLARFELDschen Fällen von Choreaencephalitis
war das Pallidum gelegentlich stärker erkrankt als das Striatum. Die hypothala-
mische Region ist, wie schon ACHARD bemerkt hat, befallen, aber auch nicht
im allgemeinen so stark wie das eigentliche Höhlengraugebiet. Bemerkenswert
erscheint es uns, daß wir mitunter ausgesprochene Infiltrate in irgendwelchen
vom Ventrikel weit entfernten Regionen, z. B. dem Linsenkern, sehen können,
ohne irgendwie die Möglichkeit zu haben, eine Verbindung der Infiltrate zum
Ventrikelsystem zu konstruieren.

Erheblich seltener als in den bisher genannten Gebieten ist die Entzündung
in der Rinde. Unter den eigenen akuten Fällen ist überhaupt nur einer, in welchem
die Rinde an einzelnen Stellen ausgesprochene Entzündungserscheinungen zeigt.
SIEGMUND fand von 19 Fällen nur zweimal die Großhirnrinde mitbeteiligt; entsprechend sind die Befunde der meisten anderen Autoren; Ausnahmefälle sind
oben bereits mitgeteilt worden. Unter diesen Ausnahmefällen waren in dem
WEIMANNschen Falle besonders die vorderen Teile der Rinde, in dem SCHOLZschen
besonders die hinteren Teile betroffen. Ist der Krankheitsprozeß ein akuter, wie
in dem WEIMANNschen Falle, so ergeben sich interessante Verwechslungsmöglichkeiten mit Paralyse, die von WEIMANN eingehend diskutiert wurden. Der genannte
Autor war trotzdem in der Lage, auf wichtige Differenzen zwischen Epidemica-
Prozeß und paralytischem hinzuweisen; insbesondere waren die geringen Schicht-

störungen, das Fehlen von Eisen trotz schwerer Infiltrationserscheinungen und die ausgesprochenen Neuronophagien für Encephalitis charakteristisch. Die atypischen Fälle, in denen die Rinde besonders stark betroffen ist, sind auch darin anders als der Durchschnitt, als die gewohnheitsmäßigen Prädilektionsstellen mitunter weniger betroffen sind (WEIMANN). Allerdings sind die Fälle wohl häufiger, in denen neben einer klinisch und histologisch typischen Encephalitis kleine Rindenherde supraponiert vorkommen. Häufiger ist, wie aus den Untersuchungen von SPIELMEYER, SPATZ, KLARFELD hervorgeht, innerhalb des Großhirnmantels nur die paläencephale Formation des Ammonshorns eventuell mit dem Subiculum befallen (KLARFELD, WEIMANN). Doch ist wohl auch die entzündliche Veränderung der Ammonshornformation lange nicht so häufig wie die im Höhlengraugebiete; die Tendenz zur Entartung der Ganglienzellen in dieser Gegend kann sich durch die besondere Dispositionsbereitschaft dieser Zellen erklären (KLARFELD). Noch seltener als die Großhirnrinde ist im allgemeinen die Kleinhirnrinde betroffen, doch wurden z. B. von MARINESCO entzündliche Veränderungen im Dentatum und Kleinhirnmark gesehen. Die Marksubstanz des Großhirns ist, wie schon ECONOMO betont hatte, im wesentlichen frei von Veränderungen. Die Leptomeningen sind im allgemeinen viel diffuser erkrankt als das Gehirn selbst. Auch in den Fällen, in denen die Rinde frei oder fast frei von Herden war, fand ich eine diffuse Entzündung der Leptomeningen über der Großhirnkonvexität. Es handelt sich keineswegs um etwas Pathognomonisches; so hatte SIEGMUND unter 19 Fällen die Leptomeningitis in 11 Fällen vermißt. Nach LUZZATTO und RIETTI kommen entzündliche Veränderungen im Plexus chorioideus vor.

Es ist namentlich von STERN, CREUTZFELDT, KLARFELD und GREENFIELD betont worden, daß innerhalb der Hirnsubstanz die rein alterativen bzw. degenerativen Veränderungen der Nervenzellen und auch Neurofibrillen weit diffuser als die Entzündungen sein können und sich mitunter über das ganze Gehirn verbreiten. KLARFELD hat gefunden, daß auch dann, wenn die degenerativen Zonen breiter als die entzündlichen sind, doch bestimmte Gebiete, wie namentlich die Ammonsformation, erheblich mehr als andere Gebiete erkranken. Die weitere Ausdehnung der degenerativen Zonen über die entzündlichen ist auch von anderen Autoren festgestellt worden, welche auf diese Divergenz weniger Gewicht legten. Diese diffusen alterativen Veränderungen der Ganglienzellen, die wir auch bei strenger Reserve nicht auf die terminale Erkrankung, sondern auf den encephalitischen Krankheitsprozeß zurückzuführen geneigt sind, kommt sowohl bei lethargischer als bei hyperkinetischer Encephalitis vor. So sahen wir bei einer mit meningitischen Erscheinungen verbundenen hypersomnischen ophthalmoplegischen Encephalitis in der Rinde diffuse Ganglienzelldegenerationen, während ECONOMO und KLARFELD schwere diffuse Veränderungen bei Choreaencephalitis beschrieben haben. Es gibt allerdings auch schwer hyperkinetische Encephalitiden, in denen die Zellalterationen in der Rinde gering zu sein scheinen. Namentlich ECONOMO hat diese diffusen Degenerationserscheinungen mit einem diffusen toxischen Prozeß in Verbindung gebracht, worauf auch die parenchymatöse Degeneration der inneren Organe hindeutet. Auch mir ist diese Annahme, daß bei schweren hyperkinetischen Encephalitiden besonders reichlich Toxine im Blute kreisen, durchaus plausibel, wie bereits im klinischen Teil betont wurde, wenn ich auch keineswegs so weit wie Economo gehe und die choreatischen Erscheinungen für rein toxisch bedingt ansehe. Klarfeld folgt wohl ähnlichen Erwägungen, wenn er die degenerativen Veränderungen auf die Einwirkung diffusibler Toxine, die Entzündungen auf die Einwirkungen entzündungserregender Eiweißstoffe zurückführt. Allerdings trennt er dabei offenbar nicht ein in loco wirkendes Virus von einem im Blute kreisenden Toxin, sondern nimmt nur zwei verschiedene Gifteigentümlichkeiten des Virus an, ähnlich wie die Spirochäten im spätluischen Stadium Entzündungen und degenerative Erscheinungen nebeneinander hervorrufen. Durch den histologischen Befund an sich wird die Frage, auf welchem Wege die degenerativen Erscheinungen im Nervensystem zustande kommen, natürlich nicht gelöst werden können; die Auffassung, die wir vertreten, daß auch im Blute kreisende Toxine mehr als die in loco wirksamen diffuse Veränderungen im Nervensystem hervorrufen, gründet sich ja doch im wesentlichen auf die Feststellung, daß gleichzeitig auch schwere klinische toxische Symptome und Veränderungen in anderen Organen vorliegen.

7. Die Veränderungen an den inneren Organen.

Die Untersuchungen über die Veränderungen der inneren Organe bei akuter Encephalitis sind noch etwas mangelhafte. Es ist selbstverständlich, daß bei den Fällen, die während der schweren Grippeepidemien erkrankten, häufig besonders schwere Bronchitiden oder Bronchopneumonien bei der Sektion gefunden wurden, wenn auch, wie früher ausgeführt wurde, außerordentlich selten eine derartige schwere katarrhalische Erkrankung oder Lungenerkrankung der Encephalitis vorausgeht oder gleichzeitig mit der Encephalitis beginnt. In vielen Fällen handelt es sich hierbei unzweifelhaft um hypostatische Erkrankungen bzw. terminale Bronchopneumonien. Nicht wenige Fälle sind beschrieben worden, in denen außer den Hypostasen bronchopneumonische Erscheinungen usw. fehlten (z. B. Klarfeld, Fall 4). Hall bezeichnet die pathologischen Befunde in den inneren Organen des Zentralnervensystems als unkonstant oder unbedeutend. Reinhard weist ebenso wie Luzzatto und Rietti darauf hin, daß man in den Lungen im allgemeinen nur terminale oder auch ausgedehnte Bronchopneumonien findet, und daß der „Grippecharakter“ meist diesen Affektionen fehlt. Einmal sah Reinhard Lungenabsceß infolge septischer Embolie einer Cavathrombose. Nur in relativ seltenen Fällen findet man hämorrhagische Lungenherde, die zuwenig ausgebreitet sind, um auf eine Influenzapneumonie zurückgeführt zu werden (Luzzatto und Rietti). Schwere entzündliche Veränderungen an den Lungen beschrieben namentlich Jaffé, Adolf und Spiegel; die Fälle letzterer Autoren stammten aus der schweren „Grippeepidemie“ des Jahres 1920.

An den übrigen Organen findet man, soweit man von terminalen Affektionen absieht, bei schwer toxisch verlaufenden Fällen eine parenchymatöse Degeneration der großen Eingeweidedrüsen (Economo). Von den endokrinen Organen ist nichts Charakteristisches bekannt, insbesondere pflegt die Hypophyse im akuten Stadium nicht besonders beteiligt zu sein (Economo, Luzzatto und Rietti). In der Milz können sich reichlich Plasmazellen finden (Luzzatto und Rietti); letztere Autoren fanden an der Leber in drei von fünf Fällen leichte Lebercirrhose, in den beiden anderen Fällen diffuse Kongestionen, leichte Hämolyse, in einem

Falle fettige Degeneration der Leber. Diese Leberveränderungen werden uns
später bei der chronischen Encephalitis noch näher beschäftigen; auf das Studium
der Leber bei akuter Encephalitis müßte in späteren Untersuchungen genauer
geachtet werden. Ich selbst habe dazu leider keine Gelegenheit gehabt, da mir
nur die Sektion des Gehirns und eventuell noch des Rückenmarks in akuten Fällen
gestattet war.

B. Die Restveränderungen bei abgelaufenen Krankheitsprozessen.

Mit Rücksicht auf die außerordentlich chronische Natur des Krankheitsprozesses und die Tatsache, daß noch nach 2 jähriger Krankheitsdauer ausgesprochene akute entzündliche Veränderungen manifest sein können (Economo),
sowie die klinische Feststellung, daß zu jeder Zeit Rezidiverscheinungen möglich
sind, ist die Ausscheidung der Resterscheinungen, wie ich schon einleitend erwähnte,
eine etwas gewaltsame. Andererseits haben wir doch einige Anhaltspunkte dafür,
in welcher Richtung die Abbauveränderungen und Narbenerscheinungen bei
chronischer Encephalitis verlaufen, auch wenn sich nicht die typischen Erscheinungen einer chronischen Encephalitis entwickeln. Zunächst ließ sich feststellen,
daß in den ganz akuten Krankheitsstadien der Encephalitis zwar die Neigung
des Gewebes zum Zerfall unter dem Einfluß auch schwerer Noxen eine zwar geringe
war, nach längerer Dauer aber doch ein leichter Gewebszerfall eintritt. Siegmund sah bei Fällen mit mehr als 30tägiger Krankheitsdauer reichliche Nekroseherde und Fettkörnchenzellen. Economo beschrieb in zwei Fällen ein schwammiges Gewebe, in dem die Nervensubstanz zerstört war, und das Gewebe aus
teils gewucherter, teils nicht gewucherter Glia mit Lückenbildung bestand. Diese
Gewebe nahmen ziemlich breite Partien im Hypothalamus ein. Doch liegt auch
hier keine Nekrose vor, da die ektodermale Glia erhalten ist; auch zeigten die
beiden Fälle Economos makroskopisch keine Veränderung, also auch offenbar
keine Erweichungen. Gross hat bei einem 4 Monate krank gewesenen Manne
gesehen, daß stellenweise das Gewebe zerstört war und die Nervenfasern zugrunde
gingen. Im allgemeinen können wir die Neigung des Gewebes zu Erweichungen
für keine bedeutende halten, da wir bei den eigentlichen chronischen Encephalitiden, auch wenn sie sehr lange Zeit dauern, diese Erweichungstendenzen vollkommen zu vermissen pflegen. In einer früher beschriebenen *Eigenbeobachtung*
konnten nach einer Krankheitsdauer von 3 Monaten Nekroseherde nicht nachgewiesen werden. Bei der Kranken, welche in einem epileptischen Status gestorben
war, fanden sich außer diffusen Schrumpfungserscheinungen an Ganglienzellen
auch relativ geringfügige *Entmarkungsherde* in der Medulla oblongata und geringe
sekundäre Degeneration in den Pyramiden, vielleicht auch in den vorderen Thala-
musstielen und den das Caudatum durchquerenden Markbündeln. Außerdem
zeigten sich leichte, aber deutliche Verdichtungserscheinungen der Neuroglia mit
zum Teil recht groben Gliazellen, einigen Monstregliazellen. Auch diese gliösen
Veränderungen waren am deutlichsten in Prädilektionsgebieten des Krankheitsprozesses, z. B. im Höhlengrau, in der Gegend des Oculomotoriuskerns.
Diese Gliawucherungen sind auch von Scholz, namentlich in den Fällen mit
schweren Veränderungen, beschrieben. Sie sind namentlich in der Substantia
nigra ausgesprochen, doch geht Scholz auf die Verteilung der Gliosen nicht näher
ein. Erst in den letzten Jahren sind hierüber genauere Mitteilungen von Holzer,

WILKENS, A. MEYER gemacht worden. HOLZER beschreibt eine breite Glianarbe, die in der Substantia nigra am stärksten ist, aber auch in der Medulla oblongata von den Oliven bis zum IV. Ventrikel und auch weiterhin in der Brücke und oralwärts bis zum Infundibulum eine starke ist. Das Bemerkenswerteste an diesem Falle ist eine Entartung der Substantia nigra, welcher eine myastatische Affektion nicht entsprochen haben soll, und dann auch die Gliose in einer breiten, weiten Partie des Höhlengraus, der offenbar nur ein relativ geringer klinischer

Befund, Strabismus und wohl auch etwas Dystrophia adiposo-genitalis, entsprochen haben. Man muß so annehmen, daß in breiten Partien des Höhlengraus trotz der Glianarbe noch sehr viele funktionsfähige nervöse Apparate vorhanden gewesen sein müssen. Leider hat HOLZER bisher noch keine Beschreibung der der Glianarbe entsprechenden Markausfallsherde gegeben. Die schwere Degeneration der Substantia nigra trotz fehlender myastatischer Symptome ist dann noch von WILKENS und A. MEYER beschrieben worden, und auch *ich* verfüge nunmehr über einen entsprechenden Fall, den ich der Freundlichkeit des Herrn Dr. ISEMANN in Nordhausen verdanke. Es handelte sich hier, wie in den vorangegangenen Fällen, um einen jugendlichen Kranken von 14 Jahren, der an schweren „Charakterveränderungen" litt, aber keine Symptome von Starre oder Maskengesicht bot und im Anschluß an eine Vaccination an schweren

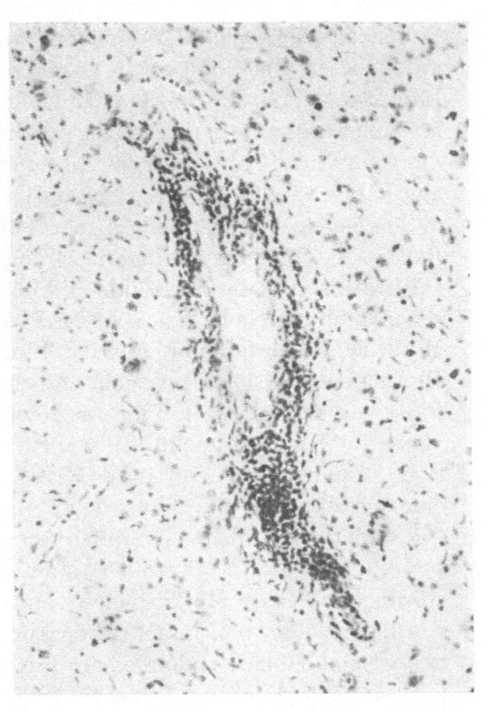

Abb. 59. Subakute Encephalitis. Noch starke Infiltrate im Thalamus. Objektiv 8,5. Kompensokular 3. Balkauszug 14.

Rezidiverscheinungen von Encephalitis klinisch erkrankte, denen der Exitus folgte. Ich hatte selbst Gelegenheit, den Kranken kurz vor seinem Tode klinisch zu untersuchen. Der Kranke war bei Bewußtsein, während der Exploration nicht lethargisch, zeigte keine Hypertonieerscheinungen, auch kein starres Maskengesicht. Er starb kurze Zeit später an einer Atemlähmung. Das Fehlen frischer entzündlicher Veränderungen in diesem Fall soll uns hier nicht weiter beschäftigen. Es wird hier nur darauf hingewiesen, daß sich histologisch bei der Sektion breite Degenerationsherde in der Substantia nigra beiderseits wie bei chronisch-myastatischer Encephalitis fanden, wenn auch keineswegs eine völlige Verödung der Substantia nigra eingetreten war.

Man sieht aus diesen mitgeteilten Fällen, daß das akute Stadium der Encephalitis zwar mit mäßig starker und ziemlich diffuser Gliose ausheilen kann, aber nicht eine Neigung zur Bildung großer Entmarkungsherde besteht, wie wir das bei den eigentlich myelinoklastischen Encephalitiden, also allen sklerosieren-

den Encephalitiden, sehen. Auch die Glianarbe ist offenbar ganz anders angeordnet als bei den sklerosierenden Encephalitiden vom Charakter der multiplen
Sklerose. Sie ist diffuser, es kommt nicht zu scharf begrenzten isolierten Herden
mit besonders starker Gliawucherung; es gibt dagegen breite Teile des Hirnstamms
in denen, wie bei dem von mir beobachteten Falle, zwar deutliche, aber nur geringfügige, dafür um so diffusere Verdichtungen der Gliafibrillen, zum Teil mit noch
erheblichen Spinnenzellen, vorhanden sind. Außerdem ist, wie aus dem Holzerschen Falle z. B. hervorgeht, die Gliose eine besonders starke in Hirnregionen,
in denen schon normalerweise eine starke Gliafibrillenbildung besteht. Man wird
unter diesen Umständen von vornherein etwas skeptisch sein, wenn Fälle in der
Literatur mitgeteilt werden, in denen anatomisch der Krankheitsprozeß der
multiplen Sklerose zu bestehen scheint; man würde solche Fälle jedenfalls nur
dann zur Encephalitis rechnen dürfen, wenn genügend stichhaltige Anhaltspunkte
aus Klinik und Anatomie sich sonst für eine solche Diagnose ergeben. Dies ist
in den beiden bisher beschriebenen Fällen nicht der Fall. Bill hat einen solchen
Fall beschrieben, in dem bereits 24 Tage nach Krankheitsbeginn neben reichlichen
Infiltrationen in der Hirnrinde und im Hirnstamm mit zahlreichen Fettkörnchenzellen auch reichliche graurötliche Plaques mit engmaschiger Gliawucherung und
Markscheidenzerfall vorgefunden wurden, daneben zahlreiche kleine und große
Blutungen. Es ist schwer, sich vorzustellen, daß sich im Laufe von 24 Tagen eine
Fülle von sklerotischen Plaques mit dichtem Gliafilz entwickeln soll; außerdem
verwertet Bill gar nicht die mehrfachen Fehl- bzw. Totgeburten und den positiven Liquorwassermann seiner Kranken. Wir haben hier nicht die Berechtigung,
eine epidemische Encephalitis zu diagnostizieren. Kufs hat dann einen Fall
eines 66jährigen Mannes veröffentlicht, der akut mit Gliederschmerzen, Schlafsucht und Delirien erkrankte, dann sich erholte, doch blieb große Gedächtnisstörung, schlechte Merkfähigkeit und Rigor der Muskulatur zurück. Der Gang
wurde wackelig, die Sprache langsam, die Bauchdeckenreflexe wurden schwach,
es trat eine zunehmende Demenz ein. In diesem Falle wurden typische Entmarkungsherde in Hirn und Rückenmark gefunden, während sich im Grau der Stammganglien exsudativ infiltrative Veränderungen fanden. Wenn Kufs in diesem
Fall an Encephalitis dachte, so trug dazu in wesentlichem Maße wohl die Feststellung einer besonders schweren Erkrankung der Substantia nigra mit beträchtlichen Infiltraten, Nervenzellenschwund, Melaninversprengung und Gliawucherung bei. Ich glaube aber trotzdem, daß der Fall nicht einwandfrei verwertbar
ist, da ja offenbar nicht nur der anatomische Befund, sondern auch der klinische
ein ganz atypischer ist, da wir eine fortschreitende Demenz und grobe Gedächtnisstörungen nicht als typische Folgeerscheinungen der epidemischen Encephalitis
kennen; im Gegenteil sind die Fälle, in denen derartige Folgeerscheinungen
auftreten, zu zählen; wir selbst haben stets unsere Diagnose ändern müssen,
wenn wir einen Fall mit Demenzerscheinungen oder schweren Gedächtnisstörungen zuerst für eine Encephalitis gehalten hatten. Es ist immerhin zuzugeben, daß die Möglichkeit einer epidemischen Encephalitis im Falle von
Kufs auch nicht mit Sicherheit negiert werden kann, wenn es vielleicht auch
wahrscheinlicher ist, daß der Fall zu jenen Erkrankungen disseminierter sklero-
sierender Encephalomyelitis gehört, welche in der letzten Zeit auch gehäufter
auftreten.

C. Die chronische Encephalitis.

Im Gegensatz zu dem ziemlich eindeutigen anatomischen Befund in den
akuten Stadien kann trotz der zahlreichen Arbeiten, die seit dem Erscheinen
der ersten Auflage dieser Monographie über die chronische Encephalitis erschienen
sind, die pathologische Anatomie der chronischen Encephalitis durchaus noch
nicht als ein geklärtes und wissenschaftlich erschöpftes Kapitel angesehen werden.
Es hat sich gezeigt, daß die Befunde variabler sind, als es nach den ersten Untersuchungen der Fall zu sein schien. Vor allem aber müssen wir jetzt mehr als
früher betonen, daß die bisherigen anatomischen Feststellungen nicht genügen,
um uns die klinischen Erscheinungen *restlos* zu erklären. Man hat insbesondere
das Recht, zu bezweifeln, ob die gefundene Zerstörung der Substantia nigra
wirklich das wesentlichste Substrat für die körperlichen schweren Veränderungen
darstellt, wie wir wohl alle eine Zeitlang geglaubt haben. Abgesehen davon aber,
daß uns die anatomischen Bahnen jener Hirnregionen, insbesondere ihre zentri-
fugalen Wege, noch sehr unbekannt sind, können wir vorläufig mit der Annahme
einer engen Beziehung zwischen Nigrazerstörung und Myastase die Tatsache nicht
in Verbindung bringen, daß auch bei Folgeerscheinungen ohne Parkinsonismus
der gleiche Befund an der Substantia nigra vorliegen kann. Man kann hier nicht
den Einwand erheben, daß die Nigrazerstörung in diesen Fällen ohne Parkinsonismus nicht so stark ist wie in den Fällen mit myastatischen Erscheinungen, denn
auch in letzteren Fällen können die Veränderungen an der Substantia nigra
außerordentlich verschieden schwer sein. Auch der Einwand, daß in den Fällen
ohne Parkinsonismus die myastatischen Erscheinungen klinisch übersehen wurden,
ist nicht stichhaltig; es würde ein unberechtigtes Mißtrauen gegen die Autoren,
welche die entsprechenden Fälle mitgeteilt haben, bedeuten; in dem von mir
gesehenen Falle konnte man das Fehlen myastatischer Veränderungen noch in
der letzten terminalen Erkrankung feststellen. Auch der Einwand, daß es sich
in diesen Fällen mit Nigrazerstörung ohne Parkinsonismus bisher um jugendliche
Personen handelte, ist bedeutungslos, da auch beim Kinde und Jugendlichen
schwerste amyostatische Zustände ebenso häufig wie beim Erwachsenen auftreten.
Und ebenso bleibt die Annahme, daß die Zerstörung der Nigra bloß im Verein
mit Läsionen anderer Gebiete der basalen Ganglien die Myastase bedingt, vorläufig nur eine, wenn auch plausible, Hypothese, da die Veränderungen in anderen
Gebieten der basalen Ganglien und den ableitenden Bahnen sehr variable sind und
gelegentlich auch beinahe fehlen können. So wird noch eine große Arbeit notwendig sein, ehe man die pathophysiologischen Grundlagen der Myastase bei
der Encephalitis genau kennt; und ich glaube nicht, daß man heute bereits so
wichtige Erkenntnisse von der physiologischen Bedeutung der basalen Ganglien
haben würde, wenn man gezwungen gewesen wäre, diese Erkenntnisse allein mit
Fällen chronischer Encephalitis zu suchen. Im übrigen kann in diesem Kapitel
auf die pathophysiologische Bedeutung der bei chronischer Encephalitis erhobenen
Befunde nur im Vorbeigehen hingewiesen werden; ich möchte mir vielmehr
vorbehalten, diese Fragen in einer besonderen Arbeit zu behandeln, insbesondere
die Ergebnisse, die bei einigen klinisch bemerkenswerten Fällen mit oralen
Automatismen und anderen Störungen gewonnen wurden. An dieser Stelle soll
im wesentlichen nur ein zusammenfassender Bericht der für die Nosologie wichtigen Ergebnisse bei chronischer Encephalitis gegeben werden.

Es ist von vornherein zu erwarten, daß die anatomischen Befunde Differenzen zeigen, je nachdem ob es sich um ausgesprochene Erkrankungen typisch fortschreitender Erstarrung mit und ohne Zittern, oder ob es sich um atypisch chronisch verlaufene Fälle, z. B. Rezidivencephalitiden mit wiederholten Schüben, von denen einige Neigung zur Chronizität haben, handelt. Tatsächlich ist auch der erste Fall chronischer Encephalitis, der von Economo mitgeteilt wurde und der keine chronisch-myastatische Encephalitis, sondern eine Erkrankung von schubweisem Verlaufe mit Phasen von Athetose und gleichzeitiger progressiver Pseudobulbärparalyse betraf, etwas anderes als die ersten Fälle chronisch-myastatischer Encephalitis, welche wir sahen. Economo konnte in seinem Falle von Schubencephalitis ein Gemisch von alten, abgelaufenen und akuten Veränderungen feststellen, und zwar große Herde eines schwammigen Gewebes mit Körnchenzellen in einem lockeren Gliagewebe und dann auch ein Lückengewebe, ohne Körnchenzellen, dessen Lücken wohl im Leben mit Gewebsflüssigkeit angefüllt waren, außerdem auch fibrilläre Gliose, adventitielle Zellwucherungen, frische Infiltrate und auch frische Ganglienzelldegenerationen. Dieser Fall ist insofern etwas von den ersten Fällen chronisch-myastatischer Encephalitis, die in der Literatur beschrieben und von uns beobachtet wurden, verschieden, als bei chronisch-progressiver Myastase die Infiltrate fast fehlen können und auch ein ausgesprochen schwammiges Gewebe, bzw. ein Gewebe mit Lückenherden, nicht zum Typenbilde der chronischen Encephalitis gehört. Auch die von Wimmer mitgeteilten Fälle betreffen zum Teil etwas atypische Erkrankungen oder auch ausgesprochene Rezidivencephalitiden, bei denen die schweren Infiltrationen im Thalamus und um den Aquäduct herum und die Desintegrationsprozesse im Thalamus den akuten Fällen ähneln. Andererseits hat sich im Laufe der Zeit, insbesondere auch an dem uns zur Verfügung stehenden Material, gezeigt, daß nicht nur topisch, sondern auch hinsichtlich der Art der histologischen Veränderungen die merkwürdigsten Differenzen bei ganz schleichend progressiver langdauernder Erkrankung sich zeigen können.

Es war den ersten Beobachtern chronisch-myastatischer Encephalitis, insbesondere Jakob, Goldstein, Stern, aufgefallen, daß die *entzündlichen Erscheinungen* bei dieser Erkrankung außerordentlich geringfügig sein oder fast fehlen können. In den Prädilektionsgebieten der akuten Encephalitis, insbesondere also im Höhlengrau, um den Aquaeductus Sylvii, ebenso in den ventrikelnahen Partien des Thalamus opticus, können die Gefäße ganz frei von Infiltraten sein. In der Hauptentartungszone, der Substantia nigra, finden sich z. B. in dem ersten von mir beschriebenen Fall einer Erkrankung, die im ganzen 6 Monate dauerte, auch nur vereinzelt Plasmazellen an kleinen Gefäßen oder hier und da ein Lymphocyt. Es war schwer, sich vorzustellen, daß diese ganz minimalen entzündlichen Erscheinungen an den Gefäßen etwas Wesentliches mit dem Krankheitsprozeß der chronischen Encephalitis zu tun haben sollten. Auch in den von Jakob mitgeteilten Fällen, welche krankheitstypisch verlaufen waren, und die $1^1/_2$—4 Jahre gedauert hatten, fanden sich geringe oder sogar eventuell nur ganz zarte lymphocytäre Infiltrate, so daß auch Jakob den Krankheitsprozeß als eine fortschreitende Parenchymdegeneration aufgefaßt hatte. Lucksch und Spatz hatten eine lückenlose Reihe von Fällen mit entzündlichen Veränderungen bis zu reinen Glianarben, insbesondere der Substantia nigra, beschrieben; Spatz hat aber auf die reine Verödung so besonderen Wert gegenüber entzündlichen Krankheitserscheinungen gelegt, daß er auf Grund dieser Verödungsbefunde eine besondere Theorie von der Entstehung der chronischen Encephalitis aufbaute, die erst später besprochen werden wird. CLAUDE und SCHÄFFER haben im Jahre 1923 das Fehlen perivasculärer Infiltrationen in einem Falle typischer Encephalitis besonders betont. Ähnlich äußert sich URECHIA. MARINESCU-BALOI betont, daß bei chronischen Fällen ohne Schübe mit einer Krankheitsdauer von über 3 Jahren nur in der Substantia nigra entzürdliche Veränderungen bemerkt wurden, doch sind nach der Beschreibung dieses Autors auch in der Nigra die entzündlichen Veränderungen sehr gering, sie bestehen in mäßigen Infiltrationen der Gefäße, in Wucherung der protoplasmatischen und faserbildenden Glia und Zerstörung

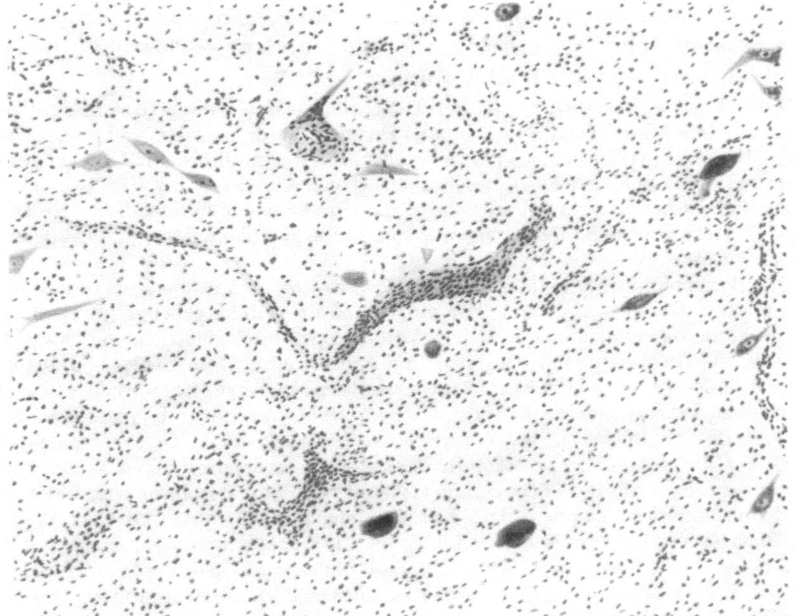

Abb. 60. Chronisch myastatische Encephalitis mit schwerster Versteifung. Noch schwere Entzündungsprozesse in der stark degenerierten Substantia nigra.

der melaninhaltigen Zellen. Andere Autoren, wie WIMMER, McALPINE, TAROZZI, D'ANTONA und VEGNI haben die entzündlichen Veränderungen etwas stärker betont, doch besteht kein Zweifel, daß die chronische Encephalitis progressiv verlaufen *kann*, ohne daß noch ausgesprochene Entzündungsvorgänge im Sinne von lymphoiden Infiltrationen zu bestehen brauchen. Es ist nicht angängig, dieses relativ häufige Zurücktreten der entzündlichen Erscheinungen mit den Ausnahmefällen akuter Encephalitis, in denen ebenfalls Infiltrationen fehlen oder sehr gering sind, ohne weiteres zu vergleichen. Dazu sind diese entzündungsfreien Fälle von akuter Encephalitis viel zu selten; außerdem finden wir in letzteren aber auch schwere akute Degenerationserscheinungen an den Ganglienzellen, die mit den langsamen Abbauerscheinungen bei der chronischen Encephalitis wohl nicht einfach parallelisiert werden können. Wir können natürlich nie den Beweis führen, bis wann in den Fällen chronischer Myastase ohne wesentliche Infiltrate entzündliche Veränderungen noch in stärkerem Maße vorhanden waren; wir glauben aber doch, auf Grund der vielen beobachteten Fälle, wie früher zu der Annahme berechtigt zu sein, daß die progressive Erkrankung auch ihren Verlauf nehmen kann, ohne daß entzündliche Erscheinungen histologisch eine wesentliche Rolle dabei spielen. Andererseits würde man aber, wenn man Gelegenheit hat, ein größeres Material durchzuarbeiten, zugeben müssen, daß es Fälle chronischer progressiver Encephalitis gibt, welche sich klinisch keineswegs von den Fällen ohne wesentliche Infiltrate unterscheiden, und die doch anatomisch erhebliche Entzündungserscheinungen erkennen lassen. In den zwölf Fällen typischer chronischer Encephalitis, die ich nach Abschluß der ersten Auflage histologisch genauer zu untersuchen Gelegenheit hatte, fanden sich stärkere Entzündungsvorgänge in fünf Fällen. Ja, es kann sogar vorkommen, daß man bei einer ganz schleichenden Encephalitis, bei der irgendwelche Krankheitsschübe nicht bekannt sind, ein histologisches Bild findet, welches stellenweise außerordentlich an das akute Stadium erinnert.

Fall 34. Dies war der Fall bei der Patientin Luise P., deren Krankengeschichte und Gehirn ich dem Städtischen Krankenhaus Bielefeld verdanke. Die 1898 geborene Kranke, die bis dahin im wesentlichen gesund war, erkrankte im Jahre 1923 an typischer akuter Encephalitis mit Schlafsucht, Doppeltsehen, Kopfschmerzen. Unmittelbar danach stellte sich Steifigkeit in den Armen und Beinen und zunehmender Speichelfluß ein. Die Erscheinungen verschlimmerten sich zusehends, so daß die Kranke am 4. VI. 1924 dem Krankenhaus überwiesen werden mußte.

Die Pat. befindet sich in dürftigem Kräfte- und Ernährungszustand, zeigt starren, maskenhaften Gesichtsausdruck. Der Kopf wird nach links gebeugt gehalten, Arme und Beine befinden sich in mäßiger Beugehaltung, Sprache undeutlich, verwaschen. Starker Speichelfluß. An den inneren Organen findet sich nichts Besonderes. Pupillen reagieren regelrecht. Es findet sich Lebhaftigkeit der Sehnenreflexe, links auch etwas Babinski. Bei passiven Bewegungen leichter Rigor. Es besteht eine starke Hypokinese. Trotz Atropin- und Scopolamingaben verschlimmert sich der Zustand langsam sukzessive immer mehr, ohne daß irgendwelche besonderen akuten Schuberscheinungen beobachtet werden, insbesondere klagt die Patientin gerade in den letzten Monaten ihrer Krankheit nicht mehr über Kopfschmerzen, Doppeltsehen und Schlafsucht. Die hypertonischen Erscheinungen verstärken sich immer mehr, auch klagt die Pat. über starke Schmerzen in den oberen Gliedmaßen. Sie ist psychisch bis zum Schluß ohne krankhafte Veränderungen. Sie stirbt rasch unter den Erscheinungen einer Herzinsuffizienz an einer croupösen Pneumonie, die nur 2 Tage lang klinische Erscheinungen gemacht hatte.

In diesem Falle fand sich keine nennenswerte Atrophie des ganzen Gehirns, keine Erweiterung der Seitenventrikel; Linsenkerne und Caudatum sind nicht nennenswert atrophisch. Nur die Substantia nigra ist mit bloßem Auge atrophisch, die ventralsten Partien des Thalamus sind auffallend blaß, der Hirnschenkelfuß ist vielleicht etwas atrophisch. In den Meningen der Konvexität sind frische Blutungen, die aber wohl mit der Terminalerkrankung zusammenhängen. Mit der terminalen Pneumonie hängen wohl auch Leukocytenagglutinate einiger Markgefäße des Großhirns zusammen. Schwerere Veränderungen der Rinde fehlen überhaupt. Starke Infiltrate sieht man besonders im Thalamus, in der Haube, in der Substantia nigra. Man findet hier insbesondere in den ventrolateralen Gebieten der Substantia nigra, aber auch noch bis in den roten Kern hinein, Zonen, die außer einer Schwellung und Vermehrung der Mesenchymzellen ganz dichte Infiltrate aus Lymphocyten zeigen. Auch findet sich im Gewebe eine ungeheuere, starke Überschwemmung, die im wesentlichen wohl aus Gliazellen besteht, doch scheinen auch Lymphocyten im Gewebe zu sein. In der Zona compacta der Substantia nigra ist überdies mehr als die Hälfte der Zellen zugrunde gegangen. Im Gewebe findet sich reichlich Melaninpigment, teils in Gliazellen, teils anscheinend auch frei im Gewebe. Eine feste Beziehung zwischen den entzündlichen Erscheinungen und den Abbauveränderungen der Substantia nigra besteht nicht, insofern, als in dorsomedialen Partien der Substantia nigra die Infiltrate sehr gering sind, obwohl die Ganglienzelldegeneration ebenfalls eine sehr starke ist. Auch im Pallidum finden sich Infiltrate, die jedoch lange nicht so stark sind wie im Mittelhirn. Auch im Pallidum findet sich noch eine starke Überschwemmung des Gewebes mit Gliazellen, welche zum Teil noch ein reichliches Plasma zeigen, auch kommen kleine Lückenfelder vor. Die Markscheidenpräparate ergeben hier, daß die Linsenkernschlinge keine nennenswerten Ausfallserscheinungen zeigt, ebensowenig der die innere Kapsel durchdringende Fasciculus lenticularis und die Faserung des Hypothalamus, auch die rote Kernfaserung ist gut erhalten. Dagegen ist eine starke Entmarkung in der Substantia nigra eingetreten.

In diesem Falle ist das anatomische Bild, das wir an einzelnen Stellen des Hirnstamms finden, nicht von dem bei akuter Encephalitis zu unterscheiden. Durch die terminale Erkrankung wird uns dieses Bild nicht wohl verständlich gemacht, da es sich um Veränderungen handelt, die zu ihrer Entstehung längere Zeit gebrauchten. Dagegen dürfte eine Infiltration der Meningen an einzelnen Stellen der Basis, die zum Teil aus Leukocyten bestand, vielleicht in Beziehung zur terminalen Pneumonie stehen. Wir können uns offenbar absolut kein Bild davon machen, wieso in diesem Falle der Entzündungsprozeß nicht zum Stillstand gekommen ist oder immer wieder von neuem aufflammte, während wir in anderen Fällen nichts Entsprechendes finden. Wir glauben nur, daß man aus der Feststellung derartiger gelegentlicher Befunde einige Folgerungen therapeutischer Art ziehen darf, insofern, als wir dadurch vielleicht aufgefordert werden, etwas energischer therapeutisch auch mit Mitteln, von denen wir einen Einfluß auf den Entzündungsprozeß selbst erhoffen, vorzugehen.

Nach der Besprechung der entzündlichen Veränderungen können wir jetzt zur Schilderung der degenerativen Vorgänge und Folgeerscheinungen übergehen. Hier ist zunächst hervorzuheben, daß makroskopisch das Gehirn nicht selten eine deutliche Atrophie zeigt, auf die schon G. LÉVY hingewiesen hatte. Diese Atrophie kommt auch im Gehirngewicht zum Ausdruck, das zwar nicht immer, aber doch mitunter deutlich vermindert ist, wie auch aus den Angaben der Literatur hervorgeht. Allerdings erreicht die Atrophie des Gehirns nicht die hohen Grade wie bei anderen degenerativen Erkrankungen des Gehirns, etwa der Chorea Huntington oder senilen Demenz. Besonders findet man nicht selten, wie bei anderen diffusen Degenerationsprozessen des Gehirns, eine besonders ausgesprochene, wenn auch im ganzen mäßig starke Atrophie der Frontalwindungen an der Konvexität beiderseits. Die Erweiterung der Ventrikel ist in den eigenen Fällen dabei eine durchaus mäßige oder sogar geringfügige; G. LÉVY berichtet über etwas stärkeren Hydrocephalus. Besonders deutlich ist auf den Querschnitten die starke Atrophie der Substantia nigra. Dieser Befund wird von allen Autoren, welche Untersuchungen gemacht haben, durchaus bestätigt, und es kann schon hier betont werden, daß nach den Mitteilungen von McALPINE bisher nur ein Fall von chronischer Encephalitis in der Literatur, bei dem die Substantia nigra intakt gewesen sein soll, und zwar von HASSIN und BASSOE, mitgeteilt worden ist; dieser Fall soll aber noch dazu nosologisch zweifelhaft sein. Ich selbst habe die Arbeit im Original leider nicht lesen können. Man wird jedenfalls zugeben dürfen, daß eine erhebliche Veränderung der Substantia nigra nach unseren bisherigen Feststellungen eine conditio sine qua non der chronischen Encephalitis ist. Allerdings ist diese Veränderung nicht immer bereits makroskopisch deutlich; vielmehr haben wir auch Fälle zweifelloser Encephalitis gesehen, in denen dieses Gebiet noch stark pigmentiert, gut von der Umgebung abgesetzt und von anscheinend normaler Breite war; erst bei der mikroskopischen Untersuchung fand sich dann die typische Anomalie. In anderen, sehr langdauernden Fällen ist freilich an Stelle der Substantia nigra nur noch ein ganz dünner graubrauner Streifen. Die übrigen Kerngebiete sind nur teilweise makroskopisch als verändert zu erkennen. Insbesondere gibt es Fälle, in denen eine makroskopische Atrophie des Striatum oder Pallidum nicht feststellbar ist. In anderen *Fällen ist das Pallidum deutlich abgeblaßt* und erheblich geschrumpft; mitunter erscheint auch das Putamen etwas aufgehellt. Auch Atrophien des Thalamus opticus lassen sich mitunter deutlich anatomisch nachweisen. Graue sklerotische Plaques sind innerhalb der Marksubstanzen nicht feststellbar. Erweichungen makroskopischer Art gehören ebenfalls nicht zum typischen Bilde der chronischen Encephalitis; gelegentlich sind kleine Erweichungen im Putamen (D'ANTONA und VEGNI) oder auch eine große Erweichung im Großhirnschenkel und der Substantia nigra (TAROZZI) gesehen worden. Wir selbst haben bisher nur einen Fall von Encephalitis mit einer Erweichung im Nueclus dentatus gesehen. Es handelt sich hier um einen Fall mit atypischen Symptomen, auf den hier nicht näher eingegangen werden kann.

Einige Beachtung verdienen dagegen die frischen Blutungen, die auch aus Meningealgefäßen bei chronischer Encephalitis stattfinden und zu einem raschen Tode führen können. Wir haben bei einem derartigen Patienten, der knapp 22 Jahre alt war, keine Herz-, keine Lungenaffektion hatte und an einer nicht übermäßig schweren parkinsonistischen Encephalitis mit Tremor und Charakterveränderung litt, einen plötzlichen Exitus gesehen, nachdem der Kranke einige Tage vorher über Schmerzen in den Beinen und in der Brust ohne jeden besonderen Befund geklagt hatte. Bei der Autopsie fand sich außer dem typischen histologischen Encephalitissyndrom eine große Blutung aus den meningealen Gefäßen der rechten Inselschläfenlappengegend. Diese Blutungen hängen wahrscheinlich mit regressiven Gefäßwandveränderungen zusammen, die unten beschrieben werden. Bemerkenswerterweise sollte in dem Falle, von dem ich berichte, wenige Tage vor dem Tode eine endolumbale Injektion ausgeführt werden, die aber unterbleiben mußte, weil die Punktion mißlungen war. Es liegt der Gedanke nahe, daß man den plötzlichen Exitus der endolumbalen Injektion zur Last gelegt haben würde, wenn nicht durch einen Zufall diese unterblieben wäre.

Histologisch betrachten wir zuerst das Gebiet der Substantia nigra. Man findet in diesem Gebiet auch in fortgeschritteneren Fällen eine ausgesprochene Kernverdichtung. Die Kerne bestehen im wesentlichen aus kleinen, dunklen, eventuell regressiv veränderten Gliakernen, welche allen Formen der Neuroglia angehören, in vielen Fällen sieht man aber auch bei den ganz langsam chronisch verlaufenden Fällen große blasse, geschwollene ovoide Kerne, die auf dem Nißlbilde deutliches Plasma haben können. JAKOB erwähnt auch schön ausgebildete Gliarosetten um zerfallene Ganglienzellen herum. In den Gliazellen können auch Fettröpfchen als Zeichen des fortlaufenden Abbauprozesses festgestellt werden. Die starke Vermehrung der Kerne auch in den fortgeschrittensten Stadien kann im Zusammenhang mit der gesamten Atrophie, also der Volumenverminderung des ganzen Organs, stehen; doch ist es zweifellos, daß wir bei vielen chronischen

Fällen in der Substantia nigra auch noch proliferative Veränderungen finden, und zwar auch in Fällen, welche nicht schubweise, sondern ganz langsam progressiv mit typisch myastatischen Erscheinungen verlaufen. So habe ich früher auch in dem ersten Falle chronischer Encephalitis, den ich beschrieb, auf den Befund verstreuter großer, mit Fett überladener Körnchenzellen bei Scharlachfärbung hingewiesen; ebenso haben mich neue Untersuchungen darüber belehrt, daß in manchen Fällen, in denen der Abbauvorgang an der Substantia nigra nur Teile des Organs ergriffen hatte, in den degenerierten Teilen noch recht progressive Veränderungen am Gliaapparat bestanden. So verhielt es sich z. B. mit einem Falle, welcher im ganzen $5\,^1/_2$ Jahre krank gewesen war.

Die Veränderungen der Ganglienzellen in der Substantia nigra äußern sich am deutlichsten in der Pigmentolyse, dem Ausfließen des Pigments, dem dann allmählich entweder eine Schrumpfung oder auch ein völliges Abblassen von Zellplasma und Kernen ohne ausgesprochene Schrumpfung folgen, bis man dann nur noch schattenhafte Gebilde findet oder auf völlig verödete Bezirke stößt. Daß sich noch Gliarosetten finden können, habe ich schon erwähnt; in vielen Fällen erfolgt der Abbau jedoch langsam, ohne stärkere Gliareaktion; in anderen Fällen habe ich allerdings auch bei chronischer Encephalitis große plasmareiche Gliazellen gesehen, die sich dicht an degenerierende Ganglienzellen anschmiegten, ohne anscheinend in sie hineinzudringen. Die Pigmentkörnchen findet man teils nur diffus, teils in kleineren oder größeren Ballen, nicht nur in den noch degenerierenden Partien der Substanz sondern auch in den völlig verödeten Bezirken; es hat den Anschein, als ob die Pigmentkörner sehr lange Zeit nach dem Untergange der Ganglienzellen erhalten bleiben können. Nur ein Teil des Pigments ist in den Gefäßwänden enthalten. Auf den Zellbildern kann man nicht immer feststellen, daß das Pigment im Plasma des Gliasyncytiums liegt, wenn es auch in Wirklichkeit in Gliazellen bis zum Abtransport in die Gefäße liegen dürfte. Das Verhalten der Gefäße ist auch mit Ausnahme der schon besprochenen entzündlichen Veränderungen ein sehr verschiedenes. Es gibt große Teile der Substantia nigra, in denen die Menge der Gefäße, insbesondere die der eröffneten kapillaren, nicht geringer ist als auf Vergleichsbildern von normalen Präparaten. In dem einen bereits mitgeteilten Falle, welcher trotz langsam progressiven Verlaufs ausgesprochene und wesentliche Entzündungserscheinungen zeigte, fand sich gar keine Gefäßverödung, wohl aber neben Infiltrationen eine Schwellung der Kapillarendothelien, wie sie auch bei akuten Encephalitiden vorkommt. Auch die mesenchymalen Elemente der Gefäße waren geschwollen. Eine Hyalinisierung der Gefäßwand war in diesem Falle nicht vorhanden. Auch sonst habe ich mich an mehreren Fällen nicht davon überzeugen können, daß eine ausgesprochene Verödung von Gefäßen besteht; in einigen Fällen scheint, soweit der Vergleich mit normalen Bildern ein Urteil erlaubt, eine Verödung zu bestehen, welche aber dann wohl eher als Folgeerscheinung der Atrophie des Organs gedeutet werden muß. Eine Hyalinisierung der Gefäßwand besteht in mehreren, aber nicht in allen Fällen und ist nicht so häufig wie an anderen Stellen des Gehirns. Die Armut an Markfasern, die bereits von mehreren Autoren, z. B. JAKOB, betont wurde, kann unbedingt bestätigt werden. Die Vermehrung der Gliafibrillen, die bis zur Ausbildung einer ausgesprochenen Gliose gehen kann, ist bereits bei einigen Fällen des pseudoneurasthenischen Stadiums beobachtet

worden; über Massenuntersuchungen hinsichtlich der Gliafibrillenbildung verfüge
ich bis jetzt an meinem Material nicht.

Von großem Interesse ist dann die Verteilung und der Grad der Nigrazerstörung. Es wurde bereits darauf hingewiesen, daß die Zerstörung der Substantia
nigra in erheblichem Grade sogar bei Fällen des pseudoneurasthenischen Stadiums
nachgewiesen werden konnte. Andererseits läßt sich unschwer an unserem Ma-

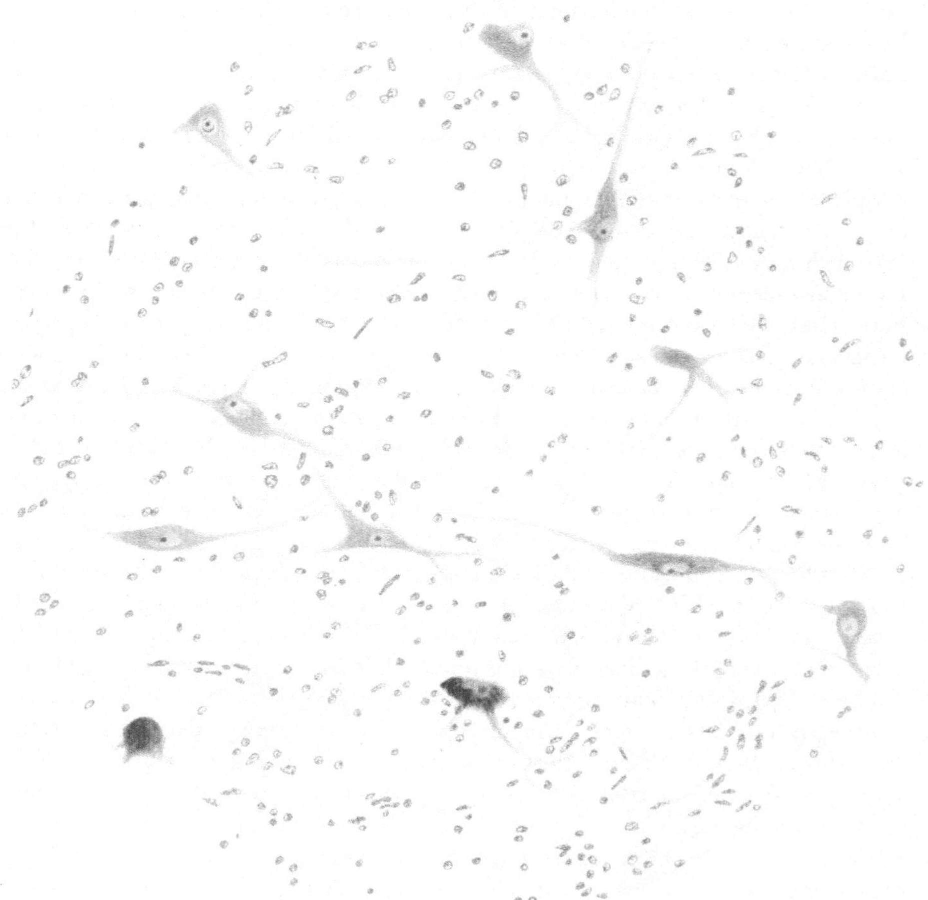

Abb. 61. Chronische Encephalitis mit starkem Rigor bei älterer Frau. S. nigra. Zellen pigmentlos.
Abbau gering.

terial feststellen, daß bei schwerer chronisch-myastatischer Encephalitis der
Abbau der Substantia nigra ein außerordentlich verschiedengradiger ist. So ist
in dem Fall einer 46jährigen Arbeiterin, bei der Lues und Arteriosklerose auszuschließen waren, eine starke Rigidität, eine unüberwindbare Starre des Nackens,
ein starker Rigor der Beine vorhanden. Die Kranke ist nicht imstande zu stehen;
eine Einzelbewegung des Rumpfes oder des Kopfes geht in eine Massenbewegung
über, an der Muskeln teilnehmen, die eigentlich gar nicht an der Bewegung teilzunehmen haben. Am 1. Tage schien es uns, als wenn das Gesicht nicht ganz

so maskenhaft wie bei anderen Encephalitikern sei, doch wird auch die Mimik
später völlig starr. Tremorerscheinungen sind im Anfang in geringem Maße vorhanden gewesen. In diesem Falle, in dem der Rigor besonders stark war und
schließlich zur Vernichtung aktiver Bewegungen führte, ist etwa die Hälfte der
Ganglienzellen der Substantia nigra in großen Nestern bis auf geringfügige Abbauerscheinungen gut erhalten; Infiltrate fehlen fast ganz; die andere Hälfte zeigt
schwere Verödungen, in denen jedoch noch plasmareiche Gliazellen liegen. In
einem anderen Falle, in dem uns das Gehirn freundlicherweise von der Provinzial-
Heilanstalt Langenhagen überlassen wurde, bestand nach dem Krankenblatt
neben der Rigidität erhebliches Zittern, das zeitweise außerordentlich stark
gewesen zu sein scheint. In diesem Falle ist die Substantia nigra fast vollständig
verödet. Doch wäre es völlig falsch, darum anzunehmen, daß gerade die Fälle
mit Tremor besonders durch eine Zerstörung der Substantia nigra ausgezeichnet
wären, denn wir finden auch andere Fälle, in denen die Rigidität zwar auch vorhanden ist, aber ganz zurücktritt gegenüber den Erscheinungen einer Dystrophia
adiposo-genitalis und einer Kreislaufinsuffizienz, Tremor aber stets gefehlt hat,
wo ebenfalls nur hier und da eine Ganglienzelle zu sehen ist. Im übrigen sind
in dem Tremorfall auch wesentliche Veränderungen des Pallidum gefunden
worden. *Es besteht also keine Parallelität zwischen der Schwere der Nigraveränderung und der Schwere der myastatischen Symptome;* und es besteht auch nicht
die Möglichkeit, eine zeitliche Parallelität aufzustellen insofern, als man annehmen wollte, daß nur bei besonders langdauernden Encephalitiden die Zerstörung der Nigra eine besonders schwere ist. In Fällen, in denen etwa die Hälfte
der Ganglienzellen erhalten war, betrug die Krankheitsdauer z. B. 4 und 5 Jahre;
in einem derartigen Falle war auf den ersten Blick die Substantia nigra
so gut erhalten, daß man zuerst dachte, überhaupt eine normale Substantia nigra
zu finden, bis man an anderen Stellen die schweren Abbauveränderungen in der
Nigra fand. Demgegenüber fand sich eine erheblichere Zerstörung der Nigra
bereits z. B. in dem ersten Falle. den ich sah, in dem die ganze Krankheitsdauer
nur 6 Monate betragen hatte. Im Falle 22 von JAKOB, in dem eine besonders
schwere Veränderung der Substantia nigra gefunden wurde, betrug nach Beginn
der Parkinsonerscheinungen die Krankheitsdauer $1^1/_2$ Jahre, im ganzen etwa
2 Jahre.

Die Zona reticulata ist im allgemeinen viel weniger als die eigentliche Zona
compacta der Substantia nigra betroffen, wie auch aus eigenen Präparaten erhellt.

An zweiter Stelle hinsichtlich der Abbauveränderungen nach der Substantia
nigra ist doch wohl auch heute noch der Globus pallidus zu bezeichnen. Es gibt
zwar Fälle mit typischer progressiver myastatischer Encephalitis, in denen dieses
Hirngebiet tatsächlich ungeschädigt zu sein scheint; schon GOLDSTEIN hat darauf
hingewiesen, daß außer in der Substantia nigra keine sicheren Veränderungen
im Nervensystem vorhanden sind. LUCKSCH und SPATZ betonen ebenfalls nur
die besondere Erkrankung der Substantia nigra. MC KINLEY sagt, daß neben
der schweren Nigraveränderung im Pallidum nur unwesentliche, im Striatum
und in der Rinde praktisch keine Veränderungen vorhanden sind. Später hat
MC KINLEY zusammen mit GOWAN bei drei Fällen von Encephalitis die Zahl
der Ganglienzellen im Putamen, Pallidum und der Substantia nigra bestimmt

und die Zahl unter Berücksichtigung der mathematischen Fehlergrenze mit denen Gesunder verglichen; hierbei wurde festgestellt, daß die Zahl der Ganglienzellen im Pallidum und Putamen der Norm entspricht oder nur solche Differenzen zeigt, die noch innerhalb der Fehlergrenzen liegen. Wichtig ist die Bemerkung dieser Autoren, daß man sich bei der bloßen Einschätzung, selbst wenn man Übung hat, außerordentlich täuschen kann. So verdienstlich aber die Untersuchungen der amerikanischen Autoren sind, so dürfen sie doch keineswegs dazu verleiten, nun etwa das Pallidum als ein gewohnheitsmäßig bei der chronischen Encephalitis ungeschädigtes Organ anzusehen; vermutlich werden die amerikanischen Autoren auch nicht so weitgehende Behauptungen aufstellen wollen. Mißlich ist der Vergleich der Zählung einer Reihe von Feldern im Vergleich mit normalen Vergleichspräparaten insofern schon, als durch eine Schrumpfung des Organs eine Verdichtung der erhalten gebliebenen Ganglienzellen erzielt wird, und so eine scheinbar normale Zahl erreicht wird, obwohl in Wirklichkeit doch eine Atrophie besteht. Außerdem haben wir gewiß nicht die Berechtigung, eine funktionell sich auswirkende anatomische Läsion nur dann zu diagnostizieren, wenn ein Zellverlust eingetreten ist; es sind schließlich außerdem auch noch

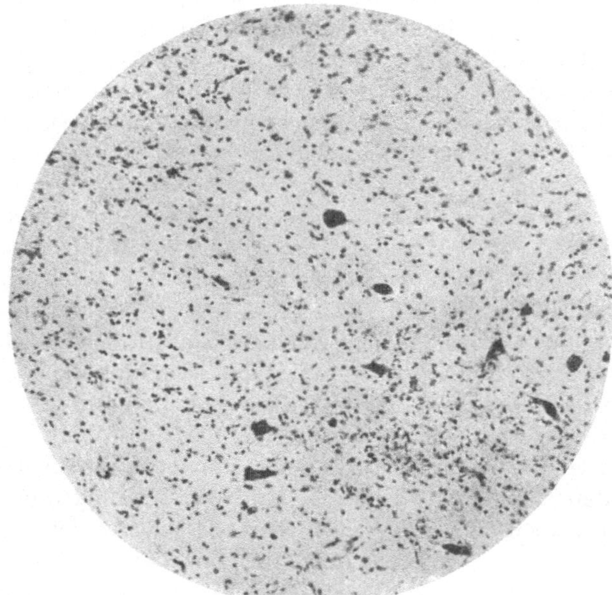

Abb. 62. Substantia nigra. Zellen teilweise erhalten bei schwerer chronischer Encephalitis von mehrjähriger Dauer. Noch erhebliche Gliareaktion.

Veränderungen der erhaltenen Ganglienzellen zu bewerten, wenn auch gewiß zugegeben werden muß, daß diese Bewertung öfters Schwierigkeiten macht, und daß wir unter Mißachtung der agonalen oder der terminalen Erkrankungen angehörenden Zellveränderungen namentlich leichtere akute Reizzustände oder Schwellungszustände der Ganglienzellen nosologisch überwerten können. Außerdem ist aber in manchen Fällen chronischer Encephalitis eine Verödung an Ganglienzellen auch *zweifellos* vorhanden. Ich habe selbst schon, bevor die Arbeit von Mc Kinley erschienen war, derartige vergleichende Zellzählungen vorgenommen und z. B. in einem Falle mit ausgesprochener Rigidität und Tremor innerhalb des Pallidum 49 zum Teil schwer veränderte Ganglienzellen in zehn Gesichtsfeldern gefunden gegenüber 80 Zellen in einem normalen Vergleichspräparat der gleichen Gegend. Besonders deutlich erhellt aber die Möglichkeit schwerer Pallidumveränderungen aus dem Einzelbefund von Bielschowsky und Henneberg, der ebenfalls eine typisch chronisch-myastatische Encephalitis betrifft. In diesem Falle bestand auch ein starker Zellausfall der Zona compacta der Substantia nigra, doch ohne wesentliche Schrumpfung und Markfaserverlust. Der Globus pallidus zeigte schon makroskopisch im Hämatoxylin-Eosinpräparat eine fleckige und streifige, dunkelrote Verfärbung. Bei histologischer Untersuchung fanden sich dann kleine Herde, in denen die nervösen Elemente geschwunden sind. Man sieht dafür breite plasmatische Bänder und Balken mit randständigen, gut gefärbten Gliakernen, in denen es sich um ein syncytiales amöboides Gliagewebe handelt, wobei die gliöse Grundsubstanz wie verflüssigt erscheint. Stellenweise sieht man auch rot gefärbte Körnchen in dem Gliabalken, auch außerhalb der Herde vereinzelte amöboide Gliazellen. Ein fettiger Zerfall des Parenchyms findet sich nicht (in anderen Fällen haben wir aber leichte Fettabbauveränderungen gefunden). BIELSCHOWSKY und HENNEBERG betonen, daß die Ganglienzellen des Pallidum außerhalb der Herde relativ gut erhalten sind, daß immerhin im ganzen das Pallidum fast ebenso schwer erkrankt ist wie die Substantia nigra. Wenn auch nicht in allen Fällen die Pallidumläsion so schwer ist wie in dem eben erwähnten Falle, so wird sie doch unter meinen Fällen kaum je vermißt und ist mitunter sehr ausgesprochen; dabei handelt es sich nicht nur um Veränderungen an den Ganglienkernen und Markscheidenausfall, sondern auch um richtige kleine Verödungsbezirke. Die erhebliche Veränderung des Pallidum äußert sich auch in den starken Markfaserverarmungen, die z. B. JAKOB namentlich in einem Falle im inneren Gliede des Kerns besonders stark gesehen hat. Es kommen allerdings auch Fälle vor, in denen, wie wir auch gesehen haben, eine wesentliche Markfaserverminderung im Globus pallidus nicht vorhanden ist; übrigens ist auch die Faserdegeneration der Ansa lenticularis und des Fasciculus lenticularis außerordentlich verschieden und im allgemeinen sehr wenig stark. Die Ganglienzellveränderungen äußern sich teils in chronischen Schrumpfvorgängen, teils in Verflüssigungsprozessen, bei denen aber wohl wiederum die Endkrankheit besonders beachtet werden muß, teils in langsamen Abbauprozessen, die schließlich zu einer Abblassung und Zellschattenbildung führen. Starke proliferative Veränderungen der Neuroglia sind hier selten. Die große Differenz der Pallidumläsion bei den einzelnen Fällen chronischer Encephalitis geht aus beigefügten Bildern hervor. Besonders ausgesprochen sind im Pallidum oft die Veränderungen der Gefäße. Insbesondere findet sich nicht selten, wie schon von anderen Autoren, z. B. WIMMER, ausgeführt wurde, eine Hyalinisierung der Gefäßwand. Es kommt dabei mitunter auch eine besonders perivasculäre Gewebsverödung vor, und G. LÉVY spricht z. B. direkt von der Häufigkeit des état criblé und préeriblé im Sinne VOGTS, den sie allerdings besonders im Striatum gefunden hat. Dabei muß allerdings betont werden, daß Schrumpfungsvorgänge um die Gefäße wenigstens in meinen Präparaten, die alle an vorsichtig eingebetteten Celloidinschnitten ausgeführt wurden, selten sind. Außer auf die Hyalinisierung der Gefäßwand ist das Augenmerk besonders auf die schon im akuten Stadium beobachteten sogenannten Kalkniederschläge der Gefäße, namentlich des Pallidum, gelenkt worden, d. h. auf die bei Hämatoxylin tiefblau gefärbten körnigen oder ballenartigen perivasculären bzw. adventitiellen Niederschläge oder auch diffuseren Inkrustationen der Media, die sich auch auf Toluidin intensiv dunkelblau färben können. Außer SPATZ hat auch JAKOB festgestellt, daß diese Massen, die aber auch frei im Gewebe liegen können, keine Gipsreaktionen ergeben; aus dem positiven Ausfall der Eisenreaktion soll aber auch

nicht auf Eisen geschlossen werden. Im übrigen kann der normal schon starke
Eisengehalt des Pallidum bei chronischer Encephalitis bald vermehrt, bald vermindert sein. Es muß darauf aufmerksam gemacht werden, daß auch diese
hämotoxylinfärbbaren Abbauprodukte im Pallidum nicht pathognomonisch sind,
und, wie wir sahen, in einer Reihe von chronischen Encephalitisfällen ganz fehlen
oder nur minimal ausgeprägt sein können. Das gleiche gilt auch von den Amyloidkörperchen, welche bei der Encephalitis chronica nicht selten auftreten. Über
die Beziehungen der Pallidumveränderung zu den klinischen Symptomen
können hier, wie ich früher schon betont habe, nur beiläufige Notizen gegeben

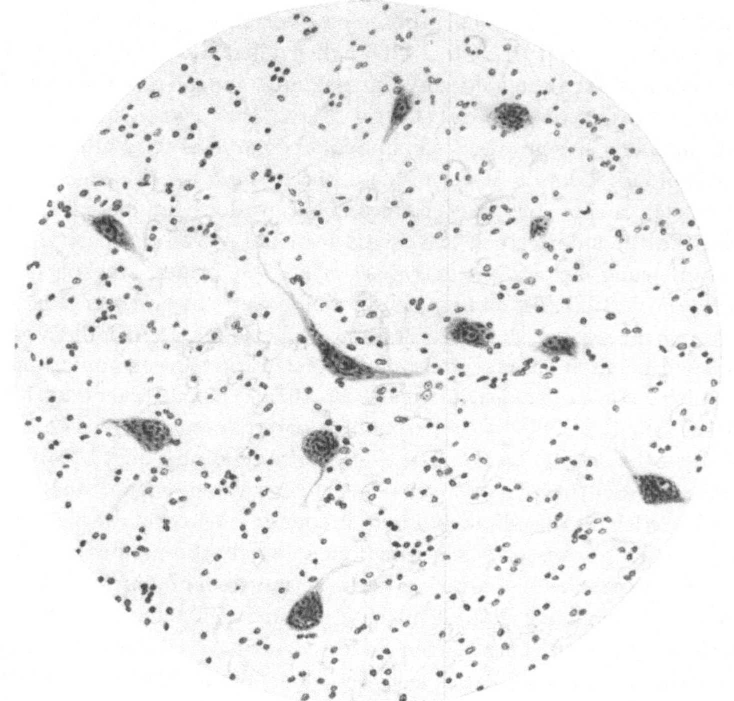

Abb. 63. Guterhaltenes Pallidum bei chronischer Encephalitis von mehr als 6 jähriger Dauer mit schweren
Mundbodenkrämpfen.

werden. Ich erwähnte schon, daß ich in meinem Material Pallidumläsionen
verschiedener Stärke fast stets gefunden habe. Dabei handelt es sich aber bald
um Fälle mit Tremor, bald um Fälle ohne Tremor, gelegentlich sind auch leichte
Torsionserscheinungen beigemischt; ich wäre völlig außerstande, aus dem anatomischen Befunde Rückschlüsse auf die besondere Eigenart des klinischen Bildes
zu machen, und dies umso mehr, als ja auch klinisch für uns offenbar identische
Erkrankungen beschrieben worden sind, in denen die Pallidumläsion fast gleich
Null ist und die Nigraläsion sehr stark ausgeprägt ist. Das Striatum ist in den
eigenen Fällen erheblich weniger als das Pallidum erkrankt, insbesondere finden
sich selten sicher krankheitsbedingte Veränderungen der kleinen Ganglienzellen,
während mitunter die großen Ganglienzellen in ausgesprochener Degeneration
befindlich sind. Mitunter findet man eine starke Aufhellung der Markfasern

welche das Striatum quer durchziehen. Ausgesprochene kleine Verödungsbezirke im Striatum, aber auch im Pallidum, konnten in einem Falle festgestellt werden, in dem Wackelerscheinungen des Kopfes und gelegentlich auch leichte Torsionsbewegungen des Kopfes bestanden. In diesem Falle würde man eine Bestätigung der FOERSTERschen Anschauung sehen, wonach die ticartigen Bewegungsstörungen von kleinen Striatumläsionen abhängig wären. Allerdings bedarf es wohl keiner Begründung, daß dieser Fall viel weniger beweisend ist als irgendwelche Herdfälle, da eben auch hier außer der Striatumläsion auch Pallidumläsionen und die schweren Veränderungen der Substantia nigra neben diffuseren Veränderungen

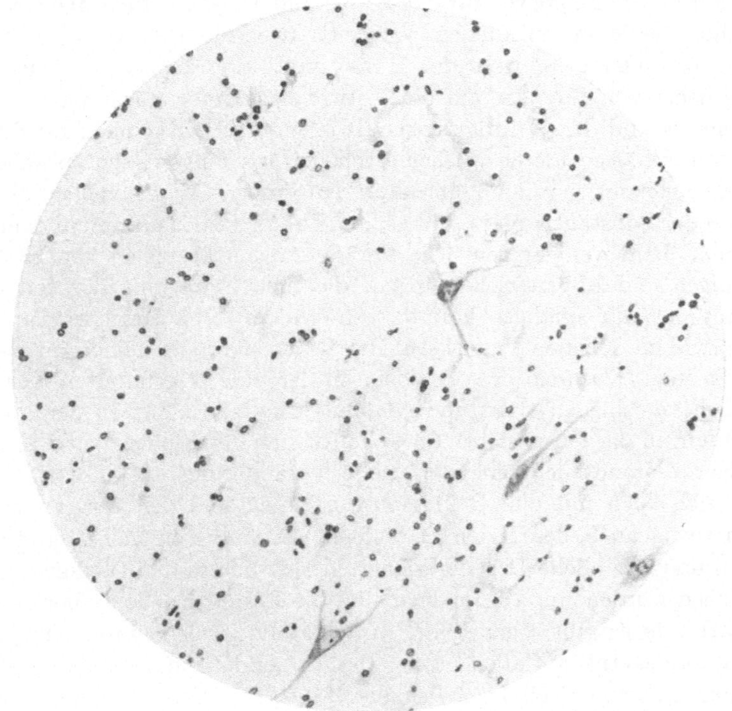

Abb. 64. Zerstörtes Pallidum mit Zellenschwund und Atrophie der Zellen bei gleichstarker Vergrößerung wie Abb. 63. Chronisch rigide Encephalitis ohne Tremor.

in anderen Hirngebieten vorhanden waren. G. LÉVY findet im Striatum in vier Fällen, die von ihr untersucht wurden, stärkere Zellatrophien und Desintegrationsprozesse als im Pallidum.

An vierter Stelle wären dann alle diejenigen Hirngebiete zu nennen, die in Verbindung mit der vegetativen Innervation stehen, also schließlich das gesamte Höhlengrau in den Wandungen des III. Ventrikels und des Aquaeductus Sylvii, das Tuber cinereum, das Corpus mammillare. Tatsächlich finden sich hier auch Veränderungen, die nicht nur, wie CREUTZFELDT betont, in einer starken, faserigen, subependymären Gliawucherung um den Aquäduct und die Ventrikel herum bestehen können, sondern auch teilweise erhebliche Abbauveränderungen der Ganglienzellen, und zwar nicht nur in Fällen, welche neben der Myastase auch noch das Symptomenbild der Dystrophia adiposo-genitalis zeigten, sondern auch sonst. In einem Mischfalle von Myastase mit Dystrophie, in dem der Tod schließlich an Kreislaufinsuffizienz infolge der hochgradigen Fettsucht eingetreten war, fand ich u. a. eine hochgradige hyaline Gefäßveränderung mit breiter adventitieller Gefäßwucherung namentlich im Corpus mammillare, aber auch im Gesamtgebiete des Tuber cinereum. Doch gibt es auch Fälle ohne Fettsucht, in denen schwere chronische Veränderungen, z. B. Schrumpfungserscheinungen der Ganglienzellen, in den ventrikelnahen und Höhlengraupartien des Thalamus und Hypothalamus, vorkommen. Demgegenüber sind die eigentlichen Thalamuskerne, insbesondere die ventrolateralen Kerne, die mit der Sensibilität etwas zu tun haben, viel besser erhalten; wenigstens fehlen auf den Nißlbildern stärkere Zellveränderungen. Auch hier wird man der Versuchung widerstehen müssen, Vergleichungen zwischen dem klinischen Bilde und der besonderen Schwere der Höhlengrauläsion zu ziehen; jedenfalls ist es ein Verdienst von LOTMAR, auf die Notwendigkeit der stärkeren Beachtung des Höhlengraus und der Würdigung der Höhlengrauschädigungen für die klinische Diagnostik schärfer, als das bisher geschehen ist, hingewiesen zu haben. Neben den bisher genannten Schädigungen an den großen Ganglienzellen, dem Höhlengrau und der Substantia nigra gibt es kein Grau im Hirnstamm, in dem sich nicht bald mehr, bald weniger deutliche Veränderungen abspielen können; wir sahen Verödungen und Abbauerscheinungen, die nicht wohl mit der terminalen Erkrankung zusammenhängen konnten, sowohl im roten Kern wie im Luysschen Körper, wie im dorsalen Vaguskern; die Brückenkerne scheinen im wesentlichen intakt zu sein. Doch sind die Läsionen in den zuletzt genannten Kernen außerordentlich verschieden stark und gehören jedenfalls nicht zu den wesentlichen Erscheinungen der chronischen Encephalitis. Es gibt sicher viele Fälle, in denen diese Kernbestandteile keine essentielle Veränderung aufweisen. Ebenso verhält es sich auch mit den Oculomotoriuskernen und den übrigen motorischen Kernen sowie auch dem Locus caeruleus. Es sind von mehreren Autoren Verödungen und erhebliche Degenerationen namentlich in den Oculomotoriuskernen beschrieben worden; im allgemeinen sind die Läsionen jedoch hier nicht besonders stark. Ja es gibt sogar Fälle, in denen die großen motorischen Zellen des Oculomotoriuskerns auffallend gut erhalten sind, andere Fälle wiederum, in denen nur ein kleiner Teil der Zellen ausgefallen ist. Natürlich ist es verständlich, daß in Fällen, in denen bleibende Augenmuskellähmungen vorhanden sind, auch große Partien der Oculomotoriuskerne ausfallen können; aber jedenfalls sind die Veränderungen im Oculomotoriuskern prinzipiell gar nicht den Veränderungen der Substantia nigra an die Seite zu stellen. Und das ist darum wichtig, weil im akuten Stadium das Gebiet des Oculomotoriuskerns, des perisylvischen Höhlengraus und auch der Vierhügel ebenso stark entzündlich verändert ist als die Nigragegend, in manchen Fällen wohl auch erheblich mehr.

Weiterhin kommen nun die Veränderungen der Hirnrinde in Betracht. Degenerative Veränderungen finden sich häufig, wie SPIELMEYER betont hat, namentlich in der Ammonsformation, doch sahen wir auch viele Fälle, in denen selbst dieser besonders leicht lädierbare Abschnitt der Rinde auch im chronischen Stadium ungeschädigt, wenigstens frei von Zellausfall und Sklerose, war. Die Veränderungen am Großhirnmantel sind bisher von den Autoren verschieden beurteilt worden. Diffuse Abbauveränderungen in der Rinde sind von G. LÉVY, MARINESCU-BALOI, HOHMAN, GREENFIELD beschrieben worden. Der letztere Autor weist besonders auf häufige Verfettungen in der Rinde hin und erinnert an die diffusen Degenerationsvorgänge im akuten Stadium, welche im Gegensatz zu den lokalisierten entzündlichen Veränderungen stehen. Poppi hat besonders die Stirnhirnrinde in sechs Fällen mit akinetisch-hypertonischen Symptomen untersucht und dabei das Stirnhirn ziemlich häufig erkrankt gefunden, doch sind die Veränderungen ganz uneinheitlich; bei gleichen klinischen Erscheinungen kann das Stirnhirn bis auf geringe diskontinuierliche Meningitis und leichte Gliareizung intakt oder schwer erkrankt sein. Von anderen Autoren sind die Rindenveränderungen noch mehr vernachlässigt worden. Jakob findet z. B. in einzelnen Fällen kleine Verödungen, z. B. in der Zentralwindung, in anderen Fällen wieder eine ganz normale Rinde. Unzweifelhaft ist es auch, daß schwere Zerstörungsvorgänge, die eventuell sogar ein Bild hervorrufen können, welches der Paralyse ähnelt, bei der chronischen Encephalitis etwas ganz Ungewöhnliches sind. Zu diesen Ausnahmebefunden gehört der interessante Fall von Scholz. In diesem handelte es sich um eine Krankheit, die über 2 Jahre gedauert hatte und klinisch durch fortschreitenden körperlichen Verfall, durch starke Parkinsonsymptome, außerdem aber auch optische Halluzinationen, Wahnbildungen, Benommenheitszustände, schließlich Erblindung corticaler Natur ausgezeichnet war. Es war also auch schon klinisch neben dem typischen ein atypischer Befund vorhanden. Histologisch fanden sich entzündliche Erscheinungen und Parenchymdegenerationen, sowie kleine Körnchenzellerweichungen in Abhängigkeit von hyalin entarteten Pialgefäßen in ziemlich diffuser Form in den hinteren Rindengebieten, schließlich war es auch zu Narbenerscheinungen gekommen, dabei fanden sich große Gliamonstrezellen. Die Anähnelung an den paralytischen Befund wird dadurch vergrößert, daß eisenhaltiges Pigment in größeren Mengen in Glia und Gefäßwandzellen vorhanden war. Auch wenn man von derartigen Fällen, die rein wissenschaftliches Interesse haben, absieht, wird man zugeben müssen, daß *Rindenveränderungen wenigstens in bescheidenerer Form doch mehr zum typischen Bilde der chronischen Encephalitis gehören, als man früher angegeben hat.* Ich verfüge, abgesehen von dem in der ersten Auflage von mir vermerkten Falle, über die Befunde von zwölf Fällen, die alle an dem chronisch-progressiven Symptomenkomplex, Akinese+Hypertonie teils mit, teils ohne Tremor gelitten hatten; einige Fälle hatten außerdem auch noch charakteristische Hyperkinesen, wie sie früher beschrieben sind. In psychischer Beziehung bestand in einzelnen Fällen eine tiefgehende Bradyphrenie, in einem Falle wahrscheinlich eine sehr erhebliche Abstumpfung, doch nicht im entferntesten eine Demenz mit Merk- und Gedächtnisstörung, wie etwa bei Paralyse oder auch bei vorgeschrittener multipler Sklerose. Das Hauptgewicht wurde bei den Untersuchungen namentlich auf das Stirnhirn und die Zentralwindungen gelegt. In fünf von diesen zwölf Fällen ist keine ernste Veränderung in der Hirnrinde feststellbar. Dabei wird vollkommen abstrahiert von leichteren akuten Veränderungen, wie Schwellungsvorgängen oder Reizzuständen oder weniger charakteristischen Verkrümelungen der Nißlsubstanz, die sehr gut in Abhängigkeit von der terminalen Erkrankung stehen konnten oder von mangelhaften Färbungen der Nißlsubstanz, die von der primären Formalinfixation, die in einigen Fällen stattgefunden hatte, abhängig waren. Bemerkenswert ist es, daß ein Fall mit aktiven psychischen Veränderungen zu diesen negativen Fällen gehört. Die Patientin hatte mit

Encephalitis- und Tuberkuloseerscheinungen auf der Encephalitisstation unserer Klinik gelegen, war dann wegen ihrer Tuberkulose nach der Medizinischen Klinik verlegt worden und dort aufgeregt geworden. Sie jammerte dauernd wegen ihrer mangelnden Besserung, verließ in der Nacht das Bett, warf die Möbel um. Sie zeigte Schreiattaken, die mitunter die ganze Nacht hindurch dauerten. Sie erklärte diese Schreiattaken, die etwas von den klazomanischen Anfällen abwichen, damit, daß sie Harndrang habe und von allen gehört werden wollte. Oft weinte sie hemmungslos. Dabei bestand keine intellektuelle Störung, auch keine Bradyphrenie. Es handelte sich bei dieser 34jährigen Patientin demnach mehr um Störungen, die der Hemmungslosigkeit des jugendlichen Encephalitikers ähnelten, und man kann hierin wieder ein Zeichen dafür sehen, daß keine Beziehungen zwischen morphologischen Veränderungen der Rinde und den Wesensänderungen bestehen.

In sieben Fällen waren Veränderungen in der Rinde deutlich. Sie fanden sich in diesen Fällen im Stirnhirn wie in den Zentralwindungen und auch anderen Partien, z. B. des Scheitel- und Schläfenlappens, die gelegentlich untersucht wurden, in etwa identischer Weise. Es handelt sich jedenfalls um mehr diffuse Veränderungen, nicht nur *isolierte* Herde. Die Veränderungen bestehen, wenn sie stärker sind, in ausgesprochenen, wenn auch meist nicht hochgradigen Verödungsstreifen und -flecken, die nur dann anerkannt wurden, wenn ein Vergleich mit normalem Präparat stattgefunden hatte. Diese Verödungsstreifen und -flecken sind sehr oft perivasculär besonders deutlich ausgesprochen. Am stärksten sind die Verödungen in der fünften und sechsten Schicht, sie kommen aber auch mitunter in der dritten Schicht vor. Wir fanden die ausgesprochensten Veränderungen dieser Art bei der einen Patientin, die neben starker Fettsucht und mäßiger Myastase auch eine besonders hochgradige Stumpfheit zeigte, dann aber auch bei einem Patienten, welcher neben schweren Parkinsonerscheinungen höchst quälende orale Automatismen gehabt und in den letzten Lebenswochen dauernd gejammert hatte, wenn er nicht Narkotica bekam. Vorher war dieser Kranke äußerst agil und witzig, gleichzeitig allerdings auch übereuphorisch und moriatisch gewesen. In einem dritten Falle, in dem leichte Störungen der Architektur der Schichten bestanden, war psychisch bis auf eine gelinde Bradyphrenie nichts aufgefallen; es handelte sich um einen Kranken, der in kurzer Zeit an einer enorm schnell verlaufenden Lebercirrhose zugrunde gegangen war. Die Gefäßwände können in diesen Fällen öfters leichte hyaline Veränderungen zeigen. Stärkere Abbauprodukte basophiler oder auch hellgrünlicher oder gelblicher Art, zum Teil in Körnchenzellen, sehen wir nicht selten, aber in subcorticalen Markgefäßen häufiger als in der Rinde selbst. Außerdem finden sich nun auch Veränderungen an den Ganglienzellen selbst, die wir nicht mehr mit dem terminalen Krankheitsverlaufe in Verbindung bringen können. Es finden sich hier Sklerosen der Ganglienzellen, die in einigen Fällen außerordentlich weit gehen können, es kommen aber auch anscheinend Verkleinerungen der Ganglienzellen vor, ohne daß die Ganglienzellen die typischen Erscheinungen der Schrumpfung, der knorrigen Konturen und Fortsätze, der diffusen Kernfärbung usw. zeigt. In einem Falle zeigten sich Verödungen besonders um die großen Beetzschen Riesenpyramiden, die im übrigen meist ziemlich gut erhalten sind. Der Abbau der Ganglienzellen ist offenbar ein außerordentlich langsamer; darauf deutet die Tatsache hin, daß in vielen Fällen mit Verödungen und Ganglienzellveränderungen eine eigentliche zellige Gliareaktion fast fehlt. Immerhin finden sich auch einige Fälle, in denen noch zellige Gliasynplasmen als Ausdruck zugrunde gegangener Ganglienzellen feststellbar sind oder auch gelegentlich Gänseblümchenherde, bzw. Gliarosetten. Auch finden wir einige sehr geschrumpfte Ganglienzellen, in deren Randkonturen plasmareiche Gliazellen sich eingedrängt haben. Zarte Infiltrate sahen wir nur ganz gelegentlich einmal. Eine starke Bindegewebsverdickung der Pia mater fand sich namentlich in dem einen Falle mit Fettsucht und hochgradiger psychischer Abstumpfung. Mitunter finden sich einzelne Amyloidkörperchen, aber auch noch andere Niederschläge, die nicht nur durch Färbfehler bedingt gewesen zu sein scheinen und vorläufig noch nicht genau gedeutet werden können. Anhaltspunkte dafür, daß gerade die Bradyphrenie mit Rindenveränderungen zusammenhängt, finden sich nicht, da die Abstumpfung in dem einen wiederholt zitierten Falle erheblich über die gewöhnliche Bradyphrenie geht. Auch finden sich keine Anhaltspunkte für einen Zusammenhang zwischen Akinese und Rindenstörung, da wir auch bei Fällen mit schweren akinetischen Erscheinungen nur geringe Rindendegenerationen feststellen konnten.

Im Kleinhirn und Nucleus dentatus sahen wir im allgemeinen keine wesentlichen Veränderungen.

Fassen wir alles das, was wir über die chronische Encephalitis bisher wissen, zusammen, so müssen wir zu folgendem Resultate kommen: Mit einer merkwürdigen Konstanz ist tatsächlich die Substantia nigra ganz besonders stark von dem degenerativen Abbauprozeß befallen; die Veränderungen des Hirns sind aber meist viel weiter reichende, allerdings in einer inkonstanten Weise. Die basalen Ganglien, d. h. insbesondere das Pallidum und auch vielfach wohl Anteile des Höhlengraus, sind jedenfalls mehr getroffen als die Rinde, doch ist auch diese nicht ganz frei, mitunter sogar diffus stärker verändert. Schwerere Rindenzerstörungen sind allerdings Ausnahmefälle. Es kommen diffuse Markscheidenausfälle vor, ja es können sogar, wie WIMMER gezeigt hat, Rückenmarksveränderungen auftreten, die den Degenerationsprozessen der funiculären Myelose ähneln. Dennoch gehört die chronische Encephalitis nicht zu den sklerosierenden myelinoklastischen Encephalitiden im engeren Sinne. Dies kann man sagen, obwohl man betonen muß, daß im Verlauf der chronischen Encephalitis ziemlich diffuse Verdichtungen der fibrillären Glia auftreten, wie wohl zuerst der von mir im Jahre 1919 beobachtete Fall zeigte, in dem allerdings das myastatische Stadium noch nicht erreicht war. Große, makroskopisch erkennbare sklerotische Herde, wie bei der multiplen Sklerose, der periaxialen Encephalitis usw., gehören nicht zum Typenbild unserer Krankheit. Weiterhin kommen auch Lückenfelder und Prozesse in der Grundsubstanz vor, welche den Eindruck einer gewissen Verflüssigung erwecken (BIELSCHOWSKY und HENNEBERG); ebenso soll gewiß nicht bestritten werden, daß neben perivasculären sklerotischen Vorgängen auch diffuse Criblüren kleinen Ausmaßes vorkommen, wie namentlich G. LÉVY zuerst betont hat; der Schrumpfungsvorgang, welcher derartige letztgenannte Vorgänge herbeigeführt, ist aber ein außerordentlich langsamer; größere Erweichungen gehören wiederum nicht zum Typenbild der Encephalitis. Eigenartige hyaline Veränderungen der Gefäßwand sind häufiger, als früher angenommen werden konnte; es fragt sich, ob sie durch den krankheitserregenden Stoff selbst bedingt werden oder nur Reaktionen darstellen auf Verödungen des Gewebes. Letzteren Vorgang halte ich für wahrscheinlich für die Fälle, in denen anscheinend eine Gefäßverödung in der Substantia nigra stattgefunden hat. Derartige Gefäßverödungen finden sich nicht an Stellen der Nigra, an denen der Erkrankungsprozeß noch in vollem Gange ist, sondern an Stellen, an denen bereits eine Atrophie eingetreten ist.

Der Entzündungsprozeß der chronischen Encephalitis ist nur in wenigen Fällen in stärkerem Maße ausgesprochen. Er fehlt ganz wohl tatsächlich nur in wenigen Fällen, wenn man sehr genau untersucht. Er tritt aber in den meisten Fällen derartig zurück, daß man ihn nicht mehr als die wesentlichste Komponente des Krankheitsprozesses betrachten kann. Im wesentlichsten herrscht, wie ich in Übereinstimmung mit JAKOB annehme, ein degenerativer Abbauprozeß vor, welcher diffuse Teile des Nervensystems einnimmt, aber bestimmte Partien, die früher genannt wurden, bevorzugt. Dieser Abbauprozeß führt schließlich zu einer Atrophie. Der Prozeß bevorzugt Stellen, die bereits im akuten Stadium besonders erkrankt sind, aber nicht alle Teile des Prädilektionsgebietes des akuten Stadiums. Man darf, wie ich glaube, auch heute diese wichtige Tatsache betonen. Weitere Einzelheiten des encephalitischen Krankheitsprozesses sollen hier außer Betracht bleiben, da sie weniger nosologisches als pathophysiologisches Interesse haben und besondere ausführliche Einzelarbeiten erforderlich machen. Dagegen schließe ich hier noch einige Worte über die Veränderungen der Leber im chronischen Stadium an.

Diese Bemerkungen sind notwendig, weil wir über die tatsächliche Feststellung der Leberfunktionsstörungen im chronischen Stadium nicht hinwegkommen und deshalb ein berechtigtes Interesse daran haben, ob auch anatomische Leberveränderungen vorkommen. Leider ist die Leber histologisch bisher viel zuwenig in den chronischen Fällen beachtet worden; infolgedessen ist das Material, auf das wir uns stützen, auch noch klein. Auch ich hatte bis zu dem einen Falle, den ich weiter unten besprechen werde, nur in einem Fall eine anatomische Untersuchung der Leber vornehmen können; in diesem Falle bestanden wohl leichte histologische Veränderungen, die aber kaum verdienen, irgendwie hervorgehoben zu werden. WIMMER hat, wie es scheint, auch nur in einem Falle die Leber untersucht und dort keine besonderen Veränderungen gefunden. Bereits JAKOB fand leichte Erscheinungen von Stasis, fettige Degeneration und einige leichte lymphocytäre Infiltrationen. Ein besonderer Streit über die Bedeutung anatomischer Leberveränderungen ist nun namentlich in der italienischen Literatur ausgebrochen, nachdem BUSCAINO, der unabhängig von mir und in viel weitergehender Weise die Bedeutung der Leber für die chronische Encephalitis betont hatte, auch in der Leber Colliquationsprozesse des Parenchyms mit Bindegewebsvermehrung bzw. Degenerationsherden gefunden hatte, welche er als traubenartige Degenerationsschollen bezeichnet hatte. Diese Untersuchungen sind an zwei Fällen ausgeführt worden. BUSCAINO fand beachtenswerte Gegner namentlich in DE LISI und BUSINCO sowie GRACIANI. Die Arbeit der erstgenannten Forscher ist darum von Wichtigkeit, weil BUSINCO sich bereits speziell mit den Leberveränderungen bei Malaria beschäftigt hatte. DE LISI und BUSINCO haben tatsächlich auch in der Leber von vier Fällen Veränderungen gefunden, die, soweit ich ihrer Arbeit entnehmen kann, der Lebercirrhose doch in ziemlichem Maße

ähneln, wenn auch makroskopisch nichts Wesentliches nachweisbar ist. Aber
auch diese Autoren betonen die namentlich bei Giesonfärbung sehr deutliche
Bindegewebsvermehrung, die Neubildung von Gallengangcapillaren und, was
vielleicht besonders wichtig erscheint, lympho- und leukocytäre Infiltrationen.
In einem Falle, in welchem eine starke Anämie bestand, sind auch die KUPFFER-
schen Sternzellen vergrößert, ihr Protoplasma mit Eisenpigment erfüllt. Die
Bedeutung dieser Befunde wird jedoch von den Autoren darum sofort eingeschränkt,
weil die Patienten, um die es sich handelt, aus Malariagegenden stammen, und
Malariapatienten ähnliche Leberveränderungen haben sollen. Leider ist nicht
ausgeführt, ob die beiden betreffenden Patienten, um die es sich in den Fällen
von DE LISI und BUSINCO handelte, auch tatsächlich an Malaria gelitten hatten.
GRACIANI, dessen Untersuchungen von Wichtigkeit zu sein scheinen, hat die
Leber von 27 Fällen verschiedener Psychosen, sowie die von sechs chronischen
Encephalitikern untersucht. Nur zweimal fand sich eine leichtere bzw. stärker
ausgeprägte Verdichtung des Bindegewebes, aber keine Lebercirrhose, sondern
eine Lebersklerose, und derartige Veränderungen kommen auch bei vielen anderen
Krankheiten vor. Im Gegensatz zu diesen letzteren Autoren hat wieder RIZZO
in drei chronischen Fällen eine parenchymatöse Colliquation sowie eine Reaktion
des Bindegewebes in Form von Fibroblasten und Faserbündeln gesehen, ohne
daß andersartige Gründe toxischer oder infektiöser Art diese Veränderungen des
Leberparenchyms bedingten. Ähnlich scheinen die Veränderungen, die BOLSI
in drei Fällen sah, gewesen zu sein. Auch in diesen Fällen fanden sich degenerative
Leberveränderungen neben einer besonders starken Proliferation des Bindegewebes.

Besondere Wichtigkeit erlangen dann aber schließlich die Fälle, in denen
wirklich eine Lebercirrhose auftritt, sei es, daß dieselbe dem LAENNECschen oder
dem WILSONschen Typ folgt. Die Literatur über derartige Fälle ist vorläufig
noch beschränkt, aber doch nicht unwichtig, denn tatsächlich finden wir bereits
fünf Fälle von chronischer Encephalitis in Verbindung mit schwerer Lebercirrhose,
ohne daß sonstige Schädigungen als Ursache der Lebercirrhose bekannt wären.
Es sind dies die Fälle von KLEINE, WESTPHAL und SIOLI, ROSSI, BALÓ und endlich
ein sehr eigentümlicher von mir beobachteter Fall. In dem Falle von KLEINE
besteht kein Zweifel darüber, daß es sich um eine Encephalitis handelte, da die
Affektion im Anschluß an eine Grippe mit Schlafsucht unmittelbar entstanden
war. Auch der übrige Befund entspricht vollkommen der chronischen Encephalitis, bemerkenswert war nur das Auftreten eines Hornhautringes, der für gewöhnlich fehlt. Der Patient zeigte auch offenbar die typischen Charakterveränderungen
des jugendlichen Encephalitikers. Die Leber ist stark gehöckert, die Höcker
wechseln zwischen Hanfkorngröße und Kirschkerngröße. Es besteht eine hochgradige Bindegewebsentwicklung, im Bindegewebe kommen aber auch Infiltrate
vor mit Lymphocyten, Leukocyten und Plasmazellen. Auch die Gallengänge
sind stark gewuchert, die Leberzellen zeigen schwere pathologische Veränderungen. Im Gegensatz zu WIMMER, der einige Zweifel äußert, liegt für mich
auch gar kein Zweifel vor, daß in dem Falle von WESTPHAL und SIOLI eine Encephalitis vorlag. Die Lebercirrhose ähnelte dem *Wilsontyp*, war aber ausgezeichnet
auch durch starke entzündliche Erscheinungen. Klinisch war in diesem Falle bei
einer 36jährigen Patientin während einer Grippe mit Fieber plötzlich Zittern auf-

getreten. Ob das Zittern während der Grippe oder nachher kam, ist nicht ganz klar. Cords, der gewiß als Autorität auf dem Gebiete der encephalitischen Augenstörungen gelten kann, hatte eine völlige Konvergenzlähmung mit fehlender Konvergenzreaktion und Accommodationsschwäche bei erhöhter Lichtreaktion sowie eine leichte Abducensparese festgestellt. Gelegentlich fand sich später die Westphalsche wechselnde Starre. Es stellte sich dann eine zunehmende Rigidität mit Tremor ein, außerdem eine völlige Unzugänglichkeit mit Heulen und Schreien, Stereotypien und auch einer gewissen Demenz. Histologisch fanden sich Gliaknötchen, Gliawälle und auch ausgesprochene lymphoide Infiltrate, die bei der gewöhnlichen Wilsonschen Krankheit nicht vorkommen. Außerdem fanden sich allerdings auch die großen Gliazellen mit den riesigen Kernen, wie sie von Alzheimer bei der Pseudosklerose beschrieben worden sind, und diese riesigen Gliazellen kommen gewiß im allgemeinen bei der chronischen Encephalitis nicht vor. Trotzdem ist jedenfalls an der Tatsache, daß auch eine chronische Encephalitis in diesem Falle bestand, kein Zweifel, und man kann höchstens darüber diskutieren, aus welchem Grunde auch während der chronischen Encephalitis histologische Veränderungen sich entwickelt haben, die der Pseudosklerose glichen. Diese Frage würde aber ohne gleichzeitige Erörterung der Pathogenese der Wilsonschen Krankheit gar nicht möglich sein; es ist deshalb nicht möglich, hier näher darauf einzugehen. Wir werden uns damit begnügen, auf die Auffassung von Westphal und Sioli selbst hinzuweisen, die ein zufälliges Zusammentreffen beider Erkrankungen durchaus mit Recht als sehr unwahrscheinlich bezeichnen und der Auffassung zuzuneigen scheinen, daß ein gemeinsames toxisches Agens den beiden Erkrankungen zukommt. Ebenso liegt in dem Rossischen Falle, den ich im Original lesen konnte, eine zweifellose chronische Encephalitis vor. Auch hier sah die Leber ähnlich wie eine Wilsonleber aus. Es bestand wieder die starke Cirrhose, mehr inter- als intralobulär, Neubildung von Gallengängen, nekrotische Inseln im Parenchym und spärliche Infiltrate meist in den nicht nekrotischen Fällen. Die Arbeit von Baló habe ich nur im Referat lesen können. Dieser Autor untersuchte sieben chronische Fälle; sämtliche Fälle zeigten Bindegewebswucherungen, in einem Fall fand sich eine echte atrophische Cirrhose, die anscheinend mehr dem Laennecschen Typ ähnelte. Endlich konnte ich einen Fall beobachten, den ich bisher noch nicht ausführlicher veröffentlicht habe, der aber wohl der Mitteilung wert ist.

Fall 35. Der 1875 geborene, früher stets gesunde, nie geschlechtskranke Mann hat niemals Alkohol in höherem Maße zu sich genommen, wie von ihm selbst wie von den Angehörigen bezeugt wird. Er war Lokomotivführer. 1921 erkrankte er an einer akuten Encephalitis, von der er sich nicht mehr erholte. Es stellte sich allmählich eine chronische Myastase ein. Trotzdem tat H. bis zum 5. I. 1925 noch Dienst als Lokomotivführer und suchte erst im März 1925 die Poliklinik auf. Es fand sich damals eine typische Gesichtsmaske, eine mäßige Starre des Armes und der Beine, eine geringe Bradyphrenie, langsame Bewegungen, etwas Tremor in den Armen. Der Patient wurde zur Aufnahme bestellt, erschien aber nicht, so daß er nur poliklinisch behandelt werden konnte. Infolgedessen gehört H. leider nicht zu den Patienten, bei denen eine genauere Stoffwechseluntersuchung vorgenommen werden konnte. In der Folgezeit fühlte sich der Patient infolge der Behandlung leidlich. Er zeigte noch ein leichtes Zittern des linken Beines, während sich das Zittern des rechten Beines nicht besserte; mit dem rechten Arme pendelt er gut, links weniger. Schwäche der Konvergenz, Conjunctivitis und Seborrhöe. Patient kam regelmäßig, zuletzt zur faradisch-suggestiven Behandlung, in die Klinik, ohne einen besonders schweren

Eindruck zu machen. Leider haben wir auf die Leber damals nicht besonders geachtet, da kein Anlaß zur besonderen Beachtung in diesem Falle vorhanden zu sein schien. Im August 1926 schwollen auf einmal die Beine an, dann schwoll in wenigen Tagen der Leib enorm an, und der Patient wurde bereits nach 14 Tagen in desolatem Zustande am 4. IX. unserer Klinik zugeführt, von dort sofort der Medizinischen Klinik überwiesen, wo er bereits nach wenigen Tagen starb. Es bestand, wie hier poliklinisch festgestellt wurde, ein sehr hochgradiger Ascites, außerdem Ödem der Beine, die Zunge war trocken und braun, Patient sieht verfallen aus, macht einen schwer leidenden Eindruck, ist aber bei klarem Bewußtsein. Die Sprache ist heiser und verlöscht schnell. Es finden sich jetzt eigenartige Innervationserscheinungen, wenn der eine Arm passiv bewegt worden ist, wird die Bewegung etwa ein dutzendmal automatisch mit demselben oder auch dem Arme der anderen Seite wiederholt. Antworten werden langsam gegeben, der Rigor hat dabei gegen früher nicht wesentlich zugenommen.

Anatomisch findet sich nun in diesem Fall eine schwere Lebercirrhose, welche durchaus makroskopisch der LAENNECschen gleicht. Durch die Liebenswürdigkeit von Herrn Geheimrat KAUFMANN war es mir möglich, ein Stück Leber histologisch zu untersuchen. Die Leber sieht makroskopisch auf der Schnittfläche hellbraun aus. Sie ist außerordentlich derb. In den stark verbreiterten bindegewebigen Interstititalräumen finden sich nicht nur massenhaft Fibroblasten, sondern auch Haufen von Lymphocyten, auch neugebildete Gallengänge. Die Leberläppchen sind stark verkleinert und abgerundet. Nekrotische Erscheinungen an den Zellen in den erhaltenen Läppchen finden sich nicht, doch sind die Zellbalken durch Stauungserscheinungen auseinandergedrängt. Auch die Bindegewebsfasern sind stark vermehrt, doch nehmen die Fibrillen im Giesonbilde zum Teil noch keine leuchtendrote Farbe an. Weder gummiartige Bildungen noch sonstige Verkäsungen sind in der Leber feststellbar. Makroskopische Erscheinungen sind im Gehirn auch nicht im Linsenkern feststellbar; histologisch findet sich im Gehirn, wie bereits früher ausgeführt wurde, das typische Bild der chronischen Encephalitis.

Dieser Fall von Lebercirrhose hat noch die Besonderheit, daß der Krankheitsverlauf ein ungeheuer überstürzter war, und in wenigen Wochen von den ersten Erscheinungen eines aktuellen Leberleidens an der Exitus eintrat. In diesem Falle wie in den vorangehenden ist der Einwand, daß eine Leberveränderung durch Malaria provoziert sein könnte, nicht gerechtfertigt. Es ist mir bekannt, daß in der letzten Zeit die Pathogenese der Lebercirrhose eifrig diskutiert und von einigen Autoren auch die Bedeutung der Alkoholschädigung negiert, bzw. für weniger wichtig gehalten wird. Immerhin wird von gewichtiger Seite aus auch heute noch die Bedeutung des Alkoholismus anerkannt. In dem bekannten Handbuch von KAUFMANN findet sich, daß bei $3/4$ aller Fälle von Lebercirrhose chronischer Alkoholismus vorkommt, wobei zugegeben wird, daß der Alkohol vielleicht nur ein Faktor der Cirrhose ist, wie ja auch bei anderen postalkoholischen Erkrankungen. Wenn aber bei Personen, welche weder an Alkoholismus, noch an Syphilis, noch an akuten Infektionskrankheiten außer der Encephalitis, insbesondere auch nicht an Malaria gelitten haben, Lebercirrhose jetzt schon in einer ganzen Reihe von Fällen beobachtet worden ist, und wenn von mehreren Autoren auf Leberveränderungen in einer größeren Reihe von Fällen aufmerksam gemacht worden ist, hat man auch die Berechtigung, mit der starken Möglichkeit eines inneren Zusammenhangs zwischen Encephalitis und anatomisch nachweisbarer Lebererkrankung zu rechnen. Wenn in anderen Fällen anatomische Leberveränderungen nicht festgestellt worden sind, so muß man immer noch damit rechnen, daß die histologische Untersuchung der funktionstragenden drüsigen Apparate der Leber noch nicht so vervollkommnet ist, wie die Untersuchung des nervösen Gewebes, namentlich mit der Nisslfärbung. Es besteht sehr wohl die Möglichkeit, daß leichte Schädigungen der Leberzellen auch in den Fällen schon vorliegen, in denen vorläufig nur die eine oder andere Funktionsstörung der Leber nachgewiesen werden kann.

Die Veränderungen anderer Organe scheinen weniger spezifisch zu sein. MARINESCO sowie DE LISI und BUSINCO machen auf teils entzündliche, teils bindegewebig produktive Veränderungen in den Speicheldrüsen aufmerksam. Die letzteren Autoren betonen die Möglichkeit, daß das Encephalitisvirus die Veränderung der Speicheldrüsen herbeigeführt haben könnte. Sie nähern sich so den Anschauungen NETTERS, welcher das Virus der Encephalitis auch in den Speicheldrüsen gefunden zu haben glaubt. Die zuletzt genannten Autoren haben auch Herde von Bindegewebswucherungen und Fibrillolyse in der Muskulatur feststellen können. Ob es sich hier um die Folgeerscheinungen einer Stoffwechselstörung oder eine Folge der langdauernden Hypertonie der Muskulatur handelt, müßte durch weitere Untersuchungen festgestellt werden. Die Epiphyse war in den beiden Fällen, die BUSINCO untersuchte, normal, dagegen fanden sich hypophysäre Veränderungen in vier Fällen, die darauf hinweisen, daß das Encephalitisvirus doch in die Hypophyse eindringen kann, insbesondere fand sich in diesem Organ eine ausgesprochene Bindegewebswucherung, auch fanden sich einige Infiltrationsherde. Dabei ist bemerkenswert, daß, soweit ich sehe, in den vier Fällen, die BUSINCO untersucht hat, keine Fettsuchterscheinungen oder ausgesprochene Symptome von Dystrophia adiposo-genitalis bestanden. In der Schilddrüse und den Epithelkörperchen sowie in den Nebennieren fanden sich keine wesentlichen Veränderungen, wohl aber Atrophisierungsprozesse in den Testikeln.

V. Ätiologie und Pathogenese.

Die folgende Darstellung wird von der Entscheidung der Frage abhängig sein müssen, ob die epidemische Encephalitis überhaupt eine Krankheitseinheit darstellt.

Wir haben diese Frage bereits früher bejahend beantwortet und darauf hingewiesen, daß wir im Gegensatz zu den Autoren, welche die proteusartige Variabilität der klinischen Erscheinungen immer von neuem betonen, berechtigten Grund haben, selbst klinisch ganz spezifische Besonderheiten der Erkrankung von nosologischem Werte zu betonen. Wir fassen diese klinischen Besonderheiten noch einmal zusammen:

Erstens einmal überwiegen symptomatisch während des akuten Stadiums ganz bestimmte Herdsymptome, die wir als Hauptsymptome bezeichnen, und die nicht nur nosologische, sondern selbst diagnostische Bedeutung haben. Zu diesen Hauptsymptomen gehören die flüchtigen, wechselnden Augenmuskellähmungen, die vestibulären Störungen, die Schlafsucht, die choreatischen und myoklonischen Zuckungen. Unter den Hauptsymptomen kommen mit eigenartiger Häufigkeit Erscheinungen vor, die bei anderen Erkrankungen sehr selten auftreten, wie die häufigen Akkomodationsstörungen und die Blicklähmungen, insbesondere die vertikale Parese. Ferner gehören auch die extrapyramidalen Erscheinungen bereits im akuten Stadium mit zu den Hauptsymptomen insofern, als es jedenfalls Gruppen von Encephalitiden gibt, die bereits im akuten Stadium diese Symptome mit besonderer Häufigkeit zeigen, und in gewisser Beziehung auch die hyposthenisch-hypotonischen Symptome und endlich die hartnäckige Agrypnie als Antagonistenphänomen der Schlafsucht. Die außerordentlich mannigfaltigen neurologischen und psychischen Nebensymptome sind dem Kern der Hauptsymptome aufgelagert, außerordentlich selten kommen aber Symptomenkomplexe vor, in denen die Hauptsymptome fehlen.

Von dieser Symptomgruppierung abweichend ist nur die eine wichtige Nebenform, die wir als die verschleiert grippeartige Erkrankung bezeichnet haben, in welcher die eigentlich neurologischen Encephalitissymptome ganz fehlten. Diese Erkrankung ist so häufig, daß es reine Sache der Konvention ist, ob man diese Form nicht viel besser als dritte Hauptform der hypersomnisch-ophthalmoplegischen und der hyperkinetisch-irritativen angliedert. Die oligosymptomatische Form kann man weniger als eine besondere Hauptform bezeichnen, da es sich meist nur um eine Miniaturform der anderen beiden Hauptformen handelt. Die spinalen und peripherischen Erkrankungen können als Nebenform bezeichnet werden.

Die zweite Eigentümlichkeit, die der epidemischen Encephalitis zukommt, ist die mangelhafte Heilbarkeit des akuten Stadiums, der Übergang in das pseudoneurasthenische Stadium, der fast nie fehlt, und zwar in ein Stadium pseudoneurasthenischer Erscheinungen ungewöhnlicher Hartnäckigkeit.

Die dritte klinische Eigentümlichkeit ist dann die Feststellung, daß in mindestens 50% aller Fälle, die nicht während des akuten Stadiums zum Exitus gekommen sind oder schon im akuten Stadium an parkinsonistischen Erscheinungen erkrankt waren, entweder direkt oder nach einem Intervall, das bis zu 6 Jahren, vielleicht auch noch länger, betragen kann, die chronische Encephalitis eintritt, die ja auch, wie gezeigt worden ist, durch motorische, vegetative und psychische Eigenschaften ausgezeichnet ist.

In pathologisch-anatomischer Beziehung ist die Encephalitis ebenfalls durch charakteristische Erscheinungen ausgezeichnet, die man dann anerkennen muß, wenn man nicht die histologischen Einzelbefunde, wohl aber das histologische Ensemble bewertet. Ich verweise auf das, was ich in dem Kapitel über die pathologische Anatomie gesagt habe.

Bei dieser Betrachtungsweise wird ohne weiteres zugegeben, daß sowohl klinische wie pathologische Ausnahmebefunde vorkommen können, doch handelt es sich hier um Besonderheiten, die bei jeder anderen Krankheit auch vorkommen, ohne daß man an ihrer Einheitlichkeit zweifeln kann. Auf dem Gebiete des Naturgeschehens gibt es überhaupt keine starren Grenzen, sondern überall Übergänge.

Und viertens endlich wird die nosologische Einheit der Encephalitis durch den bekannten Epidemiegang garantiert. Gewiß hat es auch früher schon kleine Epidemien von Encephalitis gegeben, gewiß auch wahrscheinlich in der Zwischenzeit einzelne sporadische Fälle von epidemischer Encephalitis; aber was besagen diese kleinen Epidemien und sporadischen Fälle gegen die Hunderttausende, die im letzten Dezennium an dieser furchtbaren Krankheit gelitten haben, und zwar einer Krankheit, bei der man teilweise wenigstens das Wandern der Epidemie deutlich verfolgen konnte.

Nimmt man aber an, daß klinisch, anatomisch und epidemiologisch die Encephalitis epidemica eine Einheit darstellt, dann ist die Annahme eines einheitlichen Virus unzweifelhaft die plausibelste; und wir können nur dann die Annahme eines einheitlichen Virus ablehnen, wenn uns ganz strikte Beweise dafür gegeben wären, daß die Unzahl der typischen Fälle tatsächlich durch verschiedene Erreger bedingt wäre. Von einem solchen Beweis kann vorläufig freilich nicht die Rede sein.

Wenn man nun freilich über den Erreger der Encephalitis selbst sich äußern soll, gerät man im Gegensatz zu den klaren und überschaubaren Ergebnissen der klinischen und anatomischen Forschung auf ein überaus dunkles und der Kontroverse Tür und Tor öffnendes Gebiet, in dem eine feste Entscheidung vorläufig noch vollkommen unmöglich ist. Der Erreger der Encephalitis ist tatsächlich bisher mit Sicherheit noch nicht gefunden. Wir werden uns damit begnügen müssen, die bisherigen Ergebnisse, soweit sie von Wichtigkeit sind, systematisch aufzuzählen und kritisch zu beleuchten. Auch die eigenen Untersuchungen, die allerdings noch fortgesetzt werden, werden dabei aufgezählt werden.

Im Beginn der Encephalitisforschung war angenommen worden, daß die epidemische Encephalitis durch einen Diplostreptokokkus hervorgerufen würde. Economo und Wiesner hatten einen Diplostreptokokkus aus dem Gehirn eines experimentell infizierten Affen herausgezüchtet; es handelt sich um einen Erreger, der auch von Wiesner bei anderen Krankheiten, z. B. der Polymyositis, gefunden wurde. Die Spezifität dieses Streptokokkus als eines Erregers mit besonderen Eigenschaften wurde alsbald von Bernhard angegriffen, welcher bei Kulturen aus dem Diplostreptokokkus heraus einen Pneumokokkus wachsen sah. Die meisten Autoren haben in der Folgezeit die Bedeutung der Streptokokken abgelehnt. Von zahlreichen Autoren wurden sie im Gehirn der an Encephalitis verstorbenen Kranken entweder gar nicht oder nur in einem Teil der Fälle gefunden. So stellte sie Siegmund in fünf von 15 Fällen dar, während zehn Fälle ganz steril waren. Ich selbst ließ in Kiel zwei Gehirne kulturell untersuchen; das Resultat war ein negatives; in einem kürzlich hier untersuchten Falle mit frischer Encephalitis fanden sich nur Begleitbakterien, die wohl auf eine Verunreinigung zurückgeführt werden mußten. Von Autoren mit positiven Befunden erwähne ich noch Speidel, der einmal im Liquor Pneumokokken fand, während der Liquor meist vollkommen steril ist, ferner Pisano und Varisco, die aus dem Liquor, dem Blute und den Blutblasen der Hand einer Kranken einen meist, aber nicht immer, grampositiven Diplostreptokokkus züchteten, die bald durch Berkefeldfilter hindurchgingen, bald auch nicht. Im Blute wurden Diplostreptokokken von Boccolari, Maggiora, Mantoni und Tombolato gefunden; besonders massiv sind die Pneumokokken gefunden in zahlreichen Hirnstücken von drei Fällen, welche Dieckmann beschrieben hat. Die Unspezifität aller dieser Befunde scheint schon daraus zu erhellen, daß in den zahlreichen Fällen von Gehirnübertragung, in denen ein filtrierbares Virus als Erreger der Encephalitis angenommen wurde, das Gehirn bakteriologisch intakt war. Man wird mit Rücksicht auf die leichte Kultivierbarkeit des Streptokokkus viel eher von vornherein annehmen können, daß es sich um Keime handelt, die in der Agone oder als Mischinfekt ins Gehirn gedrungen sind; ebenso gut wie Streptokokken im Blute kann man bei diesen Mischinfektionen mit Grippe gelegentlich auch Influenzabacillen im Nasen-Rachenraum, der Trachea, den Bronchien, der Milz finden (Manteuffel, Löwenthal, Dieckmann). Derartige Befunde beweisen höchstens, daß die epidemische Encephalitis öfters mit der Influenza gemeinsam auftritt, aber nichts weiter. Dasselbe gilt auch für die Feststellung, daß bei Encephalitikern starke Agglutination des Serums gegen Influenzabacillen bestehen kann (BIELING und WEICHBRODT), oder daß die Encephalitiskranken eine positive Cutanreaktion gegen Influenzabazillen zeigen (GASBARINI und GRADI).

Was die Streptokokkenbefunde anbetrifft, so ist ECONOMO selbst ziemlich schnell von ihrer Anerkennung als Erreger der Encephalitis abgekommen. Man würde wohl gar nicht nötig haben, heute erneut die Streptokokkenfrage anzuschneiden, wenn nicht zwei Autoren noch heute mit Nachdruck ihre Bedeutung behaupteten, nämlich TAROZZI und ROSENOW. TAROZZI hat dabei die Auffassung, daß die Encephalitis durch Toxine von Diplostreptokokken hervorgerufen wird, welche selbst in den Atmungsorganen sich befinden. Die nosologischen Anschauungen TAROZZIS sind zum Teil gewiß nicht haltbar, wie etwa die Auffassung, daß man die gleichen Hirnveränderungen wie bei epidemischer Encephalitis in geringem Maße auch bei Polyarthritis, Purpura, Pemphigus usw. findet. Es ist früher im anatomischen Teil von mir auch reichlich darauf hingewiesen worden, daß das histologische Bild der Encephalitis, wenn man es en bloc betrachtet, gewisse Eigentümlichkeiten wohl bietet, die eine Abtrennung von anderen nicht eitrigen Encephalitiden gestatten. TAROZZI hat also nicht ganz recht, wenn er behauptet, daß die Histopathologie der verschiedenen Formen nicht eitriger Encephalitis wesensgleich sei. Den geglückten Impfversuchen mit reinen Toxinen wird man auch etwas skeptischer gegenüberstehen, nachdem man festgestellt hat, daß beim Kaninchen die verschiedensten Gifte unspezifische encephalitische Erscheinungen hervorrufen können. Solche Erkrankungen durch Toxine anderer Erreger sind z. B. von BARBANTI hervorgerufen worden, vielleicht gehören zu diesen unspezifischen Entzündungen auch die von VOLPINO und RACCHIUSA erzielten Entzündungen, die subdural durch Impfung glycerinisierten Sputums von Grippekranken hervorgerufen wurden. Auch nicht bakterielle Toxine können, wie die Untersuchungen POLLAKS über die gelegentliche infiltrative Guanidinencephalitis gezeigt haben, mitunter Entzündungen im Gehirn hervorrufen, die Verwechslungsmöglichkeiten mit epidemischer Encephalitis bieten. Trotz aller dieser sehr erheblichen Bedenken ist die Toxinfrage vielleicht doch nicht als endgültig widerlegt zu betrachten. Allerdings wird man nur mit der größten Kritik und Reserviertheit erneut an den Versuch einer Lösung dieser Frage herangehen und nur dann einen positiven Erfolg annehmen, wenn es gelingt, ein klinisch und anatomisch geordnetes und komplexes Krankheitsbild zu erzeugen, das deutliche Differenzen gegenüber anderen unspezifischen Encephalitiden hat. Im Gegensatz zu TAROZZI glaubt ROSENOW, daß die Streptokokken im Gehirn selbst vorhanden sind. Er hat bereits im Jahre 1916 und 1918 Streptokokken aus dem Hirn von Encephalitikern isoliert und später zusammen mit JACKSON Hirnschnitte von 21 Fällen untersucht; in allen diesen Fällen sollen Streptokokken feststellbar gewesen sein. Merkwürdig ist, daß Größe, Gestalt, und Gruppierung der Organismen in weitesten Grenzen schwankten, große und kleine Kokken können in der gleichen Kette sich finden. Die kleinen Kokken sollen den filtrierbaren Körperchen gleichen, die, wie noch später zu besprechen sein wird, von LÖWE und STRAUSS und THALHIMER gefunden wurden. Diese Körperchen sind bereits von MC CARTNEY als Detritus bezeichnet worden.

Rosenow und Jackson haben auch 20 Kontrollfälle untersucht und außer bei eitriger Meningitis nur gelegentliche grampositive Bacillen bei Carzinomatosis, Tracheobronchitis, tuberkulöser Meningitis und anderen Krankheiten, im ganzen nur in fünf Fällen von 20 Fällen, gefunden. Hierzu wäre allerdings kritisch zu bemerken, daß gerade Kranke mit epidemischer Encephalitis, die zum Exitus kommen, häufig an einer komplizierenden Lungenerkrankung sterben, die mit einer Einschwemmung von Kokken in das Blut verbunden ist. Bemerkenswerter und eigentümlicher sind die Impfresultate, welche Rosenow veröffentlicht. Er isolierte namentlich aus dem Nasen-Rachenraum einen neurotropen grünfärbenden Streptokokkus und impfte damit subdural; auch aus unfiltrierten Tonsillen, Zahnalveolen und aus dem Blute und Liquor wurden die Erreger gezüchtet, zum Teil auch intravenös injiziert; die meisten Resultate wurden aber mit intracerebraler Impfung hervorgerufen. Rosenow hat so das Material von 81 Fällen epidemischer Encephalitis, 13 Fällen epidemischen Singultus, 11 Fällen, die mit Encephalitikern in Kontakt gekommen waren, und noch einer Reihe von Fällen mit spastischem Torticollis und Atemstörungen auf viele Hunderte von Kaninchen verimpft. Hierzu kommen noch zahlreiche Fälle mit Poliomyelitis, die nach Rosenow auch eine Streptokokkenerkrankung ist. Das Eigentümlichste an den Impfungen ist nun, daß die Tiere nach der Impfung Symptome bekommen, welche der menschlichen Encephalitis merkwürdig, man kann nur sagen mystisch, ähneln. So sollen 25% der Tiere, die mit Keimen von lethargischen Kranken geimpft waren, selbst Lethargie bekommen haben, während dies Symptom bei den Kaninchen, die mit Keimen nicht lethargischer Menschen geimpft waren, nur in 6—14% auftrat. Tremor, Rigidität und Bewegungsverlangsamung traten bei den Tieren namentlich dann ein, wenn die Streptokokken von Kranken der Parkinsongruppe stammten. Myoklonische Zuckungen kamen in 45% der 77 Tiere vor, bei denen das Material von myoklonischen Kranken stammte; stammte das Material von lethargischen Kranken, so stellten sich die Myoklonien nur in 11% der Fälle ein. Diese verblüffende Identität der Symptome geht noch weiter, da sie sich auch auf die Fälle mit epidemischem Singultus und mit Atemstörungen, sowie mit spastischem Torticollis erstreckt. Die Ähnlichkeit ist um so merkwürdiger, als die klinischen Symptome beim Versuchstier, selbst wenn das gleiche Hirngebiet erkrankt, gar nicht den Symptomen beim Menschen gleichen *können*. Anatomisch wurden, was bei der Natur der Erreger nicht wundernimmt, gelegentlich Abscesse oder eitrige Hirnentzündungen bzw. Meningitiden gefunden; doch soll dies selten sein gegenüber der Tendenz der Erreger, nicht eitrige Entzündungen hervorzurufen. Es kam zu Infiltraten namentlich im Mittelhirn; allerdings findet sich, wie ein Übersichtsaufsatz aus dem Jahre 1924 ergibt, bei intracerebraler Impfung der Streptokokken selbst eine gemischte Leukocytär- und Rundzelleninfiltration, namentlich dann, wenn der Tod 1—5 Tage nach der Impfung eingetreten war. In den Fällen, in denen der Tod erst nach 6 oder mehr Tagen eingetreten war, soll eine charakteristische Rundzelleninfiltration bestanden haben; allerdings erfahren wir nichts über charakteristische Gliareaktionen oder über eine besondere Affektion der Substantia nigra. Bei Einspritzen steriler Filtrate fand sich im allgemeinen nichts Besonderes im Nervensystem. Nach intravenöser und intraperitonealer sowie auch nach intranasaler Impfung von Kaninchen und Affen findet sich auch eine Encephalitis, die histologisch der epidemischen ähneln soll. In anderen Fällen hat ROSENOW auch ein Toxin gefunden, das in Filtraten und abgetöteten Bakterien vorhanden war und die gleiche Krankheit hervorrufen konnte; allerdings bestreitet ROSENOW wieder an anderer Stelle, daß Filtrate eine Encephalitis hervorrufen können, es sei denn, daß Kokken durch das Filter mit hindurchschlüpfen, was nach ROSENOW nicht selten vorkommt. Die Spezifität dieser Streptokokken wird nach ROSENOW auch dadurch garantiert, daß es gelingt, durch wiederholte intravenöse Einspritzung von frisch isolierten neurotropen Streptokokken beim Pferde ein Antiencephalitisserum (übrigens auch ein Antiinfluenzaserum) zu erzeugen, welches die neurotropen Streptokokkenstämme abtötet und auch beim Menschen therapeutisch verwandt werden kann. Das Serum agglutiniert in spezifischer Weise die jeweiligen Streptokokken.

Die Bedeutung der Streptokokken im Sinne ROSENOWs wird auch in Amerika, z. B. von FLEXNER, durchaus geleugnet. Wir selbst haben Bedenken schon wegen der merkwürdigen klinischen Übereinstimmung zwischen menschlicher und Tierencephalitis geäußert; wir haben auch nach den anatomischen Abbildungen, welche ROSENOW bringt, nicht den Eindruck gewonnen, daß es ohne weiteres erlaubt ist, eine Identität zwischen der menschlichen und der Streptokokkenencephalitis zu konstruieren. Der Nachweis scheint uns noch nicht genügend erbracht zu sein, daß es sich bei den Streptokokken doch nur um Begleitbakterien handelt, die im Einzelfall vielleicht das Symptomenbild komplizieren, aber nicht den eigentlichen Krankheitserreger der Encephalitis darstellen. Andererseits wird man aber zugeben müssen, daß man bisher etwas zu leichthin an den überaus umfangreichen und gründlichen, wenn auch vielleicht nicht genügend kritischen Untersuchungen des amerikanischen Forschers vorübergegangen ist, und daß man deshalb wiederum mit der nötigen Reserviertheit Nachprüfungen anstellen soll, wie ich das den TAROZZISchen Befunden gegenüber betonte, wobei auch auf den genaueren histologischen Befund mehr Wert als bisher gelegt werden muß.

In einer anderen Richtung bewegen sich die Untersuchungen der Forscher, welche ein filtrierbares Virus als Erreger der Encephalitis gefunden zu haben glaubten. Besser als „Virus" sagt man hier vielleicht „Noxe", da DÖRR namentlich mit Nachdruck auf die Möglichkeit hingewiesen hat, daß es sich bei diesem Krankheitskeim vielleicht gar nicht um einen belebten Erreger, sondern um einen fermentartigen oder wie einen Katalysator wirkenden Stoff handeln könnte. Diese Forschungen nun haben zwar das Rätsel der Entstehung der Encephalitis bis heute auch noch nicht gelöst, aber eine solche Fülle von interessanten Problemen und bis dahin unbekannten klinisch-pathologischen Erscheinungen erzielt, daß man von einer ungeahnten Erweiterung der experimentellen pathologischen Forschung, allerdings auch der noch ungelösten Fragen, sprechen kann. Es kann hier natürlich nur auf die für die epidemische Encephalitis wichtigen Fragestellungen und Ergebnisse eingegangen werden.

LÖWE, HIRSCHFELD und STRAUSS hatten im Jahre 1919 festgestellt, daß man bei Affen und Kaninchen durch intracerebrale Verimpfungen von Berkefeldfiltraten aus Hirnaufschwemmungen und Naso-Pharynxwaschungen von Encephalitisfällen eine Krankheit hervorrufen kann, die sich klinisch in Apathie, Temperaturanstieg, Parese der Beine, anatomisch in Meningitis, perivasculären Infiltrationen, Herdinfiltraten und Punkthämorrhagien äußert. Diese Encephalitis soll, wenn sie erst einmal beim Kaninchen angegangen ist, bis in die elfte Generation durchführbar sein. Löwe und Strauss glauben auch, daß sich dies filtrierbare Virus kultivieren läßt. Sie haben nach der Methode Noguchis in anaeroben Medien, in Ascitesserum, dem Stückchen Kaninchenniere beigesetzt waren, feine, wolkige Gebilde sich entwickeln sehen, aus denen sie ein kleinstes kugeliges, unbewegliches Gebilde von etwa 0,25 μ Durchmesser darstellten (Färbung von Löffler oder Gieson), das sie für den Erreger ansehen. Es ist bereits hervorgehoben worden, daß Mc Cartney diese Gebilde für Detritus hält. Die Versuche der amerikanischen Autoren sind von verschiedenen Autoren, namentlich in Deutschland von Jahnel, angegriffen worden, der besonders tadelt, daß die meisten Übertragungen mit dem Sekret des Naso-Pharynx erzielt wurden, so daß besonders viele unspezifische Encephalitiden erwartet werden konnten. Eventuell ist sogar eine Verwechslung mit Herpes möglich. Thalhimer, der an über 200 Kaninchen experimentiert hat, hat die Untersuchungen von Löwe, Hirschfeld und Strauss im wesentlichen bestätigt. Er untersuchte die Gehirne von fulminant hyperkinetischen wie auch lethargischen Encephalitiden und fand auch den Liquor in zwei Fällen virulent. Die Tiere, die meist 2—4 Wochen nach der Inoculation zum Exitus kommen, zeigen bisweilen vorher lethargische Erscheinungen, Lähmungen, Schlucklähmungen, myoklonische Symptome, Erregungen mit Opisthotonus, viele auch Zeichen von Allgemeinerkrankung. Im Gehirn finden sich Herdnekrosen und auch Veränderungen, die der Encephalitis ähneln. Der Wert der Thalhimerschen Untersuchungen wird dadurch annulliert, daß in den Gehirnen der Kaninchen von Levaditi später die Granulome gefunden wurden, welche bei einer noch unten zu besprechenden Spontanencephalitis aufzutreten pflegen, aber bei der epidemischen Encephalitis fehlen.

Ebenfalls im Jahre 1919 haben Mc Intosh und Turnbull die Krankheit auf einen Cercopithecus übertragen können, und zwar mittels des Berkefeldfiltrats einer Hirnemulsion. Der Affe zeigte, nachdem er 2 Monate später gestorben war, hämorrhagische Läsionen und entzündliche Erscheinungen. Später ist diesen Autoren auch die Übertragung auf andere Affen gelungen. Auch Bradford und I. A. Wilson berichten über geglückte Übertragungen.

Im Gegensatz zu der Auffassung von Mc Intosh, der den Vorschlag machte, das Tierexperiment zur Diagnoseentscheidung, ob Encephalitis vorliegt, heranzuziehen, muß betont werden, daß die meisten Autoren, wenn überhaupt, dann nur außerordentlich schwierig und selten Encephalitis auf die gebräuchlichen Versuchstiere übertragen konnten. Wir können zwei Gruppen von Erkrankungen unterscheiden, unter denen sich die experimentelle Encephalitis äußern soll. Bei der ersten Gruppe äußert sich die Erkrankung mit oft sehr stürmischen Erscheinungen, tonischen Krämpfen, klonischen Zuckungen, Manegebewegungen des Tieres, Somnolenz, auch exzessivem Speichelfluß und meist tödlichem Verlauf in wenigen Tagen. Diese Encephalitis wurde in Verbindung mit der experimentellen *Herpesencephalitis* gebracht, die zuerst von Dörr und Vöchting im Jahre 1920 beobachtet wurde, nachdem vorher im Jahre 1913 Grueter die Entdeckung gemacht hatte, daß Herpesefflorescenzen, auf die Cornea gebracht, eine schwere, eigenartige Keratitis hervorrufen können. Dörr und Vöchting konnten dann feststellen, daß ein Teil der corneal geimpften Tiere, und zwar nach den Feststellungen von Dörr und Schnabel etwa 13%, nach anderen Autoren noch mehr, encephalitische Erscheinungen zeigen, denen charakteristische Hirnveränderungen entsprechen. Noch leichter läßt sich die Encephalitis durch subdurale Injektionen von Herpesflüssigkeit oder von Gehirnemulsion der herpesencephalitischen Tiere hervorrufen. Diese Herpesencephalitis, die außer beim Kaninchen auch noch bei vielen anderen Tieren hervorgerufen werden kann, ist darum von großem Interesse, weil man nach den klinischen Untersuchungen von GOODPASTURE und TEAGUE sowie DÖRR und nach den histologischen Befunden von GOODPASTURE, TEAGUE, MARINESCO, ROSE und PETTE den Nachweis führen kann, daß das Virus bzw. der Krankheitsstoff im Nerven entlang bis zum Hirnstamm, bzw., wenn man den Ischiadicus impft, bis zum Rückenmark aufsteigt und dort erst Abbauerscheinungen an Ganglienzellen und Gliareaktion, dann Entzündungen hervorruft. Das Virus gelangt also auf dem Nervenwege und nicht auf dem Blutwege in das Gehirn. Die weitere Verteilung der entzündlichen Veränderungen im Gehirn läßt allerdings nach eigenen Präparaten nicht deutlich das Fortschreiten etwa in der Trigeminuswurzel erkennen, auch bei keratogener Herpesencephalitis können die stärksten entzündlichen Veränderungen diffus in den Hirnhäuten sich finden.

LEVADITI hat mit einer Reihe von Mitarbeitern[1] von Dezember 1919 ab Hirnsubstanz und Berkefeldfiltrate von Hirnsubstanz, Speichel usw. auf Affen und Kaninchen übertragen und konnte in seinem Buche über neurotrope Ektodermosen, das im Jahre 1922 erschien, im Anschluß an frühere kurze Mitteilungen über zwei geglückte Übertragungen des Virus auf Kaninchen von Februar und März 1920 berichten. In beiden Fällen war das positive Resultat mit Hirnsubstanz geglückt. In dem ersten Falle LEVADITIS lag eine schwere Herpeseruption vor; der Fall ist auch, wie bereits PETTE hervorgehoben hat, darum atypisch, als besondere corticale Symptome klinisch und anatomisch bestanden; die Autopsie erfolgte erst 36 Stunden nach dem Tode. In dem zweiten Falle handelte es sich um eine Choreaencephalitis. Ferner erwähnen LEVADITI und seine Mitarbeiter einen Fall, in dem das Nasensekret eine Keratitis und davon ausgehend eine Encephalitis hervorrief. Ungefähr gleichzeitig mit den Untersuchungen LEVADITIS nahm auch DÖRR mit seinen Mitarbeitern Übertragungsversuche von Encephalitismaterial vor und konnte feststellen, daß ein aus dem Lumbalpunktat eines Encephalitiskranken isolierter Kaninchenpassagestamm sich ähnlich wie das Virus des Herpes febrilis verhielt. Die klinischen Eigenschaften der Encephalitis, welche durch die Übertragung entstand, ähnelten der Herpesencephalitis; es ließ sich auch mit dem Kaninchenhirn eine dendritiforme Keratitis erzeugen, und schließlich wurde der Beweis einer Identität des Virus dadurch, wie es schien, geführt, daß eine gekreuzte Immunität von Herpesvirus und Encephalitisvirus an der Cornea des Versuchstieres gelang. Eine solche Übertragung von Liquor oder Hirnmaterial encephalitiskranker Menschen auf Kaninchen mit den Symptomen einer der Herpes ähnelnden Erkrankung gelang weiterhin noch DÖRR und BERGER, BERGER, SCHNABEL, LUGER und LAUDA. Alle Autoren sind sich darüber einig, daß die Übertragung nur schwierig gelingt, z. B. isolierten DÖRR und SCHNABEL in Basel nur drei Fälle, SCHNABEL in Berlin einen Fall. Völlig negative Resultate hatten bei den verschiedensten Übertragungsversuchen u. a. FLEXNER und

---

[1] HARVIER, WIDAL, NETTER, NICOLAU usw.

Amoss, F. Stern (an Material von 23 Fällen akuter und chronischer Encephalitis, Liquor und Hirnbrei) und Pette. Dörr hat selbst in seinem Referat auf der Mikrobiologentagung in Frankfurt 1925 angegeben, daß sich nur in sechs Fällen ein einwandfrei positives Resultat mit Impfungen erzielen ließ. Unter diesen Fällen, die nur einen kleinen Ausschnitt aus Hunderten von Übertragungsversuchen darstellen, finden sich auch die Fälle, in denen ein starker Herpes bei Menschen bestand. Außerdem ist auch unter den seltenen positiven Fällen die Übertragung keineswegs stets geglückt. Dies geht aus allen Untersuchungen klar hervor. Z. B. impfte Schnabel mit dem positiven Liquor seines Kranken sechs Versuchstiere corneal und intracerebral, und nur in einem Falle ging die Encephalitis an. Viele Fälle der Literatur, in denen scheinbar eine Übertragung gelang, brauchen heute darum nicht erwähnt zu werden, weil typische klinische und anatomische Veränderungen fehlten. Seit dem Referat in Frankfurt sind wiederum nur wenige Fälle geglückter herpetiformer Encephalitis veröffentlicht worden, insbesondere von Perdrau, welcher die Kraft des Virus dadurch zu steigern suchte, daß er die Hirnsubstanz längere Zeit in Glycerin liegen ließ und dadurch von Immunkörpern befreite, während die Aggressine bzw. das Virus im Glycerin erhalten blieben, oder dadurch, daß Hirnsubstanz wiederholt in die Haut und intracerebral injiziert wurde. Diese Untersuchungen von Perdrau sind neuerdings von Zinzer und Fei-Fan Tang nicht bestätigt worden. Diese Autoren hatten bei Übertragungsversuchen von Encephalitismaterial dieselben Mißerfolge wie wir.

Obschon nun offenbar die Übertragung der epidemischen Encephalitis, und zwar vom Liquormaterial wie von Hirnsubstanz außerordentlich selten positive Resultate ergibt, welche klinisch wie anatomisch als eine akute Encephalitis imponieren, kann vorläufig die Frage der Übertragung noch nicht als gelöst angesehen werden; die ursprünglich angenommene Identität der Herpes- mit der epidemischen Encephalitis muß sogar als durchaus unwahrscheinlich bezeichnet werden.

Ich kann auf die Klinik und Anatomie der Herpesencephalitis hier nur in größten Umrissen eingehen. Für das genauere Studium verweise ich auf das eigene Referat, das auf dem Mikrobiologenkongreß 1925 gehalten wurde, wie auf den umfassenden Übersichtsaufsatz von Lauda und Luger aus dem Jahre 1926. Diese Autoren haben sich eingehend experimentell mit der Herpesencephalitis befaßt. Die Kritik setzte wohl hauptsächlich ein mit den wichtigen Untersuchungen von Jahnel und Illert, die mit ganz unspezifischem Hirnmaterial vom Menschen beim Tier schwere Encephalitiden hervorrufen konnten; in einem Falle gelang es aber auch, durch Verimpfung von Paralytikerhirn auf die scarifizierte Hornhaut eine Keratitis hervorzurufen, welche der herpetischen gleicht. Weitere scharfe Einwände gegen die Identitätshypothese erhoben dann die italienischen Forscher Bastai und Busacca, welche das Herpesvirus, auch wenn keine encephalitischen Erscheinungen bestanden, gelegentlich im Liquor nachweisen konnten, so daß der Verdacht nahe lag, daß bei den Übertragungsversuchen von menschlichem Material mit einer Verunreinigung durch Herpes gearbeitet wurde. Dieses Ergebnis der italienischen Autoren ist allerdings von Dörr und seinen Mitarbeitern scharf angegriffen worden; so fand Rose das Gehirn einer Leiche mit Gesichtsherpes, die Ventrikelflüssigkeit einer Leiche bei

Pneumonie und das Lumbalpunktat eines Patienten mit Herpes labialis in zahlreichen Übertragungen völlig steril; auch LEVADITI konnte mit seinen Mitarbeitern feststellen, daß intralumbal injiziertes Herpesvirus in der Regel schon innerhalb weniger Stunden aus dem Liquor verschwindet und selbst im eingeengten Liquor nicht mehr nachgewiesen werden kann. Im Gegensatz dazu haben VERATTI und SALA den Liquor herpeskranker Pneumoniker infektiös gefunden. BASTAI und BUSACCA haben aber noch ein anderes Experiment ausgeführt, das als zum mindesten heroisch bezeichnet werden muß, und das wohl nicht ohne weiteres wiederholt werden wird. Diese Autoren haben sich nämlich das SCHNABELsche sogenannte Encephalitisvirus schicken lassen und haben dasselbe zuerst bei Encephalitiskranken verimpft, später auch bei nicht Encephalitiskranken, zunächst auf die Haut, ohne daß Krankheitserscheinungen auftraten, dann auf die Hornhaut und schließlich endolumbal. Auch in dem Falle, in dem das Virus endolumbal injiziert wurde, traten keinerlei Krankheitserscheinungen ein, obwohl das Herpesvirus erhalten geblieben sein soll. Dieser Befund macht es also nicht gerade wahrscheinlich, daß in dem Hirn der encephalitiskranken Tiere ein Virus vorhanden ist, das imstande ist, eine Encephalitis hervorzurufen, selbst wenn man es direkt in den Liquor bringt; allerdings ist ein Einzelfall natürlich nicht beweisend, umso mehr darum, als die natürliche Infektion auf anderem Wege und unter anderen Bedingungen erfolgt als die Verimpfung von verdächtigem Material auf dem Liquorwege. Immerhin ist noch zu bemerken, daß die endolumbale Injektion von herpesencephalitischem Tierhirn, das nach dem Vorgange von LEVADITI und seinen Mitarbeitern therapeutisch beim menschlichen Encephalitiker angewandt wurde, unschädlich ist.

Die Klinik der Herpesencephalitis, die namentlich von DÖRR, SCHNABEL, BLANK und KAMINOPETROS, LEFÈVRE DE ARRIC, LUGER und LAUDA, VEGNI, STEINER, GOODPASTURE und TEAGUE studiert worden ist, gleicht nicht der epidemischen Encephalitis des Menschen. Man findet frühzeitig Trismus, Zähneknirschen, Konvulsionen und starken Speichelfluß; letzteres Symptom findet man aber auch bei anderen Tierencephalitiden, und jedenfalls wird man diesen Speichelfluß nicht mit der uns bekannten Affektion bei der chronischen Encephalitis des Menschen verwechseln dürfen. Häufig finden sich schwere tonische Krampfparoxysmen, die sich in Streckkrämpfen äußern, so daß das Tier nach hinten über fallen kann. Diese Krämpfe können so schwer sein, daß, wie LUGER und LAUDA und SILBERSTEIN gezeigt haben, Frakturen der Wirbelsäule eintreten können. Neben diesen Paroxysmen kommen epileptoide Krämpfe wie klonische Zuckungen, propellerartige Bewegungen der Ohren vor. Ferner finden sich blinde Erregungen wie apathische Zustände und auch monoplegische, hemiplegische und paraplegische Lähmungserscheinungen. Endlich findet sich auch eine Lichtscheu, welche die Tiere veranlaßt, dunkle Stellen im Stall aufzusuchen. SCHNABEL hat bereits die apathisch-somnolenten Zustände und die irritativen Zustände unterschieden und in Analogie zu der hyperkinetischen und lethargischen Form der menschlichen Encephalitis gebracht. Immerhin ist diese Vergleichung nur in sehr grobem Maße möglich, wie aus meiner früheren Schilderung der klinischen Erscheinungen bei epidemischer Encephalitis hervorgeht. Den neurologischen Erscheinungen geht Fieber voraus, das mit dem Auftreten der Hirnsymptome schwindet und in Hypothermie übergeht. Im Liquor finden sich, wie LEFÈVRE

D'ARRIC sowie ILLERT und JAHNEL gefunden haben, oft starke entzündliche Veränderungen. LUGER und LAUDA unterscheiden drei Verlaufsformen der Herpesencephalitis, eine myoklonische, die durch anfallsweise auftretende Krampfanfälle charakterisiert ist, eine zweite Form, die durch protrahierte Attacken ausgezeichnet ist, langsamere, wobei der Krankheitsbeginn ein langsamer ist, schwere Paroxysmen fehlen, der Verlauf im allgemeinen milder ist, und dann eine dritte, lethargische Form. Wir glauben, daß die Bezeichnung „myoklonische Encephalitis" ausgemerzt werden soll, da myoklonische Erscheinungen der menschlichen Encephalitis jedenfalls etwas anderes als die schweren Krampfparoxysmen bei der Tierencephalitis sind. Es ist aber wichtig, daß auch etwas länger dauernde Erkrankungen beim Tiere, die sich über Wochen hinziehen können, vorkommen. Mitunter heilt die Encephalitis; GAVIATI sah sogar eine sehr häufige Heilung unter seinen Versuchstieren. Von Erkrankungen, welche der menschlichen chronischen Encephalitis ähneln, ist nichts bekannt. Wenn wir auch die klinischen Differenzen zwischen Herpesencephalitis beim Tier und epidemischer Encephalitis des Menschen betonen, so geben wir doch ohne weiteres zu, daß diese Differenz allein keineswegs gegen die Identität von Herpesencephalitis und epidemischer Encephalitis sprechen würde, da ja die klinischen Erscheinungen bei Gehirnerkrankungen des Tieres von menschlichen verschieden sein müssen, auch wenn es sich um die gleiche Erkrankung handelt.

Etwas wichtiger erscheint uns die Verschiedenheit der anatomischen Befunde. Nach den Untersuchungen von DÖRR und SCHNABEL, ZDANSKY, LAUDA, DA FANO und vieler anderer Autoren müßte man annehmen, daß grundsätzlich die pathologische Anatomie der Herpesencephalitis der menschlichen gleicht. Es wurden mesodermale Infiltrate beschrieben, die hauptsächlich lymphocytärer Natur, aber auch, namentlich bei subduraler Verimpfung, leukocytärer Natur sein konnten; ferner finden sich bei subduraler wie bei keratogener Injektion Blutungen, welche, wie LAUDA zeigt, mitunter recht gering sein können. Es können Grenzmembranen einschmelzen und starke Infiltrate oder kleine Abscesse im Parenchym entstehen. Es wurden ferner Ganglienzellveränderungen, wie Chromatolyse, Schwellung, Vakuolisierung, Verflüssigungsprozesse und homogenisierende Veränderungen beschrieben, außerdem fand sich die oxychromatische Kerndegeneration von LUGER und LAUDA, die darin besteht, daß im Kerne mit Eosin sich färbende kleine Massen auftreten, die schließlich immer mehr sich vergrößern; das hämatoxylinfärbbare Chromatin verschwindet, bis schließlich der ganze Kern eine homogene, mit Eosin rot gefärbte, geschrumpfte Masse ausmacht. Wir brauchen die zweite Frage, ob es sich hierbei um einen degenerativen Vorgang im Kern oder um die Reaktion auf einen Erreger, wie das LIPSCHÜTZ annimmt, hier nicht weiter zu erörtern; die meisten Autoren nehmen hier jedenfalls einen degenerativen Prozeß an, um so mehr darum, als selbst bei Salvarsandermatitis entsprechende Veränderungen vorkommen können. Gelegentlich kommen auch, wie eigene Untersuchungen zeigen, Gehirne zur Beobachtung, die auffallend geringe Veränderungen, insbesondere fast völliges Fehlen der entzündlichen Erscheinungen zeigen, obschon klinisch ausgesprochene Encephalitisymptome bestanden haben. Bei menschlicher Encephalitis können im Kerne von Ganglienzellen, wie schon früher besprochen wurde, eventuell Einschlußkörper beobachtet werden, welche der oxychromatischen Kerndegeneration ähneln können, immerhin scheinen sie erheblich seltener zu sein. Für die Herpes ist dann noch anatomisch ein von STEINER erhobener Befund von Interesse, der bei Tieren, die die Krankheit anscheinend überstanden hatten, einen schichtförmigen Zerstörungsprozeß feststellte. Es handelte sich dabei, wie auch die von STEINER mir freundlichst überlassenen Präparate zeigten, um eine deutliche subpiale Erweichung des basalen Rindengewebes.

Im Gegensatz zu der Annahme der früher von mir zitierten Autoren, welche die histologische Identität von Herpesencephalitis und epidemischer Encephalitis behaupten, hat zuerst STEINER mit Entschiedenheit die Differenz betont, die sowohl hinsichtlich des histologischen Befundes als auch der regionalen Verteilung des Prozesses bestand. Ich selbst habe dann auf Grund zahlreicher histo-

logischer Untersuchungen, die ich sowohl an eigenen Herpesstämmen wie an Herpesencephalitisgehirnen, die mir das Robert Koch-Institut in Berlin überließ, anstellte, diese Feststellungen STEINERs nur unterstreichen und erweitern können. Am wichtigsten sind für mich dabei diejenigen Fälle von Herpesencephalitis, die nach cornealer Impfung entstanden sind (über Herpesmyelitis nach peripherer Impfung habe ich keine persönliche Erfahrung), da die Differenzen des histologischen Befundes einer Herpesencephalitis nach subduraler Impfung von der menschlichen Encephalitis wegen der Verschiedenartigkeit des Ausbreitungsweges

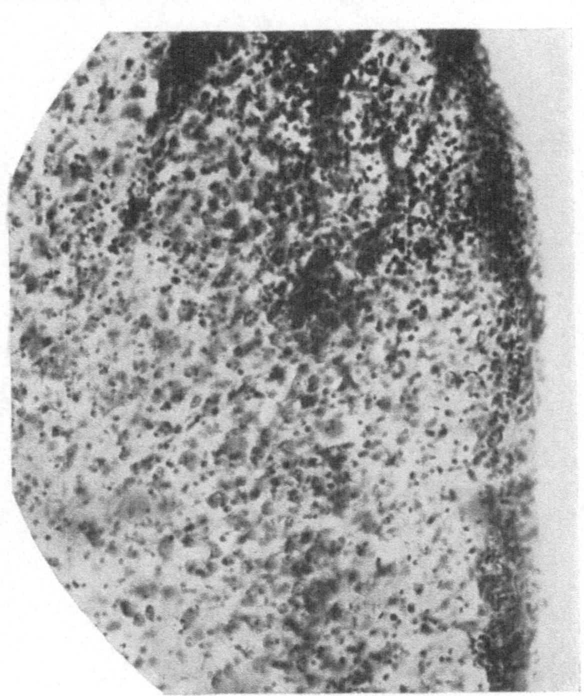

Abb. 65. Meningoencephalitis nach HERPES. (Kornealimpfung.)

des Virus zuwenig besagen. Die keratogene Encephalitis läßt sich eher analogisieren mit den menschlichen Encephalitiden, bei denen doch wahrscheinlich der Infektionsstoff zunächst im Nasen-Rachenraum anwesend ist. Nun zeigt sich, daß auch bei der keratogenen Herpesencephalitis des Versuchstieres die leukocytären Infiltrate doch durchschnittlich viel stärker sind, als bei der menschlichen Encephalitis, auch wenn diese recht akut verlaufen ist. Ferner ist, wie STEINER gefunden hat, die Meningitis ganz zweifellos erheblich stärker als bei der menschlichen Encephalitis; ja, es lassen sich sogar Fälle feststellen, in denen sich die Entzündung vorzugsweise in den Meningen erschöpft, und in denen wir schwere meningitische Erscheinungen auch am Hirnstamme und der Brücke finden, während im Hirnstamme selbst Infiltrate ganz oder fast ganz fehlen, obwohl sich Zelldegenerationen und Gliasynplasmen finden. In anderen Fällen haben wir, entsprechend Befunden von Kling, eine richtige Meningoencephalitis, d. h. einen sehr innigen Zusammenhang corticaler perivasculärer Infiltrate mit den meningealen Infiltraten; und bei der epidemischen Encephalitis können wir im allgemeinen einen so innigen Zusammenhang nicht feststellen, obwohl, wie noch besprochen werden wird, der Verdacht einer Infektion vom Liquor aus auch bei letzterer Erkrankung besteht. In anderen Fällen finden wir die Überschwemmung auch der ektodermalen Substanz mit starken Infiltraten, die schon von Lauda be-

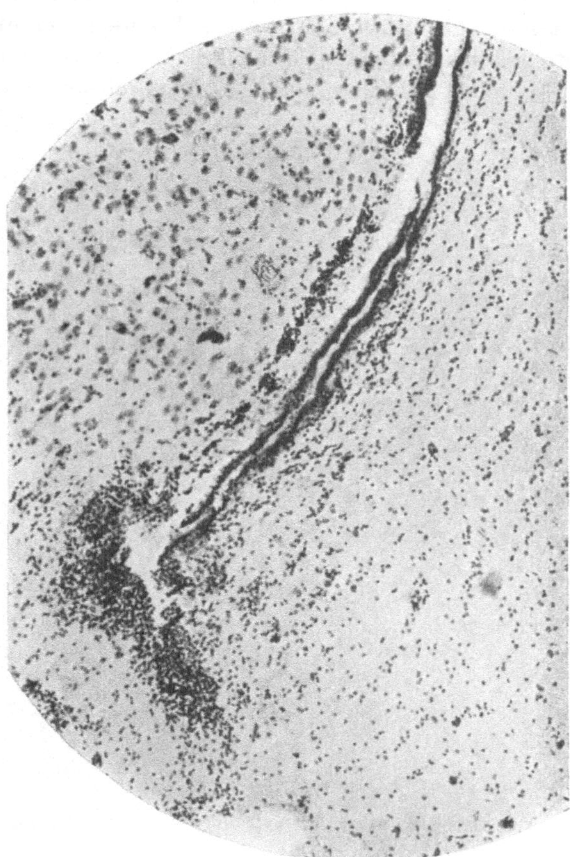

Abb. 66. Keratogene Herpes-Eencephalitis.

schrieben wurden, die bei der epidemischen Encephalitis selten in dieser Stärke vorkommen. Endlich ist auch bei der keratogenen Encephalitis die Entzündung am stärksten in der basalen Rinde, während wir in der Elektivzone der epidemischen Encephalitis, in der Umgebung des Höhlengraus, in der Substantia nigra, in den ventrikelnahen Partien des Thalamus Infiltrate oft ganz vermißten. Der Steinersche Befund bei chronischerem Verlaufe ist der epidemischen Encephalitis auch ganz fremd, müßte allerdings erst an einem größeren Material nachgeprüft werden. Hinsichtlich der Gliaknötchen ähnelt die Herpesencephalitis der epidemischen Encephalitis, aber auch vielen anderen Encephalitiden, z. B. der Fleckfieberencephalitis. Kuttner macht ebenfalls darauf aufmerksam, daß gerade die Substantia nigra beim Kaninchen frei bleibt. Auch von Pette werden die Differenzen der menschlichen und der Herpesencephalitis betont.

Wir haben nun allerdings keinen sicheren Beweis dafür, daß diese anatomischen Differenzen zwischen menschlicher Encephalitis und Herpesencephalitis, zu der dann auch die vom menschlichen Material gewonnene herpetiforme Encephalitis gehören würde, ohne weiteres durch ein verschiedenes Virus bedingt sind, da ja die histologischen Verschiedenheiten wie auch die topischen Differenzen mit den Arteigentümlichkeiten des betroffenen Organismus zusammenhängen können. Kuttner macht aber demgegenüber darauf aufmerksam, daß sämtliche Infekte und Gifte, die überhaupt eine charakteristische lokale Wirkung auf das Zentralnervensystem besitzen, dies in gleicher Weise bei Mensch und Tier zeigen. Insbesondere gilt das außer für einzelne unbelebte Toxine wie Tetanustoxin, Lyssa- und Poliomyelitisvirus. Jedenfalls ist es durchaus unerlaubt, auf Grund pathologisch-histologischer Befunde eine Identität von Herpes und Virus der epidemischen Encephalitis anzunehmen. Wenn man die weiteren Bedenken gegen eine solche Identität anführt, wie z. B. die Seltenheit des Herpes bei menschlicher Encephalitis, ferner die Schwierigkeit, sich die Aktivationssteigerung einer im allgemeinen so harmlosen Noxe wie des Herpes vorzustellen, und vor allen Dingen die eminente Differenz zwischen der leichten Erzielbarkeit eines Herpes mit dem Material harmloser Herpesbläschen und der ungeheuren Schwierigkeit einer Encephalitishervorrufung mit virulentestem Hirnmaterial, wird man die Hypothese einer Identität zwischen Herpesvirus und Encephalitisvirus nicht mehr aufrecht erhalten können. LAUDA und LUGER sprechen auch jetzt unumwunden davon, daß es sich in den Fällen, in denen Liquor oder Gehirn von Tieren übertragbar war, um ein Herpesvirus, also nicht um das Virus der epidemischen Encephalitis, sondern um eine zufällige Beimengung handelte. Immerhin ist die Frage, ob nicht in einzelnen dieser Fälle auch wirklich Encephalitis auf das Versuchstier übertragen wurde, wohl auch noch nicht so eindeutig gelöst; wir bestreiten hier nur die Identität von Virus des Herpes und der epidemischen Encephalitis. Auch der neuerdings von W. LÖWENTHAL gemachte Hinweis darauf, daß das Herpesvirus manchmal experimentell nicht nachweisbar ist, kann wohl auf Grund der ganz diskrepanten Massenerfahrungen, über die oben berichtet wurde, keine generelle Bedeutung haben.

In einer ganz anderen Richtung verliefen die Untersuchungen, die von KLING mit seinen Mitarbeitern DAVIDE und LILJEQUIST ausgeführt wurden. Diese Autoren fanden bei Impfung mit Hirnsubstanz, Liquor, Rachensekret und Faeces, und zwar auch in Filtraten, in denen sichtbare Keime nicht bestanden, nach Impfung in etwa 20% der Fälle eine *chronische* Erkrankung, welche klinisch mitunter gar keine, mitunter nur sehr geringe Erscheinungen machte. Es fanden sich dann objektiv im Verlaufe von Monaten Steifigkeit, katatonische Zustände, Zittern, Mono- und Paraparese, nicht selten auch intensiver Speichelfluß. Ein charakteristisches akutes Stadium wie beim Menschen ist nicht vorhanden; die Analogisierung der Symptome mit den Symptomen der menschlichen Encephalitis, die KLING vorgenommen hat, erscheint uns nicht berechtigt. Mikroskopisch zeigten die Gehirne eine chronische Erkrankung des Gehirns, die sich in Infiltraten äußerte, und zwar fanden sich eine rein mononucleäre Meninitis und perivasculäre Herde in der Rinde und besonders im Mesencephalon. Die Nervenzellen sind im allgemeinen intakt, einige sind degeneriert. Außerdem finden sich nun noch besondere Herde, die von KLING mit seinen Mitarbeitern besonders in den ersten Arbeiten beschrieben, später aber erst genauer gewürdigt wurden. Diese Granulome stehen in deutlichen Beziehungen zu Gefäßen. Sie bestehen aus gewucherten Gefäßwandzellen, die ein epitheloides Aussehen gewinnen (VERATTI und SALA), um diese Wucherungen herum findet sich ein Ring von Lymphocyten, am Rande setzt eine proliferative Reaktion der Gliazellen ein; nach kurzer Zeit kommt es zu einer Nekrose im Zentrum des Granuloms, welche zu einem käseartigen Detritus zerfällt. Über ausgesprochene Erweichungen ist, soweit ich sehe, nichts bekannt. Diese Knötchen finden sich allerdings nicht in allen Fällen der Klingencephalitis, sondern erst in einem gewissen Entwicklungsstadium.

Anfänglich wurde, wie man aus der Literatur ersehen kann, die Klingencephalitis offenbar mit der herpetiformen Encephalitis identifiziert. Bald aber wurden die evidenten Unterschiede doch betont; der akute Verlauf der herpetiformen Encephalitis einerseits, der chronische der Klingencephalitis andererseits, ferner das Auftreten der nekrotisierenden Granulome, bot Grund genug, um zu einer heftigen Kontroverse zu führen. Die Klingencephalitis erfuhr darauf alsbald eine eigenartige Beleuchtung, als man feststellte, daß sie völlig histologisch übereinstimmte mit einer eigenartigen Spontanerkrankung der Tiere, die von BULL zuerst im Jahre 1917 bereits gesehen, aber in Vergessenheit geraten war, bis im Jahre 1922 zwei verschiedene Autoren, OLIVER und TWORT, erneut die Aufmerksamkeit auf diese Erkrankung lenkten, welche in manchen Tierbeständen bis zu 50 und selbst 75% befallen soll. Die gleiche Erkrankung kommt auch bei anderen Experimentaltieren vor, z. B. bei der Katze (SCHUSTER) und selbst beim Affen (LUCKE), ohne daß allerdings die Granulome des Kaninchenhirns bisher bei der spontanen Affenencephalitis gefunden wurden. Dagegen finden sich ähnliche Veränderungen, wie noch mitgeteilt werden soll, bei der Hundestaupe. Auch die spontane Kaninchenencephalitis verläuft, wie die Klingencephalitis, mit außerordentlich geringen Symptomen und mitunter vollkommen latent. Auch bei den von JAHNEL und ILLERT untersuchten Tieren, bei denen sich diese Erkrankung fand, bestanden keine klinischen Symptome. Die Erkrankung — wenn man bei der klinischen Latenz des pathologischen Zustandes überhaupt von einer Erkrankung sprechen darf — ist offenbar außerordentlich an Häufigkeit verschieden, da sie z. B. in manchen amerikanischen Tierbeständen so häufig gefunden worden ist. Andererseits konnten z. B. DÖRR und ZDANSKY an 224 Kaninchengehirnen nur achtmal die Granulomencephalitis feststellen, von diesen acht Fällen waren mehrere mit Klingvirus oder anderem Virus geimpft. BONFIGLIO fand in Rom in 7 von 19 Fällen spontane Encephalitis, VERATTI und SALA in Pavia nur einzelne von 200 Kaninchen, PETTE in 5 von 120 Fällen. Unter den zahlreichen Kaninchen, die ich in Göttingen untersuchte, fand ich niemals die Spontanencephalitis, wie ich überhaupt ausgesprochene und erhebliche entzündliche Veränderungen bisher nur nach Impfung mit Herpesvirus gesehen habe. Immerhin ist es durchaus berechtigt, daß man sich vor allen Untersuchungen über die anatomische Integrität des Tieres durch cisternale Punktionen und Untersuchungen namentlich des Zellgehaltes orientiert, wie das TWORT, BONFIGLIO, JAHNEL, ILLERT und PETTE getan haben. Es findet sich dann bei den Tieren mit der enzootischen Encephalitis eine Pleocytose, die allerdings starken Schwankungen unterworfen ist, wie JAHNEL und ILLERT festgestellt haben. Es ist deshalb sogar mit der Möglichkeit zu rechnen, daß gelegentlich einmal eine Spontanencephalitis ohne Liquorveränderung vorkommt. Bei dieser Spontanencephalitis finden sich histologisch außer den manchmal recht erheblichen meningitischen Erscheinungen und den perivasculären Infiltraten, die, wie wir gesehen haben, auch dann sehr stark sein können, wenn die klinischen Symptome fehlen, die von OLIVER zuerst gesehenen Granulome, und zwar besonders in der Rinde und dem subcorticalen Marke. Diese nekrotisierenden Granulome finden sich nach DÖRR und ZDANSKY in 25% der Fälle. In diesen Granulomen finden sich dann nun die eigenartigen Gebilde, die, zuerst von WRIGHT und CRAIGHEAD gesehen, genauer von DÖRR und LEVADITI und ihren Mitarbeitern beschrieben wurden (Bestätigung durch COWDRY, GOODPASTURE, VERATTI, SALA, DA FANO u. a.). Nach COWDRY und MICHELSON finden sie sich auch bei Mäusen, die sonst gesund zu sein scheinen! Es handelt sich um ovoide, längliche, $1^1/_2$—3 μ lange, bei Ziehl-Neelfärbung rötlich sich färbende Körperchen, die an einem oder an beiden Enden etwas aufgeblasen erscheinen können. Mitunter sind sie sichelförmig gebogen. In einigen dieser Bildungen kann man ein kernartiges Gebilde in der Mitte oder an einem Pole sehen. Diese Gebilde liegen im nekrotischen Zentrum, entweder isoliert oder auch in Haufen angeordnet, zum Teil in cystenartigen Gebilden, die 20—30 μ Größe erreichen können. LEVADITI hat mit seinen Mitarbeitern in Untersuchungen, unter denen die ersten später als die ersten Mitteilungen DÖRRs veröffentlicht wurden, diese Gebilde auch bei den THALHIMERschen amerikanischen Encephalitistieren gesehen. Nach Beschreibung von LEVADITI sind die Körperchen ohne Sporen 2,5 μ lang und 0,5—1 μ breit, oval, birnenförmig oder hantelförmig, sie scheinen von einer Membran begrenzt zu sein, besitzen eine bikonkave, transversal gelegene Chromatinscheibe und zwei Vakuolen an dem Pole. Bei Mannfärbung sind sie rot gefärbt; im Gegensatz zu DÖRR werden sie als nicht säurefest bezeichnet. Von Interesse ist die Feststellung LEVADITIs und seiner Mitarbeiter, daß die Cysten und Sporen auch außerhalb der Granulome in der Hirnsubstanz gefunden werden können; außerdem fanden sie sich auch in den Nieren; der Harn kann dann virulent sein. Es wird jetzt wohl allgemein angenommen, daß es sich bei diesen Gebilden tatsächlich um Erreger handelt; LEVADITI hat ihnen den Namen des Encephalitozoon cuniculi gegeben; es handelt sich anscheinend um Erreger, die in das Gebiet der Protozoen gehören; sie sind glycerinresistent und wahrscheinlich auch filtrierbar. Diese Gebilde, bald in Cysten, bald frei liegend, sind nun auch bei der experimentellen Klingencephalitis gefunden worden. Über ihre Häufigkeit belehrt am besten das große Material, das KLING selbst veröffentlicht hat; in den ersten 30 Tagen nach der Impfung fehlen histologische Veränderungen im Gehirn überhaupt, im nächsten Monat erscheinen geringe perivasculäre Rundzelleninfiltrate, hie und da ein entzündlicher Herd; im 3. Monat werden die entzündlichen Erscheinungen deutlicher, im 4. und 5. Monat erscheinen nekrotische Herde in immer größerer Zahl. Im 6. Monat sind diese Entzündungen allgemein. Die Körperchen beginnen erst im 2. Monat aufzutreten, werden dann bis zum 5. Monat deutlicher, finden sich dann bei bis zu 40% der Tiere, werden dann wieder seltener und fehlen vom 8. Monat ab. KLING macht weiterhin darauf aufmerksam, daß die Encephalitiskörperchen in enger Beziehung zu den Kernen der epitheloiden Granulomzellen zu stehen scheinen; wenn die Kernmembran platzt, verbreiten sich die Körperchen in der Umgebung und liegen dann mehr diffus und unregelmäßig angeordnet.

Nach der Feststellung, daß es eine spontane Tierencephalitis gibt, die in manchen Tierställen sehr häufig auftritt, und die bisher vollkommen übersehen worden war, und nach der weiteren Feststellung, daß diese Spontanencephalitis klinisch und histologisch vollkommen mit der Klingencephalitis übereinstimmt, erschien die Bedeutung der Klingencephalitis besiegelt zu sein. Es sprachen ja schon von vornherein manche Bedenken gegen die Anerkennung dieser Erkrankung als einer der menschlichen Encephalitis wesensgleichen, wie namentlich die merkwürdige klinische Latenz und chronische Dauer der Erkrankung, die nicht mit der menschlichen Encephalitis analogisiert werden kann, da die letztere Erkrankung in der Mehrheit der Fälle mit einem charakteristischen akuten Stadium beginnt.

Wir wissen ja außerdem auch jetzt, daß encephalitische Erkrankungen beim Tiere durch verschiedene Methoden, durch sterile subdurale Einverleibung eiweißhaltiger Stoffe (Hoff und Silberstein), durch Leberausschaltung usw. (siehe auch Levaditi, Nicolau und Pette) bedingt werden können, sei es, daß es sich hier um Erkrankungen allein infolge des unspezifischen Reizes oder um Aktivierung von Keinem handelt, welche bereits latent im Hirn anwesend sind. Letzteres ist das Wahrscheinlichere (Pette). Es lag also ohne weiteres die Idee nahe, daß auch Kling seine Untersuchungen an Tieren machte, die an Spontanencephalitis litten oder wenigstens die Keime dieser Erkrankung in ihrem Körper bargen und durch den Reiz, der nun infolge der subduralen Injektion artfremden Materials gesetzt wurde, erkrankten. Dieser Verdacht konnte noch dadurch gesteigert werden, daß auch in den Klingschen Fällen nicht alle Tiere, die geimpft waren, erkrankten, sondern nur etwa 20%, und zwar prozentual ungefähr die gleiche Menge von Tieren, gleichgültig, ob das ursprüngliche Material Hirnsubstanz encephalitischer Menschen oder Liquor akuter oder chronisch Kranker oder filtriertes Nasen-Rachensekret akuter Kranker war. So haben denn auch die meisten Autoren in der letzten Zeit wohl nicht daran gezweifelt, daß Kling eine Verwechslung mit Spontanencephalitis unterlaufen ist. Eindeutig sind aber auch die Klingschen Versuche nicht widerlegt, wenn man das Material berücksichtigt, welches Kling selbst in der Antwort auf seine Kritiker veröffentlicht; denn während 19,6% von 200 Tieren, die mit Encephalitismaterial geimpft waren, die Klingencephalitis bekommen haben, erkrankten von 240 Tieren, die mit dem verschiedensten Kontrollmaterial (Tumor cerebri, Poliomyelitis, Paralyse usw.) geimpft waren, nur 2,4% an der chronischen Meningoencephalitis, und von 150 Tieren, deren Hirn sofort nach der Ankunft vom Zuchthof untersucht wurde, fand sich kein einziger Fall mit Encephalitis. Kling betont, daß die wenigen Tiere, die nach Impfung mit Kontrollmaterial erkrankt waren, von den Tieren, die mit Epidemicamaterial geimpft waren, angesteckt wurden; der Beweis, daß das Virus der epidemischen Encephalitis auf die Tiere übertragen wurde, die nach der Impfung mit Epidemicamaterial erkrankten, sei zwar noch kein absoluter, doch spreche die Wahrscheinlichkeit dafür. Wir können diesen Optimismus darum nicht teilen, weil die Identität der Encephalitiskörperchen bei der Spontanencephalitis und der Klingencephalitis, mag es sich nun um Protozoen handeln oder nicht, doch durchaus gegen eine Verwandtschaft mit der epidemischen Encephalitis spricht, da ähnliche Gebilde bei letzterer Erkrankung niemals gesehen werden. Immerhin wird man zugestehen dürfen, daß in der Frage der Klingencephalitis das allerletzte Wort noch nicht gesprochen ist. Die wahrscheinliche Negativität der Klingschen Ergebnisse ist für uns besonders schmerzlich darum, als Kling und seine Mitarbeiter die bisher einzigen Autoren sind, denen eine Neutralisation ihres Virus durch Serum rekonvaleszenter Kranker gelungen zu sein schien. Diese Befunde würden mit den klinischen Erfahrungen, die später mitzuteilen sind, gut im Einklang stehen.

Die bisher mitgeteilten Untersuchungen über die Übertragungsmöglichkeiten

der epidemischen Encephalitis sind nicht die einzigen, aber wohl die wichtigsten, die bisher angeführt wurden, ich erwähne von weiteren Untersuchern noch BESSEMANS und BÖCKEL, die auch nur in 10% positive Erfolge der Impfung sahen und im Gehirn *bescheidene Änderungen* feststellten, die auch wohl nichts Spezifisches an sich haben. Auch die Untersuchungen von OTTOLENGHI, D'ANTONI und DAGNIETTI, die histologisch nur Blutungen und degenerative Veränderungen feststellten, werden uns nicht berechtigen, von einem positiven Übertragungsvorgang zu sprechen. Endlich sind noch die umfangreichen Untersuchungen von SCYMANOWSKI und ZYLBERLAST-ZAND zu erwähnen; diese Autoren machten Impfversuche mit Herpesvirus und mit mehreren Fällen von epidemischer Encephalitis. Das Material von zwei Fällen, und zwar Liquor, Hirnbrei und Naso-Pharynxsekret, das auf 55 Tiere mit 18 positiven Resultaten verimpft wurde, wird besonders erwähnt. Von dem Hirnbrei des einen Patienten wurden sechs Kaninchen corneal und subdural geimpft, zwei Kaninchen starben nach drei Wochen ohne klinische Erscheinungen, eins einen Monat später, ebenfalls ohne klinische Erscheinungen, ein Kaninchen wurde nach einigen Tagen somnolent, akinetisch und bekam Fieber. Ein Tier starb nach 4 Tagen ohne klinische Erscheinungen, ein sechstes Tier wurde nach 6 Monaten getötet und zeigte dann entzündliche Erscheinungen. Außerdem wurden mehrere Tiere nach Liquorimpfung krank und zeigten ähnliche Symptome wie die Herpestiere. Die Erkrankung zeigte zum Teil einen recht chronischen Verlauf, und auch bei symptomlosen Tieren fanden sich encephalitische Prozesse, besonders an der Basis der Pia, in den Ventrikelwänden und in Nervenwurzeln. Auch in den Übertragungen, welche diese Autoren erzielt haben, ist es nicht ganz sicher, wieweit eine Vermengung mit Herpesvirus vorgelegen hat; bei den chronisch verlaufenden Erkrankungen nimmt DA FANO eine Verwechslung mit Spontanencephalitis an.

Ganz außerhalb des Rahmens der bisherigen Untersuchungen stehen die Feststellungen von HILGERMANN und SHAW über protozoenartige, durch Eprouvettenzüchtung veränderliche Gebilde im Blute, Leberfiltrat und in der Ventrikelflüssigkeit. Die Untersuchungen HILGERMANNS sind seinerzeit scharf angegriffen worden, und es wurde ihm namentlich zum Vorwurf gemacht, daß er in seinem Vortrage in der Mikrobiologischen Gesellschaft in Berlin keine Präparate als Beleg seiner Ausführungen brachte. Dieser Einwand dürfte hinfällig sein, da mir Herr Prof. HILGERMANN persönlich in einem Briefe mitgeteilt hat, daß er auf einer Durchfahrt durch Berlin auf Wunsch von mehreren Bekannten zu einem kurzen Bericht aufgefordert wurde und deshalb gar nicht in der Lage war, Präparate zu zeigen. HILGERMANN wendet sich auch gegen die negativen Befunde von MANTEUFEL und DEWES, doch sind auch bisher von anderen Seiten Bestätigungen der HILGERMANNschen Ergebnisse ausgeblieben. In eigenen Untersuchungen habe ich im Blute nur vereinzelte Einschlußkörperchen in Leukocyten gesehen, die ich darum für unspezifisch halte, weil es sich um Gebilde handelte, welche den DÖHLEschen Scharlachkörperchen ähnelten, und die auch bei anderen Krankheiten, z. B. der multiplen Sklerose (SIEMERLING und RAECKE), gesehen werden können. Durch die Freundlichkeit von Herrn Prof. HILGERMANN habe ich von ihm gefundene Gebilde im gefärbten Blutpräparat und Leberpunktat einsehen dürfen, möchte aber danach nicht entscheiden, ob es sich um echte Parasiten oder um unspezifische Einschlußkörper handelt. HILGERMANN zieht zur Stütze seiner Auffassung die Einschlußkörperchen von VOLPINO und DESDERI heran, bei denen es sich aber mit größerer Wahrscheinlichkeit um ein Reaktionsprodukt des Gewebes handelt. Die „minute bodies" von DA FANO sind schon früher erwähnt worden; sie ähneln den fuchsinophilen Granula ALZHEIMERS und werden jetzt von der Mehrheit der Autoren als Abbauprodukte des Gewebes angesehen. Endlich haben die lebhaft beweglichen, filtrierbaren, kleinsten Körperchen im Liquor, die SPEIDEL bei Dunkelfeldbeleuchtung sah, keine Bedeutung. Sie wurden von mir bei allen

möglichen Liquores, z. B. progressiver Paralyse, im Dunkelfelde gesehen und sind vielleicht gar nicht organischer Natur; auch kleine, hellglänzende, sich tanzend bewegende Körperchen im Blute von etwa 1 μ Größe, die man im Dunkelfelde zwischen roten Blutkörperchen sieht, konnten von mir auch im Blute von Gesunden festgestellt werden. Es handelt sich hier offenbar um Blutplättchen oder Hämatoconien. GUIRAUD hat einmal im Gehirn von Encephalitikern Cysten gesehen, die anders aussahen als die Cysten, die bei der Spontanencephalitis beobachtet werden; andere Autoren haben darüber bis jetzt nichts berichtet; ich selbst habe nie etwas Ähnliches gesehen. Nach alledem sind die HILGERMANNschen Untersuchungen bisher nicht als bestätigt anzusehen; ich gebe aber zu, daß auch die Protozoonfrage ebensowenig wie die Frage des invisiblen Virus erledigt ist, wenn auch die Annahme des invisiblen Virus die wahrscheinlichere ist. Auch die Spirochätenbefunde sind nicht bestätigt worden. Zum Teil handelt es sich hier nach der Kritik JAHNELS um einfache Mundspirochäten. WANNER hat dann im Dunkelfelde in sehr dünnen Blutausstrichen ein spirochätenartiges Gebilde gesehen, das ein etwas körniges Aussehen hat, undulierende Bewegungen zeigt, matt grünlich auf dunklem Grunde erscheint; die Endungen sind angeschwollen und glänzend. Auch hierüber liegen keine Bestätigungen vor.

Aus meinen bisherigen Darlegungen erhellt, daß der Erreger der epidemischen Encephalitis bisher noch nicht mit Sicherheit gefunden worden ist. Gegen alle bisherigen Befunde erheben sich schwere Bedenken, insbesondere auch gegen die drei wichtigsten Gruppen von Befunden, die heute noch zur Diskussion stehen, nämlich 1. eine bestimmte neurotrope Streptokokkenform oder ein Streptokokkentoxin, 2. gegen das herpetiforme Encephalitisvirus, und 3. gegen die chronischere Form der Klingencephalitis, welche nach den Ergebnissen von F. H. LEWY mit der Hundestaupe identisch ist. Eine völlige Widerlegung der angeblich positiven Befunde können wir allerdings auch noch nicht anerkennen; Nachuntersuchungen hinsichtlich der Streptokokken sowohl wie hinsichtlich des invisiblen filtrierbaren Virus sind unbedingt notwendig. Dabei kann darauf hingewiesen werden, daß die meisten Versuche bisher an Kaninchen und Meerschweinchen ausgeführt wurden, die vielleicht ungeeignet als Experimentaltiere sind; die Untersuchungen an Affen sind bisher noch sehr geringfügige. Es ist überhaupt natürlich mit der Möglichkeit zu rechnen, daß, wie bei einigen anderen Krankheiten, das Encephalitisvirus nur am Menschen haftet, bzw. nur beim Menschen schwere Erkrankungen hervorruft. Am wahrscheinlichsten ist es jedenfalls vorläufig auch noch heute, daß das Encephalitisvirus in die Gruppe der invisiblen Virusformen gehört, und daß die Infektion vom Nasen-Rachenraum ausgeht. Von einem Abschluß der Übertragungsversuche mit Rücksicht auf die bisherige Fehlversuche kann gar keine Rede sein, da es noch vielfache Wege gibt, die bisherigen Untersuchungsmethodik zu modifizieren, so daß noch durchaus die Möglichkeit besteht, das Virus der Erkrankung mit größerer Sicherheit festzustellen, vorausgesetzt, daß noch neue Epidemien akuter Erkrankungen vorkommen. Bei der offenbaren Schwierigkeit der Übertragung ist es von vornherein ja ziemlich aussichtslos, den Versuch zu machen, Material von chronisch Kranken zu übertragen; wir können heute auch nicht mehr die früheren Fälle, in denen eine chronische Encephalitis angeblich übertragen werden konnte (HARVIER und LEVADITI, NETTER, CESARI und DURAND, KLING) als überzeugend ansehen.

Die mangelnde Kenntnis des Encephalitisvirus wird uns nicht dazu führen, eine infektiöse Noxe als Ursache der Erkrankung überhaupt abzulehnen und nach anderen äußeren Schädigungen toxischer Natur zu suchen, wie das A. FUCHS in Wien, TORNATOLA in Italien und SALZMAN in Amerika getan haben. Es wurde bereits früher in der Symptombeschreibung hervorgehoben, daß SALZMAN öfters

Gallenblasenaffektionen bei Encephalitikern fand, doch sind diese viel zu selten, als daß man sie in Beziehung zur epidemischen Encephalitis bringen kann. Fuchs hatte festgestellt, daß nach Guanidinvergiftung sowie bei Hunden mit Leberausschaltung durch Ecksche Fistel schwere encephalitische Erscheinungen auftreten können, die sich sowohl in Müdigkeitserscheinungen und Speichelfluß wie in Erregungszuständen, choreiformen Zuckungen und Krampfzuständen äußern können. Bei der Autopsie wurden in einzelnen Fällen auch schwere entzündliche Infiltrate von Pollak gefunden. Fuchs ist bis zuletzt geneigt gewesen, diese Leberschädigung mit ihren schweren toxischen Folgeerscheinungen als Ursache auch der epidemischen Gehirnentzündung des Menschen aufzufassen. Wenn auch die Übertragung des Virus auf Tiere heute noch nicht erwiesen ist, so sprechen doch außerordentlich viele andere Gründe gegen die Auffassung, daß die akute Encephalitis auf einer Leberschädigung beruht. Weder das epidemische Aufflammen der Erkrankung in der ganzen Welt, noch im besonderen die früher erwähnte Tatsache, daß die Krankheit mitunter kontagiös ist, läßt sich mit dieser Auffassung vereinbaren, ebensowenig die Tatsache, daß die Leberschädigungen im akuten Stadium oft außerordentlich geringe sind. Die entzündlichen Veränderungen bei der Guanidinencephalitis und Encephalitis nach Eckscher Fistel sind offenbar selten und selbst in diesen Fällen ist die Möglichkeit nicht ganz auszuschließen, daß die Encephalitis durch das Eindringen unspezifischer Keime bzw. durch die Aktivation der Erreger der Spontanencephalitis bedingt ist. In eigenen Fällen zeigte sich das Gehirn guanidinvergifteter Kaninchen als frei von entzündlichen Erscheinungen; auch fehlten diese Veränderungen im Gehirn der Guanidintiere, über die bereits vor dem Kriege Stephan Rosenthal berichtet hat. Besonders umfangreiche Untersuchungen über den Einfluß der Leberschädigungen auf das Gehirn hat W. Kirschbaum ausgeführt, er hat das Gehirn von Menschen mit akuter gelber Leberatrophie untersucht, wie Tiere nach Guanidin-, nach Phosphorvergiftung und nach Ausschaltung der Leber. Der Prozeß ist ein vorwiegend degenerativer, also nicht ein entzündlicher; die verschiedensten Gehirngebiete werden ziemlich diffus befallen, die Rinde oft schwerer als die Stammganglien. Mitunter ist der Nucleus caudatus besonders stark befallen; am wichtigsten scheint uns das Fehlen entzündlicher Veränderungen zu sein. Es liegt so kein Grund vor, diese Anschauungen weiter zu verfolgen, so interessant auch die Beziehungen zwischen Leber und Gehirn sind. Dagegen kann ebenso wenig wie bei der Herpesencephalitis entschieden werden, ob diese Noxe, die die epidemische Encephalitis hervorruft, ein belebter Erreger oder ein fermentartig wirkender Stoff ist, wenn auch natürlich die Annahme eines belebten Erregers unseren bisherigen Anschauungen über Infektionskrankheiten näherliegt.

In den bisherigen Überlegungen sind wir zu dem Ergebnis gekommen, daß das Virus der epidemischen Encephalitis noch nicht festgestellt werden konnte, wenn es uns auch am meisten wahrscheinlich ist, daß es zwar nicht mit dem Herpesvirus identisch ist, aber doch wahrscheinlich in einer gewissen verwandtschaftlichen Beziehung zu dem Herpesvirus steht und jedenfalls auch zu den neurotropen invisiblen und filtrierbaren Virusformen gehört[1].

---

[1] Die in der Literatur beliebte Bildung des Wortes „Vira" habe ich absichtlich vermieden, da die Deklinierbarkeit des Wortes strittig ist.

Die Unklarheiten der Kenntnis des Encephalitisvirus haben natürlich auch einschneidende Bedeutung für die Beurteilung der Beziehungen der epidemischen Encephalitis zur pandemischen Grippe, und dies um so mehr, als auch der Erreger der pandemischen Grippe bisher nicht gefunden ist. Sehr kompetente Beurteiler der Frage, wie PFEIFFER und HÜBSCHMANN, haben noch vor wenigen Jahren auf dem Standpunkte sich befunden, daß tatsächlich der Influenzabacillus das Virus der pandemischen Grippe sei, auch namhafte andere Bakteriologen sind nach der letzten schweren Grippeepidemie für den Influenzabacillus eingetreten. Aber es scheint, als ob in der letzten Zeit die Bedeutung des Influenzabacillus immer geringer eingeschätzt würde. JAHNEL betont, daß z. B. in Frankfurt am Main dieser Erreger bei der ersten Grippeepidemie der großen Pandemie nur in wenigen Fällen gefunden wurde, und daß man den Erreger auch im Sputum von Phthisikern, Masernpatienten und anderen Kranken finden konnte, obschon weder diese noch ihre Umgebung jemals eine Influenza durchgemacht hatten. Es ist also zum mindesten stark mit der Möglichkeit zu rechnen, daß der Influenzabacillus nur ein Begleiterreger ist, obschon die amerikanischen Autoren BLAKE und CECIL mit Reinkulturen von Influenzabacillen beim Affen eine Erkrankung namentlich durch intratracheale Impfung hervorgerufen haben, welche der Grippe ähnelt. Einen anderen Erreger haben die amerikanischen Autoren OLITZKI und GATES bei Grippe gefunden, doch scheint auch dieser Erreger noch keineswegs allgemeine Anerkennung gefunden zu haben. Großer Beliebtheit erfreuten sich lange Zeit auch bei der pandemischen Grippe die filtrierbaren invisiblen Virusarten (NICOLLE, LESCHKE, KRUSE, SELTER, FEJES und viele andere). Auch LÖWE und STRAUSS wollen bei der Influenza einen filtrierbaren Mikroorganismus gefunden haben, der den Erreger der Encephalitis hervorruft. Immerhin ist die Bedeutung auch dieses Erregers von PFEIFFER und mehreren anderen Autoren erheblich angegriffen worden, und PRAUSNITZ hat den Einwand gemacht, daß der Influenzabacillus eventuell in eine so feinkörnige Form übergehen kann, daß er durch Bakterienfilter hindurchgeht. SAHLI steht auf dem Standpunkte, daß die Grippe auf einem komplexen Virus beruht, daß also neben den Influenzabacillen auch noch Streptokokken, vielleicht auch filtrierbare Erreger usw., zusammen erst das Bild der Grippe hervorrufen. Die Influenzabacillen ebnen den Boden für die Ansiedlung der Kokken, die Bakterien gehören jedoch obligat zusammen und infizieren gemeinsam, wobei je nach Virulenzverhältnissen und spezifischen Empfänglichkeiten bald die einen, bald die anderen Bacillenarten im Organismus sich entwickeln. Es entsteht so eine Symbiose, eine höhere Einheit.

Die Theorie ist von einer gewissen Bedeutung auch vielleicht für die Ätiologie der epidemischen Encephalitis, sie ist auch von REINHARD herangezogen worden. Im übrigen erscheint es uns selbstverständlich, wie wir das auch früher zum Ausdruck gebracht haben, daß wir, wenn wir von Beziehungen der epidemischen Encephalitis und der Grippe oder Influenza sprechen, nur die eine ätiologisch einheitliche Krankheit pandemische Grippe meinen können und nicht die zahllosen ätiologisch wahrscheinlich heterogenen Erkältungskrankheiten, die namentlich in bestimmten Jahreszeiten jedes Jahr auftreten, und nur aus einem terminologischen Schlendrian heraus Grippe genannt werden. Bereits LEICHTENSTERN hatte im Jahre 1890 diese pseudogrippalen Erkältungskrankheiten als Influenza nostras von der echten Influenza geschieden. Leider sind wir nur insbesondere durch die ätiologischen Unklarheiten auch bei der echten Influenza nicht in der Lage, im Einzelfalle mit Bestimmtheit zu sagen, ob es sich um einen vielleicht sporadischen Fall von pandemischer Grippe oder von einer Pseudogrippe handelt. An der prinzipiellen Notwendigkeit aber, diese beiden Krankheitsgruppen zu unterscheiden, zweifelt kein Mensch, zumal es zahllose selbständige Infektionskrankheiten gibt, die mit grippeähnlichen Erscheinungen genau so gut beginnen können, wie die epidemische Encephalitis. Ich erwähne hier nur die beiden anderen epidemischen Erkrankungen des Nervensystems, die außerordentlich häufig zunächst mit katarrhalischen Erscheinungen der oberen Luftwege beginnen, vielleicht sogar viel häufiger als die epidemische Encephalitis, nämlich die spinale Kinderlähmung und die epidemische Genickstarre. Niemand hat aber bisher gewagt, die epidemische Genickstarre in Beziehung zur Grippe zu bringen, während das bei der spinalen Kinderlähmung allerdings bereits geschehen ist, wenn auch, wie wir meinen, mit durchaus unzulänglichen Gründen.

Wenn man aber zwischen der epidemischen Encephalitis und der Grippe irgendwelche Beziehungen konstruiert, so kann das nicht eine x-beliebige Erkältungskrankheit sein, ein Schnupfen mit Abgeschlagenheit und leichten Gliederschmerzen und leichtem Fieber, der in 1 oder 2 Tagen wieder beseitigt ist, sondern nur jene schwere pandemische Erkrankung, die in größeren Mengen erst im Frühjahr 1918 wieder in Zentraleuropa auftrat, und welche bekanntlich im Sommer 1918 und im Winter 1918/19 ihren verderblichen pandemischen Ausbruch zeigte. Jedenfalls waren seit den Jahren 1890—1894 nie mehr so schwere pandemische Ausbrüche dieser Grippeerkrankung aufgetreten, vorausgesetzt, daß zwischen der Pandemie der Jahre 1890—94 und der Jahre 1918—19 Identität besteht, was mangels der Kenntnis des Erregers nicht ganz gewiß, wenn auch wahrscheinlich ist. Infolge der Unklarheiten der Erreger ist es uns natürlich auch nicht klar, ob die *Grippeepidemien* leichteren Charakters, die in der Zwischenzeit auftraten, der gleichen Erkrankung angehören, wie die Erkrankung, welche im Jahre 1918 bekanntlich zuerst „spanische Grippe" genannt wurde. Immerhin wird das wohl, wie z. B. aus der Handbuchbearbeitung von MASSINI hervorgeht, von der Mehrheit der Autoren angenommen, und es ist nicht unsere Aufgabe, zu dieser Frage die im übrigen offenbar auch vorläufig noch gar nicht lösbar ist, eingehend Stellung zu nehmen.

Die Beziehungen der epidemischen Encephalitis zur pandemischen Grippe, die vom Frühjahr 1918 ab wütete, sind vor allem darauf zurückgeführt worden, daß ein enger epidemiologischer Konnex zwischen den beiden Krankheiten besteht. Bereits kurz nachdem ECONOMO seine Monographie veröffentlichte, wurde dieser Einwand, daß es sich nur um eine Grippeencephalitis handle, z. B. von SPIEGEL gemacht. SCHLESINGER (Wien) wies kurz nach ECONOMO darauf hin, daß bereits im Winter 1916/17 zur Zeit der Lethargicaepidemie die Grippe in Wien verstärkt aufgetreten war; am gewichtigsten war der Einwand dieses erfahrenen Klinikers, daß er im Krankenhause von einer Infektionsquelle aus Personen teils an Pneumonie, teils an Encephalitis erkranken sah. Ähnlich drückte sich EICHHORST aus; C. KLIENEBERGER meinte damals, im Jahre 1920, daß die epidemische Encephalitis weder klinisch noch anatomisch von anderen encephalitischen Prozessen hinreichend abgegrenzt, und daß es deshalb richtig sei, die verschiedenartigen Erkrankungen des Nervensystems, die neuerdings beobachtet wurden, der pandemischen Grippe zuzurechnen. Speidel stützte sich darauf, daß die Encephalitis immer in direktem Anschluß an die drei Grippeepidemien der Jahre 1890, 1919 und 1920 aufgetreten, daß ein Teil der Fälle mit Grippeerscheinungen verbunden sei, und daß der Streptococcus pleomorphus mit dem Pneumokokkus wohl identisch sei. Er wünscht deshalb, die Krankheit Grippeencephalitis zu nennen. Und diese Auffassung wird auch von W. Gottstein in seiner Monographie verfochten. Jaksch-Wartenhorst hat bis in die letzte Zeit hinein nie von epidemischer Encephalitis gesprochen, sondern er spricht von Encephalitis comatosa postgripposa oder Encephalopathia postgripposa, um mit letzterer Bezeichnung die chronisch-encephalitischen Zustände zu kennzeichnen. Früher hat Jaksch-Wartenhorst einmal die Ansicht ausgesprochen, daß das unbekannte Grippetoxin erst krampferzeugend wie Strychnin oder Brucin, dann ähnlich wie Morphin wirke. Cassirer hat im Jahre 1920 betont, daß sich ja überhaupt die ganze Encephalitislehre auf den während der Influenzaepidemien der 90er Jahre gemachten Beobachtungen aufbaue, Simons meinte damals, daß es nur an der persönlichen Beschaffenheit liege, wer an den inneren Organen und wer am Nervensystem erkranke. Kayser-Petersen hat sich eifrig bemüht, historisch die Zusammenhänge zwischen Grippe und epidemischer Encephalitis zu erfassen, allerdings haben wir bereits früher hervorheben müssen, daß die Untersuchungen dieses Autors uns keineswegs immer stichhaltig zu sein scheinen. Auch im Auslande hat man an einigen Stellen die besonderen Beziehungen zwischen Encephalitis und Grippe hervorgehoben. Bassoe hat bereits im Jahre 1919 von einer cerebralen Form der Influenza bei disponierten Individuen gesprochen, da er in zwölf Fällen immer die Erkrankung im Anschluß an die Influenza sah. Pansera in Italien sprach auch von Influenzaencephalitis, da er in seinen zwei Fällen typische katarrhalische Influenzaerscheinungen und zeitliches Zusammentreffen mit der Influenza sah. Monti betont die Identität klinischer und anatomischer Befunde, auch Jaffé hält die Encephalitis bei Grippe und die Lethargica für grundsätzlich dasselbe, zumal er Übergänge sah; im Ausland ist übrigens, wie es scheint, von vornherein die Identität von Grippe und epidemischer Encephalitis viel weniger als im deutschen Kulturgebiete betont worden. Hat man doch im Anfang, als die Encephalitis in England auftrat, zunächst nur den Verdacht einer Botulismusepidemie oder einer Poliomyelitisepidemie gehabt. Auch in Frankreich scheint zunächst der Verdacht einer Grippeerkrankung nicht so bestanden zu haben. Hierfür spricht ja auch schon die Tatsache, daß dort, unter dem leitenden Einfluß von Levaditi, die Hochburg der Herpestheorie war, welche direkte Beziehungen zur Influenza von vornherein ausschloß. Auch Achard hat in seiner Monographie die Beziehungen zwischen Encephalitis und Grippe nur ziemlich summarisch besprochen und einen direkten Zusammenhang abgelehnt. Hall betont in seiner Monographie ausdrücklich, daß bei der ersten Epidemie im Jahre 1918 Influenza als Ursache gar nicht diskutiert werden konnte. Auch späterhin bestand kein Zweifel, daß es sich um verschiedene Krankheiten handelte. Immerhin gibt es auch heute noch im Ausland Autoren, die sehr enge Beziehungen zwischen Encephalitis und Grippe annehmen, wie Crofton, der heute noch glaubt, daß die epidemische Encephalitis durch den Influenzabacillus hervorgerufen wird, den er häufig im Blute von Encephalitikern fand. Daß er von Crofton im Gehirn gefunden wurde, wird nicht angegeben. Dieser Forscher meint, daß der Influenzabacillus mitunter die Form eines unsichtbaren, filtrierbaren Virus annehmen könne. Wynne hat in interessanten schematischen Abbildungen die jährliche Erkrankungsziffer von Encephalitisfällen mit den Influenzatodesfällen nebeneinander gestellt, woraus hervorgeht, daß namentlich zwischen der englischen Epidemie des Jahres 1924 und der Influenzaepidemie, die im Jahre 1918 ihren Höhepunkt erreichte, die größten Diskrepanzen bestehen. Allerdings war im Jahre 1924 die Zahl der Todesfälle an Influenza in den Monaten am stärksten, in denen auch die meisten Encephalitisfälle vorkamen.

Im deutschen Kulturkreise ist sehr bald die Mehrheit der Autoren dem Versuche, die epidemische Encephalitis einfach als Grippeencephalitis zu bezeichnen, sehr energisch entgegengetreten, wenn auch die Hypothesen über die Beziehungen von Grippe und Encephalitis gewiß in verschiedener Weise geäußert wurden. Mehr als Hypothesen können wir ja nicht bringen, solange uns die Erreger der beiden Krankheiten unbekannt sind. Außer Economo, der immer energisch gegen die Identitätshypothese aufgetreten ist, nennen wir von ihren Gegnern insbesondere Strümpell, Moritz, Staehelin, Wieland.

Wir können die Gründe, die gegen die Eindeutigkeit der Beziehungen sprechen, dahin zusammenfassen: Eine Identität zwischen der epidemischen Encephalitis und der sogenannten Grippeencephalitis liegt anatomisch nicht vor, wenn man als Grippeencephalitis diejenigen Encephalitiserkrankungen bezeichnet, die zuerst von Leichtenstern während der Pandemie der Jahre 1890—1894 beschrieben worden sind, und welche zumeist während des Höhestadiums der fieberhaften Grippe zum Ausbruch kommen. Gelegentlich kann allerdings auch diese Grippeencephalitis nach Ablauf der Grippe erst zum Ausbruch kommen (Oppenheim). Nach dem Berichte der Autoren, welche damals über die Grippeencephalitis berichtet haben (Leichtenstern, Pfuel, Nauwerck, A. Fränkel, Fürbringer, Königsdorf usw.), findet man in diesen Fällen schwere herdartige, bald hämorrhagische, bald nicht hämorrhagische Erweichungsprozesse, die sich zum großen Teil im Großhirn-, gelegentlich auch im Kleinhirnmark etablieren. Es bestehen also die größten Unterschiede gegenüber dem Typenbilde der epidemischen Encephalitis (Schröder und Pophal). Ferner können bei Grippe gelegentlich schwere eitrige Meningitiden auftreten, und man kann dann in dem meningitischen Eiter gelegentlich auch Influenzabacillen feststellen. Ähnlich schwere Herdencephalitiden bei pandemischer Grippe sind nun auch bei der letzten Pandemie von Economo, Högler, Leschke, Marcus, Eichhorst und *mir* beschrieben worden. Der Fall, den ich als atypischen Encephalitisfall im Jahre 1919 beschrieb, und der während einer akuten Grippepneumonie zum Ausbruch kam, war klinisch wie anatomisch völlig vom encephalitischen Typenbilde verschieden. Es handelte sich um einen großen umschriebenen, corticalen, entzündlichen Erweichungsprozeß, bei dem die Erweichung allerdings nicht allein von schweren Thrombosen, die ebenfalls gefunden wurden, abhängig war. In besonders vielen Fällen findet man außerdem, wie namentlich Schmorl, Koopmann und Marcus betont haben, bei Grippe massenhaft kleine Blutungen ins weiße Marklager, in die zentralen Ganglien, den Balken usw. Es handelt sich mitunter um echte Ringblutungen mit nekrotischem Zentrum, doch ohne stärkere Entzündungserscheinungen im Bereiche der Blutungen; wenn Kokkenembolien in den Capillaren liegen, kommt es zu Infektionen und Leukocytenherden im Bereiche der Blutungen. Nach den

Untersuchungen von Marcus wird die Gefäßwand früh von dem Gifte der Encephalitis ergriffen, und dies entspricht auch ganz etwa den Erfahrungen, die bei der Kieler Grippeepidemie gemacht wurden, deren hämorrhagische Natur infolge von Gefäßwandschädigungen dort namentlich von Hoppe-Seyler betont wurde. Auch Koopmann, der Ringblutungen und lockere seröse lymphocytäre Infiltrate um die Kleinhirngefäße, ebenso Nekrosen im Zentrum der Herde und eventuell auch der Gefäßwand beschrieb, hat offenbar ganz andere histologische Veränderungen gesehen, als sie der typischen epidemischen Encephalitis zukommen. Es ist überaus fraglich, ob diesen von Pathologen beschriebenen anatomischen Befunden auch entsprechende klinische Erscheinungen, die encephalitisverdächtig waren, parallel gingen. Ich selbst habe einmal Gelegenheit gehabt, einen Fall einer schwer deliranten Grippepsychose histologisch zu untersuchen und dabei die typischen histologischen Erscheinungen der epidemischen Encephalitis völlig vermißt.

Im übrigen sind die anatomisch-histologischen Veränderungen der direkten Grippeerkrankungen des Nervensystems nicht immer identisch. So trennt z. B. Economo vier differente Gruppen, nämlich 1. toxische, nicht entzündliche Erkrankungen, 2. toxische Erkrankungen und Blutungen, 3. multiple hämorrhagische oder eitrige Encephalitiden, 4. nicht eitrige Encephalitiden mit kleinen zelligen Infiltraten, bei denen die Leuko- über die Polioencephalitis überwiegt. Die letzte Gruppe mag strittig sein, im übrigen ist an den wesentlichen Differenzen kein Zweifel. Die gleichen Differenzen ergeben sich aus der Einteilung Siegmunds in zwei Gruppen, die metastatisch-mykotischen Prozesse bei septischer Grippe: Meningitis und Encephalitis, und die toxischen Prozesse nicht entzündlicher Art (Purpura cerebri, Staseblutungen). Hierzu gehören dann als dritte Gruppe die Erweichungen infolge von Arterienthromben (nach Monakow). Die Übergänge aber, die Jaffé betont hat, erklären sich ohne weiteres daraus, daß er Encephalitisfälle untersuchte, die sich im Verlauf einer schweren Grippeepidemie bei Grippekranken entwickelten. In solchen Fällen muß man, wie ohne weiteres verständlich ist, typische Epidemicaveränderungen neben Grippeveränderungen sehen; in den späteren Epidemien aber, in denen sich die Encephalitis auch wieder epidemiologisch von der Grippe emanzipiert hat, fehlen diese Grippeveränderungen im Gehirn. Die Befunde Jaffés beweisen schlechterdings nur, daß offenbar epidemiologische Beziehungen zwischen Grippe und Encephalitis bestehen. Eine Identifikation der gewöhnlichen Grippeencephalitis, bei der übrigens Mischkeime wahrscheinlich eine erhebliche Rolle spielen, mit der epidemischen Encephalitis ist nicht möglich, wenn man sich auf den einzig erlaubten Standpunkt stellt, bei der nosologischen Umgrenzung exogener Krankheitseinheiten nur die typischen Befunde zu verwerten, die an einer überwältigenden Zahl von Fällen gewonnen worden sind.

In klinischer Beziehung ist die sogenannte Grippeencephalitis meist eine Großhirnencephalitis, bei der diejenigen Erscheinungen, die bei der epidemischen Encephalitis gerade selten sind, wie schwere Pyramidenlähmungen, Mono- und Hemiplegien, Jacksonanfälle und Aphasien, epileptische und spastische Zustände mit tonischen tetanusartigen Anfällen gemischt, am häufigsten sind. Der Verlauf ist viel kürzer, häufig ist der Beginn apoplektiform, schwere meningitische Begleiterscheinungen kommen vor, auch Heilungen kommen vor, doch sind die

Herdsymptome oft außerordentlich hartnäckig. Die gewohnheitsmäßigen Krankheitssymptome der epidemischen Encephalitis sind der Grippeencephalitis fremd. *Vor allem haben wir weder aus der älteren noch der neueren Literatur Nachricht darüber, daß aus diesen typischen Großhirnencephalitisfällen, die apoplektiform oder ganz akut bei schwerer Lungengrippe begonnen haben, später ein unheilbares chronisch-pseudoneurasthenisches und später myastatisches Stadium hervorgegangen ist.* Viel interessanter sind in dieser Beziehung die schon von Leichtenstern in seiner ausgezeichneten Monographie vermerkten Fälle, in denen Fälle von Paralysis agitans, Tremorarten, Chorea, Singultus, Schlafsucht usw. *nach* Ablauf der Influenza auftraten und von Leichtenstern direkt als Nachkrankheiten der Influenza bezeichnet wurden. Und hier besteht wohl kein Zweifel, daß es sich bereits um Fälle epidemischer Encephalitis handelte, die aber ebenso, wie wir das jetzt sehen, mit einer gewissen Betonung erst dann auftreten, wenn die eigentliche Grippe bereits beseitigt ist. Diese Fälle sind unbedingt für die Problemstellung bei unserer Krankheit mit heranzuziehen, sie sind aber nosologisch von den *Gelegenheitsencephalitiden* bei schwerer katarrhalisch-pulmonaler Grippe unbedingt zu trennen; der Unterschied dieser Fälle gegenüber unserer Epidemie besteht nur darin, daß es sich damals um viel seltenere Erkrankungen handelte als jetzt. Wir sind leider, soweit meine literarischen Kenntnisse reichen, über das spätere Schicksal dieser myastatischen Fälle nicht orientiert. Ebenso bemerkenswert sind die Fälle mit nucleären Augenmuskellähmungen, die damals zur Zeit der Grippeepidemie auftraten und auch zum Teil bereits als Encephalitis gedeutet wurden. Ich verweise in dieser Beziehung auf meine Bemerkungen im Kapitel der Epidemiologie. Leider sind wir auch hier, soweit ich sehe, im allgemeinen über den späteren Verlauf nicht orientiert. Es scheint, daß auch diese Fälle milder waren als die bei unserer Epidemie beobachteten, daß ihnen die verhängnisvolle Tendenz zur Bildung schwerer chronisch myastatischer Zustände abging. Wenn wir so klinisch und anatomisch die typische Grippeencephalitis von der typischen epidemischen Encephalitis scharf trennen, werden wir doch die zeitlichen Zusammenhänge ohne weiteres bejahen müssen. Diese zeitlichen Beziehungen sind doppelte: *1. besteht eine gewisse zeitliche Koinzidenz zwischen Grippepandemie und Encephalitisepidemie, 2. beginnt nicht nur die Encephalitis häufig mit grippeartigen Erscheinungen, sondern sie bricht auch häufig bei einem bestimmten Kranken in Familie oder Haushaltungen oder Ortschaften aus, in denen im Moment der Erkrankung eine echte Grippeepidemie vorliegt.*

Was nun die Beziehungen zwischen Grippepandemie und Encephalitispandemie anbetrifft, so ist es gewiß, daß bereits, wie z. B. H. Schlesinger betont hat, im Winter 1916/17 in Wien grippeartige Fälle vielleicht etwas gehäufter bestanden haben; die schwere Grippepandemie, die in kurzer Zeit die ganze Welt überschwemmte und ungeheure Opfer erforderte, brach erst im Jahre 1918 los, nachdem erhebliche Encephalitisepidemien bereits in Wien und in Frankreich stattgehabt hatten. Die französischen Epidemien sind uns bekanntlich im wesentlichen durch die Arbeiten von Cruchet mit seinen Mitarbeitern von der französischen Front bekannt geworden; es mehren sich jetzt aber doch auch immer mehr die Fälle, in denen auch deutsche Soldaten in Frankreich an sicherer epidemischer Encephalitis in den Jahren 1916 oder 1917 erkrankt waren. Die schwersten *Grippe*epidemien mit der schlimmsten Mortalität waren im Sommer und im *Herbst 1918;* die bei weitem schwerste Encephalitisepidemie war in Norddeutschland in den Monaten Februar bis Mai 1920. Die Encephalitisepidemie war teils eine Avantgarde, teils eine Arrièregarde der schwersten Grippeepidemien. Wenn ich früher ausgeführt hatte, daß wir in Deutschland bei der schweren Grippeepidemie im Sommer 1918 niemals Encephalitis beobachtet haben, und daß ich auch in meinem damaligen Lazarett, in dem viele Nervenkranke aufgenommen wurden, niemals eine entsprechende Krankheit beobachten konnte, so ist diese Angabe dahin zu modifizieren, daß doch auch schon im Sommer 1918 mehr Encephalitisfälle auftraten, als früher angenommen werden konnte, daß aber die Ziffer nicht im entferntesten diejenige des Jahres 1920 erreicht. Leider sind wir genau über die zahlenmäßigen Beziehungen zwischen Grippeepidemie und Encephalitisepidemie in Deutschland nicht unterrichtet; wir besitzen wohl die Statistik von FASSBENDER, welcher Krankenhausfälle von Grippe und Encephalitis aus dem Jahre 1920 erfaßt, doch ist jedenfalls von den Encephalitisfällen, wie früher bereits ausgeführt wurde, nur ein geringer Teil erfaßt worden; aus dieser Statistik, die leider auch, was von größter Wichtigkeit wäre, die Monatsproportionen nicht bringt, geht jedenfalls hervor, daß eine einwandfreie Beziehung zwischen Häufigkeit der Grippe und Häufigkeit der Encephalitis nicht vorliegt. Von größerer Wichtigkeit ist vielleicht die durch mehrere Jahre hindurch geführte, bereits genannte Statistik von WYNNE, von der ich im epidemiologischen Teil einen Abdruck brachte. Diese Statistik zeigt recht deutlich die Diskrepanzen zwischen den Grippepandemien und der Encephalitisepidemie. Diese Verschiedenheiten werden auch von REYS betont, der z. B. im Jahre 1922 eine schwere Grippeepidemie im Elsaß feststellte, aber nur zwei abortive Fälle von Encephalitis im Gegensatz zu der Schwere der Epidemie der vorangehenden Jahre. Auch wenn man annimmt, daß manche Fälle dem Autor entgangen sind, sind die Differenzen wohl zu beachten.

Ein Hinweis für die Beziehungen zwischen Encephalitisepidemien und Grippeepidemien ist weiterhin vielleicht die Tatsache, daß die großen Epidemien von Encephalitis meist in den schlechten Jahreszeiten vorherrschen, in denen auch die Grippeerkrankungen am häufigsten sind, während z. B. die Poliomyelitis bekanntlich am häufigsten die Sommermonate bevorzugt, doch ist dieses Kriterium natürlich wenig entscheidend. In den letzten Jahren haben sich, wie es scheint, die Encephalitisepidemien immer mehr von den Grippeepidemien entfernt. Wir sahen Encephalitisepidemien kleinerer Art noch bis zum Jahre 1926, sehr häufig ohne irgendwie in der Umgebung besondere Häufung von Grippeerkrankungen feststellen zu können. Das wichtigste Beispiel ist vielleicht die Encephalitisepidemie in England aus dem Jahre 1924, die in Deutschland nebenbei kaum viel geringer gewesen sein dürfte. Man könnte beim Vergleich der verschiedenen Epidemien fast der Meinung sein, daß Grippe und Encephalitis nur ganz zufällig in der letzten Zeit zu schweren Epidemien anwuchsen, doch spricht dagegen vielerlei, namentlich die wichtige, bereits bemerkte Feststellung, daß von einer einzigen Quelle aus Grippeaffektionen bzw. solche Affektionen, die als Grippeerkrankungen bezeichnet werden, und solche epidemischer Encephalitis ausgehen können. Wir haben darüber bereits in dem Kapitel über Epidemiegang berichtet.

In den letzten Jahren sind solche Fälle wiederum außerordentlich selten vorgekommen. Bei den Fällen also, die wir in den letzten Jahren sahen, bildete meist die Encephalitis den einzigen Krankheitsfall im Haushalte, eventuell im ganzen Dorfe, soweit überhaupt unsere anamnestischen Nachforschungen, die wir in zahlreichen Fällen besonders auf diesen Punkt hin richteten, eine Feststellung erlaubten.

Aber auch die Beziehungen zwischen grippeartiger Erkrankung und Encephalitis des Einzelfalles sind, wie wir im klinischen Teil auseinandergesetzt haben, außerordentlich eigenartige. Wir haben bereits früher den Bericht eines Sammelmaterials aus der Provinz Hannover erwähnt, aus dem hervorgeht, daß die katarrhalischen Erscheinungen der Grippe eigentlich nur in einem relativ beschränkten Teil der Encephalitis auftraten. Im Gesamtmaterial sind die Fälle, in denen katarrhalische Erscheinungen überhaupt nur in beschränktem Maße oder gar nicht aufgetreten sein sollen, noch häufiger, wobei man zu bedenken hat, daß bei vielen chronischen Fällen das Gedächtnis an leichte katarrhalische Begleiterscheinungen der akuten Phase unmöglich erhalten geblieben sein kann. Aus diesen Gründen haben auch alle Statistiken etwas sehr Mißliches, und die folgende Statistik, die ich noch einmal bringe, um die eigentümlichen Beziehungen zwischen grippeartiger Initialerkrankung und Encephalitis zu bringen, hat auf keinen Fall absoluten Wert; aber ihr relativer Wert bleibt doch erhalten, weil er die Seltenheit *schwerer* katarrhalischer Prodromalsymptome beweist und wieder einen Hinweis auf die wichtigen Krankheitsfälle gibt, die mit neurologischen Herdsymptomen beginnen. Die Statistik ist einer wahllosen Zusammenstellung des eigenen Materials entnommen, wobei allerdings nur Fälle berücksichtigt wurden, in denen eine hinreichende Anamnese bestand; ich habe nicht das Gesamtmaterial noch einmal durchgeprüft, da die Menge der Fälle genügend zu sein scheint; repräsentativ ist das Material auch insofern, als es Fälle von sämtlichen Epidemien von 1916 bis jetzt enthält.

1. Katarrhalische Initialsymptome mit Fieber, „Grippeverdacht". „Angebliche Grippe" . . . . 170 Fälle
2. Schwere katarrhalisch-pulmonale Grippe initial . . . . 2 „
3. Stürmischer Beginn mit Schüttelfrost usw., sofort sehr hohem Fieber usw. 9 „
4. Beginn der akuten Erkrankung mit neurologischen Herderscheinungen 24 „
5. Gleichzeitiger Beginn von Herd- und Allgemeinsymptomen ohne besondere „grippeverdächtige" Symptome (z. B. Fehlen von katarrhalischen Initien und Fehlen epidemiologischen Zusammenhanges, typhusartiger Beginn usw.) 34 „
6. Schleichender Verlauf ohne akutes Stadium . . . . 11 „

250 Fälle

Diese Übersicht zeigt, wie häufig jedenfalls die hinsichtlich des Grippeverdachts *negativen* Fälle sind. Dabei sind in Ziffer 1 sicherlich zahlreiche Fälle enthalten, in denen seinerzeit vom Arzte nur aus Verlegenheit Grippe oder „Kopfgrippe" diagnostiziert wurde; ich habe diese Fälle, wenn sie irgendwie epidemiologisch mit Grippezeiten zusammenfielen, hier absichtlich unter den grippeverdächtigen Fällen mit angeführt.

Ich fasse noch einmal zusammen: Klinisch und anatomisch ist die epidemische Encephalitis in ihren Typenbildern grundsätzlich verschieden von dem Typenbild jener Erkrankung, die früher als Grippeencephalitis bezeichnet wurde, bei welcher im Gehirn öfters Influenzabacillen oder Streptokokken sich fanden.

Die nicht seltenen, ganz verwaschenen akuten Encephalitiserkrankungen aber, aus denen später der schwerste Parkinsonismus erwachsen kann, haben wir nur der offensichtlichen äußeren Ähnlichkeit wegen als verwaschen grippeartige Form bezeichnet, ohne zu verkennen, daß ganz ähnliche Symptome auch andere Krankheiten einleiten können, ohne daß irgendwelche Beziehungen zur pandemischen Grippe zu bestehen brauchen. In epidemiologischer Beziehung sind Beziehungen zur pandemischen Grippe ganz zweifellos vorhanden, wenn auch die Hauptschübe von Encephalitis der großen Grippepandemie teils vorangegangen, teils gefolgt sind (ähnlich soll es sich mit bestimmten Pneumonieformen verhalten). Näher wird der Zusammenhang zwischen pandemischer Grippe und Encephalitis epidemica dadurch illustriert, daß von gleichen Infektionsherden aus Fälle mit Grippe bzw. sogenannter Grippepneumonie und Fälle epidemischer Encephalitis hervorgehen können. Die Beobachtung, daß im gleichen Haushalte zahlreiche Familienangehörige an Grippe erkranken und nur ein oder zwei Angehörige an Encephalitis, haben wir auch mehrfach gemacht. Falsch ist es aber, die Encephalitis nur als die Grippe der dafür disponierten Individuen zu bezeichnen; dagegen spricht schon die Tatsache, daß in bestimmten Zeiten besondere Verlaufseigenarten der Encephalitis in großen Epidemien weit verbreitet auftreten können. Ich erinnere hierbei nur an das plötzliche Auftreten der Choreaencephalitis und der Myoklonusencephalitis im Winter 1919/20. Diese Epidemien können nur durch die besondere Eigenart des Virus *an erster Stelle* bedingt sein, während die konstitutionellen Eigentümlichkeiten nur eine sekundäre Rolle spielen. Hierüber wird noch zu sprechen sein. Weiterhin ist bei den Beziehungen zwischen Grippe und Encephalitis das Faktum nicht zu vergessen, daß in einem großen Prozentsatz der Fälle die akute Encephalitis erst auftritt, wenn die grippeartige Einleitungskrankheit eventuell bereits mehrere Wochen vorbei ist, daß in einem nicht kleinen Prozentsatz der Fälle grippeartige Initialerscheinungen ganz fehlen, und die Krankheit direkt mit cerebralen Herdsymptomen beginnt, und daß in den Fällen, welche grippale Prodromal- oder Initialerscheinungen zeigen, die katarrhalischen Symptome geringe sind oder ganz zurücktreten gegenüber den Allgemeinerscheinungen, wie Fieber, Kopfschmerzen, Zerschlagenheit usw., d. h. Symptomen, die früher als nervöse Grippeerscheinungen bezeichnet, richtiger aber allgemein toxische Symptome genannt werden. Endlich ist wichtig, daß in den letzten Jahren die Verbindung zwischen Encephalitisepidemien und Grippeepidemien noch viel lockerer geworden ist, als sie vorher war.

Nach dieser Zusammenfassung werden wir zugeben, daß zwischen der epidemischen Encephalitis und der pandemischen Grippe wichtige Beziehungen bestehen, sind aber noch nicht berechtigt, Grippe und Encephalitis auf das gleiche Virus zurückzuführen, und jedenfalls *bleibt die nosologische Sonderstellung der epidemischen Encephalitis unangetastet.* Nachdem das klinisch und anatomisch eigenartige Bild der epidemischen Encephalitis eingehend geschildert worden ist, gibt es ja jetzt überhaupt nur noch einen einzigen Grund, der uns veranlassen könnte, die Encephalitis in dem Brei der alles und nichts sagenden „Hirngrippe" verschwinden zu lassen, das ist die Feststellung, daß in etwa 25% der Fälle das akute Stadium der Encephalitis nicht mit charakteristischen Symptomen verbunden ist, sondern vielleicht nicht andere Symptome bietet, wie eine banale Grippe, die in wenigen Tagen folgenlos ausgeheilt ist. Der Forscher ist hier in einer etwas mißlichen Lage, denn er hat nicht die Möglichkeit, festzustellen, daß in diesen verwaschen grippalen Fällen ein anderer Prozeß im Organismus sich abspielt als bei der unkomplizierten toxischen Grippe, und so besteht die Gefahr, daß man sich auf ein Glaubensdogma festrennt, da wir stichhaltige Beweise nicht dafür erbringen können, daß bereits während dieser verwaschenen grippeartigen Encephalitis immer ein Entzündungsprozeß im Gehirn sich abspielt, oder wenigstens das Virus der Krankheit in das Gehirn eingedrungen ist. Diesem Mangel könnte wohl auch nur dadurch abgeholfen werden, daß einmal systematisch an einem sehr großen allgemein-pathologischen Material sämtliche Gehirne wenigstens an den Prädilektionsstellen histologisch untersucht werden, und wenn gleichzeitig die Anamnesen dieser Fälle ausreichen, um festzustellen, wieviele Kranke an einer sogenannten Grippe, und wieviele nach dieser Grippe an dauernden nervösen Folgeerscheinungen gelitten hatten. Diese Untersuchung wäre darum zweckvoll, da wir jetzt wissen, daß auch bereits im pseudoneurasthenischen Stadium die Substantia nigra wenigstens verändert sein *kann*. Vorläufig können wir also den *Beweis* dafür noch nicht erbringen, daß die gewöhnliche Grippe mit nervösen Erscheinungen und diejenige grippeartige Erkrankung, aus der später die myastatische Encephalitis erwächst, wesensverschiedene Krankheiten sind, glauben aber aus heuristischen wie therapeutischen Gründen, die Wahrscheinlichkeit eines Unterschiedes betonen zu müssen; hierfür sprechen auch wenigstens einige klinische Erfahrungen, insbesondere die Feststellung, daß in der Mehrheit der Fälle, die später myastatisch werden, der sogenannten „Grippe“ ein pseudoneurasthenisches Stadium von langer Dauer folgt, das der gewöhnlichen Grippe fremd ist; auch die sogenannte „chronische Grippe“ ist etwas ganz anderes. Außerdem ist es überaus wahrscheinlich, daß man bei feinerer Untersuchungstechnik auch bei den einfachen „grippalen“ Encephalitisfällen, namentlich wenn man die Lumbalpunktion ausgeführt hätte, viel mehr encephalitisverdächtige Symptome schon in diesem akuten Stadium gefunden und damit eine Trennung von der einfach toxischen Grippe herbeigeführt haben würde. Man kann im übrigen den Zusammenhang zwischen Grippe und Encephalitis in sehr verschiedener Weise zu deuten versuchen, ohne daß eine restlose Erklärung möglich ist. Man kann, auch wenn man die nosologische Selbstständigkeit der epidemischen Encephalitis anerkennt, z. B. daran denken, daß Encephalitis epidemica und pandemische Grippe doch durch das gleiche Virus hervorgerufen werden. Im Gegensatz allerdings zu den Beziehungen zwischen Lues und Paralyse, die vielleicht etwas zu oft mit der Encephalitis in Parallele gebracht werden, müßte man im Encephalitisfall unbedingt annehmen, daß eine wirklich neurotrope Abart des Grippevirus vorliegt, denn wir kommen, wie ich ja schon betont habe, ohne die Anerkennung von Besonderheiten des Virus nicht aus; es kann auch nicht von den Besonderheiten der individuell angeborenen oder erworbenen Körperverfassung oder von sonstigen Milieubesonderheiten abhängen, da Massenerkrankungen an Encephalitis sich zeitlich nicht im entferntesten mit dem Auftreten der Grippe decken, sondern sowohl als Vorläufer- wie als Nachläufererscheinungen eintreten. Man kann so also auch nicht annehmen, daß erst durch die Grippe, an der ja der größere Teil der Bevölkerung seinerzeit gelitten hat, die Körperverfassung so beeinträchtigt wurde, daß nun die gewöhnlichen

Grippekeime bei dem besonders disponierten Individuum die Encephalitis herbeiführen. Man hat gegen die Identität von Grippe- und Encephalitisvirus eingewandt, daß die Grippe eine überaus ansteckende Erkrankung ist, während die Encephalitis bekanntlich außerordentlich schwer übertragbar ist; immerhin ist dieser Einwand nicht stichhaltig, da ja auch, wenn man eine besondere neurotrope Grippeart annimmt, die Möglichkeit besteht, daß diese ebenso leicht wie jede andere Grippe übertragbar wird und leichte Allgemeinerscheinungen macht, daß aber nur bei den besonders disponierten Menschen die Infektion im Gehirn haftet. In diesem Sinne könnten auch die bereits früher erwähnten interessanten Feststellungen von KLING und LILJEQUIST gedeutet werden, die bei einer Encephalitisepidemie in Nordschweden auch den größten Teil nur an banalen katarrhalischen Erscheinungen erkranken sahen.

Immerhin sind einige andere Gründe dazu angetan, die Identität von Grippe- und Encephalitisvirus wenig wahrscheinlich zu machen, vorausgesetzt, daß man das noch nicht bekannte Grippevirus als ein einheitliches und einfaches Virus betrachtet. Es ist nämlich sehr merkwürdig, zu sehen, daß die epidemische Encephalitis gelegentlich auch durch ganz andersartige Erkrankungen hervorgerufen oder „provoziert" werden kann, ohne daß bei diesen Personen sonstige Beziehungen zu grippeartigen vorangehenden Erkrankungen festgestellt werden können. Wir haben berechtigten Grund, anzunehmen, daß, wie noch später ausgeführt werden soll, wenigstens ein kleiner Teil der Kranken mit sogenannten postvaccinaler Encephalitis an epidemischer Encephalitis leidet, die durch die Vaccination provoziert wird. Wir haben im eigenen Material einen Fall mit einer typischen *myastatischen* Encephalitis, der mit einer sicheren *Masernerkrankung* mit encephalitischen Symptomen debütierte; hier handelt es sich also nicht um die sogenannte postmorbillöse Encephalitis; in einem anderen Falle war eine bakteriologisch nachgewiesene Diphtherie den encephalitischen Symptomen vorangegangen, ohne daß es möglich gewesen wäre, bei dem Kranken selbst oder in dessen Umgebung Grippesymptome festzustellen. Man kann natürlich in allen derartigen Fällen die Möglichkeit zugeben, daß das sogenannte neurotropische Grippevirus latent vorhanden war und durch die Schädigung des Organismus durch unspezifische Noxen aktiviert wurde; ich glaube aber, daß diese Fälle zeigen, auf wie wenig sicheren Füßen die Annahme einer Identität von Grippe- und Encephalitisvirus steht, und daß es mindestens ebenso plausibel ist, anzunehmen, daß auch in den Fällen, in denen klinisch pandemische Grippe und Encephalitis Beziehungen zueinander zu haben scheinen, die Encephalitis nicht anders wie in den Fällen beginnt, in denen statt der Grippe eine andere Noxe den Organismus schädigte.

Wir glauben also, daß die Annahme eines besonderen Encephalitisvirus, das an sich von dem Grippevirus verschieden ist, auch nicht als eine neurotrope Varietät des Grippevirus zu deuten ist, vorläufig noch am meisten für sich hat. Die Grippe ist bei dieser Annahme also nur der Agent provocateur der Encephalitis und kann als solcher durchaus von anderen Noxen vertreten werden. In dieser Ansicht sind wir mit ECONOMO ungefähr einig, von der Anschauung REINHARDS unterscheiden wir uns nur insofern, als dieser das Encephalitisvirus als eine Teilmikrobe des komplexen SAHLISchen Grippevirus auffaßt und so offenbar annimmt, daß die Infektion mit dem hypothetischen Urerreger der epidemischen Grippe die Conditio sine qua non der Erkrankung ist. Diese Anschauung ist, wie ich dargelegt habe, nicht ganz zutreffend. In den zahlreichen Fällen aber, in denen dieses hypothetische Grippevirus offenbar synergisch, symbiotisch arbeitete, kann man auch verschiedene Überlegungen über die Art dieses Zusammenarbeitens anstellen. Nach den ersten Fällen, die ich in Kiel anatomisch bearbeitet hatte, schien die Schädigung der Gefäßwände durch die Grippeintoxikation eine wichtige Vorbedingung für die Möglichkeit des Haftens und Angehens der Encephalitis zu bilden, wie ich oben bereits dargelegt habe. Die Tatsache, daß die Hauptveränderungen im Höhlengrau an einer Stelle waren, deren besonders leichte Lädierbarkeit infolge der Besondersartigkeit der Blutversorgung bereits vor über 30 Jahren von SHIMAMURA festgestellt wurde, schien einen weiteren Anhaltspunkt für einen derartigen Zusammenhang zu bieten. Es ist auch tatsächlich möglich, daß eine Grippeschädigung des Gewebes einen Locus minoris resistentiae für die Encephalitisinfektion in einer Reihe von Fällen bietet, doch dürfte das nicht die Regel sein; die Annahme, daß das Grippevirus das Encephalitisvirus aktivierte, dürfte in mehr Fällen zutreffen. Man braucht sich hier nicht darüber aufzuhalten, daß man mit zahlreichen Unbekannten rechnet, da wir in Wirklichkeit hier nur den Vergleich mit einer feststehenden Tatsache ziehen, daß nämlich bei schweren Grippeepidemien in vielen Fällen nach der Infektion mit Grippe sehr bekannte Erreger plötzlich eine pathophore Kraft bekommen, die ihnen vorher unbekannt war. *Wie* diese Umwandlung oder Aktivation zustande kommt, ist freilich vorläufig ebenso biologisch rätselhaft wie die Hochzüchtung des Grippevirus selbst bis zu der furchtbaren Wirkung, die es im Jahre 1918 entfaltete. Es ist nicht möglich, in einer Darstellung der Encephalitis näher auf die Ursache dieses Virulenzwechsels einzugehen. Wenn man annimmt, daß das Virus der Encephalitis in einen Synergismus mit dem Grippevirus treten und durch das Grippevirus aktiviert werden kann, dann werden am einfachsten die meisten klinischen und epidemiologischen Tatsachen der Encephalitis des akuten Stadiums geklärt, die Tatsache sowohl, daß die Encephalitis im Anfang so häufig an Grippeepidemien angekoppelt wurde, wie die Tatsache, daß die Encephalitis häufig erst zum Ausbruch kommt, wenn eine grippale Erkrankung mit Katarrh usw. bereits abgelaufen war, und endlich die Tatsache, daß das Encephalitisvirus, nachdem es einmal pathophore Kraft erhalten hatte, auch durch Jahre hindurch im menschlichen Organismus persistierte und bei geeigneten Gelegenheiten zu Krankheiten führen konnte, ohne daß gerade eine Grippe krankheitsauslösende Bedeutung gewinnen mußte. Vielleicht wird nur *eine* epidemiologische Tatsache durch diese Theorie am wenigsten erklärt, daß nämlich die ersten Epidemien bereits vor dem großen pandemischen Grippeschub aufgetreten waren. Man müßte also noch anfügen, daß vermutlich eine Hochzüchtung der Encephalitiskeime bereits eintrat, bevor das Zusammentreffen mit den Keimen der pandemischen Grippe noch virulenzsteigernd gewirkt hatte; diese Annahme ist darum plausibel, weil tatsächlich die Encephalitisepidemien, die im Anschluß an die pandemische Grippe zum Ausbruch kamen, noch viel massiver und verheerender waren als die Encephalitisepidemien, die der pandemischen Grippe vorausgingen. Es ist selbstverständlich, daß alle diese Annahmen hypothetisch sind und bleiben werden, solange die Erreger von Grippe und Encephalitis uns unbekannt sind. In einem solchen Falle ist diejenige Hypothese allein berechtigt, welche wenigstens fiktiv einen Zusammenhang erklären kann, ohne den Tatsachen Gewalt anzutun. *In dieser Beziehung gibt es aber für uns nur die Alternative: Entweder der Keim der Encephalitis ist eine sehr eigenartige neurotrope Varietät des Grippevirus oder zweitens Encephalitis- und Grippevirus sind prinzipiell voneinander verschieden, und es besteht nur ein indirekter und relativer Zusammenhang mit der Grippe, wie er oben von uns dargestellt worden ist. Die letztere Annahme ist für uns die wahrscheinlichere.*

Wir haben bereits darauf aufmerksam gemacht, daß die besonderen Eigentümlichkeiten des Encephalitisvirus ihren markantesten Ausdruck in dem symptomatischen Verhalten der Teilepidemien finden, in der Tatsache etwa, daß plötzlich die meisten Encephalitisfälle in umgrenzter Zeit und Gegend mit Myoklonusencephalitis, mit akuten Parkinsonismen usw. erkranken. In jeder Krankheitsentstehung wirken aber immer mehrere Faktoren mit; auch wenn wir in einer heute vielleicht schon etwas antiken Auffassung die Bedeutung des Erregers an die erste Stelle setzen, vergessen wir doch nicht, daß auch eine bestimmte Körperverfassung nötig ist, damit die Krankheit zum Ausbruch kommen kann. Bei der Encephalitis spielt diese Körperverfassung, die Summe angeborener konstitutioneller und erworbener konstellativer Faktoren sogar offenbar eine ganz besondere Rolle, denn wir wissen, wie bereits früher auseinandergesetzt wurde, daß die Encephalitis ungeheure Gebiete der Erde überflutet hat und innerhalb des ungeheuren Streuungskreises relativ weniger Individuen an Encephalitis erkrankten, als dies bei vielen anderen Erkrankungen, z. B., um bei der Neurologie zu bleiben, bei der epidemischen Poliomyelitis, der Fall ist. Man hat in einzelnen Fällen Anhaltspunkte dafür gefunden, daß akute äußere Noxen der Encephalitiserkrankung vorausgingen, in einem interessanten Falle von BERINGER Überanstrengung, in anderen Fällen von PECORI Alkoholmißbrauch. Vereinzelt haben wir Fälle gesehen, in denen ein schweres Schädeltrauma der Encephalitis vorausging; man wird in diesen Fällen versicherungsrechtlich einen Zusammenhang nicht leugnen können, wenn das Schädeltrauma wirklich ein schweres war. Im allgemeinen spielen diese exogenen Noxen, soweit sie faßbar sind, eine geringe Rolle in der Pathogenese der Encephalitis. Man kann auch annehmen, daß die ersten Encephalitisepidemien, die während der Hungerjahre in Wien und unter dem Einfluß der besonderen Kriegsstrapazen und Witterungsschäden an der Front auftraten, in Beziehung zu solchen exogenen Schädigungen standen; es ist also möglich, daß auch die ursprüngliche Virussteigerung mit Störungen der Schutzkräfte des Organismus durch äußere Erschöpfungserlebnisse in Zusammenhang steht: Generell, d. h. für das Gros der Fälle, liegt aber ein Zusammenhang zwischen äußeren Schädigungen und Encephalitis nicht vor; die Annahme AUERBACHS, daß eine durch die körperlichen und seelischen Leiden des Krieges bedingte Hyperämie des Gehirns dispositionell in Betracht kommt, ist haltlos, da wir in allen Ländern, den vom Kriege betroffenen wie den ungeschädigt gebliebenen, bei schwächlichen wie bei kräftigen Menschen Encephalitis wahllos gesehen haben.

Am wahrscheinlichsten ist es, daß das Angehen der Encephalitis neben der jeweiligen Stärke des Virus und der Verkoppelung mit der Grippeschädigung namentlich von *genotypen* konstitutionellen Faktoren abhängig ist, die wir allerdings noch nicht fixieren können. Bei experimentellen Übertragungen haben allerdings LEVADITI und NICOLAU gezeigt, daß eine besondere Tierdisposition vorhanden sein muß, um das Angehen der Krankheitskeime zu erleichtern. Wir betrachten aber, wie früher bereits gezeigt wurde, das Virus, mit dem die französischen Forscher arbeiteten, als ein Herpesvirus und nicht als Virus der menschlichen Encephalitis. Verschiedene konstitutionelle Eigentümlichkeiten des Menschen sind bereits als Stigma der Encephalitisdisposition bezeichnet worden, und zwar einerseits Lymphatismus, exsudative Diathese, Status thymolymphaticus (GÉRONNE, VILLINGER, OEHMIG), andererseits eine neuropathische bzw. psychopathische Konstitution (LÖFFLER, GÖSTA, BECKER). Auch ist die Ansicht geäußert worden, daß namentlich cykloide Personen mit leicht schizoiden Beimengungen und pyknischem Körperbau zur Encephalitis disponiert sind. Um über die konstitutionellen Bedingungen Klarheit zu bekommen, habe *ich* mit GROTE ein Material von 100 Encephalitikern auf körperbauliche Eigentümlichkeiten, konstitutionelle Anomalien und pathologische Antezedentien hin untersucht; zum Vergleich wurden von uns 100 Nervengesunde und 100 andere Nervenkranke untersucht; auf jeden Fall wurde dann, was frühere Untersucher unterlassen hatten, auch die Wahrscheinlichkeitsrechnung herangezogen und festgestellt, ob etwaige Differenzen innerhalb der Fehlergrenze lagen. Auf diese Weise ließ sich feststellen, daß es *kein* morphologisches Merkmal und keine Funktionsanomalie gibt, welche als Stigma der Encephalitisdisposition gelten konnte. Weder der Lymphatismus, noch die exsudative Diathese, noch neuropathische Belastung oder neuropathische Antezedenzien kommen bei Encephalitikern häufiger als bei gesunden Menschen vor. Ebenso sind die Körperbautypen in pathogenetischer Beziehung völlig belanglos. Es war mir nur aufgefallen, daß öfters einmal unter den jugendlichen Encephalitiskranken körperlicher Infantilismus erheblichen Grades vorkam, und auch KARVOUNIS findet unter 91 Fällen mindestens 10 Fälle mit Infantilismus und infantil-asthenischem Körperbau. Obschon an einem weit größeren Material die Frage nach der Bedeutung des Infantilismus wiederum unter Berücksichtigung der Wahrscheinlichkeitsrechnung nachgeprüft werden müßte, kann man jedenfalls so viel sagen, daß der Infantilismus das einzige morphologische Stigma wäre, das eventuell einen Indicator für die Encephalitisdisposition abgeben könnte; infantilistisch gebliebene Individuen erkranken vielleicht etwas leichter an Encephalitis als nicht infantil gebliebene. Eine besondere Bedeutung des asthenischen Habitus überhaupt kann ich nicht anerkennen. Die Untersuchungen von KARVOUNIS decken sich im wesentlichen mit den unseren, abgesehen von der Geschlechtsproportion. Hier hatten wir, entsprechend den Feststellungen von PEARL, ein erhebliches Überwiegen der Männer gefunden, das nach unserer Berechnung außerhalb des dreifachen Mittels der Fehlergrenze lag. Wir hatten darauf hingewiesen, daß diese Feststellung darum von Wichtigkeit ist, weil sie einen Hinweis darauf geben könnte, daß die Gene, deren Mangelhaftigkeit die Encephalitisdisposition schafft, recessiv vererbbar und an das Geschlechtschromosom gebunden sind (siehe SCHIFF). Wir hatten aber auch bereits darauf hingewiesen, daß in der Statistik der englischen Epidemie kein wesentlicher Gegensatz zwischen Erkrankung der Männer und Erkrankung der Frauen besteht, und auch KARVOUNIS findet unter 91 Fällen 45% Männer und 55% Frauen. Jedenfalls müßte ein ganz gewaltiges Material neu auf diese Frage hin durchuntersucht werden, ehe mit Sicherheit die Beziehungen zwischen Geschlechtschromosom und Encephalitisdisposition festgestellt werden könnten.

Auf einen anderen und sinnvollen Indicator für die Belastung hatte RUNGE hingewiesen, nämlich auf die Feststellung, daß in der Familie von Encephalitikern mit myastatischen Störungen nicht selten Zeichen einer minderwertigen Beschaffenheit des extrapyramidalen Systems anzutreffen sind. Da die myastatische Encephalitis in der Mehrheit der nicht gründlich behandelten Encephalitiker auftritt, müßte man dann eigentlich noch weiter gehen und annehmen, daß man in den Familien von Encephalitikern überhaupt extrapyramidale Erkrankungen, wie Chorea, Parkinson, Athetose, usw. häufiger als in der Durchschnittspopulation findet. Während RUNGE in sechs Fällen solche belastende Momente gefunden hatte, haben wir bisher keine besondere Belastung feststellen können. Abgesehen von dem Material, das in unserer Arbeit verwertet worden ist, haben wir neuerdings einen Fall beobachtet, in dem Vater und Sohn an Encephalitis erkrankten und die Mutter außerdem vielleicht an einer beginnenden Pseudosklerose leidet. KARVOUNIS hat zweimal Chorea in der Familie und einmal einen Fall gefunden, in dem vielleicht eine familiäre extrapyramidale Krankheit besteht, doch lehnt KARVOUNIS besondere Bedeutung der Belastung mit extrapyramidalen Symptomen im allgemeinen ab und glaubt, nur in zwei Fällen von Kindern, in denen Belastung mit Chorea bestand, eine pathoplastische Wirkung der Konstitution in der Entstehung des Parkinsonismus annehmen zu dürfen, da der Parkinsonismus bei jüngeren Patienten nicht die Regel ist. Wir haben aber auch bei Kindern das akinetisch-hypertonische Stadium so häufig gesehen, daß wir nicht einmal so weit wie KARVOUNIS gehen können und meinen, daß jedenfalls ein ganz neues, tiefgehendes genealogisches Studium notwendig ist, um ein Urteil darüber zu bilden, in welchem Maße eine Schwäche der extrapyramidalen Apparatur für die Encephalitisdisposition und vor allem für Krankheitsverlauf und Symptomgestaltung von Wichtigkeit ist, zumal wir Grund für die Annahme haben, daß pathoplastische Faktoren für den Krankheitsverlauf und die Symptombildung viel mehr bedeuten als für die Disposition zur Erkrankung selbst.

Im allgemeinen sind also unsere Konstitutionsuntersuchungen durchaus negativ verlaufen; dennoch wäre es verfehlt, eine spezifische Disposition auszuschließen. Dafür spricht nicht nur die besprochene Eigenart der Epidemiologie, sondern auch die Feststellung, daß gelegentlich Familienerkrankungen auftreten können, obschon eine direkte Ansteckung der einzelnen Kranken mit großer Wahrscheinlichkeit auszuschließen ist. Ich habe einen derartigen Fall, den ich beobachten konnte, bereits in der mit GROTE zusammen verfaßten Arbeit veröffentlicht und repetiere kurz: Die Mutter erkrankte im Jahre 1919 während einer schweren Epidemie in Österreich mit ausgesprochen lethargischer Encephalitis, sie wird behandelt und völlig gesund. 2 Jahre später erkrankt im Jahre 1921 in Deutschland das ältere Kind ebenfalls an schwerer lethargischer Encephalitis, diese Erkrankung wird von mir als typische Affektion diagnostiziert. Auch dieses Kind wird gesund. 1 Jahr später erkrankt das zweite Kind in Meran an einer akuten Encephalitis, die ebenfalls symptomatisch der Erkrankung von Mutter und Schwester geglichen haben soll, auch dieses Kind wird gesund. Bei den anderen Familienfällen, die gefunden wurden, ist die Ansteckung und damit die besondere neurotrope Wirkungsstärke des Virus nicht so sicher auszuschließen. *Wir glauben wie früher, daß die spezifische Konstitution morphologisch vielleicht überhaupt nicht erfaßt werden kann und auf besonderen Eigenarten der humoralen oder cellu-*

lären Abwehrkräfte des Organismus beruht. Wir weisen dabei auf die von Amoss und Taylor gefundenen Immunstoffe dem Poliomyelitisvirus gegenüber hin, die sich wenigstens gelegentlich im Nasensekret des Gesunden finden. Durch Reaktionen, welche der Schickschen Reaktion bei Diphtherie gleichen, läßt sich vorläufig eine sichere Disposition noch nicht erfassen.

Infolge der fehlenden Kenntnis des Encephalitiserregers ist die Art, wie der Encephalitiserreger ins Nervensystem kommt und dort zur Entfaltung gelangt, auch noch nicht mit völliger Sicherheit zu entscheiden. Die Frage wird natürlich auch noch dadurch kompliziert, daß das Latenzstadium im Gehirn, die Zeit also, die zwischen der Ansiedlung der Keime im Gehirn und dem Auftreten ausgesprochener akuter Symptome vergeht, bei dieser Krankheit offenbar ein ungeheuer wechselndes ist; wir denken dabei nicht nur an die chronischen Fälle, bei denen das akute Stadium überhaupt nicht feststellbar ist, und man nur annehmen kann, daß die Krankheitskeime bereits lange Zeit im Nervensystem anwesend sind, sondern auch an viele Fälle, die früher vermerkt wurden, bei denen die Initialerscheinungen über Wochen und Monate hinaus verzettelt sich ausdehnten, bis auf einmal doch eine „akute" Phase zur Entwicklung kommt. Wir nehmen, wie wohl die meisten Autoren überhaupt, an, daß der Keim aus dem Nasen-Rachenraum in das Zentralnervensystem gelangt. Ob andere Infektionspforten bestehen, ist fraglich, ebenso ist uns vorläufig noch absolut unbekannt, ob eine Person lange Zeit hindurch Virusträger sein kann, und dann aus irgendwelchen Gründen doch noch eine autogene Infektion erfolgt, wenn wir auch wissen, daß die Inkubationszeit in der Mehrheit der Fälle 2—14 Tage, gelegentlich auch etwas längere Zeit dauert. Die früher erwähnten Fälle von Familienerkrankungen, in denen die Zeitspanne zwischen den Erkrankungen der einzelnen Familienmitglieder mehrere Monate dauert, lassen sich ja verschieden deuten, sie erlauben jedenfalls wohl nicht die Entscheidung, ob jemand Träger des Encephalitisvirus sein und nach längerer Zeit infolge einer Störung der Immunkräfte doch noch erkranken kann. Ganz klar ist auch die Frage noch nicht entschieden, ob das Encephalitisvirus aus der Infektionspforte auf dem Blutwege oder dem Lymphwege oder dem Nervenwege dem Gehirn zugeführt wird. Es konnte ursprünglich angenommen werden, daß die Erstinfektion in ähnlicher Weise wie bei der Poliomyelitis und epidemischen Meningitis eine hämatogene ist; namentlich das Beispiel der letzteren Erkrankung ist hier recht interessant, da ja längere Zeit eine Meningokokkämie bestehen kann, bevor die Erreger in die Meningen eindringen, von wo dann die weitere Verbreitung des Erregers auf dem Liquorwege vor sich geht. Ich habe bereits oben (S. 359) auf die besonders mangelhafte Blutversorgung dieser Gegend, wie sie von Shimamura gezeigt wurde, hingewiesen; hierzu kam, daß es sich bei den ersten Fällen, die ich histologisch sah, um Fälle handelte, bei denen man gleichzeitig eine Grippeschädigung der Blutgefäße annehmen konnte. Inzwischen sind nun die ausgezeichneten Untersuchungen über die Ausbreitung des Herpesvirus bekannt geworden, über die bereits berichtet ist, und die einwandfrei zeigen, daß es eine Experimentalencephalitis gibt, bei der das Virus auf dem Nervenwege in das Gehirn dringt, und zwar ein Virus, welches mit dem der epidemischen Encephalitis möglicherweise eng verwandt ist. Oder mit anderen Worten: Bei einer der Epidemica verwandten Encephalitis ist der Weg, den das Virus nimmt, etwa der gleiche wie bei

der Lyssa oder wie der der Toxine beim Tetanus. Spatz hat auf einem etwas
anderen Wege zu zeigen versucht, daß das Virus auf dem Lymphwege im Gehirn
sich verbreitet (der endoneurale Weg bis zum Zentralnervensystem wird von
diesem Autor nicht behandelt). Spatz hat die Vitalfarbstoffversuche von Gold-
mann in veränderter Form aufgenommen, indem er Trypanblau in erst kleinen,
dann größeren Dosen suboccipital injizierte; hierbei wurde eine sterile Meningitis
erzielt, es traten Zellen auf, die das Trypanblau in großen Brocken aufnahmen.
Der Farbstoff wurde an der Oberfläche von Gehirn und Rückenmark verteilt, und
zwar vorzüglich im Gebiete der großen Cisternen, an der Basis des Hirnstamms,
im Winkel zwischen Großhirn und Kleinhirn, so daß das Mittelhirn an seiner
ganzen Circumferenz gefärbt wurde, sodann in der Umgebung der Fissura trans-
versa und der Medianfurche, am Bulbus olfactorius, der Brücke und der Medulla
oblongata und des Rückenmarks. Dieser Ausbreitungszone entspricht aber ungefähr das Prädilektionsgebiet der Erkrankung bei epidemischer Encephalitis,
wie das im anatomischen Teil ausgeführt wurde. Vereinbar mit dieser Hypothese
wären die atypischen Fälle, in denen die Erkrankung besonders in der Großhirnrinde sich etabliert, da aus akzidentellen Gründen das Virus besonders in die
Subarachnoidalräume der Konvexität eingeschwemmt sein und dort Wirkung
entfaltet haben könnte.

Nun scheint mir aber doch wie früher das letzte Wort mit der Annahme
einer primären Liquorinfektion noch nicht gesprochen zu sein. Ob das Virus
auch bei der epidemischen Encephalitis wie bei der Herpesencephalitis auf dem
Nervenwege ins Zentralnervensystem gelangt und dann zuerst den Liquor kon-
taminiert, ist unklar; bei der Herpesencephalitis scheinen überdies zunächst
die intracerebralen Nervenwurzeln zu erkranken, bevor dann die Infektion im
Liquor und auf intracerebralen Lymphwegen weitergeht. Wir haben im allgemeinen wenig klinische Anhaltspunkte dafür, daß beim Menschen auch zuerst
sensible Nervenwege erkranken, an denen das Virus in das Zentralnervensystem
hineingeklettert sein könnte. Olfactoriusstörungen (Weg von der Nase aus) fehlen
fast stets, sensible Trigeminusstörungen sind selten, ebenso sensible Vaguserschei-
nungen; die ersten cerebralen Herdsymptome betreffen doch eigentlich meist
den Augenmuskelapparat, den Vestibularapparat und die vegetative Apparatur,
die allerdings am Boden des Höhlengraus liegt. Histologisch fehlen uns vorläufig
bei der epidemischen Encephalitis natürlich noch vor allem Anhaltspunkte
für die Art der primären Ansiedlung des Virus im Gehirn. Die Verteilung des
Krankheitsprozesses ist in der Mehrheit der Fälle unzweifelhaft die von Spatz
angegebene, und Spatz hat selbst durchaus zugegeben, daß hier zu der Verbreitung
des Virus auch noch eine spezifische Affinität, also eine Pathoklise im Vogtschen
Sinne, hinzukommen muß, um die Prädilektion der Erkrankung zu erklären.
Eine derartige Pathoklise erscheint uns gerade in den Fällen von Encephalitis
selbstverständlich, auch wenn man die Verbreitung des Virus auf dem Liquorwege
anerkennt; denn wie sollte man sich sonst die Tatsache erklären, daß die Substantia nigra in breiter Ausdehnung erkrankt, aber der Hirnschenkel, der liquor-
näher ist, frei bleibt. Es handelt sich dabei aber nicht um eine generelle Bevorzugung der grauen vor der weißen Substanz und wohl auch sicher nicht einfach
um eine Eigentümlichkeit der Gefäßversorgung, denn auch die grauen Brückenkerne, die ventrikelnäheren wie die ferneren, sind gewöhnlich ganz frei, und an

der Haubenbegrenzung schießen auf einmal die Infiltrate und Gliawucherungen auf. Es ist auch früher bereits im pathologisch-anatomischen Teil darauf hingewiesen worden, daß die Elektivität in der Medulla oblongata vielleicht noch weitergeht. Etwas skeptischer gegenüber der Annahme der Liquorverbreitung könnte man darum werden, weil auch in den Prädilektivgebieten, die den Cysternen oder den Ventrikeln näher liegen, das unmittelbar unter dem Ependym oder der Pia gelegene Gebiet, insbesondere das subependymäre Gebiet unter den Ventrikeln oft nicht befallen ist; nur gelegentlich kann man hier gewissermaßen einen Einbruch der Entzündung vom Ventrikel aus histologisch verfolgen, wie wir das von der epidemischen Genickstarre aus kennen. Immerhin kann dem entgegengehalten werden, daß das Virus der epidemischen Encephalitis mit dem der Meningitis nicht verglichen werden kann, daß es anders zu bewerten ist als ein eitererregendes Virus schwerster Virulenz, dessen frei werdende Toxine das Gewebe in kürzester Zeit zur Einschmelzung bringen; man könnte so annehmen, daß, sei es durch Besonderheiten der Gefäßversorgung oder Besonderheiten des Gewebschemismus, die unmittelbaren subependymären Gebilde durchschnittlich resistenter sind als die darunter gelegenen Prädilektionsgebiete. Wir möchten nach alledem die primäre Liquorinfektion noch nicht für so sicher bewiesen halten, wie Spatz das tut, aber wohl annehmen, daß die Verteilung des Virus vorzugsweise auf dem Liquor- und auf dem Lymphwege vor sich geht. Damit stimmt auch die Feststellung überein, daß es häufig gelingt, die entzündlichen Infiltrate an einzelnen Venen entlang längere Zeit hindurch auch an Abzweigungsstellen zu verfolgen, während andere Venen in der Nachbarschaft keine Infiltrate haben; es scheint, als ob das Virus, dem reaktiv die Infiltrate folgen, in den Lymphwegen der Blutgefäße weiterkriecht.

Daß daneben auch auf dem Blutwege Metastasen eintreten können, wird durch die Feststellung, daß auch abseits von Prädilektionsgebieten, wie z. B. mitten im Linsenkern, entzündliche Herde aufschießen können, bezeugt. Es gibt aber auch noch ganz andere Gründe dafür, daß die Encephalitis nicht einfach eine auf Lymph- und Liquorwegen verbreitete Lokalinfektion des Zentralnervensystems ist. Wir haben früher gesehen, daß es schwere toxische Encephalitiden gibt, bei denen unter hohem Fieber schwere Veränderungen des Blutes, toxische Exantheme, rasche Prostration usw. eintreten können. Wir folgen hier durchaus Economo in der Annahme, daß gerade die hyperkinetische Epidemie des Jahres 1919/20 mit solchen toxischen Symptomen verbunden war. Bei diesen schweren Erkrankungen finden sich, wie namentlich Economo gezeigt hat, perakute Fälle, in denen sich nur degenerative Erscheinungen der Nervenzellen, Ödem des Gehirns usw., aber noch nicht die spezifischen entzündlichen Reaktionen des Gewebes entwickelt haben. Freilich sind die histologischen Veränderungen bei den perakuten Fällen wohl nicht alle gleichartig, da es hier ja auch gelegentlich zu besonders schweren, mit Leukocyten gemischten Infiltraten kommen kann; für uns genügt aber die Feststellung, daß eine außerordentlich schwere Encephalitis rasch zum Tode führen kann, bevor es zur Entwicklung spezifisch entzündlicher Veränderungen an den Prädilektionsgebieten kommt. Ob in diesen Fällen bereits die Erreger an Ort und Stelle die Veränderungen des Nervensystems hervorrufen oder nur gelöste Toxine von Erregern, die irgendwo anders sich befinden, kann gewiß nicht entschieden werden; unwahrscheinlich ist jedenfalls die Annahme, daß in diesen toxischen Fällen die Toxine allein von Erregern abstammen, die nur an den Prädilektionsgebieten nach einer Wanderung auf dem Liquor- und Lymphwege sich befinden. Möglich ist es, daß in diesen Fällen das Virus noch vorwiegend im Nasen-Rachenraum sich aufhält und allein Toxine ins Blut geschwemmt werden, die die allgemein-toxischen Symptome hervorrufen. Doch muß man auch mit der Möglichkeit rechnen, daß in diesen Fällen Erreger selbst in die Blutbahn eingedrungen sind und zur Infektion des Gehirns und anderer Organe führen daneben sind in diesen Fällen besonders ausgesprochen die Toxine, die im Blute kreisen und die diffusen Degenerationen hervorrufen. Es ist überhaupt jedenfalls sehr mit der Möglichkeit zu rechnen, daß die diffusen Alterationen der Ganglienzellen, die wir im Gegensatz zu den lokalisierten entzündlichen Veränderungen so häufig finden, weniger durch die Erreger und ihre in loco wirkenden Endotoxine, als durch diffuse Bluttoxine bedingt werden. SCYMANOWSKY und ZYLBERLAST-ZAND haben darauf hingewiesen, daß das Virus der Herpesencephalitis bzw. herpetiformen Encephalitis auch in der Leber festgestellt werden kann; ein wichtiger Beweis dafür, daß man selbst bei dieser Erkrankung, bei der wir sonst das Wandern des Virus im Nerv so gut verfolgen können, mit einem Einbruch des Virus ins Blut rechnen muß. Allerdings kann der von den polnischen Autoren erhobene Befund leider nicht ohne weiteres auf unsere Erkrankung übertragen werden, da ja wahrscheinlich eine Differenz zwischen den beiden Erkrankungen besteht. Ein weiteres Zeichen für die hämatogene Infektion bilden die Befunde von BALÓ über Infiltrate in den verschiedensten inneren Organen bei Encephalitis. Dann kann man noch als Zeichen für die Möglichkeit der Blutinfektion die Fälle anführen, in denen bei schwangeren Frauen auch die Frucht durch die Placenta hindurch erkrankte. Nun ist allerdings über das Auftreten von Aborten bei akuter Encephalitis schon sehr viel geschrieben worden. Ich erwähne Fälle von SANTI, JORGE, MARINESCO. Nach dem eigenen Material ist übrigens das Verhalten der Frucht ein ganz verschiedenes; in manchen Fällen wird auch ein völlig gesundes Kind ausgetragen, das gesund bleibt, auch wenn die Mutter später an chronischer Encephalitis erkrankt. Die Tatsache der Fehlgeburten ist aber an sich natürlich noch kein Zeichen für die Infektion des Fetus, da ja der Abort auch durch Toxine allein oder durch giftige Stoffwechselprodukte der Mutter herbeigeführt sein konnte. Dies sind auch die Überlegungen, die KARVOUNIS in einer verdienstlichen Arbeit über dies Gebiet angestellt hat. Der Nachweis für die Virusübertragung wird am besten dann erbracht werden können, wenn die Fehlgeburt oder auch das zur richtigen Zeit geborene Kind gleich nach der Geburt klinisch-encephalitische Erscheinungen zeigt, und wenn die Encephalitis auch eventuell histologisch nachgewiesen werden kann. Unter den Fällen, die in positivem Sinne verwertet werden können, kömmt namentlich ein von MARINESCO veröffentlichter in Betracht; in diesem Falle war es zu einer Fehlgeburt im 5. Schwangerschaftsmonat während einer Choreaencephalitis der Mutter gekommen. Die Mutter starb und zeigte typisch encephalitische Veränderungen. Auch im Gehirn des Fetus fanden sich perivasvuläre Infiltrate, die eine Encephalitis sicherstellten, wenn die Erkrankung auch nicht so schwer war wie bei der Mutter. Interessant ist auch ein Fall von JORGE, in dem es sich um eine Myoklonusencephalitis der Mutter handelt; auch das neugeborene Kind zeigte myoklonische Zuckungen, die sich aber rasch besserten, während die Mutter zum Exitus kam. In diesem Falle ist aber, wie Karvounis mit Recht angibt, eine rein toxische Wirkung nicht ganz ausgeschlossen. Andere Fälle von Santi, Pirier, Montgomery sind nicht so beweisend, dagegen scheint ein Fall von Legue für Virusübertragung auf die Frucht zu sprechen, da hier das neugeborene Kind unmittelbar nach der Geburt in einen lethargischen Zustand, welcher dem der Mutter ähnlich war, überging, und auch Zuckungen auftraten. Allerdings fehlt in diesem Falle der histologische Befund. Ich selbst habe bisher nicht die Möglichkeit gehabt, einen Fall von Virusübertragung durch die Placenta hindurch zur histologischen Untersuchung zu bekommen. Karvounis erwähnt schließlich noch einen eigenen Fall eines 7jährigen Mädchens, dessen Mutter während der Schwangerschaft kurz vor der Entbindung an einer schweren Grippe litt, doch ist unbekannt, ob damals eine Encephalitis bestand. Das Kind soll schon bei der Geburt auffallend ruhig gewesen sein, erkrankte später an Windpocken. Der Zustand verschlechterte sich nach dieser Erkrankung wie nach einer Impfung, und das Kind geriet in einen parkinsonistischen Zustand. Obschon dieser Fall wohl auch nicht ganz rein ist, wird man doch zugeben müssen, daß tatsächlich eine placentäre Übertragung des Encephalitisvirus ebenso möglich ist, wie das bei der Herpesencephalitis von Levaditi nachgewiesen worden ist. Alle diese Feststellungen zeigen die Notwendigkeit, die Bedeutung der Blutinfektion nicht ganz gegenüber der rein lokalen Verbreitung des Virus auf dem Lymph- und Nervenwege zu vergessen.

Wir fassen diesen Abschnitt dahin zusammen: Es ist wahrscheinlich, daß bei der Verbreitung des Virus im Gehirn der Liquorweg und die in den Liquor eintauchenden Lymphbahnen eine besonders wichtige Rolle spielen, und die Auswahl der Entzündungsherde weiterhin von pathoklitischen Vorgängen abhängig ist; es läßt sich aber nicht so sicher wie bei der Herpesencephalitis der Nachweis führen, daß auch die erste Ansiedlung des Virus im Gehirn auf dem Lymph- oder Nervenwege vor sich geht; jedenfalls ist mit großer Bestimmtheit anzunehmen, daß das Virus auch in die Blutbahn einbrechen und von dort aus zu Schädigungen anderer Organe führen kann. Unabhängig von der Erregerwirkung geht dann die diffuse Toxinwirkung bei der Encephalitis, die auf dem Blutwege vor sich geht, und durch welche zahlreiche Organe einschließlich des Gehirns geschädigt werden können.

Die pathogenetischen Überlegungen sind hiermit noch keineswegs abgeschlossen. Das Problem, warum die akute Encephalitis nicht ausheilt, sondern in ein chronisches Dauerstadium übergeht, ist neben der Frage nach dem Erreger der Encecephalitis immer noch das brennende Zentralproblem, welches der Lösung harrt. Um zu diesem Zentralproblem Stellung zu nehmen, muß man zunächst berücksichtigen, daß die Folgen der Encephalitis mannigfachster und genetisch sicher nicht gleichartiger Natur sind. Darauf ist gelegentlich ja bereits schon in der Symptombeschreibung hingewiesen worden; die ganze Stoffeinteilung ging ja von dem Gedanken aus, daß die Encephalitis prinzipiell in bestimmten Etappen verläuft, daß wir somit ein akutes, ein zweites pseudoneurasthenisches und ein drittes myastatisches Stadium unterscheiden können, daß gelegentlich das myastatische Stadium direkt aus dem akuten Stadium erwächst, und daß unabhängig von diesem etappenmäßigen Gange der Encephalitis die Narbenstörungen aus dem akuten Stadium bewertet werden müssen, die auch gelegentlich erst einige

Zeit nach Ablauf der akuten Encephalitis symptomatisch sich auswirken können, wie wir das etwa von der cerebralen Fettsucht oder Makrogenitosomie annehmen. Die Erklärung dieser Narbenerscheinungen macht keine Schwierigkeiten, da wir ja anatomisch sehen, daß im akuten Stadium Hirngewebe zerfallen kann, und da wir nach Ablauf der Encephalitis Gliosen, eventuell kleine Erweichungen usw. feststellen können. Allerdings ist, wie auch bereits im klinischen Teil kurz erläutert wurde, noch nicht immer restlos die Frage zu entscheiden, was alles als Narben- oder, weiter gefaßt, als Restsymptome, was als progressive Erscheinung zu deuten ist; insbesondere gilt das für die Nachtunruhezustände und die Veränderungen des Verhaltens beim Jugendlichen. Ich glaube allerdings, daß man aus theoretischen Überlegungen wie aus klinischen Befunden, insbesondere den Verlaufsarten dieser Wesensänderung, den Schluß ziehen darf, daß diese Wesensänderugen in der Hauptsache als eine Folgeerscheinung des akuten Stadiums gedeutet werden müssen. Der anatomische Befund, der gelegentlich noch entzündliche Veränderungen in diesem Stadium aufgedeckt hat, ist zur Entscheidung dieser Frage nicht heranzuziehen, im übrigen gibt es auch Fälle von schweren Charakterveränderungen, wie auch in dem von mir beobachteten Falle, in welchem entzündliche Erscheinungen jedenfalls nicht bestanden.

Unabhängig von dem typisch langsam progressiven Verlaufe der Encephalitis könnte auch theoretisch die eigentliche Rezidivencephalitis betrachtet werden, wie sie Economo zum ersten Male beschrieben hat. Diese früher geschilderte Erkrankung, bei der wiederholt mit Fieber und plötzlich neu auftretenden Symptomen verbundene Schübe auftreten, ist ja wohl ohne weiteres auf ein erneutes Aufflammen der Infektion zurückzuführen; entweder nimmt das Virus im Gehirn aus uns unbekannten Gründen, die in dem Kampfe zwischen Virus und Immunkraft des Organismus liegen müssen, erneut pathophore Wirkung an, oder es kommt vom Nasen-Rachenraum zu einer erneuten Infektion. Die Möglichkeit dieses letzteren Verhaltens ist darum nicht ganz von der Hand zu weisen, weil, wie wir gesehen haben, die kleinen Rezidive häufig auch mit grippeartigen leichten katarrhalischen Erscheinungen verbunden sein können, bzw. weil mitunter eine plötzliche Verschlimmerung der Encephalitis nach irgendwelchen grippeartigen Infektionen auftritt; öfters sind derartige Kranke überhaupt besonders anfällig gegen solche Infektionen geworden und bedürfen des besonderen Schutzes vor Erkältungen. Die Frage der Entstehung der Rezidivencephalitiden wird sich eindeutig auch erst erklären lassen, wenn man das Virus der epidemischen Encephalitis selbst in der Hand hat; man hat jedenfalls genügend Analogien mit anderen Erkrankungen, um sich das Wesen der Rezidivencephalitis einigermaßen verständlich zu machen; man vermag auch heute wenigstens die Richtung des therapeutischen Weges solchen Rezidivencephalitiden gegenüber anzugeben, man hat das Ziel vor sich, daß man in solchen Fällen noch Virus vernichten bzw. den Organismus so sehr kräftigen muß, daß er selbst stärkere Abwehrkräfte gegen das Virus aufbringt.

Nun ist zwar diese Rezidivencephalitis klinisch oft eng mit der geradlinig fortschreitenden chronischen Encephalitis verflochten; es treten auch bei Myastatikern manchmel leichte Besserungen ein, denen plötzliche Verschlechterung des myastatischen Zustandes nach kleinen fieberhaften Intervallen folgt; dennoch ist es vorläufig zweckmäßig, von der ausgesprochen in Schüben verlaufenden

Encephalitis die eigenartige ganz allmählich progressive Encephalitis in der Betrachtungsweise zu trennen, da hier besondere Probleme auftreten, die scharf umrissen und diskutiert werden müssen, um sie einer Lösung näher zu bringen. Um dies zu können, ist es vorläufig nötig, die große Gruppe rein verlaufender Fälle gesondert zu betrachten, die klinisch dadurch ausgezeichnet sind, daß nach dem akuten Stadium entweder die früher geschilderten pseudoneurasthenischen Beschwerden zurückbleiben, die sich allmählich trotz Behandlungsversuchen verschlimmern und langsam, eventuell erst nach 4, 5 oder 6 Jahren in das Stadium myastatischer Erkrankungen überleiten, oder denen auch zunächst ein Intervall von scheinbarer Gesundheit folgt, worauf sich dann die myastatischen Erscheinungen ebenfalls vollkommen schleichend allmählich progressiv hinzugesellen.

Hier ist dann zunächst die Frage zu erörtern: Handelt es sich trotz des eigenartigen Verlaufs um *post*encephalitische Zustände der Encephalitis, oder handelt es sich um einen chronischen Krankheitsprozeß? Wir glauben, daß man von einem postencephalitischen Zustand in diesen Fällen nur dann sprechen könnte, wenn im akuten Stadium durch Verklebungen und Verwachsungen der Meningen Störungen in der Zirkulation des Hirnwassers, insbesondere der Liquorresorption, gesetzt werden, wodurch es zu einem dauernden Druck auf das Gehirn, eventuell nur bestimmter Teile des Gehirns und damit zu einer fortwirkenden Schädigung kommt. Eine derartige Betrachtungsweise wird nahegerückt durch die von KLAUBER aus der FOERSTERschen Klinik mitgeteilten encephalographischen und ventrikulographischen Ergebnisse, die früher in dem Kapitel Liquor cerebrospinalis mitgeteilt worden sind. Ich möchte aber betonen, daß durch diese wichtigen Feststellungen die Entstehung der eigentlich chronischen Encephalitis nicht erklärt wird, wie übrigens auch FOERSTER selbst nach mir freundlicherweise gemachten mündlichen Mitteilungen annimmt. Durch den Verschluß des Foramen Magendii oder durch andersartig bedingte Störungen der Liquorresorption können wohl Kopfschmerzen, Schwindel, Erbrechen, Benommenheit, aber nicht die Tatsache erklärt werden, daß sich 4 oder 6 Jahre nach der akuten Infektion die ganz elektive parkinsonistische Krankheit entwickelt, und zwar, wie betont werden muß, meist bei Kranken, die an eigentlichen Hirndruckerscheinungen gar nicht leiden. Auch Kopfschmerzen, Erbrechen, Benommenheit bilden keineswegs etwa die besonders typischen Erscheinungen der pseudoneurasthenischen Encephalitis, sondern treten zurück hinter den Symptomen der körperlichen und seelischen Leistungsschwäche, der oft hartnäckigen Schlaflosigkeit, bestimmter Stimmungsanomalien usw. Übrigens ist der eine Fall von KLAUBER-FOERSTER noch durch ein Symptom ausgezeichnet, das mit dem Verschluß des Foramen Magendii trefflich übereinstimmt, aber ein durchaus exzeptionelles Symptom bei Encephalitis, namentlich bei etwas chronischerer Encephalitis, darstellt, nämlich durch Stauungspapille. Neuerdings haben VAN BOGAERT und VAN DE BRIEL wiederum einen Fall von Encephalitis mitgeteilt, der im Rezidiv Symptome einer Stauungspapille zeigte, so daß sogar eine Entlastungstrepanation gemacht werden mußte. Derartige exzeptionelle Fälle haben für die Beurteilung der typischen Encephalitis gewiß keine Bedeutung. Es ist auch nicht anzunehmen, daß in allen Fällen von akuter Encephalitis Störungen der Liquorresorption oder Verklebungen der Foramina Magendii und Luschka usw. zustande kommen.

Auch bei der Sektion der chronischen Fälle werden entsprechende Symptome, insbesondere auch hochgradige hydrocephale Erscheinungen, gewöhnlich vermißt. Unseres Erachtens ist schon die jahrelang dauernde pseudoneurasthenische Encephalitis nicht durch die Störungen der Liquorzirkulation bedingt, wenn ich natürlich auch zugebe, daß einige Symptome der Encephalitis durch Hirndruck bedingt sein können.

Eine andere Theorie, welche die chronischen Erscheinungen der Encephalitis als Folgeerscheinungen des akuten Stadiums erklären will, habe ich früher abgelehnt, nämlich die Annahme von SPATZ, der die Symptome der Encephalitis auf die Verödung der Substantia nigra zurückführen will und weiterhin ausführt, daß auch die akuten Erscheinungen der Encephalitis, Hyperkinesen wie Lethargie, wenigstens großenteils auf die Erkrankung der Substantia nigra zurückführbar sind. Der Parkinsonismus sei dann analog den spastischen Erscheinungen bei Pyramidalläsionen als Ausdruck einer meist allmählich sich entwickelnden Enthemmung von Zentren aufzufassen, die dem extrapyramidalen System untergeordnet sind. Es ist heute nach den erweiterten Erfahrungen der letzten Jahre leider nicht mehr angängig, die klinischen Symptome der chronischen Encephalitis in Abhängigkeit allein von der Afunktion oder Hypofunktion der Substantia nigra zu stellen. Die Erfahrungen über das Vorkommen von entsprechenden Veränderungen bereits im prämyastatischen Stadium haben hier etwas desillusionierend gewirkt. Noch weniger dürfte es gestattet sein, die Erscheinungen des akuten Stadiums zu eng an die Erkrankung der Substantia nigra zu knüpfen; insbesondere kommen auch Fälle von Myoclonusencephalitis vor, in denen die Substantia nigra so gut wie ungeschädigt ist. Unrichtig scheint uns vor allen Dingen die Auffassung, die parkinsonistischen Starrezustände mit den Spasmen bei Pyramidenbahnläsionen zu analogisieren. Die Spasmen bei den Pyramidenbahnläsionen entwickeln sich ziemlich rasch nach einer kurzdauernden diaschitischen Phase; dann kommt es zu den bekannten Contracturen, die um so schlimmer sind, je weniger sie therapeutisch berücksichtigt werden; die Verschlimmerung der Contracturen wird namentlich dadurch begünstigt, daß Lähmungen bestehen, und der Kranke gar nicht oder nicht genügend den Versuch machen kann, die Contracturstellungen zu überwinden. Bei der Encephalitis bestehen im Intervall keine Lähmungszustände. Die Kranken können sich bessern und jahrelang motorisch vollkommen gesund sein, bis dann ganz schleichend, und zwar eventuell trotz aller Bewegungsübungen und sonstigen therapeutischen Versuche, die fortschreitende Starre einsetzt. Wenn die Atrophie und die damit verbundene Funktionsuntüchtigkeit der Substantia nigra bis auf das akute Stadium zurückgehen und diese Atrophie die einzige Ursache des Parkinsonismus sein sollte, könnte man sich keine Vorstellung davon machen, warum nicht der Parkinsonismus in allen Fällen unmittelbar, höchstens wenige Wochen nach dem Ablaufe der akuten Encephalitis einsetzen sollte. Im übrigen bin ich, wie ich im anatomischen Teil beschrieben habe, auch auf Grund einer Reihe von Untersuchungen mit JAKOB der Anschauung, daß wir anatomisch bei dieser chronischen Encephalitis nicht nur eine Verödung, sondern auch einen degenerativen Krankheitsprozeß in der Substantia nigra sehen können, ganz abgesehen von den früher beschriebenen Fällen, in denen auch noch erhebliche Entzündungserscheinungen vorliegen. Andere Autoren, wie

RENAUD und AUGER, RIDDOCH usw. haben den postencephalitischen Charakter der Parkinsonerscheinungen ohne eine so eingehende Begründung wie SPATZ betont; in vielen Arbeiten wird ohne jeden Versuch einer Begründung von Folgeerscheinungen gesprochen.

Mehr in das Gebiet des Prozeßhaften gehört die Anschauung von PETTE, wonach die Zellen, insbesondere die der Substantia nigra, einmal erkrankt und schwer geschädigt, nur für begrenzte Zeit noch funktionstüchtig bleiben können, dann aber immer weiter sich erschöpfen und schließlich zugrunde gehen. Offenbar denkt PETTE hier an ähnliche Vorgänge, wie GOWERS sie mit dem Begriff „Abiotrophie" belegt hatte, der allerdings auch lebhaft befehdet worden ist. Immerhin ist an der Tatsache nicht zu zweifeln, daß es endogene, insbesondere Erbkrankheiten gibt, die dadurch ausgezeichnet sind, daß bestimmte Elemente des Nervensystems eine Zeit lang funktionieren und dann vorzeitig einem Abbauprozeß unterliegen, für den besondere äußere Schädigungen nicht nachweisbar sind. Es ist denkmöglich, daß durch eine Infektionskrankheit ähnliche Zustände herbeigeführt werden. Wir haben aber eigentlich keine rechten Analogien mit anderen exogenen Erkrankungen, denn für die spätsyphilitischen Affektionen z. B. gilt die Hypothese der Abiotrophie bzw. des vorzeitigen Aufbrauchs, an die EDINGER bekanntlich noch dachte, offenbar nicht; diese letzteren Erkrankungen sind vielmehr doch nur durch den Kampf des Virus mit den Abwehrkräften des Organismus, höchstens noch durch bestimmte elektive Toxinwirkungen zu erklären. Andere exogene Aufbrauchserkrankungen, wie Beschäftigungsneuritiden, sind wieder durch den dauernden Angriff einer äußeren Schädigung an bestimmten Stellen des Nervensystems zu erklären. Auch wird durch die Anschauung von PETTE nicht recht die Tatsache erklärt, daß eine chronische Encephalitis auch weiterschreiten kann, wenn der Patient sich einer völligen Schonung unterwirft; weiterhin wird aber die Theorie dieses Autors wieder durch die Bedenken gegenüber der Bedeutung der Nigrazerstörung als einzigen anatomischen Korrelats des Parkinsonismus unwahrscheinlich gemacht. Die Analogisierung der chronischen Encephalitis mit der Paralysis agitans ist genetisch unstatthaft, da gar kein Grund dafür vorliegt, warum eine senile Aufbrauchserkrankung mit einer, einer akuten Infektionskrankheit folgenden, chronischen Erkrankung auf eine Stufe gestellt werden sollte, und zwar nur darum, weil topisch gewisse verwandtschaftliche Beziehungen bestehen, die übrigens nicht so eng sind, als noch vor kurzem angenommen wurde; auch die klinische Koinzidenz ist keineswegs eine absolute. Gewiß wird durch die PETTEsche Anschauung gar nicht die Behauptung erklärt, daß bestimmte Encephalitisepidemien zum Parkinsonismus neigen, andere wieder nicht. Ich habe mich allerdings an meinem eigenen Material bei stark erweiterter Erfahrung nicht mehr davon überzeugen können, daß starke Differenzen hinsichtlich der Tendenz zur Chronizität bestehen (siehe den Abschnitt Prognose), andere kompetente Autoren geben aber derartige Differenzen auch heute zu. ECONOMO selbst hat das betont, daß die Fälle des Jahres 1916 nicht ins chronische Stadium übergingen, neuerdings hat auch RIDDOCH betont, daß bei den Fällen, die in England im Jahre 1918 erkrankten, das Parkinsonsyndrom unbekannt war. Schließlich ist PETTE zu seiner Anschauung von dem biatrophischen Wesen der chronischen Encephalitis namentlich darum gekommen, weil er nach dem histologischen Befunde der chronischen Encephalitis es für höchst unwahrscheinlich hält, daß noch ein Virus die Erkrankung unterhält. PETTE stützt sich hier allerdings auf das häufige Fehlen der Entzündungsvorgänge. Es wäre aber falsch, wenn man wegen des Fehlens oder der Geringfügigkeit entzündlicher Veränderungen a limine einen noch durch Virus bedingten Prozeß ablehnen wollte. Absichtlich will ich mich hier nicht, um eine Analogie zu gewinnen, auf das Problem der Pathogenese der Tabes einlassen, da weder die Frage nach der Bedeutung der RICHTERschen Granulome noch die nach der Toxinwirkung völlig spruchreif ist. Näher liegt es aber, auf die Verhältnisse der Herpesencephalitis einzugehen, bei der ja auch unter der zeitweisen Einwirkung einer virusartigen Noxe bald Entzündungen, bald aber auch gelegentlich Erkrankungen entstehen können, bei denen wir das entzündliche Element vermissen. Ebenso ist der Vergleich mit der multiplen Sklerose statthaft. Auch wenn wir der STEINERschen Spirochäte skeptischer gegenüberstehen, als dies eine Zeitlang der Fall war, zweifeln wir ebenso wenig wie PETTE selbst, daß diese Erkrankung durch einen Erreger hervorgerufen wird; histologisch sind aber auch Analogien zwischen multipler Sklerose und chronischer Encephalitis dadurch gegeben, daß in Einzelfällen recht ausgesprochene entzündliche Veränderungen bei multipler Sklerose vorliegen, in vielen anderen Fällen die Infiltrate aber äußerst bescheiden bleiben gegenüber den Abbauvorgängen, die allerdings bei der multiplen Sklerose in anderer Richtung verlaufen als bei der epidemischen Encephalitis. Es gibt noch mehr Gründe, welche gegen die Anschauungen PETTES sprechen, so z. B. die oben schon betonte Anfälligkeit den verschiedensten äußeren Schädigungen, Strapazen und Infektionen gegenüber; die Verschlimmerungen, die so eintreten, sind teilweise reversibel. In dieser Hinsicht sind die chronischen Encephalitiker wie andere Kranke mit chronischen Infektionskrankheiten, z. B. auch wieder manche Kranke mit multipler Sklerose, denen sie auch insofern ähneln, als, wie früher bereits dargelegt wurde, mitunter immer wieder Temperaturschwankungen eintreten. Bekanntlich ist die Analogisierung der chronischen Encephalitis mit den Spätformen der Lues des Nervensystems beliebt; hinsichtlich des Krankheitsverlaufs liegt aber der Vergleich viel näher mit den chronischen, schleichenden Fällen sehr gutartiger cirrhotischer Tuberkulose; die Anfälligkeit der chronischen Encephalitiker ähnelt derjenigen der chronisch Tuberkulösen. Schließlich kommt es ja auch manchmal vor, daß bei chronisch Encephalitischen nach Behandlung eine Besserung eintritt, welche die palliative Symptombesserung überdauert; auch dieses Phänomen ist schwer vereinbar mit der Annahme einer abiotrophischen Dauerschädigung, ähnelt vielmehr dem Verhalten derjenigen Krankheiten, bei denen eine vorübergehende Funktionsstörung durch toxische Blockierung, Ödem usw. mit Dauerläsionen durchmengt ist. Ich möchte nach alledem auch die Anschauungen PETTES für die Entstehung der Encephalitis ablehnen

Vielmehr kommen für die Entstehung der chronischen Encephalitis meines Erachtens nur die beiden Möglichkeiten in Betracht, daß die Erkrankung durch ein dem Nervensystem besonders angepaßtes und von den Immunkräften des Organismus nicht mehr angreifbares Virus hervorgerufen wird, oder daß extracerebrale toxische Wirkungen die Erkrankung hervorrufen. In beiden Fällen würde es sich jedenfalls um einen chronischen Krankheitsprozeß handeln, der die Benennung der chronischen Encephalitis rechtfertigt, und zwar Encephalitis nur aus dem früher schon genannten a fortiori-Gesichtspunkte heraus, daß wir die akute Erkrankung wegen des Vorwiegens entzündlicher Veränderungen Encephalitis nannten, und weil wir die chronische Verlaufsform aus Gründen der Übersichtlichkeit und darum, weil die Benennung inhaltlich sinngemäßen Zusammenfassungen angepaßt sein muß, nicht gut anders bezeichnen können, als die akute Erkrankung. Selbstverständlich könnte die Entstehung der Krankheit auch auf das Zusammenwirken lokaler Virusschädigung und chronischer Toxikose zurückgeführt werden. Ich habe selbst früher die reine lokale Viruswirkung darum für fraglich gehalten, bzw. die Schwierigkeiten einer diesbezüglichen Erklärung betont, weil mit dieser Annahme die Feststellung schwer verträglich erschien, daß wir in solchen Riesenserien im Kern gleichartige Syndrome finden, welche noch viel umgrenzter als die Symptome des akuten Stadiums sind, und weil außerdem, wie ich bereits hervorhob, die entzündlichen Erscheinungen ganz oder fast ganz fehlen können, obwohl noch ein degenerativer Abbauprozeß besteht. Es war mit der Annahme einer reinen Viruswirkung auch etwas schwer die Tatsache zu erklären, daß manche Gebiete, die im akuten Stadium stark zu erkranken pflegen, im chronischen Stadium keine progressiven Krankheitserscheinungen zeigen. Man bedarf wiederum einer Hilfshypothese, warum etwa die Augenmuskelkerne nicht auch progressiv erkranken, obwohl im akuten Stadium diese Kerne in zahlreichen Fällen offenbar einer besonders starken Viruswirkung unterworfen sind. Dann allerdings traten Überlegungen hinzu, die heute nicht mehr als ganz stichhaltig bezeichnet werden können, trotzdem aber heuristisch fruchtbar waren; es war nämlich damals, als mir überhaupt erst ein von mir selbst anatomisch untersuchter Fall chronischer Encephalitis bekannt war, noch die Vorstellung mit wirksam, daß gerade das phylogenetisch alte Pallidum bei verschiedenen Toxikosen in besonderem Maße leidet, bei der Kohlenoxyd-, bei der Manganvergiftung; hierzu kamen die Beziehungen zwischen Linsenkernerweichung und Lebererkrankung, die, wie ich auch heute glaube, nicht in dem Sinne gedeutet werden können, daß die Lebercirrhose von der Gehirnerkrankung abhängig ist, sondern entweder umgekehrt oder doch so, daß eine gemeinsame toxische, vielleicht vom Darm ausgehende Wirkung Leberstörung und lentikuläre Degeneration bedingt. Schließlich kamen die Untersuchungen von ROSENTHAL und A. FUCHS über die Guanidinencephalopathie und die von FUCHS zuerst betonten Wirkungen der ECKschen Fistel hinzu, bei denen wir allerdings jetzt wissen, daß sie keineswegs auf den Linsenkern beschränkt sind. Ein Beweis für die Virulenz des Hirns im chronischen Stadium ist mangels der Unkenntnis des Erregers vorläufig ja leider nicht zu erbringen, da die früher genannten Beobachtungen über Virulenz des Hirns nach 6 bzw. 15 Monaten nach unserer heutigen Auffassung nicht mehr als beweiskräftige Fälle gelten können.

Von diesen Gesichtspunkten ausgehend, habe ich zunächst selbst eingehend nach Grundlagen extracerebraler Schädigung des Gehirns, die für die Entstehung der chronischen Encephalitis verantwortlich gemacht werden könnten, gesucht und dabei festgestellt, daß manchmal Veränderungen des Blutbildes, auch noch Reststickstoffvermehrungen vorlagen, daß auch eventuell kachektische Symptome den Verdacht einer allgemeinen und auch für das an sich schon geschädigte Gehirn verhängnisvollen Stoffwechselstörung erweckten. Immerhin waren diese

Untersuchungen durchaus unbefriedigend, bis die Zusammenarbeit mit einem in Stoffwechseluntersuchungen erfahrenen Forscher, MEYER-BISCH, möglich war, die es gestattete, die Leberfunktionen bei chronischer Encephalitis systematisch zu untersuchen. Daß diese Untersuchungen ein positives Bild ergaben, habe ich früher bei Besprechung der Symptome betont, und im Gegensatz zu der Kritik PETTES z. B., der die Unzulänglichkeit der Methodik der Leberfunktionsprüfungen hervorhebt, kann, wie ich meine, an der Tatsache der Häufigkeit ausgesprochener Leberschädigungen bei chronischer Encephalitis, wie eingehende Nachprüfungen anderer Autoren gezeigt haben, nicht gezweifelt werden. Die Versuche erfahren auch eine Bereicherung durch die Häufung von Fällen, in denen sich Lebercirrhose bei chronischer Encephalitis findet, ohne daß sonstige Grundlagen für die Lebercirrhose feststellbar wären. Man konnte nun gewiß zunächst daran denken, daß diese Leberstörungen nur die Folge der Läsion stoffwechselregulierender Zentren im Gehirn sind; LOTMAR steht z. B. auf dem Standpunkte, daß eine andere Möglichkeit wohl gar nicht in Betracht komme. Es ergeben sich aber auch erhebliche Bedenken gegen eine derartige Annahme. Es ist uns bekannt, daß z. B. der Zuckerstoffwechsel, soweit er von der Leber reguliert wird, unter der Abhängigkeit sympathischer und parasympathischer Nervenerregungen steht, welche ihr Zentrum im vegetativen Hirn haben; Läsionen im Höhlengrau, selbst Läsionen im Striatum können, wie F. H. LEWY z. B. gezeigt hat, zu erheblichen Störungen im Zuckerstoffwechsel führen. Bei der Urobilinurie, die wir auch, sei es spontan, sei es nach Zuckerbelastung, finden können, sind unsere diesbezüglichen Erfahrungen schon viel geringer; immerhin ist zuzugeben, daß wir selbst die Möglichkeit einer cerebralen Urobilinurie nicht leugnen können. So kommt bei frischen Hemiplegien eine Urobilinurie vor, die nach der Ansicht von FISCHLER auf einer Herabsetzung der Erregbarkeit der Medulla oblongata beruht, gegen die die Leber besonders empfindlich ist. WELTMANN gibt an, daß von bestimmten Zentren des Gehirns eine bestimmte Funktion der Leber beeinflußt werden kann, durch deren Läsion es zur Urobilinurie kommt. Danach wäre eine cerebrale Urobilinurie in gewissem Sinne einer cerebralen Albuminurie und Glucosurie an die Seite zu stellen. Andererseits darf nicht vergessen werden, daß Leberfunktionsstörungen bereits im pseudoneurasthenischen Stadium auftreten können, und auch die Befunde der schweren Lebercirrhosen sind jedenfalls mit größerer Wahrscheinlichkeit auf eine toxisch oder infektiös bedingte Leberschädigung, als auf eine sekundäre Schädigung von Hirnzentren aus zurückzuführen. Es liegt uns aber durchaus fern, die Leberfunktionsstörungen als *die* Ursache der chronischen Encephalitis zu bezeichnen; wir haben ausdrücklich betont, daß wir in den Prüfungen der Leberfunktionen überhaupt nur einen Weg sehen, auf dem wir versuchen können, in die Pathogenese der Encephalitis etwas Licht zu bringen. Da die Virustheorie der chronischen Encephalitis aus Gründen, die dargelegt sind, immer noch große Schwierigkeiten macht, halten wir uns für durchaus berechtigt, auch den anderen Weg zu verfolgen, auf dem wir keineswegs allein stehen. Ich bemerke, daß auch OTTONELLO sowie SCHARGORODSKY und SCHEIMANN die Funktionsstörungen der Leber nicht für belanglos halten, und auch WIMMER einen Standpunkt einnimmt, dem wir uns in vielen Punkten anschließen können. Ebenso wie wir die Leberfunktionsstörung als die Ursache der akuten Encephalitis abgelehnt haben, stehen wir dabei auf einem negativen

Standpunkte denjenigen Autoren gegenüber, welche die Bedeutung der toxischen Bedingungen mit unzulänglichen Mitteln und in übertriebener Weise zu begründen suchen. Dagegen stimmen wir mit MOURGUE überein, wenn er die Bedeutung etwaiger Leberfunktionsstörungen in der Entstehung der chronischen Encephalitis darum betont, weil in der Leber nach den Ausführungen von CRILE ein starkes Reservoir für das Gehirn ist, dessen Störung für den Hirnstoffwechsel nicht belanglos sein kann.

Abgesehen von anderen theoretischen Überlegungen über die Wirkung von Stoffwechselgiften bei chronischer Encephalitis, die darum vollkommen in der Luft schweben, weil wir ihnen eine materielle Grundlage überhaupt noch nicht geben können, und die deshalb auch nicht weiter behandelt werden sollen, habe ich in der ersten Auflage meiner Monographie auch noch Erwägungen über die Analogisierungsmöglichkeiten mit der HAUPTMANNschen Theorie der Paralyseentstehung angestellt, wonach bei dieser Erkrankung eiweißtoxische Stoffe durch extracellulären Abbau von Spirochäten mitwirken können. Ich ging in meinen Überlegungen von der damaligen Erfahrung aus, daß auch die chronische Encephalitis vorwiegend nach leichten akuten Fällen auftritt, daß danach auch das encephalitische Virus ähnlich wie das syphilitische Virus sich besonders leicht dem Organismus anpassen kann, ohne die Abwehrkräfte desselben zu mobilisieren, und daß dann in diesem ungenügend angepaßten Organismus das Virus auch auf andere Weise extracellulär zerstört wird, und so zu toxischen Erscheinungen Anlaß geben kann. Man müßte auf die ganze in der Zwischenzeit weiter ausgebaute Theorie HAUPTMANNs von der Entstehung der Paralyse eingehen, wenn man diese letztgenannte Hypothese der Entstehung der chronischen Encephalitis weiter verfolgen wollte, und ich glaube nicht, daß das an dieser Stelle nötig ist, weil in der Zwischenzeit die Feststellung gemacht werden konnte, daß die Tendenz zur Chronizität bei der Encephalitis wohl kaum in besonderem Maße den leichten Fällen zukommt, wenn wir auch gesehen haben, daß in 5% der Fälle das akute Stadium überhaupt nicht feststellbar, in 25% nur eine leichte, verwaschen grippeartige Erkrankung nachweisbar ist. Im übrigen gibt es aber auch so viele Fälle schwerster akuter Encephalitis, die in das chronische Stadium gelangen, daß man die Analogisierungen mit der Lues-Paralysefrage nicht zu weit treiben soll.

Wir können unsere Überlegungen über die Entstehung der chronischen Encephalitis dahin zusammenfassen: Im akuten Stadium werden durch lokale Viruswirkungen bestimmte Hirnpartien geschädigt, deren lokaler Stoffwechsel vielleicht dauernd gestört bleibt. Es ist möglich, daß das Virus in diesen Partien lebend und pathophor, wenn auch geringer virulent erhalten bleibt aus Gründen, die wir noch nicht angeben können, da uns die Immunverhältnisse bei dieser Krankheit noch völlig unklar sind. Es liegen manche Anhaltspunkte dafür vor, daß die chronische Viruswirkung auf das Hirngewebe unterstützt wird durch eine allgemeine Stoffwechselstörung, von der wir eine Komponente, nämlich die Leberstörung, einigermaßen fassen können. Wir glauben insbesondere, daß die hartnäckigen scheinnervösen Störungen, die jahrelang dauern können, ohne daß bzw. bevor sich Herdläsionen entwickeln, mit auf den Einfluß dieser Stoffwechselstörung zurückführbar sind. Bestimmte Hirngebiete, die besonders vulnerabel sind, gehen dann im Laufe der Zeit zugrunde und so kommt es zur chronisch-myastatischen Encephalitis. Es wäre gewiß möglich, daß durch Viruswirkung allein bestimmte vulnerable Partien des Hirns bzw. Partien, in denen infolge Besonderheiten des Chemismus das Virus besonders günstige Möglichkeiten zum Persistieren besitzt, zum Abbau gebracht werden, doch ist die Möglichkeit ebenso gut vorhanden, daß die Wirkung pathologischer Stoffwechselprodukte mit an dem Abbau dieser Gebiete partizipiert, zumal wir an der empirischen Feststellung der Leberstörung festhalten, und wir hiermit Schwierigkeiten der Deutung überwinden, welche der Theorie der reinen Viruswirkung entgegenzustehen scheinen, wie sie z. B. das ganze pseudoneurasthenische Stadium darbietet.

Bei unserer Betrachtungsweise vermeiden wir jeden Konflikt mit den Feststellungen von KIRSCHBAUM, wonach die Folgen experimenteller Leberschädigung keineswegs auf das striäre Gebiet beschränkt sind; denn im vorliegenden Falle ist durch das Virus ja von vornherein nicht das ganze Gehirn gleich geschädigt, sondern bestimmte Bezirke, wie wir wissen, die zwar nicht gleichmäßig, wohl aber teilweise im chronischen Stadium besonders stark zum Abbau kommen. Die supponierten pathologischen Stoffwechselprodukte agieren bei Encephalitikern an einem geschädigten Gewebe und müssen daher, falls sie wirklich wirksam sind, ganz andere Veränderungen hervorrufen, als bei originär gesunden Versuchstieren. WIMMER faßt seine Anschauungen dahin zusammen, daß er meint, die abnormen Stoffwechselprodukte wirken gleichzeitig auf das Virus und das Nervengewebe, z. B. so, daß die Gewebsreaktionen allmählich im histopathologischen Bilde von einer mehr toxisch-chronischen Degeneration des ektodermalen Hirngewebes überschattet werden. Die Veränderungen der Encephalitis sind zuerst und an allererster Stelle zurückzuführen auf die Aktion des Encephalitisvirus in loco, die Stoffwechselstörung ist daneben aber doch nicht ganz irrelevant. Diese Anschauung stimmt ungefähr mit derjenigen überein, die auch ich für die wahrscheinlichere halte. Es handelt sich um eine Arbeitshypothese, wie ich bereits früher in einem Sammelaufsatz in den „Ergebnissen der gesamten Medizin" auseinandergesetzt habe; ich hoffe aber, daß diese Arbeitshypothese fruchtbar ist, weil sie erstens den Grund legt zu weiteren Untersuchungen, weiterhin aber auch zu therapeutischen Maßnahmen. Wir haben bei dieser Theorie die Berechtigung, therapeutisch sowohl gegen das Virus als auch einen etwaigen veränderten Stoffwechsel vorzugeben. Ein Versuch, mit reiner vegetabilischer Kost die Erscheinungen des Parkinsonismus zu bessern, ist vorläufig fehlgeschlagen, doch sind weitere Untersuchungen am Platze. Aber auch therapeutische Versuche antiinfektiösen Charakters sind berechtigt, wenn auch nur auf den Umwegen, wie sie bei der Behandlung der spätsyphilitischen Erkrankungen angewandt wurden. Gerade in der letzten Zeit sind wieder verschiedene Versuche mit Infektionsbehandlung der chronischen Encephalitis mit angeblichem Erfolge vorgenommen worden. Diese durchaus nicht gleichartigen Ergebnisse werden später in der Therapie erwähnt werden. Wir haben das Geheimnis der Behandlung offenbar noch nicht gefunden, wie es bei der Paralyse gelungen ist; wir wissen aber, daß wir den Mut nicht verlieren dürfen, da wir im Prinzip die chronische Encephalitis ebensowenig wie die Paralyse für unbeeinflußbar erklären dürfen.

VI. Die Beziehungen der epidemischen Encephalitis zu anderen Erkrankungen.

Bevor wir die Differentialdiagnose der epidemischen Encephalitis anderen Krankheiten gegenüber besprechen, ist es notwendig, sich noch einmal über die nosologischen Grenzen der Erkrankung Rechenschaft zu geben und darüber Klarheit zu gewinnen, wieweit und warum es möglich ist, die epidemische Encephalitis von anderen, ähnlich verlaufenden oder klinische Verwandtschaft bietenden Erkrankungen abzutrennen, bzw. die Zusammenhänge zwischen der epidemischen Encephalitis und diesen ähnlich verlaufenden Erkrankungen zu ergründen. Achard ist uns bei diesem Versuch mit gutem Beispiel vorangegangen; allerdings wird es erlaubt sein, hier einige Erkrankungen, die von Achard besonders in ihren Beziehungen zur Encephalitis studiert sind, wie die Hysterie, die Chorea minor usw., völlig auszuschalten, da inhaltliche Beziehungen zwischen diesen Krankheiten gar nicht bestehen können, und nur differentialdiagnostische Erwägungen hier am Platze sind. Dafür mehren sich die Berichte und teilweise auch eigenen Beobachtungen über verschiedenartige entzündliche Hirnerkrankungen, die früher ganz oder fast ganz unbekannt waren und zum Teil sehr ernst bewertet werden müssen. Unzweifelhaft mündet die Kenntnis dieser Erkrankungen, soweit es gelingt, sie von der epidemischen Encephalitis abzutrennen, zwanglos in das Problem, inwieweit nicht überhaupt in der jetzigen Zeit eine Reihe von Erregern auch außerhalb des hypothetischen Erregers der epidemischen Encephalitis neurotrope Eigenschaften angenommen hat, bzw. ob aus uns unklaren Gründen der menschliche Organismus besonders disponiert für neurologische Erkrankungen exogener Art geworden ist.

Unter den Krankheiten, die in Beziehungen zur epidemischen Encephalitis stehen könnten, ist die *Grippe* bereits in dem Kapitel über die Pathogenese abgehandelt worden. Diese besondere Hervorhebung war notwendig, weil ja die Beziehungen zwischen Grippe und Encephalitis von Anfang an im Vordergrunde des Interesses standen, und die unzweckmäßige Bezeichnung der „Grippeencephalitis" oder „Hirngrippe" von vielen Seiten bevorzugt wurde. Wir brauchen auf diese Frage nicht weiter einzugehen.

Um so wichtiger ist die Entscheidung der Frage, ob alle Encephalitisepidemien, die ohne Beziehungen zu bekannten Krankheiten in den letzten Jahren aufgetreten sind, der epidemischen Encephalitis angehören. So naheliegend diese Auffassung ist, so ist sie doch irrig. Kurz nach dem gehäufteren Auftreten der epidemischen Encephalitis in Europa trat im Sommer 1917 in Australien, insbesondere in Neu-Südwales, eine epidemische Gehirnerkrankung auf, die von Breinl sowie Cleland und Campbell beschrieben wurde. Da kurz vorher an der französischen Front eine kleine Epidemie epidemischer Encephalitis beobachtet wurde, konnte man damit rechnen, daß gesunde australische Militärpersonen auf der Rückreise das Virus der epidemischen Encephalitis in ihre Heimat verschleppten. Es mußte aber von vornherein Bedenken erregen, daß klinisch und anatomisch die *australische Epidemie* erheblich von der Epidemica in Europa abwich. Von 134 Kranken starben 94, die Mortalität war also eine viel höhere; vorwiegend erkrankten kleine Kinder; im Beginn kam es häufig zu Konvulsionen. Bereits in akuten Stadien wurden anatomisch Erweichungen festgestellt. Flexner hat denn auch mit Entschiedenheit die Identität von Encephalitis epidemica und *Encephalitis australica* negiert; die Erkrankung ähnelt nach der Meinung dieses Forschers auch histologisch vielfach der Poliomyelitis, unterscheidet sich aber von der gewöhnlichen Poliomyelitis durch die hohe Mortalität, sowie durch die Übertragbarkeit auf Schafe, Kälber und Pferde.

Wenn auch die Sonderstellung der australischen Encephalitis so noch nicht ganz durchgeführt scheint, da immerhin die Möglichkeit einer atypischen Poliomyelitis vorliegt, so scheint doch die nosologische Sonderstellung einer anderen schweren Seuche ziemlich gesichert, der *Encephalitis japonica*, die im Jahre 1924 in Japan auftrat und schwere Verheerungen anrichtete. Die ersten Fälle dieser Erkrankung traten im Sommer ein, also auch wieder im Gegensatz zu den Epidemien der epidemischen Encephalitis, welche den Winter bevorzugen. Von Ende Juli ab trat eine Steigerung ein mit einem Höhepunkt Anfang September. Über 6500 Fälle wurden bis Ende September gemeldet; die Mortalität betrug 54%. Selten erkrankte mehr als eine Person im Haushalte. Die Krankheit beginnt meist mit plötzlichem hohem Fieber bis 41°. Augenmuskellähmungen fehlen meist im Gegensatz zur epidemischen Encephalitis, auch scheint sehr selten echte Schlafsucht zu bestehen, wohl aber kommen tiefe andere Bewußtseinsstörungen mit gelegentlichen Delirien vor. In den Gliedmaßen finden sich Spasmen, oft ohne Pyramidenerscheinungen, und meningitische Symptome. Der Liquor enthält eine mäßige Lymphocytose, während im Blute die Leukocyten vermehrt sind. Histologisch sollen sich besonders perivasculäre Rundzelleninfiltrationen in der Rinde, sonst geringe Infiltratherde in der Rinde, Brücke, dem verlängerten Mark und uncharakteristische leichte degenerative Veränderungen finden; in einem Falle fand sich eine kleine Erweichung. Die Natur der Erkrankung ist, soweit es sich um die Abgrenzungsmöglichkeiten gegenüber der epidemischen Encephalitis handelt, von NISHIBE und TAKAKI klargelegt worden. Letzterer Autor stellte fest, daß das Virus leicht auf das Kaninchen überimpfbar ist. Die Erkrankung läßt sich cerebral, corneal und testikular übertragen, die Tiere werden erst matt und schlaff, bekommen Speichelfluß, später Lähmungen der vorderen Extremitäten, dann Apathie und Dyspnoe; die von der Herpesencephalitis her bekannten Symptome, der Trismus, Zähneknirschen, Manegebewegungen usw., fehlen. Passageimpfungen sind in der großen Menge der Fälle erzielbar. Eine Keratitis herpetiformis tritt nicht ein, obschon von der Cornea aus die Erkrankung erzielbar ist; das Virus ist auch im Blute, in der Galle, im Harn, in den Speicheldrüsen feststellbar; TAKAKI glaubt, daß es auf dem Blutwege ins Gehirn eindringt. Eine Verwechslung mit einer enzootischen Erkrankung kommt nicht in Betracht. Von der Herpesencephalitis und den herpetiformen Encephalitisstämmen ist es besonders durch Immunisierungsversuche zu unterscheiden. Wenn man Immunserum mit der zehnfach letalen Dosis virushaltiger Gehirnemulsionen mischt und dann intracerebral Kaninchen injiziert, läßt sich feststellen, daß eine gekreuzte Immunität von Virus Japanencephalitis mit Virus Herpesencephalitis nicht möglich ist. TAKAKI hat dann eine besondere, von TORIKATA angegebene Methodik angewandt, die nach den Untersuchungen von KRAUS und TAKAKI auch für die Unterscheidung anderer Virusarten von Wichtigkeit ist. Es werden Kaninchen erst vorsichtig durch subcutane Injektionen glycerinisierten Hirnbreis immunisiert. Ferner wird eine andere Hirnemulsion eines encephalitiskranken Tieres *gekocht*, dann in den Eisschrank gestellt, scharf abzentrifugiert, und die überstehende opalescierende Flüssigkeit wird frisch verwandt. In dieser Kochflüssigkeit findet sich ein Antigen, welches mit dem jeweiligen Immunserum eine Komplementablenkung ergibt, die bei der epidemischen Encephalitis bisher vergeblich gesucht wurde. Mittels dieser Komplementablenkungsreaktion läßt sich feststellen, daß die Japanencephalitis jedenfalls mit der Herpesencephalitis und den verwandten Stämmen nichts zu tun hat; die absolute nosologische Unabhängigkeit von der epidemischen Encephalitis ist allerdings darum noch nicht erwiesen, weil unseres Erachtens, wie früher ausgeführt wurde, Herpesencephalitis und epidemische Encephalitis nicht miteinander identisch sind. Trotzdem wird man berechtigt sein, die Krankheiten schon darum nicht zu identifizieren, weil sich die Japanencephalitis auf Kaninchen so leicht übertragen läßt, was bei unserer Encephalitis ja offenbar nicht der Fall ist. Außerdem ist nicht nur der klinische, sondern auch der anatomische Befund bei der Japanencephalitis durchschnittlich offenbar anders als bei der epidemischen. Bei der Experimentalencephalitis mit Japanvirus findet sich, wie Nishibe besonders gezeigt hat, eine Degeneration der Ganglienzellen mit ausgesprochener Vakuolenbildung, ferner auch Neuronophagien, regressive Erscheinungen an der Glia, Hyperämie und Blutungen. Diese Veränderungen sind am stärksten im Thalamus und Mittelhirn, dann erst kommen Brücke und an letzter Stelle Hippocampus; das Striatum bleibt frei.

Von einer Wiederholung dieser eigenartigen Epidemien in den folgenden Jahren, die wir nosologisch sowohl von der epidemischen Encephalitis als der Poliomyelitis trennen müssen, haben wir nichts erfahren. Während der Hauptepidemiezeiten epidemischer Encephalitis scheinen kleinere oder umgrenztere Epidemien entzündlicher bzw. infektiöser Erkrankungen des Zentralnervensystems auch in Europa und Amerika aufgetreten zu sein, welche von der epidemischen Encephalitis und anderen bekannten Infektionskrankheiten des Nervensystems, inbesondere Heine-Medin, abgetrennt werden müssen. Allerdings sind diese kleinen Epidemien niemals in so eleganter Weise auch experimentell durchgeprüft worden, wie das mit der Japanencephalitis von Takaki gemacht worden ist. Man wird also gegen die Versuche, diesen umgrenzteren Erkrankungen eine Sonderstellung einzuräumen, immer Bedenken haben dürfen, und man wird auch weiterhin beim Neuauftreten ähnlicher Erkrankungen Bedenken haben, solange wir den Erreger der epidemischen Encephalitis nicht kennen. Gegenüber den Extremisten, welche alle exogenen, nosologisch nicht erklärbaren Krankheiten ohne weiteres dem Sammeltopfe der epidemischen Encephalitis weihen wollen, halten wir an der Notwendigkeit einer nosologischen Abgrenzung jedoch fest, und zwar dann, wenn weder klinisch noch anatomisch, noch hinsichtlich der Kontagiositäts- und Übertragungsverhältnisse irgendwelche näheren Beziehungen zur epidemischen Encephalitis bestehen. Dabei geben wir ohne weiteres, wie wir das wiederholt betont haben, die Tatsächlichkeit atypischer Erkrankungen mit ungewöhnlichen klinischen Symptomen, eventuell auch abweichendem pathologischem und namentlich topischem Befunde zu; wir hüten uns aber trotzdem vor der Annahme einer Einheitsencephalitis, die als schließliches Resultat herauskommt, wenn man nosologisch zu weitherzig ist, und dieses Resultat würde dann viele mühsam und unter Kämpfen erworbene Errungenschaften in der Lehre der epidemischen

Encephalitis, die wir doch im ganzen als Fortschritt buchen müssen, einfach annullieren. Wir wollen also die atypischen Fälle zu den typischen Bildern eindeutig verfolgen können. Das ist bei Einzelfällen, wie in dem bekannten von Scholz und wie auch in einigen von uns klinisch beschriebenen Fällen, leicht möglich, wenn z. B. eine aus irgendwelchen Gründen besonders starke Erkrankung der Rinde bei einem Falle auftritt, der als Kern ein typisches Bild zeigt. In anderen Fällen, die chronischer verlaufen, wird man anatomisch besonders darauf zu achten haben, ob die Substantia nigra in Mitleidenschaft gezogen wird, obschon auch bei anderen Erkrankungen diese ganz besonders leiden kann. Wieder in anderen Fällen liefern aber Einzelsymptome und epidemiologische Besonderheiten den Beweis, daß es sich um besondere Fälle der epidemischen Encephalitis handelt. So haben wir, wie wir das im klinischen Teil schon hervorgehoben haben, wohl mit der Mehrheit der Autoren keine Bedenken gegen die Einordnung wenigstens eines Teils der Singultusepidemien unter die Gruppe der epidemischen Encephalitis; d. h. selbstverständlich ist nicht jeder Singultus ein Encephalitissymptom, aber es gibt kleine Epidemien, welche zur epidemischen Encephalitis gehören. Wir haben auch bereits früher hervorgehoben, daß wir der Annahme einer Paraencephalitis (Sicard) vorläufig noch ablehnend gegenüberstehen, zumal, wie Neel erst kürzlich mitgeteilt hat, derartige Singultusfälle schließlich in einen parkinsonistischen Zustand übergehen können. Ähnliche kleine Teilepidemien, die sicher der epidemischen Encephalitis angehören, nur symptomatisch günstiger zu sein *scheinen*, sind ja auch von anderen Autoren, z. B. Veillet, beobachtet worden. Die 1924—1926 von diesem Autor gesehenen Fälle hatten Myoklonien leichterer Art, welche denen der epidemischen Encephalitis gleichen, und selbst leichte Parkinsonismen, dazu vegetative Atemstörungen. Da diese Fälle hartnäckig sein sollen, und noch gar nicht bekannt ist, ob nicht viele von ihnen später in schweren Parkinsonismus geraten, liegt kein Grund vor, eine Paraencephalitis anzunehmen, d. h. eine durch einen besonderen Erreger hervorgerufene Krankheit.

Anders beurteilen wir aber eine Reihe von besonderen Epidemien der letzten Jahre, was nach den oben gemachten Erklärungen wohl eindeutig ist. So haben David und Dekester eine Epidemie von 50 Fällen in einer Vorstadt von Lille im Jahre 1925 beobachtet, bei der ganze Familien erkrankten, aber Übertragungen aufs Pflegepersonal nicht beobachtet wurden. Nach kurzem Prodrom traten hohes Fieber, Ödem, Beinschmerzen mit folgender schlaffer Lähmung ein, es kam zur Wirbelsäulenkontraktur, zu meningealen Begleiterscheinungen; die typischen Schlafzustände, Augenmuskellähmungen usw. fehlten. In der Folgezeit kam es mitunter zu Amyotrophien. Die Krankheit dauert mitunter nur 8—14 Tage, wenn auch eine Schwäche noch einige Zeit zurückbleiben kann. Der Liquorbefund war negativ. Über pathologisch-anatomische Untersuchungen habe ich nichts in Erfahrung bringen können. Offenbar ist diese Epidemie klinisch, symptomatisch, wie dem Verlaufe nach und auch hinsichtlich der Kontagiosität anders als die epidemische Encephalitis, wenn auch leider die bisherigen Schilderungen, soweit sie von mir in Erfahrung gebracht werden konnten, nicht genügten, um über die Art der Erkrankung etwas Sicheres zu sagen. Symptomatisch etwas anders ist eine von Duzár und Baló in Budapest beobachtete kleine Massenepidemie; die Erkrankung brach in einer einzigen Säuglingsabteilung im Verlaufe von 12 Tagen aus. Elf Säuglinge erkrankten mit Fieber, Eklampsie, Erbrechen, Unruhe, Dyspnoe, anderen Atemstörungen, schleimigen, eitrigen Durchfällen, Verfall, Cyanose, Pupillenstörungen, spastischer Hemiplegie, meningealen Symptomen. Das Gehirn ist in sieben Fällen stark hyperämisch, in sämtlichen Fällen zeigen sich Thrombosen, schwere Ganglienzelldegenerationen, nur in einem Falle, der 14 Tage dauerte, perivasculäre Infiltrate. In sechs von sieben Fällen hatten bei 2—14 tägiger Dauer der Krankheit alle perivasculären Infiltrate gefehlt. Unter diesen Umständen kann man den Autoren gewiß nicht beistimmen, wenn sie ihre Erkrankung der epidemischen Encephalitis zurechnen wollen. Hinsichtlich der epidemischen Encephalitis steht nur fest, daß in einer mit besonders starken toxischen Symptomen verbundenen Epidemie *perakute* Fälle, in denen die Infiltrate noch fehlen, vorkommen können; wenn aber auch bei 12tägiger Krankheitsdauer noch Infiltrate fehlen, wenn dafür die Gehirne durch Thrombosen ausgezeichnet sind, die bei der epidemischen Encephalitis direkt eine Seltenheit darstellen, wenn klinisch die Symptome von der epidemischen Encephalitis mehr oder weniger stark differieren, wenn die Kontagiosität so stark ist, wie wir das bei der epidemischen Encephalitis noch nicht gesehen haben, wenn schleimige, eitrige Durchfälle als ein besonders charakteristisches Symptom die Erkrankung zu begleiten scheinen, dann ist viel plausibler die Annahme, daß irgendeine andere Infektionskrankheit vorliegt, zumal, soweit wir sehen, die Erkrankung auf eine einzige Säuglingsabteilung beschränkt gewesen zu sein scheint. Vielleicht handelt es sich um eine der Formen enterogener Encephalopathien, die einer besonderen Durcharbeitung noch bedürftig sind.

Bei anderen kleinen Epidemien ist von den Autoren selbst die Abgrenzung von der epidemischen Encephalitis erkannt und wohl mit Recht angenommen worden. Dies gilt namentlich von der sehr merkwürdigen *epidemischen Bulbärlähmung*, die JOHN und STOCKEBRAND in einem Fürsorgehaus in Mühlheim a. d. Ruhr beobachteten. Die Erkrankung, die im Juni 1922 auftrat, ergriff im ganzen etwa 20 Personen und war durch eine außerordentliche Infektiosität wie auch durch einen ungeheuer schweren Verlauf ausgezeichnet. Erst erkrankte ein Mädchen morgens mit Übelsein, Erbrechen und Schwindel, später traten Atembeklemmungen hinzu, Mydriasis mit Starre bzw. Cyanose, und etwa 6 oder 7 Stunden nach Krankheitsbeginn war die Patientin bereits an Atemlähmung verstorben. Bereits am gleichen Abend klagten mehrere andere Mädchen über Halsbeschwerden und Kopfschmerzen, $2\,^1/_4$ Stunden später waren zwei Mädchen bereits an Mydriasis und Cheyne-Stokes erkrankt, sieben andere Mädchen hatten Kopfschmerzen, Schwindel, Schluckstörungen, schnürendes Gefühl über der Brust, zum Teil auch Doppeltsehen. Nach einer Salvarsaninjektion besserte sich zunächst das Befinden eines der erkrankten Mädchen. Am nächsten Tage starben zwei Mädchen, die schon vorher das schnürende Gefühl am Halse bemerkten; im ganzen verstarben 12 Patienten. Auch der eine von den hinzugezogenen Ärzten erkrankte, besserte sich aber. Übertragungsversuche von E. MÜLLER und UHLENHUTH verliefen ergebnislos. Diejenigen Kranken, welche die Krankheit überstanden, zeigten noch längere Zeit hindurch Atemnot, Gaumensegellähmung, Ptosis. Im Liquor scheint kein Befund vorhanden gewesen zu sein. JOHN selbst berichtet von seiner Erkrankung, in der außer leichten Vaguslähmungssymptomen auch Wadenschmerzen, Kältegefühl in den Beinen, später plötzliche Schweißausbrüche, Frösteln hervorgehoben werden müssen. Auch das Herzklopfen war manchmal sehr stark. Histologisch sind nach den Untersuchungen von BEITZKE und DIETRICH keinerlei entzündliche Veränderungen gefunden worden. Eine von JOHN vermerkte Tropenkrankheit scheint doch etwas anderes dargestellt zu haben. Botulismus konnte leicht ausgeschlossen werden, aber auch Heine-Medin ließ sich ausschließen, so daß man hier vor der Tatsache eines ganz merkwürdigen und bis dahin anscheinend unbekannten, hochvirulenten, aber leicht erschöpfbaren infektiös-toxischen Agens steht.

Weniger eindeutig sind vielleicht zwei kleine, bei Kindern beobachtete Epidemien, die BROWN und SYMMERS in Amerika, STOSS in der Schweiz beschrieben haben. Beide Male handelte es sich um sehr akute Erkrankungen, leichte katarrhalische Erscheinungen können bestehen. Augenmuskellähmungen, Nystagmus, Papillitis, myoklonische Zuckungen, Nackensteifigkeit, Trismus, Hemiplegie, Koma und Krämpfe wurden in Amerika beobachtet, während bei der Schweizer kleinen Epidemie Krampf- und Halbseitenlähmungserscheinungen überwogen und die Prognose eine günstige war. Während in den Fällen von STOSS namentlich wegen der atypischen Symptomatologie und der Gutartigkeit, insbesondere der anscheinend fehlenden Tendenz zu pseudoneurasthenischen oder myastatischen Folgeerscheinungen, wohl nicht die Besonderheit der Erkrankung bezeichnet zu werden braucht (auch Heine-Medin kam nicht in Betracht), ist die Abgrenzung der amerikanischen Fälle vielleicht nicht sicher, wenn auch typische Zellinfiltrationen fehlten und dafür ein heftiges Ödem im Vordergrunde stand. Es gibt ja eben auch Fälle von Encephalitis, bei denen die Infiltrate fehlen können, wenn der Krankheitsverlauf ganz akut ist. Immerhin gebe ich die Möglichkeit, daß es sich um etwas nosologisch Andersartiges handelt, durchaus zu.

Das Kindesalter ist ja bekanntlich überhaupt oft besonders zur Lokalisation von Infektionskrankheiten im Nervensystem disponiert; doch kommen auch bei Erwachsenen in den letzten Jahren öfters kleine Epidemien in Europa vor, die manche Beziehungen zur epidemischen Encephalitis zu haben scheinen und doch von ihr zu trennen sind. So haben wir in Göttingen im Verlaufe relativ kurzer Zeit sieben Fälle einer infektiösen Erkrankung beobachtet, die von GÜNTHER beschrieben wurden und sich vorzugsweise in einer halbseitigen Läsion der Hirnnerven der hinteren Schädelgrube mit etwas subakutem Verlauf äußerten. Lues war in diesen Fällen auszuschließen; die Mehrheit der Fälle besserte sich. In einem Falle, der offenbar hierher gehört, war die Hirnnervenlähmung eine doppelseitige; der Verdacht konnte und mußte so entstehen, daß eine Poliomyelitis inferior bestand, welche zur epidemischen Encephalitis eventuell gehören konnte, zumal die Erkrankung in Schüben verlief, wie sie auch bei der Epidemica vorkommen. In diesem Falle, der schließlich an einer Vaguslähmung zum Exitus kam, konnte durch eine genaue histologische Untersuchung festgestellt werden, daß anatomisch eine Trennung von der Epidemica unbedingt durchzuführen war, da die Gehirnsubstanz selbst fast frei von allen Veränderungen war, während sich ausgesprochene meningitische Infiltrate, die in die Wurzeln übergingen, fanden, insbesondere war die Substantia nigra frei. Die gewöhnlichen klinischen Symptome der echten infektiösen, serösen Meningitis mit Hirndrucksteigerung, Liquorstauung usw. fehlten dabei in diesen Fällen; es handelte sich vielmehr um eine infiltrative Meningitis, die vorwiegend die Leptomeningen der hinteren Schädelgrube befällt und auch aus dunklen ätiologischen Gründen auf einmal gehäufter auftritt, obwohl es sich um eine Erkrankung handelt, die sonst ganz exzeptionell ist.

Weiterhin sind aber auch in der letzten Zeit offenbar erheblich häufiger als früher Erkrankungen beobachtet worden, die klinisch mehr in das Gebiet der *disseminierten Encephalomyelitis* gehören, so daß sich bei der Betrachtung dieser Fälle mehr die Frage erhebt, ob es sich nur um eine akut verlaufende Form der multiplen Sklerose oder um eine davon abweichende entzündliche Erkrankung handelt. Wegen der Häufung dieser Fälle ist jedoch auch die Frage nach den Beziehungen zur epidemischen Encephalitis nicht nur aus differentialdiagnostischen Erwägungen gestellt worden. Wir haben selbst in der Klinik in den letzten Jahren einzelne Fälle ziemlich akut verlaufender disseminierter Myelitis gesehen, die symptomatisch und hinsichtlich des Verlaufs von der multiplen Sklerose ziemlich stark abwichen, doch haben wir keine Häufung dieser Fälle gesehen, die es uns erlauben würde, von einem Anwachsen der Fälle dieser ätiologisch unbekannten Art zu sprechen, wenn nicht PETTE, REDLICH und ALBRECHT auf diese Häufung hingewiesen hätten. REFLICH hat allein zehn Fälle dieser Art beschrieben, von denen die meisten in ganz kurzer Zeit in Behandlung kamen. Die Krankheitserscheinungen entwickeln sich innerhalb weniger Tage oder Wochen, mitunter unter leichtem Fieber. Sie schwanken dann sehr, sie können wandern, so daß ALBRECHT von einer Encephalomyelitis migrans spricht. Im Liquor besteht mitunter eine leichtere Lymphocytose. Mitunter bildet sich eine spinale Querläsion oder ein Brown-Séquardsyndrom, mitunter auch Hinterstrangsypmtome oder Nystagmus, Sprachstörung, Kopftremor, Gliedmaßentremor, spastische Parese, Herabsetzung der Bauchdeckenreflexe, mit anderen Worten Symptome, die der multiplen Sklerose durchaus gleichen. Auch Augenmuskellähmungen, die bald wieder verschwinden, werden beobachtet. REDLICH trägt Bedenken, diese Erkrankungen mit der multiplen Sklerose zu identifizieren, obschon insbesondere seit der ausgezeichneten Beschreibung MARBURGS an der akuten Form der multiplen Sklerose nicht zu zweifeln ist. Die Trennung ist, wie REDLICH meint, vor allen Dingen wegen des Fehlens schwerer cerebraler Allgemeinerscheinungen, psychischer Störungen und Opticusaffektion durchzuführen. PETTE hinwiederum glaubt, die Fälle mit der multiplen Sklerose zusammenzufassen zu dürfen; wir erinnern hierbei an den eigenartigen Fall akuter multipler Sklerose mit schweren Entzündungsvorgängen, den VON WEIZSÄCKER beschrieben hat. Wir können dieser Frage, ob es sich nun um die Westphal-Leyden-Encephalomyelitis oder multiple Sklerose handelt, hier nicht näher nachgehen; es interessiert uns hier nur die Tatsache, daß eine Infektionskrankheit des Zentralnervensystems gehäuft auftritt, welche wir von der Encephalitis epidemica mit größter Wahrscheinlichkeit zu trennen haben, obwohl auch bei der epidemischen Encephalitis Symptomenbilder auftreten können, die der multiplen Sklerose ähneln können. REDLICH hat selbst alle diese Fragen ventiliert und nähert sich der von PETTE geäußerten Anschauung, daß eventuell hier ein sonst latentes, ultravisibles, neurotropes Virus bei diesen wie bei anderen Erkrankungen in Tätigkeit tritt, oder daß ein sonst saprophytäres Virus sensibilisiert wird. Wir sehen jedenfalls hier wieder Erkrankungen, die wir zunächst nosologisch von der epidemischen Encephalitis abtrennen müssen, und die auch in der letzten Zeit gehäufter auftreten, was uns weiter unten noch beschäftigen wird. REDLICH rechnet seinen Fällen auch einen von DREYFUS kürzlich mitgeteilten Fall einer ganz akuten Myeloneuritis zu, die bei einem 13jährigen Knaben im Anschluß an eine Durchnässung auftrat. Symptomatologisch bestanden namentlich Harnretention, Lähmung des unteren Körperabschnittes und leichte Erscheinungen an den Armen. Dazu kamen Opisthotonus und leichte andere meningitische Symptome. Nach einer relativ kurzen Chininseptojodkur kam die Krankheit zur Ausheilung. DREYFUS selbst scheint die Affektion nach seinen einleitenden Bemerkungen in das Gebiet der epidemischen Encephalitis zu rechnen; wir können aus Gründen, die wir früher auseinandergesetzt haben, diesem generalisierenden Standpunkt uns nicht anschließen und betonen vielmehr erneut, daß wir, solange wir nicht mit einem bekannten Virus arbeiten, nach nosologischen Gesichtspunkten arbeiten müssen und danach keine Berechtigung haben, eine isolierte, nach einer Durchnässung des Gesäßes auftretende, vorwiegend auf den Unterkörper beschränkte Myelitis, die ausheilt, ohne pseudoneurasthenische Symptome zu entwickeln, als einen Fall epidemischer Encephalitis anzusehen. Ob der Fall mit den REDLICHschen Encephalitisfällen nosologisch etwas zu tun hat, ist mir fraglich. Eine andere wichtige Mitteilung von REDLICH, die auch Bemerkungen von BING und REESE entspricht, darf aber noch betont werden, daß in letzter Zeit auch die multiple Sklerose eine Häufung erfahren hat. Auch wir sind betroffen über die Häufigkeit dieser Erkrankung in der letzten Zeit, ohne allerdings bisher genauere statistische Erhebungen angestellt zu haben. Mag also die disseminierte Encephalomyelitis eine akute Variante der multiplen Sklerose sein oder nicht, auf jeden Fall scheint es festzustehen, daß hier wiederum eine von der epidemischen Encephalitis abzutrennende Infektionskrankheit des Nervensystems ebenfalls in den letzten Jahren eine Häufung erfahren hat.

Zu diesen Erkrankungen gehört auch bekanntlich die *epidemische Poliomyelitis*, wenn auch die Häufung von Fällen bei der letzten Krankheit schon früher als die der epidemischen Encephalitis begonnen hat. Namentlich in Deutschland sind ja in den letzten beiden Jahren besonders schwere Epidemien aufgetreten, von denen wir die eine im Jahre 1926, die vorwiegend im Harz zahlreiche Opfer forderte, mit beobachten konnten. Es ist nun interessant, daß auch die Poliomyelitis in einen genetischen Zusammenhang mit der epidemischen Encephalitis gebracht wurde, und die Verwandtschaft der Erkrankung scheint daraus hervorzugehen, daß nach den Untersuchungen von NEUSTAEDTER und seinen Mitarbeitern eine Komplementablenkung zwischen Poliomyelitisvirus und Encephalitisliquor möglich ist. Auch soll das Poliomyelitisserum, das von Tieren gewonnen wird, Heilwirkung auf akute Encephalitiker ausüben. So interessant diese Befunde (siehe auch MASARI) sind, so kann doch an der nosologischen und auch ätiologischen Selbständigkeit der beiden Erkrankungen gewiß nicht gezweifelt werden. Schon ätiologisch ist die Poliomyelitis durch ihre leichte Übertragbarkeit auf Tiere, vielleicht sogar durch die Feststellung eines äußerst kleinen Erregers (NOGUCHI, FLEXNER, PRÖSCHER), von der Encephalitis streng geschieden, Klinisch sind die Unterschiede der beiden Erkrankungen nicht nur dadurch gegeben, daß die Poliomyelitis vorwiegend das Rückenmark, die Encephalitis vorwiegend das Mittelhirn befällt, sondern vor allen Dingen durch den Umstand, daß wir wieder bei der Poliomyelitis im allgemeinen keine Tendenz zu chronisch-progressiven Erkrankungen sehen, da die Fälle chronischer Poliomyelitis, die sich bei Personen, welche einmal eine akute Poliomyelitis gehabt haben, nach Jahren entwickeln sollen, jedenfalls außerordentlich selten sind. Amyostatische Erkrankungen kommen nach Poliomyelitis nicht vor; pseudoneurasthenische Folgeerscheinungen scheinen bisweilen vorhanden zu sein; in der Mehrheit der Fälle fehlen sie aber. Anatomisch ist die Poliomyelitis durch die viel intensivere und raschere Schädigung der Ganglienzellen ausgezeichnet. Wir können so mit einer gewissen Reserve annehmen, daß das Virus der Poliomyelitis eine *Verwandtschaft* zu dem unbekannten Virus der epidemischen Encephalitis zeigt, doch handelt es sich um grundsätzlich verschiedene Erkrankungen.

Nachdem wir in dem Kapitel über Ätiologie betonen mußten, daß das Herpesvirus wahrscheinlich nicht das eigentliche Virus der epidemischen Encephalitis ist, ist noch kurz die Frage zu beantworten, ob es auch beim Menschen unabhängig von der epidemischen Encephalitis entzündliche Gehirnerkrankungen durch Herpesvirus gibt. Im allgemeinen ist die Herpesinfektion, abgesehen natürlich von der zufälligen Lokalisation auf der Cornea, beim Menschen bekanntlich eine sehr harmlose Tatsache, auch wenn die Annahme von BASTKI und BUSACCA und anderen Autoren zutrifft, daß das Herpesvirus in den Liquor übertreten kann. Daß aber gelegentlich auch stärkere Allgemeinerscheinungen mit meningealen Symptomen auftreten können, ist bereits von SCHEIMANN, ZYLBERLAST-ZAND und anderen Autoren betont worden. THALHIMER hat dann bei einem Herpes zoster eine Erkrankung beobachtet, bei der Hirnerscheinungen, z. B. Schläfrigkeit, bestanden, und histologisch auch perivasculäre Infiltrate im Halsmarke, im Hirnstamme und in der Rinde beobachtet wurden. Nun ist zwar der Herpes zoster sicher nicht durch das Virus des Herpes febrilis bedingt, doch gibt es erstens auch richtige Herpeseruptionen, die hinsichtlich der Verteilung dem Zoster ähneln können, andererseits ist nach der vielfach gestützten Hypothese oder Annahme von BOKAY, NETTER u. a. mindestens eine ätiologische Verwandtschaft zwischen bestimmten Formen des Zoster und den Varicellen vorhanden, so daß immerhin in dem THALHIMERschen Falle auch eine Encephalitis durch Varicellenvirus vorgelegen haben könnte. Ich selbst habe früher zwei Fälle beschrieben, bei denen ich den lebhaften Verdacht einer *Encephalitis durch Virus des Herpes simplex* auch heute noch habe, und möchte zu weiteren Untersuchungen anregen. Diese beiden Fälle waren ausgezeichnet durch die relative Gutartigkeit der encephalitischen Symptome; es gibt nicht nur eine Heilung, sondern es bleibt auch keine Tendenz zu einem nervösen Folgestadium oder zur Myastase zurück. Beide Kranke litten an rezidivierendem Herpes, der eine Kranke bekam wiederholt im Anschluß an die Herpeseruption Hirnerscheinungen, die wieder verschwanden, der andere Kranke, soweit uns bisher bekannt ist, einmal im Verlauf einer starken Herpeseruption. Symptomatologisch waren diese Fälle ausgezeichnet dadurch, daß ein umschriebener Herd im Zentralnervensystem angenommen werden mußte, und zwar in dem einen Falle, in dem besonders ausgesprochene Schwindelerscheinungen, kalorische Übererregbarkeit, Schwerhörigkeit, Ohrensausen und anfänglich auch Schläfrigkeit bestanden hatten, ein Herd im Hirnstamme, im anderen Falle ein Herd im rechten Thalamus opticus. In diesem Falle waren plötzlich athetoseartige Bewegungen in den Fingern der linken Hand und Parästhesien der linken Seite aufgetreten. Die Athetose war mit typischen intermittierenden Krampfzuständen verbunden, auch die linke Gesichtshälfte ist in intermittierendem Spasmus; dazu kommen erhebliche kinästhetische Störungen der linken Hand und leichtere Störungen der Topothesie und Stereoästhesie. Der Liquor ist wenig verändert, im Anfang der Erkrankung bestehen Kopfschmerzen und Druckpunkte der Nervenaustrittstellen. Wir glauben durchaus berechtigt zu sein, diese benignen Erkrankungen von der epidemischen Encephalitis abzutrennen.

Große Schwierigkeiten in der pathogenetischen Deutung bereitet nun eine Affektion, von der wir mit genügender Sicherheit sagen können, daß sie wirklich erst in den letzten Jahren gehäufter aufgetreten ist, das ist die sogenannte *postvaccinale Encephalitis*, d. h. die Encephalitis nach Kuhpockenimpfung. Die praktisch ernste Bedeutung dieser Erkrankung wird jeder ermessen können, der erfährt, daß in Holland in den letzten Jahren, von 1924—1927, nach ministeriellem Berichte 118 Fälle beobachtet wurden, von denen 37 zum Exitus kamen. Die Gefahr ist um so größer, als aus diesen bedauerlichen Erkrankungen die Impfgegner ein Material finden, das sie zur Desavouierung einer der segensreichsten therapeutischen Maßnahmen benutzen können. Für uns ist die Erkrankung darum von Bedeutung, weil die Beziehungen dieser sogenannten Vaccineencephalitis zur epidemischen Encephalitis bereits reichlich diskutiert worden sind. In Wirklichkeit ist das Problem, wie man sehen wird, ziemlich kompliziert. Die ersten Beobachtungen über Encephalitis nach Vaccination stammen von LUCKSCH aus dem Jahre 1924 und von BOUWDIJK·BASTIAANSE, der schon im Juli 1925 36 Fälle gesammelt hatte. Hierauf folgen in England TURNBULL und McINTOSH, die 10 Fälle beschrieben. Hierzu kommen dann Veröffentlichungen aus Holland (BROUWER, PRAKKER, WIERSMA, BOUMAN), England (WINNIKOTT und GIBBS), Frankreich (LEVADITI, BLANC und CAMINOPETROS), Wien (KRAUS und TAKAKI), der Schweiz (GLANZMANN), und auch aus Deutschland sind bereits Beobachtungen mitgeteilt (FIEDLER).

Die Erscheinungen der sogenannten ,,postvaccinalen Encephalitis`` treten meist etwa 10—12 Tage nach der Impfung auf, mitunter auch schon 8 Tage nach Krankheitsbeginn. In einem von BLANC und CAMINOPETROS mitgeteilten Falle, in dem 3 Tage nach der Impfung Trismus auftrat, handelt es sich wohl um eine Komplikation durch echten Tetanus. Nach den Angaben von BOUWDIJK BASTIAANSE, BIJL und TERBURGH bestehen die Krankheitserscheinungen aus Fieber, epileptiformen Anfällen, Pyramidensymptomen (Babinski und Paresen). Somnolenz, Augenmuskellähmungen fehlten in diesen Fällen gewöhnlich. Dagegen haben TURNBULL und McINTOSH auch Pupillenstörungen, Nystagmus und Augenmuskelparesen gesehen. Auch die Fälle, die LUCKSCH sah, ähneln symptomatisch etwas mehr als die holländischen Erkrankungen der typischen epidemischen Encephalitis, doch beobachtete LUCKSCH, und zwar offenbar ohne Kontamination mit Tetanus, in fast allen Fällen einen ausgesprochenen Trismus, der bei der epidemischen Encephalitis fast stets fehlt. WIERSMA betont ebenso wie andere holländische Autoren, daß die Krankheit klinisch völlig von der Encephalitis lethargica verschieden ist: Die Inkubationszeit dauerte 9—19 Tage, in fünf Fällen kam es zu Krämpfen, dreimal zu Gliedmaßenlähmungen, sehr häufig war Babinski positiv. Dabei war der Tonus meist herabgesetzt, und in vielen Fällen verschwanden die Sehnenreflexe. WIERSMA betont besonders als ein von der

Epidemica abweichendes Symptom die Häufigkeit des Babinskireflexes; obwohl ich selbst immer sehr intensiv die relative Integrität der Pyramidenbahn bei Epidemica betont habe, möchte ich auf diese Differenz doch keinen so ausschlaggebenden Wert legen, da parzelläre Pyramidensymptome, insbesondere Reflexstörungen, doch auch bei der epidemischen Encephalitis auftreten, und die Vaccineencephalitis erklärlicherweise nur bei Kindern, und zwar in den WIERSMAschen Fällen bei Kindern von 4—6 Jahren, beobachtet wird, bei denen der Babinskireflex noch eher als beim Erwachsenen aufgeklinkt werden kann. Augenmuskellähmungen sind in den Fällen von WIERSMA auch relativ selten. Bemerkenswert sind allerdings jedenfalls zwei Verlaufseigentümlichkeiten: erstens einmal die überall feststellbare ungünstige Prognose; so starben von den elf Fällen WIERSMAS fünf, von den zehn Fällen TURNBULLs und McINTOSHs sieben. Die Gesamtmortalität der holländischen Epidemie ist bereits mitgeteilt worden. Die zweite Verlaufseigentümlichkeit besteht darin, daß in den Fällen, die die Krankheit überstehen, Folgeerscheinungen im allgemeinen fehlen, insbesondere kommt es, wie es scheint, niemals zu parkinsonistischen Symptomen.

Die histologischen Veränderungen dieser postvaccinalen Encephalitis sind nun, was von besonderem Interesse ist, durchaus *nicht einheitlich*; es fehlt ihnen auch völlig der im Grunde doch einheitliche Kern, der es uns von vornherein gestattet, eine epidemische Encephalitis mit einer gewissen Wahrscheinlichkeit selbst dann zu diagnostizieren, wenn ein klinischer Befund uns fehlt. So hat LUCKSCH bei den Kindern, die er untersuchte (Zbl. Bakter. 1925) Veränderungen des Mittelhirns gefunden, die nach eigenen Angaben von LUCKSCH sehr an die epidemische Encephalitis erinnerten, bzw. sich mit ihr deckten. Neben perivasculären Infiltraten bestehen ausgiebige Gliawucherungen. Auch TURNBULL und McINTOSH konnten eine nichteitrige Encephalitis feststellen, die hauptsächlich in der grauen, aber auch in der weißen Substanz etabliert war; Brücke und Lumbosakralmark waren am stärksten verändert, auch die Substantia nigra war erheblich beteiligt. Im Gegensatz dazu weichen die histologischen Befunde mehrerer anderer Autoren erheblicher von denen der Epidemica ab. So beschreibt WIERSMA eine starke Hyperämie in der weißen Substanz und eine perivasculäre „Infiltration" der Gefäße in der weißen Substanz, wobei die Infiltratzellen vorzüglich aus Mikroglia und polynucleären Leukocyten bestehen. WIERSMA legt selbst auf die Häufigkeit der Leukocyten gegenüber den lymphocytären Infiltraten bei Epidemica Gewicht; auch diese Differenzierung trifft bekanntlich nur cum grano salis zu. In der grauen Substanz finden sich starke Ganglienzellveränderungen, insbesondere akute Schwellungen; etwas Spezifisches dürften diese diffusen Veränderungen ja kaum haben, ebensowenig die „Neuronophagie", die WIERSMA hervorhebt. Auch BOUWDIJK BASTIAANSE betont die besondere Beteiligung der weißen Substanz, die größere Breite der Zellringe, die aus Mikrogliazellen bestehen. Entzündungszellen werden von diesem Autor vermißt, also auch wieder ein Unterschied auch gegenüber WIERSMA. BOUMAN endlich zeigte kürzlich, daß bei der Encephalitis nach Kuhpockenimpfung viele kleine Herdchen in der weißen Substanz auftreten können, die aus geschwollenen Mikrogliazellen um die Gefäße herum bestehen. In den Herdchen gehen Markscheiden und dünne Achsenzylinder zugrunde. Hämatogene Zellen fehlen; in der Diskussion zu dem Vortrage BOUMANs hat SCHALTENBRAND über zwei Fälle von Encephalitis nach Vaccination berichtet, in denen er Körnchenzellenanhäufungen um die Gefäße fand und mesenchymale Bindegewebszüge zwischen den Körnchenzellen feststellt.

Experimentell ist dann durch Tierversuche jedenfalls wohl die eine anfangs auch wiederholt diskutierte Auffassung erledigt worden, daß die Vaccineencephalitis eine Encephalitis durch Vaccine ist. Insbesondere muß auf die bedeutsamen Untersuchungen von LEVADITI und seinen Mitarbeitern hingewiesen werden, nach denen eine außerordentliche Differenz zwischen wirklicher Encephalitis durch Vaccine, d. h. einer Encephalitis durch intracerebrale Verimpfung der Vaccine, und der menschlichen Vaccineencephalitis besteht. LEVADITI betont hier noch die nicht nur klinisch, sondern auch histologisch erhebliche Ähnlichkeit der „Vaccineencephalitis" mit der epidemischen Encephalitis; impft man aber Vaccine etwa einem Affen intracerebral ein, so entsteht im Gehirn außer einer diffusen Meningitis eine richtige Impfpustel, die aus einem hämorrhagischen Nekroseherd besteht, in dem sich Leukocyten, Lymphocyten, große Monocyten mit vakuolärem Plasma, erhebliche Gefäßwandveränderungen usw. finden, jedenfalls also Störungen, die mit den typischen Veränderungen der epidemischen Encephalitis gar nichts zu tun haben. Nach den schon vorher veröffentlichten Experimenten von KRAUS und TAKAKI ist das Hirnmaterial einer an postvaccinaler Encephalitis verstorbenen Person weder auf die Cornea noch intracerebral auf Kaninchen verimpfbar. Namentlich das Fehlen der typischen Keratitis vaccinica spricht nach KRAUS und TAKAKI gegen die direkte Vaccinewirkung. Die Autoren haben dann auch die Komplementablenkung nach der schon oben besprochenen Modifikation mit Koktoantigen durchgeführt und dabei festgestellt, daß das Serum der postvaccinalen Encephalitis mit dem Virus der Encephalitis LEVADITIS, dem Herpesvirus, und auch mit dem Virus der postvaccinalen Encephalitis eines anderen Falles selbst Ablenkung gibt; dagegen tritt keine Ablenkung mit Vaccinevirus ein. Die Autoren kommen zu dem selbstverständlichen Resultat, daß das Virus der postvaccinalen Encephalitis dem Herpesvirus nahestehen muß. Es wäre gewiß sehr erfreulich, wenn wir in dem Herpesvirus den Erreger der epidemischen Encephalitis zu sehen hätten, da wir dann auch der Ursache der postvaccinalen Encephalitis oder wenigstens eines Teiles derselben näher kommen würden. Leider können wir dies, wie das früher auseinandergesetzt wurde, nicht tun. Beim Kaninchen läßt sich zwar nach Impfung gelegentlich Pockenvirus im Gehirn nachweisen (GILDEMEISTER), es ist jedoch keineswegs bekannt oder erweisbar, daß beim Menschen Vaccinevirus selbst im Gehirn irgendwelche Krankheitserscheinungen macht, wenn es auch gewiß möglich ist, daß die Vaccine ins Gehirn eindringt und an der Entstehung der postvaccinalen Encephalitis mitbeteiligt ist.

Bei der Art der Erkrankung ist es ohne weiteres am wahrscheinlichsten, daran zu denken, daß ein Virus, welches bereits im Körper anwesend ist und bis dahin keine Krankheitserscheinungen gemacht hatte, durch das Zusammentreffen mit der Vaccine so weit aktiviert wird, daß eine Encephalitis entsteht. Es handelt sich also um eine Art Sensibilisierungsvorgang, und wan wird sich nur zu fragen haben, ob das aktivierte Virus das Virus der epidemischen Encephalitis oder ein anderes Virus ist. Diese Frage ist ebenso intensiv bejaht wie verneint worden. BROUWER z. B. hat hervorgehoben, daß in der Zeit der von ihm beobachteten Vaccinefälle auch bei nicht geimpften Kindern Grippeerkrankungen und Encephalitisfälle vorkommen. Die Ergebnisse von KRAUS und TAKAKI erlauben leider noch keine feste Stellungnahme. Andererseits hat PETTE z. B. darauf hingewiesen, daß die histologischen Veränderungen der postvaccinalen Encephalitis denen der von ihm gesehenen disseminierten Encephalomyelitis ähneln, und daß vielleicht das Virus der gleichen Krankheit hier in Betracht kommt. Wir geben zu, wie wir das schon betont haben, daß diese Erkrankung, obschon sie nosologisch von der epidemischen Encephalitis abgetrennt ist, wahrscheinlich auch in der letzten Zeit eine Häufung erfahren hat. Es ist dann auch geäußert worden, daß vielleicht ein noch unbekanntes Virus durch Vaccine aktiviert wird, oder daß eventuell ganz verschiedene Krankheitserreger durch die Vaccine aktiviert werden; immerhin ist darauf hinzuweisen, daß wir durch die letztere Annahme eine Menge neuer unbekannter Größen in Rechnung stellen, ohne dem Problem näher zu kommen. Wie vorsichtig man in dieser Beziehung sein muß, lehrt ein von BOENHEIM mitgeteilter Fall eines Knaben, der 5 Tage nach der Impfung an einer tuberkulösen Meningitis erkrankte. Man konnte an die Aktivation der tuberkulösen Erkrankung durch die Vaccination denken, doch konnte BOENHEIM zeigen, daß ein solcher Zusammenhang wahrscheinlich nicht bestand, da Erscheinungen der Meningitis viel zu früh nach der Impfung auftraten, als daß man eine essentielle Wirkung der Impfung annehmen konnte; selbst die Beschleunigung des Verlaufs der Erkrankung ist in diesem Falle fraglich. GLANZMANN betrachtet die Hirnerscheinungen nach Vaccination als Ausdruck eines lokalen anaphylaktischen Choks. Er vergleicht die Symptome mit denen gutartiger meningocerebraler Symptome bei tuberkulösen Kindern, die sich im Zustande der Allergie befinden, und weist darauf hin, daß sich die „Vaccineencephalitis" gerade in Holland, dem Lande der Idiosynkrasien, häuft. Es wird damit angenommen, daß im Gehirn an Ort und Stelle bereits sensibilisierte Zellen liegen, die mit dem Antigen, und zwar hier dem Vaccinevirus, in Beziehung treten. Bei dieser Auffassung müssen aber die erkrankenden Hirngebiete bereits durch irgendeine Affektion sensibilisiert sein, und es ergibt sich wiederum die Frage, ob diese Sensibilisierung nicht die Folge einer überstandenen und ins schleichende Stadium übergegangenen epidemischen Encephalitis sein *kann*. Trotz der Gegner, welche diese Auffassung in der letzten Zeit erhalten hat, möchte ich eine solche Möglichkeit keineswegs leugnen, zumal ich selbst einen Fall beobachtet habe, der schwer anders deutbar ist. Ich habe über diesen Fall bereits kurz in dem Kapitel der pathologischen Anatomie berichtet, und zwar darum, weil sich hier eine erhebliche Degeneration der Substantia nigra fand, obschon keinerlei myastatische Erscheinungen bestanden hatten. Hier interessiert folgendes über diesen Fall:

Fall 36. Der 1913 geborene Knabe hatte im April 1924 eine schwere akute epidemische Encephalitis durchgemacht, die sich in Augenmuskellähmungen und angeblich achttägiger Bewußtlosigkeit äußerte. Im Anschluß daran war eine Wesensänderung eingetreten, welche zu einer Überführung des Patienten in das Jugendsanatorium von Dr. ISEMANN Anlaß gegeben hatte. Bei der Einweisung fand sich somatisch bis auf eine leichte Facialisschwäche nichts, insbesondere kein Parkinsonismus. Es bestand bei ihm nur die ausgesprochene postencephalitische Wesensänderung, die hier nicht weiter geschildert zu werden braucht.

Am 24. III. 1927 erfolgte die Impfung, am 29. III. traten leichte Temperatursteigerungen bis 38,9° auf. Der Kranke schläft fast ununterbrochen. Am 30. III. verstärkte sich das Fieber, auch die Schlafsucht ist noch ausgesprochener. Die Impfstellen sind stark gerötet, die Achseldrüsen etwas geschwollen. Mittags hat der Kranke Erbrechen, es beginnen sich Erscheinungen von Vagusparese (starke Pulsbeschleunigung) zu entwickeln, außerdem treten Augenmuskellähmungen wieder auf, die Konvergenz fehlt, gelegentlich sieht der Kranke wieder doppelt, ferner entwickelt sich etwas Nystagmus. Der Liquor steht unter etwas hohem Druck, es besteht keine Zellvermehrung. Am 1. IV. kommt es zu Nackensteifigkeit und einem Rigor, der an den meningitischen Rigor erinnert. Die Sprache wird verlangsamt, schwere Atemstörungen entwickeln sich. Die vorübergehend gebesserte Schlafsucht tritt von neuem in hohem Maße auf, der Puls steigt auf 180 Schläge, die Temperatur steigt bis auf 40°. In der Nacht kommt der Knabe unter den Erscheinungen der Kreislaufinsuffizienz zum Exitus, nachdem man einige Stunden vorher ohne Wirkung Rekonvaleszentenserum gegeben hatte.

Histologisch fand sich hier nun ein sehr überraschender Befund. Mit Rücksicht auf das anscheinende Rezidiv epidemischer Encephalitis hatte man erwartet, typische frische Entzündungserscheinungen, Gliareaktionen usw. zu sehen. In Wirklichkeit fehlten die Infiltrate vollkommen, nur in der Medulla oblongata fanden sich einige ganz zarte lymphocytäre Infiltrate, die aber ebensogut noch Reste der vor Jahren überstandenen akuten Erkrankung darstellen konnten. Es fehlten aber auch die Gliaherde, die z. B. bei vielen Fällen akuter postvaccinaler Encephalitis gefunden werden. Schließlich lassen sich ganz in der Nähe des Aquädukts in dorsolateralen Haubenpartien beim Übergang in die Vierhügelgegend einzelne Infiltrate feststellen mit einer frischen Gliawucherung im Gewebe und um Ganglienzellen herum; insbesondere ist die Oligodendroglia befallen. Anscheinend akute erhebliche Ganglienzellveränderungen, Schwellung, Zerfall der Nisslkörper und Randverdrängung der Kerne. Vakuolenartige Gebilde im Plasma

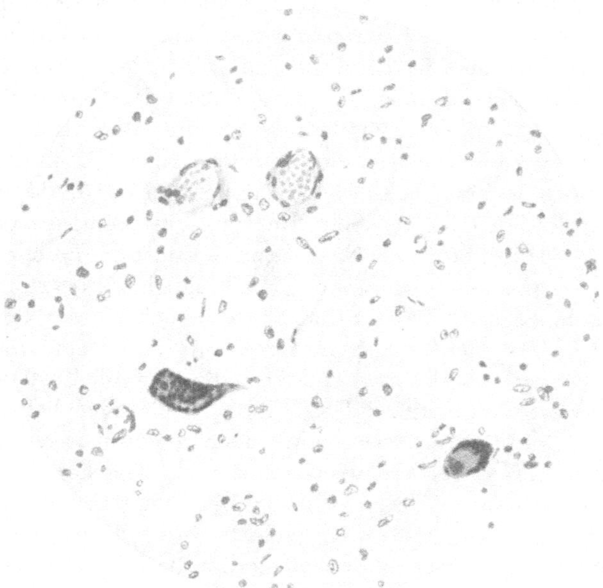

Abb. 67. Sogenannte postvaccinale Encephalitis. Substantia nigra compacta. Entspricht völlig der chronischen epidemischen Encephalitis. Kein Parkinsonismus.

fanden sich namentlich im Nucleus ambiguus; eine Gliareaktion um diese Zellen herum war nicht eingetreten. Im übrigen fanden sich allein die alten Veränderungen, die als Folgezustand einer akuten Encephalitis feststellbar sind, wie die schon früher vermerkte Degeneration der Substantia nigra, Schrumpfung und teilweiser Ausfall von Zellen im Oculomotoriusgebiet, Zellverarmung im Höhlengrau und dann auch kleine Verödungsbezirke in der Stirnhirnrinde und der Rinde der Zentralwindung. Dazu kamen von frischen Veränderungen ganz frische subpiale Blutungen an verschiedenen Stellen des Hirnmantels und des Kleinhirns.

Es ist nach dem Verlaufe des Falles wohl nicht zu bezweifeln, daß in diesem Falle, der bisher, wie es scheint, ziemlich vereinzelt dasteht, die frühere epidemische Encephalitis eine wichtige Rolle in der Entstehung der postvaccinalen Letalerkrankung spielt; und zwar kann man das nicht nur daraus schließen, daß der Kranke einmal bereits an sicherer epidemischer Encephalitis gelitten hatte, sondern auch daraus, daß bei der Neuerkrankung die Symptome der ersten Erkrankung großenteils wieder kopiert wurden, wenn auch zu den Erscheinungen der ersten Erkrankung schwere Bulbärsymptome hinzutraten. Dazu kommt dann nun das eigenartige histologische Bild, welches den Erwartungen nach dem klinischen Befunde gar nicht entsprach; die subpialen Blutungen können schließlich auch auf den terminalen Erstickungstod und die Kreislaufinsuffizienz zurückgeführt werden. Da die Cerebralerkrankung mindestens 4 Tage dauerte, würde man im Vergleich mit den von anderen Autoren mitgeteilten Fällen stärkere Infiltrate oder Ausbildung von Gliaherdchen wohl haben erwarten können. Es ist möglich, daß in diesem Falle das Fehlen darstellbarer stärkerer Erkrankungserscheinungen, die Feststellung, daß nur an einzelnen Stellen Ganglienzellen schneller zerfallen, in Übereinstimmung mit der Auffassung einer anaphylaktischen Überempfindlichkeit eines sensibilisierten Gehirns gegenüber Stoffen, die nach der Impfung in das Gehirn geraten, gedeutet werden kann. Ob der Ausdruck der Anaphylaxie für alle diese postvaccinalen Erlrankungen zutreffend ist, muß dahingestellt bleiben, denn es ist in anderen Fällen auch möglich, daß, wie das ausgesprochen worden ist, ein im Körper befindliches Virus durch die Vaccine aktiviert wird. Ich behaupte auch keineswegs, daß die postvaccinalen Gehirnerkrankungen immer mit der epidemischen Encephalitis in Zusammenhang stehen, und zwar in dem Sinne, daß entweder das Virus der Epidemica durch die Vaccine aktiviert wird, oder daß ein nach Epidemica überempfindlich gewordenes Gehirn in anaphylaktischer Weise auf die Vaccination reagiert, glaube nur, daß in einem Teil der Fälle ein solcher Zusammenhang vorhanden ist. In anderen Fällen kann sehr wohl auch ein anderes Virus durch die Vaccination aktiviert werden; und wenn auch vorläufig ein sicherer Beweis nicht dafür zu erbringen ist, so werden wir doch am ehesten annehmen müssen, daß dann nicht verschiedene Erreger, sondern eine besondere Erregerform, die auch in der letzten Zeit häufig im Körper anwesend ist, durch die Vaccine aktiviert wird. Es ist möglich, daß dies, wie PETTE annimmt, das gleiche Virus ist, das auch ohne Vaccination disseminierte Encephalomyelitiden hervorrufen kann[1]. Auf jeden Fall hat man keinen Grund anzunehmen, daß sich die Vaccine geändert hat, zumal die postvaccinalen Encephalitiden nach Impfung mit den verschiedensten Vaccinen ein-

---

[1] Der neue Aufsatz von PETTE, Münch. med. Woch. **1928,** Nr. 5, erschien erst nach Fertigstellung dieses Kapitels. Es ist von Interesse, daß es PETTE gelang, bei Tieren den aktivierenden Bacillus bipolaris als Causa der sogenannten Vaccineencephalitis festzustellen, während er wohl für die menschliche postvaccinale und postmorbillöse Encephalitis einen spezifischen Erreger ansieht, der von dem der epidemischen Encephalitis abgetrennt werden muß. Mit ihm stimme ich darin überein, daß diese eigenartigen Encephalitiden nicht durch ein Virus allein, sondern durch das Zusammentreffen von einem Virus mit einem Aufklinkungsmoment hervorgerufen werden. Von anderen Autoren ist angenommen worden, daß durch das auslösende Moment die Immunkräfte des Organismus erschöpft werden, so daß dadurch das Virus pathophor wirkt. Jedenfalls geht auch aus den Ausführungen von PETTE hervor, daß in der gegenwärtigen Zeit die Neigung zu den vielfachen Infektionskrankheiten durch verschiedene Virusformen bedingt sein muß. PETTE gegenüber möchte ich nur betonen, daß, wie weiter unten dargelegt wird, auch die sogenannte Masernencephalitis anatomisch ganz anders als die von WOHLWILL und anderen geschilderten Krankheiten sein kann, und ebenso möchte ich PETTE gegenüber daran festhalten, daß die epidemische Encephalitis in Beziehung zur postvaccinalen Encephalitis stehen kann, wie auch von KRAUS ausgeführt wird. Der von mir klinisch und histologisch untersuchte Fall läßt sich jedenfalls nicht anders als in dem Sinn erklären, als daß eine Überempfindlichkeit gegenüber der Vaccination durch die überstandene epidemische Encephalitis eingetreten war.

getreten sind. Eine Änderung ist nur dadurch eingetreten, daß jetzt der Organismus anders als früher auf die Vaccine reagiert, oder, richtiger gesagt, in einer Reihe von Fällen Krankheitserreger im Körper vorhanden sind, welche durch die Vaccine aktiviert werden, oder Gehirne infolge einer früheren Gehirnerkrankung gegen die Vaccine überempfindlich geworden sind. Mehr über die Entstehung der postvaccinalen Encephalitiden zu sagen, dürfte zur Zeit nicht möglich sein. Die praktischen Ergebnisse, die sich aus der Kenntnis der postvaccinalen Encephalitis ergeben, können hier nur flüchtig gestreift werden; sie sind bereits von mehreren Autoren behandelt worden. Am wichtigsten scheint es mir zu sein, daß Personen, welche eine epidemische Encephalitis durchgemacht haben, möglichst nicht geimpft werden, und daß auch die Impfungen unterbleiben, wenn gerade eine Epidemie eines neurotropen Virus herrscht. Über Modifikation der Impftechnik zu berichten, ist hier nicht der Ort.

Über die Beziehungen der großen Mehrheit andersartiger Encephalitiden zur epidemischen Encephalitis brauchen wir an dieser Stelle nicht zu sprechen, weil gar keine Rede davon sein kann, daß sie in nosologischer Beziehung zur epidemischen Encephalitis stehen. Das gilt insbesondere auch von den in der letzten Zeit gleichfalls häufig beschriebenen Gehirnerkrankungen nach Varicellen, obwohl GLANZMANN meint, daß zwischen Varicellen und dem Vaccinevirus mehr als äußerliche Ähnlichkeiten bestehen, mit anderen Worten sich dem ätiologischen Einheitsstandpunkt von Pocken und Varicellen anschließt. Die meisten Encephaliditen, die nach sonstigen Infektionskrankheiten auftreten, und die im Kindesalter viel häufiger als beim Erwachsenen sind, sind Großhirnencephalitiden, meist einzelne Herde; sie heilen mit ausgesprochenen Gewebsdefekten ab, es kommt aber nicht zu einer chronischen Erkrankung. Daß die Hirnkomplikationen nach Scharlach, Keuchhusten, Typhus und anderen Krankheiten in den letzten Jahren eine besondere Häufung erfahren haben, läßt sich, soweit ich bisher feststellen konnte, nicht sagen, obschon von uns eigenartige Beobachtungen auch hier gemacht werden konnten, z. B. eine Typhusinfektion in einer Familie, bei der fast alle befallenen Familienmitglieder schwere Störungen seitens des Zentralnervensystems akquirierten. Zweckmäßig scheint es jedoch zu sein, genauer darauf zu achten, ob nicht die sogenannte *Masernencephalitis* oder richtiger postmorbillöse Encephalitis in der letzten Zeit zugenommen hat. Die neurologischen Komplikationen dieser Erkrankung, die, wie auch BOENHEIM angibt, selbst in Handbüchern nur ganz kursorisch behandelt werden, verdienen unser Interesse darum, weil gerade in den letzten Jahren mehr Fälle dieser Art beschrieben worden sind, und auch darum weiterhin, weil klinisch wie anatomisch anscheinend sehr erhebliche Differenzen des Krankheitsbildes bestehen, so daß man unwillkürlich wiederum zu der Frage gedrängt wird, ob diese Gehirnerkrankungen nach Masern genetisch alle gleichartig sind. BOENHEIM berichtet in seiner Zusammenstellung, abgesehen von meningitischen Erscheinungen, vorläufig von Großhirnencephalitiden mit Pyramidenerscheinungen, doch sind auch Fälle von akuter Ataxie und choreatischen Erkrankungen beschrieben worden. Unter neun eigenen Fällen konnte BOENHEIM einen Fall sehen, bei dem sich kurz nach Krankheitsbeginn eine Amimie mit Starre des rechten Armes und eine Wesensänderung entwickelte, welche der nach epidemischer Encephalitis ähnelte. Auch in zwei anderen Fällen überwogen lethargische Erscheinungen, so daß selbst von BOENHEIM Beziehungen zur epidemischen Encephalitis erwogen wurden. Er nimmt aber doch eine toxische Masernencephalitis an. Auch Lust hat in zwei von vier Fällen lethargische Zustände beobachtet, die allerdings zum Teil durch tonische Krämpfe und folgende maniforme Erregungszustände kompliziert waren. In anderen Fällen kam es zu Krämpfen, Hemiplegien bzw. zu Papillitis, Nystagmus usw. Die Vielgestaltigkeit der Krankheitsbilder spricht nach Lust gegen die Annahme einer spezifischen maserntoxischen Wirkung, auch spricht dagegen das Fehlen sonstiger toxischer Erscheinungen bei diesen meist leichten Masernfällen. Lust denkt deshalb an paramorbillöse Erkrankungen, d. h. an Erkrankungen, die mit der postvaccinalen Encephalitis erhebliche Ähnlichkeit insofern haben, als man auch hier annehmen kann, daß durch eine Umstimmung des Organismus nach dem Maserninfekt Wege für ein anderes neurotropes Virus geebnet werden. Auch hier wieder wird man sich alsbald fragen, ob dieses andere Virus nicht das Virus der epidemischen Encephalitis ist, und diese Frage wird noch näher gelegt durch die Beobachtungen von Neal und Appelbaum, die seit 1918 12 Fälle beobachteten, in denen sich meist kurz vor dem Ausbruch der Masern Encephalitiserscheinungen entwickelten, die von dem bekannten Symptomenbild der epidemischen Encephalitis nicht abgewichen sein sollen. Auch F. Redlich hat einen Fall von Masernencephalitis mit Schlafsucht, Myoklonien und maskenartigem Gesicht sowie mit choreatischen Zuckungen beschrieben. Außerdem bestand noch eine transitorische zentrale Amaurose. Prüft man freilich die Pathologie dieser sogenannten Masernencephalitis, so findet man, wie namentlich Wohlwill gezeigt hat, sehr erhebliche Differenzen gegenüber der epidemischen Encephalitis, nämlich einen ausgesprochenen Zerfallsprozeß am Nervengewebe ohne entzündliche Infiltrate vorwiegend im Marke des Hirns, während im Rückenmark an der gesamten Peripherie subependymäre Zerfallszonen bestehen. Auch in einem zweiten Falle konnte Wohlwill lockere Zerfallsherde und eigenartige klumpige Einschlüsse in Ganglienzellen, die wahrscheinlich Kerndegenerationen darstellen, feststellen, in diesem Falle bestanden auch geringe Gefäßinfiltrate. Brock-Siegmund und Mosse-Creutzfeldt konnten ähnliche Veränderungen bei Masern feststellen. Die Schwierigkeit des Problems, worum es sich bei der Masernencephalitis handelt, wird noch deutlicher gemacht durch eine Eigenbeobachtung, die ich kurz folgen lasse.

Fall 37. Das 7 jährige Kind J. H. hat mit 2 Jahren Krämpfe gehabt, war sonst gesund, hat die Impfung ohne Besonderheiten überstanden. Am 20. X. 1927 erkrankte es an Masern; die Art der Erkrankung wird sichergestellt durch die Feststellung, daß zwei Schwestern auch Masern hatten, außerdem wird auch das Masernexanthem bei J. H. als völlig typisch bezeichnet. Etwas Verdacht auf Tuberkulose, da das Kind auch schon vorher etwas abgemagert gewesen sein soll. (Dieser Verdacht wird aber nicht bestätigt.) Das Kind erkrankt am 1. XI. 1927, also etwa 12 Tage nach Beginn der Masern, nachdem das Masernexanthem bereits abgeheilt war, plötzlich an Zuckungen und wird deshalb, nachdem der Arzt eine Encephalitis diagnostiziert hat, der Klinik überwiesen. Bei der Aufnahme am 5. XI. zeigte sich eine beiderseitige Tonuserhöhung in den Armen, ferner besteht etwas Schlafsucht, doch erwacht das Kind auf Anruf. Es besteht Conjunctivitis, kein sicherer pathologischer Befund an den Lungen. In der Kinnmuskulatur treten von Zeit zu Zeit leichte myoklonusartige Zuckungen auf, die Temperatur beträgt 38,8° rectal. Am nächsten Morgen findet sich leichte Nackensteifigkeit, Kernig, starke Benommenheit, ein ausgesprochener Rigor in beiden Armen, ferner doppelseitiger Babinski, im übrigen fehlen Pyramidenstörungen, auch ist der Tonus der Beine nicht erhöht. Am Nachmittag ist die Nackensteifigkeit verschwunden, ebenso das Babinskische Phänomen. Menigitische Begleitphänomene fehlen, dagegen besteht eine deutliche Erhöhung der Muskelspannung im linken Arme und ein grobes, gleichmäßiges, fast schüttelndes Zittern. Der Liquordruck ist nicht erhöht, es finden sich 411/3 Zellen im Liquor, keine Leukocyten. Nonne stark positiv. Die rechte Pupille ist enger als die linke, die Reaktion der Pupillen ist erhalten. Fundusbefund fraglich. Das Kind verfällt rasch, die Temperatur steigt bis auf über 40⁰, schließlich auf 41,6⁰ und stürzt kurz vor dem Tode ab. An den Hirnnerven läßt sich nichts Sicheres feststellen, es besteht auch keine eigentliche Schlafsucht, sondern abwechselnd bis zum Koma gehende Benommenheit und Wachheit. Im wachen Zustande reagiert das Kind ab und zu auf Aufforderung, spricht aber kaum ein Wort. Es besteht sehr starker Schweiß. In beiden Armen und Beinen entwickelt sich nunmehr ein ausgesprochener Rigor, der ganz die Charaktere des extrapyramidalen Rigors hat. Links tritt wieder Babinski ein. Hierzu kommt ein eigenartiges, in Stößen kommendes Zittern in den Armen; kurz vor dem Exitus tritt Divergenzstellung der Augen auf. Exitus am 7. XI. 1927, 5,30 Uhr nachmittags.

Es findet sich autoptisch eine Bronchopneumonie und eitrige Bronchitis, keine Tuberkulose. Auch im Gehirn läßt sich nichts von tuberkulöser Meningitis nachweisen. Das Gehirn ist im ganzen stark ödematös, die Hirnoberfläche stark gerötet, alle größeren Gefäße sind injiziert, subpiale Blutungen, keine makroskopischen Erweichungen, auch nicht auf Querschnitt durch Haube, Brücke usw. Nur wenige Blutpunkte. Kulturell werden im Hygienischen Institut aus dem Gehirn nur einige Begleitbakterien gezüchtet. Histologisch findet sich nun eine ganz diffuse, außerordentlich schwere Entzündung, sowohl in der Rinde als auch in den basalen Ganglien und Haube und auch des Hirnstammes bis in die Medulla oblongata hinein; das Rückenmark konnte leider nicht untersucht werden. Auch die Substantia nigra ist sehr schwer betroffen, doch nicht schwerer als andere Teile des Gehirns, selbst in der Kleinhirnrinde finden sich einige Entzündungsherde. Man findet an den stärksten Stellen der Entzündung außerordentliche perivasculäre Infiltrate, die denen der Encephalitis ähneln, doch bricht das Infiltrat in die Hirnsubstanz ein, und es entwickeln sich innerhalb der Substanz große Herde, in denen zahlreiche Gitterzellen mit großem Plasma und massenhaften Abbauprodukten entstanden sind; Leukocyten und Plasmazellen sind in diesem Gewebe auch enthalten. Diese im Beginne der Erweichung begriffenen Zonen wurden namentlich im Thalamus und der Haube gesehen, während an anderen Stellen lymphocytäre Infiltrate in großen Mengen bestehen, die sich von denen der epidemischen Encephalitis nicht unterscheiden. Die von WOHLWILL geschilderten Veränderungen der Ganglienzellen wurden nicht gesehen.

Bemerkt sei noch, daß Übertragungsversuche von glycerinisiertem Hirnbrei dieses Kindes in Kochsalzaufschwemmung durch subdurale Verimpfung auf Kaninchen keine Erkrankung hervorrufen.

Wir haben also in diesem Falle eine Erkrankung vor uns, die klinisch entschieden Ähnlichkeiten mit der epidemischen Encephalitis insofern zeigte, als ziemlich viele extrapyramidale Erscheinungen auftraten, wie myoklonische Zukkungen und eine nicht als Schmerzreflex zu erklärende extrapyramidale Rigidität, sowie ein Tremor, der symptomatologisch sehr verwandt war mit dem parkinsonistischen Tremor mancher Encephalitiker. Bekanntlich können solche Symptomenkomplexe auch bei ganz akuten epidemischen Encephalitiden auftreten. Eine ausgesprochene Schlafsucht war zwar anscheinend nur zeitweilig vorhanden, doch gibt es ja auch genügend Fälle epidemischer Encephalitis, bei denen die Schlafsucht unter der Decke des Sopors verschwindet. Der starke Wechsel der Symptome, die stündlich andere waren, fand ebenfalls sehr wohl sein Analogon in der epidemischen Encephalitis. Augenmuskellähmungen bestanden auch, wenigstens gegen das Ende der Erkrankung; genauere Untersuchungen über feinere Augenmuskelstörungen konnten bei dem Kinde nicht angeführt werden. Man konnte weiterhin auch mit LUST an eine paramorbillöse Erkrankung denken, da die Erkrankung erst 12 Tage nach Beginn der Masern, nach Verschwinden des Masernexanthems, aufgetreten war, und konnte dann wohl daran denken, daß die Masern das Virus der epidemischen Encephalitis aktiviert hatten. Ich weise hier noch einmal auf eine Bemerkung in dem Abschnitte über Pathogenese der Encephalitis hin, in dem ausgeführt wurde, daß auch die Masern die epidemische Encephalitis aufklinken können, denn wir haben einen Fall ganz typischer chronisch-myastatischer Encephalitis beobachtet mit den charakteristischen neurologischen und psychischen Erscheinungen der epidemischen chronischen Encephalitis im Kindesalter, in dem eine sichere Masernerkrankung das akute Stadium der Encephalitis einleitete. Solange aber nicht bewiesen wird, daß das Masernvirus häufiger genau dieselben so überaus charakteristischen komplexen Symptome einer chronischen Encephalitis hervorrufen kann, halte ich es für viel plausibler, anzunehmen, daß in einem solchen Falle eine chronisch-epidemische Encephalitis und nicht eine chronische Encephalitis durch Masernvirus mit genau denselben Symptomen wie bei der epidemischen Encephalitis vorliegt. In dem Falle des autoptisch untersuchten akuten Falles J. H. liegen aber die Verhältnisse nach dem anatomischen Befunde etwas anders; denn der histologische Befund entspricht weder dem Befunde der Encephalopathie, wie sie CREUTZFELDT, WOHLWILL usw. beschrieben

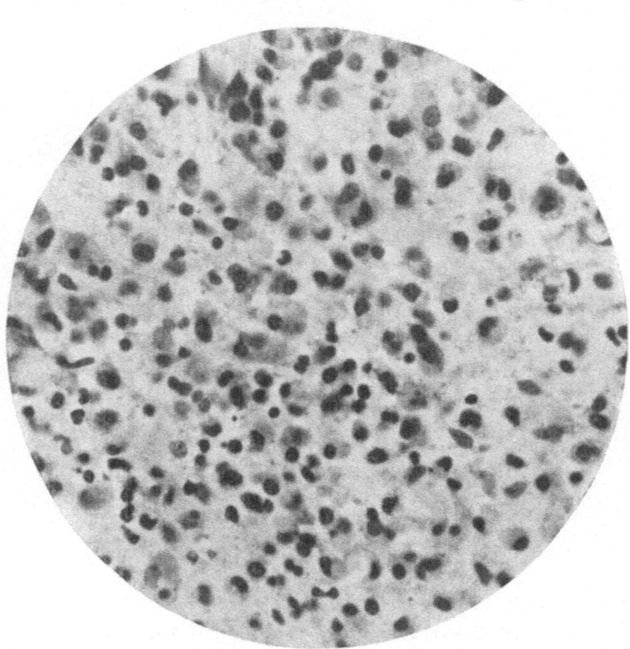

Abb. 68. Masernencephalitis. Starke Vergrößerung.
Entzündlicher Erweichungsherd in der Nähe der Substantia nigra.
Objektiv Fluorit 3 mm, Ocular 3, Balkauszug 13.

haben, noch dem Befunde der epidemischen Encephalitis. Es besteht hier ja keine encephalopathische Zerfallserkrankung mit klumpigen Ganglienzelleinschlüssen, sondern eine sehr schwere Entzündung, und zwar eine Entzündung, die viel schwerer ist als die Entzündung, die bei epidemischer Encephalitis auftritt, denn es treten große Parenchymherde neben lymphoiden Infiltraten auf, und zwar Parenchymherde, in denen mesenchymale und Gliazellen, die zu Gitterzellen auswachsen, durcheinander gemengt zu sein scheinen. Außerdem entspricht die Lokalisation nicht derjenigen der epidemischen Encephalitis, da sie viel diffuser als bei der Mehrheit der Fälle epidemischer Encephalitis ist. Es ist uns aber nicht bekannt, daß gerade im Kindesalter die epidemische Encephalitis histologisch so stark von der Encephalitis der Erwachsenen differiert, daß wir wegen des Altersunterschiedes uns berechtigt fühlten, unsere Masernencephalitis ohne weiteres in die Gruppe der epidemischen Encephalitis einzuordnen. Da uns das Virus vorläufig noch nicht bekannt ist, und da unsere Impfversuche ebenso mißlangen wie Impfversuche mit dem Virus der epidemischen Encephalitis, stehen wir so vor der vorläufig noch nicht ganz entscheidbaren Alternative, daß in diesem Falle entweder eine ganz atypische, besonders maligne epidemische Encephalitis vorliegt, die durch das Masernvirus aktiviert wurde, so wie auch eine Tuberkulose durch die Masernerkrankung foudroyant gemacht werden kann, oder aber, daß hier wieder ein anderes neurotropes Virus im Spiele ist, und ich gebe Lust durchaus zu, daß nach der Entwicklung der Krankheitserscheinungen, der postmorbillösen Entstehung, die Möglichkeit durchaus zuzugeben ist, daß hier wieder ein anderer Krankheitserreger aktiviert wird.

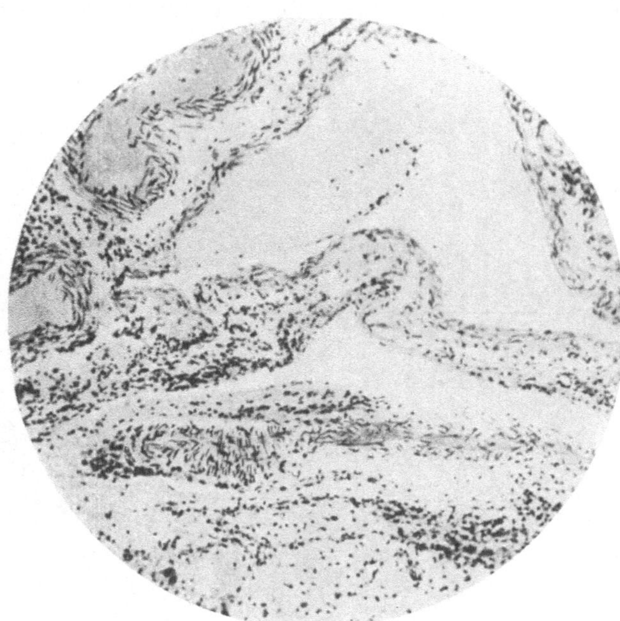

Abb. 69. Masernencephalitis. Lymphocytäre Meningitis über der Medulla oblongata.

Ob diese Erkrankung, die wir gesehen haben, ätiologisch mit den Zerfallsprozessen, die Wohlwill und andere Autoren gesehen haben, zusammenhängt, kann von mir nicht entschieden werden. Jedenfalls ersieht man aus meinen Darlegungen, daß die Masernencephalitis viele interessante und weiter zu bearbeitende Probleme in sich birgt, in demselben Maße, wie die postvaccinale Encephalitis. *Wenn wir die Häufung dieser Fälle in den letzten Jahren zusammenfassen, und wenn wir weiterhin sehen, daß auch andere Krankheiten in den letzten Jahren gehäufter auftreten, die klinisch, anatomisch und zum Teil auch nach dem Experimentalversuch noch sicherer von der epidemischen Encephalitis zu trennen sind als viele Fälle von postvaccinaler und postmorbillöser Encephalitis, dann erkennen wir doch reichlich Anhaltspunkte, die dafür sprechen, daß wirklich in den letzten Jahren eine Häufung infektiöser Gehirnerkrankungen wahrscheinlich durch verschiedene Virusarten eingetreten ist.* Die Häufung der epidemischen Poliomyelitis in den letzten Jahren spricht vielleicht in demselben Sinne. Die letzte Entscheidung wird vom Mikrobiologen und Immunbiologen darüber zu treffen sein, ob hier die neurotropen Affinitäten verschiedener Virusarten zugenommen haben, oder ob die Ursache dieser Häufung von Erkrankungen in einer besonderen Umstimmung des Organismus, in einer Empfänglichkeit des Zentralnervensystems gegenüber Virusstämmen verschiedener Art liegt, bzw. ob und in welcher Weise diese beiden Vorgänge ineinander arbeiten. *Wahrscheinlich handelt es sich hier um eine be-*

*sondere, eigenartige epidemiologische Welle, die in der nächsten Zeit wieder ab-
flauen wird.* Bei der epidemischen Encephalitis ist ein solches Abflauen ja schon
konstatierbàr.

Von anderen epidemischen Erkrankungen des Nervensystems, welche als
Varianten der epidemischen Encephalitis angesehen werden könnten, müßten
wir zunächst die KOJEWNIKOWsche Epilepsie in Sibirien erwähnen. Nach den
Mitteilungen, die OMOROKOW gemacht hat, handelt es sich aber um eine ganz
andere Erkrankung. Die Krankheit beginnt plötzlich, meist mit Fieber bis zu
40°, dann Bewußtseinsverlust, Delirien und Krämpfen, später kommen epileptische Krampfanfälle hinzu, nicht selten sind Lähmungserscheinungen; neben
periodischen großen epileptischen Anfällen findet man kleine myoklonieartige Zukkungen in bestimmten Muskelgruppen unter gleichzeitiger Beteiligung von Agonisten und Antagonisten. In den Extremitäten, in denen diese Zuckungen auftreten, kommt es auch zu corticalen Lähmungen, und die lokalisierten Zuckungen
können jahrelang bestehen bleiben. Durch Operation der Rindenpartien soll
eine Besserung eintreten. Tatsächlich findet sich auch bei diesen Fällen eine
Entzündung in Herden, wobei nicht nur die Pia mater, sondern auch die Rinde
betroffen ist. Es finden sich perivasculäre Lymphocytenmuffe, Plasmazellen,
Vakuolen mit Einlagerungen im Endothelkern, die sich metachromatisch färben.
Im Ganglienzellkern kommt es zu kleinen dunkelblauen Einlagerungen, sowie
zu einer starken Deformation des Zellkerns. Diese Einlagerungen, welche zum
Teil den NEGRIschen Körperchen bei der Lyssa entsprechen, werden als Reaktions-
produkte auf einen unbekannten Erreger betrachtet. Nosologisch ist die Erkrankung, wie OMOROKOW mit Recht betont, von der epidemischen Encephalitis
ebenso wie von der Myoklonusepilepsie streng zu scheiden. Der russische Autor
vermutet nun, daß doch vielleicht derselbe Erreger wie der der epidemischen
Encephalitis diese Erkrankung bedingt, von der OMOROKOW in Tomsk allein
52 Fälle beobachtet hat. Ich glaube, daß doch Bedenken gegen diese Anschauung
bestehen, zumal es dann unerfindlich ist, warum nicht in anderen Ländern die
Encephalitis auch gelegentlich in dieser Form auftritt; vor allem sprechen aber
die negriartigen Einlagerungen in der Rinde gegen die Annahme OMOROKOWS.
Des weiteren hat zwar HAUPTMANN einen kritischen Einwand gegen OMOROKOW
erhoben, da er in seine Kasuistik offenbar auch Fälle von Cysticercus, Fleckfieber
Lues usw. einbezieht; im Grunde ist aber doch wohl an der Häufigkeit dieser
eigenartigen Fälle KOJEWNIKOWscher Epilepsie nicht zu zweifeln. Es handelt
sich übrigens hier um eine Erkrankung, die schon erheblich längere Zeit als die
epidemische Encephalitis besteht, und von der wir nicht wissen, ob sie gerade
in der letzten Zeit eine besondere Häufung erfahren hat.

Wir erwähnten weiterhin schon die verschiedenen Großhirnencephalitiden
im Kindesalter vom STRÜMPELL-LEICHTENSTERNschen Typ, die nichts mit
der epidemischen Encephalitis zu tun haben. Die Differentialdiagnose kann
freilich schwierig sein, meist aber infolge unzulänglicher Anamnese.

Wiederholt sind in den letzten Jahren verschleierte abortive Erkrankungen
oder auch atypische exogene Psychosen beschrieben worden, bei denen der Versuch gemacht wurde, Beziehungen zur epidemischen Encephalitis zu konstruieren.
So hat SCHARNKE darauf hingewiesen, daß er in den letzten Jahren in Marburg
bei über 100 Fällen neben den charakteristischen Symptomenbildern häufiger

aphasische Symptome und auch psychotische Erkrankungen nach Art der Amentia, Manie und Hypochondrie, sowie Syndrome, die an Tabes und Paralyse gemahnten, gesehen hat; endlich in zunehmender Zahl schwere psychische Veränderungen im Sinne ethischer Defekte. Bei diesen Kranken kam es häufig zu einem Verlust der Reflexe, insbesondere der Sehnenreflexe, gelegentlich auch zu leichten Muskelatrophien. Dabei wurden massive Pyramidenläsionen nicht gesehen. Die Ausführungen SCHARNKES sind vorläufig noch zu summarisch, um entscheiden zu können, wieweit es sich in allen Fällen um epidemische Encephalitis handelt. Einige Fälle, wie die mit progressiver chronischer Depravation, scheinen ziemlich typische Fälle zu sein; im übrigen möchte ich mich der Kritik PETTES anschließen, welcher warnte, alle derartigen Fälle der epidemischen Encephalitis anzugliedern. Vorläufig sind wir, wie ich glaube, nur dann berechtigt, atypische Erkrankungen der Encephalitis anzugliedern, wenn wir klinisch bei einem Gros der Fälle die Neigung zu protrahierten pseudoneurasthenischen Verläufen, beziehungsweise den Übergang in ein chronisch-parkinsonistisches Stadium, feststellen oder anatomisch die Verwandtschaft mit epidemischer Encephalitis nachweisen können. Insbesondere wird hierbei natürlich auf die Substantia nigra zu achten sein. Gewiß ist mir bekannt, daß die Substantia nigra auch bei anderen Erkrankungen, z. B. der Lyssa (SCHÜKRI und SPATZ) in Mitleidenschaft gezogen werden kann, und daß wenigstens bei akuter Encephalitis die Substantia nigra frei sein kann; die Untersuchung ist trotzdem darum wichtig, weil ein pathologischer Befund an der nigra bei nosologisch unklaren Erkrankungen wenigstens die Berechtigung geben wird, Beziehungen der unklaren Krankheit zur epidemischen Encephalitis mit einer gewissen Wahrscheinlichkeit zu konstruieren.

Wenn man diesen meiner Meinung nach strengen Standpunkt anwendet, wird man allen Versuchen, das Krankheitsbild der epidemischen Encephalitis zu überdehnen, skeptisch oder mindestens reserviert gegenüberstehen. Dies gilt nicht nur von Fällen, bei denen die Abtrennung einfacher Neurosen zur Diskussion steht, also wenn ein rein diagnostisches Gebiet berührt wird, sondern auch dann, wenn an der Tatsache einer organischen Hirnveränderung nicht gezweifelt zu werden braucht. Wir werden so nicht einfach dem dänischen Forscher NEEL folgen können, wenn er eine ungewöhnlich große Anzahl von Encephalitiden von der Basis eines pathologischen Liquors aus zu diagnostizieren sucht, und dabei von zwei an sich durchaus bemerkenswerten Ergebnissen ausgeht, nämlich erstens der Tatsache, daß in den letzten Jahren die Zahl der Fälle mit Veränderung des Liquor cerebrospinalis sich vermehrt hat und zweitens davon, daß schon bei viel geringerer Zell- und Eiweißvermehrung, als man früher glaubte, ein pathologischer Liquor diagnostiziert werden darf (siehe Abschnitt Liquor). Von dieser Basis aus diagnostizierte NEEL nun zahlreiche Encephalitiden auch in Fällen, in denen klinisch eine ganz andere Diagnose gestellt worden war. Es ist so kein Wunder, daß mehr oder weniger charakteristische encephalitische Erscheinungen hauptsächlich in den Gruppen gefunden werden, in denen auch die Klinik eine Encephalitis diagnostizierte, und daß umgekehrt mit Rücksicht auf den pathologischen Liquor NEEL eine Encephalitis dort annimmt, wo die Klinik nur seelische Verstimmung, akute oder chronische Psychosen oder Neurasthenien, diagnostiziert hat. Es ist offenbar unberechtigt, einen an sich zum mindesten unspezifischen Liquorbefund als diagnostische Grundlage zu benutzen und der Klinik eine völlig sekundäre Rolle zuzuweisen. NEEL hat allerdings auch 334 Gehirne von Kranken mit Symptomen, deren Ursache unbekannt war, untersucht, und in 148 Fällen ausgesprochene Anzeichen einer Entzündung oder von Gefäßveränderungen gefunden; dennoch scheint mir, bevor wir nicht genaue anatomische Notizen besitzen, die Frage, ob es sich um epidemicaartige Erkrankungen handelte, noch keineswegs entschieden zu sein. Die NEELschen Feststellungen sind vorläufig nicht geeignet, unsere Anschauungen über die Abgrenzung der epidemischen Encephalitis zu modifizieren. Es wird natürlich keineswegs, wie ja auch schon früher mehrfach betont wurde, bestritten, daß die epidemische Encephalitis unter dem Bilde einer akuten Psychose allein verlaufen kann; doch bedarf jeder einzelne Fall, in dem man eine solche Vermutung hegt, einer genauen Verlaufs- und Symptomanalyse. So hat auch HERZ in der Frankfurter Klinik in den letzten Jahren häufigere exogene Verwirrtheitszustände und katatoniforme Erregungen beobachtet, bei denen gleichzeitig Liquorveränderungen, in einigen Fällen nur erhöhter Druck, in anderen Fällen auch deutliche encephalitische Symptome, bestanden. HERZ analogisiert diese Erkrankungen mit den Influenzapsychosen und ventiliert kurz die Beziehungen zur epidemischen Encephalitis. Es wird da von Interesse sein, später festzustellen, ob die Erkrankungen, welche HERZ sah, späterhin noch in ein chronisches Stadium übergingen.

Die Ähnlichkeit der chronisch-encephalitischen Erscheinungen mit der Paralysis agitans hat namentlich die französischen Autoren SOUQUES und SICARD und auch den schwedischen Autor PETRÉN veranlaßt, daran zu denken, daß die echte Parkinsonsche Krankheit die Folge einer Encephalitis sein könnte. Auch NETTER hat ähnliche Anschauungen entwickelt; er stützt sich darauf, daß das Virus der Encephalitis lange Zeit persistieren kann. Es wird nun gewiß nicht bestritten werden können, daß es auch schon vor der letzten großen Encephalitiswelle sporadische Fälle dieser Erkrankung gegeben hat, die zu einem charakteristisch parkinsonistischen Zustand führte; von einer generellen Identifizierung der Parkinsonschen Krankheit kann aber, wie wir wohl mit der Mehrheit der Autoren annehmen, gar keine Rede sein. Wir stützen uns dabei natürlich weniger auf die Differenzen der Symptomatologie, welche im Abschnitt der Diagnose näher beleuchtet werden sollen, als auf den differenten pathologisch-anatomischen Befund und die Grundlinien des Krankheitsverlaufes. Bekanntlich ist schon topisch die Parkinsonsche Krankheit nicht ganz mit der chronischen Encephalitis identisch, wenn auch die von F. H. LEWY am gründlichsten und vollkommensten gelieferte Darstellung, welche das Hauptaugenmerk auf die Veränderungen im Striatum und Pallidum richtet, heute bereits insofern wieder modifiziert werden muß, als anerkannt werden darf, daß auch beim echten Parkinson, wie die französischen Autoren früher angegeben hatten, schwere Veränderungen auch in der Substantia nigra vorkommen können. Immerhin ist doch wohl daran festzuhalten, daß das Schwergewicht der Veränderungen beim Parkinson nach dem Striatum hin, bei der chronischen Encephalitis nach der Substantia nigra hin tendiert. Vor allem ist aber die Parkinsonsche Krankheit eine essentiell alterative Erkrankung mit Veränderungen, welche histologisch den senilen Abbauerscheinungen gleichen oder wenigstens nahestehen, während bei der chronischen Encephalitis, selbst wenn die Krankheit viele Jahre gedauert hat, entzündliche Veränderungen noch immer feststellbar sein können und dann, wenn die Entzündungserscheinungen zurückgegangen sind, jedenfalls nicht senile Abbauerscheinungen bestehen. Es ist weiterhin nicht zu vergessen, daß die Parkinsonsche Krankheit eine ganz exquisite Alterserkrankung auch nach dem Erkrankungsdatum ist; der Krankheitsbeginn liegt im Mittel nach F. H. Lewy im 62—64. Lebensjahre. Da die epidemische Encephalitis sämtliche Lebensalter befällt, insbesondere im Jugendalter häufig ist, und da chronisch-myastatische Erkrankungen nur mit großer Seltenheit später als etwa 4 Jahre nach dem akuten Krankheitsschube auftreten, müßte die Parkinsonsche Krankheit einen viel früheren durchschnittlichen Krankheitsbeginn haben, wenn sie in Beziehungen zu einer encephalitischen Erkrankung stände. Weiterhin kommen wohl schwere infektiöse Erkrankungen nicht selten in der Anamnese von Parkinsonkranken vor, doch handelt es sich um ganz unspezifische bzw. ganz variable Erkrankungen. Es ist mir unbekannt, ob vor dem Auftreten der großen Encephalitisepidemie und der von Leichtenstern usw. beschriebenen Fälle schon Fälle von echtem Parkinson beschrieben worden sind, denen eine Erkrankung vorausging, die an akute Encephalitis erinnerte. Endlich ist es wohl sicher, daß Fälle mit sicherer akuter Encephalitis vor dem letzten Schube 1916/17 höchstens sporadisch aufgetreten sind, während die Paralysis agitans bekanntlich gar keine seltene Erkrankung war. Eine Zunahme der Altersparkinsonismen in den letzten Jahren ist übrigens im Gegensatz zu der ungeheueren Häufung encephalitisch-myastatischer Zustände nicht eingetreten. Es wäre so völlig gezwungen, die Parkinsonsche Krankheit auf eine Encephalitis zurückzuführen.

Es gibt dann noch einige seltene Erkrankungen, die schon früher aufgetreten sind und wegen verwandtschaftlicher Symptome zum Teil in Beziehung zur epidemischen Encephalitis gebracht wurden. Auf die Dubinische Chorea elektrica, die im Jahre 1846/47 auftrat, habe ich bereits früher hingewiesen. Mit Rücksicht auf die fehlenden anatomischen Untersuchungen möchte ich vorläufig die Frage noch durchaus offen halten, ob es sich um eine epidemische oder eine andersartige Encephalitis handelte. Moniz rechnet die Krankheit zu den infektiösen Myoklonien und stellt einige Fälle, die von französischen Autoren gesehen wurden, zusammen. Higier rechnet auch einige seltenere Choreaformen, wie die Chorea nocturna von Oppenheim, die maligne Chorea mit monatelang anhaltenden schweren Zuckungen, partielle oder circumscripte Chorea, wie die auf die Bulbärmuskeln, den Kehlkopf usw. beschränkte Chorea, zur Encephalitis, und es wird gewiß nicht bestritten werden können, daß diese Fälle großenteils weder psychogen noch endogen degenerativ sind, noch der infektiös rheumatischen Chorea minor zugehören, sondern auf anderen exogenen Schädigungen beruhen, daß auch anatomisch eine encephalitische Affektion diesen Syndromen zugrunde liegen kann. Immerhin dürfte es heutzutage kaum möglich sein, zu entscheiden, wieviel von diesen früheren Erkrankungen in das Gebiet der epidemischen Encephalitis hineingehört; viel leichter ist es von nun ab in jedem derartigen Falle epidemiologisch, nach Verlaufsart, Klinik und anatomisch die Beziehungen zur Epidemica zu verfolgen. Es ist weiterhin verständlich, daß die genetisch unklaren Schlafsuchtszustände mit und ohne Augenmuskellähmungen, welche früher auftraten, der Encephalitis zugerechnet werden. Hierzu gehört namentlich die sogenannte Gayetsche und die Gerliersche Erkrankung, die früher selbst Economo der Encephalitis lethargica zurechnete. Von der Gayetschen Erkrankung besitzen wir jedoch einen anatomischen Befund, welcher einen großen Erweichungsherd vom 3.—4. Ventrikel bis zu den Vierhügeln aufsteigend ergab, also ein Bild, welches der epidemischen Encephalitis fremd ist. Dieser Fall ist von großer Bedeutung für die Topistik der Schlafsuchtszustände, da er wohl der erste Fall ist, der die Bedeutung des Höhlengraus für die Entwicklung von Schlafsuchtszuständen deutlich zeigte. Die GERLIERsche Erkrankung wurde im Jahre 1887 zuerst bei Stallarbeitern in der Westschweiz genauer beschrieben, jedoch bereits vorher schon von einigen Schweizer Autoren beobachtet. Hier handelt es sich um eine mit Schwindel, Ptosis, Lähmung der Nackenmuskeln verbundene Krankheit, die stets in Heilung ausging, auch Schlafsucht wurde mitunter bei diesen Fällen festgestellt. Die Krankheit wurde 1899 monographisch von GERLIER unter dem Titel der „Vertige paralysante" beschrieben, war aber inzwischen bereits in einem ganz anderen Erdteile beobachtet worden, nämlich in Japan 1896 von MIURA, wo sie den Namen *Kubisagari* im Volksmunde hatte. Nach ACHARD bestehen auch Amblyopien und Paresen des Trapezius; die Krankheit tritt nur in der heißen Jahreszeit auf, sie verläuft in Anfällen. Neuerdings ist sie von REHSTEINER wiederum in der Schweiz in einem ganz umgrenzten geographischen Bezirke beobachtet worden. Von japanischen Autoren sind Mikrokokken als angebliche Erreger der Krankheit gezüchtet worden. Jedenfalls ist die Annahme einer besonderen Stallinfektion am wahrscheinlichsten. Weiterhin bedarf es wohl keiner Begründung, daß es eine genuine bzw. ätiologisch unklare *Narkolepsie* gibt, welche mit der epidemischen Encephalitis nichts zu tun hat, wenn auch bekanntlich, wie früher dargestellt wurde, im Anschluß an die Encephalitis narkoleptische Symptome auftreten können.

VII. Diagnose und Differentialdiagnose.

Die epidemische Encephalitis ist in zahlreichen Fällen außerordentlich leicht diagnostizierbar. Jeder, der nur einige Fälle mit dem charakteristischen parkinsonistischen Zustandsbilde gesehen hat, wird von vornherein bei dem typischen Anblick, namentlich wenn es sich um einen jugendlichen Kranken handelt, den sofortigen Eindruck der Encephalitis gewinnen und durch wenige anamnestische Fragen feststellen können, daß eine akute Infektionskrankheit mit charakteristischen Symptomen dem Zustandsbilde vorangegangen ist. Bei weitem am leichtesten ist also die Diagnose bei den chronischen Krankheitszuständen, welche jetzt ja auch am häufigsten in ärztliche Behandlung kommen. Im Anfang der großen Encephalitisepidemie wurden diese Fälle allerdings auch noch außerordentlich häufig verkannt und mit der Diagnose einer Hysterie oder Hebephrenie bzw. Katatonie in die Klinik eingewiesen; in der letzten Zeit ist aber wenigstens in unserer Gegend diese Verkennung erheblich seltener geworden. *Um so größer ist jetzt die umgekehrte Gefahr geworden, nämlich die Annahme einer Encephalitis, wo in Wirklichkeit eine ganz andere, oft ganz harmlose Erkrankung vorliegt.* Diese Verkennung betrifft nun natürlich weniger die chronischen Fälle mit ausgesprochenen myastatischen Erscheinungen, als akute Erkrankungen irgendwelcher Art oder schleichende Leiden mit uncharakteristischen psychischnervösen Beschwerden. Hier unterliegt der Arzt leicht der Gefahr, welche von HIRSCH 1920 bereits gegeißelt wurde, nämlich der Modekrankheit zu Liebe unrichtige Diagnosen zu stellen. Es ist dabei außerordentlich interessant zu erfahren, daß auch das Publikum im Epidemiefalle der Suggestion durch aufgebauschte Pressemitteilungen unterliegen kann, wie HALLIDAY in England gezeigt hat. Als im Jahre 1924 eine größere Epidemie in England ausbrach und die Presse auf die Erkrankung eindringlich hinwies, wurden 81 Kinder mit der Diagnose Encephalitis dem Krankenhause überwiesen, von denen nur 40, also noch nicht die Hälfte, an Encephalitis litten. Fälle mit toxämischer Gastroenteritis, bei der auch Schläfrigkeit und scheinbare Ptosis vorkommen, tuberkulöse Meningitiden, selbst Pneumonie, wurden für Encephalitis gehalten, und aus Angst hatten manche Eltern ihren Kindern Doppelbilder ansuggeriert. Das Beispiel zeigt in lehrreicher Weise die Gefahren übertriebener popularisierender medizinischer Aufklärung.

Im übrigen wird die Richtschnur der Diagnose *akuter* Encephalitis, solange wir noch in der „Vorwassermannzeit" dieser Krankheit leben, immer noch grundsätzlich der allgemeinen SAINTONschen Trias der Symptomengruppe: Schlafsucht, Augenmuskellähmungen und Fieber mit der Abweichung folgen dürfen, daß eine hartnäckige Schlaflosigkeit die gleiche Bedeutung wie Schlafsucht hat, und daß einen äquivalenten Wert, wie das Herdsymptom der Augenmuskellähmung (Doppelbilder), auch zum mindesten ausgesprochene myoklonische Zuckungen oder choreatische Bewegungen haben, insbesondere dann, wenn die Chorea nicht oder nicht gleich generalisiert ist, und wenn sofort mit den choreatischen Zukkungen Temperatursteigerungen auftreten. Wenn wir einen Kranken mit so charakteristischen Erscheinungen zur Untersuchung bekommen und feststellen können, daß eine leichte Erkältung oder leichte grippeartige Erkrankung den Hirnerscheinungen vorausgegangen ist, wenn außerdem meningitische klinische Symptome höchstens rudimentär vorhanden sind, dann ist der Verdacht, daß es sich um epidemische Encephalitis handelt, ein außerordentlich großer. Allerdings ist selbst in diesen Fällen ein absoluter Beweis für die Diagnose noch nicht gegeben; notwendig ist vielmehr, daß auch in diesen Fällen anamnestisch-ätiologisch bekannte Erkrankungen anderer Genese ausgeschlossen werden, und daß eine Liquoruntersuchung zur Ausschließung meningitischer und luischer Erkrankungen stattfindet. Was die Anamnese anbetrifft, so ist darauf hinzuweisen, daß z. B. beim Fleckfieber Erscheinungen auftreten können, die der akuten Encephalitis sehr ähnlich sein können, wenn auch Großhirnencephalitiden hier überwiegen (MOSLER, HAMPEL, REDER, MORAWETZ, URECHIA, JOSEPHI, DEMIANOWSKA). Gelegentlich sind aber auch Schlafsuchtszustände, Augenmuskellähmungen, choreatische Erscheinungen, pseudobulbäre Symptome beim Fleckfieber beobachtet worden. Ebenso ist auf die Wichtigkeit der Feststellung akuter oder chronischer Intoxikationen (Alkohol, Botulismus) zu achten, da diese Intoxikationen neurologisch durchaus der Epidemica ähneln können und dabei auch leichte Temperatursteigerungen vorkommen können, wenn allerdings auch meist bei der WERNICKEschen Erkrankung, wie bei Botulismus die Temperatur herabgesetzt ist. Der Liquorbefund ist darum von Wichtigkeit, weil auch bei scheinbar typischer Encephalitis eine tuberkulöse oder andersartige Meningitis vorliegen kann.

Wenn man unter Zuhilfenahme von Anamnese und Liquorbefund ein anscheinend typisches akutes Syndrom festgestellt hat, wird man die Berechtigung zur Diagnose der epidemischen Encephalitis auch außerhalb größerer Epidemien dann vor allen Dingen haben, wenn die Erkrankung ziemlich akut begonnen hat, und wenn nach dem Ablaufe der akuten Erscheinungen nicht gleich eine völlige Heilung eintritt, sondern zunächst scheinnervöse Erscheinungen der verschiedensten Art zurückbleiben, wie sie früher als *pseudoneurasthenische Symptome* beschrieben worden sind. Wir legen auf diese Residuen stets großes Gewicht, wenn es auch keiner Frage unterliegt, daß namentlich unter der Einwirkung bestimmter Heilmittel diese pseudoneurasthenischen Symptome völlig wieder verschwinden können. Ein Äquivalent dieser pseudoneurasthenischen Folgeerscheinungen bilden Charakterveränderungen, namentlich beim Jugendlichen, aber nur dann, wenn eine akute Encephalitis mit charakteristischen Symptomen sicher vorangegangen ist. Wir werden später sehen, wie derartige Charakterveränderungen selbst dann, wenn scheinbar typische Anfangssymptome bestanden haben, außerordentlich trügerisch sein können; an und für sich sind diese Anomalien des Wesens ja in keiner Weise pathognomonisch. Ebenso wird man den Höhlengrausymptomen und choreatisch-myoklonischen Erscheinungen die akut parkinsonistischen Zustände als wertgleich bezeichnen dürfen, desgleichen die parkinsonistischen Symptome, welche dem akuten Stadium unmittelbar folgen. Allerdings wird man in der Feststellung dieser myastatischen Symptome überaus vorsichtig sein müssen, da insbesondere ein schlaffer und lebloser Gesichtsausdruck, welcher viele schwere Infektionskrankheiten begleitet, sehr leicht als Maskengesicht. und dann als parkinsonistisches Symptom verkannt werden kann, und da ebenso Verkennungen des Verhaltens des Muskeltonus nicht selten dann sind, wenn radikulitische Erscheinungen der verschiedensten Genese Schonungshaltung und Fixation bedingen, die natürlich nicht mit der extrapyramidalen Starre verwechselt werden dürfen. Weiterhin muß aber ausdrücklich auch darauf aufmerksam gemacht werden, daß die Feststellung einer extrapyramidalen Rigidität bei einer akuten Infektionskrankheit wohl ein sicheres Zeichen einer Encephalitis, aber nicht unbedingt der epidemischen Encephalitis, ist. Wir selbst haben eine typisch-myastatische Starre mit Tremor, wie früher beschrieben wurde, bei einer Masernencephalitis gesehen, welche auch histologisch keine Ähnlichkeit mit der epidemischen Encephalitis hatte (siehe oben). Ebenso können echte Rigiditätszustände, die nicht mit reflektorischen Schonungsfixationen verwechselt werden dürfen, auch bei Meningitiden in Folge von Druck oder einbrechender Entzündung in den Hirnstamm beobachtet werden. Endlich wird man als ein wenigstens einigermaßen brauchbares Äquivalent der bisher genannten Herdsymptome die Summe der vestibulären und cerebellaren Symptome anführen dürfen, welche früher beschrieben worden sind, also echten Drehschwindel in Verbindung mit cerebellar ataktischen Symptomen, in die häufig hypotonische oder hyposthenische Zustände eingelagert sind. Selbstverständlich haben auch diese Erscheinungen nur Wert, wenn sie mit dem Krankheitsverlauf, den ätiologischen Bedingungen und dem Liquorbefund harmonisieren.

Schon aus den bisherigen Darstellungen geht hervor, daß wir uns selbst in den symptomatisch anscheinend typischen Fällen nicht allein auf den Querschnitt des Symptomenkomplexes verlassen, sondern auch den Längsschnitt des Krankheitsverlaufes gebührend berücksichtigen. Bei dieser Betrachtungsweise ist die Erkennung der Krankheit in typischen Fällen möglich, und es bedarf auch keiner

Diskussion, daß wir wenigstens die chronischen Fälle mit ausgesprochenen Myastasen auch dann zu diagnostizieren berechtigt sind, wenn das akute Stadium, welches wir anamnestisch feststellen, nicht mit ausgesprochenen Erscheinungen der akuten Encephalitis verbunden war, sondern nur in den unbestimmten fieberhaften Erscheinungen sich geäußert hatte, die wir früher als die verwaschene grippale Form der Encephalitis bezeichnet hatten. Leider ist aber nur ein Bruchteil der Fälle so leicht erkennbar; insbesondere gilt dies von Fällen des akuten Stadiums außerhalb von Epidemiezeiten. Insbesondere möchten wir fünf Gruppen von Erkrankungen hervorheben, in denen die Erkennung zu einem oft schweren und komplizierten Problem auch für den Arzt wird, der sich als sachverständigen Kenner der Encephalitis bezeichnen kann.

Das sind 1. diejenigen Fälle, die zunächst durch atypische Syndrome oder ungewöhnliche Verläufe ausgezeichnet sind. Hierher gehören die Fälle, die, durch Papillitis oder Stauungspapille ausgezeichnet, im Vereine mit umschriebenen cerebellaren Herderscheinungen, den Verdacht eines Kleinhirntumors erwecken. Ferner Erkrankungen, die mit vagen psychischen Symptomen beginnen (Herzog), oder überhaupt unter dem Bilde einer akuten deliranten Psychose verlaufen, weiterhin die Fälle mit pseudoappendicitischem Beginne (Massari), ferner Erkrankungen mit starker Beteiligung der Pyramidenbahn, weiterhin die Fälle, in denen anamnestisch ein akutes Stadium vermißt wird, so daß die Erkrankung scheinbar schleichend und chronisch beginnt.

2. Diejenigen Erkrankungen in denen meningitische Erscheinungen das Symptomenbild beherrschen und die encephalitischen Symptome, die eventuell nach dem anatomischen Befunde sonst zu erwarten gewesen wären, verdecken.

3. Diejenigen Erkrankungen in denen das akute Stadium unter dem Bilde einer unspezifischen, meist als Grippe bezeichneten Infektionskrankheit verläuft und eventuell nach Ablauf des akuten Schubes nur vage und uncharakteristische Herderscheinungen bestehen, also noch kein ausgesprochener Parkinsonismus.

4. Die abortiven bzw. oligosymptomatischen Erkrankungen, also diejenigen Erkrankungen, in denen nur einzelne neurologische Herdsymptome auftreten, aber nicht die ganze Summe der Herd- und Allgemeinsymptome in dem charakteristischen Ablaufe.

5. Fälle des Spätstadiums mit psychogenen oder psychogenieverdächtigen Auflagerungen.

Außer diesen fünf Gruppen können aber auch, wie ja schon einleitend betont wurde, scheinbar charakteristische Symptomenbilder und Abläufe sehr irreführend sein. Insbesondere muß hier gleich darauf hingewiesen werden, daß auch Fälle, die scheinbar nicht zur Encephalitis gehören, z. B. Fälle mit peripherischen oder spinalen Symptomen, der Encephalitis eventuell zugehören können.

Die Differentialdiagnose in allen diesen Fällen wird nun um so schwieriger darum, weil Verwechslungsmöglichkeiten mit einer außerordentlich großen Zahl von Nervenkrankheiten eintreten können. So haben Floyd und Landon 36 verschiedenartige Erkrankungen aufgeführt, welche derartige Verwechslungsmöglichkeiten zeigen, und dabei ist dieses Verzeichnis noch nicht einmal vollzählig, da chronische Erkrankungen, welche differentialdiagnostisch mit in Betracht kommen, nicht mit erwähnt sind. Auch wenn man die seltenen oder diagnostisch, z. B. durch Punktion, leicht abtrennbaren Erkrankungen hier außer Betracht läßt, bleiben noch immer zahlreiche Krankheiten möglich, welche diagnostisch erwogen werden müssen, so daß die Erkennung der Encephalitis namentlich im akuten und pseudoneurasthenischen Stadium oft ein Kunstwerk bleibt, und erst nach genauester Untersuchung und Anamnese und vor allem öfters auch erst nach einer gewissen Beobachtung gestellt werden darf.

Bevor wir die Abtrennung den einzelnen Krankheiten gegenüber durchzuführen versuchen, müssen wir hervorheben, daß es pathognomonische Symptome der epidemischen Encephalitis bisher noch nicht gibt. Es wurde der Versuch gemacht, eine spezifische Komplementablenkung zu finden (LUZZATTO und RIETTI), doch hat dieser Versuch bisher noch kein praktisches Ergebnis gezeitigt, während bei der nahestehenden Japanencephalitis mit Koktoantigen, wie früher beschrieben wurde, eine Komplementablenkung gelungen zu sein scheint. *Gruppenspezifisch* ist, wenn die Untersuchungen bestätigt werden, die Feststellung von NEUSTÄDTER und seinen Mitarbeitern, HALA und BANZHAF, daß Poliomyelitisvirus mit Encephalitikerliquor eine Komplementablenkung ebenso wie mit Poliomyelitis selbst gibt. Ebenso wird nach dem Berichte der amerikanischen Autoren das Virus der Poliomyelitis von Encephalitikerserum neutralisiert. Offenbar bedürfen diese Feststellungen sehr eingehender Nachforschungen, da sie von erheblicher Wichtigkeit sein können, auch wenn sie nicht ganz spezifisch sind; insbesondere müßte festgestellt werden, ob auch bei nichtencephalitischen Grippekranken und noch bei den chronischen Encephalitikern ähnliche Reaktionen vorkommen. Eine weitere Probe, die QUEST angegeben hat, hat sich nicht bewährt, nämlich eine Quaddelbildung mit Rötung bei intracutaner Injektion von Liquor; bei Heilung und bei lange sich hinziehenden Fällen soll diese Beobachtung negativ sein, weil die im Liquor vermuteten Antigene schwinden. MÖLLENHOF hat bereits gezeigt, daß diese Reaktion auch in frischen Fällen in den meisten Fällen negativ ist; *eigene Untersuchungen* haben ein völlig gleiches Resultat ergeben. Mit Rücksicht auf unsere jetzigen Anschauungen des ätiologischen Standpunktes werden wir auch nicht mehr die Hoffnung haben können, durch Impfung von Encephalitismaterial auf Tiere die richtige Diagnose zu stellen, wie das McINTOSH tat. Weiterhin ist der Blutbefund an sich völlig unspezifisch, wenn es auch völlig falsch wäre, aus dieser Feststellung eines unspezifischen Blutbefundes auf die Bedeutungslosigkeit einer morphologischen Blutuntersuchung wenigstens im akuten und postakuten Encephalitisstadium zu schließen. In Wirklichkeit gehört eine derartige morphologische Blutuntersuchung zu jedem Untersuchungsbefunde bei einer nicht vollkommen klaren Erkrankung und kann große Dienste leisten, auch wenn pathognomonische Bedingungen nicht vorliegen. Wir haben darauf bereits bei Besprechung des Blutbildes hingewiesen. Wir haben Fälle gesehen, in denen man zunächst an eine psychogene Erkrankung denken konnte. Die Feststellung einer starken Leukocytose im Blute trotz fehlender Temperatursteigerung mußte sofort die Diagnose auf das organische Gleis ablenken, und konnte dabei unter Berücksichtigung der anamnestischen Erhebungen und einer restierenden Accommodationsparese zu dem Resultat Encephalitis führen. Und ebenso leistete uns die Feststellung der Leukocytose Dienste in einzelnen Fällen, in denen die Differentialdiagnose einem Typhus gegenüber zur Diskussion stand, und charakteristische neurologische Symptome erst verspätet hinzutraten. Die Unterschiede des Blutbildes gegenüber der Leukopenie und Lymphopenie im Anfangsstadium der unkomplizierten pandemischen Grippe haben dagegen wohl mehr nosologische als diagnostische Bedeutung.

Auch der Liquor zeigt keinerlei pathognomonische Symptome und ist doch für die Diagnosenstellung zum mindesten im akuten Stadium nicht zu entbehren. Diese fehlende Spezifität der Liquorreaktionen ist in der Hauptsache offenbar nicht die Folge mangelnder Kenntnisse, sondern dadurch bedingt, daß es mit Ausnahme charakteristischer serologischer Reaktionen spezifische Humoralreaktionen der Natur nach gar nicht geben *kann*. Dies gilt insbesondere auch für die Kolloidreaktionen des Liquors; und es ist bekannt, wie der Versuch, derartige Reaktionen spezifischer Natur zu konstruieren, gescheitert sind. Es ist trotzdem selbstverständlich, daß wir auch aus dem Befunde der Kolloidreaktionen den größten Nutzen ziehen können, und zwar insbesondere darum, weil eine positive Flockung im akuten Stadium, mag es sich nun um die Paralysekurve oder die Lueszacke oder die meningitische Rechtsverschiebung handeln, jedenfalls sofort die Möglichkeit gibt, eine einfache toxische fieberhafte Erkrankung, wie meinetwegen eine unkomplizierte Grippe, anzuschließen, und da andererseits, wie wir mehrfach gesehen haben, der negative Ausfall der von mir und Pönsgen angegebenen Kollargolreaktion ebenso sofort gestatten wird, eine paralytische Erkrankung auszuschließen, an die wir ebenfalls in einzelnen Fällen denken mußten. Der positive Ausfall anderer Liquorreaktionen unterstützt ebenfalls im akuten Stadium gegenüber denjenigen Infektionskrankheiten, welche nicht zu encephalitisch-meningitischen Erscheinungen geführt haben. Der negative Ausfall besagt hier, wie wir früher gesehen haben, nichts. Von einer besonderen Bedeutung ist jedoch die Feststellung der Liquorzuckervermehrung, der Hyperglykorhachie. Wir haben gesehen, daß dieser Befund in 30—50% der Encephalitisfälle feststellbar ist, und daß auch in den übrigen Fällen der Liquorzuckergehalt relativ hoch ist. Hierdurch wird es aber möglich, die Encephalitis gegenüber den meisten einfachen Meningitiden, insbesondere auch den tuberkulösen Meningitiden, zu unterscheiden, bei denen gewöhnlich eine sehr erhebliche Verminderung des Liquorzuckers auftritt. Ob die Differentialdiagnose gegenüber den einfach serösen Meningitiden immer möglich sein wird, ist mir fraglich, immerhin muß der Liquorzuckergehalt differentialdiagnostisch hier mit verwertet werden; aus diesem Grunde sollte die Untersuchung des Liquorzuckers niemals versäumt werden. Dagegen hat die Liquorzuckeruntersuchung anderen organischen Erkrankungen des Nervensystems gegenüber keine Bedeutung, da die epidemische Encephalitis bekanntlich nicht die einzige Krankheit ist, bei der es zu einer Liquorzuckervermehrung kommt, insbesondere kann gelegentlich bei Hirngeschwülsten ebenfalls die gleiche Erscheinung eintreten, oder sogar bei Krankheiten, die symptomatisch der hypersomnischen Encephalitis sehr gleichen können, wie das z. B. Rathery und Bonard in einem Falle von Meningealblutung gesehen haben, bei dem klinisch 14 Tage hindurch Schlaf- und Augenmuskellähmungen bestanden hatten. In anderen Fällen ist der Liquorzucker normal, wie bei multipler Sklerose; auch hier hat die Untersuchung des Zuckergehaltes keinen wesentlichen diagnostischen Wert. In der Hauptsache liegt der Wert der Zuckeruntersuchung also in der Differenzierung gegenüber meningitischen Erkrankungen. Die Untersuchung auf Aminosäuren und andere Abbaubestandteile der Eiweißsubstanzen ist zu kompliziert für diagnostische Zwecke, die Titration des Kochsalzgehaltes ist ebenfalls diagnostisch von geringer Bedeutung.

Über diagnostisch bedeutsame chemische Besonderheiten des Blutes wissen wir nichts, zumal die früher im klinischen Teil beschriebenen Besonderheiten teils überhaupt nur in wenigen Fällen vorkommen, teils völlig unspezifisch sind, d. h. bei jeder mit schweren toxischen Erscheinungen verbundenen fieberhaften Erkrankung vorkommen, wie z. B. die starke Erhöhung des Reststickstoffes oder die selten beobachtete Beschleunigung der Blutgerinnung, oder gar die Hämolyse, welche überhaupt nur in den schwer toxischen Epidemien der Epidemie 1919/20 beobachtet worden zu sein scheinen. Über Abbaureaktionen nach ABDERHALDEN ist nichts Sicheres bekannt; ich habe auch bei der Unsicherheit der Bedeutung der ABDERHALDENschen Reaktion vorläufig absichtlich auf eine systematische Untersuchung auf die sogenannten Abbaufermente verzichtet.

Daß es auf neurologischem Gebiete keine rein pathognomonischen Befunde gibt, braucht wohl schon darum nicht betont zu werden, weil prinzipiell die Hysterie die meisten organischen Symptome, soweit sie willkürlich darstellbar sind, imitieren kann, und mitunter sogar Symptome imitiert, die eigentlich nicht willkürlich darstellbar sind, aber in Abhängigkeit vom vegetativen Nervensystem stehen, und so eventuell auch der autosuggestiven Darstellung erreichbar sind. Auch wenn die Abtrennung von hysterischen Affektionen unschwierig gelingen sollte, wird man beherzigen müssen, daß es kaum ein Symptom gibt, welches nicht auch bei anderen organischen Erkrankungen des Nervensystems auftritt. Das wissen wir von den Augenmuskellähmungen, wie von den assoziierten Lähmungen des Blickes, von den choreatisch-myoklonischen Zuckungen, den vestibulären Erscheinungen und vielen anderen des akuten Stadiums. Nie ist das Symptom als solches diagnostisch eindeutig, sondern immer nur in Verbindung mit den Begleitsymptomen der Feststellung ätiologischer Bedingungen und dem Verlauf. Trotzdem kann natürlich die Feststellung z. B. des überraschenden Wechsels der Augenmuskellähmungen, der besonders häufigen assoziierten Blicklähmungen, insbesondere in vertikaler Richtung, der isolierten Konvergenzstarre und besonders der Accommodationsparese von ausschlaggebender Wichtigkeit sein. Aber auch diese symptomatischen Eigentümlichkeiten, welche so schön die Elektivität der epidemischen Encephalitis demonstrieren, sollen immer nur als Ausschnitt einer in mehrere Dimensionen gerichteten Überlegung verwertet werden. Besondere Erwähnung verdienen diagnostisch, und zwar in negativem Sinne, zwei Symptome, die *reflektorische Pupillenstarre* und die *Stauungspapille*. Wir müssen in verdächtigen Fällen möglichst streng dem Maßstabe folgen, welchen BEHR an die Diagnose der reflektorischen Pupillenstarre gelegt hat. Insbesondere sollen wir den Argyll Robertson nur dann diagnostizieren, wenn bei enger Pupille und träger oder fehlender Lichtreaktion und selbstverständlich auch erhaltener Sehfähigkeit die Konvergenzreaktion nicht nur vorhanden, sondern prompt ist, und auch die Accommodation erhalten ist. Unter diesen Bedingungen sind, wie wir gesehen haben, nur ganz vereinzelte Fälle von reflektorischer Starre sicher encephalitisch bedingt, so daß man in dubio immer die Berechtigung haben wird, eher an eine andere Erkrankung, d. h. meist natürlich eine syphilitische Erkrankung, zu denken. Die gleiche Skepsis der Encephalitisdiagnose hegen wir auch dann, wenn wir eine Neuritis optica oder gar eine echte Stauungspapille feststellen, obwohl entzündliche Veränderungen im Opticus histologisch ja nicht selten sind. Wir können ROSENBERG (New York) nur darin folgen, wenn er darauf hinweist, daß selbst in den relativ seltenen Fällen von Encephalitis mit Stauungspapille, welche in der Literatur mitgeteilt sind, die Diagnose bei kritischer Sichtung vielfach sehr unwahrscheinlich wird. Bemerkenswert sind auch die von ROSENBERG selbst mitgeteilten Fälle, die klinisch encephalitisverdächtige Erscheinungen, einmal sogar Fieber und Augenmuskellähmungen neben Stauungspapille, und ein vorübergehendes Verschwinden der Stauungspapille zeigten, so daß es verständlich war, wenn man sich zur Annahme einer Encephalitis verleiten ließ. Dennoch handelte es sich beide Male um einen Tumor mit Blutungen oder Cysten. Die Regression der Stauungspapille war durch einen Wechsel in der Größe der Cyste bedingt. Ich möchte danach zwar keineswegs bestreiten, daß Stauungspapille bei Encephalitis vorkommt; wenn man aber dieses Symptom findet, wird man nur im Ausnahmefall Encephalitis diagnostizieren sollen, wenn durch genaue Überlegung andere Diagnosen unwahrscheinlich sind. Über die Bedeutung der Schlafsucht werden wir dann weiterhin in der Abgrenzung einzelnen Krankheiten gegenüber noch zu sprechen haben. Wir wollen hier nur erneut auf die Wichtigkeit hinweisen, durch eine strenge Beobachtung auf die Feststellung, daß es sich um eine richtige Schlafsucht oder um einen pseudosomnischen atonischen Zustand und nicht um eine einfache Benommenheit handelt, zu achten. Wir wissen, daß diese Abtrennung oft außerordentlich schwierig ist, sie ist aber auch in vielen Fällen möglich, und man hat dafür ein eklantes Beispiel; denn ohne die verblüffende Eigentümlichkeit der Schlafsucht wäre ECONOMO sicherlich nicht dazu gelangt, die Encephalitis lethargica als besonderes Krankheitsbild abzugrenzen; vielmehr hätte er sonst, wenn er die Neuigkeit der epidemisch auftretenden Erkrankung festgestellt hätte, ja wohl bloß von einer neuartigen Encephalitis mit Bewußtseinsstörungen gesprochen. Wir diagnostizieren die echte Hypersomnie, wenn wir feststellen, daß die Kranken tief und fest lange Zeit mit geringen Pausen mehrere Tage und eventuell Nächte hindurch schlafen und in der Zwischenzeit völlige Klarheit, Orientierungsfähigkeit, erreichen *können*. Auf die Beschreibung der Schlafsucht im klinischen Teil wird im übrigen hingewiesen. Wir wissen weiterhin, daß eine sehr hartnäckige Schlaflosigkeit, wenn sie bei nicht neuropathischen Individuen auftritt, die gleiche diagnostische Bedeutung wie die Schlafsucht hat, und werden auch auf diese Feststellung noch einmal zurückkommen.

Größere diagnostische Schwierigkeiten als die typischen Erscheinungen, von denen wir einige charakteristische eben aufgezählt haben, haben dann einige Symptomenkomplexe, die weniger häufig oder selten bei akuter Encephalitis infolge einer topischen Verschiebung des Krankheitsprozesses auftreten. Wir meinen hier besonders die sogenannten tiefen und peripherischen Syndrome und die Rindenerscheinungen bei Encephalitis. Wir haben, wie wir das früher im klinischen Teil auseinandergesetzt haben, den Eindruck, daß hier zu häufig epidemische Encephalitis diagnostiziert wird, und daß uns das in derartigen atypischen Fällen bedeutungsvolle Kriterium fehlt, daß eine chronische Encephalitis diesen akuten Erscheinungen folgt. Wir möchten hier, um gewaltsamen und unerlaubten Überdehnungen der Encephalitisdiagnose entgegenzutreten, folgende diagnostische Thesen aufstellen: Ohne weiteres erlaubt ist die Diagnose epidemische

Encephalitis dann, wenn die peripherischen oder spinalen oder corticalen Syndrome mit den charakteristischen Symptomenkomplexen der epidemischen Encephalitis kombiniert auftreten, auch dann, wenn diese typischen Symptomenkomplexe eventuell nur verdünnt, abortiv, aufgetreten sind. Weniger sicher, aber noch wahrscheinlich, ist die Diagnose, wenn einer mit spinalen oder peripherischen oder corticalen Erscheinungen verbundenen infektiös fieberhaften Erkrankung ein sehr langdauerndes pseudoneurasthenisches Stadium folgt. Gesichert wird die Diagnose, wenn den atypischen Symptomen ein parkinsonistischer Zustand folgt. Möglich ist die Zugehörigkeit zur Encephalitis dann, wenn derartige myelitische oder corticale Encephalitiserkrankungen während einer Encephalitisepidemie auftreten. Nur aus diesen Gründen halten wir es für berechtigt, die STAEHELIN-TOBLERschen Fälle LANDRYscher Paralyse der epidemischen Encephalitis zuzurechnen. Eins aber möchten wir dringend verlangen, nämlich in all diesen unklaren Erkrankungen peripherischer, myelitischer oder corticaler Natur, die unter dem Bilde einer akuten Infektionskrankheit verlaufen, ganz genau nach epidemicaverdächtigen Antezedentien zu forschen. Wir haben selbst, wie wir im klinischen Teil besprochen haben, einen Fall von rasch regressiver Querschnittsmyelitis gesehen, welcher später in einen parkinsonistischen Zustand überging. Erst die nachträgliche Befragung ergab dann, daß dieser Kranke nach der sogenannten „Grippe“, welche die Myelitis einleitete, an einer ganz auffallenden, dem Kranken bis dahin unverständlichen, hartnäckigen Schlaflosigkeit gelitten hatte. Wir hätten bei Berücksichtigung dieses Symptoms und der langdauernden scheinneurasthenischen Folgeerscheinungen schon viel früher die Diagnose einer Encephalitis und einer reinen Begleiterkrankung in Form der Myelitis stellen können; allerdings hätte uns auch die rasche Rückbildung der Quermyelitis stutzig machen müssen. Sind die Kriterien, welche ich anführte, nicht vorhanden, haben wir, wie ich glaube und schon früher ausgeführt habe, nicht die Erlaubnis, eine epidemische Encephalitis zu diagnostizieren, auch dann nicht, wenn z. B. bei der polyneuritischen Affektion der Liquorbefund positiv ist. Wir haben früher einen derartigen Fall zitiert; wir werden auch später in der Differentialdiagnose erneut auf polyneuritische Erkrankungen zurückkommen müssen.

Von den Symptomen des chronischen Stadiums ist das einfach akinetisch rigide Syndrom am wenigsten spezifisch. Der Tremor ist, wenn wir von der Abgrenzung gegen psychogene Störungen absehen, mitunter wichtiger, weil er wenigstens relativ selten dem typischen Tremor der Paralysis agitans gleicht. Es gibt aber auch andere striäre Erkrankungen, bei denen der Tremor so verschieden sein kann, daß wir nicht die Berechtigung haben, die Art des Tremors diagnostisch zu sehr zu betonen. Die vegetativen Begleiterscheinungen, wie Schweiße, Speichelfluß, Salbenhaut, sind ebenfalls der Parkinsonschen Krankheit nicht ganz fremd; Glanzhaut wird hier öfters vermerkt (COMPIN, FORSTER, KLIENEBERGER). Bekanntlich können die gleichen Symptome auch bei Katatonikern auftreten. Immerhin möchte ich nach meinen Erfahrungen annehmen, daß schwere Talgausschwemmungen, *Dakryorrhöen* und *Sialorrhöen* noch am häufigsten bei Encephalitis auftreten. Über die Unspezifität der Torsionsdystonien, Tics und athetotischen Bewegungen brauchen keine Worte verloren zu werden. Die Myorhythmien im *chronischen* Stadium sind fast spezifisch für chronische Encephalitis, wenn sie auch selten sind; jedenfalls ist der Paramyoclonus multiplex semiotisch ganz anders, andere Myoklonien kommen nur im akuten Stadium der Encephalitis oder in Verbindung mit epileptischen Erkrankungen (Myoklonusepilepsie) oder in Paroxysmen vor (Koshewnikowsche Epilepsie). Die Myorhythmien des chronischen Stadiums ähneln, soweit es sich um grobe Muskelzuckungen mit lokomotorischem Effekt handelt, am meisten offenbar dem Typ BERGERON-HENOCH (Chorea saltatoria-Trousseau); mit HIGIER wird man daran denken müssen, diese früher beschriebenen Krankheiten daraufhin zu revidieren, ob es sich nicht um atypische Encephalitisfälle handelt. *Relativ am meisten charakteristisch für die chronische Encephalitis unter den striären Symptomen sind die großen komplexen Hyperkinesen, welche als Chorée salutante, als komplexe Iterativbewegungen, als Automatosen usw., früher beschrieben worden sind.* Zu den Automatosen gehören z. B. die aus einzelnen Phasen bestehenden oralen Bewegungen, die Mundaufsperrkrämpfe mit folgenden Schluckbewegungen, soweit psychogene Affektionen ausgeschlossen werden können. Bei den sonstigen häufigeren Erkrankungen, z. B. der Paralysis agitans, kommen diese Störungen sicher nicht vor; und es ist mir nicht bekannt, ob auf dem Boden einer endogenen Degeneration ähnliche Komplexbewegungen im Laufe des Lebens sich allmählich entwickeln können; ebenso haben wir Zweifel, daß bei Encephalitiden, die nicht der Epidemica angehören, derartige Bewegungsstörungen eintreten. Auch wenn man aller Wahrscheinlichkeit nach nicht von pathognomonischen Erscheinungen reden kann, handelt es sich doch um Symptome, welche jedenfalls für Encephalitis relativ besonders charakteristisch sind; wieweit das gleiche von den ganz umschriebenen torsionsartigen oder sonstigen Bradyhyperkinesen gilt, wie sie KREBS, LÉVY und andere beschrieben haben, müssen weitere Untersuchungen ergeben. Dagegen kann man umgekehrt sagen, daß die großen und teilweise rhythmischen Einstellbewegungen, die erst in einer provozierten Unbequemlichkeitsstellung auftreten, wie sie von GOLDSTEIN, ZINGERLE und anderen beschrieben worden sind, bei chronischer Encephalitis von mir noch nicht beobachtet worden sind. Einfach rhythmische oder halb rhythmisierte tetaniforme Krampfbewegungen in umgrenzten Muskelabschnitten, wie sie von mir beschrieben worden sind, kommen nicht allein, aber wohl vorzugsweise, bei chronischer Encephalitis vor. Allerdings gibt es auch hierher gehörige Symptome, wie der spastische Torticollis oder Krampfzustände der Beine, die wohl auch bei anderen Erkrankungen vorkommen. Besonders encephalitisverdächtig sind unter den hierher gehörigen Zuständen die tonischen Krämpfe der Zunge, die Blinzelkrämpfe und die tonischen Blickkrämpfe, obschon, wie früher auseinandergesetzt wurde, leichtere Zustände dieser Art auch bei anderen Erkrankungen, z. B. der echten Parkinsonschen Krankheit, auftreten können.

Noch weniger charakteristisch sind unter rein symptomatologischem Gesichtspunkte die psychischen Erscheinungen der Encephalitis. Ein großer Teil der Psychosen des akuten Stadiums gehört bekanntlich dem exogenen Reaktionstyp BONHOEFFERS an. Die psychomotorischen Erregungszustände erlangen ihre diagnostische Bedeutung nur in Verbindung mit dem Krankheitsverlauf und der Kombination mit neurologischen Symptomen; dann allerdings werden sie von erheblicher Wichtigkeit. Die postencephalitischen Charakterveränderungen der Jugendlichen kommen, wie früher dargelegt wurde, gelegentlich auch bei anderen Erkrankungen vor, sind allerdings dort sehr selten, so daß sie einen diagnostisch relativen Wert unbedingt besitzen. Die Charakterveränderungen, die nach schweren Kopfverletzungen beim Jugendlichen und beim Erwachsenen auftreten, sind im allgemeinen doch von den postencephalitischen Wesensanomalien ziemlich verschieden, da die läppische Altklugheit und auch die Neigung zu moralischen Perversionen bei den Traumatikern, d. h. den Encephalopathien, zurücksteht gegenüber den Erscheinungen der Hemmungslosigkeit, Reizbarkeit und Empfindlichkeit in Verbindung mit Merk- und Gedächtnisdefekten und Leistungsschwäche bei Überlastungen bzw. fortgesetzter Arbeit; gerade die letzten Erscheinungen sind ja bei encephalitischen Charakterveränderungen viel weniger ausgesprochen oder fehlen ganz. Auf die pseodoneurasthenischen Stigmata wird später in der Differentialdiagnose noch eingegangen werden. Unter den psychischen Erscheinungen des chronischen Stadiums wird namentlich die Frage der Bradyphrenie zu diskutieren sein. Wir haben früher auseinandergesetzt, daß dieses Symptomenbild nicht einfach durch den Rigor vorgetäuscht wird, sondern in typischen Fällen tatsächlich als ein besonderes umgrenztes Symptom gedeutet werden darf. Es ist auch richtig, daß bei der echten Paralysis agitans im allgemeinen schwere Bradyphrenien zugunsten von hypochondrischen Verstimmungen, Reizbarkeitszuständen, paranoiden Erkrankungen oder aber auch senilen Demenzzuständen fehlen. Dennoch möchte ich es auf keinen Fall wagen, die Bradyphrenie als ein pathognomonisches Symptom zu bezeichnen, zumal da die nicht encephalitischen Erkrankungen viel zuwenig daraufhin durchforscht worden sind, um zu wissen, wie oft bei ihnen das gleiche Symptomenbild vorkommen kann. Auch die Feststellung einer ausgesprochenen Bradyphrenie wird zumal in Zweifelsfällen immer nur ein Gewicht mehr auf der Waage sein, das den Ausschlag mit zugunsten der Wahrscheinlichkeitsdiagnose Encephalitis gibt, aber nicht mehr.

Nach diesen Vorbemerkungen über den Relativwert der einzelnen Symptome bedarf es kaum des Hinweises darauf, daß wir in jedem Falle auf die genaue Erhebung der Vorgeschichte großen Wert legen müssen. Die Anamnese kann gar nicht vollständig genug sein, und wir brauchen uns dieser Notwendigkeit gewiß nicht zu schämen, da es bei dem Wesen der exogenen Erkrankungen eine Chimäre wäre, überhaupt Erkrankungen mit einer charakteristischen pathognomonischen Symptomatologie zu erwarten. Insbesondere wäre es sinnlos, die Diagnose einer Krankheit allein auf den neurologischen Herdbefund oder selbst die Symptomenverkuppelung zu stützen. *Wir werden bei der Encephalitisdiagnose nie vergessen, daß Anamnese, Verlaufsbetrachtung und Berücksichtigung der diagnostischen Hilfsmethoden, der Untersuchung von Fundus, Liquor und inneren Organen unsere Krankheitserkenntnis mehr fördert, als die Erkenntnis der schönsten Herdsymptome,* wenn auch die Wichtigkeit einer peinlichst genauen neurologischen Untersuchung gewiß von mir nicht unterschätzt wird. Wir vergessen nicht, daß zahlreiche Fehldiagnosen auch uns darum unterlaufen sind, weil wir entweder aus äußeren Gründen nicht in der Lage waren, eine genaue Anamnese aufzunehmen, was ja namentlich in den sozial tieferen Schichten der Bevölkerung häufig genug vorkommt, oder daß wir den Verlauf der Erkrankung nicht genügend lange verfolgen konnten.

Bei der *Differentialdiagnose anderer Krankheiten gegenüber* müßte es von vornherein zweckmäßig erscheinen, akute und chronische Krankheiten voneinander zu trennen, doch ist diese Trennung nicht immer möglich, da es sowohl akute wie auch chronische encephalitisverdächtige Krankheitsfälle gibt, die in der Abgrenzung gegenüber gleichen, nicht encephalitischen Leiden in Betracht kommen. So gibt es mehr akute und mehr chronische Abläufe der multiplen Sklerose, bei denen an Encephalitis gedacht werden muß; ähnlich verhält es sich mit der Grippe, die allerdings meist erst nach Ablauf der akuten Erscheinungen in Untersuchung des Neurologen kommen wird.

Unter den akuten Krankheiten nun, die uns die größten differentialdiagnostischen Schwierigkeiten machen, stellen wir an erster Stelle die Meningitiden und die Grippe. Wir erfassen hiermit auch wohl die häufigsten Erkrankungen, die diagnostische Schwierigkeiten bereiten.

Unter den Meningitiden haben wir ebenso wie ausländische Autoren (HOUSE, LOYGUE) mehrfach Schwierigkeiten in der Abgrenzung gegenüber der tuberkulösen Meningitis gehabt. Diese Erkrankung war eine Zeitlang in der Zeit der Ernährungsschäden der letzten Jahre und in Zusammenhang mit der allgemeinen Vermehrung der Tuberkulose auch bei uns auffallend gehäuft; insbesondere sahen wir die Erkrankung nicht nur bei Kindern, sondern auch relativ häufiger als früher bei Erwachsenen. In der letzten Zeit hat diese Vermehrung der tuberkulösen Meningitis allerdings wieder abgenommen. Klinisch kann nun die epidemische Encephalitis, wie ja bereits früher dargelegt wurde, völlig einer Meningitis gleichen. Ich erinnere an den einen Fall aus der FÖRSTERschen Klinik, in dem sich allerdings *nach* dem akuten Stadium meningitische Erscheinungen mit Stauungspapille entwickelten. In Kiel sah ich eine Kranke, welche akut nach einem Vorstadium mit Neuralgien an hohem Fieber, Nackensteifigkeit, Kernig und der Summe anderer meningitischer Symptome erkrankte, außerdem nicht schlafsüchtig, sondern benommen war, und schließlich komatös wurde, außerdem an Augenmuskellähmungen litt, die nicht flüchtig und dissoziiert, sondern progressiv waren. Im Liquor fand sich in diesem Falle ein erhöhter Druck und eine starke Pleocytose. Später versiegte der Liquorfluß, und tatsächlich konnte in diesem Falle autoptisch ein Verschluß des Foramen Magendii festgestellt werden. Die Verwechslung mit tuberkulöser Meningitis lag in diesem Falle, der sehr rasch zum Exitus kam, um so näher, als es sich um den ersten Fall von epidemischer Encephalitis handelte, welcher uns zu Gesicht kam. Auch in der allgemeinen Praxis kommen noch Verwechslungen öfters vor. Wir haben mehrere Fälle mit klassischer hypersomnischer Encephalitis gesehen, die unter dem Verdachte der tuberkulösen Meningitis eingeliefert wurden und umgekehrt auch charakteristische Fälle von tuberkulöser Meningitis, bei denen wir wegen Encephalitisverdacht konsultiert wurden. Die Schwierigkeiten der Diagnose werden durch verschiedene Faktoren außerordentlich gesteigert, und zwar:

1. Der Liquordruck und die Liquorpassage sind diagnostisch nicht einwandfrei verwertbar. Bei tuberkulöser Meningitis kann initial der gesteigerte Liquordruck fehlen, umgekehrt kann der Liquordruck bei Encephalitis gesteigert sein.

2. Relativ charakteristisch für tuberkulöse Meningitis scheint das Spinnwebsgerinnsel zu sein; aber auch bei ganz sicherer epidemischer Encephalitis kann, wie bereits früher mitgeteilt wurde, ein Spinnwebsgerinnsel auftreten.

3. Die unglückliche Bezeichnung der epidemischen Encephalitis als Kopfgrippe hat dazu geführt, daß das Auftreten neurologischer Symptome nach einer grippeartigen Erkrankung ohne weiteres zu der Gedankenassoziation Encephalitis

führt. Diese Überlegung rächt sich häufig, wie wir noch zeigen werden. Insbesondere kann eine leichte Grippe oder grippeartige Erkrankung auch einer tuberkulösen Meningitis vorangehen; dieser kann unmittelbar die Entwicklung cerebraler Erscheinungen folgen, selbst initiale Schlafzustände mit transitorischer Rückbildung sind der tuberkulösen Meningitis nicht fremd. Daß eine Tuberkulose durch Grippe aktiviert werden kann, ist im übrigen lange bekannt.

4. Besonderes Gewicht wird nosologisch sicher mit Recht bei der epidemischen Encephalitis auf die häufige Flüchtigkeit der neurologischen Symptome namentlich in Initialstadien gelegt. Wir haben gesehen, daß gerade bei den meningitischen Formen der epidemischen Encephalitis dieses Phänomen fehlen kann, während bemerkenswerterweise derartige Symptome auch bei tuberkulöser Meningitis auftreten können. Einen sehr instruktiven Fall dieser Art möchte ich kurz mitteilen:

Fall 38. H. F., 9jähriges Mädchen, bisher gesund, vor Weihnachten 1920 Grippe, erholt sich; gegen Ende Januar 1921 unklare fieberhafte Erkrankung, *8 Tage lang* starkes Schlafbedürfnis, dann erholt. 19. II. plötzlich linksseitiger Jacksonanfall, wiederholt sich nach 5 Tagen, starke Kopfschmerzen. Allmählich zunehmende linksseitige Hemiparese pyramidalen Charakters, keine Hirnnervenstörungen. Kein Schädelklopfschmerz. Bewußtsein völlig klar. Liquordruck nicht erhöht (160 mm), Nonne positiv, starke Pleocytose (meist Lymphocyten). Leichte Neuritis optica (?). Blutbefund: Anämie. Zunehmende Kopfschmerzen. Innerhalb von 10 Tagen *verschwindet die Pyramidenlähmung* mit ihren Reflexanomalien; es tritt dafür eine Lähmung des linken Fußes, und zwar des Tibialis- und Peroneusgebietes peripheren (nucleären?) Charakters auf, mit Verlust des Achillesreflexes und Abschwächung der Zehenreflexes: keine deutlichen Sensibilitätsstörungen. Erst am 8. III. deutlicher Occipitaldruckschmerz und rechts etwas Lasègue. 11. III. linksseitige Abducenslähmung, die am 17. III. gebessert ist. Amaurose mit amaurotischer Lichtstarre ohne entsprechenden Papillenbefund. Bei späterer Lumbalpunktion enorme Steigerung des Liquordruckes (> 800). *Vorübergehende* Atonie der Musc. levatores palp. Benommenheit wechselt mit richtigen tiefen Schlafzuständen, aus denen sie erweckt auffallend klar und altklug redet, auch im Zustand der Amaurose die einzelnen Ärzte prompt an der Stimme erkennt. Auch wird eine charakteristische Schlafverschiebung (tagsüber benommen, nachts wach) beobachtet. Gelegentlich außerordentlich heftige Kopf- und Rückenschmerzen. Diese schwinden wieder spontan. Blutgerinnung: nach 9′ 40″ die ersten Fibrinfäden (also keine Beschleunigung). Patientin verfällt rasch. Temperatur anfangs zwischen 37,2 und 38,2⁰, später höheres intermittierendes Fieber. Tod an Lungenödem am 20. III. Autopsie wurde leider verweigert, doch erscheint die Diagnose tuberkulöse Meningitis gesichert, da vom Ophthalmologen (Prof. IGERSHEIMER) mehrere Chorioidealtuberkel festgestellt werden konnten.

Wir haben in diesem Falle viele sehr encephalitisverdächtige Symptome, wie die Grippeätiologie, das mehrwöchige Latenzstadium zwischen Grippe und Beginn der Hirnerscheinungen, die Flüchtigkeit der neurologischen Symptome, der Pyramidenerscheinungen, wie der Augenmuskellähmungen und Wurzelneuralgien, die sich alle zunächst wieder zurückbildeten, dann auch die mehrtägigen lethargischen Zustände im initialen Fieber gesehen. Die Stärke der corticalen Reizerscheinungen und der Beteiligung der Pyramidenbahn war allerdings auffallend, immerhin sind solche Erscheinungen bei Encephalitis ja nicht exzeptionell, wenn gleichzeitig Augenmuskellähmungen und Schlafsuchtszustände bestehen; außerdem handelt es sich hier um ein Kind, bei dem eine atypischere Symptomatologie eher verständlich war, weiterhin wurde die Diagnose noch erschwert durch das anfängliche Fehlen aller meningitischen Erscheinungen. So ist es verständlich, daß wir erst nach einigen Wochen die richtige Diagnose stellten, und zwar dann, als im Laufe der Zeit allmählich die klinisch meningitischen Erscheinungen sich entwickelten, der Hirndruck immer mehr anwuchs, das Fieber in immer stärkerem Maße sich entwickelte, und schließlich Aderhauttuberkel nachweisbar waren.

In solchen Fällen hat einwandfreie diagnostische Bedeutung der Nachweis der Tuberkelbacillen im Liquorsediment. Aber diese Prüfung läßt auch im Spinngerinsel und mit Anreicherung immer noch häufig im Stich, und der biologische Nachweis der Tuberkelbacillen im Tierversuche hat uns zwar bisher stets ein positives Resultat erbracht, aber gewöhnlich erst nach dem bereits erfolgten Tode des Patienten, da ja bekanntlich mitunter 6 Monate vergehen, ehe die Meerschweinchentuberkulose angeht. Diese Methode hat also diagnostisch nur sehr bedingten Wert, dabei ist die Diagnosenstellung nicht nur wissenschaftlich, sondern auch praktisch von größter Wichtigkeit, da die Anwendung spezifischer oder halbspezifischer Heilmittel von der Überlegung abhängen wird, ob wir zur Diagnose einer Encephalitis berechtigt sind oder nicht. Auf den ursprünglichen Kräftezustand des Patienten oder tuberkulöse Antezedentien darf man sich gar nicht verlassen, da wir tuberkulöse Meningitis auch bei athletisch gebauten Menschen gesehen haben, die früher nie tuberkulöse Erscheinungen gehabt haben sollen, und umgekehrt auch encephalitische Erkrankungen bei Kindern sahen, die bereits einige Monate vor der Infektion appetitlos geworden und abgemagert sein sollten. Dagegen möchten wir folgende differentialdiagnostische Gesichtspunkte hervorheben: 1. Werden wir zu einem Kranken mit ausgesprochen meningitischen Erscheinungen gerufen, bei dem die in diesen Fällen selbstverständlich sofort ausgeführte Lumbalpunktion keine eitrige Erkrankung ergibt, dann gehen wir a priori von dem Gedanken einer serösen oder tuberkulösen Meningitis und nicht einer Encephalitis aus, da die rein meningitische Form der epidemischen Encephalitis außerordentlich selten ist. Der Verdacht, daß es sich wirklich um Meningitis handelt, wird durch die Feststellung von Spinnwebsgerinnsel und Neuritis optica gesteigert. Es handelt sich hier um kein absolut beweisendes diagnostisches Kriterium, aber doch um einen Faktor von relativ großer Dignität.

2. Der Meningitisverdacht steigt mit dem Auftreten schwerer Pyramidenerscheinungen, corticaler Reizsymptome und deutlicher MAGNUS-DE KLEJN-Reflexe. Auch das Fehlen jeder Wirkung therapeuthischer Mittel, die später angeführt werden, kann im Zweifelsfalle für tb. Meningitis sprechen. Hierbei berücksichtigen wir, daß wir bei tb. Meningitis in der großen Mehrheit der Fälle nur durch ausgedehnte Entlastungspunktionen eine vorübergehende Besserung erzielen. Gewiß sind auch einzelne einwandfreie Heilungen von tb. Meningitis erzielt worden, doch sind diese Fälle so selten, daß sie keine große diagnostische Bedeutung haben. Die von uns beobachteten Fälle von tb. Meningitis sind trotz aller therapeutischer Versuche, wie Lufteinblasung, endolumbale Tuberkulinbehandlung usw. sämtlich gestorben.

3. Besondere Bedeutung hat in diesen Fällen die Zuckeruntersuchung des Liquors, da der Zuckergehalt bei tb. Meningitis schon sehr früh zu sinken pflegt, bei Encephalitis jedenfalls in den Grenzen der Norm bleibt oder sogar erhöht ist. Das Spinnwebsgerinnsel hat einen geringeren Wert, ebenso der Zellgehalt und die Liquorzellformel. Die Kolloidreaktionen haben nur dann einen entscheidenden Wert, und zwar zugunsten der Encephalitis, wenn die Kolloidkurve

des Liquors dem Paralysetyp, vielleicht auch noch dem Luestyp gleicht, oder die Kolloidflockung negativ ist.

4. Wichtig, manchmal ausschlaggebend, ist die Untersuchung auf Aderhauttuberkel und eventuell auch die Röntgenuntersuchung der Lunge, da ja so häufig die tb. Meningitis nur das einzig klinisch hervorstechende Teilsymptom einer miliaren Tuberkulose ist. Gelegentlich beobachteten wir auch bei tb. Meningitis plötzliche tb. Anschwellungen namentlich der nuchalen Lymphdrüsen. Eventuell könnte der Nachweis der Tbc. in den Lymphdrüsenpunktaten geführt werden.

5. Die psychischen Erscheinungen der tb. Meningitis wie auch der Encephalitis sind enorm verschieden, so daß nur gelegentlich einmal auch psychische Befunde unsre Diagnose mit beeinflussen sollen. Wir sehen nämlich bei denjenigen Encephalitisfällen, die überhaupt unter dem Bilde einer akuten Infektionskrankheei mit Fieber beginnen und sich in einem Zustande hochgradigen Krankseins befinden, fast stets leichte oder schwerere Bewußtseinsstörungen von der Schlafsucht bis zu den schweren Delirien. Nun kommen zwar auch bei tb. Meningitis nicht selten tiefe Bewußtseinstrübungen mit deliranten Zufällen wechselnd vor, wiederholt beobachten wir aber auch eine auffallend langdauernde und stetige Bewußtseinsklarheit, obschon schwere meningitische Symptome schon 8—14 Tage lang bestanden hatten, und der Liquordruck erheblich erhöht war. Wir sahen diese langdauernde Integrität der psychischen Funktion bei Erwachsenen wie bei Kindern, die nicht mehr ganz jung waren, bei denen dann auch eine gewisse Euphorie und Altklugheit festgestellt werden konnte. Auch wenn es sich hier nur um ein Symptom relativer diagnostischer Bedeutung handelt, möchten wir es doch erwähnen, da es in einzelnen Fällen Nutzen bringen kann.

Wenn so trotz mancher Schwierigkeiten im Einzelfalle die tuberkulöse Meningitis doch meist diagnostiziert und von Encephalitis abgetrennt werden kann, ist dies offenbar viel weniger bei jenen Zuständen *seröser* Meningitis möglich, die nach den verschiedensten Infektionskrankheiten unter dem Bilde einer akuten Erkrankung auftreten können. Die chronischen Fälle dieser Erkrankung haben wir hier weniger im Auge, da hier diagnostisch ja mehr die Abtrennung von einem Hirntumor in Betracht kommt; auch auf die Fälle traumatischer Meningopathien gehen wir hier nicht weiter ein, da die Diagnose im allgemeinen keine Schwierigkeiten macht, wenn auch gelegentlich eine Encephalitis durch ein Kopftrauma ausgelöst werden kann. Die akute seröse Meningoependymitis, die mit oder ohne Fieber und Neuritis optica, sowie mit meningitischen Erscheinungen, Liquordrucksteigerung, Zell- und Eiweißvermehrung im Liquor verläuft, macht besondere diagnostische Schwierigkeiten darum, weil das bei tb. Meningitis so häufige Symptom der Spinnwebsgerinnsel fehlen kann, der Verlauf nicht immer stetig progressiv ist, und weil schließlich auch die exogenen Auslösungsbedingungen denen der Encephalitis epidemica gleichen können. Leicht ist die Differentialdiagnose dann, wenn man den Nachweis führen kann, daß im Anschluß an eine eitrige Erkrankung des Mittelohres eine Meningitis entsteht, die bakterienfrei ist, zumal ja Mittelohreiterungen bei Encephalitis sehr selten sind. Wir beobachten aber seröse Meningitiden auch nach anginösen oder grippeartigen Erkrankungen; und es ist ja auch ganz selbstverständlich, daß nach Influenza ebensowohl eitrige Hirnhautentzündungen auftreten können, wenn virulente Influenzabazillen oder

Kokken massiv in die Meningen gelangen, als auch heilbare benigne seröse
Meningitiden, wenn nur Bakterientoxine oder abgeschwächte Keime wirksam
sind. Weiterhin muß darauf Rücksicht genommen werden, daß auch bei akut
seröser Meningitis Augenmuskellähmungen und andere Hirnnervenlähmungen,
ebenso corticale Reizerscheinungen auftreten können. Wir haben deshalb Bedenken verschiedene in der Literatur mitgeteilte Erkrankungen, die nach Grippe
aufgetreten waren und hohen Hirndruck zeigten, der Encephalitis zu subsummieren. Hierher gehört der schon früher erwähnte Fall von URBANTSCHITSCH,
bei dem im Anschluß an Grippe und Otitis media dreimal sich wiederholende
Stauungspapille und einseitige Abducensparese sich eingestellt hatten. In diesem
Falle ist eine Meningitis serosa mit wellenförmigem Verlauf nach Grippe oder
durch Bakterientoxine von der Mittelohreiterung aus zwangloser zu diagnostizieren. In anderen Fällen ist eine Herdencephalitis bei Grippe eher anzunehmen.

Wir geben im übrigen zu, daß wir im Einzelfalle nicht immer entscheidende
Kriterien zur Abgrenzung der infektiösen serösen Meningitis von der Encephalitis
haben. In manchen Fällen können wir allein die Meningitis diagnostizieren und
übersehen, daß unter der Decke der Meningitis eine encephalitische Erkrankung
verbunden bleibt. Hier kann dann eventuell nur der anatomische Befund Klarheit
bringen. In anderen Fällen haben wir bei schleichendereren Fällen auf Grund
der Feststellung variabler doppelseitiger Hirnnervenlähmungen eine tiefliegende
Encephalitis diagnostizieren zu dürfen geglaubt und dann autoptisch, wie in dem
vorigen Kapitel dargelegt wurde, eine Meningitis gefunden, die allerdings rein
infiltrativ war und von der serösen Meningitis nosologisch zu trennen ist. Im
Zweifelsfalle halten wir es für das wichtigste, im Leben nur diejenige Krankheit
zu diagnostizieren, die für uns faßbar ist, auf die Gefahr hin, daß wir einmal
eine Encephalitis übersehen. Die Diagnose wird wiederum erleichtert durch die
Untersuchung des Liquorzuckergehaltes und durch die häufigen Wiederholungen
der neurologischen Untersuchungen. Im Zweifelsfalle wird die Beobachtung der
Krankheit von Wichtigkeit sein, da wir bei der Encephalitis den Übergang in
ein hartnäckiges pseudoneurasthenisches Stadium oder die Entwicklung myastatischer Symptome in zahlreichen Fällen erwarten müssen.

Die Abtrennung der epidemischen Encephalitis von anderen Encephalitiden
hat im akuten Stadium selten Schwierigkeiten, wenn es sich um Erwachsene
handelt. Meist handelt es sich ja dann beim Erwachsenen um Großhirnencephalitiden, und diese sind bei epidemischer Encephalitis selten isoliert, höchstens
aufgelagert typischen Krankheitsverläufen. Aus diesen Gründen ist auch die
Diagnose der STRÜMPELL-LEICHTENSTERNschen Herdencephalitis bei *Grippe*
meist einfach, zumal diese Erkrankung meist apoplektiform mit plötzlichen
groben Herderscheinungen beginnt, die längere Zeit anhalten, und dann entweder
stationär bleiben oder allmählich remittieren, ohne daß sich aber der langdauernde
Krankheitsprozeß der epidemischen Encephalitis entwickelt. GROSS und PAPPEN-
HEIM meinten, daß Grippeencephalitis und Epidemica durch den Liquorbefund
voneinander unterschieden sind, da bei der Grippeencephalitis der Liquor nicht
alteriert, bei der Epidemica entzündlich verändert ist. Dieses Merkmal ist jedoch,
wie wir jetzt wissen, nicht brauchbar, da auch bei der epidemischen Encephalitis
der Liquorbefund negativ sein kann. Schwieriger ist die Differentialdiagnose
offenbar beim kleinen Kinde. Das geht z. B. aus den Ausführungen von KEMKES

und Saenger hervor, welche hinsichtlich der Abtrennung der epidemischen Encephalitis von anderen Encephalitiden, insbesondere auch der Grippeencephalitis, offenbar den hier vertretenen Standpunkt teilen, trotzdem unter 72 Fällen nur 12 Fälle von sicherer, 17 Fälle von fraglicher epidemischen Encephalitis diagnostizieren, außerdem 10 Fälle von Encephalitis nach akuten Infektionskrankheiten und 33 Fälle von Encephalitis mit unklarer Ätiologie feststellen. Bereits im Säuglingsalter können ziemlich typische Symptome, wie flüchtig wiederholtes Schielen, ungewöhnliche athetotische Bewegungen, Gähnkrämpfe, auftreten, aber im allgemeinen ist das Krankheitsbild wie die Autoren sehr mit Recht betonen bei allen meningealen und cerebralen Erkrankungen der Säuglinge viel gleichförmiger als wie in späteren Jahren, insbesondere ist das Auftreten von Krämpfen viel häufiger. Auch v. Mettenheim betont die Schwierigkeit einer Diagnose Epidemica gegenüber Grippeencephalitis im Säuglingsalter; die starke Kontagiosität der Grippe, die Feststellung starker katarrhalischer Erscheinungen und dauernder pyramidaler Symptome nach dem Ausbruch der Hirnerscheinungen, sowie das Fehlen typischer Ausgangszuständen, wird mehr für Grippeencephalitis sprechen. De Lange hat einen Fall mitgeteilt, in dem anatomisch eine typische Herdencephalitis bei Grippe mit großen hämorrhagischen Herden, Sinusthrombose und Infiltraten aus polynukleären Leukocythen gefunden wurde, während klinisch eher der Verdacht auf epidemische Encephalitis bestand. Daß Fälle epidemischer Encephalitis bereits im Säuglingsalter vorkommen ist ohne Zweifel, und es geht auch aus dem Bericht von Kemkes und Saenger hervor, daß histologisch die Encephalitis in diesen Fällen offenbar nicht wesentlich different von der der Erwachsenen ist, und anscheinend insbesondere keine größere Tendenz zu Erweichungsherden im akuten Stadium besteht. Im allgemeinen sind aber wohl andere Encephalitiden und Meningopathien bei Säuglingen häufiger als gerade die Epidemica; wir werden jedenfalls auch beim Säugling und älteren Kind epidemische Encephalitis im Gegensatz zu anderen Encephalitiden nur dann diagnostizieren, wenn die typischen Erscheinungen, welche wir auch beim Erwachsenen finden, einigermaßen deutlich nachweisbar sind und mit absoluter Sicherheit nur dann, wenn entweder eine Myastase auftritt oder die Pfaundlersche Nachtunruhe oder die Charakterveränderung. Auch die Feststellung der Charakterveränderung hat nur dann Wert, wenn eine sichere Encephalitis vorausgegangen ist, da, wie schon betont wurde, auch andere Schädigungen das Phänomen provozieren können. Unter diesen Erwägungen hat man die Berechtigung eine epidemische Encephalitis mit Wahrscheinlichkeit auch dann anzunehmen, wenn man den Patienten erst nach Ablauf des akuten Stadiums zur Beobachtung bekommt, und wenn Anamnese wie Befund nicht ganz dem Befunde entsprechen den man bei Erwachsenen zu sehen gewohnt ist. So diagnostizierten wir epidemische Encephalitis im folgenden Falle:

Fall 39. Maria W. 6 Jahre alt, gesund geboren, von klein auf dick. Mit $1\,^1/_4$ Jahr schwer krank, lag wie tot, schlug die Hände zusammen, tat einen Schrei, lag dann offenbar längere Zeit in bewußtseinsgetrübtem Zustand. Der Arzt nannte das „innere Krämpfe". Später begann sie erst mit dem linken Fuß zu hinken, wurde deshalb operiert, wurde dann im 3. Lebensjahr ganz unvernünftig, trank ihren Urin, Spülwasser, Seifenwasser. Allgemeinzustand o. B. Innerviert den linken Facialis stärker als den rechten. Konvergenz findet nicht statt. Kopf wird schief nach rechts gehalten. Sprache etwas lallend. Gang hinkend. Beim Gehen wird der rechte Arm abduziert, der Daumen adduziert. In den Händen und im

Oberkörper besteht beiderseits eine athetoide Unruhe. Auch in den Beinen bestehen Bewegungen, die etwas rascher als athetotische, aber langsamer als choreatische sind. Intermittierender Tonuswechsel. Keinerlei Pyramidenbeteiligung. Leichte Ataxie rechts, kein Intentionstremor. Psychisch lebhaft, aufdringlich, dreist, refraktär gegen Erwachsene, der Schrecken der Station, dabei nur im geringen Maße debil, sehr unaufmerksam und ablenkbar.

Schwieriger als die Differentialdiagnose zwischen epidemischer und Herdencephalitis kann in vielen Fällen die Entscheidung sein, ob es sich um eine gewöhnliche toxische nervöse Grippe oder um Encephalitis handelt. Diese Frage tritt an uns sowohl in akuten Fällen als häufiger dann heran, wenn die Kranken nach einer sogenannten Grippe sich nicht erholen können. Die Wichtigkeit dieser praktischen Frage bleibt natürlich auch dann bestehen, wenn wir theoretisch nur einen indirekten Zusammenhang zwischen Grippe und Encephalitis annehmen. Es ist bekannt, daß auch die gewöhnliche toxische Grippe mit schweren Zerschlagenheitsgefühlen, mit neuralgischen Schmerzen, mit Benommenheit, Müdigkeit, Schlafbedürfnis, größerer Schlaffheit und psychischen Störungen ängstlich depressiver oder deliranter Natur verbunden sein kann, und daß dieser dengueartigen toxischen Grippe nervöse Folgeerscheinungen, insbesondere auch Schlafstörungen, folgen können. Auch ist ja diese von LEICHTENSTERN besonders charakterisierte Influenzaform häufig von auffallend geringen katarrhalischen Erscheinungen begleitet. Erschwerend fällt weiter ins Gewicht, daß diese toxische Grippe mit plötzlichen Schwindelanfällen, die einer Herdschädigung im Vestibulargebiete ähnlich sind, beginnen kann. Man wird in diesem Falle, wie früher bereits dargelegt wurde, versuchen können das Blutbild zu Hilfe zu nehmen, da der häufigen Leukocytose bei Encephalitis eine Leukopenie und Lymphopenie bei Grippe wenigstens nach dem ersten Krankheitstag (MASSINI) gegenübersteht, doch möchte ich nicht empfehlen entscheidendes Gewicht auf den Blutbefund zu legen, da wir wohl noch viel zu wenig wissen, ob bei allen Epidemien grippeartiger Erkrankungen ein so typischer Blutbefund vorkommt. In Zweifelsfällen wird man geneigt sein eine Lumbalpunktion auszuführen, die aber praktisch schließlich doch nur bei einem Bruchteil akuter Grippeerkrankungen möglich sein wird, und zudem auch nicht immer einen ausschlaggebenden Wert hat, da es ja auch akute Encephalitiden ohne pathologischen Liquorbefund gibt. Immerhin möchte ich doch empfehlen in allen Grippefällen, in denen langdauernde heftige Kopfschmerzen und Bewußtseinsstörungen bestehen, die Punktion auszuführen. Im übrigen wird nur eine genau ausgeführte wiederholte neurologische Untersuchung unter besonderer Beachtung auch nur ganz vorübergehender Augenmuskellähmungen und Pupillenstörungen die Möglichkeit geben, eine verschleierte Encephalitis in diesen Fällen schon früh festzustellen. Fehlerhaft wäre es jede Grippe mit derartigen nervösen Erscheinungen ohne weiteres zu den Encephalitiden zu rechnen; STAEHELIN und LÖFFLER haben bereits sehr mit Recht vor derartigen Überspannungen gewarnt.

In den Fällen, in denen bei nervöser Grippe auch bei sorgfältiger Untersuchung Herderscheinungen fehlen, kann nur die Beobachtung diagnostische Klärung bringen.

Allerdings kann die Differentialdiagnose zwischen einer rein pseudoneurasthenischen Encephalitis und den Folgeerscheinungen einer Grippe auch bei längerer Beobachtung sehr schwierig sein, wie wir an einer Reihe von Fällen gesehen haben, welche wegen Encephalitisverdacht der Klinik überwiesen wurden. Bei diesen Kranken, welche wir hier im Auge haben, bestehen auch bei genauer Untersuchung keine organisch neurologischen Symptome, insbesondere fehlen völlig die Parkinsonerscheinungen auch leichteren Grades, welche ja imstande wären die Diagnose mit einem Schlage zu klären. Die Kranken geben an, an mannigfachen nervösen Erscheinungen zu leiden, die zum Teil den einfach neurasthenischen Erschöpfungssymptomen entsprechen, mitunter aber auch durch theatralische Symptome, wie Wehleidigkeit, Aufdringlichkeit und ähnliche hysterische Erscheinungen kompliziert sind, wodurch die Diagnose noch weiterhin kompliziert wird. Hierzu kommen dann in vielen Fällen aber noch weitere Faktoren, welche zur Erschwerung der Diagnose führen, insbesondere das Interferieren von Motiven, welche das Auftreten rein psychogener Reaktionen verständlich machen könnten. Wir haben eine Reihe solcher Kranken gesehen, die nach einer Grippe im Felde diese nervösen Symptome bekommen haben wollten, zum Teil auch Rentenansprüche gestellt hatten. Ein anderer Kranker, bei dem wir die Encephalitis mit Sicherheit leugnen zu dürfen glaubten, war ein alter Diabetiker, welcher nach einem Unfall in einem Krankenhause eine schwere Grippepneumonie bekommen hatte, in deren Anschluß sich ausgesprochene hysterische Erscheinungen entwickelten. Diese hysterischen Symptome waren fälschlich für Encephalitissymptome gehalten worden, ebenso wurde wohl ein Grippedelirium im Sinne der Encephalitis verkannt. Man wird in solchen Fällen von vornherein berücksichtigen müssen, daß, wie ich früher ausgeführt habe, gerade die schwere katarrhalisch pulmonale Grippe nur selten mit einer echten epidemischen Encephalitis kombiniert ist, so daß man in solchen Fällen, auch dann wenn psychisch nervöse Symptome auftreten, eine epidemische Encephalitis so lange ausschließen soll, bis man nicht beweisende Symptome dafür hat. Sonst liegt es näher je nach den Symptomen ein Grippedelirium, eine sonstige Grippepsychose, eine Herdencephalitis usw. anzunehmen. Wir können im übrigen zur Differentialdiagnose zwischen pseudoneurasthenischer Encephalitis und neurasthenischen Grippefolgen folgendes sagen:

Falls es sich um Fälle handelt, in denen rentenneurotische Überlagerungen ausgeschlossen werden können, und falls anamnestisch der Nachweis geführt werden kann, daß vor einer angeschuldigten Grippe keine nervösen Symptome, insbesondere auch keine vegetativen Stigmata bestanden haben, ist eine langdauernde, d. h. *monatelang dauernde* Schwäche nach Grippe encephalitisverdächtig, auch dann, wenn während der Grippe keine sicheren encephalitischen Begleiterscheinungen bestanden haben. Es ist zwar bekannt, daß im Anschluß an eine Grippe noch längere Zeit hindurch starkes Krankheitsgefühl, Schwäche und Müdigkeit bestehen, doch geht schließlich im Laufe von einigen Wochen oder höchstens Monaten dieses Krankheitsgefühl vorüber, wenn nicht eine Komplikation hinzutritt. Diese Komplikation bei Grippe ist in der Mehrheit der Fälle eine chronisch katarrhalische Erkrankung der oberen Luftwege, wie eine chronische Tracheobronchitis, nach der also im Zweifelsfalle entschieden gesucht werden muß. Es ist bekannt, daß es bei derartigen chronischen Grippeerkrankungen zu häufigen fieberhaften Rezidiven mit Abgeschlagenheitsgefühl usw. kommen kann, doch sind die Symptome bei diesen chronischen Grippeerkrankungen im ganzen doch teilweise wenigstens anders als bei pseudoneurasthenischer

Encephalitis [1]. Insbesondere legen wir auf zwei Symptome Wert, die zwar in Wirklichkeit schon auf Herdveränderungen zurückführbar sind, klinisch aber nicht als Herdsymptome gedeutet werden brauchen, das sind die hartnäckige Schlaflosigkeit und das wesentlich gesteigerte Schlafbedürfnis, und zwar dann natürlich, wenn derartige Symptome nicht bereits vor der Grippe bestanden haben. Wir stellen hier nicht nur diagnostische Thesen auf Grund akademischer Erwägungen auf, sondern aus Erfahrung, da wir häufig gesehen haben, daß solche pseudoneurasthenische Kranke, bei denen diese Symptome besonders deutlich ausgesprochen waren, auch wenn die akute Erkrankung nur in einer scheinbaren Grippe bestanden hatte, in ein chronisch encephalitisches Stadium übergingen. Es ist aber selbstverständlich, daß man die Hypersomnie bzw. Insomnie nur nach einer genauen Beobachtung, nach der Feststellung, daß es sich um ausgesprochene Phänomene dieser Art handelt, feststellt. Wir haben z. B. mehrfach festgestellt, daß gesunde und kräftige junge Männer, die niemals früher nervös gewesen und vom besten Arbeitswillen beseelt waren, nach der grippeartigen Erkrankung bei der Untersuchung ganz einwandfrei normal zu sein schienen, aber nicht mehr weiterarbeiten konnten, weil sie im Dienst einfach einschliefen. Besonders interessant war hier ein Kranker, dessen Schwester schon vorher an multipler Sklerose gelitten hatte, und zu gleicher Zeit an einem encephalitischen Schube litt. Zu diesen Symptomen kommt dann noch ein anderes diagnostisch eventuell verwertbares Symptom, das ist eine Schwäche, die sich nicht nur in eineinfachen Mißempfindungen äußert, sondern auch objektiv am Ergographen usw. deutlich nachweisbar ist. Es ist durchaus möglich, daß auch diese Schwäche bereits ein Herdsymptom darstellt, zumal ja auch bei chronischer Encephalitis die Hyposthenie als ein Elementarsymptom gefunden werden kann; abseits dieser theoretischen Frage können wir aber praktisch jedenfalls die Schwäche schon finden, wenn noch keine beweisenden neurologischen Herdsymptome bestehen. In selteneren Fällen kommt es hier, wie CALLIGARIS dargetan hat, zu asthenischen Krisen, in denen der Kranke kaum stehen kann. Derartige Phänomene haben diagnostischen Wert, wenn hysterische Charakterveränderungen usw. vermißt werden, und eine scheinbare Grippe vorangegangen ist. Als drittes Merkmal nach den, eventuell antagonistischen, Schlafstörungen (Schlafverschiebung) und den asthenischen Zuständen, wäre die Veränderung des Seelenlebens anzuführen. Die Diagnose kann hier erleichtert sein, wenn im Anschluß an die sogenannte Grippe plötzliche kurze Verwirrtheitszustände oder transitorische Gedächtnisstörungen oder ähnliche Petit mal-artige Zustände auftreten, wie wir sie bei pseudoneurasthenischen encephalitischen Zuständen gelegentlich gesehen haben. Häufiger wird es möglich sein eine Charakterveränderung festzustellen, die sich eventuell nur in Reizbarkeit, Aufdringlichkeit, läppischem Wesen, äußert; ausgesprochene Zustände dieser Art sind jedenfalls nicht mehr als reine Grippefolgen zu bewerten, und die Beobachtung, die nunmehr stattzufinden hat, wird vielmehr darauf hinzielen müssen festzustellen, ob es sich um encephalitische Wesensänderungen oder eine beginnende Schizophrenie oder eine psychopathische

---

[1] Das Buch von F. FRANKE: Die chronische Influenza München 1928, wurde mir erst während der Korrektur bekannt und konnte nicht mehr berücksichtigt werden; FRANKE versuchte diese chronische Influenza gar nicht gegen Encephalitis abzugrenzen, deren Namen er nur kurz erwähnt.

Reaktion handelt. In vielen Fällen pseudoneurasthenischer Encephalitis ist aber das Seelenleben ganz anders, und zwar so verändert, daß man auch unschwer Gegensätze zu den einfachen neurasthenischen und hysterischen Reaktionen konstruieren kann. Dies sind die bereits früher beschriebenen Zustände von relativer Indolenz, die scheinbar bis zur Stumpfheit geht, obwohl eine echte Affektnivellierung nicht besteht, während sowohl die hypochondrische, durch die Mißempfindungen beherrschte oder unstäte Psyche des Neurasthenikers, wie auch das theatralisch aufdringliche Zurschaustellen von Krankheitssymptomen, fehlen. In diesen Fällen, in denen das Ich nicht auf die Krankheitssymptome achtet, kann affektiv eine leichte Euphorie, mitunter auch eine höchst verwaschene und uncharakteristische leichte Morosität bestehen. Umgekehrt kommt auch, wie auch schon früher berichtet wurde, bereits im präparkinsonistischen Stadium mitunter eine *primitive Elementarunruhe* vor, die um so verdächtiger auf einen organischen encephalitischen Prozeß wird, je weniger gleichzeitig die Affektlage im Sinne der Angst verschoben ist. Es ist uns nun bekannt und auch von uns oft gesehen worden, daß je nach der konstitutionellen Grundlage diese einfache Veränderung der Psyche mit mehr hypochondrischen oder anankastischen oder theatralischen Beimengungen verbunden sein kann; immerhin bleiben immer noch genügend Fälle übrig, in denen das geschilderte psychische Bild den Verdacht auf eine schleichende Encephalitis lenken wird. Geringerer Wert ist wohl auf die neurovegetativen Störungen zu legen, die z. B. nach CALLIGARIS sehr häufig auch nach einer unkomplizierten Grippe lange Zeit bestehen können.

Schließlich bleiben zur Differentialdiagnose zwischen einfachen Grippefolgen und pseudoneurasthenischer Encephalitis im Einzelfalle auch noch etwas kompliziertere Methoden, wie z. B. die feinere Untersuchung des Liquor cerebrospinalis. Bei pseudoneurasthenischer Encephalitis kann eventuell eine leichte Mastixflockung auftreten, unsere Erfahrungen sind darüber allerdings gering. Die ergographischen Untersuchungen, die hier von Dr. GÜNTHER ausgeführt wurden, haben uns interessante Ergebnisse insofern gebracht als hierbei bereits auffallende und typische Verlangsamungen der Hubkurve festgestellt wurden, obwohl klinisch noch keine Bradykinese oder Rigidität festgestellt werden konnten. Wir möchten an dieser Stelle dann noch vor einer Überschätzung der diagnostischen Bedeutung von positiven Leberfunktionsprüfungen, inbesondere der Feststellung einer Urobilinurie mit oder ohne Belastung warnen, so wichtig uns auch theoretisch die häufige Feststellung derartiger Befunde scheint. Die Möglichkeiten zur Ausschwemmung von Urobilin bzw. Urobilinogen sind zu vielfach, als daß die Feststellung auch einer starken Urobilinurie mehr als ein Steinchen im diagnostischen Mosaik bilden dürfte; häufig genug wird auch bei einmaliger Untersuchung Urobilin negativ sein, obwohl es sich um Encephalitis handelt. Bei einem rein neurasthenischen Kranken unserer Klinik fand sich z. B. eine starke Urobilinurie, welche auf einen kompensierten Herzfehler zurückgeführt werden konnte. Die Ausführung genauer Stoffwechseluntersuchung wird sich in der Praxis im allgemeinen verbieten; außerdem wissen wir noch zu wenig über den Kohlehydratstoffwechsel, z. B. bei rein vegetativen Neurosen, Bescheid. Wenig Gewinn wird man auch im allgemeinen aus dem Blutbefund gewinnen können, obschon wir mehrfach Fälle gesehen haben, in denen wir aus der Blutuntersuchung Nutzen gezogen haben. Es handelt sich hier um Kranke, welche encephalitisverdächtig waren, ohne daß die Diagnose eindeutig war; es fand sich im Blute eine starke Leukocytose, die durch andere Leiden nicht erklärt werden konnte. Wir haben bereits früher darauf hingewiesen, daß solche Blutkrisen bei chronischer Encephalitis auftreten können.

Während man so in der Lage sein wird bei einer Reihe von Kranken, die eine grippeartige Erkrankung gehabt haben, eine pseudoneurasthenische Encephalitis zu diagnostizieren, wird man in anderen Fällen, die sich besonders in den letzten Jahren gehäuft haben, Encephalitis zugunsten einer rein neurotisch-psychogenen Störung ausschließen müssen. Wir wollen diese *Differentialdiagnose zwischen Encephalitis und Neurosen,* sowie hysterischen Erscheinungen hier gleich anschließen, da sie inhaltlich zwanglos zu dem vorangehenden Abschnitt hinzugehören. Die Angst vor der Encephalitis und die Überbewertung der schleichenden Fälle hat dazu geführt, daß sehr häufig ohne jede Begründung eine Encephalitis diagnostiziert wird, obschon gar kein Anhaltspunkt dafür vorliegt. Zur Diagnosenstellung bedarf es hier wiederum vor allem zunächst der eingehenden Anamnese; es läßt sich dann außerordentlich häufig feststellen, daß entweder eine endogene Neuropathie mit vorwiegend psychischer oder vegetativer Stigmatisierung besteht, oder daß psychologisch verständliche Motive einer rein neurotischen Erkrankung, seien es Konflikte oder Wünsche, vorliegen, welche die nervösen Erscheinungen ohne weiteres plausibel machen. Daß derartige Personen einmal auch an Grippe gelitten haben werden ist selbstverständlich; ebenso ist es einleuchtend, daß neurotische Personen auf unkomplizierte Infektionskrankheiten stärker als gesunde Personen reagieren, zumal sie häufig ja auch leichter hypochondrischen Mißempfindungen unterliegen, und außerdem ja auch oft körperlich asthenisch sind, sich auch aus diesem Grunde schwerer von einer Infektionskrankheit erholen. Wenn diese Personen das unglückliche Wort „Kopfgrippe" einmal gehört haben, können sie gewiß besonders leicht an langdauernden hypochondrischen Verstimmungszuständen mit Betonung subjektiver Schwäche und anderen Mißempfindungen leiden. Derartige Patienten können dann auch bei Leistungsprüfungen, wie Untersuchung der groben Kraft, objektiv Schwächeerscheinungen, zeigen, wie sie auch bei chronischer Encephalitis vorkommen. Die Feststellung einer Asthenie im pseudoneurasthenischen Encephalitisstadium berechtigt uns aber natürlich nicht im geringsten dazu, dieses Symptom als diagnostisches Kriterium zu betrachten, wenn psychogen neurotische „Fälschungen", die natürlich keineswegs bewußt zu sein brauchen, bei den Kraftprüfungen mitwirken. Die kombinierte Bewertung der Anamnese, des psychischen Befundes und des organneurologischen Befundes erlaubt also doch in den meisten Fällen eine sichere Diagnosenstellung; insbesondere muß dringend auf die Notwendigkeit hingewiesen werden nur in einwandfreien Fällen, bzw. in Fällen, in denen erhebliche Verdachtsmomente bestehen, an Encephalitis zu denken. Vegetative Störungen wie Salbengesicht, starke Schweiße, auch die Konvergenzschwäche, finden sich nicht ganz selten bei Neuropathien; ein Maskengesicht wird mitunter dort diagnostiziert, wo es sich nur um eine etwas moros finstere wenig lebendige, aber nicht fixierte Mimik handelt. Merkwürdige Fehldiagnosen können entstehen, wenn eine Neuropathie sich mit einer konnatalen Schädigung des Nervensystems verbindet. So haben wir einen neuropathischen Mann gesehen, der eine einseitige Patellarareflexie hatte, ohne daß eine encephalitische Erkrankung vorausgegangen war; die Beschwerden des Kranken erschienen im wesentlichen psychogen hypochondrisch, es bestand aber der Verdacht einer luischen Keimschädigung, zumal der Vater an Paralyse gelitten hatte, und auch die Mutter infiziert war; im Liquor war nichts Pathologisches feststellbar, außer einer schwach positiven Weichbrodtschen Reaktion. Weiterhin können selbstverständlich auch neurotische Symptome mit encephalitischen Symptomen sich durchdringen.

Im allgemeinen ließ sich auch hier die Diagnose in der Mehrheit der Fälle feststellen, doch können solche Fälle gelegentlich von erheblicher gutachtlicher Wichtigkeit sein, da sie mitunter falsch bewertet werden. Einer unserer Kranken hatte nach dem uns zur Verfügung gestellten Sachverhalte eine leichte Choreaencephalitis durchgemacht, litt seitdem an pseudoneurasthenischen Beschwerden, machte aber seine Arbeit weiter, bis er bei sehr großer Hitze einen anscheinend echten Hitzschlag erlitt, nach dem eine erhebliche Verschlimmerung der allgemeinen Beschwerden eintrat. Die Untersuchung in der Klinik ergab keinerlei myastatische Erscheinungen, aber auch noch keine hysterischen Demonstrationen; es bestanden Schlafstörungen und heftige Kopfschmerzen bei einem nicht aufdringlichen aber gemütsweichen Wesen, und es gelang durch die Behandlung die Beschwerden so weit zu bessern, daß der Patient selbst sagte, sich wieder so gut wie vor dem Unfall zu fühlen. Er wurde darauf entlassen mit dem Rat ihm mit Rücksicht auf die noch bestehenden Beschwerden einen zunächst leichten Posten zu geben, obwohl die Hitzschlagsfolgen als beseitigt angesehen werden mußten, auf keinen Fall ihn aber zu entlassen. Dieser Rat wurde nicht befolgt; als der Patient nach anfänglichem Arbeitsversuche versagte, wurde er von dem zuständigen Vertrauensarzt wegen einer charakteristischen Encephalitis zur Ruhe gesetzt und ging nun, da eine Unfallentschädigung abgelehnt wurde, auf dem Klagewege gegen diese Entscheidung vor, mit dem Erfolge, daß er später bei Nachuntersuchung in der Klinik in einem ausgesprochen hysterischen rentensüchtigen Zustand mit Pseudodemenzerscheinungen wiedergefunden wurde. Offenbar war hier die gesucht tölpelhafte Mimik des pseudodementen Hysterikers mit dem Maskengesicht des Encephalitikers verwechselt worden.

Mit diesem Falle gelangen wir in ein neues Gebiet, nämlich die Differentialdiagnose zwischen Encephalitis und *massiven hysterischen Symptomen.* Hier handelt es sich weniger um Verwechslungsmöglichkeiten mit dem pseudoneurasthenischen Stadium als mit Symptomen, die ins Gebiet des chronisch myastatischen Stadiums gehören, doch können auch im akuten Stadium der Encephalitis erhebliche diagnostische Irrtümer vorkommen, namentlich dann, wenn man die Vorgeschichte des Kranken nicht berücksichtigt. Zum Teil handelt es sich um cerebellar ataktische Erscheinungen, die etwas theatralisch aufgebauscht zu sein scheinen, aber doch meist schnell als organisch bedingte Begleitsymptome erkennbar sind, zum Teil auch um asthenische Zustände und Lähmungszustände, bei denen charakteristische Reflexstörungen fehlen. Wir haben einzelne Fälle mit Hemiparesen ohne Reflexstörungen gesehen, bei denen sich schließlich Rigiditätszustände entwickelten, so daß wir die Möglichkeit hatten, sie den extrapyramidalen Paresen FÖRSTERS anzugliedern. Wir sahen aber auch eine Kranke, bei der im Anschluß an eine sichere akute Encephalitis immer wieder Paresen auftraten, die schließlich auf ein Bein beschränkt waren, ohne daß Rigor oder Reflexstörungen bestanden. Wir haben bereits im symptomatologischen Teil auf diese Kranke hingewiesen. Es handelt sich um eine Kranke, bei der es sehr genau möglich war Einblick in die ursprüngliche Persönlichkeit zu gewinnen und festzustellen, daß eine hysterische Persönlichkeitsveränderung auch andeutungsweise fehlte. Im Anschluß an die Erkrankung bestanden wohl noch längere Zeit hindurch pseudoneurasthenische Erscheinungen, aber gar keine Tendenzsymptome; auch die Annahme, daß eine hypochondrische Befürchtung, durch die Krankheit dauernd geschädigt zu sein, das psychologische Motiv der besonders durch Anstrengungen aufgeklinkten Parese sein könnte, konnte uns nicht allein befriedigen. Hier haben wir jedenfalls mit der Möglichkeit zu rechnen, daß ein organischer pseudohysterischer Mechanismus eine extrapyramidale Parese allein hervorbrachte. In anderen Fällen kommt es zu einer pathoplastischen Färbung eines encephalitischen Krankheitsbildes bei einer hysteropathischen Persönlichkeit. Bisweilen genügt in diesen Fällen eine besondere Sensitivtät und Wehleidigkeit, um auch ohne hervorstechende Krankheitstendenzen encephalitische Folgeerscheinungen zu pseudohysterischen zu machen. Bei einer derartigen Kranken, die im übrigen vorher gesund war, hatte sich im Anschluß an eine mit Encephalitiserscheinungen verbundene schwere sogenannte Grippe eine Paraparese der Beine entwickelt, die mit ausgesprochenen Pyramidenerscheinungen, wie Steigerung der Eigenreflexe bis zur Klonusbildung, leichten Pyramidenreflexen, Verlust der Bauchdeckenreflexe bei straffen Bauchdecken, sich entwickelte. Die Stärke der Parese war einem so auffallenden Wechsel unterworfen, daß eine Durchmischung mit psychogenen Vorgängen wohl möglich war, obwohl an der organischen Grundlage kein Zweifel sein konnte.

Eine weitere wichtige diagnostische Gruppe bilden dann jene Encephalitisfälle, welche mit Erscheinungen einhergehen, die an sich besonders hysterieverdächtig sind. Wir haben diese Symptome früher kennen gelernt: besonders die dyspnoischen Anfälle, die Schnaufticks, die chronischen Singultusfälle, schließlich auch die tickartigen Krämpfe der Halsmuskeln und des Gesichtes, die im übrigen auch heute noch am allerschwierigsten sich in rein psychogene und organisch begründete Gruppen teilen lassen. Es ist dabei interessant, daß die Blickkrämpfe wie kein zweites Symptom der Encephalitis suggerierbar sind, und daß als Grundlage der dyspnoischen Anfälle, wie JELLIFFE glaubt, psychoanalytisch immer besondere Komplexe faßbar sind. Es gelang diesem Autor auch durch psychoanalytische Behandlung wenigstens in einem Falle eine Beseitigung der Atemstörung von über 18 Monaten herbeizuführen. Wir haben trotzdem keinen Zweifel, daß alle diese Störungen, soweit sie nach Encephalitis auftreten, eine organische Grundlage haben und höchstens pathoplastisch durch Erlebnisse, Anlage und Wesensänderung in der Symptomengestaltung beeinflußt werden können, abgesehen von den suggestiven Faktoren, die auf jeden dieser Kranken einwirken können. An dieser Stelle kann natürlich nicht *genau* auf die theoretische Grundlage für diese besondere Beeinflußbarkeit des Zustandsbildes durch suggestive Faktoren und auf die Gründe für die besondere Gestaltungsfähigkeit einiger dieser Symptome, wie der komplexen Hyperkinesen durch pathoplastische Faktoren im weitesten Sinne eingegangen werden; wir begnügen uns darauf hinzuweisen, daß die Verschmelzungsbereitschaft organischer Mechanismen mit seelischen zum Teil hirnpathologische Grundlagen hat. Sie entspricht der allgemeinen Erfahrung, daß gerade die extrapyramidalen subcorticalen Symptome in besonders starker Abhängigkeit von Suggestionen und Affekten stehen, wie wir das ja von den choreatischen Symptomen, dem Zittern der Parkinsonkranken usw. schon lange wissen. Diese Erfahrung ist ja auch von verschiedenen Autoren, wie SCHILDER, besonders betont worden; ein klassisches Zeichen dafür, daß verwandte Symptome bei Erkrankung subcorticaler Ganglien in gleicher Weise bei rein funktionellen wie bei organischen Erkrankungen auftreten können bildet das WESTPHALsche Phänomen der wechselnden Pupillenstarre, das bei Hysterikern wie bei Katatonikern und Encephalitikern auftreten kann. Wenn man berücksichtigt, daß das Gesamtgebiet subcorticaler Ganglien einschließlich des Höhlengraus besondere Bedeutung für das Affekt- und Triebleben hat, wird man etwas Verständnis für die besondere Beeinflußbarkeit der Symptome bei Erkrankung subcorticaler Ganglien durch Affekte und Suggestion haben, ohne der Gefahr zu unterliegen rein psychogene und organische Störungen zu weitgehend zu analogisieren, insbesondere auch ohne dem hirnmytologischen Begriff von einer einfachen Verlegung des psychogenen Zustandes in einen pathologischen Funktionszustand der Stammganglien zu weit Folge zu leisten. Es bleibt dann noch weiter die Frage zu erörtern, warum manche extrapyramidalen Symptome, wie etwa der Tremor, die Blickkrämpfe, zwar je nach der affektiven Konstellation und der Persönlichkeit an Stärke wechseln, aber symptomatisch im allgemeinen monoton und unausgebaut bleiben, während bei anderen Symptomen, wie namentlich den Atemstörungen, aber auch den Bradyhyperkinesen, eine so breite Variabilität der Symptome mit einem teilweise sehr weitgehenden Ausbau unter offenbarer Zuhilfenahme von Erlebnismechanismen eintritt. Diese Frage läßt sich heute wohl erst teilweise beantworten; zum Teil liegt es vielleicht an der Art der Mißempfindungen, die mit den elementaren organischen Symptomen verbunden sind, wie wir das bei den Atemstörungen sehen, bei denen besonders leicht als Reaktion auf die Störung der Respiration, die Atemnot, das beklemmende Gefühl im Brustraum, ein tickartiger Ausbau im Schnaufkrampf, Grunzanfällen usw. eintritt. Zum Teil liegt das auch vielleicht daran, daß manche dieser Zustände, wie gerade wieder die respiratorischen Störungen, aus vorläufig noch nicht ganz klaren Gründen besonders häufig bei jugendlichen Personen aufgetreten sind. Zum Teil mögen selbst topische Vorgänge an der Differenz der psychogenen Ausbaufähigkeit der Grundstörung schuld sein. So sind z. B. die einfachen tonischen Blickkrämpfe, bei denen wir wie früher auseinandergesetzt wurde, einen besonderen Erregungszustand in der erweiterten Vestibularisapparatur voraussetzen, wohl auf topisch anders gelagerte, vielleicht tiefere Abschnitte der extrapyramidalen Apparatur zurückzuführen als die Bradyhyperkinesen, die Atemstörung usw. Bei diesen tonischen Blickkrämpfen beobachten wir aber besonders häufig wie es scheint ein gleichzeitiges Auftreten von Angst und zwangsartigen seelischen Vorgängen, dagegen seltener körperlich psychogenieverdächtige Begleitsymptomen motorischer Art. Man wird versuchen müssen durch eine sehr eingehende anatomische und psychologische Untersuchung noch näheren Einblick in die Gründe für die verschiedene Symptomgestaltung zu gewinnen.

Rein praktisch werden wir die encephalitischen Bewegungsstörungen, die wir namentlich im chronischen Stadium sehen, von den hysterischen Symptomen folgendermaßen abzutrennen haben:

Am häufigsten wird zu entscheiden sein, ob ein *Zittern* rein hysterisch oder parkinsonistisch ist. Die Feststellung, daß das Zittern von Affekten und Suggestionen beeinflußt wird, hat nicht die diagnostische Bedeutung, die man ihm ursprünglich vielleicht beigemessen hat, da auch der Parkinsontremor ungeheuerlich beeinflußbar durch seelische Vorgänge ist. Es gelingt ja bisweilen diesen Tremor durch Suggestivbehandlung längere Zeit vollständig zu unterdrücken. Natürlich ist es nicht schwer ein Zittern, das nur in bestimmten Zwecksituationen, wie bei der ärztlichen Untersuchung, aber sonst nie bei Emotionen auftritt, trotzdem als hysterisch zu erkennen. Schwierig ist es auch sich auf die Abhängigkeit des Tremors von der jeweiligen Muskelinnervation zu verlassen, da wir beim encephalitischen Tremor, wie früher ja eingehend geschildert wurde, nicht so oft die symptomatischen Kriterien des echten Parkinsontremors finden. Nur mit Reserve wird man so darauf hinweisen dürfen, daß auch der encephalitische Tremor bei echten Intentionsbewegungen meist zunächst schwindet, während der hysterische Tremor gewöhnlich gleich im Beginn der intendierten Bewegung vergröbert und verschlimmert wird. Viel wichtiger ist die Beachtung der echten Dehnungshypertonie, des Zahnradphänomens, welches bei vorsichtigen Versuchen doch leicht von Willkürspannungen der Hysteriker unterschieden werden kann, ferner die häufige Verkuppelung von hysterischem Zittern mit hysterischen geometrisch abgegrenzten Sensibilitätsstörungen des zitternden Gliedes, dann weiterhin die Beachtung der hysterischen Wesensänderung, die wir hier um so mehr betonen können, als ja gerade die groben hysterischen Zittererscheinungen meist bei Personen auftreten, bei denen weniger ein schwerer Konflikt als ein durchsichtiger Zweck dem Symptom zugrunde liegt, so daß wir hier besonders deutlich die Neigung zur Effekthascherei, Theatralik und Wehleidigkeit finden. Zu diesem psychischen Verhalten steht das bradyphren indolente Verhalten oder gar die sorglose Euphorie und Treuherzigkeit der encephalitischen Zitterer oft in einem krassen Gegensatz. Die Erfahrung, daß das Zittern der Hysteriker, abgesehen von dem rein thymogenen Tremor im Anschluß an besondere Schreckerlebnisse, ein Tendenzsymptom ist, wird natürlich auch immer uns veranlassen nach Motiven zu suchen, die den Tremor erklären könnten. Es ist selbstverständlich, daß diese scheinbare Feststellung von Motiven mit großer Vorsicht zu geschehen hat. Bei einem Manne z. B., der im Felde war und dann wegen Zitterns Rentenansprüche stellt, wird man immer von vornherein den Verdacht haben, daß er an einer psychogenen Krankheit leidet; öfters läßt sich aber doch feststellen, daß die Motive gar nicht ausgenutzt werden oder längere Zeit nicht ausgenutzt worden sind, daß der Kranke schon jahrelang zitterte, trotzdem immer weiter arbeitete und keine Rentenansprüche stellt, bis das Leiden so weit verschlimmert war, daß die Weiterarbeit unmöglich wurde. Ein solches Verhalten ist bei Hysterikern höchst ungewöhnlich. Von einer weiteren nicht zu unterschätzenden Wichtigkeit ist die Feststellung automatenhafter Haltung und kinetischer Impulse, die differentialdiagnostisch auch dann von ausschlaggebender Bedeutung sein kann, wenn es sich um Personen handelt, die hysterische oder neuropathische Persönlichkeitsmerkmale haben. Unter meinen Fällen befinden sich zwei aus einer sehr psychopathischen Familie stammende Schwestern, von denen die eine an einer ziemlich ausgesprochenen chronischen Encephalitis mit Rigidität und ziemlich starkem Zittern leidet. Als die andere Schwester einige Zeit darauf ebenfalls an Zittern erkrankte, nachdem nur eine verwaschene grippeartige Krankheit vorausgegangen war, wurde sofort die Diagnose auf eine Imitation der Erkrankung der Schwester gestellt, auch von nervenärztlicher Seite. Die Annahme lag um so näher als die Patientin sehr sensitiv und empfindlich war. Schon der der Untersuchung der Kranken vorausgegangene Bericht der Mutter, die von überaus großen Gewichtsschwankungen nach der grippeartigen Erkrankung berichtet hatte, hatte mich sehr stutzig gemacht, ob es sich wirklich um eine hysterische Imitation handelte. Die Untersuchung der Patientin, die zur Zeit nur ganz leicht zitterte, mußte mit Sicherheit zur Diagnose Encephalitis führen, da ein leichtes Zahnradphänomen in dem einen Arm, der etwas zitterte, bestand, und da bei unauffälligen Prüfungen in ganz charakteristischer Weise die gesteigerte Fixationstendenz, das automatenhafte Vergessen des passiv bewegten Gliedmaßenabschnittes, feststellbar war. Wir durften früher, als wir die Encephalitis noch weniger kannten, die außerordentlich gesteigerte Automatisierungstendenz von Haltungen auch diagnostisch in einem Encephalitisfalle mit spastisch athetotischem Syndrom stellen, der uns von einem Nervenarzt mit der Diagnose Hysterie zugeschickt worden war. Im allgemeinen läßt sich so die Differentialdiagnose zwischen Hysterie und Encephalitis oder anderen striären Erkrankungen gut durchführen. Man muß allerdings mit aller Strenge von dem durch Kriegsreminiszenzen noch vielfach all zu sehr fixierten und billigen Glauben abgehen, daß alles Bizarre und Unerklärliche in der Motorik psychogen sein müsse. Wir verlangen im Gegenteil auch für die Diagnose einer hysterischen Affektion positive Merkmale und zwar Merkmale, die natürlich vorzugsweise auf dem Gebiete des Seelenlebens liegen, und die gleichzeitig die Entstehung der Krankheit mit berücksichtigen; hierzu kommt dann im Zweifelfalle die Berücksichtigung des Dauereffektes einer vorsichtig eingeleiteten aber gründlichen Psychotherapie.

Es ist kein Zweifel, daß auch heute noch unter dem Einfluß der zahlreichen Kriegserfahrungen die Diagnose Hysterie viel zu leichtsinnig gestellt wird; abgesehen davon aber, daß manche Ärzte nur den prinzipiellen Fehler begehen, Erkrankungen mit eigenartigen organisch noch nicht faßbaren Symptomen schlechtweg der Hysterie zuzuzählen, ist man mitunter namentlich in der gutachtlichen Praxis auch erstaunt über die Mißachtung grober neurologischer Herdsymptome, wenn einmal das röhrenförmig verengerte Gesichtsfeld auf die Hysteriediagnose eingestellt ist. Ich habe bereits in früheren Arbeiten Fälle beschrieben, bei denen die schwersten Rigiditätserscheinungen, Speichelfluß, Inkontinenz, Augenmuskellähmungen usw. vorgelegen hatten, und trotzdem, obwohl auch die Pupillenreaktion herabgesetzt war, hysterische Störungen angenommen worden waren. Mehrere Fälle, die zum Teil sehr ausgesprochen organisch myastatische Erscheinungen zeigten, zum Teil nach einer typisch encephalitischen Vorgeschichte nervöse Störungen bekommen hatten, die symptomatisch zunächst weniger klar waren, wurden auch längere Zeit hindurch psychoanalytisch behandelt, ohne daß der Verdacht einer organischen Krankheit bestand. Auf derartige Ignoranzen näher einzugehen ist hier gewiß nicht möglich, dagegen muß noch darauf hingewiesen werden, daß es auch Krankheitserscheinungen gibt, bei denen eine Entscheidung vorläufig überhaupt noch nicht möglich ist. Insbesondere wird bei den tickartigen Krampfzuständen des Gesichts und bei den iterativen Halsmuskelkrämpfen, wenn sonstige neurologische Symptome fehlen, ohne eine genaue Anamnese und die Feststellung des psychotherapeutischen Erfolges vorläufig noch gar nicht entschieden werden können, ob eine psychogene oder organische Erkrankung vorliegt. Die Entscheidung wird noch dadurch erschwert, daß unter diesen monosymptomatisch psychogenen Kranken mit den zuletzt genannten Symptomen nicht selten Personen gefunden werden, denen eine psychisch hysterische Komponente fehlt. Über die Schwierigkeit in einzelnen Fällen einen chronisch gewordenen organischen Singultus von einem psychogenen zu unterscheiden wurde schon früher berichtet.

Gelegentlich kann die Encephalitis auch mit einer andersartigen Neurose verwechselt werden, insbesondere mit einer *Angst- oder Zwangsneurose,* und zwar darum, weil ja bei den Unruhezuständen mit Schlafstörungen, die dem akuten Zustand häufig folgen, öfters Angstaffekte, gelegentlich auch Zwangsvorgänge bestehen können. Da symptomatisch zwischen dem Angstaffekt z. B. im pseudoneurasthenischen Zustandsbild und dem einer echten Angstneurose nach unseren Kenntnissen eine Differenz nicht existiert, wird man die Differentialdiagnose nur unter Beachtung der Vorgeschichte und etwaiger organneurologischer Resterscheinungen stellen können, und so auch bei scheinbar rein neurotischen Erkrankungen Wert auf exakte körperliche Untersuchung zu legen haben. Gelegentlich sahen wir allerdings erst im chronischen Stadium auch Fälle, die im akuten Stadium vom behandelnden Arzt offenbar als Melancholie aufgefaßt worden waren. Da die akute Encephalitis außerordentlich verschleiert mit vorwiegenden Schwächeerscheinungen und als Reaktion darauf vielfachen Unlustempfindungen, Verstimmungen, außerdem Schlafstörungen, verlaufen kann, ist diese Fehldiagnose nicht einmal so unverständlich. Man wird vor solchen Mißgriffen eben nur durch peinlich genaue Untersuchung und Beobachtung geschützt, insbesondere soll man nicht die Temperaturmessung vergessen. Unter den Neurosen mit vorwiegend vegetativer Beteiligung, bzw. den verwandten endokrinen Erkrankungen, ist es mitunter die BASEDOWsche Krankheit, die zur Diskussion steht. INGLESSIS hat einen solchen Fall beschrieben, bei dem nach einer encephalitisverdächtigen Erkrankung ein Basedowsyndrom mit Struma, Augenerscheinungen, Tachykardie, Abmagerung, Mononucleose usw. sich entwickelt hatte. Dieser Autor denkt daran, daß das Basedowsyndrom durch eine Schädigung der vegetativen Hirnteile, welche die Schilddrüsenfunktion beeinflussen, zustande gekommen ist. Gegenüber dieser Auffassung erheben sich einige Bedenken, insbesondere da außerordentlich selten ein Basedowsyndrom nach Encephalitis auftritt. Wir konnten hier nur den häufigen basedowartigen Blick bei chronischer Encephalitis beobachten, der

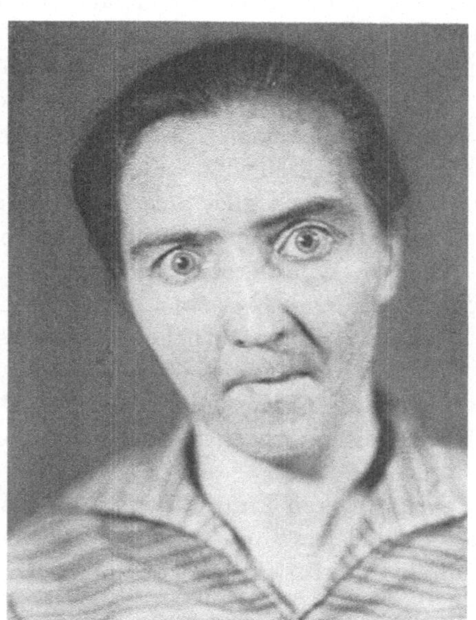

Abb. 70. Bradyphrenie mit basedowartigem Blick.

durch leichte Glotzaugen, den verminderten Lidschlag charakterisiert war. Im übrigen haben wir aber ein eigentliches Basedowsyndrom nach Encephalitis noch nicht gesehen; man wird also bei Basedowerscheinungen nur mit großer Reserve die Möglichkeit einer encephalitischen Ätiologie zu erwägen haben. Gewiß haben wir auch gelegentlich Fälle gesehen, in denen eine leichte weiche Struma bestand; von einer klassischen Ausbildung der Basedowerscheinungen konnte in diesem Fällen aber nicht die Rede sein.

Unter den akuten Infektionskrankheiten steht differentialdiagnostisch nach unseren Erfahrungen, abgesehen von der Grippe, häufiger *der Typhus* im Wettbewerb mit der epidemischen Encephalitis. Wir haben selbst sowohl chronische Encephalitisfälle gesehen, die im akuten Stadium für einen Typhus gehalten wurden, als auch selbst in einzelnen Fällen den Verdacht auf Typhus hegen müssen, bevor wir nach einigen Tagen eine richtige Diagnose stellen konnten. Die Differentialdiagnose ist jetzt dadurch erschwert, daß die serologische Untersuchung auf Agglutination von Typhusbazillen in Folge der Massenimpfungen während des Krieges noch nicht wieder die gleiche Bedeutung wie früher erreicht hat. Eine weitere Erschwerung wird durch die Mannigfaltigkeit des Krankheitsbeginnes bei Encephalitis sowohl als auch beim Typhus bedingt, und wir haben selbst einen Fall gesehen, der wie ein Typhuskranker eine treppenartig ansteigende Fieberkurve, Benommenheit und Prostration lange Zeit bot, bevor charakteristische en-

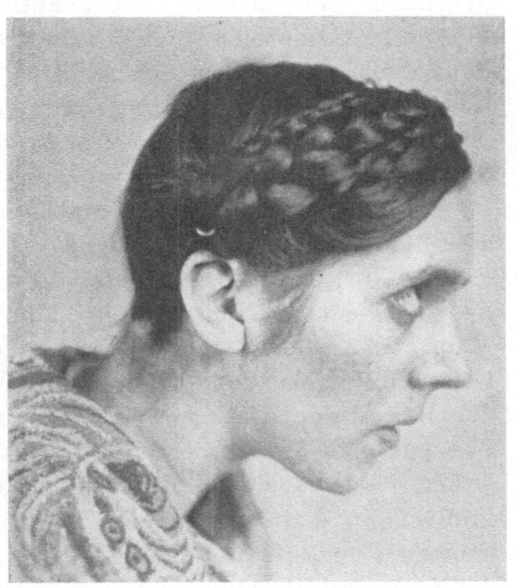

Abb. 71. Hochgradige Bradyphrenie. Basedowartiger Ausdruck.

cephalitische Symptome auftraten; der Blutwidal war in diesem Falle in Folge früherer Impfungen noch stark positiv. Roseola, Milztumor und positive Diazoreaktion können auch bei Encephalitis auftreten. Beweisend für Typhus ist wohl nur die Feststellung von Bazillen in Blut und Exkrementen; eine Encephalitis wird dagegen wahrscheinlich gemacht, wenn Augenmuskellähmungen oder hyperkinetische Erscheinungen oder akut myastatische Symptome auftreten. Unterstützt wird die Diagnose durch den Blutbefund (Leukocytenformel und Menge) und den Fieberablauf, da wenigstens in der Mehrheit der Fälle von epidemischer Encephalitis die Temperatur trotz Fortbestehens psychischer und neurologischer Symptome abfällt, und so der Temperaturablauf auch ein anderer ist als bei den so häufigen atypischen Typhusfällen. Die neurologischen Begleiterscheinungen des Typhus sind genauer von STERTZ, FRIEDLAENDER, HAGELMANN, H. A. MÜLLER studiert worden. Außer eitrigen Meningitiden finden sich darnach vorwiegend Großhirnerscheinungen, die durch einen Einzelherd hervorgerufen werden, und dem Symptom der Grippeencephalitis ähneln, ferner disseminierte Herde mit Erscheinungen, welche symptomatisch der multiplen Sklerose ähneln, weiterhin myelitische Syndrome, gelegentlich auch Kleinhirnerscheinungen (E. Schultze), welche durch die Spielmeyerschen Feststellungen von Gliastrauchwerk im Kleinhirn gut fundiert sind, und mitunter auch Symptome, die auf eine Polioencephalitis superior oder inferior hindeuten. In der hiesigen Klinik haben wir einen Fall mit spastischer Paraparese und Epilepsie nach Typhus gesehen, der darum von Interesse ist, weil fünf andere Familienmitglieder, die an Typhus gleichzeitig erkrankten, ebenfalls besonders starke Symptome seitens des Zentralnervensystems gezeigt haben sollen; ein Bruder der Kranken verblödete völlig. Meist sind jedenfalls die klinischen Erscheinungen der Typhusencephalitis von denen der epidemischen verschieden, doch gibt es einzelne Symptomenverkuppelungen, in denen offenbar erhebliche diagnostische Schwierigkeiten gegenüber epidemischer Encephalitis eintreten können. Schlafsucht, hyperkinetische Symptome und parkinsonistische Erscheinungen scheinen allerdings dem Typhus im wesentlichen fremd zu sein, außerdem treten die Bulbärerscheinungen und Hirnstammsymptome der Typhusencephalitis häufig erst als Nachkrankheit eines Typhus ein[1], so daß der Krankheitsverlauf die Differentialdiagnose sichert.

Benommenheit, Taumeln und starke Kopfschmerzen kommen häufig auch als Hauptsymptom des *Paratyphus* vor, so daß gelegentlich auch hier differentialdiagnostische Schwierigkeiten auftreten können, zumal der Paratyphus unter dem Bilde einer Grippe beginnen kann. Einer unserer Kranken, ein 23 jähriger Mann, der früher gesund war, erkrankte im August 1924 an einer sogenannten Grippe mit Fieber und Kopfschmerzen, wurde mit Rücksicht auf die begleitenden Bewußtseinsstörungen vom Arzt uns mit Encephalitisverdacht zugeschickt. Der Patient ist stark benommen, gibt nur mühsam Auskunft, geht breitbeinig, weicht etwas nach links ab, hat aber keinen Romberg, der Schädel ist klopfempfindlich, an den Hirnnerven, den Reflexen usw. kein pathologischer Befund, auch der Fundus ist normal, der Rachen ist gerötet, die Tonsillen sind geschwollen, die Zunge belegt; etwas blutiger Schleim auf der Zunge. Es besteht eine hochgradige Muskelasthenie, sowie etwas Nackensteifigkeit, die inneren Organe zeigen keinen krankhaften Befund. Bei einem Punktionsversuch kollabierte der Patient sofort und bekam Erbrechen. Es wurde so nur ganz wenig Liquor gewonnen, in dem nichts Pathologisches feststellbar war. Weiter besteht erhebliche Obstipation. Temperatur nur einmal über 38°. Blutleukocyten 7000 bei normaler Formel. Starke Agglutination auf Paratyphusbazillen. Der Kranke wurde darnach der Infektionsstation der Medizinischen Klinik überwiesen, wo er zur Heilung kam. Wir möchten diesen Fall nur als ein Beispiel dafür mitteilen, wie wichtig es ist in jedem Falle bei einer encephalitisverdächtigen fieberhaften Erkrankung an alle anderen Infektionskrankheiten zu denken.

So wird man, da gelegentlich im akuten Encephalitisstadium auch die ver-

---

[1] Einen solchen Fall „enterogener" Encephalitis konnte ich vor kurzem sehen, wo sonst alle Symptome für Typhus gesprochen hätten, wenn nicht serologisch und bakteriologisch alle Reaktionen stets negativ gewesen wären. Vielleicht handelt es sich um einen der seltenen Typhusfälle mit negativem serologischen Befund (?), jedenfalls nicht um epidemische Encephalitis. Die Hirnerscheinungen (Bulbärsymptome und parkinsonistische Erscheinungen neben Benommenheit) traten erst ein als die übrigen schweren Krankheitssymptome über 14 Tage bestanden. Ich verdanke die Mituntersuchung Herrn Dr. Huschenbett-Eschwege und Prof. Meyer-Bisch. Es trat in diesem Falle Heilung ein

schiedensten Exantheme auftreten können, gelegentlich genötigt sein bei einer
masern- oder scharlachartigen Erkrankung an Encephalitis zu denken, wenn
eine solche Erkrankung von starken Hirnerscheinungen begleitet ist. Ich glaube
allerdings nicht, daß die Gefahren einer Verwechslung hier so besonders große
sind, da die schweren toxischen Exantheme der Encephalitis meist nur bei Erkrankungen beobachtet wurden, die mit sehr schweren hyperkinetischen Symptomen
gemischt waren, und dazu gleichzeitig noch in den Zeiten, in welchen die Encephalitisepidemie auf dem Höhepunkte war. Dazu kommt, daß ja sowohl Masern
wie Scharlach mit anderen charakteristischen Symptomen, auf der einen Seite
den mannigfachen katarrhalischen Erscheinungen, auf der anderen Seite schwerer
Angina verbunden sind, von denen namentlich die letztere in der typisch scarla-
tinösen Form bei Encephalitis epidemica jedenfalls höchst selten ist. Daß Erscheinungen, die denen der Epidemica ähneln, insbesondere striäre Symptome
bei Masernencephalitis vorkommen können, ist schon in dem vorigen Kapitel
eingehend behandelt worden. Im Zweifelsfalle wird man also bei dem Auftreten
anscheinend typischer Exantheme, auch dann wenn neurologische Herdsymptome
auftreten, eher an eine Masern- bzw. Scharlachencephalitis als an eine epidemische
Encephalitis zu denken haben; allerdings kommt es in einzelnen Fällen, wie wir
gesehen haben, auch zu einer Aufklinkung einer epidemischen Encephalitis durch
eine Masernerkrankung. Diese Möglichkeit wird also auch mit im Auge behalten
werden müssen. Übrigens scheinen die Fälle von Scharlachencephalitis klinisch
viel weniger Verwechslungsmöglichkeiten mit charakteristischer Epidemica zu
geben als Masern. Bei Scharlachencephalitiden können große Großhirnherde
auftreten; gelegentlich kommen auch wie wir selbst gesehen haben langdauernde
Kleinhirnencephalitiden vor. Die Berücksichtigung des charakteristischen Exan-
thems ist dann weiterhin auch das wichtigste Kriterium in der Abgrenzung der
epidemischen von der *Fleckfieberencephalitis*, die zur Zeit allerdings in unseren
Gegenden glücklicherweise keine größere Bedeutung mehr hat. Im Zweifelfalle
wird die WEIL-FELIXsche Reaktion zur Klärung der Diagnose beitragen. Symptomatisch kann die Fleckfieberencephalitis der epidemischen im akuten Stadium
ähneln; choreatische, athetotische, pseudobulbäre Symptome und auch Augenmuskellähmungen kommen vor, ebenso wie gelegentlich parkinsonartiger Tremor
und vielleicht sogar Schlafsucht (CHIARI, DEMIANOWSKA, FORSTER, KELLER).
In der Mehrheit der Fälle ist die Fleckfieberencephalitis allerdings eine Großhirnencephalitis, auch die Hirnstammerscheinungen pflegen nach Ablauf des
akuten Stadiums wieder zurückzugehen oder höchstens stationär zu werden.
Von einer chronisch progressiven myastatischen Erkrankung nach Fleckfieber
ist *mir* aus der Literatur nichts bekannt.

Selbstverständlich wird gelegentlich auch eine Verwechslung von septischen
Erkrankungen mit Encephalitis vorkommen. Häufig kommt es ja vor, daß ziemlich rasch Bewußtseinstrübungen bei septischen Infektionen und neuralgieartige
Schmerzen auftreten; die Benommenheit kann wie Schlafsucht erscheinen, Delirien
kommen dazu. Unserer Klinik wurde im Oktober 1925 ein derartiger Kranker
wegen Encephalitisverdacht zugeführt, der Anfang September 1925 mit Schüttelfrost, Fieber und Drehschwindel erkrankt war. Er befand sich in einem benommenen leicht deliranten gleichzeitig euphorischen Zustande; beim Blick nach rechts
bestanden einige nystaktische Zuckungen. Es bestand etwas Nackensteifigkeit

beim Neigen des Kopfes nach vorn. Ferner schien eine leichte rechtsseitige Gaumensegelparese zu bestehen. Außerdem bestanden ataktische Symptome, Adiadochokinesis und kinästhetische Störungen. Doch war die Bewußtseinsstörung so stark, daß diese letzten Störungen auch von uns nicht als sicher erwiesen angesehen werden konnten. Im Fundus oculi fanden sich nur einige erweiterte Venen. Der Liquor war normal. Wir haben die Diagnose Encephalitis auch mit Rücksicht auf den Fieberverlauf abgelehnt und den Kranken der Medizinischen Klinik überwiesen, wo eine Staphylokokkensepsis mit Metastasen festgestellt wurde.

In diesem Falle interessiert uns besonders der plötzliche Krankheitsbeginn mit Schüttelfrost und Fieber; bei Encephalitis ist ein derartiger Krankheitsbeginn bekanntlich viel seltener als blandere Initien. Offenbar lag ja auch insofern kein zwingender Anlaß vor eine Encephalitis anzunehmen, da beweisende Symptome wie flüchtige Augenmuskellähmungen, Hyperkinesen, Myastasen fehlten. Da aber auch eine Encephalitis unter dem Bilde einer verwaschenen Infektionskrankheit mit Benommenheit und Delirien verlaufen kann, kann der Fall als Beispiel dafür dienen, wie notwendig es ist in solchen Fällen genaue Untersuchung internistischer, neurologischer und bakteriologischer Art vorzunehmen.

Von weiteren akuten Erkrankungen, die einmal diagnostisch in Frage kommen, müssen vor allem die *akuten Psychosen* und die Chorea minor genannt werden. Alkoholdelirien können bald ausgeschieden werden, da das Delirium tremens nach wenigen Tagen heilt, während beim Encephalitiker die Delirien, wenn auch intermittierend, längere Zeit dauern. Die schwersten Fälle der WERNICKEschen Polioencephalose kommen nur bei ganz schweren Trinkern vor, so daß die Anamnese Klärung zwischen den symptomatisch verwandten Krankheiten bringen wird. Auch akute katatonische Insulte sind wohl unschwierig zu differenzieren, dagegen können Erkrankungen unter dem Bilde des akuten Delirs oder akuter amentieller Zustände erhebliche Schwierigkeiten machen, wenn nicht von vornherein charakteristische Hyperkinesen choreatischer oder myoklonischer Natur bestehen. Es sind dies Fälle, in denen eventuell nur der Verlauf oder gegebenenfalls die histologischen Untersuchungen Klarheit schaffen können.

Fall 40. Als Beispiel für die diagnostischen Schwierigkeiten erwähnen wir den Schüler F. J., 14 Jahre alt, der am 18. XII. 1926 plötzlich mit Kopfschmerzen, Nasenbluten und Angst erkrankte. Er glaubte sterben zu müssen. Der Arzt fand das Kind blaß mit weitgeöffneten Augen, schwitzend, bewegungslos im Bett. Es bestand ein „stupuröser" Zustand, wahrscheinlich Benommenheit, mit Inkontinenzerscheinungen. An den inneren Organen kein krankhafter Befund. Leichte Konvergenzstellung der Bulbi. Temperatur zwischen 37,5 und 38,3⁰. Nach einigen Tagen besserte sich der Zustand, der Junge wurde lebhafter, lachte, stand auf, zeigte aber Bewegungsverlangsamung. Dann verschlimmerte sich der Zustand, und J. wurde am 15. I. 1927 der Klinik überwiesen; es wurde eine Temperatur von 38,2, axillar festgestellt. J. zeigt anfangs fast völlige Akinese und Amimie, starken Schweißausbruch. Es bestehen eigentümliche leichte Parakinesen des gestreckt emporgehobenen Armes. Er versucht, auf Anruf zu antworten, bewegt die Lippen, hört dann mitten im Wort auf. Konvergenzreaktion scheint herabgesetzt. Innere Organe ohne krankhaften Befund. Vorübergehend Scheinrigidität. Nach ¹/₂ Stunde einige Minuten lang fibrilläre Zuckungen im linken Orbicularisgebiet, gelegentliche Blinzelsalven. Manchmal werden die Beine plötzlich an den Leib gezogen. Sterotype Bewegungen (Iterationen). Gelegentlich plötzliche Sperrungen. Am nächsten Morgen plötzliche delirante Äußerungen. Er richtet sich im Bett auf, spielt mit den Händen als ob er die Zügel eines Wagens hält, schreit „brr, brr", läßt sich durch kein Mittel beruhigen, wird darauf nach der Heilanstalt verlegt.

In der Heilanstalt ist die Temperatur weiterhin leicht erhöht, geht aber allmählich nach Injektionen von Serum zur Norm zurück. Der Liquorbefund war das erstemal 8 : 3 Zellen, bei einer späteren Punktion 4 : 3 Zellen. Am Anfang fanden sich noch eigenartige psychomotorische Erregungszustände mit beschäftigungsdeliranten Beimengungen und parakinetischen Symptomen, die manchmal direkt einen psychogenen Eindruck machten. Am 19. II. wird J. ohne besondere motorische Störungen, vielleicht mit ganz geringer Amimie, entlassen.

Wir haben in diesem Falle eine Encephalitis annehmen zu dürfen geglaubt.

In der Trennung der epidemischen Encephalitis von der *Chorea minor* kann man sich nicht darauf verlassen, daß die Symptome der Encephalitischorea von denen der Chorea minor immer sehr verschieden sind. Wir haben früher bereits darauf hingewiesen. Wichtiger ist gewiß der Hinweis darauf, daß eine einfache unkomplizierte Chorea minor gewöhnlich nicht mit Fieber verläuft; ebenso finden wir bei der unkomplizierten infektiösen Chorea keine Veränderungen des Liquors. Nur bei den schweren choreatischen Jaktationen, die unter dem Bilde des motorischen Austobens verlaufen, kommt es zu höheren Temperatursteigerungen, doch habe ich noch nie eine einfache infektiöse Chorea gesehen, welche mit derartigen gewaltigen Zuckungen *begonnen* hätte, während die encephalitischen Hyperkinesen oft ganz brüsk nach einem neuralgischen Vorstadium mit hohem Fieber, schweren Delirien usw. beginnen können; die Kombination mit myoklonischen Erscheinungen, Pupillenstörungen und anderen Hirnstammlähmungen wird die Diagnose weiterhin klären, während auf der anderen Seite die Erkennung der Chorea minor durch die Vorgeschichte (Rheumatismus, Anginen, Mitralfehler) erleichtert wird. HERZOG meint, daß schnelles Heilen des Veitstanzes besonders encephalitisverdächtig ist. Noch einfacher ist die Unterscheidung zwischen der encephalitischen Chorea des chronischen Stadiums und der chronisch degenerativen Chorea, da wir die seltenen choreatischen Restsymptome in chronischen Fällen nur im Anschluß an typische Erkrankungen sahen, an deren Zugehörigkeit zur Encephalitis kein Zweifel war. In der Mehrheit der Fälle sind ja aber die choreatischen Erscheinungen des chronischen Stadiums viel komplexer oder bizarrer; es handelt sich um verwickelte Hyperkinesen, wie die Chorée salutante und ähnliche Störungen, die bei chronisch degenerativer Chorea kein Analogon haben. Erschwert könnte die Differentialdiagnose zwischen Huntington und Encephalitis höchstens dadurch werden, daß wie KEHRER gezeigt hat zentrale Schmerzen, die fälschlich für rheumatisch gehalten werden, auch beim Huntington auftreten. Von besonderem Interesse ist in dieser Beziehung der von STROOP veröffentlichte und von KEHRER kritisierte Fall Jakob L., der eine exquisite Huntingtonheredität bietet und Mitte Februar 1923 selbst im Alter von 23 Jahren akut an einem Leiden erkrankte, das in der Marburger Klinik für epidemische Encephalitis gehalten wurde, während KEHRER von einem exogenen Reaktionstyp sprechen will, dessen pathoplastische Besonderheiten durch die Huntingtonanlage bedingt war. In dieser Beziehung möchte ich KEHRER aber doch nicht folgen und zwar darum, weil erstens einmal auch bei der Annahme einer sehr starken choreoplastischen Disposition die Anerkennung einer so heftig überstürzten hyperkinetischen Erkrankung mit Thalamusschmerzen als einer nicht encephalitischen Erkrankung schwer denkbar wäre, zweitens aber auch weil doch auch andere genügend beweisende Encephalitissymptome wie Schlafsucht und vorübergehende Augenmuskellähmungen vorhanden waren. Trotz des negativen Liquorbefundes möchte ich der Marburger Diagnose Encephalitis durchaus folgen. Von Interesse ist weiterhin die Angabe KEHRERs, daß auch bei Huntington gelegentlich eine steile Mastixflockung auftreten kann, obwohl man bei einer solchen langsam verlaufenden Abbauerkrankung eigentlich keine erheblichen Veränderungen der Mastixkurve erwarten könnte. Es wird notwendig sein allein aus diagnostischen Gründen hierüber Serienuntersuchungen anzustellen, die nicht so ganz schwierig sind, da die Huntingtonsche Chorea keine ganz seltene Erkrankung ist. Auch die von KEHRER zur Diskussion gestellte Frage inwieweit das chronische Bild einer Chorea bei Encephalitis für eine besondere choreopatische Disposition spricht, wird weiter zu verfolgen sein; in dem einzigen von mir bis jetzt gesehenen Falle (unter fast 800 chronischen Fällen!) in dem ein huntingtonartiger Zustand zurückgeblieben war, wurden leider genealogische Untersuchungen unterlassen.

Schon weiter oben wurde dargelegt, daß nach den Untersuchungen amerikanischer Ärzte eine Komplementablenkungsreaktion zwischen Encephalitikerserum und *Poliomyelitis*virus besteht, welche die nahe Verwandtschaft der beiden Erkrankungen demonstrieren soll. MISASI berichtet über ähnliche Befunde. Das Serum von Encephalitikern soll Erregerkulturen von Poliomyelitis agglutinieren und Komplementablenkungen geben, und auch das Umgekehrte soll der Fall sein. Ob diese Untersuchungen stimmen, müßte durch weitere Untersuchungen nachgeprüft werden. Nach den so zahlreichen negativen Experimentaluntersuchungen stehen wir vorläufig noch etwas skeptisch den Züchtungsergebnissen von Encephalitismaterial gegenüber. Auf jeden Fall können wir, wie bereits in dem vorigen Kapitel auseinandergesetzt wurde, nicht wie MISASI das tut, Heine-Medin und Encephalitis für wesensgleiche Erkrankungen halten. Die Gründe, die dagegen sprechen, brauchen wir hier nicht noch einmal zu wiederholen. Es ist aber mit Rücksicht auf die nahe Verwandtschaft der Erkrankungen sehr verständlich, daß Fehldiagnosen entstehen können, und daß wir mitunter sogar anatomisch nicht ganz im klaren über die Natur der Krankheit sein werden. Dies gilt insbesondere für die aufsteigenden Landryschen Lähmungen, bei denen die Zurechnung zur einen oder anderen Krankheit oft nur nach der Art der gegenwärtigen Epidemie zu stellen sein wird. Es ist daher auch wohl verständlich, daß die epidemische Encephalitis, als sie zum ersten Male in England auftrat, zunächst für Poliomyelitis oder Botulismus gehalten wurde. Folgende differentialdiagnostische Gesichtspunkte sind aufzuführen; die Kinderlähmungsepidemien treten vorzugsweise im Sommer auf, die Encephalitisepidemien im Winter. Dieses Zeichen hat wie alle anderen nur bedingten diagnostischen Wert, da es nicht nur Encephalitisfälle im Sommer, sondern auch Poliomyelitisfälle im Winter gibt (von HUSLER neuerdings betont). Bei Poliomyelitis überwiegen stets die spinalen Fälle, bei Encephalitis die cerebralen Fälle. Die spinalen Fälle bei Encephalitisepidemien sind immer Ausnahmefälle und jedenfalls viel häufiger als die Poliomyelitisfälle von Cerebralerscheinungen begleitet. Die bulbären Formen der Poliomyelitis kommen nach LANGERMANN nur in etwa 20% vor; hierin inbegriffen sind aber auch andere Cerebralerscheinungen und die Fälle, in denen gleichzeitig Spinalsymptome auftreten. Rein bulbopontine Erkrankungen treten bei Poliomyelitis nur in zirka 5% der Fälle ein, wenn man von abortiven Fällen absieht, wie z. B. den Fällen die sich in einer einfachen Facialislähmung erschöpfen. Schlafsucht ist bei Poliomyelitis ein jedenfalls höchst ungewöhnliches Symptom; ausgesprochene Hyperkinesen dürften überhaupt nicht der Poliomyelitis anzugliedern sein, wenn man von spinal bedingten initialen Zuckungen absieht, welche dem Lähmungsstadium vorausgehen. Die von EDUARD MÜLLER so schön geschilderten Kennzeichen des präparalytischen Stadiums, die charakteristische Hauthyperästhesie und Hyperidrosis mit leichten Spontanzuckungen bilden in dieser charakteristischen Form jedenfalls kein typisches Vorstadium der Encephalitis; den initialen Schmerzstadien der Encephalitis folgen bekanntlich, wenn überhaupt weitere neurologische Symptome sich entwickeln, meist Hyperkinesen myoklonischer oder choreatischer Natur. Abgesehen von der Symptomendifferenz legen wir auf das Lebensalter, den Verlauf und die chronischen Formen Wert. Obwohl die Poliomyelitis, wie schon von MÜLLER und anderen annonciert wurde, auch in unserer Gegend in den letzten Jahren häufiger Juvenile und selbst Erwachsene betroffen hat, so ist die Erkrankung doch auch heute noch ganz vorzüglich eine Erkrankung des jüngsten Kindesalters. In der ersten Dekade des Lebens erkranken nach MÜLLER 88% aller Fälle, in der zweiten 10%, jenseits des 20. Lebensjahres im ganzen nur 2%. Bei Encephalitikern gibt es eine Bevorzugung eines Lebensalters eigentlich überhaupt nicht; jedenfalls erkranken besonders häufig Personen zwischen dem 10. und 30. Lebensjahre. Weiterhin können wir wohl mit Bestimmtheit sagen, daß eine chronisch myastatische Erkrankung bei Poliomyelitis nicht vorkommt; aber auch auf das hartnäckige pseudoneurasthenische Stadium einschließlich der Charakterveränderungen werden wir zugunsten der Encephalitis großen Wert legen. Allerdings haben wir auch bei Kranken, die eine sichere Poliomyelitis durchgemacht haben, in dem letzten Jahre gelegentlich leichte, längere Zeit anhaltende Störungen des Allgemeinbefindens gesehen, welche symptomatisch ohne weiteres den postinfektiösen Schwächezuständen bzw. den Zuständen postinfektiöser Neurasthenie ähnelten. Doch waren diese postinfektiösen Schwächezustände lange nicht so hartnäckig und schwer, wie wir das bei der Encephalitis dauernd sehen. Aus diesen Gründen haben wir uns auch für berechtigt gehalten, einen früher beschriebenen Encephalitisfall mit konsekutiven Vorderhornlähmungen der Encephalitis zu subsummieren, zumal die Erkrankung in eine Zeit fiel, in welcher Poliomyelitis in unserer Gegend nicht beobachtet wurde, ferner die Erkrankung mit ausgesprochener Schlafsucht und Augenmuskellähmungen begonnen hatte und die Vorderhornlähmungen erst später folgten. BARKER hat im Jahre 1921 im übrigen noch auf folgende Unterschiede aufmerksam gemacht: bei HEINE-MEDINscher Krankheit sind die Lähmungen gewöhnlich mehr oder weniger komplett, viele dauern an und finden sich gewöhnlich von Anfang der Krankheit an, während bei epidemischer Encephalitis die Lähmungen langsam kommen, einen Muskel oder eine Gruppe von Muskeln befallen, häufiger partiell und transitorisch sind. Bei Heine-Medin ist das Fieber am höchsten bevor die Krankheit beginnt, bei epidemischer Encephalitis kann ein umgekehrtes Verhalten stattfinden. Das von BARKER angegebene Kriterium, daß bei Heine-Medin einseitige oder asymmetrische Lähmungen gewohnheitsmäßig, bei epidemischer Encephalitis die Lähmungen häufig doppelseitig und symmetrisch sind, trifft wohl nicht zu, soweit Eigentümlichkeiten der Encephalitis in Betracht kommen. CADWALADER weist dann besonders auf die Schwierigkeiten der Differentialdiagnose hin, die darin liegt, daß die Zahl der abortiven Fälle bei Poliomyelitis ohne Lähmungserscheinungen vielleicht 50% beträgt; die Rücksicht auf die aktuelle Epidemie kann hier diagnostisch klärend wirken. Beachtenswert ist, daß nicht ganz selten bei Kranken, die früher eine Poliomyelitis gehabt haben, eine Encephalitis sich entwickeln kann. Dieser Befund steht etwas in Analogie mit der bekannten Erfahrung, daß nicht ganz selten bei Poliomyelitispatienten später fortschreitende Muskellähmungen auftreten können.

Über die Abtrennung der Encephalitis von neuritischen Erkrankungen ist schon früher bei Besprechung der encephalitischen Neuritis berichtet worden. Ich verweise, um mich nicht zu wiederholen, auf diesen Abschnitt (S. 83).

Vom *Botulismus* ist die Encephalitis nach GEIGER dadurch unterschieden, daß gewöhnlich Untertemperatur bei der ersteren Erkrankung herrscht, gewöhnlich mehrere Personen in einem Haushalt erkranken, und die Quelle der Vergiftung in den betreffenden Nahrungsmitteln bei genügender Nachforschung ermittelt werden kann. Entzündliche Veränderungen fehlen histologisch beim Botulismus gewöhnlich, doch spricht GEIGER selbst von einem Falle, in dem der Bacillus botulinus bakteriologisch festgestellt werden konnte, daß leichte Rundzelleninfiltration nachweisbar waren. Häufig findet man auch bei Botulismus eine auffallende Trokkenheit des Mundes, die bei Encephalitis gewöhnlich fehlt. BARKER weist dann weiterhin mit Recht auf die Wichtigkeit der Feststellung doppelseitiger Ophthalmoplegia interna bei Botulismus hin, die ja bei Encephalitis namentlich in den Anfangsstadien und isoliert zum mindesten außerordentlich selten ist. Außerdem wird man mit EBRIGHT auch auf die Bewußtseinsklarheit beim Botulismus hinweisen können. Es ist schon durch OPPENHEIM bekannt, daß bei Veronalvergiftung Krankheitsbilder entstehen können, welche einer Polioencephalitis superior sehr ähnlich sind, so daß Verwechslungen mit Encephalitis entstehen können (FROMENT, HASSIN, WIEN). Wichtig ist, daß außer Schlafsucht bzw. Benommenheit, leichten Delirien und Augenmuskellähmungen auch etwas Fieber bei derartigen Arzneivergiftungen auftreten kann. Auch wir haben einen derartigen Fall von Encephalitis gesehen, in welchem der Verdacht einer protahierten Luminalvergiftung erhoben war. Die Lumbalpunktion kann in einzelnen Fällen, in denen entzündliche Veränderungen des Liquors gefunden werden, diagnostisch Nutzen bringen; in akuten Fällen geht auch das polioencephalotische Stadium einer Arzneivergiftung ziemlich rasch vorüber; in vielen Fällen wird aber das Hauptgewicht doch auf die Feststellung der tatsächlich stattgehabten übermäßigen Arzneimittelzufuhren und auf den Nachweis des Giftes in den Ausscheidungen Wert gelegt werden müssen. MATTHES hat darauf aufmerksam gemacht, daß auch nach Pilzvergiftung encephalitisverdächtige Erscheinungen mit Muskellähmungen auftreten können.

Hirnblutungen lassen sich meist von epidemischer Encephalitis ziemlich leicht differenzieren, da der apoplektiforme Beginn der epidemischen Encephalitis von extremer Seltenheit ist, eine Ursache des Insultes sich meist nachweisen läßt, und dem Insult bekanntlich auch meist andere Erscheinungen folgen als die typischen Symptome der epidemischen Encephalitis. Es gibt aber doch einzelne Fälle, in denen merkwürdige Schwierigkeiten auftreten können, die selbst durch die Lumbalpunktion mitunter nicht behebbar sind, da ja, wie früher gezeigt wurde, mitunter auch eine nicht artefizielle Blutbeimengung zum Liquor bei Encepha-

litis vorkommen kann, und da, wie früher in dem Abschnitt über den Liquor
dargetan wurde, neuerdings auch bei jüngeren Personen häufiger als früher
Subarachnoidealblutungen beobachtet wurden, welche einige Autoren in Beziehung zur epidemischen Encephalitis setzen. Ferner kommen in ganz seltenen
Fällen kleine Aneurysmenbildungen bei jugendlichen Personen vor, die keinerlei
Symptome einer Gefäßschädigung oder hämorrhagischen Diathese zeigen und
zu Bewußtseinsstörungen führen können, welche mit epidemischer Encephalitis
verwechselbar sind. FLOYD und LANDON erwähnen hier besonders idiopathische
Blutungen der Pialgefäße bei Kindern ohne besondere allgemeine Veränderungen,
und idiopathische Blutungen bei Kindern mit Status lymphaticus. Ferner muß
darauf hingewiesen werden, daß bei der Grippeencephalitis große Hämorrhagien
auftreten, die mit stürmisch apoplektiform einsetzenden Symptomen verbunden
sein können. Bei diesen seltenen Erkrankungen ist die Differentialdiagnose so
schwierig, daß wir hier mehr nach allgemein logischen Gesichtspunkten als bestimmten empirischen Erfahrungen vorgehen müssen. Leitmotiv unserer Überlegungen ist die Seltenheit eines hämorrhagischen Liquorbefundes bei epidemischer Encephalitis, so daß wir bei blutigem Liquor nur dann Epidemica stärker
in Erwägung ziehen, wenn der Krankheitsbeginn, die Entwicklung nach einer
verwaschenen grippeartigen Erkrankung ohne starke bronchitisch pulmonäre
Symptome, das mehr schleichende Eintreten von Bewußtseinsstörungen, flüchtigen Augenmuskellähmungen usw., genügende Verdachtsmomente ergeben. Der
Liquor wird sorgfältig daraufhin untersucht werden müssen, ob eine Vermehrung
der Leuko- und Lymphocyten vorhanden ist, die nicht allein durch die Blutbeimengungen erklärbar ist. Im allgemeinen sprechen jedenfalls Blutungen bei
schwerer Grippe mehr für eine Grippeencephalitis als für epidemische Encephalitis; dies wird uns auch bei der Therapie leiten. Außerdem vergesse man nicht
bei jedem Falle mit blutigem Liquor, namentlich bei jugendlichen Individuen,
außer der exakten Untersuchung der inneren Organe besonders nach Symptomen
von Hämophilie und anderen hämorrhagischen Diathesen (Kalkspiegel) zu fahnden. Die sehr seltenen Aneurysmen basaler Gefäße infolge angeborener Anomalie
dürften diagnostisch vorläufig noch nicht faßbar sein. Gelegentlich kann übrigens
auch eine ausgesprochene arteriosklerotische Blutung diagnostisch irreführen, wenn
man den Kranken erst einige Zeit nach der Blutung zur Beobachtung bekommt,
und zwar darum, weil die Bewußtseinsstörungen nach dem Insult als Schlafsucht
bezeichnet werden, und da auch vorübergehende Augenmuskellähmungen dem
Insult folgen können. Wir selbst haben bei einem 55 jährigen Mann einmal die
Fehldiagnose Encephalitis in einem solchen Falle gestellt, in dem der Kranke
erst 5 Monate nach dem Insult zu uns kam. Es war angegeben worden, daß der
betreffende Patient 3 Tage und Nächte hintereinander geschlafen und hinterher
über Doppelbilder geklagt hätte. Von Fieber war nichts bekannt. Nachher
wurde der Kranke ratlos, vergeßlich und steif im Körper. Eine ausgesprochene
peripherische Arteriosklerose bestand damals nicht; der Liquor war frei bis auf
etwas Nonne und Mastixflockung. Der Kranke befand sich in einem eigenartigen
Korsakowzustand mit kataleptischen Erscheinungen, körperlich fand sich auch
eine leichte Dehnungshypertonie in beiden Armen ohne Pyramidenerscheinungen,
sowie eine leichte Ataxie. Der Kranke wurde später der Heilanstalt zugeführt,
wo sich immer mehr pseudobulbäre Erscheinungen und fortschreitende Gedächtnis-

störungen entwickelten; eine Besserung des Korsakowzustandes trat nicht ein. Nach mehr als 2jährigem Aufenthalt in der Anstalt verstarb der Kranke. Im Gehirn fand sich nichts Encephalitisches; dagegen fanden sich verschiedene alte arteriosklerotische Erweichungen, z. B. im rechten Putamen, der rechten Substantia nigra, außerdem auch kleine frische Blutungen. Ich führe diesen Fall als Beispiel dafür an, wie vorsichtig man in der Encephalitisdiagnose sein muß, sobald atypische Befunde auftreten. Ein ausgesprochener Korsakowzustand wird immer nur dann diagnostisch als Encephalitissymptom bewertet werden dürfen, wenn er sich unmittelbar aus einem mit sicheren Encephalitissymptomen verbundenen Begleitdelirium herüberentwickelt hat.

Unter den prinzipiell *chronischer* verlaufenden Krankheiten stellen wir an die erste Stelle die *multiple Sklerose, welche bei weitem am häufigsten Anlaß zu Fehldiagnosen gibt*. Dies scheint auf den ersten Blick merkwürdig zu sein, da es ja zur lehrbuchmäßigen Darstellung gehört, daß die multiple Sklerose ohne Fieber, mitunter sogar mit schleichenden umschriebenen Müdigkeitssymptomen verläuft, und da auch die Symptomengruppierung bei der multiplen Sklerose gewöhnlich ganz anders ist, insbesondere die hartnäckigen und schweren Pyramidenlähmungen, welche wir bei multipler Sklerose so häufig finden, bei Encephalitis vermissen. BROCK und MARGARETTEN haben zwar behauptet, daß in 100 Fällen epidemischer Encephalitis 24 mal Pyramidensymptome mit im Vordergrunde des Krankheitsbildes standen, doch entspricht das keineswegs den Allgemeinerfahrungen, selbst wenn man nicht die früher mitgeteilten seltenen protrahierten Hemiplegien berücksichtigt, sondern auch die flüchtigen parzellären Pyramidenreflexe oder Schwächezustände oder aber die wieder mehr für Encephalitis sprechenden semiotisch ungewöhnlichen Symptomenbilder, wie etwa der ACHARDsche Fall, in dem sich eine schlaffe Hemiplegie mit Pyramidenlähmungen und myoklonischen Zuckungen fand. Obwohl also grundsätzlich Symptome und Verlauf der multiplen Sklerose von denen der epidemischen Encephalitis verschieden sind, kommen differentialdiagnostische Fehlerquellen vor, und zwar in der einen wie der anderen Richtung. Zunächst sind Encephalitisfälle bekannt geworden, welche Erscheinungen der multiplen Sklerose machten. Dahin gehören die beiden Fälle von BOSTROEM, die im gleichen Haushalt erkrankten mit Taumeln, Nystagmus, Adiadochokinesis, skandierender Sprache, Doppelbildern, fehlenden Bauchdeckenreflexen und ausgesprochenen sensiblen Störungen. Die Erscheinungen klangen nach wenigen Tagen so weit ab, daß eine richtige Encephalitisdiagnose gestellt werden konnte. Im Vordergrunde der Symptome, die diagnostische Schwierigkeiten machen können, stehen hier also Kleinhirnsymptome in weitestem Maße, auf deren Vorkommen bereits früher hingewiesen worden ist. Wir geben ohne weiteres zu, daß es Fälle gibt, in denen auch der erfahrenste Kenner im Anfang nicht imstande sein wird zwischen Encephalitis und multipler Sklerose zu differenzieren, zumal auch aus dem Liquorbefund in solchen Fällen nicht viel Nutzen zu erwarten ist, und höchstens aus dem positiven Ausfall einer erheblichen Steigerung des Liquor: Blutzuckerquotienten ein Rückschluß zugunsten der Encephalitis erlaubt sein wird. Im übrigen wird man gewiß einige Tage warten müssen, ehe die richtige Diagnose gestellt werden kann, wir möchten aber besonders wieder hinweisen auf die Wichtigkeit des Bewußtseinszustandes. Leichte Störungen des Bewußtseinszustandes im Sinne von Schläfrigkeit oder Benommenheit oder auch hartnäckiger Agrypnie finden wir auch dann bei Encephalitis, wenn im übrigen cerebellare Symptome das Symptomenbild beherrschen. Bei multipler Sklerose ist das im allgemeinen nicht der Fall; eine Ausnahme werden wir allerdings gleich kennen lernen. Dann gibt es weiterhin auch einen Tremor, welcher bei multipler Sklerose und Encephalitis große Ähnlichkeit haben kann. HASSIN und STONE haben z. B. darauf hingewiesen, daß die Encephalitis mit einem Intentionstremor des rechten Armes und Kopfschmerzen beginnen kann und erst später charakteristische Encephalitissymptome beginnen. Meist ist der Tremor bei multipler Sklerose allerdings anders. Myastatische Erscheinungen können von vornherein als encephalitisverdächtige Symptome gedeutet werden, ebenso verhält es sich mit den akut aufschießenden Hyperkinesen choreatisch myoklonischer Natur. Im allgemeinen ist ja der Parkinsonismus bei multipler Sklerose überaus selten, und auch wir haben nur *einen* einzigen Fall dieser Art in unserem Material. In der Literatur sind verschiedene derartige Fälle von BRZEZICKI zusammengestellt worden; der Verfasser hat drei eigene Fälle angeschlossen. In allen Fällen waren aber Symptomgruppierung oder Verlauf anders als bei Encephalitis. Entweder hatten schon Krankheitsschübe, die aber völlig zurückgegangen waren, bestanden, oder parkinsonistische Erscheinungen waren mit schweren spastischen Lähmungen verbunden oder die Krankheit hatte sich langsam aus einer leichten Ermüdbarkeit beim Gehen heraus entwickelt. Diese Fälle machen also geringere diagnostische Schwierigkeiten. Überhaupt macht die Differentialdiagnose zwischen chronischer Encephalitis und multipler Sklerose gewöhnlich keine großen Schwierigkeiten, wenn auch REMOND, LANNELONGUE und WIMMER chronische Encephalitisfälle beschrieben haben, die der multiplen Sklerose ähnelten oder wenigstens einige spastisch paretische Symptome zeigten. Ich habe schon früher darauf hingewiesen, daß bei sicherer chronischer Encephalitis bis auf seltene Ausnahmen gewöhnlich nur reine Myastasen oder Myastasen mit einigen Pyramidenerscheinungen gemischt beobachtet wurden. Abblassung der temporalen Papillenhälfte ist zwar bei Encephalitis selten, wurde aber doch verschiedentlich auch von uns beobachtet, ist also kein ganz einwandfreies Stigma.

Man wird sich nun vielleicht wundern, daß ich unter den differentialdiagnostischen Kriterien der Encephalitis gegenüber der multiplen Sklerose in den Anfangsstadien nicht gleich anfangs den fieberhaften Beginn nach der grippeartigen Initialerkrankung betont habe. Dies ist absichtlich nicht geschehen, da dies Kriterium keineswegs so eindeutig ist als man annehmen möchte. Gewiß ist die Entwicklung einer cerebralen Erkrankung mit wechselnden Augenmuskellähmungen und Schlafsucht ohne weiteres encephalitisverdächtig, wenn während des Blütestadiums der Hirnerscheinungen mehrere Tage hindurch Fieber besteht; in der Praxis beobachten wir aber so häufig die verwasheneren Fälle, in denen etwas „Grippe" und Fieber den neurologischen Herdsymptomen vorausgingen, und dann nur noch leichte subfebrile Temperaturen bestehen, wenn der Kranke in der Klinik ist. *Es ist aber eine alte, wenn auch in der letzten Zeit etwas vernachlässigte Erfahrung, daß die ersten Schübe der multiplen Sklerose im Anschluß an eine Grippe auftreten können,* so daß man früher, als man noch nicht so sehr von dem ätiologisch einheitlichen Charakter überzeugt war, wohl auch die Grippe mit unter den Ursachsfaktoren der multiplen Sklersoe mit aufzählte. Außerdem ist es auch irrig anzunehmen, daß bei multipler Sklerose gar kein Fieber auftritt;

Siemerling und Raecke haben bereits auf Fieber bei multipler Sklerose hingewiesen. F. H. Lewy und Freund verweisen besonders auf wiederholte subfebrile Temperaturen, und wir können dies durchaus bestätigen. Jedenfalls wäre es falsch aus dem Zusammentreffen einer fieberhaften Grippe mit einer Augenmuskellähmung nun einfach eine Encephalitis zu diagnostizieren, wiederum eine Ideenassoziation, welche nur durch die unglückliche Bezeichnung der Kopfgrippe erklärt werden kann. Wir lassen die Krankengeschichte eines solchen Falles hier kurz folgen:

Fall 41. F. K. 27jähriger Mann, hat schon 1917 und 1918 Augenschmerzen, Kopfschmerzen und Erbrechen gehabt, die wieder vergingen. Im Herbst 1926 hatte er vorübergehend Doppelsehen, Ohrensausen und Schwindel, wurde auch wieder gesund. Februar 1927 bekam er Grippe, starke Erkältung mit Doppelsehen, Schwindel, rechtsseitiger Facialislähmung, außerdem Kopfschmerzen und Bewegungsverlangsamung. *Keine Schlafanomalien.* Kopf nicht klopfempfindlich. Beiderseitige Abducenslähmung. Rucknystagmus, keine Pupillenstörungen. Fundus o. B. Leichte Facialisparese. Hemiparese der rechten Seite mit Pyramidenerscheinungen und Spastizität rechts. Ataktisch paretischer Gang. Kein Hirndruck. Bei Suboccipitalpunktion geringe Zellvermehrung 11 : 3, sonst kein Befund. Temperatur nur gelegentlich ganz leicht subfebril. Allmähliche Zunahme skandierender Sprache, Schluckstörungen, Ohrensausen. Allgemeine Apathie, leichte kataleptische Symptome, aber keine Schlaflosigkeit. Einen Monat nach Einlieferung doppelseitige Abducenslähmung, Nystagmus in allen Richtungen, doppelseitige Facialisparese, pseudobulbäre Erscheinungen, Verlust der Bauchdecken- und Kremasterreflexe, Intentionswackeln, besonders im rechten Arm mit Parese und Reflexsteigerung, Herabsetzung der Gelenkreflexe. Auch im rechten Bein findet sich Intentionswackeln. Keine sichere Sensibilitätsstörung. Allmählich bessert sich das Befinden nach einer Antimosankur im Mai 1927. 8 Wochen nach der Aufnahme ist die Abducenslähmung beiderseits, besonders rechts, zurückgegangen. Nystagmus besteht noch. Die pseudobulbären und ataktischen Erscheinungen sind weitgehend gebessert. Tonische Induktionen bestehen nicht. Erhobene Arme sinken etwas nach links. Der Gang, der zeitweilig ohne Stütze unmöglich war, ist ataktisch paretisch und rechts etwas spastisch, doch sind die Pyramidenreflexe geschwunden. Ein katamnestischer Bericht $^3/_4$ Jahre später lehrt uns, daß sich irgendwelche myastatische Erscheinungen nicht entwickelt haben. Die pseudobulbären Symptome sind allmählich spontan weiterhin zurückgegangen.

Dieser Fall war uns von einem erfahrenen Facharzt mit der Diagnose Encephalitis zugesandt worden, wohl weil die ersten Cerebralerscheinungen nach einer Grippe sich entwickelt hatten. Man hatte hier aber sehr bald die Möglichkeit sich davon zu überzeugen, daß die Grippe nur provokatorische Beteiligung hatte, denn anamnestisch ließ sich feststellen, daß schon vorher mehrere Schübe mit zum Teil deutlichen leichten Cerebralerscheinungen bestanden hatten. Auf diese prämonitorischen leichten Schübe ist anamnestisch größtes Gewicht zu legen; denn bei Encephalitis kommen wohl mehr subakut verlaufende Fälle und Rezidivfälle vor, doch sind dann die ersten Erkrankungen dieser Rezidivfälle meist ziemlich typisch mit Temperatursteigerung, Schlafsucht oder anderen charakteristischen Symptomen verbundene Erkrankungen, auch besteht doch so oft zwischen den Rezidiven ein pseudoneurasthenischer Zustand, wie er früher geschildert wurde. Die Einzelschübe der multiplen Sklerose sind variabler, wahlloser, polymorpher, erstrecken sich häufiger auch auf Opticus oder Pyramidenbahn; das Allgemeinbefinden pflegt, wenn die Herderscheinungen zurückgegangen sind, nicht gestört zu sein. Wenn man auf Grund des Schubverlaufes in diesem Falle eine Encephalitis ausschließen will, wird man dann wieder berücksichtigen können, daß die Augenmuskellähmungen wie auch die Pyramidenerscheinungen und

Cerebellarsymptome in diesem Falle von multipler Sklerose viel hartnäckiger und massiver als bei den Gewohnheitsformen der Encephalitis sind. Auch fehlt hier eine charakteristische Schlafstörung, dagegen finden wir eine eigenartige Apathie mit kataleptischen Erscheinungen, also ein etwas katatonoides Verhalten, welches keineswegs charakteristisch für die Durchschnittsfälle der multiplen Sklerose ist, dessen Vorkommen also hervorgehoben werden muß. Außer diesem Falle haben wir dann noch mehrere gesehen, die im Anschluß an eine Grippe zunächst an Augenmuskellähmungen erkrankten, so daß man an eine abortive Encephalitis denken konnte; aber die Augenmuskellähmungen fluktuierten nicht, die typischen Schlafsymptome fehlten, und schließlich traten ohne Fieber neue Schübe mit Pysymptomen oder anderen Erscheinungen ein, welche die Diagnose multiple Sklerose sicherten.

Besonders mißtrauisch wird man im Zweifelfalle der Encephalitisdiagnose gegenüber dann sein, wenn ein chronisches Krankheitsbild sich entwickelt, welches dem Typus der epidemischen Encephalitis widerspricht. Fälle, die wir anfangs geneigt waren, trotz einer Atypizität der Encephalitis zuzurechnen, haben sich schließlich doch als multiple Sklerose herausgestellt. Wir haben eben hervorgehoben, daß in dubiösen Fällen die Beurteilung des Bewußtseinszustandes und des Schlafes im akuten Stadium einen gewissen Wert hat. Wir wollen diese Behauptung auch keineswegs zurücknehmen, andererseits aber müssen wir doch zugeben, daß auch bei der multiplen Sklerose Schlafstörungen auftreten können, die sich von denen der Encephalitis gar nicht zu unterscheiden brauchen. Zwei Fälle haben wir beobachtet, die so wichtig sind, daß sie hier ganz kurz angeführt werden müssen.

Fall 42. Der nie venerisch krank gewesene Patient A. B. hat im Felde 1916 eine Nervenkrankheit gehabt, die sich in Mattigkeit und breitbeinigem Gang äußerte. Es ist uns nicht gelungen, die damalige Krankengeschichte aufzutreiben; wir wissen auch nicht, ob damals Fieber bestanden hat, jedenfalls wurde die damalige Krankheit so beschrieben, daß man auch eine abortive Lethargica annehmen konnte. 1922 erkrankte er nun wieder an 14tägiger völliger Schlaflosigkeit, atmete wie ein Hund, schnaufend, hatte aber keine Zuckungen. Dann hatte er einen Anfall epileptoider Art. Später trat ein leichter deliranter Zustand auf, und als der Patient nun im Juli 1923 in die Klinik gebracht wurde, hatte er ein eigenartiges Wogen der Facialismuskulatur, starkes cerebellares Taumeln und eine allgemeine Unruhe, die mit leichten Merkstörungen verbunden war. Auch in den Extremitäten fanden sich leichte cerebellar ataktische Erscheinungen; auch die Sprache war etwas adiadochokinetisch; Liquor im wesentlichen o. B. Klagt viel wie ein psychogener Kranker. Myastatische Erscheinungen fehlen gänzlich. Das Befinden bessert sich; Patient wird entlassen, im Oktober 1925 aber erneut aufgenommen. Im März 1925 trat plötzlich ein neuer Krankheitsschub ohne Fieber ein; die Beine wurden taub und gefühllos, es traten eigenartige Mißempfindungen wie Brennen auf, eine Zeitlang waren die Finger gelähmt. Jetzt findet sich eine spastische Parese der Beine mit starken Pyramidenreflexen sowie Verlust der Hautreflexe und eine Sensibilitätsstörung, welche Querschnittscharakter hat und bis zum unteren Rippenrand rechts geht. In den Armen besteht Ataxie, auch eine leichte Pystörung. Der Fundus oculi ist frei. An der Diagnose multiple Sklerose ist nun kein Zweifel. Die Querschnittslähmung bessert sich wieder.

Die Fehldiagnose in diesem Falle wäre uns wohl nicht passiert, wenn wir die Krankengeschichte des ersten Schubes genauer kennen gelernt hätten. Wir hatten uns diagnostisch zu sehr auf den Krankheitsbeginn des zweiten Schubes mit schwerer Schlaflosigkeit und Schnaufticks verlassen, werden aber in Zukunft berücksichtigen müssen, daß eine chronisch protrahierte Entwicklung cerebellarer

Störungen im Zweifelfall eher für multiple Sklerose spricht, selbst wenn die Initialerscheinungen ungewöhnlich sind. Die meisten Cerebellarerscheinungen bei Encephalitis, die wir gesehen haben, sind ziemlich rasch wieder zurückgegangen; aber nur ganz vereinzelt haben wir, wie früher im symptomatologischen Teil mitgeteilt wurde, Kranke gesehen, bei denen ein umschriebenes Kleinhirnsyndrom längere Zeit bestand und trotzdem die Diagnose Encephalitis epidemica gerechtfertigt war. Noch merkwürdiger ist der nächste Fall:

Fall 43. H. H. 9jähriges Kind. Bisher im allgemeinen gesund. Ende Mai 1925 ohne Fieber Kopfschmerzen. Störungen des Allgemeinbefindens, *doppelseitige Augenmuskellähmungen,* die sich verschlimmerten. Ein zugezogener Neurologe erhob zweimal keinen besonderen Befund. Die Krankheit entwickelte sich also etwas schleichend. In den letzten Tagen *schläft die Patientin viel.* Temperatur angeblich stets normal. Kopfschmerzen einmal 8 Tage vor Aufnahme in die Klinik. Am 17. VI. 1926 aufgenommen. *Subfebrile* Temperatur. *Hochgradige Schlafsucht,* doppelseitige Lähmung des Oculomotorius beiderseits, nur die Binnenmuskeln sind frei. Außerdem bestehen cerebellare Symptome. Im Liquor kein besonderer Befund. In der Annahme, daß eine Encephalitis vorliegt, wird Rekonvaleszentenserum injiziert. Die Krankheitserscheinungen *bilden sich auch zunächst überaus prompt vollkommen zurück,* dagegen zeigt sich eine eigentümliche Charakterveränderung, die sehr an die der Encephalitis erinnert. Das Kind ist zwar liebenswürdig, höflich, intelligent, aber eigenartig euphorisch lebendig und etwas dreist und altklug. Neurologisch geheilt wird das Kind entlassen, wird aber nach einigen Monaten wiedergebracht und zeigt diesmal ausgesprochene halbseitige Cerebellarsymptome. Auch diese Erscheinungen gehen wieder völlig vorüber, nach einigen Monaten tritt aber eine plötzliche Schwäche eines Beines mit Pyramidenerscheinungen auf. Die Euphorie bleibt erhalten. Auch diese Pyramidenparese bessert sich. Eigentlich pseudoneurasthenische· Erscheinungen traten nicht auf[1].

Wir glauben nicht, daß wir heute schon über differentialdiagnostische Kriterien verfügen, welche es uns ermöglichen in einem solchen Falle eine Encephalitis von einer multiplen Sklerose zu trennen. Die Verbindung einer subakut entwickelten Schlafsucht mit Augenmuskellähmungen und subfebrilen Temperaturen entspricht ja ganz der SAINTONschen Trias der Encephalitis, und die rapide Rückbildung der Symptome nach dem *scheinbaren* Erfolge der Seruminjektion müßte diese Diagnose stützen; hierzu kam dann die anscheinende postencephalitische Charakterveränderung, die wir allerdings jetzt nur als eine gewöhnliche Euphorie, wie sie bei multipler Sklerose so häufig vorkommt, mit entsprechender Altersfärbung des Zustandsbildes auffassen können. Nachdem in der Folgezeit zwei fieberlose transitorische Schübe aufgetreten sind, die jedesmal andere Systeme der Nervenachse ergriffen, werden wir keinen Zweifel mehr haben können, daß eine multiple Sklerose vorliegt.

Wir resümieren diesen Abschnitt dahin: in den Anfangsstadien sei man mit der Entscheidung ob multiple Sklerose oder Encephalitis vorliegt vorsichtig. Schübe der multiplen Sklerose nach Grippe kommen gar nicht selten vor und können sich gerade auch in Augenmuskellähmungen äußern. Sorgfältig fahnde man nach prämonitorischen Schüben, die eventuell schon viele Jahre früher ohne Fieber in verschiedensten Teilen des Zentralnervensystems aufgetreten sein können. Augenmuskellähmungen sind nur dann charakteristisch für Encephalitis, wenn sie wirklich flüchtig, wechselnd und variabel sind. Cerebellare Symptome in den ersten Wochen der Krankheit sind diagnostisch irrelevant, subfebrile Tem-

---

[1] Es sind dann bisher noch zwei Schübe, einer mit retrobulbärer Neuritis, aufgetreten.

peraturen ebenfalls; wichtiger sind höchstens längere Zeit dauernde ausgesprochene Fiebertemperaturen und erhebliche Vermehrung des Liquorzuckers. Schlafsucht und Schlaflosigkeit sind bei multipler Sklerose zwar außerordentlich selten, kommen aber auch vor. Myastatische Symptome und extrapyramidal hyperkinetische Erscheinungen außer Intentionstremor sprechen mehr für Encephalitis. In den chronischeren Verläufen sei man mit der Encephalitisdiagnose außerordentlich zurückhaltend, wenn es sich nicht um ganz charakteristische Symptomenbilder handelt.

Endlich gibt es auch gelegentliche Kombinationen von Encephalitis und multipler Sklerose. Da beide Erkrankungen ziemlich häufig sind, braucht man in diesem Zusammentreffen noch keinen Hinweis auf dispositionelle Merkmale zu sehen. NEUBÜRGER hat Gelegenheit gehabt einen derartigen Fall anatomisch zu untersuchen. *Wir* beobachteten in der Klinik einen Fall dieser Art klinisch.

Es handelte sich um ein Mädchen, das im Alter von 16 Jahren zum ersten Male in der hiesigen Augenklinik wegen retrobulbärer Neuritis behandelt wurde. Bei Nachuntersuchung in der hiesigen Klinik fand sich leichte Ataxie der Hände und starke Herabsetzung der Bauchdeckenreflexe. Die damals noch arbeitsfähige Patientin erkrankte im November 1918 zusammen mit der gesamten Familie an Grippe; sie hatte katarrhalische Erscheinungen, Fieber, später Schlafzustände und Augenmuskellähmungen, sowie heftige Schmerzen, welche für Rheumatismus gehalten wurden. Im Anschluß an diese schwere Infektion wurde die Patientin rasch siech. Nystagmus, Kopfschütteln, Sprachverschlechterung bis zur Anarthrie, pseudobulbäre Symptome, choreiforme Bewegungen der Arme setzten ein. Eine spastische Parese aller Gliedmaßen mit doppelseitigem positiven Babinski trat herzu. Als die Kranke in die Klinik Ende 1920 verlegt wurde, hatte sie schwere choreiforme Bewegungen, die sich bei Aufregungen zu einem richtigen Pantoballismus steigerten. Es bestand auch starke Ataxie und Greifunfähigkeit der Hände. Die Kranke kam zum Exitus. Leider wurde die Autopsie verweigert, so daß wir nicht entscheiden können, wieviel von den Symptomen auf encephalitische Herde und wieviel auf eine Verschlimmerung der multiplen Sklerose durch die als sicher angesehene Encephalitis zurückzuführen ist. Bemerkenswert ist, daß auch ein im gleichen Haushalt lebender Bruder an einer leichten Encephalitis gleichzeitig erkrankte und in einem typisch pseudoneurasthenischen Stadium später uns konsultierte. In diesem Falle konnte die Diagnose der Kombinationskrankheit darum gestellt werden, weil die Kranke sicher schon vor der „Grippe" an multipler Sklerose litt, während der „Grippe" schwere Encephalitissymptome akquirierte und dann eine rapide Verschlimmerung mit Symptomen erfuhr, die nicht zum Symptomenbilde der multiplen Sklerose gehörten; auch litt der Bruder an pseudoneurasthenischer Encephalitis, die er gleichzeitig mit der Schwester akquiriert hatte. Dagegen wird man in einem anderen äußerst eigenartigen Falle die Diagnose vorläufig reserviert stellen.

Fall. 44. Dieser Kranke, W. B., hatte früher nie irgendwelche „prämonitorischen" Symptome, erkrankte Oktober 1924 mit Drehschwindel, Erbrechen, *rasenden* Kopfschmerzen, Gleichgewichtsstörungen, Zuckungen im Gesicht, starker *Schlafsucht* von fünftägiger Dauer und subfebrilen Temperaturen. Klinik: Myopathisch-encephalitische Facies, schlaffe Haltung, Bewegungsverlangsamung, Talggesicht, sakkadierte Augenbewegungen, Anisocorie, Andeutung von Neuritis optica, leichte cerebellare Erscheinungen, positiver Rossolimo und Oppenheim ohne Pyramidenlähmungen. Liquor negativ bis auf etwas hohem Druck. Auch in der Klinik subfebrile Temperaturen. Langdauernde heftige Kopfschmerzen, dann völlige Heilung, die ein Jahr bestehen bleibt. Dann plötzliche Erkrankung mit Brown-Séquardlähmung, die jetzt zu einem multiplen Sklerosesyndrom geführt hat. Nichts Myastisches jetzt. Falls der erste Schub bereits eine multiple Sklerose dargestellt haben sollte, dann müßte man jedenfalls eine völlige symptomatologische Identität mit Encephalitis in diesem Falle zugeben. Wir würden dann unsere diagnostische Ohnmacht ohne anatomische Untersuchung und ohne die Möglichkeit eines encephalitischen „Wassermann" in solchen Fällen zugestehen müssen. Vorläufig möchte ich eher noch an die Möglichkeit einer Kombination beider Krankheiten denken.

Nicht ganz selten kommen differentialdiagnostische Schwierigkeiten gegenüber der *Lues des Nervensystems* vor. Diese Schwierigkeiten erstrecken sich sowohl auf die meningitischen Formen der Lues als auf die vorwiegend vasculären Erkrankungen des Pallidum. ACHARD hat darauf hingewiesen, daß auch flüchtige und wechselnde Augenmuskellähmungen bei der Lues auftreten können. Die Häufigkeit mesencephaler Symptome bei Lues wird durch den eigenartigen Gefäßverlauf, wie ihn schon SCHIMAMURA gekennzeichnet hat, erklärt. Gummöse Affektionen an der Basis im Gebiet der Arteria basilaris können leicht zu Funktionsstörungen der Kerne des Höhlengraus führen. Die Differentialdiagnose wird am meisten natürlich durch den Liquorbefund ermöglicht; außerdem ist Fieber bei luischen Affektionen selten, und auch die Schlafsucht gehört jedenfalls nicht zu den charakteristischen Symptomen der Lues des Nervensystems. Die Affektion des Opticus spricht wie auch BARKER betont mehr für eine luische Affektion. Daß der Blutwassermann keine Bedeutung hat ist selbstverständlich, da bei der Häufigkeit der Lues Kombinationen zwischen Lues und epidemischer Encephalitis von vornherein erwartet werden müssen, und auch von uns mehrfach beobachtet worden sind, der positive Liquorwassermann hat eine viel größere Bedeutung, wenn auch früher darauf hingewiesen wurde, daß angeblich auch bei Encephalitis bei negativem Blutwassermann ein positiver Liquorwassermann gefunden sein soll. Obwohl ich durchaus die Möglichkeit zugebe, daß gelegentlich ein positiver unspezifischer Liquorwassermann bei negativem Serumwassermann vorkommen kann, und früher einmal einen Fall von einem Kleinhirnbrückenwirbeltumor publizierte, in welchem dieses Verhalten bei einem allerdings erst vorher malariakrank gewesenen Patienten zutraf, handelt es sich doch jedenfalls um ein so seltenes Vorkommen, daß man im Zweifelfall, d. h. in der Entscheidung ob Encephalitis oder Lues vorliegt, bei positivem Liquorwassermann mindestens eine Kombination einer Encephalitis mit Lues annehmen muß, wie das in einem unserer Fälle war.

Fall 45. 38jährige Patientin, die jede Infektion strikt negiert, mehrere gesunde Kinder hat. Erkrankt im Herbst 1920, als gleichzeitig Mann und Kinder typische Grippe hatten, mit heftigen Kopfschmerzen, Mattigkeit, innerer Unruhe, Schlaflosigkeit, Schwindelgefühl. Sie kann in der Nähe nicht mehr sehen, klagt auch über Schluckbeschwerden in der letzten Zeit. Feste Speisen kann sie nicht mehr hinunter bekommen. Später trat Speichelfluß und starkes Schwitzen ein. Die Patientin, die hier etwa 1 Jahr nach dem akuten Krankheitsschube beobachtet wird, zeigt Gesichtsmaske, leichte Anisokorie, fast vollständige linksseitige Ophthalmoplegia interna bei normalem Augenhintergrundbefund, rechtsseitige Gaumensegelparese und eine Perforation am weichen Gaumensegel links, welche von der hiesigen Hautklinik als fast sicher spezifisch luisch angesprochen wird. Im Liquor schwach positiver Nonne, mäßige Pleocytose, positiver Liquorwassermann von 0,4 ab, stark positiver Serumwassermann. Kräftige antiluische Behandlung beseitigt die Gaumensegelparese, doch werden die subjektiven Beschwerden nur wenig gebessert. Leichtes Fettgesicht wird längere Zeit beobachtet. Die Erscheinungen der Ophthalmoplegia interna werden nur mangelhaft zurückgebildet. Die Kranke entschloß sich leider nicht zu einer erneuten Aufnahme und Wiederholung der Punktion. Nicht nur der relative therapeutische Mißerfolg berechtigt uns hier zu der Auffassung, daß außer der Lues auch noch ein anderer Prozeß im Zentralnervensystem sich abspielt, sondern auch die charakteristische Anamnese, der ganz akute Beginn mit fieberhaften Erscheinungen und Nachtunruhe, erlaubt uns anzunehmen, daß hier eine chronische Encephalitis im prämyastatischen Stadium neben einer Lues des Nervensystems besteht.

In diesem Falle hatten zwar noch keine ausgesprochen myastatischen Erscheinungen an den Gliedmaßen und am Rumpfe bestanden, doch war das Gesicht bereits etwas starr, auch zeigte sie Speichelfluß und starke Schweißabsonderung; es fanden sich also Symptome, die am häufigsten bei Encephalitis vorkommen, aber auch der Lues nicht fremd sind. In der letzten Zeit sind dann auch in größerer Menge Fälle beschrieben worden, in denen sich schwere parkinsonistische Zustände auf dem Boden der Lues entwickelt hatten (NONNE, JAKOB, URECHIA und ELEKES, WILSON und COBB, LAFORA, BOAS, BRZEZICKI [Literatur] u. a.). Es handelt sich großenteils um sehr späte Stadien der Lues; in den Fällen von BRZEZICKI z. B. besteht zwischen dem Primäraffekt und dem Beginn der Parkinsonerscheinungen ein Intervall von fast 40 Jahren; dabei waren die Liquorreaktionen positiv, die Symptome bestanden in einer wilsonartigen Muskelstarre und hochgradiger Akinese. In anderen Fällen handelt es sich um parkinsonistische Zustände bei progressiver Paralyse oder aber um Kombinationen von Tabes mit Parkinsonerkrankungen, wie sie namentlich von WILSON und COBB beschrieben wurden. Auch in dem einen JAKOBschen Falle bestanden klinisch paralyseverdächtige Erscheinungen mit Pupillenstörungen. Ein zweiter Fall erkrankte 10 Jahre nach der Infektion bei gleichzeitiger Arteriosklerose, ein dritter Fall über 30 Jahre nach der Infektion. In diesen Spätfällen kann der Liquorwassermann negativ sein, wie wir das ja auch bei anderen Späterkrankungen der Lues des Zentralnervensystems sehen können, dabei besteht gewöhnlich leichte Zellvermehrung und positiver Nonne. Das ist differentialdiagnostisch von Wichtigkeit, da wir bei den chronisch parkinsonistischen Encephalitisfällen, wie früher eingehend dargelegt wurde, wohl leichte Kolloidflockungen, aber keine Zellvermehrung mehr sehen. Im sekundären Stadium der Lues ist, soweit ich sehe, bisher nur ein Fall von MATZDORFF beschrieben worden, bei dem man an eine Lues, und zwar an eine Art Herxheimersche Reaktion nach Salvarsan denken konnte, doch hat MATZDORFF selbst nur mit großer Reserve an eine Lues gedacht und eher die Möglichkeit einer epidemischen Encephalitis, welche durch Salvarsan provoziert wurde, erwogen, auch an eine direkte Salvarsanencephalitis, von der auch TRÖMNER spricht, denkt dieser Autor. In einem NONNEschen Falle trat zwei Jahre nach luischer Infektion eine langsam fortschreitende Versteifung des Körpers ein. Der Liquorbefund war positiv. Offenbar sind die luischen Affektionen der basalen Ganglien also in der großen Mehrheit der Fälle Späterkrankungen; *wenn bereits im Sekundärstadium myastatische Erscheinungen auftreten, wird man vielmehr daran denken müssen, daß neben der Lues auch noch ein anderer Krankheitsprozeß im Zentralnervensystem vorliegt, wie z. B. eine Encephalitis.* Wir erwähnen das deshalb, weil diese Frage forensische Bedeutung haben kann, wie wir in einem Falle gesehen haben, in dem bei einer striären Erkrankung eine Entschädigungsklage wegen luischer Infektion erhoben wurde, die Myastase aber, die schon etwa $^3/_4$ Jahre bis 1 Jahr nach der Infektion begann, wahrscheinlich auf eine in der Zwischenzeit durchgemachte encephalitische Erkrankung zurückzuführen war.

Auch wir haben mehrere Fälle von Lues des Hirnstammes gesehen, die zum Teil hohes diagnostisches Interesse hatten, da sie von anderer Seite für Encephalitis angesehen worden waren. Einer dieser Fälle ist von besonderer Wichtigkeit aus versicherungsrechtlichen Gründen, da von den bisherigen Gutachtern eine Kriegsdienstbeschädigung anerkannt war.

Fall 46. Der ehemalige Schlosser Bernhard K., 1887 geboren, wurde im Jahre 1908 bei der Marine eingestellt, aber bereits nach mehreren Monaten wegen fortschreitender Muskelatrophie entlassen. Prüft man die damaligen Krankengeschichten ganz genau durch, so findet sich nichts, was wirklich für eine derartige ernste Erkrankung spricht. Tatsächlich bestanden nur leichte Umfangsdifferenzen der Gliedmaßen ohne alle elektrischen Störungen, und auch 15 Jahre später zeigte er bei der Untersuchung durch uns gar keine organischen Atrophien. Vielleicht handelt es sich nur um eine angeborene Anomalie. Jedenfalls ging K. nach Entlassung aus dem Heeresdienst mit 50%iger Rente mühelos seinem Beruf als Chauffeur nach, wurde auch während des Krieges als Chauffeur eingezogen. K. hat dann während des Krieges im Jahre 1916 eine Erkrankung durchgemacht, über die keine Akten existieren. Es soll ein Nervenchock gewesen sein, eine sichere Encephalitiserkrankung war es jedenfalls nicht. Infektion wird von dem Kranken selbst zugegeben, allerdings behauptet er, nur Gonorrhöe gehabt zu haben, und weiß infolge seiner Verblödung nicht mehr genau, wann diese Infektion war. Nach dem Kriege bzw. der Entlassung aus dem Heeresdienst was K. zunächst so wie früher. Im Jahre 1921 begann er Anfälle zu bekommen in Form leichter epileptischer Petit mals. Dann wurde Rente beantragt, und er wurde erst von einem Nervenarzt beobachtet, der eine spastische Parese feststellt, aus nicht recht durchsichtigem Grunde eine cerebrale Kinderlähmung mit Verschlimmerung annimmt, eine Rente von 80% vorschlägt. Diesem Gutachten schloß sich das zuständige Versorgungsamt nicht an. Allmählich verschlimmerte sich das Leiden, und K. wird dann von einem anderen Nervenarzt untersucht, der Anisokorie, undeutliche Sprache, geringes Mienenspiel und andere myastatische Erscheinungen neben spastischen Symptomen feststellt. Dieser Gutachter denkt an eine Encephalitis, die schon in der Jugend überstanden wurde und durch die Anstrengungen des Kriegsdienstes eine Verschlimmerung erfuhr. Es sei dabei gleich bemerkt, daß dieser Gutachter anscheinend an eine Kinderencephalitis dachte, ohne dabei zu berücksichtigen, daß gerade die Kinderencephalitis selten symmetrisch das Pallidum mit den benachbarten Kapselbahnen befällt. K. wurde dann in unserer Klinik untersucht und von mir begutachtet. Es finden sich zunächst ausgesprochene pseudobulbäre Symptome, eine hochgradige bulbäre Sprachstörung, Schwäche der Willkürinnervation des Gaumensegels bei sehr guter reflektorischer Erregbarkeit; doppelseitige mimische Facialislähmung, lebhafte Masseterreflexe, ferner tetraparetische organische Schwäche- und Spannungserscheinungen, an denen auch die Rumpfmuskulatur teilnimmt. Es bestanden auch einige Pyramidensymptome, es ließ sich aber feststellen, daß die hypertonisch paretischen Erscheinungen großenteils extrapyramidaler Natur waren, daß die Spannungserscheinungen die Muskulatur in ihrem ganzen Maße befielen und ohne Bevorzugung der Muskeln, die bei Pyerkrankungen prädilektiv erkranken; wir fanden auch Zahnraderscheinungen bei passiven Bewegungen, auffallend starke Gelenkreflexe trotz der mit Spannungen verbundenen Schwäche der Arme, sowie zahlreiche Automatisierungstendenzen, Neigung zu iterativer Wiederholung von Bewegungen neben Zwangslachen und Zwangsweinen. Sensible Störungen sind nicht mit Sicherheit feststellbar, der Fundus ist normal. Patient ist anfangs völlig steh- und gehunfähig, fällt ohne einzuknicken wie eine starre Masse klotzartig um, vermag aber später etwas mit trippelnden Schritten zu gehen, wobei die physiologisch assoziierten Bewegungen bestehen. Psychisch besteht ein eigentümlicher Verblödungszustand, insbesondere eine überaus hochgradige Merkstörung. Im Liquor findet sich bei negativem Nonne eine mittelstarke Lymphocytose, Paralysekurve der Mastixreaktion und positiver Wassermann, im Liquor vom stärksten Verdünnungsgrade an vierfach positiv.

Nach diesem Falle war an eine Encephalitis natürlich nicht zu denken, doch wäre die Fehlerhaftigkeit der Encephalitisdiagnose auch ohne den Liquorbefund wohl erkannt worden, wenn man bedacht hätte, daß Verblödungszustände dieser Art bei chronisch epidemischer Encephalitis kaum vorkommen. Interessant ist in diesem Falle die Ähnlichkeit der luischen Störung mit Wilsonscher Krankheit. Bemerkenswert ist auch, daß die Facialisparese hier vorwiegend die mimischen Funktionen ergriffen hatte. Leider sind wir nicht in der Lage gewesen den Fall weiter zu verfolgen oder gar anatomisch zu untersuchen, so daß wir nicht mit Bestimmtheit sagen können, ob hier eine fortschreitende Encephalopathie der Stammganglien auf dem Boden einer vasculären Lues vorliegt. Mit Rücksicht auf die eingetretene Verblödung und den stark positiven Ausfall des Liquorwassermann könnte man ja auch an eine Paralyse mit ungewöhnlicher Lokalisation denken. Bemerkenswert scheint es uns, darauf hinzuweisen, daß wir hier auf somatischem Gebiet pseudobulbäre Symptome feststellen, welche großenteils extrapyramidaler Genese sind, auf Läsionen der basalen Ganglien und nicht der Willkürbahnen allein zurückgeführt werden müssen. Auf die Häufigkeit einer derartigen Entstehung pseudobulbär-paralytischer Erscheinungen ist im Gegensatz zu der ursprünglichen Auffassung ja schon wiederholt, namentlich im Jahre 1909 von JAKOB hingewiesen worden; auch wir haben einen derartigen Fall arteriosklerotischer Pseudobulbärparalyse vorwiegend striärer Natur anatomisch zu untersuchen Gelegenheit gehabt.

In einem zweiten Falle striärer Lues, den wir sahen, war wie bei dem ersten die luische Infektion unter einer gonorrhoischen Mischinfektion übersehen und nicht behandelt worden, bis Cerebralerscheinungen auftraten. Wassermann war im Liquor in diesem Falle sehr zweifelhaft, doch bestand eine sehr starke Mastixflokkung, obschon die Zellen nicht vermehrt waren; ferner war der Blutwassermann positiv gewesen. Weder durch spezifische Behandlung noch durch Fieberkuren war eine wesentliche Besserung der allgemeinen Starreerscheinungen zu erzielen. Vegetative Begleiterscheinungen wie ausgesprochenes Fettgesicht, bestanden genau wie bei epidemischer Encephalitis. Auch auf dem Boden konnataler Lues können wahrscheinlich striäre Erkrankungen sich entwickeln. Wir beobachteten einen derartigen Fall mit torsionsdystonischen Symptomen, bei dem der Liquorwassermann positiv war, und eine Nerventaubheit auf dem einen Ohr sich allmählich entwickelt hatte. Der Vater der Patienten war anscheinend an progressiver Paralyse zugrunde gegangen. Ein Behandlungserfolg durch spezifische Therapie war in keiner Weise zu erzielen gewesen.

Man sieht aus meinen Darlegungen, daß die Differentialdiagnose gegenüber luischen Affektionen wohl immer möglich sein wird. Im Jahre 1920 wurden von einigen Autoren wie ECONOMO, NAEF, NONNE, STIEFLER auch tabesverdächtige Encephalitisfälle beobachtet, welche mit Verlust der Eigenreflexe und reflektorischer Starre einhergingen; derartige Fälle können auch einmal in einen Restzustand übergehen, und es wurde früher bereits darauf hingewiesen, daß in ganz seltenen Fällen auch einmal ein echter Argyll-Robertson bei Encephalitis bleiben kann, doch ist das so selten, daß wir in solchen Fällen Encephalitis nur dann diagnostizieren dürfen, wenn ganz sicher eine akute Erkrankung dieser Art mit charakteristischen Erscheinungen bestanden hat und der Liquorbefund nichts Luesverdächtiges zeigt. Wenn überhaupt ein Fall gründlich untersucht und auch anamnestisch genau verfolgt wird, dürfte ein diagnostischer Irrtum quoad Tabes nicht möglich sein.

Erheblich größer sind die Täuschungsmöglichkeiten, wenn wir uns nunmehr dem *Tumor cerebri* zuwenden. Dies ergibt sich sowohl aus einigen eigenen Fällen wie aus den Fällen der Literatur, welche HEINRICH kürzlich gesammelt hat. Die Verkennungsmöglichkeiten beruhen wiederum zum Teil darauf, daß beim Hirntumor ähnliche neurologische Symptome auftreten können wie bei der Encephalitis, und zwar insbesondere Schlafsucht, Parkinsonerscheinungen, Kleinhirnsymptome und Erscheinungen der Dystrophia adiposogenitalis, wie auch darauf, daß bei Encephalitis Hirndruckerscheinungen möglich sind und vor allem dann darauf, daß der Hirntumor durchaus nicht immer so klassisch geradlinig progressiv verläuft wie das durchschnittlich angenommen wird. Auf die in dieser Beziehung besonders eindrucksvollen Fälle von ROSENBERG habe ich schon im Anfang dieses Kapitels hingewiesen; es handelt sich da um Tumoren mit Cysten, bei denen ohne operative Intervention eine Stauungspapille vollkommen wieder verschwindet. Der Fall von HEINRICH schließt sich diesen Beobachtungen insofern an als auch hier die Erkrankung encephalitisverdächtig verlief, mit kurzem Fieber und Schlafzuständen begann, denen parkinsonistische Symptome folgten; vor allem trat auch eine Besserung nach Trypaflavin- und Hyoszinbehandlung ein, bis dann eine Verschlimmerung wieder erfolgte. Eine Stauungspapille bestand allerdings nicht. Die Sektion ergab dann hier ein großes „Gliosarkom" in der linken Hemisphäre mit frischeren und älteren Blutungen; teilweise ist der Linsenkern mit ergriffen. (Die histologische Diagnose Gliosarkom würde wohl etwas der Revision bedürftig sein.) Es ist bemerkenswert, daß auch bei einzelnen anderen Tumorfällen Fieber von längerer Dauer beobachtet wurde, und zwar namentlich bei Tumoren in der Brücke und in der Gegend der vegetativen Zentren, so von MATTHES und von BASSOE; im letzteren Falle (Tumor des dritten Ventrikels und der Basalganglien) bestand allerdings eine starke Lymphocytose, welche in diesem Grade bei Tumoren sonst nicht auftritt. Weiterhin ist bemerkenswert, daß bei Tumoren neben den parkinsonistischen Erscheinungen auch die vegetativen Begleitstörungen, insbesondere das Salbengesicht auftreten können, welches eben kein nosologisches sondern ein rein topisch erklärbares Symptom ist. Umgekehrt hat das plötzliche Aufschießen von Kleinhirnerscheinungen auch zu einer Tumordiagnose geführt, und sogar zur Operation wegen Kleinhirntumors Anlaß gegeben, obwohl eine Encephalitis vorlag (NAEF). Allerdings sind die Notizen NAEFs nicht ausführlich genug, um entscheiden zu können, ob sich nicht cerebellare Erscheinungen sehr schnell im Anschluß an eine typisch akute Infektion entwickelten, so daß von vornherein mehr an eine Encephalitis gedacht werden mußte. In einem eigenen Falle mit anfänglichem Verdacht auf Kleinhirntumor konnte diese Diagnose bald zugunsten der richtigen Encephalitisdiagnose verlassen werden, da eine sichere Stauungspapille nicht bestand, und da sich feststellen ließ, daß die Kranke ganz plötzlich mit unbezwingbarer Schlafsucht neben dem Schwindelgefühl, Kopfschmerzen und Erbrechen und linksseitigen Cerebellarerscheinungen, erkrankt war; Fieber hatte allerdings nie bestanden. Daß ganz ausgesprochene Schlafsucht bei Hirntumoren vorkommen kann, ist schon vor längerer Zeit von COWEN und MAILLARD-MILHIT dargelegt worden. Es wurde die Abtrennung von der Benommenheit von diesen Autoren genau so scharf wie später von ECONOMO bei Encephalitis vorgenommen. Später ist dann Schlafsucht noch von verschiedenen Autoren wie von BOSTROEM, CLAUDE,

Schaeffer und Alajouanine, Parker, Lama, Rebattu und Ferrier festgestellt worden; die Geschwülste — meist handelt es sich um infiltrierende Gliome — betrafen zum Teil die Höhlengraugegend, in welche wir jetzt die Schlafregulationsapparatur hineinverlegen, öfters aber auch das Stirnhirn; besonders verwirrend wird das Symptomenbild dann, wenn wie in dem Falle von Rebattu und Ferrier auch noch myoklonische Zuckungen und Singultus hinzutreten.

Nicht immer sind die parkinsonartigen Erscheinungen bei Hirntumoren durch Geschwülste des Striatums oder des Stirnhirns mit eventuellem Druck auf das Striatum bedingt. Einer unserer Kranken wollte sich im Januar 1921 erkältet haben; er hatte starke Kopfschmerzen und sah sehr schlecht aus. Es bestand hohes Fieber, doch kein Doppelsehen. Seitdem konnte er sich nicht mehr erholen, er bekam im Herbst 1922 Zuckungen im rechten Arm, es sollen richtige epileptische Anfälle vorgelegen haben. Dann lag er manchmal starr da, er wurde aber auch im ganzen immer starrer, abgestumpfter, schläft auch am Tage viel. Bei der Aufnahme in der Klinik im Juni 1923 klagte er über nichts, auch nicht über Kopfschmerzen. Er hatte ein vollkommenes Maskengesicht, die Blickbewegungen wurden nur mangelhaft ausgeführt. Manchmal machte er schmatzende und schnalzende Bewegungen mit den Lippen. Es besteht eine Spur Glanzgesicht und Steigerung der Schweißsekretion. Man spürt an den Armen einen starken sakkadierten Widerstand und eine Erhöhung des plastischen Muskeltonus im Sinne Foersters, auch in den Beinen besteht eine Rigidität. Patient geht nur mit Anstrengung, und hat einen kraftlosen langsamen Gang. Er bleibt hingesetzt katatonoid in der gegebenen Stellung. Die Sensibilität ist nicht zu prüfen. Kataleptische Erscheinungen bestehen. Patient ist sehr schwer ansprechbar, und zeigt ausgesprochene Korsakowerscheinungen. Er wird wegen der erheblichen psychischen Störungen (Korsakowbenommenheit) der Heilanstalt überwiesen, wo er nach etwas über 14 Tagen zum Exitus kommt. In der Heilanstalt zeigt er auch ein korsakowartiges Bild mit Benommenheit. Vorübergehend tritt sogar eine Remission der Bewußtseinsstörungen auf. Der Exitus trat infolge einer plötzlichen Verschlimmerung ein. Bei der Autopsie findet sich nun ein kleiner kirschkerngroßer Tumor, nicht cystischer Art, frei schwebend im vierten Ventrikel, offenbar vom Boden des vierten Ventrikels ausgehend. Der vierte und dritte Ventrikel sind wenig erweitert, dagegen besteht starke hydrocephale Erweiterung namentlich des Vorderhorns. Histologisch wird festgestellt, daß keine encephalitischen Veränderungen im Gehirn vorhanden sind, daß es sich also nicht etwa um eine Kombination von Encephalitis mit Tumor cerebri handelt.

In diesem Falle hat wahrscheinlich der Druck auf die basalen Ganglien von den Ventrikeln aus die myastatischen und diagnostisch irreführenden Symptome hervorgerufen. Wiederum hätte man wahrscheinlich nie an eine Encephalitis denken können, wenn man berücksichtigt hätte, *daß atypische Korsakowerscheinungen mit progressiver Benommenheit so gut wie nie bei Encephalitis außer in den akutesten Stadien vorkommen.*

Die Schwierigkeit der Diagnose in Einzelfällen wird auch von Wimmer betont, der diffus infiltrierende rasch wechselnde Gliome mit Grippeprodrom, gelegentlichem Fieber und Schlafsucht sah, wobei durch starke Remission die Erkennung erst recht irreführend wurde. Wimmer weist darauf hin, daß die Stauungspapille selbst wenn sie zunimmt, nicht gegen eine Encephalitis zu sprechen braucht; von den beiden Fällen, die er als Kronzeuge anführt, ist der eine allerdings keineswegs beweisend für Encephalitis, da Remissionen neurologischer Symptome eben unter den verschiedensten Bedingungen auch bei Hirntumoren auftreten können.

Die nicht seltenen diagnostischen Irrtümer in der Differentialdiagnose zwischen Tumor und Encephalitis zeigen uns wieder, wie notwendig es ist eine außerordentlich genaue Vorgeschichte aufzunehmen, und den Längsschnitt des Krankheitsverlaufes neben der zufälligen Symptomenbildung zu berücksichtigen, wenn man nicht Fehldiagnosen stellen will. Außerdem wird besonders darauf Rücksicht genommen werden müssen, daß es *verschiedene* Formen von Encephalitis außer der epidemischen Encephalitis gibt. Die Verwechslungsgefahr eines Tumors mit Encephalitis bei langsam progressiven Erkrankungen mit Hirndruckerscheinungen gilt viel mehr für *Leukoencephalitiden*, die nichts mit der epidemischen Encephalitis zu tun haben, wie in einem von KOGERER beschriebenen Falle. Ob bei einem von STRANSKY unter dem Titel „Encephalitischer Pseudotumor" beschriebenen aus dem Jahre 1913 stammenden Falle mit flüchtigen Augenmuskellähmungen und anderen Symptomen, monatelang dauernder Stauungspapille und Rückgang der Krankheitserscheinungen, eine epidemische Encephalitis vorlag oder eine andere Encephalitisform, läßt sich wohl nicht mit Sicherheit sagen. Von der sklerosierenden periaxialen SCHILDERschen Encephalitis ist das Auftreten von Hirndrucksymptomen zwar genug bekannt, doch steht die Differentialdiagnose dieser Erkrankung gegenüber dem Hirntumor hier nicht zur Diskussion. Wir müssen allerdings zugeben, daß es auch heute noch Fälle gibt, in denen wir ein diagnostisches non liquet sprechen müssen. Wir erinnern an den von HEINRICH erwähnten Fall von VALUDE und WERTHEIMER, bei dem im Anschluß an eine fieberhafte Erkrankung Jacksonanfälle, dann zunehmende Sehverschlechterung ohne Fundusveränderungen und Unbeweglichkeit der Bulbi eintraten, und wo auch eine Diskussion in der neurologischen Gesellschaft in Paris keine Entscheidung darüber brachte, ob es sich um Encephalitis oder Tumor handelte. Allerdings dürfte in diesem Falle, in dem sich auch noch Zittern des Armes, Speichelfluß und schwere Ansprechbarkeit einstellten, die Diagnose einer nicht epidemischen sklerosierenden Encephalitis viel wahrscheinlicher als die einer epidemischen Encephalitis sein, wenn auch Ausnahmefälle wie der anatomisch erwiesene Fall von SCHOLZ die merkwürdige Symptomenkombinationen, die auch bei epidemischer Encephalitis vorkommen können, demonstrieren.

Trotz dieser Ausnahmefälle haben wir das Recht in der Diagnose von den bekannten Symptomenverkuppelungen und Verläufen auszugehen, und im Zweifelfall die Symptome, deren Seltenheit bei Epidemica uns bekannt ist, auf die andere Wagschale zu legen. *Wir haben schon zu oft die Erfahrung machen müssen, daß ungewöhnliche Symptomenbilder, bei denen wir doch aus dem einen oder anderen Grunde an Encephalitis dachten, anderen Krankheiten zugehörten, als daß wir nicht bei sehr ungewöhnlichen Symptomengruppierungen und Verläufen die Diagnose epidemischer Encephalitis mehr scheuen als viele andere Autoren.* In der Abgrenzung vom Tumor betonen wir insbesondere wie früher: erstens die Seltenheit der Stauungspapille bei Encephalitis, wie ROSENBERG. Vor allem muß genau ophthalmologisch festgestellt werden, ob es sich wirklich um echte Stauungspapille und nicht um Papillitis handelt. Nur wenn ganz eindeutig Verlauf und

Symptome auf Encephalitis hinzudeuten scheinen, halten wir diese Diagnose beim Vorliegen von Papillödem für erlaubt, und können uns selbst dann noch täuschen. Wenn bei einer von vcrnherein blanden, langsam progressiven Erkrankung eine Stauungspapille sich entwickelt, dann liegt keine Encephalitis vor, wenn auch die Myastase mit vegetativen Begleiterscheinungen eben so deutlich wie bei Encephalitis ist. Fälle von Encephalitis mit konsekutivem Verschluß des Foramen Magendii und daraus resultierender langdauernder Stauungspapille, wie sie aus der FOERSTERschen Schule beschrieben sind, sind ganz exceptionell und dürfen uns diagnostisch nicht leiten, wenn wir nicht den Beweis führen können, daß sie sich einer akut rasch und charakteristisch verlaufenen Krankheit anschließen. Zweitens: für die psychischen Symptome gilt das gleiche Warnungszeichen wie für die Stauungspapille. Eine progressive Benommenheit und ein progressiver Korsakowzustand sind Tumorsymptome, eventuell Symptome einer sklerosierenden Encephalitis und ähnlicher Erkrankungen, aber nicht der epidemischen Encephalitis. Gleiche Vorsicht hat jacksonartigen Anfällen zu gelten. Wir kennen wie ja früher gezeigt wurde, auch Jacksonanfälle und generalisierte epileptische Zustände in Folge epidemischer Encephalitis; das sind dann aber Symptome, die schon im akuten Stadium oder sehr selten kurz darnach auftreten. Wenn aber im Verlaufe einer progressiven Hirnerkrankung, die schon eine Reihe von Monaten gedauert hat, plötzlich epileptische Erscheinungen auftreten, die früher nie bestanden hatten, dann diagnostizieren wir einen Tumor und nicht Encephalitis. Wir haben durch die DANDYsche intraventrikuläre und die BINGELsche endolumbale Lufteinblasung weitere Untersuchungsmöglichkeiten gewonnen, die uns in manchen Fällen diagnostisch weiter fördern können, wenn ja auch bei Encephalitis Occlusionen und hydrocephale Erscheinungen auftreten können. Hochgradige Differenzen der Ventrikelweite dürften aber doch wohl für einen Tumor in Anspruch genommen werden. Atypisch corticale und pyramidale Erscheinungen lassen wir nur dann in der Wahrscheinlichkeitsdiagnose epidemischer Encephalitis gelten, wenn sie entweder mit einem eventuell wieder beseitigten klassischen akuten Syndrom verbunden waren, oder wenn sie einer chronischen progressiv myastatischen Erkrankung aufgelagert sind. In den Fällen mit Dystrophia adisposogenitalis wird, wenn die Anamnese nicht allein genügend aufklärend wirkt, die Röntgenuntersuchung der Sella turcica und die Gesichtsfelduntersuchung klärend wirken. Aus der Art der Fettverteilung und des Genitalbefundes läßt sich eine Differentialdiagnose (übrigens auch anderen endokrinen Störungen gegenüber) nicht gewinnen. Selbstverständlich gibt es dann weiterhin bei chronischen Fällen Einzelsymptome, wie die komplexeren Hyperkinesen, die paroxystischen tonischen Krampfzustände (Blickkrämpfe), die wir bei Tumoren ganz selten finden; aber gerade Fälle mit solchen Erscheinungen werden auch gar nicht zu differentialdiagnostischen Schwierigkeiten Tumoren gegenüber führen. Bei den cerebellaren Erkrankungen, die anscheinend akut begannen und mit Bewußtseinsstörungen verbunden waren, die ebensogut als Schläfrigkeit wie als Somnolenz, als Zeichen verstärkter Benommenheit gedeutet werden konnten, haben wir immer nur kurze Zeit in der Diagnose schwanken müssen, wenn auch in einem Falle von mir längere Zeit an die Möglichkeit einer Encephalitis gedacht wurde, weil eine ziemlich ausgesprochene Leukocytose vorlag und eine Stauungspapille fehlte; der Befund war aber dann trotz fehlender mesencephaler und

myastatischer Symptome so andauernd progressiv, daß schließlich ein Tumor
diagnostiziert werden mußte; es handelte sich um eine Cyste im rechten Kleinhirn. Man wird auch durch klinisch meningitische Begleiterscheinungen sich
nicht irreführen lassen dürfen, da derartige meningitische Symptome bei den
Tumoren der hinteren Schädelgrube gar nicht selten sind. Die cerebellaren Encephalitiden sind meist mit mesencephalen Symptomen verbunden, wenn es auch gewiß
hier nicht so leicht möglich ist verschiedene Herde für die vielen Symptome zu
finden. Bei sorgfältiger Untersuchung ist jedenfalls die Irrtumsmöglichkeit für
längere Zeit offenbar auf drei relativ seltene Gruppen von Hirntumoren beschränkt,
nämlich erstens die cystischen Tumoren, die mit starken Remissionen verlaufen
und selbst wenn sie im Kleinhirn lokalisiert sind ohne Stauungspapille verlaufen
können, zweitens die langsam progressiven parkinsonistischen Zustände, bei denen
besonders auf die progressive Entwicklung von Kopfschmerzen, Stauungspapille
und Hirndruck zu achten ist, drittens endlich die diffusen Gliome im Mittelhirn,
bei denen neben Schlafsucht und Augenmuskellähmungen auch Temperatursteigerungen bestehen können. Hier wird unter Umständen die Encephalitisdiagnose
nur dann gesichert sein, wenn die Augenmuskellähmungen die bekannte Variabilität und Flüchtigkeit zeigen; außerdem ist der Augenhintergrund sorgfältig
zu revidieren. In vielen Fällen wird jedenfalls eine Fehldiagnose nur darum zustande kommen, weil man vom Neurologen die Unmöglichkeit einer Anhiebs-
diagnose verlangt.

Fall 47. Als ein Kuriosum mit entsprechend schwieriger Diagnosenstellung erwähnen
wir einen Fall der Frau Alwine V., bei der möglicherweise eine Kombination eines Tumors
mit epidemischer Encephalitis vorlag. Die Erhebung einer gründlichen Anamnese war in
diesem Falle aus äußeren Gründen außerordentlich erschwert. Wahrscheinlich war die
Patientin immer etwas debil, aber auch die Angehörigen standen intellektuell nicht viel
höher. Die 49jährige Patientin war immer gleichgültig, soll auch immer das rechte Bein
etwas schlecht gesetzt haben, eine Schwester hatte ein unklares Nervenleiden, das aber ab-
lief. Seit einem Jahr ließ das Gedächtnis nach. Später wurde sie schwindlich, sie fiel oft
hin. Eine sichere akute Encephalitis war anfangs nicht nachweisbar, später gab eine Nichte
an, daß sie *erst ¹/₄ Jahr vor Aufnahme in die Klinik erkrankte, und zwar angeblich nachdem
sie eine Art Grippe gehabt hatte.* Hinterher war sie taumelig beim Gehen und hatte Kopfschmerzen. Sie vergaß leichter als früher. Sie wurde am 31. III. 1924 in der Klinik aufgenommen. Die rechte Stirn ist klopfempfindlich, die Exkursionen der Augäpfel sind eingeschränkt, sonst sind die Hirnnerven ohne krankhaften Befund. Der Fundus bot nichts
Besonderes. Sichere Lähmungen an den Beinen oder ataktische Erscheinungen an den Gliedmaßen waren nicht feststellbar, dagegen fand sich starkes Schwanken beim Rombergver-
such. Der Gang war breitbeinig, ataktisch mit kleinen Schritten. Sensibilität war nicht zu
erheben. Liquorbefund restlos negativ, einschließlich des Liquordruckes. Merkwürdig war
eine eigenartige Apraxie in *beiden* Gliedmaßen, wie sie aber auch bei Balkenherden gelegentlich gefunden wird. Die Kranke muß mühsam wie bei einer gliedkinetischen Apraxie die
Finger zum Finger-Nasenversuch sich zurechtlegen, um dann sicher, wenn auch etwas zittrig,
zur Nase zu kommen. Sie ist nicht fähig, einen mit der rechten Hand vorgenommenen
Versuch mit der linken zu imitieren. Alternierende Pro- und Supinationsbewegungen gehen
allmählich in ein Greifen und Winken über. Bei einfachen Hantierungen versagt sie nicht,
auch Ausdrucksbewegungen werden auch richtig ausgeführt, wenn auch recht ungeschickt.
Psychisch besteht ein ausgesprochener und hochgradiger Korsakowzustand. *Überraschen-
derweise ging dieses Krankheitsbild im Laufe einer einfachen Jodkur vollständig wieder vorüber.* Insbesondere bildete sich der neurologische Befund (Taumelgang, Gehstörung usw.)
fast völlig wieder zurück. Auch die Apraxie wurde beseitigt, die Aufmerksamkeit wurde
viel lebendiger, die Kranke gibt mitunter witzige Antworten; ihre Merkfähigkeit bessert
sich. Sie soll sich in 3 Wochen wieder vorstellen, was sie aber nicht tut. Wir nahmen damals

einen disseminierten encephalitischen Zustand an, der nicht in das Bereich der epidemischen Encephalitis gehört. Die Patientin wurde später dem Landeskrankenhaus Braunschweig zugeführt. Nach dem freundlichst von dort erstatteten Befunde hatte sich im Laufe der nächsten Monate ein ausgesprochener Parkinsonzustand bei Frau V. entwickelt, ausgesprochene Retropulsion, starre mimiklose Gesichtszüge, Verlangsamung und Erstarrung aller Bewegungen und geistiger Funktionen. Allerdings überwiegen mindestens die cerebellaren Symptome, die vielleicht auch die Pulsionen hier erklären. Das Encephalogramm ergab eine Nichtfüllung der Ventrikel.

Nach dem Sektionsbefund, der uns ebenfalls freundlichst von Prof. Schultze mitgeteilt wurde, fand sich ein apfelgroßes Psammom von der Dura ausgehend, Kleinhirn und Brücke stark verschiebend. Es wurde mir auch etwas Material von Brücke, Substantia nigra, Thalamus und Zentralwindungen überlassen. In der Substantia nigra fanden sich nun doch kleine Herdbildungen, in denen die Ganglienzellen zugrunde gehen und auch die charakteristische Pigmentolyse eingetreten ist; auch Gliazellen enthalten Pigment. Akute entzündliche Erscheinungen wurden nicht festgestellt, wohl aber kamen Verödungsstellen in der Rinde vor. Nach dem histologischen Befunde, insbesondere der Affektion der Substantia nigra wird man eine gleichzeitige chronische Encephalitis mindestens nicht *ausschließen* können; erstaunlich bleibt der Fall trotzdem, weil er ein Beispiel einer außerordentlich weit vorgetriebenen Besserung der neurologischen Symptome bei einem Hirntumor zeigt, der nicht einmal cystisch ist. Außerdem kann dieser Fall als Exempel für die Notwendigkeit gelten, in jedem Falle mit abnormer Symptomatologie und unklarem Beginn besonders sorgfältig alle diagnostischen Möglichkeiten zu erschöpfen. Allerdings würde man bei der Eigenart des klinischen Verlaufs trotz der Nichtfüllung der Ventrikel die Diagnose Tumor wohl nicht gestellt haben.

Die Schwierigkeiten der Differentialdiagnose gegenüber *Hirnabszeß* können darum noch etwas größer sein, weil der Hirnabszeß häufiger akut entsteht, fieberhaft verläuft, nach einer infektiösen Erkrankung sich entwickelt, und weil auch eine Stauungspapille beim Hirnabszeß seltener als beim Tumor ist. Der Liquorbefund kann bei einer akuten Encephalitis genau der gleiche wie bei einem Hirnabszeß sein. Wichtig ist, daß ausgesprochene sensorische Aphasien, die z. B. bei otogenen Abszessen so häufig sind, bei Encephalitis kaum vorkommen. Die Seltenheit der Kombination Otitis media und epidemische Encephalitis wird überhaupt in der Abtrennung von einem Hirnabszeß oft leitungsgebend sein. Septische Erkrankungen anderer Organe, wie Lungenabszeß, eitrige Bronchitis, Empyema, weisen von vornherein mehr auf einen Abszeß als auf Encephalitis hin; immerhin soll man, wenn nicht nach der anzunehmenden Lage des Herdes ein rascher chirurgischer Eingriff erwünscht erscheint, mit der Operation etwas warten, da auch bei Encephalitis Pyramidenlähmungen, Jacksonanfälle und andere Symptome transitorischer Natur auftreten können, und da schließlich bei septischen Erkrankungen auch nichtencephalitische gutartige seröse Meningitiden vorkommen, die ohne Operation wieder heilen.

Gelegentlich ist es bei Kranken *mit Schlafzuständen* schwierig festzustellen, ob eine Encephalitis oder eine andere Ursache dem Leiden zugrunde liegt. Bei der ursprünglichen Gélineauschen Narkolepsie liegt ja sicher keine Encephalitis, sondern eine unklare endokrine Erkrankung dem Leiden zugrunde; doch kann wie Stiefler gezeigt hat, auch im Anschluß an die Encephalitis ein Symptomenbild auftreten, welches nicht nur durch Schlafanfälle, sondern auch durch kataplektische Zustände (Lachschlag) ausgezeichnet ist. Außerdem weist Spiller daraufhin, daß die narkoleptischen Syndrome in den letzten Jahren zugenommen haben; in einem Falle, der ebenfalls durch Tonusblockade ausgezeichnet ist, ist eine Encephalitis durchaus wahrscheinlich. Wie wichtig die genaue Anamnesenerhebung ist, zeigt ein von

KLUGE mitgeteilter Fall, der eine Patientin betrifft, welche von einem anderen Autor als Narkolepsie beschrieben worden war. KLUGE konnte aber nachweisen, daß die Patientin bis zu ihrer ersten Gravidität gesund war, und dann mit Fieber und Doppelsehen, später an Schlafanfällen, Fettsucht, Pupillenstarre und Schwächeanfällen erkrankte. Diese Kranke hatte keine affektive Tonusblockade, und es scheint so, als ob in der Mehrheit der Fälle die postencephalitischen Schlafzustände doch durch das Fehlen dieser Begleitsymptome ausgezeichnet sind. Wenigstens verhielt sich das so in den von uns beobachteten narkoleptischen Zuständen, in denen eine Abhängigkeit von einer Encephalitis angenommen werden mußte. In einem dieser Fälle war die Narkolepsie erst 4 Jahre nach dem akuten Encephalitisschube ausgebrochen. Man wird immerhin bedenken müssen, daß rein semiotisch die genuine und symptomatische Narkolepsie völlig gleichen können, so daß nur die Anamnese und die Verkuppelung mit anderen Symptomen die Differentialdiagnose sichern werden. Selbstverständlich wird in keinem Falle eine Röntgenuntersuchung der Sella turcica unterbleiben dürfen, da auch ein Hypophysentumor ähnliche Symptome hervorrufen kann.

Unter den chronischen Erkrankungen der striären Symptome im weitern Sinne ist vor allem die *Differentialdiagnose der epidemischen Encephalitis von der echten Parkinsonschen Krankheit* von Wichtigkeit, und auch oft von erheblicher Schwierigkeit. Die Diagnose ist nur dann einfach, wenn sich die Krankheitserscheinungen bei noch jugendlichen Personen direkt aus einer akuten oder pseudoneurasthenischen Encephalitis heraus entwickelt haben. Dagegen wird die Erkennung der Krankheit schwierig, wenn es sich um eine Erkrankung handelt, bei der das akute Stadium fehlt. Wir werden uns da fragen müssen, wie es überhaupt möglich und erlaubt ist eine Encephalitis zu diagnostizieren, wenn doch die Symptome so sehr der Paralysis agitans ähneln. Hierzu sind wir aus zwei Gründen von vornherein berechtigt: erstens einmal, weil zahlreiche Fälle von Encephalitis in einem Alter auftreten, in welchem die echte Parkinsonsche Krankheit noch kaum vorkommt; zweitens darum, weil symptomatisch chronische Encephalitis und Parkinsonsche Krankheit doch eben nicht ganz übereinstimmen, vielmehr gewissermaßen symptomatische Kreise darstellen, welche sich überschneiden, aber nicht decken. Insbesondere ist der Tremor bei beiden Erkrankungen durchschnittlich wenigstens nicht, wie vielfach geglaubt und behauptet wird, miteinander ganz identisch. Darauf ist ja bereits früher in dem Kapitel Symptomatologie hingewiesen worden. Es fehlt bei der Encephalitis im allgemeinen namentlich das Parkinsonsche Pillendrehen oder Münzenzählen; wir finden gröbere und arrhythmische wie auch atypische Zitter-, Wackel- und grobe Schüttelbewegungen. Das ist alles natürlich cum grano salis aufzufassen, da auch der echte Parkinsontremor schließlich in ein gröberes Schütteln übergeht, und vor allem auch nicht immer ganz gleichartig ist. Immerhin ist die Variationsneigung des Tremors der echten Parkinsonkrankheit keineswegs so hochgradig wie beim encephalitischen Parkinsonismus. Das zweite Merkmal, welches differentialdiagnostische Bedeutung hat, ist dann das Überwiegen der akinetisch rigiden Erscheinungen im Initialzustand über den Tremor. Wir halten die rein akinetisch rigiden Erkrankungen der echten Parkinsonschen Krankheit bzw. diejenigen Erkrankungen, in welchen die Rigidität überwiegt, für sehr selten, wenn man natürlich absieht von den Kranken, bei denen mit Fortschritt des

Leidens eventuell eine völlige Versteifung eintritt. Diese Fälle mit reinem Rigor über längere Zeit hinaus bedürfen wohl überhaupt etwas der Revision. In der letzten Zeit haben wir dann die eigenartig umschriebenen tonischen Krampfzustände gesehen, wie die tonischen Blickkrämpfe, die bei der Parkinsonschen Krankheit vielleicht nicht ganz fehlen, aber so selten sind, daß sie in dubio unzweifelhaft für eine chronische Encephalitis sprechen. Das gleiche gilt erst recht natürlich für die komplexen Hyperkinesen. Schon BARRÉ und REYS hatten dann weiterhin die besondere Stärke der myastatischen Erscheinungen an Nacken, Gesicht und Kaumuskulatur betont. Wir geben ohne weiteres zu, daß die Prädilektion der Kopfmyastase bei Encephalitis sicher größer ist als bei Paralysis agitans; ich möchte aber doch betonen, daß dies Symptom auch nicht zu sehr überschätzt werden darf, da ich z. B. die gleiche Prädilektion kürzlich auch bei einem Falle striärer Lues gesehen habe. Von erheblicher Wichtigkeit halte ich mit NAVILLE das psychische Verhalten: abgesehen von den groben Tremorfällen haben wir bei den Encephalitikern die Bradyphrenie in ihren verschiedenen Graden als ein bald mehr durch Rigidität vorgetäuschtes, bald mehr elementar psychomotorisches Symptom. Bei Paralysis agitans finden wir dagegen häufiger eine lebhaftere Ansprechbarkeit mit hypochondrischen Verstimmungen, Nörgelsucht, paranoiden Einstellungen oder dem Übergang in senile Demenz, welche bei Encephalitis natürlich fehlt. NAVILLE hat außerdem die rasche Entwicklung des Parkinsonschen Symptomenkomplexes, seine von Haus aus weite Ausdehnung und starke Schwankungen im Grade der Rigidität und des Tremors neben den eben von mir genannten Erscheinungen als encephalitisverdächtig hervorgehoben. Übrigens hat WENDEROWIC, wenn er hervorhebt, daß ich in meiner Monographie (Sc. der 1. Auflage) zu dem von NAVILLE hervorgehobenen nur außerordentlich weniges „hinzugefügt" habe, insofern unrecht, als bei der Fertigstellung meiner Monographie die Arbeit von NAVILLE mir noch völlig unbekannt war, so daß ich gar nicht in der Lage war, dessen Ergebnissen etwas hinzuzufügen.

Besonders bedauerlich ist es, daß wir über beweisende serologische oder Liquoruntersuchungen in der Differentialdiagnose Encephalitis und Parkinsonkrankheit nicht verfügen. Eine von PAULIAN und TOMOVICI angegebene Methode, wonach beim echten Parkinson die Senkungsgeschwindigkeit der roten Blutkörperchen eine viel größere als bei encephalitischem Parkinsonismus sein soll, ist wohl nicht ernst zu nehmen; die Geringfügigkeit des verwerteten Materials erlaubt jedenfalls derartige Schlußfolgerungen gewiß nicht. Wie vorsichtig man in solchen weitgehenden Folgerungen sein muß, zeigt die früher zitierte Arbeit von STERN-PIPER, wonach die Senkungsgeschwindigkeit auch bei Encephalitis in der ersten 5—6 Monaten beschleunigt sein kann. In dieser Zeit können aber bereits sehr ausgesprochene Parkinsonerscheinungen klinisch bestehen. Dagegen scheint es mir nicht aussichtslos die Mastixkurve und Blutliquorzucker-Proportionen bei beiden Krankheiten miteinander zu vergleichen. Ich habe derartige Untersuchungen bisher nicht ausführen können, da es mir an dem genügenden Vergleichsmaterial echter Paralysis agitans mangelte.

WENDEROWIC hat dann zur Erleichterung der Diagnose zwischen Parkinson und Encephalitis 26 Punkte angeführt, die zugunsten der Encephalitis sprechen sollen. Es sind dies: 1. Akkommodationsparesen, pervertierter Argyll-Robertson, schwere Pupillenlichtreaktionsstörungen, 2. Paresen der äußeren Augenmuskeln,

Fehlerhaftigkeit der Konvergenz, 3. Nystagmus, 4. Störungen des Lidschlag-
aktes (Häufigkeit und Seltenheit), Erscheinungen des Blepharoklonusspasmus,
5. Atrophia nerv. opt., 6. äußerste Bewegungslosigkeit der Gesichtsmuskulatur
bei willkürlicher Innervation, 7. Salbengesicht, 8. gesteigerte Contractilität der
Kinnmuskulatur, 9. erhebliche Neigung zur Contraction der orbiculären Gesichtsmuskeln, 10. deutliche einseitige Parese der unteren Gesichtshälfte, 11. völlige oder fast völlige Aphonie, starke Verspätung der sprachlichen Antworten,
Kürze und Einsilbigkeit, 12. Stärke des Trismus bis zur fast vollkommenen
Unmöglichkeit die Kiefer auseinander zu bringen, äußerste Verlangsamung des
Kauens, 13. Fehlen einer erheblichen Rigidität der Muskeln im Ruhezustand,
14. Ausbleiben bedeutender Contracturbildung, 15. Konzentration der Rigidität
in den proximalen Extremitätenabschnitten, 16. starkes Prävalieren der Parese
über andere Bewegungsstörungen in einigen Fällen, 17. Hyporeflexie und Areflexie der Eigenreflexe unabhängig von der Rigidität, 18. Varioreflexie und Erschöpfbarkeit der Reflexe, 19. Häufigkeit des positiven Oppenheim, auch in den
Initialperioden des Parkinsonismus, Unbeständigkeit und atypische Beschaffenheit
des Babinski, 20. starkes Variieren im Verhalten der komplizierten Bewegungs-
funktion, 21. bestimmte Störungen der Hautsensibilität und Lageempfindung,
hierbei werden neben den subjektiven Schmerzen und Parästhesien auch häufige
objektive Störungen erwähnt, 22. Fehlen ausgebreiteter grober vasomotorischer
Störungen, 23. Fehlen eines allgemeinen Hitzegefühls, 24. Stärke und Häufigkeit der Salivation, 25. die allgemeine psychische Hypotonie, 26. schwere Schlafstörungen. Eine derartig weitgehende symptomatische Betrachtungsweise in
der Abtrennung von Krankheiten, die schon aus topischen Gründen wenigstens
in vielen Punkten sich decken müssen, kann wohl schon prinzipiell nicht anerkannt werden; aber auch die Praxis warnt uns dem Autor blindlings zu folgen.
Manche Symptome, wie die Varioreflexie, beruhen anscheinend auf Untersuchungs-
mängeln; wir sind ihnen nie begegnet, obwohl wir angestrengt darnach gesucht
haben. Auch die Areflexie kommt beim encephalitischen Parkinsonismus nicht
vor, wenn es sich nicht zufällig um einen Encephalitiker handelt, der eine Ischias
oder Polyneuritis oder eine andere zum Reflexverlust führende Erkrankung
durchgemacht hat. Objektive Sensibilitätsstörungen kommen, wenn man genau
untersucht, auch beim encephalitischen Parkinsonkranken nicht vor; die Parästhesien sind aber auch bei der Paralysis agitans gar nicht selten. Ich gebe zu,
daß ganz eng lokalisierte quälende zentrale Schmerzen, wie ich sie ja früher in
Verbindung mit myoklonischen und myofibrillären Zuckungen beschrieben habe,
im wesentlichen wohl ein Reservat der Encephalitis sind (ob immer?). Aber
gerade diese interessanten Störungen treten bei Kranken auf, die eine ganz einwandfreie akute meist hyperkinetische Encephalitis durchgemacht haben, so daß
hier die Differentialdiagnose gar keine Schwierigkeiten macht; und das gleiche
gilt von restierenden Augenmuskellähmungen oder anderen Paresen oder wie
ich früher betont habe, lokalisierten galvanoiden, tetaniformen Zuckungen usw.,
während die diagnostische Schwierigkeit ja nur in den Fällen besteht, in denen
die myastatischen Erscheinungen ganz schleichend sich entwickelt haben. Das
Salbengesicht ist auch nach meiner Auffassung bei Encephalitis häufiger als bei
Paralysis agitans. Opticusatrophie ist bei Encephalitis so exzeptionell, daß sie
nicht viel diagnostisches Interesse verdient, das gleiche gilt von einem Trismus,

der so hochgradig ist, daß der Patient kaum den Mund öffnen kann. Bezüglich des Ausbleibens bedeutender Contracturentwicklung muß ich eine eigene frühere Auffassung jetzt nach der Kenntnis eines viel größeren Materials, das über längere Zeit verfolgt ist, ändern. Im Jahre 1921—1922 waren die Erfahrungen so, daß schwere Dauerfixationen, wie sie z. B. von der Wilsonschen Krankheit her bekannt waren, bei Encephalitis noch nicht oder nur sehr selten beobachtet waren; inzwischen haben wir aber eine ganze Serie von Fällen gesehen, in denen die schwersten Dauercontracturen mit sekundärer Ankylosebildung auftraten. Abbildungen von solchen Fällen sind gegeben. Gewiß handelt es sich hier zum Teil um Kunstprodukte infolge Vernachlässigung des Rigorzustandes; es besteht aber kein essentieller Unterschied gegenüber der Contractur beim echten Parkinson. Dann bleiben einige Symptome, die wir bei Encephalitis häufig gesehen haben, und deren Häufigkeit beim echten Parkinson erst nachzuprüfen wäre, ehe man sich für berechtigt hält die Symptome für encephalitisch zu halten. Dies gilt ganz besonders für die Konvergenzinsuffizienz, die nicht ein Symptom der Encephalitis, sondern ein myastatisches Symptom schlechthin sein dürfte. Und auch das merkwürdige Symptom der paradoxen Kinesien kommt, wie BABINSKI bereits 1913 gezeigt hat, auch bei Parkinsonscher Krankheit vor. Bevor nicht genaue Untersuchungen vorliegen, die uns das Gegenteil lehren, müssen wir auch die Seltenheit des gesteigerten Blinzelreflexes, Differenzen des Ruhetonus und der Verteilung der Rigidität, als Kennzeichen der echten Paralysis agitans durchaus bezweifeln. So bleiben schließlich als encephalitisverdächtige Kriterien im wesentlichen nur die schon früher genannten bestehen, unter denen die Entwicklung des Leidens, die Feststellung von Residuen aus dem akuten Encephalitisstadium, die Auflagerung bestimmter umschriebener tonischer Krampfzustände oder Hyperkinesen und das psychische Bild an erster Stelle stehen. Dabei wird WENDEROWIC unzweifelhaft zuzugeben sein, daß auch Schlafstörungen und extrapyramidale Paresen mehr für Encephalitis sprechen, ebenso wie das Überwiegen einer langdauernden Akinese über das Zittern, so daß wir oft auch bei Leuten vorgeschrittenen Alters die Berechtigung haben werden eine Encephalitis anzunehmen, wenn wir keine ganz typische Anamnese besitzen.

Seltener steht die Differentialdiagnose der chronischen Encephalitis von den Anlagekrankheiten der striären Apparatur im weiteren Sinn zur Diskussion. Über die choreatischen Erkrankungen haben wir schon früher gesprochen; hier noch einige Worte über die Wilson-Pseudosklerosegruppe und die Torsionsdystonien. Die Differentialdiagnose wird hier dadurch erschwert, daß auch bei der chronischen Encephalitis gelegentlich einmal ein Hornhautring auftreten kann (HOLZER), und weiterhin dadurch, daß in der nichtencephalitischen Wilsongruppe eine große Reihe verschiedener Syndrome enthalten ist, von denen wir dauernd einige neue hinzulernen. Es würde zu weit führen im einzelnen hier diese neuen Syndrome, wie die Gruppe von HALLERVORDEN-SPATZ, HUNT, CREUTZFELDT-JAKOB, in denen allerdings die Rinde stärker befallen ist, symptomatisch zu schildern. Offenbar ist weiterhin auch die Differenzierung der Krankheitszustände noch dadurch erschwert worden, daß nach unseren Erfahrungen auch die Leberstörungen wenigstens in funktioneller Beziehung nicht so große Differenzen zwischen diesen verschiedenen Krankheiten zeigen. Die Beziehungen anatomischer cirrhotischer Leberveränderungen zum encephalitischen Krankheitsprozeß sind, wie wir früher dargelegt haben, von WESTPHAL und SIOLI besonders beleuchtet worden; ich habe eine Reihe weiterer Fälle mit Lebercirrhose bei Encephalitis, darunter einen sehr eigenartig verlaufenen eigenen Fall hinzugefügt; allerdings entspricht die von mir gesehene cirrhotische Leber keineswegs weder makroskopisch noch mikroskopisch der Wilsonleber, sondern viel eher der Laennecschen Lebercirrhose. Höchstens überwiegen etwas entzündliche Erscheinungen. Anatomisch wird die epidemische Encephalitis von der Wilson-Pseudosklerosegruppe jedenfalls viel leichter abgrenzbar sein als von der Parkinsonschen Krankheit, insbesondere fehlen nicht nur die Erweichungsprozesse, sondern soweit wir bisher sehen, auch die großen ALZHEIMERschen Gliazellen, die ja nach der Anschauung von POLLAK in besonderer Beziehung zur Leberstörung stehen sollen. Diese anatomischen Differenzen sind auch so ausgesprochen, daß schon hierdurch die Ansicht von SELETZKY, daß die Wilsonsche Krankheit nur eine chronische Encephalitis epidemica darstellt, widerlegt wird. Hinsichtlich der neurologischen Symptome kann ich früher gegebene differentialdiagnostische Kriterien nicht mehr ganz aufrecht erhalten. Die Steigerung der Contractur bis zur schwersten Fixationsrigidität ist bei Encephalitikern unter Umständen genau so stark wie bei Wilsonkranken. Ich glaube auch nicht, daß in vielen Fällen die Art des Tremors oder der Akinesen oder der Dysarthrie und Dysphagie oder die allgemeine Kachektisierung beweisende differentialdiagnostische Merkmale zeigen wird; man kann höchstens sagen, daß bei Encephalitis die Variationsmöglichkeiten des Parkinsonismus breitere sind, und daß wenigstens im Durchschnitt der Fälle die Symptomengruppierung eine etwas andere ist. So finden wir bei der Wilsonschen Krankheit nicht die Auflagerungen tonischer Blickkrämpfe und anderer lokaler tonischer Krämpfe oder iterativer Bewegungen. Selbstverständlich ist auch durchschnittlich die Wilsonsche Krankheit viel gleichmäßiger auf die Muskulatur verteilt, während wir bei Encephalitis ja die allerverschiedensten topischen Modifikationen sehen. Die etwaigen Auflagerungen von Hirnnervenlähmungen und anderen nicht myastatischen Erscheinungen sind der Wilsonschen Krankheit fremd. Symptomatisch ist am wichtigsten vielleicht noch die verschiedenartige Psyche zu bewerten, wenigstens in den Fällen, in denen ein Demenzzustand bei Wilson auftritt, ein Zustand, der zwischen „schwachsinniger Freundlichkeit und blinder Widerspenstigkeit" wechselt; die emotionelle Übererregbarkeit oder gar die ausgesprochene organische Demenz, die allerdings keineswegs bei allen Wilsonfällen vorhanden ist, fehlt der Encephalitis. Immerhin hüte man sich vor einem zu subtilen symptomatischen Differenzierungsversuch. Gewiß erkennen wir die meisten chronisch myastatischen Encephalitisfälle fast mit geschlossenen Augen als solche schon auf Anhieb; aber es kommen so viele variable Verkuppelungen der Symptome vor, daß man nicht symptomatisch allein Diagnosen stellen darf. Wenn z. B. neuerdings wieder amerikanische Autoren von wilsonartigen Fällen der chronischen Encephalitis reden, so handelt es sich hier eben nur um eine besondere Stärke der Rigorerscheinungen, die wir bei zahlreichen Encephalitikern gesehen hatten. Insbesondere kommen auch bei der chronischen Encephalitis Fälle vor, die in mancher Beziehung der Enthirnungsstarre gleichen, wie z. B. MC. ALPINE angegeben hat; allerdings herrscht in dem Arm der Beugetonus über den Strecktonus und ausgesprochene klassische Magnus de Klejn-Reflexe sind in diesen Fällen ebensowenig ausgesprochen wie bei Wilsonscher Krankheit. Wir halten also durchschnittlich für wichtiger als das Symptomen-

bild die Entwicklung des Leidens und den Krankheitsverlauf. Die Wilsonsche
Krankheit beginnt als familiäres, nach HALL rezessiv vererbtes Leiden bei jugendlichen Personen, bald mit ziemlich symmetrisch verteilten Rigiditätserscheinungen, Bewegungsarmut, Tremor, Sprach- und Schluckstörungen; wir vermissen einen akuten Krankheitsbeginn ebenso wie ein pseudoneurasthenisches
Vorstadium. Auch verläuft die Krankheit durchschnittlich wohl rascher ungünstig als die chronische Encephalitis, und diese Differenzierung gilt namentlich
wohl für jene Encephalitisfälle, welche ohne schwere akute Encephalitis beginnen.
Es kommen zwar bei manchen akuter verlaufenden Wilsonfällen auch Fieber-
attacken vor, doch sind diese soweit ich sehe in die Krankheitsverläufe einge-
schaltet, und es fehlen dann die charakteristischen Encephalitissymptome der
Schlafsucht, Augenmuskellähmungen usw.

In der Differentialdiagnose von der der Wilsonschen Krankheit gleichwertigen
Pseudosklerose und den verwandten atypischen Fällen der Huntschen cerebellar-
striären Degeneration usw., kann man wohl auf die Symptome selbst größeres
Gewicht legen als in der Abtrennung von Wilsonscher Krankheit, da das inten-
tionelle Zittern und Wackeln bei *mangelnder* Rigidität den chronischen Encephalitikern im allgemeinen fehlt (wohl aber kommt bei Encephalitis ein Tremor vor,
der bei Intentionsbewegungen noch *mehr* zunimmt). Auf die Leberveränderungen
kann wie erwähnt kein solches Gewicht gelegt werden, dagegen möchte ich betonen, daß trotz des HOLZERschen Falles der Hornhautring bei Encephalitis
etwas extrem Seltenes sein muß; ich habe etwas Derartiges noch nicht gesehen.
Bei Pseudosklerose kommen auch häufiger Demenzzustände vor (STRÜMPELL);
auf die ethischen Depravationen kann man sich wohl weniger verlassen, zumal
sie ja auch den erwachsenen Encephalitikern nicht fremd sind.

Wir haben wiederholt Fälle gesehen, in denen pseudoskleroseartige Erkrankungen während des Krieges im Anschluß an schwere Kommotionen entstanden.
Wir glauben trotz aller Bedenken, die sich der Annahme exogener Faktoren in
der Entstehung derartiger Erkrankungen entgegenstellen, doch einen Einfluß
der Kommotionen nicht ausschließen zu können, und können diesen Standpunkt
auch mit mehr Beweisgründen als bei Huntingtonscher Chorea z. B. vertreten,
da es sich um isolierte Fälle in der Familie handelte, und sonach der schicksals-
mäßige Verlauf des Leidens keineswegs so wahrscheinlich ist als bei erwiesenen
dominant mendelnden Erbkrankheiten. Selbstverständlich kann das Trauma nur
provokatorisch wirken, forensisch dürfte aber der Zusammenhang des Leidens
mit dem Trauma ebensowenig abzulehnen sein, wie in den Fällen von Parkinsonscher Krankheit, bei denen das Zittern direkt nach einem Schreck auftritt, obwohl diese Symptomenprovokation natürlich nur möglich ist, wenn das Gewebe
bereits geschädigt ist.

Fall 48. In dem einen dieser Fälle, in dem K.D.B. im übrigen bereits anerkannt war,
stand allerdings für uns nur die Differentialdiagnose gegen Hysterie, die bis dahin angenommen war, zur Diskussion. Der Arbeiter Fritz D., bei dem eine Heredität nicht nachweisbar war, erkrankte im Juni 1917, nachdem er bei einer Fliegerbombenexplosion zu
Boden geschleudert und besinnungslos gewesen war, an Zittern des ganzen Körpers. Mehrere Fachärzte, die ihn im Laufe der Jahre begutachteten, stellten immer wieder Kriegsneurose und Hysterie fest und hielten Behandlung für erfolglos, da wohl der gute Wille
fehle. Interessant ist die Annahme eines Nervenarztes, daß Hysterie vorliegen müsse,
da durch Bäder mit Methylenblaulösung und wohlriechendem Extrakt das Zittern abge-

nommen habe. Es ist die diagnostische Verkennung der Suggestivwirkung bei allen Erkrankungen basaler Ganglien. Einem weiteren Nervenarzt fiel wegen des charakteristischen Intentionstremors und der skandierenden Sprache die Ähnlichkeit mit multipler Sklerose auf, doch stellte er schließlich die Diagnose auf eine Neurose. Es wurde festgestellt, daß D. in der Heimat keine Arbeit verrichtete. Im August 1926 in der Klinik gab D. an, daß in der Ascendenz alle Nervenkrankheiten fehlten. Dagegen soll das jüngste Kind mit 3 Jahren starkes Zittern gehabt haben, doch soll sich das Zittern gebessert haben. Bis zu der wahrscheinlich gemachten Kommotion war er gesund, dann fing das Zittern und die Sprachstörung gleich an. Im letzten Jahr trat eine Verschlimmerung ein. Der Patient ist jetzt außerordentlich schwächlich. Er ist psychisch absolut unhysterisch, freundlich, zugänglich, treuherzig. Deutliche Intelligenzstörungen bestehen nicht. Es besteht eine geringe Rigidität der Nackenmuskulatur, Kopfwackeln, wiegende Bewegungen des Körpers im Stehen; leichtes Ruhezittern, das bei Intention in einen grobschlägigen Wackeltremor übergeht. Dabei keine Tonusanomalien, keine Aufhebung assoziierter Bewegungen. Wackelbewegungen des Rumpfes nahmen beim Gehen, das einen gravitätischen Charakter hat, zu. Keine Reflexstörungen. Intentionswackeln auch in den unteren Extremitäten. Monoton abgehackte Sprache. Bauchdeckenreflexe vorhanden. Sehr harte vergrößerte Leber. Stark positive Urobilin- und Urobilinogenreaktion. Die Medizinische Klinik nimmt ebenfalls eine Lebercirrhose an.

Fall 49. In dem zweiten Falle war jedoch nur anfangs eine Hysterie angenommen worden, während später eine Encephalitis diagnostiziert wurde. Hier ließ sich durch besondere Ermittlungen feststellen, daß Erbkrankheiten in der Familie nicht vorhanden sind; niemand in der Familie zittert, insbesondere die Eltern nicht. Sechs Geschwister sind gesund. Auch der Patient selbst soll vor dem Kriege nie Krankheiten gehabt haben (ebenfalls durch Ermittlungen bestätigt). R. wurde im Jahre 1915, wie er selbst sagt, durch eine Granate weggeschleudert und war längere Zeit bewußtlos. Im Anschluß daran fing das Zittern an. Später ist noch einmal ein Haufen Erde auf seinen Kopf gefallen. Sicher objektiviert ist die Kommotion hier nicht; dagegen ist durch Krankengeschichten erwiesen, daß R. in Lazaretten bereits als Folge einer Verletzung nervöse Zuckungen in Armen und Beinen bzw. starkes Zittern in den Händen, welches das Schreiben unmöglich machten, zeigte. Diese Störungen haben dann im Laufe der Zeit zugenommen, außerdem traten Kopfschmerzen und Mattigkeit ein. Eine Encephalitis wurde wohl darum angenommen, weil R. im Jahre 1920 eine Erkrankung hatte, welche vom Versorgungsarzt für Encephalitis gehalten wurde; es hat sich aber nach Angabe der behandelnden Ärzte nur um einen Lungenspitzenkatarrh gehandelt. In diesem Falle, der 1925 in der Klinik behandelt wurde, zeigte sich ebenfalls ein universeller Tremor, der rechts stärker als links war und bei intentionellen Bewegungen in grobes Wackelzittern überging. Außerdem bestanden leichte cerebellare Erscheinungen, wie z. B. ein durchaus echtes Schwanken nach Fuß-Lidschluß, Betrunkenheitsgang, das BABINSKIsche Rumpf-Beinzeichen beim Erheben aus liegender Stellung, Adiadochokinesis und leichte Störungen der Zeigebewegungen, während Tonusstörungen nicht vorliegen. Keine Reflex- oder Sensibilitätsstörungen. Etwas sakkadiert ataktische Bewegungen der Bulbi, verquollen verwaschen skandierende Sprache mit Silbenverdoppelungen bei schweren Testworten. Im Urin reichlich Urobilinogen. Diffuse Klopfempfindlichkeit des Kopfes. Psychisch etwas stumpf, doch keine weiteren Defekterscheinungen. Keinerlei hysterische Züge. Fundus o. B.; doch ist der intrakranielle Druck nach der BAURMANNschen Methode etwas erhöht. Demgegenüber ist bei der Punktion der Liquordruck auffallend niedrig. Liquor cytologisch und chemisch ohne krankhaften Befund. Wassermann negativ.

In diesem Falle, in dem neben dem Wackeltremor andere cerebellare Symptome bestanden, ist nun die Zugehörigkeit zu einer der Pseudosklerose verwandten Erkrankungen viel weniger sicher und zwar darum, weil leichte Hirndruckerscheinungen und wahrscheinlich auch, wie der niedrige Liquordruck im Gegensatz zum Fundusbefund zeigt, eine Absperrung des Ventrikelliquors besteht, so daß wir eher eine eigenartige traumatische Meningopathie annehmen möchten, die mit besonderen Druckerscheinungen vielleicht auf die Bindearme verbunden ist. Jedenfalls liegt hier ein symptomatisch pseudoskleroseartiges Bild vor, das mit Encephalitis nichts zu tun hat, und nur aus diesem Grunde habe ich den Fall hier mitgeteilt, welcher praktisches Interesse hat, da eine Dienstbeschädigung hätte ausgeschlossen werden müssen, wenn man Folgeerscheinungen einer Encephalitis aus dem Jahre 1920 hätte annehmen müssen.

Bei den Torsionsdystonien und athetotischen Erkrankungen ist ebenfalls die Anamnese und die Feststellung von Resten von Hirnnervenlähmungen von größter Wichtigkeit, nachdem wir gesehen haben, daß auch bei epidemischer Encephalitis Erkrankungen vorkommen, die sich kaum von den endogenen oder früh erworbenen Störungen dieser Art unterscheiden. Insbesondere sehen wir athetotische Erkrankungen bei epidemischer Encephalitis, welche sich nicht symptomatisch von Athetosen bei Herdencephalitis im Kindesalter zu unterscheiden scheinen. Allerdings kommen bei epidemischer Encephalitis, wie wir früher gezeigt haben, merkwürdige Kombinationsprodukte parkinsonistischer Symptome vor, die symptomatisch und hinsichtlich des Verlaufes von diagnostischer Bedeutung sind. Am wichtigsten scheint mir nach den eigenen Erfahrungen die Verbindung von Torsionserscheinungen mit Parkinsonzittern in den gleichseitigen Extremitäten, und myoklonischen bzw. myofibrillären Zuckungen in der Gesichtsmuskulatur zu sein. Wir haben in einem solchen Falle den Übergang in eine Versteifung beobachten können, in der schließlich die eigenartige habituelle Torsionshaltung fast allein noch auf die früheren Torsionsbewegungen hinwies.

Schließlich kommen wir zu einer kurzen Besprechung der Differentialdiagnose zwischen Encephalitis und chronischen Psychosen, insbesondere der Schizophrenie. Es ist jedem Nervenarzt bekannt, daß die meisten Fehldiagnosen dieser Art allein auf die mangelnde Kenntnis der Encephalitis zurückzuführen sind. Wir haben namentlich in den ersten Jahren massenhafte Encephalitisfälle der Klinik zugewiesen bekommen mit der Diagnose Hebephrenie oder Katatonie, weil das läppische Verhalten der jugendlichen Encephalitiker fälschlich auf eine Hebephrenie zurückgeführt wurde, und das starre regungslose Wesen für katatonisch gehalten wurde. Im allgemeinen ist die Differentialdiagnose ja nicht schwer. Symptomatisch kann wohl ein läppisches encephalitisches Kind einem Schizophrenen ähneln, aber gerade in diesen Fällen ist die Feststellung der typischen Krankheitsentwicklung gewöhnlich unschwierig; und außerdem sind die Encephalitiker, wenn sie nicht gleichzeitig parkinsonistisch sind, viel agiler und zugänglicher als hebephrenische Kranke. Außerdem fehlen ihnen gewöhnlich die akzessorischen Symptome des Negativismus, der Halluzinationen, der Wahnideen und insbesondere auch der schizophrene Gedankengang. In der Mehrheit der Fälle ist natürlich auch die Abtrennung einer Encephalitis mit Akinese und Rigidität von Katatonie nicht schwer, zumal ja bei der Katatonie im allgemeinen eine echte Rigidität fehlt. Man kann auch in schwersten akinetischen Fällen, wenn man sich nur genauer mit dem Kranken beschäftigt, leicht feststellen, daß der Encephalitiker agieren will und es nur infolge motorischer Störungen nicht kann. Es gibt hier, wie ich früher dargelegt habe, einzelne Fälle, in denen die Bradyphrenie eine so hochgradige ist, daß es direkt zu einem stuporartigen Zustande kommt, und nur eine mehrtägige Beobachtung die Differentialdiagnose erlaubt, wenn nicht die Vorgeschichte ganz einwandfrei ist. Auch dann ist es zweckmäßig noch einige Tage zu beobachten, da es ja Fälle gibt, in denen Encephalitis und Schizophrenie sich kombinieren können. Bei der katatonoiden Encephalitisform haben wir nach wenigen Tagen schließlich feststellen können, daß vor allem kein schizophrener Gedankenablauf, keine irgendwie psychisch bedingte Verursachung der akinetischen Sperrung vorliegt, und daß die Kranken, auch wenn sie ihre bradyphrene Indolenz zeigen, schließlich doch selbst froh sind, wenn sie ihre Sperrung überwinden und in Kontakt mit der Umgebung geraten. Ich verweise erneut auf die Ausführungen, die ich in dem Abschnitt über psychische Begleitsymptome getan habe. In einem Falle von Katatonie, der auch noch durch sehr starkes Salbengesicht und Urobilinausschwemmung ausgezeichnet war, leitete die Dissoziation zwischen befehlsautomatisch ausgeführten Bewegungen und Sperrungserscheinungen bei Sprechversuchen, die zu völligem Mutismus führte, zu der richtigen Diagnose. Es muß darauf hingewiesen werden, daß bei katatoniformen Encephalitisfällen der Rigor in den Extremitäten sehr gering sein kann.

Erheblich schwerer ist offenbar die Differentialdiagnose in den seltenen schizophrenieartigen und paranoiden Psychosen, die in der letzten Zeit von MAYER-GROSS, BÜRGER, LEYSER usw. beschrieben worden sind. Eigene Fälle dieser Art sind früher genauer mitgeteilt worden. Es handelt sich hier um Raritäten, die in jedem einzelnen Falle genau analysiert werden müssen, und ich brauche darauf hier nicht näher einzugehen, um nicht frühere Ausführungen zu wiederholen. Ich weise nur darauf hin, daß wenigstens in der Mehrheit der Fälle hier auch eine genaue psychologische Analyse Differenzen aufdecken wird, welche die Diagnose ermöglichen.

VIII. Soziale und forensische Bedeutung.

Daß eine Erkrankung, die allein in Deutschland in wenigen Jahren bei vorsichtiger Schätzung und bei Vermeidung jeder Übertreibung des Krankheitsbegriffes mindestens 60 000 Menschen ergriffen hat, und die in über 50% der nicht in akuten Stadien letal verlaufenden Fällen zu schwerem chronischen Kranksein führt, größte Bedeutung in sozial-medizinischer Hinsicht hat, bedarf keiner großen Begründung. Wir müssen uns wohl davor hüten in Übertreibungen zu verfallen und die Encephalitis in ihrer staatlichen Bedeutung mit den Massenverheerungen der Volksgesundheit durch Alkohol, Tuberkulose und Geschlechtskrankheiten zu vergleichen; wohl aber kann man die epidemische Encephalitis jetzt ohne weiteres etwa mit der progressiven Paralyse und vielen anderen Krüppelkrankheiten vergleichen. Viele klinische Daten, welche die soziale Bedeutung der Encephalitis aufzeigen, sind schon früher im klinischen Teil besprochen worden und brauchen hier nicht näher wiederholt zu werden. Dagegen sind einige Fragen, die uns praktisch und gutachtlich beschäftigt haben, hier noch besonders zu besprechen.

Wir begrüßen zunächst die Entscheidung des Ministeriums für Volkswohlfahrt, daß die epidemische Encephalitis unter die anzeigepflichtigen Erkrankungen aufgenommen worden ist. Freilich ist Deutschland hierin vielen anderen Ländern, insbesondere England, erst verspätet gefolgt, so daß wie früher auseinandergesetzt wurde eine einwandfreie Statistik über die Häufigkeit der Encephalitisfälle gerade in dem Hauptjahr 1920 scheitern mußte; auch ist die Kontagiosität der Erkrankung, wie ebenfalls früher dargelegt wurde, im allgemeinen keine große; dennoch ist die Beibehaltung der Anzeigepflicht von sehr großer Bedeutung, da die Gesundheitsbehörden darüber orientiert sein müssen, wenn wieder einmal eine neue Encephalitiswelle kommen sollte, da dann alle Maßnahmen getroffen werden müßten, um an genügend Stellen Serum von Rekonvaleszenten zur Heilung parat zu haben, oder die Ärzte in gefährdeten Bezirken Merkblätter über zweckmäßige Behandlung erhalten könnten, und da schließlich trotz der geringen Kontagiosität eine Isolierung der Kranken im akuten Stadium zweckmäßig ist. Wir sind nicht in der Lage anzugeben, bis wann eine Isolierung durchzuführen sein wird; jedenfalls ist aber die Encephalitis eine solche Auslesekrankheit, und in ihrem Erscheinen so sehr an besondere Virulenzschwankungen, deren Ursache wir uns noch gar nicht vorstellen können, geknüpft, daß wir nicht wohl die Berechtigung haben, eine Isolierung über das akute Stadium hinaus auszudehnen.

Ich wiederhole weiterhin die bereits in einem früheren Abschnitt erhobene Warnung Encephalitiker einer Vaccination zu unterziehen. Die Möglichkeit der postvaccinalen Encephalitis ist nicht auszuschließen und wir stiften dann einen Doppelschaden, indem wir eine eventuell schwere Erkrankung provozieren und außerdem auch noch einen segensreichen Eingriff in Mißkredit bringen. Wenn möglich, muß die Vaccination auch im pseudoneurasthenischen und vielleicht selbst chronisch myastatischen Stadium wenigstens vorläufig vermieden werden.

Eine schon ins therapeutische hinübergehende Frage betrifft dann weiterhin die Unterbringung und Verwahrung der chronisch myastatischen Encephalitiker, wie die der Jugendlichen mit sogenannten Charakterveränderungen. Ich bin, wie ich das früher mehrfach ausgeführt habe, durchaus der auch von HEINICKE geteilten Meinung, daß möglichst eine Zentralisierung der Fälle zu erstreben ist, wenigstens soweit es sich um die Behandlung der finanziell leistungsunfähigen Kreise handelt. Gewiß ist jeder gute Arzt imstande einen chronischen Encephalitiker zu behandeln, ebenso wird jeder intellektuell hochstehende Kranke bestrebt sein die therapeutischen Ratschläge kontinuierlich zu verfolgen: aber das ändert nichts an der Feststellung, daß ein großer Teil der chronischen Encephalitiker überhaupt nicht behandelt wird und schließlich in einem grauenhaften Zustande der Vernachlässigung dem Arzt bzw. der Encephalitisstation zugeführt wird. Es ist aber vorläufig auch selbst in Kreisen von Fachärzten noch zu wenig bekannt, daß die chronischen Encephalitiker einer jahrelangen exakten Behandlung bedürfen, für die viel Geduld und viel Personal notwendig ist. Auch ein verarmter Staat muß für derartige Behandlungszwecke Geld übrig haben, da durch eine zweckmäßige Behandlung viele Encephalitiker, die in Verwahrlosung vollkommen siech würden, jahrelang in einem relativ günstigen Zustande bleiben können, d. h. also in einem Zustande, in dem sie sich subjektiv wohl fühlen, wenn auch die Arbeitsleistungen natürlich gering sind. Es wäre durchaus falsch einzuwenden, daß Encephalitiker auf besonderen für sie eingerichteten Stationen sich nicht wohl fühlen würden, da sie so viel Elend, andere schwer Kranke gleicher Art, um sich sehen. Die Erfahrung lehrt das Gegenteil: kaum ein einziger unter den Encephalitikern, die auf der seit Juli 1926 in Göttingen bestehenden Encephalitisstation geweilt haben, verließ die Abteilung ohne Bedauern darüber, daß seine Aufenthaltszeit beendet war, obwohl sie intellektuell vielfach genügend einsahen, daß sie an einer unheilbaren Krankheit litten, die auch durch peinlichste

Behandlung zwar wohl gemildert aber nicht geheilt werden konnte. Encephalitikerabteilungen wirken also auf den Encephalitiker ebensowenig ungünstig wie Tuberkuloseabteilungen auf den Schwindsüchtigen; dagegen hat die Abteilung den Vorteil, daß sie in der Behandlung des Kranken am meisten Erfahrung hat, und zwar gilt das nicht nur für den Arzt, der ja schließlich auch in jedem anderen Krankenhaus über den gegenwärtigen Standpunkt der Therapie sich orientieren kann, sondern ganz besonders auch für das Pflegepersonal.

Aus diesen Gründen besonders ist auch die Zentralisierung der charakterveränderten Jugendlichen so erwünscht. Es handelt sich hier, wie wir früher bereits ausgeführt haben, um vielfach ganz besonders schwer trätable Menschen, welche der Behandlung und Pflege in Krankenhäusern, Psychopathenheimen usw. oft außerordentliche Schwierigkeiten entgegensetzen und Ärzte und Pflegepersonal in kurzer Zeit völlig zermürben können. Trotzdem ist die Massenbehandlung derartiger Kranker, wie z. B. die von HEINICKE in Chemnitz gegründete Abteilung lehrt, möglich und segensreich; auch in Amerika sind durch zielbewußte Arbeitstherapie gute Behandlungserfolge gemacht worden. Nur die schwersten, ethisch depraviertesten Patienten dieser Art werden in geschlossenen Anstalten untergebracht werden müssen; hier handelt es sich auch wohl um Fälle, welche nicht geheilt werden können.

Unter den gutachtlichen Fragen mit denen wir uns bei Encephalitikern beschäftigt haben, steht vorläufig die Dienstbeschädigungsfrage noch vollkommen im Vordergrund. Dies geht schon daraus hervor, daß wir in der Göttinger Nervenklinik über 50 Gutachten, meist Obergutachten in dieser Frage zu erstatten hatten; häufig handelte es sich um Aktengutachten, welche für das Reichsversorgungsgericht erstattet werden mußten. Diese Gutachten haben uns viel Interessantes gelehrt; sie haben vor allem gezeigt, daß die epidemische Encephalitis während des Krieges wenigstens vom Jahre 1917 ab, vielleicht auch schon 1916, häufiger unter den deutschen Truppen an der Front auftrat als man das bisher angenommen hat; wir haben uns auf Grund der Aktennotizen, die wir möglichst durch Ermittlungen zu erweitern suchten, in 19 Fällen für die Annahme einer im Felde durchgemachten Encephalitis als Grundlage der später erworbenen chronischen Myastase entscheiden können. Wir haben auch die Überzeugung, daß die epidemische Encephalitis während dieser Jahre im Felde häufiger als in Deutschland auftrat, obschon ja auch einige dem großen Epidemieschub vorausgehende sporadische Erkrankungen 1916 und 1917 in Deutschland beobachtet wurden. Auf interessante Einzelfälle möchte ich hier nicht näher eingehen; ich habe mehrere bereits in einer früheren Arbeit gebracht und kann auch heute noch an meiner damaligen grundsätzlichen Auffassung festhalten. Diese Auffassung gipfelt darin, daß Dienstbeschädigung auf jeden Fall angenommen werden muß, wenn eine encephalitisverdächtige Erkrankung im Felde durchgemacht wurde, und wenn diese Erkrankung in ein pseudoneurasthenisches Stadium überging, aus dem heraus sich entweder noch während der Zugehörigkeit zum Feldheer oder auch später eine chronische Myastase heraus entwickelte. Encephalitisverdacht liegt auf jeden Fall vor, wenn die akute Feldkrankheit (entsprechend etwa dem von Engländern beschriebenen Grabenfieber) mit Doppelbildern und starken polyneuritischen Symptomen, hochgradiger Schlafsucht oder Zuckungen verbunden war. In zahlreichen Fällen sind nun gerade unter den Gutachtenfällen die Herdsymptome des Hirnstammes nicht so deutlich; in vielen Fällen können wir sie wenigstens nicht fassen, da die Krankengeschichten der Feldlazarette aus erklärlichen Gründen, unter denen ich die Überlastung der Lazarette während des Krieges und die Unkenntnis der Encephalitis in dieser Zeit hervorhebe, nicht ausreichend sind. Auch dann haben wir die Berechtigung Encephalitis anzuerkennen, wenn einem akuten grippeartigen Zustand ein pseudoneurasthenisches Stadium folgt, das in die Myastase übergeht, ohne daß später ein akutes charakteristisches Encephalitisstadium folgte. Über diese Frage sind die sorgfältigsten Ermittlungen vorzunehmen, denn wir haben selbst Fälle gesehen, in denen ganz unzweifelhaft die charakteristische akute Encephalitis erst im Jahre 1920 durchgemacht wurde, und doch später Rentenansprüche darum erhoben wurden, weil der Rentenbewerber bereits nervenkrank aus dem Kriege zurückgekehrt sein sollte. Hier können nun tatsächlich gutachtlich recht schwierige Fragenkomplexe angeschnitten werden, die eine erhebliche Sachkenntnis erforderlich machen. Wenn wir von den schweren Verkennungen des Leidens absehen, von denen wir teilweise früher schon gesprochen haben, von den Fällen also etwa, die jahrelang als hysterisch oder als Fälle schwerer Nervenschwäche von Gutachter zu Gutachter wanderten, obschon bereits schwere myastatische Symptome bestanden, so erwähnen wir hier doch noch wenigstens zwei häufige Irrtümer, die uns vielfach begegnet sind: erstens einmal die irrtümliche Vermutung, daß die Encephalitis mit dem Heeresdienst nicht zusammenhängen könne, weil 1917 und 1918 noch keine Encephalitis beobachtet worden sei, und zweitens umgekehrt die Rückführung einer Encephalitis auf ein Kriegsleiden bloß darum, weil der betreffende Kranke im Felde an einer Grippe gelitten habe. Dieser Irrtum beruht auf der wiederholt getadelten Identifizierung von Grippe bzw. Kopfgrippe und Encephalitis, obschon der Zusammenhang dieser Erkrankungen wahrscheinlich ein komplizierterer und nur indirekter ist, und wir in jedem Falle zu dem Nachweis gezwungen sind, daß die Grippe, die im Felde durchgemacht wurde, in Wirklichkeit eine Encephalitis bzw. eine verwaschene Infektionskrankheit war, die in Wirklichkeit eine gewissermaßen im Dunkel sich abspielende Encephalitis darstellte. Diesen letzteren Fall halten wir nur dann für gegeben, wenn die Grippe nicht ausheilte, sondern in das Kränklichkeitsstadium überging, welches lückenlos bis zur Myastase führt. Die Entscheidung im positiven Sinne wurde uns vielfach dadurch leicht gemacht, daß erstens Gesundheit vor der akut fieberhaften Erkrankung bestand, zweitens, das Kränklichkeitsstadium nach der akuten Erkrankung im Kriege durch das Fehlen hysterischer Tendenzerscheinungen, durch erhaltenen Arbeitswillen und daneben durch besondere Symptome, wie eine hartnäckige Schlaflosigkeit, die auch in der Heimat nicht schwand, oder durch jahrelange Schläfrigkeit, oder durch eine unaffektierte Drangunruhe oder endlich durch dystonische Feinsymptome ausgezeichnet war. Tatsächlich ließ sich in einer Reihe von Fällen durch exakte Zeugenangaben feststellen, daß die Patienten bereits, als sie aus dem Kriege zurückkamen, eine eigenartige Indolenz, Stumpfheit, gelegentlich sogar kataleptoide Symptome zeigten, die fließend in das Stadium schwerer Myastasen übergingen. Die akute Erkrankung in diesen Fällen war bald als Grippe, bald als rheumatisches Fieber, einmal auch als Malaria bezeichnet. Es gibt nun zwar auch wahrscheinlich eine chronische Malariaencephalitis die zur Myastase führt (WILSON); in dem Falle aber, den wir begutachteten, handelte es sich wahrscheinlich gar nicht um Malaria, sondern um Encephalitis. In einem anderen Falle unseres Materials war übrigens von anderer Seite eine offenbar gewöhnliche Malaria als Encephalitis verkannt und Kriegsdienstbeschädigung anerkannt worden, obwohl die akute Encephalitis nach klassischer Beschreibung erst 1922 begonnen hatte. Gewiß ist es nun möglich, daß auch die eben geschilderten Symptome nicht encephalitischer Natur waren und die Encephalitis erst nach dem Kriege akquiriert wurde; wir wissen aber alle, daß unsere Gutachten niemals auf rein ärztlichen Überlegungen allein beruhen, so wichtig auch sorgfältige Facherfahrung ist, sondern daß immer auch Billigkeitsfragen mitspielen, und daß eine Kriegsdienstbeschädigung auch dann anerkannt wird, wenn der Zusammenhang des Leidens mit einer Kriegsschädigung nicht erwiesen, sondern nur in erheblichem Maße wahrscheinlich ist. Und es wäre durchaus unbillig in diesen Fällen eine Kriegsdienstbeschädigung abzulehnen, in denen nach dem uns bekannten Verlauf des Leidens die Rückführung auf eine im Felde bereits erworbene Infektion durchaus denkmöglich ist. Selbstverständlich soll aber ein solcher Zusammenhang nur dann anerkannt werden, wenn die objektiven Grundlagen für unsere Stellungnahme genügend große sind, und vor allem unsere Ermittlungen dafür sprechen, daß die akute Encephalitis nicht in die Hauptepidemiezeit im Jahre 1920 fällt.

In diesen *letzteren* Fällen haben wir nun im allgemeinen Dienstbeschädigung ablehnen müssen. Eine Anerkennung der Dienstbeschädigung ist hier nur dann gestattet, wenn sichere Encephalitiserscheinungen bereits vor der Encephalitis, die erst nach der Heimkehr erworben wurde, bestanden hatten, d. h. ein Rezidiv vorlag. Wir haben auch solche Fälle begutachtet, z. B. einen Mann, der in englischer Kriegsgefangenschaft im Jahre 1918 an einer typisch lethargischen Encephalitis litt, dann bereits krank, wenn auch noch arbeitsfähig, zurückkehrte, im Jahre 1919 einen erneuten Schub von Encephalitis in der Heimat durchmachte und dann rasch schwer myastatisch wurde. In einem anderen Falle, der ebenfalls in englischer Kriegsgefangenschaft war und 1920 einen akuten Encephalitisschub durchmachte, ließ sich durch sehr eingehende vereidigte Zeugenangaben feststellen, daß tatsächlich bereits eine Myastase bei Rückkehr aus Kriegsgefangenschaft Anfang 1920 bestand, und daß wahrscheinlich ein akuter Encephalitisschub bereits in Kriegsgefangenschaft durchgemacht wurde, wenn auch der Kranke infolge seiner Indolenz darüber zunächst gar keine Angaben gemacht hatte. Diese Kranken sind ja so häufig in ihrem Rentenverlangen durchaus gegensätzlich zu den Kriegshysterikern, wenn wir auch natürlich unter den Encephalitikern eine Reihe von Personen kennen gelernt haben, die sehr rentensüchtig waren und eventuell auch Angaben zu ihren Gunsten entstellten. In der Mehrheit der Fälle gewinnt aber der Rentenwunsch erst durch Angehörige und Bekannte seine Stoßkraft. In diesen Fällen, in denen mehrere Encephalitisschübe vorkommen, von denen der erste bereits im Felde durchgemacht wurde, muß auch noch Kriegsdienstbeschädigung anerkannt werden, da es durchaus wahrscheinlich ist, daß entweder das Encephalitisvirus vom ersten Schube her persistiert und nur erneut aktiviert wird, oder daß die Widerstandsfähigkeit des Organismus vom ersten Encephalitisschube her so stark geschwächt ist, daß eine Neuinfektion haften kann. Wir können, solange wir das Encephalitisvirus nicht kennen, nicht mit Sicherheit sagen, welche von diesen beiden Möglichkeiten die richtige ist, doch ist das versicherungsrechtlich gleichgültig. Bei weitem in der Mehrheit der Fälle, in denen ein Encephalitisschub erst in der Heimat nach Beendigung des Krieges durchgemacht wurde, liegen keine Verdachtsmomente dafür vor, daß eine Encephalitis bereits im Kriege erworben wurde. In diesen Fällen haben wir Kriegsdienstbeschädigung auch dann abgelehnt, wenn die Patienten, sei es erschöpft, sei es als Kriegshysteriker, aus dem Felde wiedergekehrt waren. Wir halten diese Auffassung auch für durchaus berechtigt, obschon sie öfters in Kontroverse zu anderen Gutachten in den betreffenden Fällen geriet. Insbesondere treten wir der Anschauung, daß eine Kriegsneurose oder Psychopathie zur Encephalitis disponiert, strikt entgegen. Wir können uns ja offenbar auch gar keine Vorstellung davon machen, wie einem derartigen rein im Seelischen ablaufenden Prozeß ein verändertes Hirnsubstrat entsprechen sollte, welches das Haften eines neurotropen Virus besonders erleichtern sollte. Darüber hinaus haben mich die Konstitutionsuntersuchungen, die ich mit GROTE ausgeführt habe, gelehrt, daß unter den Encephalitikern eine psychopathische Konstitution keineswegs besonders häufig ist. Was aber die Erschöpfungseinflüsse anbetrifft, so sind wir über ihre Bedeutung etwas skeptischer geworden, nachdem wir gesehen haben, daß die Encephalitis in den neutralen und den nicht von der Hungerblockade geschädigten Ländern allem Anschein nach ebenso häufig auftritt wie in den vom Kriege am meisten heimgesuchten Ländern; und da wir die verschiedensten körperlichen Verfassungen sozusagen gleichmäßig unter den encephalitiskrank gewordenen Menschen sehen, haben wir wohl höchstens die Berechtigung anzuerkennen, daß die ursprüngliche Hochzüchtung des Encephalitisvirus etwas mit Hungerschädigungen und abnormen Strapazen zu tun hat (siehe frühere Ausführungen). Wir wissen auch, daß unter besonderen Umständen nach abnormen Körperbelastungen eine Encephalitis aufflammen kann (BERINGER); diese Feststellungen bzw. wissenschaftlich gerechtfertigten Überlegungen haben aber keine Geltung für Personen, die meist mehrere Monate oder schon längere Zeit den schweren Kriegsstrapazen entzogen sind und nun das Unglück haben in eine Epidemie hineinzugeraten, die nicht nur Kriegsteilnehmer, sondern ebenso die gesündesten und kräftigsten Elemente der Landbevölkerung ergreift. Wir würden offenbar die Grenzen der ärztlichen Sachverständigentätigkeit überschreiten, wenn wir in solchen Fällen noch die Wahrscheinlichkeit der Kriegsdienstbeschädigung zugeben, und würden höchstens in Einzelfällen mit Reserve uns für gerechtfertigt halten Kriegsdienstbeschädigung anzunehmen, wenn es sich um Kranke handelt, in denen eine besonders hochgradige und bleibende Asthenisierung durch den Krieg nachweisbar wäre.

Dagegen können wir uns nicht der mehrfach in Gutachten geäußerten Ansicht anschließen, daß Kriegsdienstbeschädigung auch in den Fällen, in denen die Erkrankung während des Krieges gesichert erscheint, darum abzulehnen sei, weil die Erkrankung auch in der Heimat hätte erworben werden können. Diese Anschauung geht häufig von der irrtümlichen Annahme aus, daß man Grippe und Encephalitis einfach identifizieren könne. Nun ist aber nicht nur während der Kriegsjahre die Encephalitis im Felde offenbar tatsächlich häufiger gewesen als in der Heimat, sondern wir müssen hier auch unbedingt einen weniger medizinischen als sozialen Faktor anerkennen: jeder, der während der Zugehörigkeit zum Heeresdienst, insbesondere zum Feldheer an einer unverschuldeten Infektionskrankheit erkrankt, die nicht ganz pandemisch war, hat die Berechtigung für die daraus erwachsenden Folgen entschädigt zu werden, so lange wir nicht den klaren Beweis bringen können, daß diese Erkrankung auch sonst bei ihm ausgebrochen wäre. Dies entspricht vollkommen den Grundsätzen der staatlichen sozialen Versicherungen um so mehr, als die Massenquartiere im Felde' und die Witterungsschäden und Strapazen gewiß nicht geeignet waren den Organismus gegen eine Infektion, auch wenn es sich um eine Ausleseerkrankung handelt, zu schützen. Meine Ausführungen decken sich im wesentlichen mit denen von STIEFLER, welche dieser 1927 vorgetragen hat.

Eine gutachtliche Rarität stellt ein Fall dar, den ich im Jahre 1924 zu begutachten hatte. Es handelt sich um einen Mann, der im Felde sehr schwere Verletzungen erlitten hatte (Verlust der rechten Hand und des linken Auges, Zerschmetterung des Unterkiefers, Otitis media,) dann nach Jahren an Encephalitis erkrankte, die zu einer schweren Myastase führte. Die Encephalitis konnte in diesem Falle nicht als Kriegsdienstbeschädigung anerkannt werden, trotzdem waren die Voraussetzungen der Pflegezulage wegen Hilflosigkeit erfüllt, da zwar die Hilflosigkeit teilweise die Folge der chronischen Encephalitis war, eine Pflegezulage aber nach den gesetzlichen Bestimmungen auch dann gewährt werden kann, wenn die Hilflosigkeit auf dem Zusammenwirken von Dienstbeschädigungsfolgen mit einem anderen Leiden beruht.

Erheblich seltener hatten wir uns mit der Frage des Zusammenhanges einer Encephalitis mit einem Unfall zu beschäftigen. Wir haben bisher siebenmal diese Fälle zu beantworten gehabt. Bei der Beantwortung dieser Fälle sind wir von der Möglichkeit ausgegangen, daß prinzipiell durchaus die Möglichkeit besteht, daß durch ein schweres Kopftrauma, welches zu kleinen Blutungen oder Nekrosen des Gehirns führt, die Disposition für encephalitische Erkrankungen gesteigert werden kann. Daß solche Fälle in der Literatur nicht häufiger behandelt worden sind ist nicht verwunderlich, da schließlich das Zusammentreffen eines schweren Kopftraumas mit einer akuten Encephalitis stets einen Zufallstreffer bedeuten muß; jedenfalls haben wir nach unseren Kenntnissen von der gesteigerten Disposition lädierten Gewebes Krankheitskeimen gegenüber gar nicht die Berechtigung einen versicherungsrechtlichen Zusammenhang abzulehnen, wenn die sachlichen Vorbedingungen gegeben sind. In der Mehrheit der Fälle haben wir trotz dieses prinzipiellen Standpunktes die Unfallrente ablehnen müssen, da der Unfall viel zu leicht war, um den Zusammenhang anzuerkennen, oder zeitlich der Zusammenhang nicht gegeben war. So sahen wir einen Kranken, der im Mai 1920 an einer ziemlich rasch parkinsonistisch werdenden Encephalitis erkrankte, und zuerst überhaupt nichts von einem Unfall angab. Erst 1 Jahr später wurde ein Kopftrauma, das 11 Tage vor der Erkrankung stattgefunden haben soll, zu Protokoll gegeben; doch ließ sich feststellen, daß dieses Trauma nicht einmal mit einer Kommotion verbunden war. Ähnlich verhielt es sich in einigen anderen Fällen, von denen der eine dadurch besonders interessant ist, daß zwar wohl eine echte traumatische Encephalopathie bestand, die Encephalitis aber erst 6 Jahre später zum Ausbruch kam. In einem sechsten Falle, in dem die Encephalitis 4 Wochen einem Unfall mit schweren Kommotion gefolgt zu sein schien, ist nie ein Rentenantrag oder eine Begutachtung zustande gekommen. Dagegen konnte in einem Falle der Zusammenhang zwischen Unfall und Encephalitisprovokation bejaht werden.

Fall 50. In diesem Falle handelt es sich um eine zur Zeit der Erkrankung 26 Jahre alte Frau, die bis zum 18. III. 1920 völlig gesund war. An diesem Tage fiel ihr der Pfahl einer großen Scheunentür auf den Kopf, und zwar mittags. Sie war nicht direkt bewußtlos, hatte aber gleich hinterher Erbrechen und sah 3 Stunden später bereits Doppelbilder; auch andere encephalitische Erscheinungen traten ein. Es bestand außerdem infolge des Falles des Pfostens auf den linken Arm eine Radialislähmung; dieser Schlag auf den Arm war von der Patientin infolge der „Betäubung" gar nicht festgestellt worden. Sie selbst behauptet, eine Impression des Schädels gehabt zu haben; doch ließ sich röntgenologisch nichts feststellen. Jedenfalls bestand bereits am nächsten Tage Fieber und eine delirante Unruhe; der Arzt wurde gleich nach dem Unfalle geholt, kam jeden Tag und sagte am 4. Tage, es könnte Gehirnentzündung vorliegen. Die Patientin kam darauf mit reißenden zentralen Schmerzen in ein Krankenhaus, hatte Doppelbilder und geriet allmählich ins myastatische Stadium mit Blickkrämpfen, in diesem Stadium wurde sie uns zugeführt. Bereits wenige Tage nach dem Unfall war von einem Nervenarzt eine Encephalitis (gemischt ophthalmoplegisch choreatisch) festgestellt worden, außerdem eine erhebliche Druckschmerzhaftigkeit der linken Stirngegend, wo der Unfall passiert war. Trotzdem wird in späterem Rentenbescheid gar nicht auf die Encephalitis eingegangen, das myastatische Stadium übersehen, bis die Patientin 1926 zu uns verlegt wurde. Der zeitliche Zusammenhang zwischen dem Trauma, das mindestens eine leichte Kommotion bedingt hat, und dem Eintreten der ersten Encephalitissymptome war hier ein so ungewöhnlich rascher, daß es durchaus berechtigt erschien, einen Zusammenhang versicherungsrechtlich anzunehmen, auch wenn, wie in allen diesen Fällen, von keinem Gutachter der Beweis gebracht werden kann, daß ohne Unfall die Encephalitis nicht auch zum Ausbruch gekommen wäre.

Infolge der vielfachen psychischen Anomalien, welche die Encephalitis begleiten, kann die Erkrankung auch erhebliches forensisches Interesse gewinnen, insbesondere nachdem sich hat feststellen lassen, daß auf dem Boden einer organischen Gehirnerkrankung schwere psychopathieartige Zustandsbilder sich entwickelten, bei denen vielfach eine Zurechnungsfähigkeit nicht angenommen werden kann. Wimmer hat einen derartigen Burschen von 16 Jahren begutachtet, der wegen Sittlichkeitsverbrechen angeklagt war. Zurechnungsunfähigkeit wurde bei diesem Patienten, dessen schwere Wesensveränderungen bekannt waren, mit Recht angenommen. Auch unter dem eigenen Material ist ein derartiger Fall, der wegen eines Notzuchtsversuchs angeklagt war und exkulpiert werden mußte. M. Meyer hat dann darauf hingewiesen, daß auch bei Erwachsenen infolge ähnlicher Wesensanomalien Sittlichkeitsdelikte auftreten können, die zu einem Strafverfahren führen können. McNeil hat einen ähnlichen Fall mitgeteilt. Unter den eigenen Fällen gehört in diese Gruppe erwachsener Sexualdelinquenten ein Kranker mit einem ausgesprochenen Drangunruhezustand und ein anderer homosexuell veranlagter Kranker, bei dem sich die pathologische Veranlagung infolge der Charakterveränderung nach der Erkrankung in hemmungslosen Handlungen homosexueller Art geäußert hat. Bereits früher ist auf den Fall von Langen hingewiesen worden, bei dem ein Mord ausgeführt wurde. Diebstähle und körperliche Mißhandlungen sind wie früher genauer mitgeteilt wurde nicht selten, namentlich unter den jugendlichen Kranken. Es wird wohl nirgends Widerspruch erwecken, wenn in allen diesen Fällen eine Aufhebung der Zurechnungsfähigkeit anerkannt wird, sobald erstens die encephalitische Genese erwiesen, zweitens durch Beobachtung festgestellt wird, daß tatsächlich eine habituelle Hemmungslosigkeit und Triebhaftigkeit in erheblicherem Grade besteht. Diese Auffassung ist unabhängig von der theoretischen Erwägung, ob wirklich eine ethische Depravation eingetreten ist, oder ob es sich nur um eine Exekutivstörung handelt, um eine hemmungslose psychomotorische Entladung, auf die hinterher Reue eintritt. Das Wesentliche dürfte hier in forensischer Beziehung die Feststellung der organischen Hirnläsion sein, welche zu einer ganz automatisierten Störung des Handelns führt. Wenn man in der Beurteilung der Zurechnungsfähigkeitsfrage Gewicht nicht nur auf die seelische Funktionsstörung, sondern auch auf die organische Basis legt, wird man auch bald erkennen, daß wir die Zurechnungsfähigkeit der Psychopathen nicht generell in einem anderen Lichte betrachten, seitdem wir die organisch bedingten psychopathieähnlichen Zustände kennen gelernt haben. Es ist hier nicht der Ort genauer auf die Zurechnungsfähigkeit der Psychopathen einzugehen; jedenfalls sehen wir in unserer Auffassung von der Zurechnungsfähigkeit der Encephalitiker keinen Widerspruch gegenüber der prinzipiellen Forderung, die Zurechnungsfähigkeit weder von der Art der kriminellen Handlung noch von der Stärke oder Natur körperlicher Begleiterscheinungen, sondern allein von der Art und Tiefe der zur Zeit der Tat bestehenden psychischen Veränderung abhängig zu machen; denn wenn wir auch mit dem freien Willen weder im allgemeinen noch im speziellen hinsichtlich der Psychopathen und der encephalitischen Wesensveränderten operieren wollen, so können wir grundsätzlich die Bejahung der Zurechnungsfähigkeit der Psychopathen, die wir in der Mehrheit der Fälle aussprechen, in unserer forensisch psychiatrischen Konvention mit der Begründung formulieren, daß die Verstandesleistungen genügend entwickelt sind, um Strafbarkeit der Handlung auch dann anzunehmen, wenn affektiv charakterologische Störungen bestehen. Die Motivlosigkeit, die reine Dranghaftigkeit, der Triebsturm wird durchschnittlich bei encephalitischen wesensveränderten Persönlichkeiten infolge der organischen Hirnschwächung für elementarer und stärker gehalten werden können als bei dem Durchschnitt der Psychopathen, die sich nicht gerade in einem Ausnahmezustand befinden.

Weniger als die Zurechnungsfähigkeit ist bisher die Geschäftsfähigkeit der Encephalitis behandelt worden. C. SCHNEIDER meint, daß man wenn der Kranke seine Angelegenheiten nicht besorgen kann in der Regel mit Pflegschaft auskommt. Schwere Parkinsonismen sind nach Ansicht dieses Autors nicht voll geschäftsfähig, können eventuell überrumpelt werden oder versagen; in solchen Fällen würde auch Entmündigung wegen Geistesschwäche nötig sein. Eine einschlägige Frage hinsichtlich der Geschäftsfähigkeit hat soweit ich sehe bisher nur HÜBNER mitgeteilt.

Wir hatten Gelegenheit an Hand einiger sehr interessanter Fälle uns mit der Frage der Geschäftsfähigkeit der Encephalitiker zu befassen.

Fall 51. In dem ersten Falle handelt es sich um einen von meinem Chef, Herrn Geheimrat SCHULTZE, beobachteten Patienten, welcher Anfang 1922 eine akute Encephalitis durchmachte, die mit Fieber, unerträglichen Kopfschmerzen, Gehörsabnahme, Verschlimmerung des Visus, starker Schlafverschiebung, Müdigkeit und einer eigenartigen Parageusie einherging. März 1922 brach die Encephalitis im Anschluß an eine akute Durchnässung erneut aus; diesmal traten ausgesprochene Augenmuskellähmungen und Ohrensausen hinzu. Es blieb eine schwere pseudoneurasthenische Phase zurück; in diesem Zustande schloß C. einen unsinnigen Geschäftsvertrag ab, und dieser Vertrag wurde bald darauf angefochten. C. fiel hier durch seine völlige Stumpfheit und Gleichgültigkeit auf; er machte im Beginn seines Aufenthaltes einen fast benommenen Eindruck; allmählich wurde er freier, doch blieben heftige Kopfschmerzen zurück. Eine ausgesprochene Myastase war hier noch nicht feststellbar. Die Initiativelosigkeit war jedoch so hochgradig, daß eine Geschäftsunfähigkeit zur Zeit des Kaufabschlusses im Sinne des § 105 B.G.B. angenommen werden mußte.

Fall 52. Im zweiten Falle handelt es sich um einen Zigarrenarbeiter Michael T., der im Jahre 1920 zum erstenmal wegen einer akuten Encephalitis bei uns in der Klinik lag. Er wurde damals nur unspezifisch symptomatisch behandelt. 1922 erschien T. wieder bei uns und zeigte damals eine erhebliche Myastase. Er fiel insbesondere durch seine außerordentliche Bradyphrenie auf. Irgendwelche Interessen hatte er nicht; auch wenn man sich etwas eingehender mit ihm beschäftigte, erschien er stumpf. Im Jahre 1925 starb T. in myastatischem hochgradigem Siechtumszustande. T. hatte im Jahre 1924 eine Vereinbarung mit einem Gläubiger seines Grundstücks getroffen, welche recht töricht war. Nach dem Tode des T. wurde dieser Vertrag angefochten mit der Behauptung, daß T. zur Zeit des Vertragsabschlusses geschäftsunfähig gewesen sei. Die meisten Zeugen wiesen darauf hin, daß T. in der Zeit des Vertragsabschlusses vollkommen apathisch gewesen sei; seinen Posten als Gemeindevorsteher hatte er schon vor längerer Zeit aufgeben müssen. Auch der Hausarzt, welcher den T. dauernd behandelte, bestätigt den psychischen Siechtumszustand des T. Bemerkenswert ist in diesem Falle besonders, daß sogar der Notar seinerzeit Bedenken hinsichtlich des Kaufabschlusses hatte, da T. einen geistig nicht normalen Eindruck machte, aber schließlich diese Bedenken zurückschob, da T. auf einige Fragen seine Zustimmung gab. Nur einzelne Zeugen, welche in diesem Falle durchaus parteiisch eingestellt erschienen, meinten, daß T. wohl körperlich krank war, aber in vernünftiger Weise denken konnte. Ich habe in dem Gutachten, das ich später nach dem Tode des T. zu erstatten hatte, ausgeführt, daß T. zur Zeit des Vertragsabschlusses an einer hochgradigen und schweren myastatischen Encephalitis litt und daß Kranke dieser Art meist in diesem vorgeschrittenen Zustande einen sehr stumpfen teilnahmlosen Eindruck machen und antriebsschwach erscheinen, allerdings häufig bei genauer Untersuchung viel mehr potentielle psychische Fähigkeiten zeigen als man ihnen zumutet. Namentlich die Intelligenz im engeren Sinne wird weniger geschädigt. Eine genauere Analyse des Seelenzustandes bei T. ist zur Zeit des Vertragsabschlusses nicht vorgenommen worden, so daß wir wohl in diesem Falle nicht mit absoluter Sicherheit die Geschäftsfähigkeit beurteilen können. Immerhin konnte darauf hingewiesen werden, daß T. auch schon gewisse echte bradyphrene Erscheinungen 2 Jahre vorher während des Aufenthaltes in der Klinik gehabt hatte, und daß im Laufe der letzten 2 Jahre eine extreme Verschlimmerung anzunehmen war, und zwar nach Aussage der meisten Zeugen, die zum Teil eingehend mit T. verhandelt hatten, auch in psychischer Beziehung. Insbesondere erschien ausschlaggebend mit die Feststellung, daß T. in der Gemeindeversammlung auf alles was man wollte seine Zustimmung gab und gleichgültig blieb, so daß er wegen seiner Teilnahmlosigkeit und nicht wegen körperlicher Gebrechen aus seinem Amt entfernt wurde. Hier mußte man annehmen, daß auch die Überlegungsfähigkeit für kompliziertere Gedanken so weit geschädigt war, daß man eine dauernde Geschäftsunfähigkeit in dieser Zeit im Sinne des § 104, II B.G.B. annehmen durfte, auch wenn die Störung der Intellektualität vom psychologischen Standpunkt aus wahrscheinlich eine andere Grundlage hatte als Denkstörungen bei Erkrankung der Hirnrinde.

Der von mir zuletzt mitgeteilte Fall ähnelt am ehesten dem von HÜBNER berichteten, allerdings mit dem Unterschiede, daß HÜBNER in dem schweren Siechtumszustande selbst Gelegenheit gehabt hatte den Kranken zu untersuchen, während wir nur auf Grund längere Zeit zurückliegender Beobachtungen und Zeugenaussagen das Gutachten zu erstatten hatten. Es ist nun gewiß nicht meine Ansicht, daß wir bei jedem bradyphrenen Zustande bzw. bei jeder ernsteren chronischen Encephalitis überhaupt Geschäftsfähigkeit verneinen müssen; durch die Feststellung, daß die Antriebs- und Affektstörungen bei der Encephalitis aus dem Motorischen herauswachsen und häufig eine wirkliche Antriebsschwäche nur vorgetäuscht wird, ist unser Gewissen ja in dieser Beziehung besonders geschärft worden. Andererseits wird man sich auch nicht zu negativistisch generell in Geschäftsfähigkeitsfragen der Encephalitiker zu verhalten haben. Die Feststellung, daß die Hirnrinde bei der chronischen Encephalitis prinzipiell wenig betroffen wird, und daß im allgemeinen eine organische Demenz im Sinne einer Rindendemenz nicht oder nur in bescheidenem Maße auftritt (denn leichte Merk- und

Gedächtnisstörungen fehlen ja auch bei der chronischen Encephalitis nicht), darf nicht zu der Ansicht verführen, daß die Intellektualität überhaupt ungeschädigt bleibt. Es besteht zwar in vielen Fällen keine bleibende Affektstumpfheit wie bei der Schizophrenie, aber doch eine habituelle Indolenz, die sich auch in Geschäftshandlungen sehr unangenehm bemerkbar machen kann. Ich habe aus Anlaß des oben geschilderten Gutachtenfalles eine Reihe von schwer kranken Encephalitikern Aufgaben erteilt, die etwa ein Modell des Fragenkomplexes darstellten, der in dem Gutachtenfall zur Verhandlung stand. Die Fragen waren so einfach eingekleidet, wie es dem Verständnis juristisch ungebildeter Menschen aus den Kreisen der handarbeitenden Bevölkerung entsprach. Hierbei habe ich die für mich selbst überraschende Erfahrung gemacht, daß schwere Encephalitiker, die völlig imstande waren auf einfache Fragen klare und richtige Antworten zu geben, kein Verständnis für die ihnen vorgelegten Geschäftsfragen hatten. Diese Kranken verhielten sich vollkommen anders als Kontrollpersonen, die aus der Gruppe Gesunder und leicht encephalitischer Personen genommen wurden. Die Verständnislosigkeit für die Aufwertungsbestimmungen z. B. war bei manchen konstitutionell gewiß nicht schwachsinnigen Encephalitikern so groß, daß man sie ohne weiteres für geschäftsunfähig zur Zeit der Prüfung hätte halten müssen. Hierzu kommt dann noch die Einwirkung suggestiver Einflüsse, denen derartige willensschwache und indolente Menschen naturgemäß besonders unterworfen sind.

Man wird darnach zwar keineswegs prinzipiell Geschäftsunfähigkeit bei chronisch ausgesprochener Encephalitis annehmen, im Einzelfalle aber häufig berechtigt sein, diese Begriffe anzuerkennen. Ob dann eine Entmündigung stattzufinden hat oder nicht, wird im wesentlichen nach praktischen Erwägungen sich richten; gewiß wird in vielen Fällen eine Pflegschaft genügen.

Die Frage der Ehescheidung auf Grund des § 1569 ist bisher nur einmal von STERTZ im bejahenden Sinne behandelt worden. Übrigens handelt es sich hier um einen absolut atypischen Encephalitisfall, der durch die totale Opticusatrophie und auch durch eine gewisse Verblödung neben Triebhaftigkeit und Unberechenbarkeit der Impulse ausgezeichnet war. Hierzu kam noch als weiteres Zeichen der Rindenläsion eine schwere sensorische Aphasie. Die Hirnpunktion ergab corticale Störungen, die offenbar auch erheblicher waren als bei den durchschnittlichen Encephalitisfällen. Es besteht also in diesem Falle jedenfalls die Möglichkeit, daß es sich um eine Erkrankung handelt, die nicht der epidemischen Encephalitis angehört, zumal anscheinend ein akuter Beginn nicht eruierbar ist. An der Berechtigung zur Anerkennung des § 1569 kann in diesem Falle natürlich nicht gezweifelt werden. Immerhin wir des wie mir scheint nur in den seltensten Fällen von charakteristischer epidemischer Encephalitis gestattet sein nach den gegenwärtigen Rechtsbestimmungen Ehescheidung wegen Geisteskrankheit anzuerkennen. Insbesondere wird immer darauf Rücksicht zu nehmen sein, daß durch eine intensive Therapie die Regsamkeit mindestens insoweit wieder hergestellt werden kann, daß die geistige Gemeinschaft als nicht ausgeschlossen bezeichnet werden kann. Hier wird viel mehr als bei der Entmündigungs- und Geschäftsfähigkeitsfrage berücksichtigt werden können, daß eine organische Demenz höheren Grades im Sinne der epileptischen, paralytischen senilen Demenz usw. bei epidemischer Encephalitis eine Seltenheit ist, und daß das Seelenleben weder qualitativ noch quantitativ so alteriert ist wie bei ausgesprochenen Schizophrenien. Es werden also immer nur Ausnahmefälle sein, in denen man Ehescheidung nach § 1569 für berechtigt hält, wenn auch die Heilungsaussichten bei schweren Encephalitisfällen ungünstig beurteilt werden müssen. Der von mir hier entwickelte Standpunkt mag in manchen Fällen hart erscheinen, vor allem wenn man berücksichtigt, wie schwer und aufreibend die Behandlung eines solchen chronisch siechen Menschen ist, und da ein solches Leiden außerordentlich lange dauern kann. Das bedeutet gewiß ein erhebliches Opfer für den Ehegatten, namentlich dann, wenn die inneren Bindungen der Ehe von vornherein nur geringe waren; das Gesetz läßt jedoch eine andere Deutung kaum zu.

IX. Behandlung.

Die Möglichkeit den encephalitischen Krankheitsprozeß zu beeinflussen hängt vollkommen von dem Stadium ab, in dem man den Encephalitiker zur Behandlung bekommt. Wir sind der festen Überzeugung, daß man bei akuter Encephalitis in sehr vielen Fällen einen tatsächlichen entscheidenden Einfluß auf die Krankheit ausüben kann, wenn auch natürlich die Hilfe nicht in allen Fällen möglich sein wird. Wir können uns also trotz aller Reserve, die wir von vornherein den Heilungsmöglichkeiten der Encephalitis gegenüber entgegengebracht haben, nicht dem pessimistischen und negativistischen Standpunkt anschließen, welcher namentlich in den ersten Jahren der Encephalitisforschung gehegt wurde, zum Teil von Autoren, die offenbar nicht ganz über unsere therapeutischen Möglichkeiten orientiert waren.

Wie wir schon früher wiederholt betont haben, halten wir für das beste, am ehesten spezifische und Dauerwirkungen versprechende Mittel das *Rekonvaleszentenserum*, welches in der hiesigen Klinik seit dem Jahre 1921 angewandt wird. Diese Therapie ist nicht neu von uns erfunden, auch nicht von uns zuerst in die Encephalitisbehandlung eingeführt, aber am konsequentesten verfolgt und ausgebaut worden. Es ist ja bekannt, daß namentlich gegen Scharlach und Poliomyelitis schon lange, bevor es eine Encephalitis gab, Rekonvaleszentenserum intramuskulär oder auch endolumbal injiziert wurde; und es ist verständlich, daß ein Forscher wie NETTER, der die Rekonvaleszentenserumbehandlung der Poliomyelitis stets sehr energisch betont hat, auch bei Encephalitis Versuche und zwar mit endolumbaler Anwendung machte. Doch hatte NETTER keinen Erfolg, und zwar wie er meinte darum, weil das Virus bei der Encephalitis stärker als bei anderen Erkrankungen im Nervengewebe selbst fixiert ist. Auch LÉVY und SICARD haben keine Erfolge gesehen. Dagegen wurden von GIUGNI und GRÜNEWALD sehr gute Erfolge berichtet; GRÜNEWALD z. B. hat intramuskulär 20—50 ccm Serum injiziert, und darnach alle diese Kranke zur Heilung mit geringen Resterscheinungen kommen sehen. MARINESCO und DRAGANESCU haben später auch mit intraspinalen Seruminjektionen Heilung erzielt.

Wir haben selbst nicht die Erfahrung gemacht, daß die endolumbalen Injektionen mit Rekonvaleszentenserum im akuten Stadium zweckvoller sind als intramuskuläre Injektionen und uns auf letztere deshalb vorwiegend beschränkt. Die Erfolge, die wir mit Serum gesehen haben, erstrecken sich auf zwei Punkte, erstens auf die Heilung der akuten Erscheinungen, also die Beseitigung eines Periculum vitae, zweitens aber, was uns fast noch wichtiger dünkt, die Vermeidung der fürchterlichen chronischen Späterkrankung, die auszubleiben scheint, wenn wir energisch im akuten Stadium behandeln. Ich habe selbst bereits früher über 27 Fälle berichtet, die im akuten Stadium behandelt wurden; nur 1 Fall von diesen 27 kam zum Exitus, obwohl in dieser Serie von Fällen 8 Fälle enthalten sind, welche bei Beginn der Behandlung in lebensbedrohlichem Zustande sich befanden. In einem Falle war die Behandlungszeit zu kurz, um über den Erfolg der Behandlung etwas zu erfahren; katamnestische Berichte waren nicht zu erzielen. In 8 Fällen kam die Krankheit zur Heilung, doch war der unmittelbare Effekt der Seruminjektion nicht so evident, und es wurden auch andere Medikamente gegeben. In 17 Fällen war der unmittelbare Behandlungseffekt so deutlich, daß eine therapeutische Heilwirkung in der Behandlung als mitwirksam angesehen werden mußte. Die Wirkung kann so sein, daß unmittelbar wenige Stunden nach der Serumbehandlung eine völlige Umwandlung des Allgemeinbefindens eintritt. Ich komme darauf gleich zurück. BLASCHY hat dann im Jahre 1926 unser Material erneut zusammengestellt, und über 42 Fälle von serumbehandelten Personen berichtet. Unter den neuen Fällen haben wir wiederum 2 Todesfälle zu beklagen (von denen der eine noch nicht in die Blaschysche Statistik aufgenommen werden konnte). In diesem letzteren Falle aber handelte es sich um eine schwere Choreaencephalitis mit heftigen deliranten Erscheinungen, und das Serum konnte aus äußeren Gründen erst in einem Stadium gegeben werden, in dem der Kranke bereits eine hypostatische Pneumonie hatte. In dem früher von mir mitgeteilten Falle, in dem ein Exitus eintrat, handelte es sich um einen Kranken, der erst 11 Wochen nach Krankheitsbeginn mit schweren Krankheitserscheinungen in die Klinik kam; es herrschten auch starke meningitische Begleitsymptome. Einen glatten Mißerfolg zeigte die Serumbehandlung bei einem jungen Mädchen, welche im Anschluß an eine sogenannte Halsentzündung an Schlafsucht, Doppelsehen, tiefgehenden Hirnnervenlähmungen, kataleptischen Erscheinungen, schließlich Benommenheit und totaler Akinese erkrankte. Die Temperatursteigerung war milde. Der Exitus erfolgte ziemlich plötzlich im komatösen Zustand. Leider wurde die Autopsie in diesem Falle verweigert. Die Behandlung mit Rekonvaleszentenserum erfolgte erst 3 Wochen nach Beginn der Erkrankung. Es konnten nur 10, 20 und 60 ccm gegeben werden. Es trat nicht die mindeste Reaktion irgendwelcher Art auf die Injektion ein. Ebensowenig wurde aber ein Erfolg von Presojod, polyvalentem Grippeserum, intramuskulär und endolumbal gesehen.

Im Gegensatz zu diesem Falle seien einige Fälle genannt, in denen ein wirkliches Propter und nicht nur ein Post hoc angenommen werden darf. Ich nenne zunächst einen Kranken, den ich schon in der 1. Auflage meiner Monographie erwähnte.

Fall 53. W. R. 31 Jahre. Hereditär nicht belastet. Während der Militärzeit Suicidversuch infolge psychogener Depression durch Schuß in die linke Schädelhälfte. Das Geschoß soll nach Angabe des Kranken im Schädel stecken, ließ sich aber röntgenologisch nicht feststellen. Während des Krieges und nachher Behandlung wegen Leberschmerzen, angeblich Gallensteine oder Nierensteine. Er wurde nicht operiert. Fühlte sich vor der Erkrankung wohl. Am 23. I. 1921 ohne jede vorangehende Grippe erkrankt mit heftigen immer mehr zunehmenden linksseitigen Kopfschmerzen, kein Erbrechen, kein Schwindel, starke Schlaflosigkeit, Appetitlosigkeit. 1921 Aufnahme in der Klinik. Temperatur 39,2°. Schlechtes Allgemeinbefinden, keine Schlafsucht, keine Benommenheit, stöhnt über unerträgliche

Kopfschmerzen, taumelnder Gang, allgemeine Kraftlosigkeit. Das linke Auge wird zugekniffen gehalten. Weder Pupillenstörungen noch Augenmuskellähmungen. Auch sonst sind die Hirnnerven frei. Fundus o. B. Trigeminus etwas druckempfindlich. Keine Störung der Reflexe. Keine Tonusstörung. Schwäche der Gliedmaßen. Keine Lähmungserscheinungen. Keine Sensibilitätsstörung. Matte Sprache. Liquorbefund in jeder Beziehung negativ. Das Krankheitsbild erscheint darnach zunächst außerordentlich unklar. Die Temperatur sinkt zunächst auf 38,8°, steigt am 23. vorübergehend auf 39°, sinkt dann wieder auf 37, und zeigt dann eine typhöse treppenförmig ansteigende Kurve bis 39,2°. Doch sprach gegen Typhus eine Blutleukocytose von 12 800. Bakteriologisch und serologisch war das Blut negativ. Kein Exanthem, keine Milzschwellung. Widal negativ. Puls 70 bis 80, entsprechend der Temperatur allmählich auf 120 steigend. Fauliger Geruch aus dem Munde, dick belegte Zunge. Elendes Aussehen. Dauernd Kopfschmerzen. Keine neurologischen Phänomene. Wegen der Unklarheit der klinischen Erscheinungen erfolgte Verlegung in die Medizinische Klinik, wo wie zum Hohn auf einmal encephalitische Herderscheinungen sich entwickelten. Es wurde uns freundlichst gestattet, den Kranken dort weiter zu beobachten. Auch wurde dort auf unseren Rat das von uns gelieferte Rekonvaleszentenserum angewandt. Die Encephalitissymptome äußerten sich in einer erheblichen Schlafsucht, die etwa 12 Tage anhielt, Kernig, zeitweise angedeutetem Babinski und Oppenheim, fehlendem Bauchdeckenreflexe und vom 8. II. ab ausgesprochenen starren maskenhaften Blick. Am 10. II. besteht eine hochgradige allgemeine Muskelschwäche. Es besteht ein eigentümliches Wogen und Wallen der gesamten Muskulatur, eine Art verlangsamter Myoklonie, darnach unwillkürlichere langsame athetoide Bewegungen der Hände und zeitweilige Hypertonie der Beine. Am 17. II. verschlechtert sich das Allgemeinbefinden in erheblichem Maße. Die Schlafsucht geht in Somnolenz über, die Nahrungsaufnahme ist gering. Kernig wird deutlicher. Dispargen-Injektion hatte keine Besserung gebracht. Am 17. II. wird 40 ccm Rekonvaleszentenserum intramuskulär gegeben. Die Temperatur fällt nach 2 Stunden von 39° auf 36° schlagartig. Plötzliche Aufhellung der Somnolenz, die fast 2 Wochen gedauert hatte. Die Nackensteifigkeit verschwindet. Patient gibt selbst an, seine Glieder besser bewegen zu können. Allmählich steigt die Temperatur wieder an, rechts hinten unten kommt es zu einer Bronchopneumonie. Hierauf werden am 20. II. und 4. III. die Injektionen mit Rekonvaleszentenserum wiederholt, jedesmal fällt nach der Injektion die Temperatur prompt auf die Norm ab. Ganz auffallend ist außerdem die prompte und starke Besserung des Allgemeinbefindens, namentlich der Schlafzustände nach jeder Injektion. Die Pneumonie rechts hinten unten heilt ab. Am 12. III. 1921 wird R. in stark gebessertem Zustande entlassen, und diese Besserung hat nun angehalten, obschon nach unseren heutigen Anschauungen die Behandlung noch hätte weitergeführt werden müssen. Zunächst klagt er noch lange Zeit hindurch über Genick- und Kopfschmerzen. Die Steifigkeit des Körpers geht ganz zurück. Das Gedächtnis ist gut. Von dauerhaften Resterscheinungen blieben eine rechtsseitige Serratuslähmung und ein ziemlich erhebliches tickartiges Zucken der rechten Gesichtshälfte, namentlich beim Sprechen. Dieses tickartige Zucken ist stark von seelischen Einflüssen abhängig. R. ist aber auch ein Psychopath. Wir gewannen sogar den Eindruck, daß in der letzten Zeit der Tick in erheblichem Maße psychisch fixiert war. Wir haben den Kranken über 4 Jahre beobachtet, ohne daß ein parkinsonistischer Zustand bei ihm sich entwickelte.

Daß in diesem Falle nicht ein zufälliges Nebeneinandergehen von Eintritt der Heilung und Serumwirkung bestand, glauben wir schon daraus entnehmen zu dürfen, daß mehrere Male hintereinander auf Rezidiverscheinungen stets die gleiche Besserung eintrat. In dieser Beziehung gleicht der mitgeteilte Fall nicht nur einer Reihe von Fällen, welche wir später noch in der Klinik beobachtet haben, sondern auch dem von F. Bremer mitgeteilten Falle, in dem außerordentlich schwere Erscheinungen bei Seruminjektionen wiederholt zurückgingen. In dem Bremerschen Falle lagen die Verhältnisse insofern noch schlimmer als die Patientin bereits mehrere schwere Kollapszustände mit Aussetzen der Atmung und Cyanose gehabt hatte. Bremer schreibt, daß das Zustandsbild bei Injektion des Serums so ernst war, daß man sich keinen Erfolg mehr von der Wirkung

versprechen konnte. Nachdem um 2 Uhr nachmittags 65 ccm Rekonvaleszentenserum injiziert war, verschwanden 2 Stunden später die myoklonischen Zuckungen;
die Temperatur stürzt von fast 40 auf 37,2 ab; es tritt starker Schweißausbruch ein,
die Kranke schläft in der Nacht gut und fühlt sich am nächsten Morgen so wohl,
daß sie aufstehen wollte. Bei Verschlimmerung trat dann nach Serumbehandlung
wiederum Besserung ein, und schließlich konnte die Patientin am 29. IV.,
$3^{1}/_{2}$ Monate nach der ersten wirksamen Serumbehandlung, gesund entlassen
werden. Am bemerkenswertesten ist der aus der Rombergschen Klinik von
BREMER mitgeteilte Fall darum, weil er wie mir scheint, ganz zur Evidenz zeigt,
daß nicht jedes Serum gleichmäßig wirkt, sondern nur ein Serum mit einem
bestimmten Gehalt an Immunstoffen. Denn eine Reihe von Seren blieben in
diesem Falle völlig wirkungslos, während die außerordentlich schlagartige Wirkung
dreimal hintereinander jedesmal durch das Serum eines bestimmten Kranken
herbeigeführt wurde, der in der Göttinger Klinik drei Monate vorher eine verhältnismäßig leichte Encephalitis überstanden hatte.

Am besten reagieren im allgemeinen die Fälle, welche kurze Zeit nach Krankheitsbeginn der Serumbehandlung zugeführt werden, doch kann selbst nach
dreimonatiger Dauer der Krankheit eine auffallende Wirkung gesehen werden,
und zwar eine Wirkung wie ich sie von anderen Behandlungsmethoden in der
Literatur noch nicht so deutlich gesehen habe, obwohl ich weiß, daß z. B., wie
CANTALOUBE schreibt, eine Hemiplegie die schon 8 Monate bestanden hat, im Verlaufe von wenigen Tagen heilen kann. In dem Falle von langer Krankheitsdauer,
in dem ich die Serumwirkung für besonders deutlich halte, handelte es sich um
einen Schlosser, welcher 3 Monate lang krank war, und von mir in seiner Wohnung
in einem schwer akinetischen katatonoiden parkinsonistischen Zustande mit
Salbengesicht, Katalepsie und Akinese gesehen wurde. Bereits nach der ersten
Seruminjektion gingen diese Starreerscheinungen weitgehend zurück; nach der
zweiten Injektion erholte sich der Patient verblüffend stark und diese Erholung
ging bis zur völligen Gesundheit. Ich verfolge den Verlauf des Zustandes bei
diesem Patienten jetzt 6 Jahre und weiß, daß er ohne die geringsten parkinsonistischen Erscheinungen und in subjektiv durchaus gutem Zustande schwere
Schlosserarbeit an der Bahn wie früher verrichtet.

Wir haben dann noch mehrere Kranke gesehen, bei denen parkinsonistische
Erscheinungen bestanden, welche nach Serumbehandlung, wenn auch weniger
schlagartig, zurückgingen. Bei einer Kranken, welche 6 Wochen nach Krankheitsbeginn der Klinik zugeführt wurde, und bei der neben Schlafsucht auch allgemeine
Hypokinese bei mäßiger Rigidität und hochgradiges Salbengesicht und Speichelfluß bestand, ging die Besserung so weit, daß die Kranke, wie Katamnesen ergaben,
wenigstens 4 Jahre nach Krankheitsbeginn ihren Haushalt beschwerdefrei verrichten konnte. Eine weitere Kranke, die im Anschluß an eine leichte akute
Encephalitis mit ausgesprochener Schlafsucht und leichtem Fieber eine schwere
lokalisierte Starre der Beine bei allgemeiner Asthenie und Kopfschmerzen bekommen hatte, zeigte Besserung nach 80 ccm Serum. Diese Kranke hat auch,
nachdem sie zunächst vollkommen gesund geworden war, wenigstens keinen
parkinsonistischen Zustand bekommen; sie versah zunächst ihren schweren Beruf
als Krankenschwester wieder. Später trat dann eine rezidivierende Parese des
linken Beines ohne alle organischen Begleitsymptome, insbesondere auch ohne

Rigidität ein, die nach Seruminjektionen wieder zurückging. Es ist möglich, daß es sich hier um eine Art psychogene Störung bei sehr starkem Gesundungswillen, allein ausgelöst durch die Befürchtung Folgezustände der Encephalitis zu erleiden, handelt; jedenfalls hat sich bis jetzt über 6 Jahre nach dem akuten Stadium ein parkinsonistischer Zustand nicht entwickelt. Die Kranke hat zunächst ihren Dienst quittiert und versah den Hausstand ihres Bruders, ist aber nun wieder als Krankenschwester tätig.

Freilich soll nicht geleugnet werden, daß nicht immer eine schwere Myastase, die sich bereits im akuten Zustande entwickelt hat, durch das Serum beeinflußt werden kann. Es kann leider nicht genau der Zeitpunkt angegeben werden, von wann ab die Myastase unbeeinflußt ist. Während wir oben über den einen schwer akinetischen Patienten berichtet haben, welcher 3 Monate krank war, und dann restlos und wie es scheint dauernd geheilt werden konnte, haben wir bei einem anderen Kranken, welcher erst seit 2 Monaten krank war einen Mißerfolg gesehen.

Fall 54. In diesem Falle handelt es sich um einen Kranken, der im Zustande der schwersten Akinese mit völlig versteinertem Gesicht 2 Monate nach Krankheitsbeginn eingeliefert wurde und bereits fieberlos war. Wir gaben zuerst vier Injektionen von Rekonvaleszentenserum; im ganzen 135 ccm. Später wurden noch vier endolumbale Grippeserum-Injektionen gegeben, zwischendurch eine Presojodkur und eine hochgesteigerte intravenöse Behandlung mit Injektionen von Natrium salicylicum. Nach $2^{1}/_{2}$ monatiger Behandlung wird der Patient reger und auffallend gebessert, doch entwickelt sich $^{1}/_{2}$ Jahr darauf eine hochgradige Myastase, die nicht mehr zu beeinflussen war. Es blieb unter anderem eine Rekurrensbehandlung ohne Erfolg.

In einigen der akut myastatischen Encephalitisfällen, die wir im Laufe der letzten Jahre gesehen haben, gelang es dagegen wieder Heilung herbeizuführen.

Bemerkenswert ist dann weiterhin ein Fall, in dem vier Rezidive im Laufe mehrerer Jahre jedesmal prompt nach Serum zurückgingen, und ein weiterer Fall, in welchem ein schwer asthenischer Zustand mit myasthenischer Reaktion am Tage nach der ersten Seruminjektion so weit gebessert war, daß die Myareaktion negativ ausfiel. Der Kranke kam später zur Heilung. Ich möchte im übrigen um nicht zu ermüden hier nicht alle Fälle, die wir noch mit Serum behandelt haben, im einzelnen aufführen, sondern nur einige allgemeine Resultate unserer Serumtherapie angeben. Obwohl wir in den letzten Jahren noch einige neue Fälle mit gutem Erfolg behandelt haben, stütze ich mich dabei hier auf die früher von mir 1924 mitgeteilten Fälle und auf die Angaben, die BLASCHY im Frühjahr 1926 zusammengestellt hat, da es sich um Kranke handelt, welche jetzt sämtlich durch längere Zeit hindurch beobachtet werden konnten. Wir verzeichnen dann unter 43 Fällen 3 Todesfälle, 6 Fälle in denen ein Einfluß der Behandlung nicht evident ist (3 Fälle bleiben mehr oder weniger myastatisch, 3 Fälle bessern sich, doch ist die Serumwirkung dabei sehr fraglich), und 34 Fälle, in denen eine Beseitigung des akuten Stadiums erzielt wurde, ohne daß es zur Ausbildung eines Parkinsonismus in späterer Zeit gekommen wäre. Die Rückbildung der Symptome nach Seruminjektionen ist wenigstens in zahlreichen Fällen (auch nach Abzug der bereits mitgeteilten Fälle) eine oft auffallende. Wir haben selbstverständlich, da wir uns nicht für befugt hielten Experimente an unseren Kranken anzustellen, und da wir kein Mittel das einen Einfluß auf den Krankheitsverlauf versprechen konnte unbenutzt lassen wollten, den Serumbehandlungen auch noch andere therapeutische Maßnahmen, z. B. eine Trypaflavinkur oder Omnadin oder Arsenpräparate oder auch Milchinjektionen folgen lassen. Wir glauben trotzdem den Einwand, daß das Serum in diesen Fällen bedeutungslos war, ablehnen zu dürfen, da die zeitliche Distanz zwischen Serumanwendung und Symptomenbesserung in vielen Fällen doch eine sehr günstige war, und da in manchen Fällen auch außer einer Serumtherapie keine medikamentöse Behandlung angewandt wurde. Zu diesen Kranken gehört ein Lokomotivführer, welcher in einem schweren lethargisch-asthenischen Zustande sich befand, und außerdem schwere Blasenstörungen zeigte. Er ist jetzt ebenfalls über 6 Jahre geheilt und versieht, wie er mir vor kurzem erst berichtete, seinen Beruf als Lokomotivführer.

Wenn wir so, um noch einmal zusammenzufassen, von 43 Fällen, die bis vor 2 Jahren mit Serum behandelt wurden, dreimal Exitus in besonders schweren Fällen sahen, ferner 6 Fälle, bei denen ein zeitlicher Zusammenhang zwischen Seruminjektion und Symptomenänderung in keiner Weise evident war, von denen aber noch 3 Fälle gebessert wurden, und schließlich 34 Fälle, in denen das akute Stadium beseitigt wurde, und eine Beziehung zwischen Symptomenbesserung und Seruminjektionen mehr oder weniger deutlich, in manchen Fällen sogar wie uns dünkt, beweiskräftig vorhanden zu sein schien, so ist damit natürlich an sich noch kein Standpunkt hinsichtlich der definitiven Heilung gegeben. Zunächst ist weiterhin die Frage zu beantworten, in welchem Maße trotz Serumbehandlung restierende Narbensymptome eintreten können. Zum zweiten ist die Frage zu beantworten, in welchem Maße es gelingt die progressive Späterkrankung zu verhindern. Die Unvermeidbarkeit von Narbensymptomen in schweren Stadien ist zuzugeben. Ich führe davon kurz auf: in einem Falle im Anschluß an eine schwere langdauernde Erkrankung, die im übrigen typisch war, das relativ seltene Begleitsymptom der amnestisch sensorischen Aphasie, die im Laufe einiger Jahre eine überraschend weitgehende Rückbildung erfuhr. Die Kranke wird jetzt 4 Jahre nach der Erkrankung als fast gesund, die Aphasie *beseitigt* bezeichnet. In einem zweiten Falle, der ebenfalls sehr schwer unter dem Verdacht einer tuberlösen Meningitis eingeliefert wurde, restiert eine cerebrale Fettsucht und Charakterveränderung; beide Erscheinungen sind nach Jahren partiell zurückgegangen. In einem Falle blieben mäßige spinale Lähmungserscheinungen zurück, während die Cerebralerscheinungen vollkommen vorübergehen. Die Kranke ist berufsfähig. Wiederholt sahen wir leichte Symptome von Fettsucht oder selbst Dystrophia adiposogenitalis, doch haben diese Fälle, wie wir durch Katamnesen und persönliche Besuche der Kranken erfuhren, noch nach Jahren überraschend sich gebessert. In einem Falle restiert eine einseitige Serratuslähmung, gleichzeitig ein Facialistick; in einem anderen eine Pupillenstarre, in einem dritten Falle zentrale Schmerzen. Der Kranke, der nur noch einige Male poliklinisch auftauchte, beging später Suicid. In einem Falle, einem älteren Eisenbahnschaffner, trat einige Jahre später ein apoplektischer Insult auf, der wohl nicht in Zusammenhang mit der Encephalitis gebracht werden darf. Der Kranke erlag dem Schlaganfall 5 Jahre nach der Encephalitis, die zunächst überraschend auf das Serum reagiert hatte. In einem leichten Falle, der nur einmal 20 ccm Serum bekommen hatte, soll einige Zeit nach der Entlassung im Anschluß an plötzlich neu auftretende Kopfschmerzen eine Brown-Séquardlähmung eingetreten sein; ein zufälliges Zusammentreffen mit diesem Falle ergab das Vorliegen einer multiplen Sklerose (vielleicht Addition von geheilter Encephalitis und späterem Schub von multipler Sklerose). Der eine Fall mit dem zeitweiligen vielleicht psychogenen Schwächezustand in einem Beine, ist schon erwähnt worden. Rezidiverscheinungen konnten mehrfach nicht vermieden werden, wurden aber durch wiederholte Behandlung beseitigt. In einem Falle, einem Studenten mit Choreaencephalitis, sahen wir einige Jahre nach der akuten Erkrankung ein etwas suspektes mimikloses Gesicht; auch schien eine ganz leichte Neigung zur Pseudokatalepsie zu bestehen. Der Kranke fühlte sich selbst ganz gesund. In einer Reihe von Fällen wurden schließlich Folgeerscheinungen überhaupt nicht mehr festgestellt.

Wir hatten eben erwähnt, daß wir bei einem Studenten mehrere Jahre nach Ablauf der akuten Erkrankung eine mangelhafte Mimik und auch wohl eine leichte Störung der assoziierten Bewegungen feststellten, so daß hieraus der Schluß gezogen werden könnte, daß das chronische Stadium, die eigentliche Myastase, nicht vermieden werden kann. Doch ist auch in dem zuletzt genannten Falle, den wir jetzt über 4 Jahre verfolgen, eine eigentliche Starre und Steifigkeit noch nicht eingetreten; der Kranke ist berufsfähig. Abgesehen von den Fällen, die bereits im akuten Zustande schwere parkinsonistische Erscheinungen hatten, haben wir unter den Fällen, die wir selbst noch im *akuten* Zustande behandeln konnten, eine Myastase bisher niemals eintreten sehen. *Von 40 Fällen sind also bisher 3 im schwer myastatischen Zustand*, doch gehört dazu ein Fall, der erst im achten Monat behandelt wurde, so daß wir ihn kaum noch zu den Kranken rechnen können, die im akuten Stadium zur Behandlung kamen. Überhaupt sind die Fälle, die erst im pseudoneurasthenischen Zustande oder nach langer Krankheitsdauer behandelt werden, ungünstiger; so haben wir selbst einen Übergang in Myastase in einem Falle beobachten können und katamnestisch erfahren, daß eine Kranke, die ein Jahr nach Krankheitsbeginn mit myastatischen Erscheinungen zu uns kam, dann zunächst gebessert wurde, später doch noch in ein chronisch myastatisches Stadium geriet. Wir haben uns stets bemüht die Geschicke der mit Serum behandelten Patienten katamnestisch weiter zu verfolgen; da der Aufnahmebezirk unserer Klinik ein sehr weiter ist, war es uns zwar nicht in allen Fällen möglich diese Katamnesen so lange Zeit hindurch auszudehnen, wie wir wohl mochten, aber doch in den meisten, und so verfügen wir über 4 Fälle, in denen die Heilung mit zum Teil außerordentlich geringen Resterscheinungen jetzt über 6 Jahre anhält. Zu diesen Fällen gehört sowohl der schon erwähnte Schlosser, der im schweren katatonoiden Krankheitszustande behandelt wurde, und der ebenfalls schon erwähnte Lokomotivführer, bei dem die Behandlung etwas über einen Monat nach Krankheitsbeginn aufgenommen wurde. Er zeigte damals Schlafsucht gemischt mit dystonischen Pseudoschlafzuständen, Verlangsamung aller Reaktionen, allgemeine Schwerfälligkeit, Ptosis, zeitweilige Nachtunruhe, hochgradigste Asthenie, Rückenschmerzen. Dieser Kranke ist $6^1/_2$ Jahre nach Abschluß der Erkrankung in blühendem Zustande voll arbeitsfähig bei mir gewesen. Ebenso gehört dazu die Krankenschwester, die jetzt voll dienstfähig ist. In weiteren 5 Fällen dauert die Heilung nunmehr etwa 5 Jahre. Ferner wissen wir, daß 15 Fälle jetzt über 3 Jahre bereits geheilt sind. Unter diesen Fällen sind einige mit geringen Resterscheinungen; bei weitem die meisten dieser Fälle sind aber voll berufsfähig. Einer der Kranken übt z. B. seinen ärztlichen Beruf ohne Störung aus. Nicht mit gerechnet ist unter diesen Fällen der früher erwähnte Fall, der zwar zunächst vollkommen geheilt wurde, aber später eine Apoplexie bekam und daran starb. Ebensowenig haben wir den Fall mit Dystrophia adiposogenitalis einbezogen und die eine Kranke, die jetzt Symptome einer Adiposis dolorosa zeigen soll, sowie einen nur partiell berufsfähig gewordenen Kranken mit Nystagmus und Schwindelanfällen. Von den anderen Fällen wissen wir jedenfalls, daß sie jetzt seit über 2 Jahren nach dem ersten akuten Schube keine Myastase bekommen haben.

Ich glaube, daß das sehr bemerkenswerte Resultate sind, wenn man diese Ergebnisse mit dem unglücklichen Ausgang der Fälle vergleicht, welche in den Jahren 1920—1922 keine Behandlung erfahren haben. Demgegenüber sind etwa 70% der mit Serum Behandelten über 3 Jahre nach dem akuten Encephalitisschub berufsfähig. Man kann wiederum wie bei der Frage nach der unmittelbaren Heilwirkung des Serums den Einwand erheben, daß nicht das Serum den Übergang in das myastatische Stadium verhindert, sondern die akzidentelle Behandlung teils mit Kräftigungsmitteln, teils mit unspezifischen Reizkörpern. Da einzelne Fälle wenigstens mit Serum allein behandelt wurden, ist dieser Einwand zum mindesten nicht zwingend. Wie weit im übrigen durch andere Maßnahmen im akuten Stadium die spätere chronische Encephalitis verhindert wird, scheint mir noch etwas fraglich zu sein; ich gehe auf diese Frage noch weiter ein. Auf jeden Fall wird man nicht mit einer langdauernden erzwungenen Ruhe, die mit Recht von mancher Seite als Prophylaktikum gegen chronische Encephalitis empfohlen wird, die Vermeidung des chronischen Stadiums in unseren Fällen begründen können, da die Kranken nach Entlassung aus der Klinik meist ziemlich bald wenigstens partiell berufsfähig wurden. Selbstverständlich liegt es uns gänzlich fern zu behaupten, daß mit Serum behandelte Kranke vor dem Parkinsonismus geschützt sind; Boström gibt an einen solchen Fall gesehen zu haben. Nach unseren Erfahrungen gibt aber die Serumbehandlung zum mindesten im Verein mit anderen roborierenden Maßnahmen einen erheblichen relativen Schutz gegen die Späterkrankung und muß auch aus diesem Grunde empfohlen werden. Die Zahlenwerte, mit denen wir aufwarten können, sind absolut zwar nicht übermäßig groß, aber doch groß genug, um auch bei schärfster Zugrundelegung der Wahrscheinlichkeitsrechnung den eklatanten Nutzen gegenüber den rein symptomatisch behandelten Fällen aufzudecken. Einige Autoren haben die Möglichkeit erwogen, daß die Serumbehandlung statt zu nützen schaden könne, da auch schädigende Stoffe im Serum sein können. Die Erfahrungen, die wir gemacht gaben, sprechen ganz unabhängig von der theoretisch geringen Wahrscheinlichkeit der Schädigungsmöglichkeiten durchaus gegen diese Ansicht. Wir haben niemals irgendwelche Schädigungen gesehen, nur in einem Falle eine Überempfindlichkeitsreaktion in Form von Urticaria, obwohl artgleiches Serum injiziert wurde.

Freilich wird mit der Feststellung der günstigen Wirkung unserer Behandlung noch keineswegs der Beweis einer spezifischen Heilwirkung des Serums im immunologischen Sinne erbracht. Man könnte von vornherein ja auch an eine einfache Reizkörperwirkung oder wenigstens nur eine halbspezifische Wirkung des Serums denken. Ich brauche ja nur daran zu denken, daß selbst bei der Diphtherie die Wirkung spezifischer Immunstoffe im Serum trotz der auf diesem

Gebiete geleisteten glänzenden experimentellen Arbeiten von einigen Autoren bezweifelt und die Behauptung aufgestellt wird, daß ähnliche Erfolge auch mit Leerserum erzielt werden können. Wenn auch diese Behauptung wohl zu weitgehend ist, so hat doch tatsächlich bei der Encephalitis BINGEL auch nach gewöhnlichem Pferdeserum eine Besserung beobachtet, deren Zusammenhang mit der Seruminjektion nicht ausgeschlossen werden konnte. FENDEL sah nach endolumbaler Einspritzung von Grippeserum einmal prompte Entfieberung und Besserung der übrigen Krankheitserscheinungen. CRUCHET will auch mit intraspinalen Injektionen anderer Heilseren Erfolge gehabt haben. Hierzu kommt dann die angeblich spezifische Behandlung, die ROSENOW mit einem Serum von Pferden ausübt, welches mit den sogenannten Encephalitisstreptokokken immunisiert ist. Wir haben vorläufig berechtigten Grund anzunehmen, daß diese von ROSENOW durchgeführte Behandlung eine unspezifische ist; und es ist interessant aus den Berichten der amerikanischen Autoren zu entnehmen, daß eine Besserung mitunter erst nach dem Ausbruch des Serumexanthems ausbricht. Auch FREEMAN, der sich ROSENOW anschließt, gibt zu, daß die Besserung nach Seruminjektionen wohl keine ganz spezifische ist. Weiterhin haben wir aber auch keinen Beweis dafür, daß nach der Behandlung mit dem Pferdeserum das gegen Streptokokken immunisiert ist, auch die Endprozesse verbessert werden, außerdem gibt ROSENOW selbst noch eine Mortalität von 17%, nach Abzug der Fälle die weniger als 50 ccm erhalten hatten, allerdings nur von 9,4% an. Wir selbst haben in mehreren Fällen zur Unterstützung der Heilung um eine Reizwirkung auszuüben eine Nachbehandlung mit Leerserum ausgeführt. Aus verschiedenen Gründen können wir uns nicht recht zu der Ansicht entschließen, daß die Behandlung mit Rekonvaleszentenserum eine rein unspezifische Reizkörperbehandlung darstellt. Am gewichtigsten ist die schon früher betonte Feststellung, daß die Wirkung einzelner Seren bei ungefähr gleicher Menge eine durchaus verschiedene ist. An zweiter Stelle steht die Feststellung, daß in manchen Fällen schon nach sehr geringen Mengen eines Stoffes, der als artgleiches Serum viel weniger Reizwirkung bei intramuskulärer Anwendung ausübt als artfremde Seren, eine unmittelbare Symptomenbesserung eintreten kann. An dritter Stelle steht dann die Analogisierbarkeit mit Wirkungen des Rekonvaleszentenserums bei anderen Krankheiten. So hat STOLL z. B. gezeigt, daß man bei der Influenzapneumonie mit Serum von Patienten, die an der gleichen Krankheit gelitten hatten, Erfolge erzielt, aber nicht mit normalem Blut oder normalem Serum. Ebenso können wir natürlich an das Masern- und Scharlach-Rekonvaleszentenserum erinnern. Von besonderem Interesse wäre natürlich hier die KLINGsche Mitteilung, wonach das Klingvirus durch Rekonvaleszentenserum von Encephalitikern spezifisch zerstört wird. Dies wäre der einzige experimentelle Nachweis der spezifischen Serumwirkung. Leider können wir uns nicht auf ihn stützen, da wir das Klingvirus nicht für das spezifische Encephalitisvirus halten. Immerhin ist es doch auch so schon sehr wahrscheinlich, daß unsere Serumwirkung keine unspezifische Reizkörperwirkung ist. Wir würden uns die Wirkung dann so vorzustellen haben, daß die Immunkörper, welche im Serum sich befinden, in die Entzündungsherde, in denen das Virus zu vermuten ist, hineingeraten, und wir können trotz der bekannten Blut-Liquorsperre einer derartigen Auffassung um so mehr darum Raum geben, als die Entzündungsherde großenteils innerhalb des Mesenchyms sich finden; außerdem dürfte wenigstens im akuten Stadium der Encephalitis die Blut-Liquorsperre gelockert sein.

Zuzugeben ist natürlich, daß unsere Behandlung mit Rekonvaleszentenserum keineswegs das Ideal einer Behandlung darstellt. Wir werden diesem Ideal auch erst dann näher kommen, wenn wir mit dem Virus der Encephalitis selbst arbeiten und dadurch in die Lage versetzt werden auch experimentell zu arbeiten und eventuell sogar den Titer des Serums an Serumstoffen zu bestimmen. Vorläufig ist es, wenn wir das Serum des Kranken noch nicht benützt haben, Glücksache ob man ein wirksames oder nicht wirksames Serum findet. Wir haben z. B. besonders schlagende Erfolge mit dem Serum eines Patienten gesehen, der nur eine relative leichte Encephalitis durchmachte und selbst nur wenig Rekonvaleszentenserum bekommen hatte. Das Serum blieb einige Monate wirksam, dann verloren wir den Patienten aus den Augen. Da wir mit der Serumentnahme immer erst gewartet haben, bis die akuten Erscheinungen, insbesondere das Fieber beseitigt waren, können wir nicht mit völliger Sicherheit sagen, von wann ab die vermuteten Immunstoffe im Serum zirkulieren. Es scheint nach unseren Erfahrungen, daß diese Immunstoffe sich mindestens mehrere Monate im Serum halten; die besten Erfolge sahen wir aber stets, wenn die Rekonvaleszentenzeit kurze Zeit zurücklag. Es ist selbstverständlich, daß wir nie Serum von Patienten entnehmen, die an Lues oder aktiver Tuberkulose leiden; die Ausführung der Wassermannschen Reaktion vor Verwendung des Serums ist daher natürlich notwendig. Ein Nachteil der Serumbehandlung ist die Abhängigkeit von dem zur Verfügung stehenden Rekonvaleszentenmaterial. Wir haben nicht die Berechtigung unsere Kranken durch zu zahlreiche Blutentnahmen zu schwächen; es gibt auch nicht viele Kranke, die sich das auf die Dauer gefallen lassen. Wir haben eine Zeitlang versucht das Serum in Trockenform zu konservieren, sind aber von dieser Konservierungsmethode bald wieder abgekommen, nachdem an anderer Stelle die Erfahrung gemacht wurde, daß im Trockenserum pathogene Sporen lange Zeit bleiben können. Bei diesem Nachteil der Rekonvaleszentenserum-Behandlung ist es sehr verständlich, daß man nur ungern Serum abgibt und das verfügbare Serum lieber für die Fälle, die loco behandelt werden, aufspart. *Man muß selbst in der Lage sein die Reaktionen auf das Serum zu verfolgen, und bei fehlender Reaktion größere Dosen eventuell mit dem Serum eines anderen Rekonvaleszenten zu geben.* Manchmal trat eine rasche Reaktion schon nach 20 ccm ein. In anderen Fällen muß man 50—80 ccm an verschiedenen Tagen hintereinander geben, und dann eventuell das Patientenserum wechseln. Es besteht die erhebliche Gefahr die unserer Meinung nach wichtige Serumbehandlung zu diskreditieren, wenn man nur Gelegenheit hat mit einer einzelnen Portion eines nicht austitrierbaren Serums einen Kranken fern von der Klinik behandeln zu lassen. Wir haben trotzdem in einer größeren Reihe von Fällen auf Wunsch Serum abgegeben, obwohl uns die Beschaffung selbst mitunter große Schwierigkeiten machte, haben auch in einzelnen Fällen von günstigen Resultaten gehört, während in anderen Fällen ein deutlicher Einfluß nicht mitgeteilt wurde. Wir können aus den Gründen die wir mitgeteilt haben hier nicht die Fälle mitteilen, welche auswärts behandelt worden sind. *In einer Reihe von Fällen war im übrigen die Diagnose nicht ganz gesichert oder wie sich später herausstellte irrtümlich.* Abgesehen von den Erfolgen, welche wir mit Serum erzielt haben, scheint uns auch für die Zukunft die Betonung der Serumbehandlung von Wichtigkeit darum, weil man die Berechtigung hat anzunehmen, daß nach der sicheren Feststellung des Encephalitisvirus ein spezifisches Serum vom Tier genommen werden kann.

Außer dem Rekonvaleszentenserum und dem Streptokokkenserum von ROSENOW und seinen Mitarbeitern, sowie dem gelegentlich benutzten Grippeserum, bei dem man ursprünglich wohl auch spezifische Behandlungsmöglichkeiten vermutete, hat man dann noch ein Pferdeserum verwandt, welches dadurch gewonnen wurde, daß dem Tiere Poliomyelitisvirus injiziert worden war (NEUSTÄDTER, HALA und BANZHAF). Diese Behandlung stützt sich auf die früher erwähnte immunologische Verwandtschaft von Encephalitis und Poliomyelitis. Ob die Behandlungserfolge, die von den amerikanischen Autoren angegeben werden, wirklich erheblich größer sind als Reizkörperbehandlung, erscheint mir noch fraglich. Angegeben wird, daß von 30 Fällen, die alle 24 Stunden 20—30 ccm Serum intravenös nach Vorbehandlung mit subkutaner Injektion bekommen hatten, 7 starben, von denen allerdings 4 moribund eingeliefert wurden. Außerdem befand sich unter diesen Todesfällen ein 74 Jahre alter Mann. Die Behandlung ist jedenfalls interessant und verdiente in einer Zeit, in der Poliomyelitisvirus nicht so schwer zu beschaffen ist weiter verfolgt zu werden, sobald wieder schwere Encephalitisepidemien auftreten.

Unter den zahlreichen chemischen Präparaten, die bei Encephalitis angewandt wurden, können wir auch auf Grund eigener Erfahrungen am ehesten das *Trypaflavin* (BUSS), die Kollargolpräparate und das Natrium salicylicum erwähnen, welch letzteres von französischen Autoren (CARNOT und BLAMOUTIER) intravenös in hohen Dosen angewandt wurde. Auch das Trypaflavin muß intravenös gegeben werden, da es sonst unangenehme Nekrosen heraufführen kann. BUSS hat mit PELTZER zusammen 40 Fälle mit 20—60 ccm einer halbprozentigen Lösung behandelt und führt aus, daß alle Fälle wieder gesund wurden außer denjenigen Fällen, welche sterbend oder mehreren, welche bis Monate nach Beginn der Erkrankung eingeliefert wurden. Diese Autoren meinen auch, und das ist besonders wichtig, daß auch nach Trypaflavin der Übergang in chronische Myastase verhindert wird; doch erwarten wir noch eingehende katamnestische Untersuchungen, wie wir sie bei unseren serumbehandelten Patienten vornehmen. Wir haben einen Fall gesehen, in welchem die Besserung nach Trypaflavin eine sehr schlagartige zu sein schien und haben dieses Mittel auch teils zur Nachbehandlung, teils vor allem bei Kranken in späteren pseudoneurasthenischen Stadien nicht ohne Erfolg versucht. Ob die Wirkung durch direkte Virusvernichtung erfolgt oder mehr als Reizkörperwirkung zu deuten ist, ist wohl noch fraglich; da eine Wirkung vorhanden zu sein scheint, und da das Mittel meist gut vertragen wird, dürfte es unbedenklich zu empfehlen sein. Wir injizieren täglich oder alle 2 Tage gewöhnlich 5—15 ccm einer 2%igen Lösung. Eine eigenartige Besserung nach einer Dispargeninjektion sah ich bereits einmal in Kiel (rascher Rückgang einer Vaguslähmung). KOLLER-AEBY hat auch einige auffallende Besserungen mit Silberpräparaten gesehen, doch ist die encephalitische Natur der beschriebenen Erkrankungen nicht in allen Fällen gesichert. Bemerkenswert ist die Angabe von MARGULIS, wonach von den in Moskau in der Epidemie 1923—1924 beobachteten Fällen auch keiner in ein chronisches Stadium übergegangen sein soll, und zwar infolge der Behandlung mit Elektrargol und Uro-

tropin. Freilich ist das Intervall zwischen der Epidemie und dem Bericht wohl
noch zu kurz um mit Sicherheit die Präventivwirkung bezüglich des chronischen Stadiums beweisen zu können. Andere Autoren haben mit kolloiden Silberpräparaten Mißerfolge gehabt; auch wir haben in Göttingen Fälle behandelt,
die wenigstens später mit Bestimmtheit in das chronisch myastatische Stadium
übergingen. In einem Falle, in dem während einer Elektrokollargolbehandlung
eine rasche Besserung auftrat, trat kurz nach Entlassung aus der Klinik aus
ganz unbestimmten Motiven ein Suicid ein. Das Natrium salicylicum kann in
10—15%iger Lösung intravenös gegeben werden. Die Dosen können pro Tag
2—5 g Natrium salicylicum betragen; es kommt bei dieser Behandlung nicht selten
zu Thrombosen der Venen, durch welche die weitere Behandlung illusorisch
gemacht wird. Ob die intravenöse Salicylbehandlung wirklich so große Vorteile
vor einer hochdosierten oralen Therapie hat, ist uns durchaus zweifelhaft. GIE-
SINGER berichtet, daß er von 30 Encephalitisfällen 14 heilte, in 7 Fällen erschien
die Behandlung von erheblicher Wirksamkeit zu sein. In diesen Fällen wurde
Urotropin zuweilen kombiniert mit Natrium salicylicum intravenös gegeben.
Auch von anderen Autoren wird die Urotropinbehandlung unter Berücksichtigung der bekannten Erfahrung, daß es sich um eines der wenigen Medikamente
das in den Liquor übergeht handelt, empfohlen (NETTER, ECONOMO). UMBER
bestreitet die Wirksamkeit, auch ich habe bisher nie besondere Erfolge gesehen.
Auch die Erfahrungen von HOFF sind nicht ermutigend. Auch die Preglsche
Jodlösung, das Presojod bzw. Septojod ist in einer Reihe von Fällen angewandt
und von ECONOMO, DATTNER und STIEFLER warm empfohlen worden; das Septojod, eine erheblich konzentrierte Pregllösung, kann auch intramuskulär bis zu
10 ccm täglich gegeben werden. Meine eigenen Erfahrungen sind nicht so günstig,
wenigstens insofern als ich bisher noch keinen Fall gesehen habe, bei dem eine
überraschende Rückbildung schwerer akuter Erscheinungen eintrat, wie wir das
bei der Serum- und Trypaflavinbehandlung öfters gesehen haben. Daß es ganz
wirkungslos ist soll keineswegs behauptet werden. Die Wiener Klinik gibt auch
gute Resultate von Injektionen unspezifischer Vaccinen z. B. Typhusvaccine
oder Vaccineurin eventuell intravenös an. NETTER empfiehlt einen Fixations-
abszeß durch intramuskuläre Injektion von Terpentin. Er hat damit in einigen
Fällen eine rasche Heilung gesehen. Wir haben bisher in akuten Fällen niemals
unsere Zuflucht zu derartigen Fixationsabzessen genommen. Endlich erwähne
ich, daß manche Autoren schon in diesem Stadium auf Behandlung der supponierten Infektionsherde in der Nasen- und Rachenhöhle Gewicht legen. Allerdings kommt in diesem Stadium irgendein operativer Eingriff, auch wenn man
ganz orthodoxen Anschauungen in der Fokalinfektionsfrage huldigt, nicht in
Betracht.

Die Lumbalpunktion soll niemals ein therapeutisches Mittel bei den akuten
Encephalitikern darstellen. Einzelne Autoren haben zwar wohl angeblich günstige Erfolge gesehen (ELY), andererseits habe ich z. B. selbst nach vorsichtiger
Punktion eine sehr schlechte Verträglichkeit festgestellt; die Kranken ähnelten
hierin denen mit multipler Sklerose. Nur wenn wirklich eine erhebliche Hirndrucksteigerung besteht, wird es erlaubt sein vorsichtig steigernd die Punktion zu
wiederholen. NETTER beschreibt sogar einen Fall, in welchem der Punktion am
nächsten Tage eine Hemiplegie folgte. Die Möglichkeit, daß hier tatsächlich

ein Kausalzusammenhang besteht, ist darum nicht so ausgeschlossen, weil Hemiplegien, wie früher angeführt wurde, bei der Encephalitis ein ziemlich ungewöhnliches Symptom darstellen. Endolumbale Behandlungsversuche, die von einzelnen Autoren (unabhängig von Seruminjektionen) auch schon bei akuten Erkrankungen versucht wurden, können unterlassen werden.

Wir haben also zur Zeit bereits eine ganz erhebliche Menge von Medikamenten, die gegen Encephalitis versucht werden können. Wenn unsere Anschauung richtig ist, daß in der Behandlung mit Rekonvaleszentenserum ein spezifischer Immunfaktor wenigstens mit wirksam ist, können wir unsere therapeutischen Angriffe wohl im wesentlichen in die beiden Gruppen einer spezifischen oder halbspezifischen Therapie und einer unspezifischen Reizkörperbehandlung gruppieren. Auf die Theorie der Reizkörperbehandlung kann hier nicht eingegangen werden; wir haben auf Grund fremder und eigener Erfahrungen die Überzeugung, daß auch, wenn man von einer spezifischen Wirkung nicht sprechen kann, doch die als Reizkörper verwandten Mittel nicht alle gleichsinnig bei den verschiedenen Krankheiten wirksam sind. Es ist so die Möglichkeit durchaus zuzugeben, daß mit einigen derartiger Medikamente bzw. Reizstoffe, wie mit Trypaflavin oder Vaccinen bzw. Vaccineurin, besonders günstige Resultate erzielt werden. Ob die Salicylbehandlung direkt das Virus vernichtet, ist uns durchaus fraglich; vielleicht regt es ja auch nur den Zellstoffwechsel an. Über die Quecksilberbehandlung im akuten Stadium habe ich keine eigenen Erfahrungen. Jedenfalls stehen wir dem akuten Stadium der Encephalitis doch nicht mehr machtlos gegenüber, auch wenn wir nicht jeden Fall retten können. Ich glaube, daß wir, auch wenn wir therapeutisch sehr skeptisch denken, die Pflicht haben in akuten Encephalitisstadien energisch therapeutisch vorzugehen und die Behandlung auch fortzusetzen, wenn die akute Lebensgefahr beseitigt ist, da wir berechtigte Hoffnung haben, die chronische Erkrankung zu verhindern.

Außer den bisher genannten Behandlungsversuchen wird natürlich auch jeder Encephalitiker, der schwerer krank ist, noch einer symptomatischen Behandlung bedürfen, die hier keineswegs genauer behandelt zu werden braucht, da sich ja die Therapie hier nicht von der anderer Infektionskrankheiten unterscheidet. Wir erwähnen nur den wichtigen Rat von VINCENT und BERNARD in akuten Fällen mit bedrohlichen vasomotorischen Erscheinungen häufig Adrenalin zu injizieren. Tatsächlich ist es ja nicht ganz selten vorgekommen, daß akute Encephalitiker, die gar nicht so bedrohlich krank zu sein schienen, infolge plötzlichen Versagens des Vasomotorenzentrums zum Exitus kamen. Die französischen Autoren erwähnen Fälle, in denen durch sorgfältige dauernde Überwachung des Blutdruckes die Krisentage mittels Adrenalin überwunden werden konnten.

Ein anderer therapeutischer Rat den wir geben ist die Notwendigkeit einer Beaufsichtigung der Encephalitiskranken Tag und Nacht hindurch aus psychischen Gründen. Wir haben mehrfach erlebt, daß derartige Kranke, die am Tage noch klar und ruhig waren, in der Nacht plötzlich delirante Verwirrtheitszustände bekamen, in denen impulsive Verkehrtheiten ausgeführt wurden. Ein derartiger Kranker, der eine leichte Choreaencephalitis hatte, und deshalb bedenkenlos in der offenen Klinik aufgenommen war, sprang in einem plötzlichen nächtlichen Delir aus dem Fenster und zog sich eine Fraktur des Fußes zu. Er erlag wenige Tage darauf einer Pneumonie, die, ohne das gesamte Intermezzo und die Erkältung, die möglicherweise mit dem Sprung aus dem Fenster in einer kalten Frühlingsnacht verbunden war, vielleicht nicht zum Ausbruch gekommen wäre.

Recht schwierig ist die *Behandlung des pseudoneurasthenischen Stadiums*, welches so häufig dem akuten folgt. Wir behandeln die Fälle, die frei von myastatischen Erscheinungen sind, zunächst ganz identisch wie die Patienten, bei denen bereits Starreerscheinungen bestehen; höchstens geben wir letzteren noch tonuslösende Medikamente hinzu. Wir haben versucht auch in diesen pseudoneurasthenischen Stadien noch große Dosen von Rekonvaleszentenserum zu geben. Die Erfolge sind außerordentlich verschieden. In einem Falle ist eine fortschreitende, bisher allerdings noch relativ mild gebliebene Myastase nicht verhindert worden. In einem anderen Falle, in dem freilich rechtzeitig bzw. im Anschluß an die Serumbehandlung noch roborierende Medikamente gegeben wurden, ist eine vorzügliche Heilung erzielt worden, die den Patienten befähigt ein sehr verantwortungsvolles und anstrengendes Amt seit Jahren zu versehen. Von den anderen Kranken im pseudoneurasthenischen Stadium, die mit Rekonvaleszentenserum behandelt wurden, ist ein Fall beachtenswert, welcher durch mehrere Jahre hindurch verfolgt werden konnte. Die Kranke hatte im Jahre 1919 ihren ersten Encephalitisschub gehabt, und hatte neben den pseudoneurasthenischen allgemeinen Erscheinungen wiederholt kleine Rezidive. Als wir sie am 17. IX. 1922 zum ersten Male sahen bestand noch kein ausgesprochener Parkinsonismus. Seruminjektionen besserten die zahlreichen subjektiven Beschwerden und die Unruhe nicht in deutlichem Maße; nach weiteren Seruminjektionen wurde sie vorübergehend freier im Kopf. Dann entwickelte sich doch ein etwas deutlicher Parkinsonismus; die Starreerscheinungen wurden aber durch weitere Behandlung mit verschiedenen Reizkörpern und mit Arsen immer wieder gebessert. Sie ist 4 Jahre nach Beginn der Behandlung eigentlich in einem besseren Zustande als zur Zeit des Behandlungseintrittes. Pseudoneurasthenische und psychogene Begleiterscheinungen sind deutlicher als myastatische Symptome.

Trypaflavin ist in hohen Dosen auch noch im pseudoneurasthenischen Stadium zu versuchen, auch Vaccineurin wird gerühmt. Daneben muß aber das Hauptaugenmerk auf die roborierende Behandlung gelegt werden. Solange noch starke nervöse Allgemeinerscheinungen bestehen, ist körperliche und auch anstrengende geistige Arbeit zu untersagen, leichte Beschäftigungstherapie natürlich möglich. *Es ist aber vielfach doch zu wenig bekannt wie schädigend Anstrengungen aller Art auf derartige Patienten wirken,* so daß es falsch wäre, sie aus dem an sich berechtigten Grunde, sie hypochondrischer Selbstbespiegelung zu entreißen, an die Arbeit zu drängen. Amerikanische Autoren haben sogar geglaubt, daß eine chronische Encephalitis sich meist verhindern läßt, wenn sich die Kranken ein Jahr lang nach dem akuten Stadium vollkommen ruhig verhalten. Wir legen neben der Schonungsbehandlung deshalb größtes Gewicht auf eine energische Arsenbehandlung. Bereits in diesem Stadium kann das Kakodyl versucht werden, auf dessen Bedeutung näher bei Besprechung der chronischen Encephalitis noch eingegangen wird. Statt dieses Mittels können natürlich auch andere Arsenpräparate in hohen Dosen versucht werden. In einzelnen Fällen war Aufenthalt im Mittelgebirge von entschieden günstiger Wirkung. Wie oft es uns gelingt durch unsere Schonungsbehandlung den Übergang in das myastatische Stadium zu verhüten, können wir vorläufig noch nicht übersehen; in den zahlreichen

Fällen, in denen wir diesen Übergang selbst verfolgen konnten, war die Behandlung jedenfalls eine ganz ungenügende; äußere Gründe verhinderten die durchaus nötige Schonung und langdauernde klinische Behandlung.

In anderen Fällen heilt aber auch das pseudoneurasthenische Stadium vollkommen ab. Andauernde Berufsfähigkeit können wir bei einem Kranken, der vor 7 Jahren an Encephalitis gelitten, und dann mehrere Jahre hindurch mit Schwankungen starke nervöse Symptome gehabt hatte, feststellen.

Unter den Symptomen des pseudoneurasthenischen Stadiums ist die Schlaflosigkeit wie bekannt besonders schwer zu bekämpfen. Schlafmittel versagen auch in ziemlich hohen Dosen öfters fast ganz; narkotische Mittel sind zu vermeiden, da Gewöhnungsgefahr in diesen Fällen gewiß groß ist. ADAM und LUST haben in solchen Fällen noch Erfolge durch intramuskuläre Milchinjektionen erzielt. Sie nehmen an, daß die beruhigende Wirkung allein durch die Temperaturerhöhung bestimmt wird. Ob die theoretische Auffassung von LUST, daß sich das Schlafzentrum noch in einem chronisch entzündlichen Zustand befindet, zutrifft, ist mehr als fraglich; daß die Behandlung praktischen Wert hat, soll nicht bestritten werden. Bemerkenswert ist hier ein von uns beobachteter Fall, der allerdings schon in das chronisch myastatische Stadium hohen Grades gehört, gleichzeitig aber an einer ganz ungeheuerlichen Schlaflosigkeit litt, so daß selbst nach intravenöser Injektion von 5 ccm Somnifen kein Schlaf erzielt werden konnte. Hier trat schließlich im Laufe einer hoch dosierten Kakodyl-Skopolaminbehandlung parallel zu der Besserung des Allgemeinzustandes, der vermehrten Regsamkeit und wenigstens leicht verminderten Rigidität, auch eine auffallende Besserung des Schlafes ein, so daß der Patient schließlich gar keine Schlafmittel mehr brauchte und wenigstens einige Stunden jede Nacht und nach Tisch schlief. In diesem Falle bestanden im übrigen auch ganz besonders schwere vegetative Begleiterscheinungen.

Die beste Therapie bei den Charakterveränderungen der postencephalitischen Jugendlichen ist, wie wir schon früher betont haben, die zweckmäßige Beschäftigungstherapie. Ich verweise erneut auf die Erfolge, welche HEINICKE in Deutschland mit dieser Behandlung erzielte, und besonders dann auf die durchaus glaubwürdigen Erfolge einiger amerikanischer Autoren, die durch größere Geldmittel besonders befähigt waren eine individualisierte und ständig kontrollierte Beschäftigungstherapie durchzuführen (BOND, FULLER).

Die Therapie der chronisch myastatischen Encephalitis ist bisher für ziemlich aussichtlos gehalten worden. Die palliativen Erfolge, welche wir mit den tonuslösenden Medikamenten, den Belladonnapräparaten und Skopolamin sehen, sind rein symptomatisch und können jedenfalls den weiteren Ablauf der chronischen Erkrankung nicht beeinflussen. Man hat aus diesem Grunde vielfach die Behandlung der chronischen Encephalitiker sehr vernachlässigt und sie ruhig und gedankenlos ihrem Schicksal überlassen, auf diese Weise zahllose Artefakte erzielt, mit denen schließlich auch durch intensive Behandlung nichts mehr angefangen werden konnte. Wir sind auf Grund zahlreicher Erfahrungen an hunderten von Fällen, die zum großen Teil monatelang behandelt und später wieder nachkontrolliert werden konnten, der Überzeugung, daß eine derartige Vernachlässigung ein Unglück für den Kranken bedeutet, und daß eine intensive Behandlung auch in diesen Fällen stattfinden muß, obschon prinzipiell selbst in leichten Fällen

kaum eine Heilung erwartet werden kann und praktisch tatsächlich eine völlige
Heilung jedenfalls höchst selten ist. Dagegen halten wir es für sicher, daß wenigstens in leichteren Fällen durch zweckmäßige Behandlung ein Stillstand des
Leidens für Jahre hinaus erzielbar ist. Selbstverständlich wird die Art der Behandlung auf den theoretischen Anschauungen, die man sich von dem Wesen der
chronischen Encephalitis macht, basieren müssen. Wir müssen in dieser Beziehung
auf die Ausführungen in dem Kapitel von der Pathogenese zurückgreifen und
fassen hier nur kurz noch einmal dahin zusammen, daß wir die chronisch progressive Encephalitis weder als eine Folgeerscheinung der Encephalitis noch als
eine einfache Abiotrophie auffassen, sondern trotz der Geringfügigkeit entzündlicher Erscheinungen an die noch vorhandene Wirksamkeit des Encephalitisvirus
und außerdem an die Mitwirkung toxischer Vorgänge bzw. pathologischer Stoffwechselprodukte infolge von Funktionsstörungen innerer Organe ebenfalls mit
denken müssen. Diese letzteren pathologischen Stoffwechselvorgänge können
wir vorläufig noch nicht direkt ändern; eine Behandlung mit rein vegetabilischer
Kost hat uns keine Erfolge gebracht; auch Versuche mit Leberpräparaten, die
wir bald nach der Kenntnis von der Wirkung dieser Therapie bei perniziöser Anämie
aufgenommen haben, haben keinen sicheren Einfluß auf den Ablauf der chronischen Encephalitis. Wir haben auch von vornherein an keinen ausschlaggebenden Erfolg dieser Behandlung denken können, da wir damit weder das Virus
erfassen, noch die im Gehirn vorhandenen Narben beseitigen können. Das einzige
interessante Ergebnis der Leberversuche besteht darin, daß in einigen Fällen
eine vorhandene Urobilinurie beseitigt wurde. Die Hauptaufgabe unserer Therapie
bei chronischer Encephalitis wird auch darin bestehen müssen, die Immunkräfte
des Organismus zu steigern, um dadurch Wirkungen auf das Virus der Encephalitis
auf ähnlichen Umwegen, wie das bei der Spätsyphilis gelungen ist, zu versuchen.
Eine allgemeine Roborierung des Organismus ist dann gleichfalls am Platze.
Die nosotrope Behandlung der chronischen Encephalitis ist vorläufig noch vollständig in den Kinderschuhen; wir geben die Behandlungsversuche aber schon
darum nicht auf, weil wir die Hoffnung haben, daß durch zähe Fortsetzung
aller theoretisch erlaubten Behandlungsmöglichkeiten bei sorgfältiger Verfolgung
aller Fälle das Fundament geschaffen werden kann, auf dem es einmal der Forschung gelingt eine wirklich zweckmäßige erfolgreiche Behandlung zu begründen.
Als Material für dies mühsam zu erreichende Fundament unserer Forschung
müssen die Fälle unserer Encephalitisabteilung dienen, da wir hier am ehesten
an größerem Material die Möglichkeit haben werden über Jahre hinaus das Schicksal der nach verschiedenen Methoden behandelten Kranken zu verfolgen. Heute
schon wissen wir, daß gegenüber dem tiefstehenden nosotropen Behandlungs-
niveau die symptomatische Behandlung sehr weit ausbaufähig ist und relativ
befriedigende Erfolge erzielt.

Ja, wir können sogar einen Schritt weitergehen und sagen, daß leichte parkinsonistische Erscheinungen, selbst wenn sie sich nicht im akuten Stadium
entwickelt haben, wieder vorübergehen können, wie überhaupt die Stärke der
myastatischen Symptome unabhängig von der symptomatischen Beeinflussung
der Starre erheblichen Schwankungen unterworfen ist. Ebenso wie wir schon früher
den Fall einer Kranken erwähnt haben, die im pseudoneurasthenischen Stadium
zu uns gebracht wurde, leichte myastatische Symptome entwickelte, die dann

wieder fast ganz schwanden, können wir auch einen weiteren Fall erwähnen, der bereits im Jahre 1918 seine Encephalitis in Westdeutschland durchmachte, seitdem kränkelte, an Schlafstörungen, mangelhafter Konzentrationsfähigkeit, Doppelsehen bei längerer Arbeit litt, außerdem eine leichte Triebunruhe zeigte, und im Jahre 1922 auch bereits eine leichte Rigidität am linken Arm hatte. Er wurde einer intensiven Kakodylmilchbehandlung unterzogen, verlor seine Rigidität und fühlte sich im Jahre 1925 so wohl, daß er, an einer Bank beschäftigt, seiner Arbeit voll nachgehen und sich und seine Mutter ernähren konnte. In anderen Fällen bleibt der myastatische Krankheitsprozeß zum mindesten in einem ganz leichten Stadium lange Zeit stehen, so daß die Kranken berufsfähig sind, wenn sie sich genügend schonen und gelegentliche Roborierungskuren durchmachen. Solche Fälle haben wir mehrfach gesehen und dann auch festgestellt, daß die geringfügigen myastatischen Erscheinungen noch mindestens teilweise reversibel sind. Wir erwähnen z. B. noch den Fall eines Studienreferendars, der neben zahlreichen wohl noch ins Pseudoneurasthenische gehörenden Allgemeinbeschwerden wie große Ermüdbarkeit, Dösigkeit und Kopfschmerzen, auch bereits eine deutliche Bradykinese, verlöschende Sprache und auch einen gewissen Rigor (4 Jahre nach Krankheitsbeginn) zeigte. Der Zustand war durch entsprechende Behandlung zwar gebessert, doch hatten wir natürlich wenig Hoffnungen für die Zukunft, da die Myastase sich erst langsam nach dem akuten Schube entwickelt hatte und bereits lange Zeit, wenn auch in mäßigem Grade, bestand. Wir waren daher sehr überrascht als unsere Katamnese 2 Jahre später ergab, daß sich der Kranke subjektiv wenigstens ganz gut erholt hatte und einen Berufsposten auszufüllen vermochte. Wie weit objektiv die Symptome beseitigt sind, können wir nicht sagen, da eine persönliche Nachuntersuchung bisher nicht gelungen ist. Ein Einfluß von Trypaflavin auf den Krankheitsprozeß ist in diesem Stadium nach unseren Erfahrungen nicht sicher, wird aber von einigen Autoren betont.

Nunmehr haben wir weiterhin die Frage zu erörtern, wie wir die *ausgesprochenen* chronischen Parkinsonismen zu behandeln haben. Zur Erleichterung der Starrezustände geben wir, falls nicht gerade der Wert eines Medikamentes besonders ausprobiert werden soll, in allen Fällen das altbekannte von ERB in die Therapie der Parkinsonschen Krankheit eingeführte Skopolamin oder das Atropin, welches, soweit ich sehe, von NONNE zuerst in die Therapie der Encephalitis eingeführt worden ist. Manche Autoren schätzen das eine, manche das andere Mittel mehr. Nach unseren Erfahrungen kann man mit beiden Medikamenten gute therapeutische Erfolge erzielen; es ist merkwürdig und wissenschaftlich wohl nicht ganz eindeutig zu erklären, daß die Patienten bald auf das eine, bald auf das andere Mittel besser reagieren. Auf den Tremor wirkt durchschnittlich das Skopolamin wohl etwas besser als das Atropin. Mehrere Male habe ich eine Mischung von beiden Präparaten gegeben. Da die Encephalitiker in der Mehrheit der Fälle, wie früher dargelegt wurde, relativ refraktär gegen diese Präparate sind, ist es erlaubt und geboten ziemlich hohe Dosen der Alkaloide zu geben. Unsere Durchschnittsdose bei mittelschweren oder schwereren chronisch parkinsonistischen Fällen beträgt 3 mg Atropin bzw. 1—$^5/_4$ mg Skopolamin oral; wir sind jedoch bei schweren Starrezuständen bereits bis auf über 2 mg Skopolamin oral gestiegen. Subkutane Injektionen von Skopolamin wenden wir weniger an; mitunter werden kleine Dosen gegenüber Blickkrämpfen oder ähnlichen paroxystischen Erscheinungen gegeben, doch können derartige Paroxysmen wie hier gleich bemerkt sei, nicht allein durch psychische Maßnahmen, sondern oft rasch auch durch mildere Mittel, z. B. Allional, bekämpft werden. Bei schweren Myastasen haben wir Atropin auch in Dosen bis zu 5 mg pro die gegeben. Diese Medikamente müssen nun sehr lange Zeit gegeben werden. Von der Dauer der Behandlung hängt vieles ab, in ähnlicher Weise wie in der systematischen Brom- oder Luminalbehandlung bei Epilepsie. Es sind gewiß gelegentlich Gewöhnungs- und Suchterscheinungen beschrieben worden (SCHALTENBRAND); im allgemeinen ist diese Gefahr eine höchst geringe. Es genügt oft, wenn man längere Zeit das Mittel gibt, vielleicht 5 Tage hindurch die Alkaloide zu geben, und dann 2 „schlechte" Tage einzuschalten, in denen eine Pause gemacht wird. Nur in seltenen Fällen sahen wir einige kurz dauernde Skopolamin- oder Atropindelirien, die nach Absetzung der Mittel prompt vergingen. Obwohl es sich um leicht rückgängig zu machende Störungen handelt, sollte doch jedenfalls kein Arzt diese Mittel anwenden, welchem nicht diese gelegentlichen Begleiterscheinungen bekannt sind.

Ebenso gute Erfolge wie mit den Alkaloiden selbst erzielt man auch mit anderen Belladonnapräparaten, unter denen sich das Bellafolin und das Belladonysat als wirksam und gut verträglich bewährt haben.

Es ist nicht anzunehmen, daß von anderen Alkaloiden, wie von dem Coniin oder Hyoscyamin bessere Erfolge erzielt werden. Von Coniin, das einige französische Autoren gaben, sahen wir keine besonderen Erfolge. Ganz interessant ist die Feststellung, daß das *Nikotin*, wie bereits von englischen Forschern vor 60 Jahren festgestellt wurde, gegen die Rigidität wirksam ist. Das ist theoretisch darum ganz bemerkenswert, weil wir von diesem Medikament vorwiegend die sympathicuslähmende Wirkung kennen, während von FRANK bekanntlich angenommen war, daß der Rigor mit einer Steigerung des parasympathischen Tonus zusammenhängen soll. Während MOLL das Nikotin in Reinsubstanz gelöst in Dosen von 2—3 × 6 mg injiziert, haben HERMANN und WOTKE einen Dekokt von 0,1—0,2 Tabaktrockensubstanz gegen den Tremor der Parkinsonkranken injiziert, nachdem die Patienten ihnen erzählt hatten, daß sie nach Cigarettenrauchen sich ruhiger fühlten, weniger Zittern hatten. Da die Nikotininjektion ziemlich schmerzhaft ist muß Novokain zugefügt werden. Wir glauben, daß die Nikotinbehandlung mehr theoretisches Interesse als praktische Wichtigkeit hat, zumal die Patienten unangenehme Nebenerscheinungen wie Schwindel, Übelkeit bei wirksamen Dosen verspürten. Auch das *Kokain*, das ja mitunter in merkwürdiger Weise katatone Sperrungen zu beseitigen imstande ist, kommt als therapeutisches Hilfsmittel bei der chronischen Encephalitis wohl nicht in Frage, teils wegen der Gefahr des Süchtigwerdens, teils auch darum, weil das Kokain die myastatischen Symptome wenigstens teilweise nicht nur nicht bessert, sondern sogar verschlimmert, z. B. das Zittern auslöst (RUNGE). Allerdings hat OFFERMANN auch mit Kokain Erfolge gesehen. Ein Zusatz von Morphiumderivaten zur Atropin-Skopolaminbehandlung kommt nur in den schwersten Fällen, die an sich aussichtslos erscheinen, insbesondere dann wenn unerträgliche organische Schmerzen bestehen, in Betracht; im allgemeinen kommen wir ohne diese Beimengungen aus. Wir halten es für sicher, daß die Alkaloidbehandlung eine rein symptomatische ist und den Fortschritt des Leidens nicht aufhält, auch wenn sie sehr lange angewandt wird. Allerdings haben wir in einer Reihe von Fällen die merkwürdige Erfahrung gemacht, daß eine Besserung der myastatischen Erscheinungen längere Zeit auch noch blieb, nachdem das Mittel abgesetzt worden war. Wir können uns diese Wirkung wohl nur so erklären, daß wir den Rigor nicht ganz mechanisch in eine alleinige Abhängigkeit von bestimmten organischen Zerstörungen im Gehirn bringen. Selbstverständlich kommt der Rigor samt dem Heer der übrigen myastatischen Symptome nicht ohne den organischen Herd zustande; die Ausbildung, die Intensität, eventuell sogar die Art der Symptomenverkupplung ist jedoch von einer Reihe rein funktioneller, sei es psychogener, sei es unterpsychischer automatisierter Vorgänge abhängig; zum Teil kann man direkt von der Einschleifung bedingter Reflexe sprechen. Wird durch Medikamente die motorische Stoßkraft gesteigert, der Rigor gelöst, so können auch diese automatisierten Störungen durch längere Zeit hindurch beseitigt bleiben, bis entweder eine Verschlimmerung durch einen Fortschritt des Krankheitsprozesses oder durch erneute Einschleifung der durch die Läsion angebahnten motorischen Störung eintritt.

Diese Überlegungen weisen schon darauf hin, welche Bedeutung wir einer energischen *Psychotherapie*, die in vielen Fällen in einer Art Psychagogik beruhen muß, auch diesem organischen Krankheitsprozesse gegenüber beimessen. Die manchmal verblüffende Besserung, die zuerst kranke Encephalitiker zeigen, sobald sie auf die Encephalitisstation kommen, kann wohl wenigstens zum Teil nicht anders als durch psychischen Einfluß suggestiver Art erklärt werden. Die schönen Erfolge, die HEYER und BÜGLER mit hypnotischer Behandlung bei parkinsonistischem Tremor erzielten, die Besserung der allerdings besonders stark durch Suggestion modellierbaren Atemstörungen mittels Psychoanalyse durch JELLIFFE, die hypnotische Besserung postencephalitischer Ticks durch KAUDERS, verdienen unsere volle Beachtung. Auf die besonders stark Suggestionen zugänglichen Symptomenformen wie Blickkrämpfe, Atemstörungen und auch Hyperkinesen wie Torsionsdystonien, wurde bereits an früheren Stellen hingewiesen. Wir haben seit Jahren in Einzelfällen energisch hypnotisch behandelt; die Überlastung durch andere Arbeiten verhindert uns freilich in jedem Einzelfalle eine genügend intensive individuelle Psychotherapie anzuwenden. Aber auch die ständige Aufrüttelung der Kranken, die Beschäftigung mit leichten Turnübungen, Spielen, Handarbeiten, die etwaige Anwendung rhythmischer Reize (E. MEYER), die durch entsprechende Suggestion erzielbare Steigerung des Gefühls wieder besser zu werden, haben eine durchaus günstige Wirkung. Erleichtert wird hier die psychische Behandlung durch die häufige Euphorie, in der sich ein großer Teil der Schwerkranken befindet. Es ist interessant auf einer Encephalitikerabteilung mit vorwiegend schweren Kranken zu beobachten, mit welcher Lebendigkeit und Freudigkeit viele Kranke, die ganz akinetisch rigid und scheinstumpf der Klinik überwiesen wurden, sich kurz darnach am gemeinsamem Fußballspiel beteiligten. Selbstverständlich ist aber, daß die Psychotherapie nur einen Partialfaktor der Behandlung darstellen kann und darf. Wir haben es erlebt, daß Schwerkranke, die unserer Behandlung entgangen waren, später rein psychoanalytisch behandelt wurden (auf der Suche nach Komplexen, die nur von radikalen Extremisten in derartigen Fällen als vorhanden erwartet werden können), und dann außerordentlich verschlechtert der Klinik wieder

überwiesen wurden. Es war in diesen Fällen bei Verkennung des Leidens vollkommen versäumt worden die zunehmende Versteifung wenigstens palliativ
durch Alkaloide und Übungsbehandlung zu verhindern.

Die *Übungsbehandlung* wollen wir gleichfalls nicht ganz in der Behandlung
der Encephalitiker vermissen. Nachdem bereits CHARCOT das Zittern bei Kranken
mit echter Parkinsonscher Krankheit mit Vibrationsmassage behandelt hatte
und sogar einen besonderen Vibrationsstuhl für die Behandlung sich konstruieren-
ließ, haben auch wir eine ganze Serie von Kranken mit Tremor mittels Vibrationsmassage behandelt und wenigstens bescheidene Erfolge gesehen. Auch die gewöhnliche mit passiven Bewegungen verbundene Massage wirkt günstig, ist
namentlich imstande die schwereren Rigiditätszustände der Kranken, die erst
vor kurzem eingeliefert sind, zu mildern; in einem bestimmten Stadium hört
dann eine weitere Besserung auf. Hierzu treten dann täglich wiederholte aktive
Turnübungen, wie sie um das Einrosten zu verhindern auch von anderer Seite,
z. B. HESS, empfohlen worden sind. Unbedingt notwendig ist es nur bei allen
diesen Behandlungsversuchen Überanstrengungen zu vermeiden, da sich die
Encephalitiker Überlastungen gegenüber ähnlich wie Kranke mit multipler Sklerose verhalten. Von einzelnen Autoren ist weiterhin ein direkt spezifischer Einfluß
der ultravioletten Bestrahlung angenommen worden. Wir selbst können auf
Grund unserer eigenen Erfahrungen die Bestrahlung mit Höhensonne nur als ein
Hilfsmittel, welches der allgemeinen Roborierung dient, ansehen; da wir eine
derartige Kräftigung für nützlich halten, verwenden wir die Höhensonne bei
Patienten, die gleichzeitig asthenisch oder anämisch sind, also bei nicht ganz
wenigen Kranken, da es ja öfters vorkommt, daß der chronische Parkinsonismus
mit einer gewissen Kachexie einhergeht. Über Störungen im Vitaminstoffwechsel
bei chronischer Encephalitis wissen wir viel zu wenig, als daß wir uns für berechtigt hielten die Ultraviolettbestrahlung als Mittel zur Vitaminanreicherung in
diesen Zuständen zu betrachten. CHARLIER hat eine energische Schwitzbehandlung mit Lichtbädern, zwischendurch prolongierten Warmwasserbädern sehr
empfohlen, außerdem wendet er Hochfrequenz an und Röntgenbestrahlung des
Rückenmarks. Ob bei diesen Behandlungen in großen Lichtkästen irgendwelche
Stoffwechselwirkungen mitspielen oder nur der mechanische Faktor der erleichterten Beweglichkeit nach starker Durchwärmung der Muskulatur günstig wirkt,
mag dahingestellt bleiben; wir haben selbst in einzelnen Fällen von der Behandlung im Lichtkasten Gebrauch gemacht, aber nur in leichteren Fällen Erfolge
gesehen, die längere Zeit anhielten. Einzelne Kranke fühlten sich nach der Behandlung im Lichtkasten allerdings außerordentlich wohl. Jedenfalls wird man
diese Behandlung mit großer Vorsicht und unter Überwachung des Zustandes
anwenden müssen, da auch durch Überanstrengungen eine Verschlimmerung des
Zustandes eintreten kann.

OTFRID FOERSTER hat zuerst gezeigt, daß der extrapyramidale Rigor auch
operativ durch Durchschneidung der hinteren Wurzeln angegangen werden kann.
Es handelt sich ja in der Genese des Rigors auch um einen reflektorischen Vorgang,
der auf sensible Hinterwurzelimpulse wenigstens zum Teil angewiesen ist. Leider
ist dieses Vorgehen nicht in die Therapie einführbar, da der tonuslösende Effekt,
wie FOERSTER vor kurzem selbst mitgeteilt hat, nur vorübergehend ist, und
Rigidität in dem Arm, in dem C 4, C 5, C 7, C 8, D 1 und D 2 durchtrennt waren,

sich etwas wenigstens wieder herstellte, obwohl auch noch die Vorderseiten-
strangbahn, in der Tonusimpulse verlaufen, durchschnitten wurde. Bei dem
Tremor hat die Hinterwurzeldurchschneidung keinen Einfluß. In einem Falle,
in dem wir die Radikotomie vornehmen ließen, wurde der Tremor gar nicht beeinflußt. Die Durchschneidung des sympathischen Grenzstranges bzw. der Rami
communicantes, die W. Lehmann auf meinen Wunsch in einigen Fällen ausgeführt hat, erzielte gar keinen brauchbaren Erfolg bei hypertonischen Zuständen.
In der letzten Zeit wurde bei Fällen mit besonders schwerem Tremor des Armes
die Vereisung der oberen Bündel des Plexus brachialis von Lehmann mit dem
Erfolge ausgeführt, daß wenigstens vorübergehend auch der Tremor in den
nicht geschädigten Versorgungsgebieten der Hand und Finger erheblich gemildert
wurde. Doch ist auch hier der Erfolg nur passager. Orthopädische Operationen
bei schwer vernachlässigten Fällen, die erhebliche Contracturen hatten, ließen
wir gelegentlich dann ausführen, wenn der Krankheitsprozeß stationär geworden
zu sein schien, namentlich wenn die Störung einseitig war. Es läßt sich auf diese
Weise namentlich eine Besserung der Gehfunktion erzielen.

Ein besonderes Wort verdient nunmehr noch die Behandlung mit *Arsenprä-
paraten.* Nachdem Roger und Sicard im Jahre 1908 das Arsen in besonders
hohen Dosen bei Parkinsonscher Krankheit angewandt hatten, wurde es von
Lhermitte, Quesnel, Maréchal und Rodriguez in Form hochdosierter Kako-
dyllösungen auch in die Therapie der Encephalitis eingeführt. Von Autoren des
deutschen Kulturkreises haben namentlich Runge, Gross und Metaxas günstiges berichtet. Einzelne Schädigungen mit der hochdosierten Kakodylbehandlung sind von Orbach gesehen worden, doch wird das Mittel im ganzen gut vertragen. Wir haben uns schon seit einer Reihe von Jahren dieser Behandlung angenommen und sie in einer großen Reihe von Fällen durchgeführt. Allein auf
der Encephalitisstation wurden 53 Fälle mit einer Vollkur behandelt, d. h. mit
einer Lösung von 25 g Natrium-Kakodylikum in 50 ccm Wasser; von dieser
Lösung werden zuerst 0,2 ccm, später in 3—4 tägigen Intervallen bis zu 5, in
einzelnen Fällen sogar 6 ccm intravenös gegeben; die hohen Dosen wurden nur
alle 5—6 Tage gegeben, da die Ausscheidung des Kakodyls 5 Tage betragen kann.
In diesen hohen Dosen wird 1,5 g Arsen auf einmal dem Körper zugeführt. Es
ist wichtig, daß wenigstens alle höheren Dosen nur intravenös gegeben werden,
da auch bei völliger Sterilität durch intramuskuläre Anwendung sehr unangenehme
Infiltrate und selbst Nekrosen hervorgerufen werden können. Im ganzen wurde
bis zu 120 g Natrium-kakodylikumlösung gegeben. Wir sind nur mit großem
Zögern an diese hohen Dosen herangegangen, haben aber niemals eine ernsthafte
Schädigung gesehen. In einigen Fällen mußte das Mittel abgesetzt bzw. nach einer
Pause in geringerer Dose verwandt werden, da sich Übelkeit, Erbrechen, Schwindel einstellten; es trat rasche Erholung von diesen Symptomen ein. In 5 Fällen
versuchten wir ausgesprochene Fälle von Rigidität allein mit Kakodyl zu behandeln. In 3 Fällen trat eine gute Besserung ein, in einem Falle eine geringe,
in einem Falle blieb der Zustand unverändert. In der Mehrheit der Fälle war
der Zustand der Kranken ein so schwerer, daß wir ohne gleichzeitige Alkaloidbehandlung nicht auskamen; ein gewisser Einfluß der Kakodylbehandlung ist
in vielen Fällen trotzdem wohl anzunehmen, da eine längere Zeit anhaltende
Besserung in sehr bemerkenswerter Weise erst dann eintrat, wenn die hohen

Arsendosen gegeben wurden, in einer Zeit also, in der eine Progression der symptomatischen Besserung durch Alkaloide nicht mehr erwartet werden konnte. Namentlich bessert sich in sehr wesentlichem Maße mitunter die allgemeine Regsamkeit. Es kommt also zur Verminderung bradykinetischer und bradyphrener Erscheinungen. Der Rigor wird weniger beeinflußt; *ein Einfluß auf den Tremor ist im allgemeinen nicht erkennbar.* Die Wirkung ist jedenfalls auch dann vorhanden, wenn nicht gleichzeitig Palliativmittel gegen die Hypertonie gegeben werden. Ein rein suggestiver Einfluß kann ausgeschlossen werden. Niemals kommt es, wenn das myastatische Stadium bereits ausgesprochen ist, zu einer Heilung; die Wirkung ist also für uns, obwohl sie nicht zu leugnen ist, immer noch eine unbefriedigende; dennoch wollen wir das Mittel nicht gern missen, da wir kein besseres an seine Stelle zu setzen haben. Theoretisch ist die Wirkung des Mittels uns überaus unklar. SICARD hatte schon vor Jahren angenommen, daß die tonusmindernde Wirkung der hohen Arsendosen mit einer leichten Arsenneuritis zusammenhängt. Er hatte beobachtet, daß im Laufe der Kakodylbehandlung die Achillesreflexe zum Schwinden kamen. Es wäre denkmöglich, daß eine elektive Wirkung auf die noch immer problematischen Tonusfasern im Nerven stattfindet. Weitere Erscheinungen von Arsenneuritis sahen wir allerdings bei unseren Kakodylfällen nicht. Man wird weiterhin auf die allgemein roborierende Wirkung der Arsenpräparate hinweisen; allerdings sehen wir im allgemeinen bei anderen Arsenkuren, die wir auch vielfach durchgeführt haben, derartige Wirkungen nicht, oder wenigstens nicht in dem Maße wie in der Kakodylbehandlung. Ähnliche Erfolge wie mit Kakodyl soll mit Arsenyl, einem französischen Präparat, und mit Tryparsamid, einem Präparat, das nicht ungefährlich für den Opticus ist, erzielt worden sein. Die Beurteilung der Kakodylwirkung wird dadurch erschwert, daß wir nur unvollkommen über den Abbau dieses Medikamentes im Organismus orientiert sind; wir wissen nur, daß es relativ wenig freies Arsen bzw. Arsenoxyd abspaltet, und nur darum können wir so relativ hohe Dosen geben. Es ist nicht ganz ausgeschlossen, daß eine Komplexwirkung des Präparates, ähnlich wie sie beim Salvarsan angenommen wird, mit wirksam ist, so daß die Therapie keine reine Arsenwirkung darstellt. Die Wirkung der Kakodylbehandlung ist zum mindesten in sehr vielen Fällen keine dauernde. Man wird also gezwungen die Behandlung zu wiederholen und wartet dazu am besten 6 Monate ab. Allerdings haben wir auch wiederholt leichtere Fälle gesehen, in denen der Parkinsonismus erst in Entwicklung begriffen war; hier konnte manchmal eine merkwürdige Besserung des Allgemeinzustandes erzielt werden mit dem Erfolge, daß die Patienten lange Zeit keine weitere Kakodyl- oder Alkaloidbehandlung benötigten. Leider können wir es den Kranken noch nicht ansehen, ob sie bei der bisher geschilderten kombinierten Behandlung stationär bleiben oder sich wieder bessern oder unaufhaltsam in einen schweren Siechtumszustand übergehen. Aber jedenfalls kann durch symptomatisch wiederholte Kombinationsbehandlung in sehr zahlreichen Fällen der Eintritt eines ausgesprochenen Siechtums verhindert oder mindestens auf viele Jahre hinaus aufgeschoben werden. Diese Tatsache bleibt auch dann bestehen, wenn man beherzigt, daß tatsächlich auch beim chronischen Encephalitiker Schwankungen des Zustandes auftreten können, die nicht ganz gering sind, und die nicht allein auf psychische Vorgänge zurückgeführt werden können.

Da wir annehmen, daß auch bei der chronischen Encephalitis noch eine Viruswirkung mit im Spiele ist, lag es nahe zu versuchen auch in diesen Stadien eine Besserung mit Rekonvaleszentenserum herbeizuführen. Erfolge sind uns mit dieser Behandlung nicht beschieden gewesen; jedenfalls nehmen wir an, daß die Wirkung bei einzelnen Kranken, die sich darnach besser zu fühlen behaupteten, im wesentlichen auf suggestive Faktoren zurückzuführen ist. Bei der Kostbarkeit des Rekonvaleszentenserums genügt für derartige Suggestivwirkungen dann auch die Anwendung irgendeines Leerserums. Wenn ich früher geglaubt habe, daß man eventuell mit sehr hohen Dosen eines immunkörperreichen Serums auch in diesen Fällen noch Erfolge erzielen könnte, möchte ich mich heute etwas skeptischer äußern, und vor allem auf die zuerst wohl von DARDEL und GOUET geäußerte Ansicht zurückgreifen, wonach in diesen Stadien die Blut-Liquorsperre so weit wieder geschlossen ist, daß die im Blut vermuteten Antikörper nicht hindurch gehen. Es ist dies eine Hypothese, die nicht beweisbar ist, solange wir mit den Immunstoffen der Encephalitiker nicht experimentell arbeiten können, die aber so denkmöglich ist, daß man ohne weiteres den Versuch begreiflich findet die Blut-Liquorsperre durch *endolumbale Injektionen* des immunkörperreichen Eigenserums zu umgehen. Der anatomische Befund bei chronischer Encephalitis ließe es denkbar erscheinen, daß wir in diesem Stadium eine viel stärkere Schranke den kolloiden Immunkörpern gegenüber finden als in dem akuten Stadium. Diese Behandlung ist von DARDEL und GOUET im Jahre 1923 bei 12 Fällen durchgeführt worden; ein Patient hat 9 Injektionen endolumbal bekommen. Unabhängig von diesen Autoren ist in Amerika die endolumbale Behandlung mit Eigenserum von MOORE und TUCKER durchgeführt worden. Eine Besserung wird bei Anwendung von 10—30 ccm Serum im Einzelfalle in etwa der Hälfte der Fälle konstatiert. Im Gegensatz zu DARDEL und GOUET hat MOORE in wahrscheinlich richtiger Erwägung auch an eine reine Reizwirkung gedacht. Tatsächlich ist ja bereits schon vorher zur Erzielung einer sterilen Meningitis von ROCH eine endolumbale Behandlung mit Kaseininjektionen vorgenommen worden, die übrigens im akuten Stadium entbehrlich und nicht unbedenklich ist. Auch PETTE, der im Jahre 1926 über endolumbale Therapie mit Serum berichtet, führt die therapeutischen Effekte, die er für günstig, wenn auch nicht dauerhaft erklärt, im wesentlichen auf den meningitischen Reiz zurück. Wir stimmen ihm vollkommen darin zu, daß die ursprüngliche Denkmöglichkeit einer Immunkörperwirkung gegenüber der einfachen meningealen Reizwirkung zurücktritt, und zwar darum, weil durch jeden beliebigen meningealen Reiz mittels endolumbaler Injektionen eine sehr starke Meningitis herbeigeführt werden kann, die es ermöglichen müßte, daß Immunkörper in die Krankheitsherde übertreten, wenn wirklich im Blute Immunkörper kreisen, die eine Heilwirkung ausüben können. PETTE, welcher andere pathogenetische Anschauungen als wir über die Entstehung der chronischen Encephalitis hat, führt die von ihm beobachteten Besserungen allein auf Hyperämie, bessere Ernährung des angrenzenden Paremchyms zurück. Wir haben selbst die endolumbale Behandlung *seit dem Jahre 1924* in etwa 25 Fällen durchgeführt, und zwar insbesondere in einer Zeit, in der wir noch selten wagten mit dem Kakodyl bis zu den Höchstdosen zu gehen. Es ist zuzugeben, daß diese Behandlung, wenn man sorgfältig arbeitet, wohl vorübergehend Beschwerden, aber keine Schädigungen macht, und auch in unserer Klinik wurde in ähnlicher Weise wie von

Moore gelegentlich bis auf 10 endolumbale Injektionen gestiegen. Es ist völlig gleichgültig, ob man Pferdeserum oder Eigenserum oder Rekonvaleszentenserum oder selbst Luft einbläst; im Anschluß an den meningitischen Reiz fühlen sich die Patienten, die übrigens zum Teil auffallend wenig Beschwerden nach der Injektion haben, häufig etwas frischer und besser. In vielen Fällen verweigern natürlich die Kranken auch weitere Injektionen. Die Behandlungserfolge sind in keiner Weise der Kakodylbehandlung bzw. der von uns durchgeführten kombinierten Therapie überlegen; wir sind deshalb auch jetzt völlig wieder davon zurückgekommen. Wir vermuten, daß die von Levaditi, A. Marie und Poincloux durchgeführte Behandlung mit einer glyzerinisierten Herpesvaccine mittels endolumbaler Injektion, d. h. eine Behandlung mit angeblich spezifischem Encephalitisvirus, auch höchstens als ein meningeal zur Wirkung kommender Reizkörpereffekt zu deuten ist. Wir haben selbst bei endolumbalen Injektionen mit einem Herpesvirus, das uns das Robert Koch-Institut (Abteilung Geh.-Rat Kleine) freundlichst zur Verfügung gestellt hatte, einen völligen Mißerfolg gehabt.

Große Erwartungen mußte man weiterhin nach den überraschenden Erfolgen bei den spätsyphilitischen Erkrankungen der Fieberbehandlung entgegenbringen. Auch wenn wir schon früher zum Ausdruck gebracht haben, daß ein *reiner* Analogieschluß zwischen Spätlues, d. h. Tabes und Paralyse, und chronischer Encephalitis nicht konstruiert werden kann, so kann doch immerhin damit gerechnet werden, daß bestimmte pathogenetische Faktoren bei den beiden Krankheiten gleich sind. Dies gilt vor allem wohl für die schlechte Angreifbarkeit des Virus; allerdings verfügen wir bei der Encephalitis nicht über die gleichen experimentell erprobten chemotherapeutischen Maßnahmen wie bei der Lues. Der Versuch einer Malariabehandlung lag durchaus in der Luft, und ist auch bereits wiederholt, zuerst wohl wiederum in der Wiener Klinik angewandt worden. Die Erfolge waren aber wenig befriedigend (Hoff). Nur in ungefähr $^1/_4$ der Fälle trat eine wenig weitgehende Besserung ein. Welchen suggestiven Fälschungsmöglichkeiten die Deutung eines Behandlungserfolges bei derartigen chronischen Krankheiten ausgesetzt ist, ergibt in amüsanter Weise eine Nebeneinanderstellung von zwei Arbeiten, welche unmittelbar nacheinander in derselben Nummer des Lancet erschienen. Während der Autor der einen Arbeit Craig eine Besserung in allen 8 Fällen sah, die allerdings nicht sehr weit ging, sahen die Autoren der anderen Arbeit Mc Cowan und Cook nicht nur überhaupt keine Besserung, sondern warnen auch vor der Behandlung, da die Patienten durch die Therapie besonders geschwächt werden. Wir glauben, daß diese Warnung keineswegs unberechtigt ist. Denn wenn auch die Encephalitiker manche Medikamente ausgezeichnet vertragen, so haben wir doch bei Behandlung mit Fieber erzeugenden Medikamenten, sobald hohe Temperaturen erzielt waren, unangenehme Folgeerscheinungen gesehen, die zum Teil zwar auf das gewählte Mittel, das wir später ausschalteten, zurückführbar waren, zum Teil aber auch wohl auf das hohe Fieber zurückgeführt werden mußte. Mit Malaria haben wir allerdings nicht behandelt, wohl aber mit hohen Milchdosen, mit modernen Präparaten, die wegen ihrer Nebenwirkungen später ausgeschaltet werden mußten, und in einzelnen Fällen auch mit *Recurrens*, ohne damit Erfolge gesehen zu haben. Neuerdings teilen demgegenüber Marcus, Kling und Höglund recht günstige Erfolge mit der *Recurrensbehandlung* in 41 Fällen mit, von denen 25 als schwer bezeichnet werden.

Besserungen werden in 61% notiert, in 30% sind die Besserungen beträchtlich.
Wir halten es für durchaus berechtigt diese Recurrensversuche an einem größeren
Material zu wiederholen, obwohl wir wesentliche Erfolge bisher weder bei Re-
currensbehandlung noch bei anderen eigentlichen Fieberkuren gesehen haben
und zugeben, daß Encephalitiker gegen die Fieberkur empfindlicher sind als
Spätsyphilitiker. In einem unserer Fälle trat sogar unmittelbar nach der letzten
Fieberzacke einer Recurrenskur eine schizophrenieartige Psychose auf, deren
Zusammenhang mit der Fieberkur natürlich vorläufig offen bleiben muß. Die
Therapie der chronischen Encephalitis ist immerhin noch so undankbar, daß
man sich an jeden Strohhalm klammert, wenn man nur einige theoretische Gründe
für die Erlaubnis zur Behandlung findet.

Wir haben neben der eigentlichen Fieberbehandlung natürlich auch Reizkörperbehandlung im weitesten Sinne mit den verschiedensten Medikamenten
versucht. Wenn eine Besserung erzielbar ist, so doch höchstens in den frühe-
sten Stadien der chronischen Myastase, eher noch im pseudoneurasthenischen
Stadium. Wenigstens haben wir hier gesehen, daß einzelne der so behandelten
pseudoneurasthenischen Kranken wieder gesund geworden sind — ob wegen
dieser Therapie oder trotz derselben ist nicht ganz eindeutig zu sagen, da die
Wirkung natürlich einmals keine so eindeutige ist wie etwa die Wirkung einer
Milchspritze bei einer akuten Keratitis oder einem Gelenkrheumatismus. In
manchen Fällen schien eine lange Zeit durchgeführte Behandlung mit Milchinjektionen tatsächlich Besserung herbeizuführen, doch ist eine einwandfreie
Kritik des Behandlungserfolges nicht zu geben. Insbesondere haben wir auch
die von anderer Seite (ADAM usw.) empfohlene Behandlung mit Schwefelinjektionen
in 9 Fällen angewandt, ohne den mindesten Erfolg zu erzielen; in 3 Fällen trat
sogar eine Verschlechterung ein. Ebensowenig Erfolg hat in unserem Material
die Quecksilberbehandlung, die in verschiedensten Formen durchgeführt wurde.
Auch der von SEPP in die Therapie eingeführte Versuch die Stoffwechselträgheit
durch Sauerstoff-Inhalationen und Insufflationen wie durch Injektionen mit
Kalium permanganicum anzuregen, hat in 6 Fällen, welche wir sehr gründlich
auf diese Weise behandelten, keinen Erfolg gehabt. Wir haben der theoretischen
Begründung dieser Therapie von vornherein die genügende Skepsis entgegengebracht, trotzdem aber zunächst einen empirischen Versuch unternommen, um
nichts unversäumt zu lassen. Auf die Anwendung weiterer Reizkörper, wie
Vaccine usw., braucht wohl nicht weiter eingegangen zu werden, da kein wesentlicher Unterschied gegenüber den bisherigen Behandlungsmethoden besteht.

SICARD und PARAF haben eine Art Organtherapie versucht, indem sie einen
Extrakt aus den Hirnschenkeln und den Streifenkörpern darstellten und injizier-
ten. Ein Erfolg wurde nicht erzielt. ROSIN hat einen derartigen Striatumextrakt
bei echter Paralysis agitans, wie er angibt, mit Erfolg gegeben; bei chronischer
Encephalitis bleibt der Erfolg aus. Wir brauchen nicht zu betonen, daß wir uns
einer derartigen Organtherapie, bei deren theoretischer Grundlegung uns eine
Mentalität wie im Dr. Pascal von Zola im Spiele zu sein scheint, von vornherein
mehr als skeptisch verhielten. Es ist nicht wohl einzusehen, wie ein durch Toxine
oder Virus bedingter Abbau von Hirnsubstanz durch Zufügung von Hirnsubstanz
aus gleichen Regionen in ähnlicher Weise ersetzt werden soll, wie das Fehlen
eines Hormons durch ein nicht abgebautes in den Kreislauf gelangendes identisches

Hormon. Offenbar sind die Verhältnisse bei diesen Vorgängen ganz verschieden. Eine Wirkung von Striaphorin haben auch wir praktisch in den wenigen Fällen, in denen wir das Mittel gaben, nicht gesehen.

WIMMER hat in Anlehnung an das Vorgehen MARBURGS einige günstige Erfolge mit Argotropin, einer Kombination von kolloidem Silber mit Urotropin, gesehen; ich selbst verfüge nicht über besondere Erfahrungen mit dieser Behandlung.

Auf die symptomatische Behandlung der Begleiterscheinungen braucht hier wohl nicht besonders eingegangen zu werden. Es ist selbstverständlich, daß die Fettsucht durch entsprechende Diät wie durch Medikamente bekämpft werden muß; und wir haben sowohl von Hypophysenpräparaten wie von Thyreoidin in einigen Fällen Günstiges gesehen. Bei den kachektisierenden Fällen ist die Anwendung von Arsen bzw. Eisenarsen neben leicht verdaulichen Nährpräparaten von besonderer Wichtigkeit, und wir haben in einer Reihe von Fällen im Anschluß an die Besserung des Körpergewichtes und der Anämie auch eine entscheidende Besserung der psychomotorischen Regsamkeit gesehen. Es besteht eben ein enger Parallelismus zwischen den klinischen Krankheitserscheinungen und dem somatischen Allgemeinzustand. Bei allzu starkem Speichelfluß kann eine Röntgenbestrahlung der Speicheldrüsen (FRAENKEL) versucht werden.

Wir haben in diesem Abschnitt eine große Reihe von therapeutischen Versuchen mitteilen müssen, die zum großen Teil mit einem Mißerfolg oder wenigstens einem der Kritik noch nicht standhaltenden Erfolg endeten. Ich möchte aber doch noch einmal am Schluß betonen, daß der ständige Anblick der schweren unheilbaren chronischen Encephalitisfälle uns niemals dazu veranlassen darf, die Hände in den Schoß zu legen und die Kranken ihrem Schicksal zu überlassen. Schon die Tatsache, daß man immer wieder von neuem sieht, wie man aus vernachlässigten Artefakten durch geduldige Fürsorge und ständige medikamentöse physikalische und psychische Behandlung wieder Menschen macht, die eine gewisse Lebensfreude entwickeln können, muß uns dazu anspornen alle diese Kranken immer erneut wieder der Therapie zuzuführen. Vielfach wirkt es besonders günstig, wenn die Patienten jedes Jahr etwa für 8 Wochen in die Encephalitisstation kommen, dann nach Hause entlassen werden, und zu immer erneuten Kuren wieder aufgenommen werden. Ich möchte aber noch etwas weiter gehen und betonen, daß leichte Myastasen, auch wenn sie erst nach dem akuten Stadium sich entwickelt haben, wieder rückbildungsfähig sind, und daß bei dieser Rückbildung die Behandlung nicht gleichgültig ist. Trotz vieler theoretischer Unklarheiten und praktischer Mißerfolge begrüßen wir daher gern Jeden, der sich der undankbaren Aufgabe unterzieht, die Aktivbehandlung der chronischen Encephalitis durch den Ausbau der bisherigen und die Aufdeckung neuer Methoden zu fördern.

Zum Schluß dann noch ein Wort über die Behandlung der graviden Frauen im Stadium der chronischen Encephalitis. Bereits ACHARD und MARGARETHE SCHULTZE hatten betont, daß die Prognose der akuten Encephalitis durch diese Komplikation verschlechtert werden kann. Immerhin ist das, wie wir gesehen haben, nicht immer der Fall, und ich möchte daher keineswegs zu einem Eingriff raten, der noch dazu gerade bei akut encephalitiskranken Frauen keineswegs ungefährlich ist. Anders verhält es sich mit dem chronischen Krankheitsstadium. Wir haben ähnlich wie DENNIG und v. PHILLIPSBORN in manchen Fällen zwar

keine Beeinflussung des Zustandes, in anderen Fällen aber auch eine rapide
Verschlechterung des Zustandes während der Gravidität gesehen. Die Verschlimmerung setzte mitunter schon in der Gravidität selbst, mitunter erst
nach der Geburt ein. Es soll hier nicht entschieden werden, ob allein Überlastung oder auch toxische Vorgänge diese Verschlimmerung mit bedingen.
Man wird so generelle Vorschläge in der Frage der Schwangerschaftsunter-
brechung bei chronisch encephalitischen Frauen nicht geben können, aber
betonen dürfen, daß es Fälle gibt, in denen ein solcher Eingriff aus streng
ärztlichen Indikationen befürwortet werden darf. Wir würden das gelegentlich
dann tun, wenn bereits in einer früheren Gravidität eine erhebliche Verschlimmerung des Zustandes eingetreten war. Vor einer wahllosen Indikationsstellung
müssen wir warnen, insbesondere dann, wenn noch gar kein chronisch myastatischer Zustand besteht. Hier müssen vielmehr alle Fürsorgemaßnahmen eintreten,
welche es ermöglichen, daß die Kranke während der Schwangerschaft sich genügend schonen und behandeln lassen kann, um Schädigungen möglichst zu vermeiden. Eine Schädigung der Frucht durch den encephalitischen Krankheitsprozeß ist in diesem Stadium nicht zu erwarten.

Literaturverzeichnis.

(Nur die in dieser Monographie verwandten Arbeiten wurden berücksichtigt.)
Abgeschlossen Ende Februar 1928.

1. Monographien, größere allgemeine Arbeiten über Encephalitis.

ACHARD: L'encéphalite léthargique. Paris 1921.

BONHOEFFER: Welche Lehre kann die Psychiatrie aus dem Studium der Encephalitis lethargica ziehen? Dtsch. med. Wschr. **1923**, 1385.

Discussion on epidemic encephalitis. Brit. med. J. **1927**, 24. 9.

ECONOMO: Die Encephalitis lethargica. Jb. Psychiatr. 38 und Sonderabdruck Wien 1917.

ECONOMO und NONNE: Encephalitis lethargica. Verh. dtsch. Ges. inn. Med. Wien 1923.

FRIEDMANN, M.: Encephalitis und Hirnabsceß. Handb. d. pathol. Anatomie d. Nervensystems. I. Berlin 1904.

GOTTSTEIN: Die Encephalitis lethargica. Erg. Hyg. 5 (1922).

HALL: Epidemic encephalitis. Bristol 1924. Literatur. — HOMÉN, E. A.: Experimentelle und pathologische Beiträge zur Kenntnis der infektiös-toxischen nichteitrigen Encephalitis. Arb. path. Inst. Helsingfors, N. F. **2**, H. 1 u. 2. Jena: Fischer 1919.

LÉVY, G.: Contribution à l'étude des manifestations tardives de l'encéphalite épidémique. Paris 1922.

v. METTENHEIM: Encephalitis epidemica im Kindesalter. Erg. ges. Med. **9**.

MEYER, A.: Beiträge zur Encephalitis epidemica. Arch. f. Psych. **70**, 466.

NETTER: L'encéphalite léthargique. Presse méd. **1920**, Nr. 20.

OPPENHEIM: Die Encephalitis. NOTHNAGELS spez. Pathol. u. Therapie. Wien 1896. 2. Aufl. Zus. mit CASSIRER. Wien 1907.

REINHARDT, A.: Die epidemische Encephalitis. Erg. inn. Med. **22**. Berlin 1922.

REYS: L'encéphalite épidémique. Paris: Maloine 1922.

SAINTON: L'encéphalite léthargique. Presse méd. **1918**, Nr. 29. — The Sheffield outbreak of epidemic encephalitis in 1924. Monographie. Med. research council Spec. reports ser. Nr. 108.

STAEHELIN und LÖFFLER: Epidemische Encephalitis. In: Handb. d. inn. Med. von BERGMANN-STAEHELIN 1. Berlin: Julius Springer 1925.

STEINER, G.: Was lehrt uns die Encephalitis lethargica? Jkurse ärztl. Fortbildg. **1927**, Mai.

STERN, F.: Encephalitis. In: Handb. d. Neurol. d. Ohres. Verl. Urban u. Schwarzenberg. — Epidemische Encephalitis. Ergebnisse neuerer Forschungen. Erg. Med. 8. — Über die Defektheilungen und chronischen Erkrankungen bei epidemischer Encephalitis. Med. Klin. **1923**, Nr. 27.

VOGT, HEINRICH: Encephalitis non purulenta. LEWANDOWSKYS Handb. d. Neur., spez. Teil **2**.

WIMMER: Chronic epidemic encephalitis. London 1924.

2. Weitere Arbeiten über Symptomatologie der Encephalitis epid., namentlich der akuten Formen (einschließlich statistischer Arbeiten).

ABRAHAMSON: Motor disturbances in lethargic encephalitis. Arch. of Neur. 1921, 33. — ACHARD: Encéphalite léthargique. Progrès méd. **1923**, Nr. 29 u. 36. — ADLER, ED.: Zur Encephalitis epidemica. Med. Klin. **1921**, Nr. 1—3. — Zum Verlaufe der Encephalitis epidemica und über einige ungewöhnliche Erscheinungsformen derselben. Ebenda **1922**, 1142. — ALEXANDER, A.: Über Encephalomyelitis epidemica; ihre Formes frustes und ihre Behandlung. Dtsch. med. Wschr. **1921**, Nr. 51. — ALEXANDER und ALLEN: Lethargic encephalitis. A report of four cases and analysis of one hundred cases reported in the literature. Arch. of Neur. 3, H. 5, 485 (1920).

BANDIERA: Un caso singolare d'encephalite letargica a forma di paralisi alterna tipo MILLARD-GUBLER. Policlinico, sez. prat. **1920**, Nr. 16. — BANISTER and SOPHANIANOPOULOS: A case of encephalitis lethargica complicating pregnancy. Lancet **1921**, March 5, 481.— BARD, L.: Paralysie segmentaire de la main et de l'avant-bras. Contribution à l'étude de la metamerie spinale. C. r. Soc. Biol. 84, Nr. 7. Ref. Z. Neur. **26**, 114. — BARDACH, MARTHA: Über Encephalitis epidemica bei Kindern. Mschr. Kinderheilk. 22, 475. — BARRÉ, J. A. et REYS: Le syndrome parkinsonien postencéphalitique. Bull. méd. **1921**, Nr. 18. —

BASSOE, PETER: The delirious and meningo-radicular types of epidemic encephalitis. J. amer. med. Assoc. 74, Nr. 15, 1009, 1920. — Epidemic encephalitis (Nona). Ebenda 1919, 5. IV. — The status of epidemic encephalitis as an independent disease. Illinois med. J. 1924, 103. — Report of two cases of encephalomyelitis with predominating cord symptoms. Arch of Neurol. 2, 215 (1921). Chicago neurol. Soc. — BECK, D. J.: Een geval van Encephalitis lethargica. Nederl. Tijdschr. Geneesk. 1, H. 4, 1914 (1919). — BERGER, HANS: Über einen unter dem Bilde des Tetanus verlaufenden Fall von Influenza-Encephalitis. Med. Klin. 1908, Nr. 23. — BERETTA, E.: Due casi di encefalite letargica. Policlinico, sez. prat. 1920, H. 8. — Berichte der Soc. méd. hôpitaux vom 27. II., 5. III., 12. III. 1920 (Presse méd.):

BROUARDEL, LEVADITI et FORESTIER: Encéphalite aigue myoclonique.

CLAUDE: Forme myotonique de l'encéphalite épidémique.

COURBY: Encéphalite consécutive à une grippe.

DUMOLARD et AUBRY: Cas d'encéphalite aigue avec prédominance de manifestations convulsives, augmentation des taux du sucre dans le liquide céph.-rach. Rapports avec l'encéphalite léthargique.

ENTLEBACH et BELÉTRE: Encéphalite aigue myoclonique.

GALLIARD: Un cas d'encéphalite léthargique.

HARVIER et LEVADITI: Lésions nerveuses dans l'encéphalite myoclonique.

LEREBOULLET et MOUZON: Deux cas de syndromes choréiques vrais dans l'encéphalite aigu, épidémique.

MARIE, P. et TRÉTIAKOFF: Hypophyse et encéphalite léthargique.

RATHERY et BONNARD: Hémorrhagie méningée à type léthargique.

SALMONT: Encéphalite léthargique à début douloureux neuralgiforme.

SICARD: Algies brachio-intercostales monosymptomatiques d'encéphalite épidémique. — Type paraplégique de l'encéphalite épidémique. — Statistique sur l'encéphalite épidémique. — SICARD et KUDELSKI: Encéphalite hémi-myoclonique.

VINCENT: Encéphalite léthargique avec amaurose et surdité.

BÉRIEL: La meningo-encéphalite épidémique etc. VI. mém. Conception générale de la maladie. J. Méd. Lyon 6, 353. — Sur les formes actuelles de l'encéphalite épidémique. Bull. Soc. méd. Hôp. Paris 1926, 365. — BERINGER: Auslösung eines neuen Encephalitisschubes durch körperliche Überanstrengung? Klin. Wschr. 1924, 2058. — BERNHARDT, GEORG und SIMONS: Zur Encephalitis lethargica. Neur. Z. 1919, Nr. 22. — BERTOLINI: Le nostre cognicioni odierna sull' encefalite letargica con spec. riguardo allo stato gravido-puerperale. Fol. gynaec. (Genova), 19. (Ref. Zbl. Neur. 37, 268.) — BIELING und WEICHBRODT: Serologische Untersuchungen bei Grippe und Encephalitis epidemica. Dtsch. med. Wschr. 1920, Nr. 43. — BINGEL: Über Encephalitis epidemica. Dtsch. Z. Nervenheilk. 70, 320. — BLASCHY: Statistische Untersuchungen über epidemische Encephalitis. Inaug.-Diss. Göttingen 1926. — BÖHME, A.: Myelo-Encephalitis epidemica. Dtsch. med. Wschr. 1921, Nr. 12. — BOHNE: Beobachtungen bei Encephalitis epidemica. Arch. f. Psych. 72, 593. — BONHÖFFER: Die Encephalitis epidemica. Dtsch. med. Wschr. 1921, Nr. 9. — BOSMANN, J. F. M.: Een geval van encephalitis lethargica. Nederl. Tijdschr. Geneesk. 1919, Teil I, 186. — BOUMAN: Die Encephalitis epidemica in Nederland. Ebenda 69, H. 1, Nr. 8. — BOVERI: Two different types of epidemic encephalitis lethargica and myoclonic. J. nerv. Dis. 51, Nr. 5 (1920). — BOYD, W.: Epidemic encephalitis. The second Winnipeg outbreak. Quart. J. Med. 15, 153. — BRAILOWSKY: Zur Kasuistik der wellenartig verlaufenden Encephalitis epidemica. Z. Neur. 98, 197. — BREGAZZI, WERNER: Über Encephalitis epidemica. (Encephalomyelitis epidemica.). 10 F. Dtsch. Z. Nervenheilk. 72, H. 1—2, 15. — BRET et JOURDANET: Un cas d'encéphalite léthargique. Soc. Sci. méd. Lyon méd. 1920, Nr. 6. — BROCK and MARGARETTEN: Pyramidal and extrapyramidal system involvement in epidemic encephalitis. Arch. of Neur. 8, 660. — BROWNING, ALEXANDER: Cases resembling encephalitis lethargica occurring during the influenza epidemic. Brit. J. Med. 28. VI. 19. — BROWNLEY, J. L. A.: Case of cerebral toxaemia. Botulism? Brit. med. J. 1. VI., 617 (1919). — BUZZARD: Encephalitis lethargica. Brit. med. J. 1924, 937. — BYCHOWSKI, Z.: Über den Verlauf und die Prognose der Encephalitis lethargica. Neur. Zbl. 40 (Erg.-H.), 46 (1921).

CANTALOUBE, P.: Un cas de névraxite épidémique grave à manifestations multiples et prolongées. Ann. Méd. 11, Nr. 4, 285 (1922). — Encéphalite épidémique guérison totale en quelques jours d'une hémiplégie datant de huit mois. J. Prat. **123**, 663. — CASTELLI, C.: Sopra alcuni casi di encefalite letargica. Policlinico, sez. prat. **1920**, Nr. 8. — CHARTIER, M.: A propos de l'encéphalite léthargique. Presse méd. **1918**, Nr. 71. Ref. N. C. **1919**, 286. — CLAUDE: A propos de l'encéphalite léthargique. Presse med. **1918**, 230 (Soc. méd. des hôpitaux). — CLAUDE et BOURGIGNON: La forme de la contraction musculaire aux courants electriques et la chronaxie dans deux cas d'encéphalite léthargique. Soc. de neurol. de Paris. Rev. Neur. **1921**, Nr. 1, 85. — COHN, TOBY: Encephalitis ohne Lethargie während der Grippeepidemie. Neur. Zbl. **1920**, Nr. 8. — COHN, W. und LAUBER, ILSE: Zur Frage der Encephalitis epidemica. Münch. med. Wschr. **1920**, Nr. 24. — CRAMER: Au sujet de l'encéphalite léthargique. Rev. Méd. Suisse rom. **1919**, Nr. 5. — CROOKSHANK: Epidemic Encephalitis. Lancet **1918**. — CRUCHET, ANGLADE, GINESTOUS, GALTIER, VERGER, H.: L'encéphalomyelite épidémique à Bordeaux et dans la region du Sud-Ouest. J. Méd. Bordeaux **92**, Nr. 1, 20—28 (1921).

DAGNINI, G.: Osservazioni cliniche su alcuni casi di encefalite. Soc. med. chir. di Bologna Sitzgsber. Policlinico, sez. prat. **1920**, H. 21—22. — DAVY, HENRY: An address on some war diseases. Brit. med. J. **1919**, 27. XII., 837. — DELTHAIL, A.: Encéphalite léthargique, observée à Algier. Presse méd. **1918**, 334. — DERCUM: Summary of symptoms of encephalitis lethargica. New York med. J. **118**, 397. — DREYFUS: Die gegenwärtige Encephalitisepidemie. Münch. med. Wschr. **1921**, Nr. 2

v. ECONOMO: Neue Beiträge zur Encephalitis lethargica. Jb. Psychiatr. **38**, 253. — Grippeencephalitis und Encephalitis lethargica. Wien. klin. Wschr. **1919**, Nr. 15. — Über Encephalitis lethargica epidemica, ihre Behandlung und ihre Nachkrankheiten. Wien. med. Wschr. **1921**, Nr. 28, 1130. — EICHHORST: Über den Charakter der gegenwärtigen Grippeepidemie. Schweiz. med. Wschr. **1920**, Nr. 5. — ELY, FRANK A.: Lethargic encephalitis. J. amer. med. Assoc. **72**, 985 (1919). — Encephalitis lethargica. A new disease? (Redaktionelle Mitteilung.) Ebenda **72**, 414 (1919). — ESCHBACH: Parkinsonisme aigu début d'une encéphalite. Bull. Soc. méd. Hôp. Paris **1925**, 1548.

FLEISCHMANN: An epidemic of encephalitis gripposa. J. nerv. Dis. **58**, 435. — FLEXNER: Lethargic encephalitis. J. amer. med. Assoc. **74**, Nr. 13. — FORSTER, E.: Demonstration von Fällen von Encephalitis lethargica. Sitzgsber. d. Berl. Ges. f. Psychiatr. u. Nervenkrankh. vom 8. III. 1920. Neur. Zbl. **1920**, Nr. 8. Aussprache ZIEMANN, BONHOEFFER, LÖWENTHAL, SCHUSTER, S. KALISCHER, A. STERN, F. H. LEWY, PERITZ, K. MENDEL, CASSIRER, A. SIMONS, COHN.

GÉRONNE, A.: Zur Klinik der Encephalitis epidemica unter besonderer Berücksichtigung der Prognose und des Blutbildes. Berl. klin. Wschr. **1920**, Nr. 49. — GERSTMANN, JOSEF: Zur Kenntnis der klinischen Erscheinungstypen und zur Prognose der jetzigen Encephalitisepidemie. Wien. klin. Wschr. **1920**, Nr. 8. — GLASER: Encephalitis epidemica mit Krämpfen im Kindesalter. Mschr. f. Kinderheilk. **32**, 289. — GLOBUS and STRAUSS: Subacute epidemic encephalitis. Arch. of Neur. **8**, 122. — GOLDFLAM: Die große Encephalitis-Epidemie des Jahres 1920. — Dtschr. Z. Nervenheilk. **73**, 1. — GOOD: Encephalitis lethargica. J. ment. Sci. **71**, 293. — GRAGE: Klinische Beobachtungen über Grippeencephalitis. Dtsch. Z. Nervenheilk. **73**, 133. — GRIMBERG: Ambulatory encephalitis. Arch. of Neur. **11**, 64. — GRINKER: Report of an unusual case of lethargic encephalitis. J. nerv. Dis. **52**, 323 (1920). — GRÖBBELS: Über Encephalitis lethargica. Münch. med. Wschr. **1920**, Nr. 5, 131. — GROSS, KARL: Zur Frage der Encephalitis lethargica. Wien. klin. Wschr. **1920**, Nr. 9. — GROSSMANN: Epidemic encephalitis simulating myasthenia gravis. J. nerv. Dis. **55**, Nr. 1, 33 (1922). — GULLAN: A clinical study of encephalitis lethargica. Brit. med. J. **1925**, 1120.

HALL, ARTUR J.: Epidemic encephalitis. Brit. med. J. **1918**, 26. X. — The Lumleian lectures on encephalitis lethargica. Lancet **1923**, 731. — Encephalitis lethargica. Some clinical observations on thirty cases. Ebenda **1922**, Nr. 11. — HAPP and MASON: Epidemic encephalitis. Bull. Hopkins Hosp. **1921**, Mai, 137. — HASSIN: Acute (epid.?) encephalitis. Report of a case in a newborn twin histol. observations. Arch. of Neur. **18**, 44. — HEIMAN: Postinfluenzal encephalitis. Sitzgsber. d. amer. Pediatr. soc. J. amer. med. Assoc. **19**. VII. **1919**, 219. — HEISS, ERNST: Zur Symptomatologie der neurocerebralen Grippeformen. Münch. med. Wschr. **1920**, Nr. 23. — HERD: Encephalitis lethargica occurring in pregnancy. J. Obstetr. **31**, 217. — HIGIER: Beitrag zur Kenntnis der selteneren Symptome und Ver-

504 Literaturverzeichnis.

laufsarten der Encephalitis lethargica. Dtsch. Z. Nervenheilk. 75, 250. — HINSEN: Nachträge zur Symptomatologie der Encephalitis epidemica. Mschr. Psychiatr. 55, 367. — HIRSCH, C.: Zur vergleichenden Pathologie der Encephalitis nebst kritischen Bemerkungen zur Encephalitis lethargica (epidemica)-Diagnose. Berl. klin. Wschr. 1920, Nr. 26. — HIRSCH, ALBERT: Encephalitis lethargica bei einem 11 Wochen alten Säugling. Münch. med. Wschr. 1920, Nr. 15. — HÖGLER, FRANZ: Grippe-Encephalitis und Encephalitis lethargica. Wien. klin. Wschr. 1920, Nr. 7, 144. — HÖSTERMANN: Zur Frage der epidemisch auftretenden Encephalitis. Dtsch. med. Wschr. 1920, Nr. 26. — HOLTHUSEN, STEINER, REICHERT, W. GROSS, HIRSCH, HOMBURGER und MORO: Besprechungen über Encephalitis lethargica im Naturhistor.-med. Verein Heidelberg. Dtsch. med. Wschr. 1921, Nr. 2. — HOLTHUSEN und HOPMANN: Über Encephalitis lethargica mit besonderer Berücksichtigung der Spätzustände. Dtsch. Z. Nervenheilk. 72, H. 1—2, 101. — HOUSE, WILLIAM: Epidemic (lethargic) Encephalitis. Clinical review of cases in the pacific Northwest. J. amer. med. Assoc. 74, Nr. 61 (1920). — HOKE: Auftreten von Polyurie im Verlaufe eines Falles von Encephalitis epidemica. Wien. klin. Wschr. 1920. — HORNEFFER, C.: Encéphalite léthargique dans un enfant. Rev. méd. Suisse rom. 1920, Nr. 5. — HUNT: Epidemic encephalitis. The recent New York epidem. J. amer. med. Assoc. 81 (1923).

v. JAKSCH-WARTENHORST: Über Grippe und Encephalitis. Med. Klin. 1920, Nr. 23. — Über Encephalitis epidemica. XXXII. Kongr. f. inn. Med., Dresden, 20—23. IV. 1920. Sitzgsber. Z. Neur. 21, H. 4, 226, Ref. Aussprache: LESCHKE, C. KLIENEBERGER, WANDEL, LANGENDORF, UMBER, FRANK, CURSCHMANN, BÖHME, SPÄT, HIS, FORNET, PETREN. — Zur Klinik der akuten und chronischen grippösen Encephalopathien. Acta med. scand. (Stockh.) 58, 557. — JAMES, S.-P.: Letargic encephalitis. Note on its distribution in England. Lancet 21. XII. 1918.

KAHLMETER, GUNNAR: Zur Klinik der Encephalitis epidemica (lethargica). Münch. med. Wschr. 1921, 669. — Encéphalite épidémique abortives. Acta med. scand. (Stockh.). Suppl. 16, 226. — KAUFMANN, ERNST: Zur Kasuistik der Encephalitis lethargica. Schweiz. med. Wschr. 1920, Nr. 14. — KAYSER-PETERSEN, J. E.: Über Encephalomyelitis bei Grippe. Berl. klin. Wschr. 1920, Nr. 27. — KEMKES und SAENGER: Über Encephalitis des Kindes. Mschr. f. Kinderheilk. 32, 334. — KENNEDY, DAVIS and HYSLOP: An additional contribution to the symptomatology of epidemic encephalitis. Arch. of Neur. 8, 40. — KLIENEBERGER, C.: Schlafkrankheit, Grippeencephalitis, Encephalitis comatosa. Dtsch. med. Wschr. 1920, Nr. 24, 659. — KOCH: Der Gesichtsausdruck bei Grippe und Encephalitis epidemica. Z. Konstit.lehre 10, 381. — KREUSER und WEIDNER: Atypische Erscheinungsformen der Encephalitis epidemica. Dtsch. med. Wschr. 1927, 1547.

LEDOUX: Un cas d'encéphalite épidémique chronique à forme hyperthernique. Bull. Soc. méd. Hôp. Paris 1922, 1382. — LESCHKE: Lähmungen nach Grippe. Berl. klin. Wschr. 1920, Nr. 22. — LICHTWITZ, OTTO: Beitrag zur Kenntnis der Encephalitis meningitica. Wien. klin. Wschr. 1925, 223. — LUZZATTO e RIETTI: Contributo allo studio della sintomatologia del encefalite letargica. Giorn. Clin. med. 1922, 4.

MAIER, H. W.: Über Encephalitis lethargica und ihr Auftreten in Zürich. Schweiz. med. Wschr. 1920, Nr. 12. — Atypische Fälle von Encephalitis epidemica. Mit Bemerkungen über das Zusammenarbeiten von Psychiater und Hirnanatom. Schweiz. Arch. Neur. 13, 412. — MARGULIS: Der epileptiforme Symptomenkomplex der epidemischen und sporadischen akuten Encephalitis. Z. Neur. 90, 154. — MARINESCO: Contribution à l'étude des formes cliniques de l'encéphalite épidémique. Rev. neur. 1921, Nr. 1. — MARSHALL, J. N.: A sporadic case of Polioencephalitis. Brit. med. J. 6. VII. 1918, 8. — MARSHALL, R.: Some notes on encephalitis lethargica. J. ment. Sci. 70, 561. — Mc KENZY, GREENFIELD, RIDDOCH, MARSHALL, CRUCHET: Vortragsbericht. Brit. med. J. 1927, 541. — MEDEA, E.: L'encefalite epidemica e la malattia di Parkinson. Atti Soc. lombarda Sci. med. e biol. 9, S. A. — MELENEY: Fulminating encephalomyelitis. Arch. of Neur. 10, 411. — MOEWES: Encephalitis lethargica mit den Erscheinungen eines Coma Diabet. Dtsch. med. Wschr. 1924, 1085. — MORITZ, F.: Über Encephalitis epidemica (lethargica). Münch. med. Wschr. 1920, Nr. 25. — MOTT, F. W.: Sitzgsber. Brit. med. J. 1918, 2. XI. und Proc. roy. Soc. Med. 12, Nr. 1, Nov. 18. — MÜLLER, EDUARD: Über die epidemische Encephalitis. Dtsch. Z. Nervenheilk. 70, 347. — Epidemische Encephalitis unter dem Bilde rheumatischer Facialislähmung. Vers. süddtsch. Neurol. u. Irrenärzte 1921. Sitzgsber. Zbl. Neur. 26, H. 1, 44. —

Müller, H.: Premier cas en Suisse avec autopsie de polioencéphalite aigue (dite encéphalite léthargique, épidémique). Korresp.bl. Schweiz. Ärzte 1919, Nr. 45.

Netter: Sur quelques cas d'encéphalite léthargique observés récemment à Paris. Presse méd. 1918, 195 (Soc. méd. des hôpitaux). — Encéphalite léthargique épidémique. Presse méd. 1918, 240, Acad. de méd. — Neal, Josephine B.: Meningeal conditions noted during the epidemic of influenza. J. amer. med. Assoc. 72, 714. — Neel, Axel: On atypical and masked formes of encephalitis epidemica on a basis of about 125 cases. J. nerv. Dis. 63, 1. — Nonne: Zur Pathologie der nichteitrigen Encephalitis. Dtsch. Z. Nervenheilk. 18, 1. — Zum Kapitel der epidemisch entstehenden Bulbärmyelitis und Encephalitis des Hirnstamms. Ebenda 64, H. 1.

Oggero, C. F.: Di quattro ammalati di „encefalite letargica". Policlinico, sez. prat. 1920, H. 4.

Palitsch, F.: Encephalitis epidemica. Dtsch. Arch. klin. Med. 135, H. 1 u. 2. — Pappenheim: Über die Encephalitis-Epidemie in Rußland. Sammelbericht Zbl. Neur. 28, 1. — Pecori: L'encefalite letargica a Roma. Dati epidemiologici e considerazione. Ann. Igiene 1921, Nr. 1. — Pergher, L.: La comparsa della encefalite letargica epidemica non suppurativa nel Trentino. Policlinico, sez. prat. 1920, Nr. 4. — Pfister: Encephalitis epidemica in China. Münch. med. Wschr. 1926, Nr. 17 u. 18. — Pic: A propos de l'encéphalite léthargique. Soc. méd. Hôp. Lyon méd. 1920, Nr. 6. — Pilcz, A.: Zur Klinik der epidemischen Encephalitis. Neur Zbl. 1920, Nr. 12. — Beiträge zur Symptomatologie der Encephalitis epidemica. Wien. med. Wschr. 1921, Nr. 22. — Piotrowski, G.: L'encéphalite épidémique à Génève 1920. Schweiz. med. Wschr. 1921, 132. — Pothier, O. L.: Lethargic encephalitis. J. amer. med. Assoc. 72, 715 (1919). — Pribram: Über Encephalitis. Dtsch. Arch. klin. Med. 125, 160. — Price: Epidemic Encephalitis. Clinical observations in 78 cases with special reference to endresults. Amer. J. med. Sci. 163, Nr. 6 (1922).

Quensel: Ein eigenartiger Fall von Encephalomyelitis. Münch. med. Wschr. 1920, 319.

Rapport sur l'étiologie et la prophylaxie de l'encéphalite léthargique, sa déclaration obligatoire au nom d'une commission composée de Chauffard, Widal, Achard, P. Marie, de Lapersonne, Léon Bernard et Netter. Bericht von Netter. Bull. Acad. Méd. 1921, Nr. 10, 8. IV. — Reich: Über die Schlafkrankheit. (Encephalitis lethargica.) Schweiz. med. Wschr. 1920, 166. — Reichle: A study of 23 cases of encephalitis lethargica in children. Arch. of Pediatr. 42, 292. — Reilly: Hitherto undescribed sign in diagnosis of lethargic encephalitis. J. amer. med. Assoc. 1920, 13. XI. — Reinhart, A.: Über Encephalitis non purulenta (lethargica). Dtsch. med. Wschr. 1919, Nr. 19. — Repond: Grossesse à terme compliquée d'encéphalite épidémique. Rev. méd. Suisse rom. 1920, Nr. 5. — Rindfleisch: Über epidemische Encephalitis. Dtsch. Z. Nervenheilk. 70, 243. — Robb: Some notes on epidemic encephalitis. Brit. med. J. 1925, 644. — Roger, H.: Les petits signes de l'encéphalite léthargique. Presse méd. 1920, 302. — Rohde: Über einen Fall von Polioencephalitis haemorrhagica sup. mit anschließendem postinfektiösem Schwächezustand bei Influenza. Mschr. Psychiatr. 47 (1920). — Römer: Über eine eigenartige monosymptomatische Form der Encephalitis epidemica. Dtsch. Z. Nervenheilk. 86, 274. — Ronchetti, V.: Forme cliniche diverse dell'encefalite letargica. Policlinico, sez. prat. 1920, H. 25. — Rosenhain, E.: Zur Symptomatologie und Therapie der Encephalitis epidemica. Z. Neur. 68, 214. — Rottky: Über Grippemeningitis (Encephalitis). Med. Klin. 1920, Nr. 13. — Rümke-Bakker und Bouman: Encephalitis lethargica sive epidemica. Geneesk. Bl. (holl.) 1921, Nr. 1. — Rund: Zur Klinik der Encephalitis epidemica im frühen Kindesalter. Jb. Kinderheilk. 101, 175. — Runge, W.: Eigenartige epidemisch auftretende Krankheit des Zentralnervensystems. Sitzgsber. Med. Klin. 1919, Nr. 14. — Encephalitis epidemica. Jahresvers. d. Dtsch. Vereins f. Psychiatr. Sitzgsber. Neur. Zbl. 1920, Nr. 22, 741.

Sabatini, G.: Sull encefalite epidemica. Sintomatologia e forme cliniche. Policlinico, sez. prat. 1920, Nr. 4. — Saenger und Kemkes: Über Encephalitis des Kindes. Mschr. Kinderheilk. 33, 127. — Sarbó: Über Encephalitis epidemica auf Grund der Erfahrungen der 1920iger Epidemie. Dtsch. Z. Nervenheilk. 74, 285. — Schlesinger, Hermann: Die jetzt in Wien herrschende Nervengrippe. (Encephalitis, Polyneuritis und andere Formen.) Wien. klin. Wschr. 1920, Nr. 17. — Schlesinger, Bernard: Bemerkungen zur epide-

mischen Encephalitis. Mschr. Psychiatr. 57, 160. — SCHLICHTING, WALTER: Ein Beitrag
zur Frage der Encephalitis epidemica lethargica. Ebenda 48, H. 4. — SCHOLZ, W.: Über
das Wiederauftreten der akuten epidemischen Encephalitis in Württemberg. Münch. med.
Wschr. 1923, 423. — SCHUPFER, FERRUCCIO: Sull' encefalite epidemica. Riv. ospedal.
1920, 1. — SICARD: Encéphalite épidémique et paraencéphalite. J. méd. franc. 1923,
140. — SIEGENBECK V. HEUKELOM, J.: Encephalitis lethargica. Nederl. Tijdschr. Geneesk.
1, 2199 (1919). — SIEMERLING: Über eine Encephalitisepidemie. Berl. klin. Wschr. 1919,
Nr. 22. — SMITH, L. W.: Epidemische Encephalitis usw. (auf den Philippinen). Philippine
J. Sci. 24, 1. — SMITH, H. F.: Epidemic encephalitis (Encephalitis lethargica, Nona).
Report of studies conducted in the United States. Publ. Health Rep. 36, Nr. 6, 207—242
(1921). — v. SOHLERN jun.: Über eine eigenartige fieberhafte Erkrankung mit Doppelsehen
(cerebrale Lokalisation der Grippe? Grippeencephalitis?). Med. Klinik 1919, Nr. 22. —
Zur Frage der Grippeencephalitis. Münch. med. Wschr. 1919, Nr. 37/38. — SPEIDEL:
Encephalitis, Schlafsucht und Starre bei Grippe. Ebenda 1921, Nr. 45. — STAEHELIN:
Über Encephalitis epidemica (Encephalitis lethargica). Schweiz. med. Wschr. 1920,
Nr. 11. — Zur Frage der Encephalitis lethargica und verwandter Erkrankungen. 18. Vers.
d. Schweiz. neur. Gesellsch. in Basel, 20.—21. XII. 1920. Sitzgsber. Schweiz. Arch. Neur.
8, 143. — STALLYBRASS: Encephalitis lethargica. Some observations on a recent outbreak.
Lancet 1923, 922. — STANOJEVICS: Zur Kenntnis der Schädigung des Zentralnervensystems
durch die Grippe. Z. Neur. 63, 250. — STERTZ, G.: Über eine Encephalitisepidemie vom
klinischen Charakter einer schweren Chorea minor. Encephalitis epidemica (choreatica).
Sitzgsber. Münch. med. Wschr. 1920, Nr. 8. — Zur Encephalitis epidemica. Sitzgsber.
Dtsch. Forsch.-Anst. f. Psychiatrie. Z. Neur. Ref. 21, 357. — Sitzgsber. Münch. med.
Wschr. 1920, Nr. 16. (Diskussion: DÜRK, SITTMANN). — STEWARD, SYDNEY T.: Basal
lepto-meningitis resembling botulism. Brit. med. J. 4. VIII. 1918. — STIEFLER, G.: Zur
Klinik der Encephalitis lethargica. Wien. klin. Wschr. 1920, Nr. 33. — STRAUSS and
WECHSLER: Epidemic encephalitis (Encephalitis lethargica). Internat. J. publ. Health 2,
Nr. 5, 449 (1921). — STRÜMPELL: Über Encephalitis epidemica. Dtsch. med. Wschr. 1920,
Nr. 26. — Über primäre akute Encephalitis. Dtsch. Arch. klin. Med. 47, H. 1 u. 2, 53. —
Über die akute Encephalitis der Kinder. (Polioencephalitis acuta, cerebrale Kinderläh-
mung.) Jb. Kinderheilk. 22, 173 (1885).

THOMAS, ERWIN: Rhythmische Muskelzuckungen im Schlaf nach Encephalitis lethargica. Münch. med. Wschr. 1921, Nr. 32. — TILING: Zur Kasuistik der Encephalomyelitis
disseminata. Dtsch. med. Wschr. 1921, Nr. 4. — TRÖMNER: Seltene und neue Symptome
bei Encephalitis. Ebenda 1925, 99. — TUCKER: Epidemic encephalitis. J. amer. med.
Assoc. 1919, 17. V.

UMBER: Über Mesencephalitis epidemica (Encephalitis lethargica). Dtsch. med. Wschr.
1921, Nr. 10. — URECHIA, C. J.: Dix cas d'encéphalite épidémique avec autopsie. Arch.
internat. Neur. 2, Sept.-Okt., 65 (1921). — VAIDYA: Obscure epidemic encephalitis. Lancet
1 (1918).

WALLGREN, ARVID: Über abortive Fälle von Encephalitis epidemica. Dtsch. med.
Wschr. 1921, Nr. 36. — WARTENBERG, R.: Zur Kasuistik der Encephalomyelitis nach
Grippe. Med. Klinik 1920, Nr. 48. — WEGEFORTH and AYER: Encephalitis lethargica.
J. amer. med. Assoc. 73, Nr. 1, 5. — WESTPHAL: Über bemerkenswerte Fälle von Encephalitis epidemica. Sitzgsber. Zbl. 39, 142. — WESTPHAL, A. und MEYER, A.: Über Tetaniesymptome bei epidemischer Mesencephalitis. Wien. med. Wschr. 1927, 1261. — WIELAND,
E.: Über sporadische und epidemische Encephalitis. Schweiz. med. Wschr. 1920, Nr. 28,
561. — v. WIJHE: Encephalitis lethargica of Grippeencephalitis. Nederl. Tijdschr. Geneesk.
1, 1073 (1919).

ZOJA, MONTI, VERATTI, GASBARRINI, GRADI, RIGIBELLO: Sull' Encefalite letargica.
Sitzgsber. d. med. Ges. Pavia. Policlinico, sez. prat. 1920, 538.

MEYER, ERICH (Dresden): Beitrag zur Encephalitis epidemica. Neur. Zbl., Erg.-Bd. 40,
67. — MEYER, E.: Über organische Nervenerkrankungen im Gefolge von Grippe. Arch.
f. Psychiatr. 62, 598. — MINGAZZINI: Klinischer und pathologisch-anatomischer Beitrag
zum Studium der Encephalitis epidemica. Z. Neur. 63, 199 (Literatur!).

FRANCK, CASIMIRO: Forme cliniche diagnosi, prognosi e cura dell'encefalite epidemica.
Arch. gen. di Neur. 1, H. 2, (1920). S.-A.

3. Schlafstörungen und Schlaftheorien.

ADLER, E.: Zur Lokalisation des Schlafzentrums. Med. Klin. 1924, 1324.

BYCHOWSKI: Zur Pathogenese der eigenartigen Schlafzustände nach Encephalitis lethargica. Z. Neur. 76, 508.

CAMPBELL: Periodische Schlafzustände nach Encephalitis epidemica. Mschr. Psychiatr. 65, 58.

EBSTEIN, W.: Einige Bemerkungen über die sogenannte Nona. Berl. klin. Wschr. 1891, Nr. 41, 1005. — ECONOMO: Pathologie des Schlafes. Handb. d. norm. u. pathol. Physiol. 17. Berlin: Julius Springer 1926. — Studien über den Schlaf. Wien. med. Wschr. 1926, 91.

FRAGNITO, O.: Sull'encefalite letargica, con particolare riguardo ai sintoni cerebellari e ai supposto centro ipnico. Commun. fatta alle R. accad. dei Fisiocrat. in Siena 30. I. 1920 S.-A.

HIRSCH: Zur Frage der Schlafzentren im Zwischenhirn des Menschen. Med. Klinik 1924, 1322. — HOFSTADT: Über eine eigenartige Form von Schlafstörung im Kindesalter als Spätschaden nach Encephalitis epidemica. Münch. med. Wschr. 1920, Nr. 49.

LHERMITTE et TOURNAY: Rapport sur le sommeil normal et pathologique. Revue neur. 1927, 751. (Diskuss. GIERON, ECONOMO.) — LUKSCH: Über das Schlafzentrum. Z. Neur. 93, 83.

MAUTHNER: Zur Pathologie und Physiologie des Schlafes. Wien. med. Wschr. 1890. — Polioencephalitis und Schlaf. Ebenda 1891, 1013. — MEGGENDORFER: Über Encephalitis lethargica, Schlaf und Skopolaminwirkung. Dtsch. Z. Nervenheilk. 68, 6—9. — MÜNZER: Zur Frage der symptomat. Narkolepsie nach Encephalitis. Mschr. Psychiatr. 63, 97.

NACHMANNSOHN: Zur Frage des Schlafzentrums. Z. Neur. 107, 342 (Literatur!).

PFAUNDLER: Demonstration in der Münch. Gesellschaft f. Kinderheilk. Münch. med. Wschr. 1920, Nr. 30, 885. — PICK, E. P.: Schlaf und Schlafmittel. Sitzgsber. Med. Klinik. 1927, 1398. — PÖTZL: Zur Topographie der Schlafzentren. Mschr. Psychiatr. 64, 1. — PROGULSKI und GRÖBER: Über eine eigentümliche nyktambulische Verlaufsform der epidemischen Encephalitis bei Kindern. Münch. med. Wschr. 1921, 451.

RÜTIMEYER, W.: Über postencephalitische Schlafstörungen. Schweiz. med. Wschr. 1921, Nr. 1.

SABATINI: Sui fenomeni d'inversione nell' encefalite epidemica. Policlinico 1923. — SPIEGEL: Bemerkungen zur Theorie des Bewußtseins und zum Schlafproblem. Z. exper. Med. 55. — SPIEGEL und INABA: Zur zentralen Lokalisation von Störungen des Wachzustandes. Ebenda 55, 164. — SPILLER: Narcolepsy occasionally a postencephalitic syndrome. J. amer. med. Assoc. 86, 373. — STIEFLER: Zwei weitere Fälle von Narkolepsie nach Encephalitis lethargica. Wien. med. Wschr. 1926, 110. — Zirkuläre Schlafstörungen nach Encephalitis lethargica. Münch. med. Wschr. 1926, 981. — Narkolepsie nach Encephalitis lethargica. Wien. klin. Wschr. 1924, 145.

TRÖMNER: Schlaf und Encephalitis. Z. Neur. 101, 786. — Schlaf und Lethargica. Dtsch. Z. Nervenheilk. 81, 185. — Das Problem des Schlafes. Wiesbaden: Bergmann 1912.

WERNICKE: Lehrbuch der Gehirnkrankheiten. 1881.

4. Augenmuskelstörungen.

BACHSTEZ: Über Divergenzlähmung bei Encephalitis epidemica. Wien. med. Wschr. 1925, 2501. — BARRÉ, DRAGANESCO et LICON: Nystagmus giratoire spontané constant bilatéral etc. Rev. d'Otol. etc. 4, 749. — BARTELS: Über Augenerscheinungen bei der Encephalitis lethargica. Vortragsber. Neur. Zbl. 1920, 765. — BIELSCHOWSKY, A.: Die Augensymptome bei der Encephalitis epidemica. Klin. Wschr. 1925, 120.

CADWALADER, WILLIAM B.: Occurrence of bilateral sympathetic ophthalmoplegia. Its significance in lethargic encephalitis. J. amer. med. Assoc. 74, 19. — CAMERON: Clinical aspects of eye symptoms in encephalitis lethargica. Amer. J. Ophthalm. 6, 389 (1923). — CANTALOUBE: Un cas de paralysie totale du regard dans la nevraxite epidemic. J. Pratic. 1923, 247. — CANTONNET: Les paralysies oculaires de fonction dans l'encéphalite épidémique. J. méd. franc. 15, 15. — CHAMBERS: Paralysis of divergence in encephalitis lethargica. Brit. J. Ophthalm. 8, 417. — CORDS, RICHARD: Die Augensymptome bei der

Encephalitis epidemica. Zbl. Ophthalm. 5. Sammelreferat (Literatur!). — Cords und Blank: Okuläre Restsymptome nach Encephalitis epidemica. Klin. Mschr. Augenheilk. 72, 394.

Dunnington: Paralysis of divergence with report of three cases due to encephalitis epidemica. Arch. Ophthalm. 52, 39. — Duverger et Barré: Etude sur les troubles oculaires dans l'encéphalite épidémique en général et le syndrome parkinsonien postencéphalitique en particulier. Bull. méd. 1921, Nr. 18.

Folk: Ocular disorders in encephalitis lethargica. Amer. J. Ophthalm. 9, 677. — Forster, Mathias: Ocular symptoms of epidemic encephalitis. Ebenda 5, 20. — Fromaget, Camille: Les symptomes oculaires de l'encéphalomyelite épidémique. J. Méd. Bordeaux. 92, Nr. 1 (1921).

Hoffman: Pareses of convergence following encephalitis lethargica. Amer. J. Ophthalm. 9, 825. — Hudovernig: Postencephalitische reflektorische Pupillenstarre und Natur derselben. Z. Neur. 90, 69.

Jacob et Hallez: Encéphalite léthargique, valeur et évolution des signes oculaires. Presse méd. 1918. (Soc. méd. des hôp.) — Jaensch: Tonische Akkommodation bei Encephalitis lethargica. Klin. Mbl. Augenheilk. 73, 390. — Spät- und Restsymptome der Augen bei Encephalitis epidemica. Ebenda 77, 813.

Kassner: Augenkomplikationen als Spätfolgen von Encephalitis lethargica. Klin. Mbl. Augenheilk. 72, 59. — Krabbe: Le signe d'Argyll-Robertson dans l'encéphalite épidémique. Revue neur. 1, 45 (1925).

de Lapersonne, F.: Manifestations oculaires de l'encéphalite léthargique. Presse méd. 1920, Nr. 50, 493.

Margulis: Ophthalmoplegischer Symptomenkomplex der akuten epidemischen und sporadischen Mesencephalitis. Z. Neur. 93, 219. — Mehrtens and Barkan: Researches on the pupillary reflex in epidemic encephalitis. Arch. of Neur. 10, 399 (1923). — Meyer, A. Über das Westphalsche Pupillenphänomen bei Encephalitis epidemica. Arch. f. Psychiatr. 68, 525. — Morax: Notes cliniques sur quelques symptômes oculaires de l'encéphalite léthargique. Rev. méd. l'Est 53, 800.

Obarrio: Ist die Diplopie bei epidemischer Encephalitis immer paralytisch? Klin. Mbl. Augenheilk. 75, 455.

Reinhold: Bemerkungen zu den in dem Aufsatze von Pilcz usw. beschriebenen Pupillenphänomen. Neur. Zbl. 40, 79 (1921).

Terrien et Veil: Troubles de la convergence et de la motilité pupillaire etc. Arch. Ophthalm. 43, 709. — Thomson: Eye symptoms in 115 cases of encephalitis lethargica. Acta ophthalm. (København.) 3, 131.

Westphal, A.: Über Pupillenphänomene bei Encephalitis epidemca nebst Bemerkungen über Entstehung der wechselnden absoluten Pupillenstarre. Z. Neur. 68, 226. — Zur Frage des von mir beschriebenen Pupillenphänomens bei Encephalitis epidemica. Dtsch. med. Wschr. 1925, 2101. — Whitehead: Paresis of the accommodation as a late sequela of encephalitis lethargica. Brit. med. J. 1924, 665.

Yow: Encephalitis lethargica with diplopie as an early sign. Lancet 206, 1260.

5. Andere Hirnnervenlähmungen, insbesondere vestibuläre Störungen. Cerebellare Symptome.

Barré, J. A. et Reys: L'encéphalite épidémique à Strasbourg. La forme labyrinthique. Bull. méd. 1921, Nr. 18. — Boenninghaus: Über latente Schwäche des Gaumensegels nach „Grippenencephalitis" usw. Dtsch. med. Wschr. 1924, 1472.

Fremel: Der Vestibularapparat bei Grippe-Encephalitis. Acta oto-laryng. (Stockh.) 4, 471.

Grahe: Untersuchungen des Hör- und Gleichgewichtsapparates bei Encephalitis. Münch. med. Wschr. 1920, Nr. 22.

Heegay, Francis: The cerebellar manifestation of epidemic encephalitis. New York med. J. 116, Nr. 6, 321 (1922).

Margulis: Rhombencephalitis (usw.). Z. Neur. 93, 248.

Naef: Klinisches über die endemische Encephalitis. Münch. med. Wschr. 1919, 1019.

Pogany: Labyrinthäre Erkrankungen, wahrscheinlich Abortivfälle von Encephalitis epidemica usw. Zbl. Hals- usw. Heilk. **6**, 260. — Poston: Vestibulär or labyrinthine epidemic encephalitis. Brain **49**, 482.

Vincent et Dargnier: Syndrome protuberantiel aigu probabl. d'origine encéphalitique. Bull. Soc. méd. Hôp. Paris **1924**, 18 u. 162.

6. Hyperkinetische Encephalitis.

v. Bogaert: Spasme rhythmique unilatéral des petits muscles de la région cervicooccipitale profonde, d'origine grippale. J. Neur. **1925**, 328. — Boström, A.: Ungewöhnliche Formen der epidemischen Encephalitis unter besonderer Berücksichtigung hyperkinetischer Erscheinungen. Dtsch. Z. Nervenheilk. **68/69**, 64.

Dagnini, G.: Cloni multipli simultanei nell'encefalo-mielite epidemica. Giorn. Clin. med. **1**, H. 7 u. 8 (1920). — Dimitz, Ludwig: Über das plötzliche gehäufte Auftreten schwerer choreiformer Erkrankungen in Wien (Encephalitis choreiformis epidemica). Wien. klin. Wschr. **1920**, Nr. 8 u. 11. — Dowman: Relief of diaphragmatic tic following encephalitis by section of phrenic nerves. J. amer. med. Assoc. **98**, 95.

Economo: Die Encephalitis lethargica-Epidemie von 1920 (Hyperkinetisch-myelitische Form. Wien. klin Wschr. **1920**, Nr. 17.

Gallavardin et Devic: Encéphalite myoclonique. Soc. méd. des hôp. de Lyon. Lyon méd. **1920**, Nr. 6. — Gautier, P.: Le hoquet épidémique. Rev. méd. Suisse rom. **1920**, Nr. 5. — Gilpin, S. F.: A patient with myoclonus following epidemic encephalitis. Philadelphia neur. soc. Sitzgsber. Arch. of neur. **1921 II**, 222. — Giugni, S. F.: Corea electrica del Dubini ed encefalite epidemica. Giorn. Clin. med. **1920**, H. 6. — Guillain, Alajouanine et Mathieu: Sur un cas de hoquet persistant depuis 15 mois. Bull. Soc. méd. Hôp. Paris **1924**, 89.

Hall: Notes on an outbreak of epidemic encephalitis with painful abdominal spasms. Lancet **206**, 646 (1924). — Hunt, J. Ramsay: Acute infectious myoclonus multiplex and epidemic myoclonus multiplex (Epidemie encephalitis). J. amer. med. Assoc. **75**, 713 (1920).

Joltrain et Hutinel: Encéphalite épidémique et hoquet spasmodique. Presse méd. **1924**, 748.

Kino: Über eine Singultusepidemie. Med. Klin. **1925**, 245. — Krebs: Essai sur les caractères intrinsèques des secousses myocloniques, etc. Ann. Méd. **12**, 374.

Lhermitte, J.: Le hoquet épidémique, forme singulteuse de l'encéphalite épidémique. Presse méd. **1920**, Nr. 93, 916. — Loeb: Singultusepidemien. Dtsch. med. Wschr. **1921**, Nr. 9. — Logre, Heuyer et Bourgeois: A propos d'une nouvelle épidémie de hoquet. Gaz. Hôp. **1923**, 56. — Lorenz: Beitrag zur Kenntnis der rhythmischen Muskelzuckungen bei der epidemischen Encephalitis. Münch. med. Wschr. **1924**, 45.

Oehmig, Ossian: Encephalitis epidemica choreatica. Münch. med. Wschr. **1920**, Nr. 23.

Pepper: Postencephalitic tic of the diaphragm. Surg. Clin. N. Amer. **5**, 1560. — Popper: Chronisch gewordener Singultus nach Grippe-Encephalitis. Sitzgsber. Zbl. Neur. **28**.

Rabiner: Über 2 bemerkenswerte Fälle choreiformer Encephalitis epidemica usw. Z. Neur. **89**, 15. — Reinold: Über die myoklonische Form der Encephalitis. Ebenda **95**, 21. — Roch: Chorée électrique de Dubini. Rev. méd. Suisse rom. **1920**, Nr. 5.

Sicard, J. A.: L'encéphalite myoclonique. Presse méd. **1920**, Nr. 22. — Sicard et Paraf: Hémi-myoclonie épidémique ambulatoire. Soc. de neurol. de Paris, 6. V. **1920**. — Scott, William: Notes on case of acute myoclonic Encephalitis presenting some unusual features. Glasgow med. J. **95**, Nr. 2, 126. — Sterling: Le type spasmodique tétanoide et tétaniforme de l'encéphalite épidémique. Revue neur. **2**, 484 (1924).

Thomas: Beitrag zur Kenntnis der rhythmischen Muskelzuckungen bei der epidemischen Encephalitis. Münch. med. Wschr. **1924**, 176.

Veillet: Sur une épidémie de névraxite épidémique à type exitomoteur spécial. Bull. Soc. méd. Hôp. Paris **1926**, 239.

Zweig, Hedwig: Beitrag zur myoklonischen Form der Encephalitis epidemica im Kindesalter. Mschr. Kinderheilk. **29**, 122.

7. Neuritisch-neuralgische Symptome. (Periphere Form der Encephalitis.)

Bériel et Devic: La meningo-encéphalite etc. Les formes périphér. J. Méd. Lyon 5, 26. 3. 1923, sowie Presse méd. 31. 5. 1925, Lyon méd. 135, 112. — Bosc: Déformations radiculaires dans l'encéphalite léthargique. Bull. Soc. méd. Hôp. Paris. — Bourdonnier et Schaeffer: Les formes périphériques de l'encéphalite. Paris méd. 2. 10. 1926. — Bureau: Hyperesthésie cutanée douloureuse provoquée par le bruit dans un cas d'encéphalite léthargique. Bull. Acad. Méd. 90, 106.

Cruchet et Verger: Les formes basses de l'encéphalomyelite épidémique: myelites, radiculites, polyneurites. Presse méd. 1926, Nr. 47, 737.

Edinger: Gibt es zentral entstehende Schmerzen? Dtsch. Z. Nervenheilk. 1, 262. — Euzière, Pagès et Sacazes: Deux nouveaux cas de l'encéphalite épidémique a forme périphérique. Bull. Soc. Sci. méd. Montpellier 6, 397.

Froment, Sédaillein et Ravaut: Paraplégie type polynevritique et encéphalite épidémique. Lyon méd. 135, 112.

Guillain, Alajouanine et Parison: Sur le syndrome de radiculonevrite aigue avec dissociation albuminocytolog. du liqu. ceph. rach. Revue neur. 1925, 492.

Holmes, Gordon: Acute febrile polyneuritis. Brit. med. J. 14. 7. 1917.

Kahlmeter: Contribution à l'étude de la forme périphérique de l'encéphalite épidémique. Acta med. scand. (Stockh.) 65, 709 (1927). — Kennedy, F.: Peripheral and radiculair types of epidemic encephalitis. Amer. J. med. Sci. 163 (1922).

Lépine, Régnier, Lesbrod: Epidémie de l'encéphalite périphérique. Lyon méd. 136, 13 (1925). — Lilienstein: Encephalitische Neuritis. Zbl. Neur. 29, 181.

Margulis: Myelo-Radiculo-Polyneuritiden bei epidemischer Encephalitis. Dtsch. Z. Nervenheilk. 89, 262 (1926). — Mayer, C. und Scharfetter: Beiträge zur Klinik der Encephalitis epidemica, besonders hinsichtlich Schmerzen und Parästhesien. Wien. klin. Wschr. 1924, 1020.

Roch und Bickel: Polynévrite épidémique avec réaction meningée. Schweiz. med. Wschr. 1927, Nr. 1, 18. — Roger: Encéphalite épidémique à forme périphère. Bull. Soc. méd. Hôp. Paris 20. 3. 1920. — Rollet: Contribution à l'étude des troubles radiculo-neurit. de l'encéphalite épidémique. Thèse Lyon 1920.

Sauer, Willibald: Über Schmerzen bei Encephalitis epidemica. Ein Beitrag zur Kenntnis der zentralen Schmerzen. Z. Neur. 79, 589. — Scharnke und Moog: Über Beziehungen zwischen Neuritis und Encephalitis epidemica. Ebenda 90, 89. — Sicard et Paraf: Encéphalite amyotrophique du type radiculaire ou périph.. Bull. Soc. méd. Hôp. Paris 5. 11. 20. — Stertz: Die Encephalitis epidemica unter dem Bilde heftiger Schmerzzustände. Klin. Wschr. 1923, 1063.

Teschendorf: Über das Krankheitsbild der Poliomyelitis acuta anterior und seine Beziehungen zur Encephalitis epidemica. Dtsch. med. Wschr. 1922, 967. — Thomas et Rendu: Sur un syndrome caractérisé par une diplégie faciale et des signes de polynévrite; hyperalbuminose du liqu. ceph. rach. Les rapports avec l'encéphalite épidémique. Revue neur. 1925, 78.

Vedel, Puech et Reverly: Formes basses de l'encéphalite épidémique. Séquelles pyramidales, formes périphériques. Bull. Soc. Sci. méd. Montpellier 6, 304.

8. Myelitische Symptome.

Bourges et Jobard: Encéphalomyélite épidémique avec localisation lombosacrée à caractère fragmentaire. Bull. Soc. méd. Hôp. Paris 38, 1399 (1922).

Carr: An encephalitic residual simulating progressive muscular atrophy of shoulder girdle type. Arch. of Neur. 16, 344.

Euzière, Pagès et Janbon: Poliomyélite ant. chron. consécutive à une névraxite épidémique. Bull. Soc. Sci. méd. Montpellier 1926, H. 3, 85. — Euzière et Pagès: Les amyotrophies de la névraxite épidémique. Sud. Méd. Chir. 1926, 93.

Gerlach: Über Rückenmarksveränderungen bei Encephalitis lethargica. Berl. klin. Wschr. 1920, Nr. 25.

NETTER: Eruptions zostériennes dans l'encéphalite léthargique. Bull. Soc. méd. Hôp. Paris **38**, 1028 (1922).

RIETTI, F.: Paralisi del muscolc grande dentato consecutiva ad encefalite letargica. Riv. Clin. med. **1921**, Nr. 7. — RILEY, H. A.: The spinal forms of epidemic encephalitis. Arch. of Neur. **1921**, Nr. 4, 408.

SPIEGEL, ERNST: Myelitis nach Grippe. Wien. klin. Wschr. **1919**, Nr. 10. — SPILLER: Epidemic Encephalitis with myelitis. Arch. of Neur. **7**, 739.

WIMMER: Amyotrophie de type sklerose lat. amytroph. dans l'encéphalite épidémique chronique. Revue neur. Nr. 6, Juni 1925. — WRIGHT, JOHN A.: Epidemic encephalitis with severe involvement of the spinal cord. Brit. med. J. **1926**, 115.

9. Fettsucht. Dystrophia adiposo-genitalis, Pubertas praecox und andere Resterscheinungen.

BARKMAN: Acta med. scand. (Stockh.) **56**, 188 (1922). — BARRÉ, J. A. et REYS: Le syndrome parkinsonien postencéphalitique. Bull. méd. **1921**, Nr. 18. — BENARD: Encéphalite léthargique avec polyurie extrème. Bull. Soc. méd. Hôp. Paris **1922**, 553. — BERINGER: Polydipsie und Encephalitis epidemica. Z. Neur. **86**, 496. — BRUNNOW: Adipositas nach Encephalitis epidemica. Fol. neuropath. eston. **1925**, 279.

DUNCAN: The sequelae of encephalitis lethargica. Brain **47**, 76 (1924).

GROSSMAN: Late results of epidemic encephalitis. Arch. of Neur. **5**, 580 (1921).

HALL, G. W.: Diabetes insipidus etc. Amer. J. med. Sci. **165**, 551. — HOKE: Auftreten von Polyurie im Verlaufe eines Falles von Encephalitis epidemica. Wien. klin. Wschr. **1920**, 562.

JOHN: Vorzeitige Geschlechtsreife bei Encephalitis epidemica. Dtsch. Z. Nervenheilk. **80**, 299.

LIVET: Bull. Soc. méd. Hôp. Paris **45**, 68 (1921).

NOBÉCOURT: Ebenda **45**, 729 (1921).

ROGER et AYMÈS: Ebenda **45**, 1278 (1921). — ROGER et MONTAGNIER: Obésité encéphalitique énorme et transitoire etc. Marseille méd. **1922**, 496. — ROUQUIER et LACOMBE: Lyon méd. **143**, 197 (1924). — RIVET, ROUGÈS et JANY: Dystr. adiposo génital. Bull. Soc. méd. Hôp. Paris **49**, 311 (1925).

SANTANGELO: 2 Fälle mit starker Fettsucht. Cervello **2**, 145 (Ref.). — SARTORELLI: Fettsucht und Polyurie. Policlinico, sez. prat. **1923**, 624 (Ref.). — STERN, F.: Über Pubertas praecox bei epidemischer Encephalitis. Med. Klin. **1922**, 864. — STIEFLER, G.: Über hypophysäre Fettsucht als Restzustand eines Falles von Encephalitis lethargica. Mschr. Psychiatr. **50**, H. 2.

WALSH: Postencephalitis obesity Report of cases. J. amer. med. Assoc. **87**, 305 (1926).

10. Störungen am Opticus und den Sehbahnen.

ALMOUR: Case of encephalitis lethargica complicated by double acute mastoiditis, with accompanying temporary blindness. Laryngoscope **32**, Nr. 9, 672 (1922). — ARLT: Ein Fall von Hemianopsie bei Encephalitis lethargica. Berl. klin. Wschr. **1921**, Nr. 50.

BARTELS: Augenerscheinungen bei der Encephalitis lethargica. Klin. Mbl. Augenheilk. **65**, 64 (1920). — BIELSCHOWSKY: Augensymptome bei epidemischer Encephalitis. Siehe Abschn. 4. — v. BOGAERT: Névrite retrobulbaire symptôme initial d'une encéphalite léthargique. J. de Neur. **1925**, 401. — v. BOGAERT et VAN DE BRIEL: Ophthalmoplegie nucleaire complète avec double stase papillaire etc. Ebenda **1927**, 492. — BYCHOWSKY, Z.: Hemianopsie bei Encephalitis epidemica. Z. Neur. **90**, 508 (1925).

CORDS: Die Augensymptome bei der Encephalitis lethargica. Z. Ophthalm. Siehe Abschn. 4.

GREENFIELD: Brain **42**, 305 (1919).

HEINRICH: Differentialdiagnose zwischen Hirntumor und Encephalitis lethargica. Arch. f. Psychiatr. **78**, 176 (1926).

JESS: Corticale Erblindung nach Encephalitis lethargica. Klin. Mbl. Augenheilk. **1922**, 721.

KENNEDY: Acute benign meningo-encephalitis with papilledema. Trans. amer. neur. Assoc. Sitzgsber. Zbl. Neur. **30**, 308.

Morax et Bollak: Les troubles oculaires de l'encéphalite léthargique. Bull. Soc. méd. Hôp. Paris **36**, 99 (1920).

Naccarati, Sante: A case of epidemic encephalitis with papilledema etc. N. Y. State J. Med. **116**, 326.

Puussepp: Encephalitis epidemica mit Tumorsymptomen. Fol. neur. eston. **6** (1926).

Rosenberg: Papilledema and the diagnosis of epidemic encephalitis. Amer. J. Dis. Childr. **34**, 198.

Spiller: High grade choke disks in epidemic encephalitis. J. amer. med. Assoc. **80**, 1843.

Tirelli, Carlo: Etude des laisons ocul. au cours de l'encéphalite léthargique. Arch. Ophthalm. **43**, 150 (1926). — Thompson: Eyes sympt. in 150 cases of Encephalitis lethargica. Acta ophthalm. (København.)

Urbantschitsch: Wiederholtes Auftreten und Verschwinden einer doppelseitigen Stauungspapille und einseitiger Abducensparese im Anschluß an Grippe oder Encephalitis lethargica. Wiener klin. Wschr. **1926**, 166.

Wiesner: Ein weiterer Fall von Neuritis retrobulbaris bei Encephalitis epidemica. Klin. Mschr. Augenheilk. **47**, 666. — Wimmer: Chronic epidemic Encephalitis Kopenhagen 1924 (bes. Fall 17 und 22).

11. Pseudoneurasthenische Encephalitis und „Folgezustände" allgemeiner Art.

Barker, L. F.: The sequelae of epidemic encephalitis. N. Y. State J. Med. **52**, 251. — Buzzard: Discussion on the sequelae of lethargic encephalitis. Brit. med. J. **1923**, 1083.

Cadwalader: Lemniscus symptoms following epidemic encephalitis. Bilateral impairment of deep sensation. Arch. of Neur. **16**, 605. — Calligaris: La Neurastenia Postencefalitica. Monographie. Mailand 1926.

Danadschieff: Zur Klinik der Folgezustände der Encephalitis lethargica. Z. Neur. **68**, 1.

Goodhart and Cattrell: Residua and sequelae of epidemic encephalitis. J. amer. med. Assoc. **84**, 32.

Hess, F. Otto: Die Folgezustände der Encephalitis epidemica. Münch. med. Wschr. **1921**, S. 481. — Hofstadt: Über die Spätschäden der epidemischen Encephalitis im Kindesalter. Klin. Wschr. **1923**, 1759.

Jewsbury, Cameron, Poynton, Cockayne, Symonds, Warster-Drought: Exhibition of cases showing the late results of encephalitis lethargica, followed by discussion. Proc. roy. Soc. Med. **16**, Nr. 6, sect. f. the study of dis. in children, 23—40 (1923).

Meyer, Max: Über seltenere Folgezustände bei chronischer Encephalitis. Dtsch. med. Wschr. **1923**, 1333.

Naville: Revue générale sur les séquelles cliniques de la récente épidémie dans l'encéphalite léthargique. Schweiz. Arch. Neur. **11**, 34 (1922).

Palitzsch: Die Folgezustände der Encephalitis epidemica. Dtsch. Arch. klin. Med. **140**, 271.

Redlich: Klinik der postencephalitischen Krankheitszustände. Wien. med. Wschr. **1924**, Nr. 30—24. — Rémond et Lannelongue: Les séquelles de l'encéphalite léthargique. Acad. de méd. de Paris. Sitzgsber. Presse méd. **1920**, Nr. 77, 762.

Spät, W.: Über die Schicksale der „geheilten" Encephalitisfälle. Wien. klin. Wschr. **1921**, Nr. 32. — Speidel: Spätfolgen der Encephalitis nach Grippe. Münch. med. Wschr. **1920**, Nr. 22. — Stern, F.: Über Defektheilungen und chronische Erkrankungen bei epidemischer Encephalitis. Med. Klin. **1923**, 931.

Wimmer: L'épilepsie dans l'encéphalite épidémique chronique. Revue neur. **2**, 269 (1927). — Wimmer et Vedmand: Le syndrome myasthéniforme dans l'encéphalite épidémique chronique. Ebenda **2**, 368 (1926).

12. Zusammenfassende Arbeiten über extrapyramidale Erkrankungen überhaupt.

Boström: Der amyostatische Symptomenkomplex. Berlin: Julius Springer 1923.

Foerster, Otfried: Zur Analyse und Pathophysiologie der striären Bewegungen. Z. Neur. **73**, 1.

GERSTMANN und SCHILDER: Studien über Bewegungsstörungen. V. Über die Typen extrapyramidaler Spannungen usw. Z. Neur. **70**, 35.

JAKOB: Die extrapyramidalen Erkrankungen. Berlin: Julius Springer 1923. — JAR-KOWSKI: Kinésie paradoxale des parkinsoniens. Paris: Masson 1925.

KIRSCHBAUM, WALTER: Die Erkrankungen des extrapyramidalen Systems. Erg. Med. 8 (1926). — KLEIST: Die psychomotorischen Störungen und ihr Verhältnis zu den Motilitätsstörungen bei Erkrankungen der Stammganglien. Mschr. Psychiatr. **52**, 253. — Psychomotorische Bewegungsstörungen bei Geisteskranken. Leipzig: Klinkhardt 1908 u. 1909.

LEWY, F. H.: Die Lehre vom Tonus und der Bewegung. Monographien Neur. H. 34. Berlin 1923. — LOTMAR: Die Stammganglien und extrapyramidalen Syndrome. Ebenda H. 48.

MAGNUS: Körperstellung. Berlin: Julius Springer 1924.

POLLAK, EUGEN: Beteiligung des Cochlear- und Vestibularapparates bei Dyskinesien und Dystonien. Handb. d. Neur. d. Ohres 3. Urban u. Schwarzenberg 1926.

RUNGE: Beobachtungen beim akinetisch-hypertonischen Symptomenkomplex. I u. II. Arch. f. Psychiatr. **67**, 167. — RUNGE, W.: Die Erkrankungen des extrapyramidalen motorischen Systems. Erg. inn. Med. **26** (1924).

SPATZ, H.: Physiologie und Pathologie der Stammganglien. Handb. d. normalen u. pathol. Physiologie 10. Berlin: Julius Springer 1927. — SPIEGEL: Die zentrale Lokalisation der autonomen Funktionen. Sammelreferat. Z. Neur. Ref. **22**, H. 5 u. 6. — STERTZ, G.: Der extrapyramidale Symptomenkomplex. (Das Dystonische Syndrom.) Berlin: Karger 1921.

VOGT, C. und O.: Zur Lehre der Erkrankungen des striären Systems. J. Psychol. u. Neur. **25**.

WILSON, KINNIER: Progressive lenticulare Degeneration. LEWANDOWSKYS Handb. d. Neur. **5**, 951.

13. Symptome der chronisch-myastatischen Encephalitis (einschließlich excitomotorischer Symptome des chronischen Stadiums).

ABRAHAMSON and RABINER: Some phasic and permanent mutations in certain encephalitic syndromes. J. nerv. Dis. **60**, 249. — ACHARD: Encéphalite léthargique. Rapports avec la maladie de PARKINSON. Progrès méd. **1923**, 424. — ALBRECHT: Rhythmische Tretbewegungen bei Encephalitis epidemica. Mschr. Psychiatr. **12**, 330. — AURIAT et DELMAS-MARSALET: Valeur des réflexes de posture élémentaires etc. C. r. Soc. Biol. **97**, 75.

BÉRIEL: La meningo-encéphalite épidémique etc. 4. mém. Les suites de l'épidémie de 1919—1920 et les formes chroniques. J. méd. Lyon **1922**, 351. — BING: Zur Frage des Parkinsonismus als Folgezustand der Encephalitis lethargica. Schweiz. med. Wschr. **1921**, Nr. 1. — BING und SCHWARTZ: Über Torsionsdystonien und verwandte Symptomenkomplexe im Gefolge von Encephalitis epidemica. Schweiz. Arch. Neur. **1924**, 80. — v. BOGAERT et NYSSEN: Mouvements bradysincinétiques etc. J. de Neur. **1925**, 386. — BURR: Sequelae of epidemic encephalitis without any preceding acute illness. Arch. of Neur. **14**, 20.

CHARPENTIER: L'encéphalite léthargique brève. Arch. Méd. nav. **1924**, 309. — CORDS: Die myostatische Starre der Augen. Klin. Mbl. Augenheilk. **66**, 1.

DUFOUR, DUHAMEL et HUREZ: La réponse du facial à la compression du nerf auriculotemporal chez les encéphal. parkins. Bull. Soc. méd. Hôp. Paris **1926**, 1204.

ECONOMO: Ein Fall von chronischer, schubweise verlaufender Encephalitis lethargica. Münch. med. Wschr. Nr. 46. **1919**.

FORSTER, E.: Choreatischer Symptomenkomplex bei Fleckfieber. Berl. Ges. f. Psych. u. Nervenkrankh. Sitzgsber. Z. Neur. Ref. **21**, H. 5 u. 6, 296. — Striärer Symptomenkomplex. Demonstration der Berl. Ges. f. Psych. u. Nervenkrankh. Zbl. Neur. **25**, 230 (Sitzgsber.). — FREYSCHLAG, BRUNO: Über den amyostatischen Symptomenkomplex nach Encephalitis lethargica. Dtsch. med. Wschr. **1921**, 1097. — FUCHS, ALFRED: Über eigenartige Folgezustände mit halbseitigen rhythmischen Zuckungen nach Encephalitis lethargica. Dtsch. Z. Nervenkrankh. **71**, 139.

514   Literaturverzeichnis.

GAMPER: Klinische und theoretische Bemerkungen zu den postencephalitischen Rigor-
zuständen. Z. Neur. **86**, 37. — GENZEL: Postencephalitischer Parkinsonismus mit eigenartigen psychischen Störungen bei einem Kinde. Klin. Wschr. **1923**, 837. — Zur Prognose
striärer Syndrome nach Encephalitis. Münch. med. Wschr. **1921**, 1111. — GERSTMANN und
SCHILDER: Studien über Bewegungsstörungen. VIII. Mitt. Z. Neur. **87**, 570. — Studien
über Bewegungsstörungen. 6. u. 7. Mitt. Ebenda **85**, 32 ff. — GOODHART and KRAUS:
On the deformity of the foot in dystonia musculor. Arch. of Neur. **11**, 436. — GRAGE:
Spätfolgen nach Encephalitis epidemica. Dtsch. med. Wschr. **1921**, 673. — GUILLAIN,
ALAJOUANINE et THÉVENARD: Etude clinique des attitudes de torsion au cours des syn-
drômes postencéphalitiques. Bull. méd. **1926**, 637. — Attitude d'extension et de torsion
dans un cas d'hypertonie diffuse postencéphalitique etc. Revue neur. **1925**, 303. —
GUILLAIN, ALAJOUANINE et MARQUÉRY: L'exagération du réflexe naso-palpebral dans les
syndrômes postencéphalitiques. C. r. Soc. Biol. **91**, 364. — GUREWITSCH und TKATSCHEW:
Beiträge zur Klinik der chronischen epidemischen Encephalitis. Z. Neur. **99**, 485.

HAENEL: Zur Klinik der extrapyramidalen Bewegungsstörungen. Neur. Zbl. **1920**,
21. — HARTMANN, FRITZ: Meningitis chronica serosa als Rest- oder Späterscheinung bei
Encephalitis epidemica. Dtsch. Z. Nervenheilk. **71**, 132. — HOLZER, P.: Der amyostatische
Symptomenkomplex bei Encephalitis epidemica. Wien. klin. Wschr. **1920**.

KRAMBACH: Dauersymptome und amyostatische Krankheitszustände nach Encephalitis. Mschr. Psychiatr. **50**, Nr. 4, 189 (1921). — KREBS: Des mouvements involontaires
de l'encéphalite épidémique et de leurs caractères intr. Revue neur. **2**, 222 (1924). —
KURELLA und SCHRAMM: Untersuchungen über die Muskelhärte bei Encephalitikern usw.
Z. Neur. **93**, 555. — LEIBBRAND: Ein bemerkenswerter Fall von striärem Symptomenkomplex im Anschluß an Encephalitis epidemica. Med. Klinik **1921**, Nr. 28. — LESCHT-
SCHENKO: Das posturale und tonische Element in der Synkinese der Lider bei der
epidemischen Encephalitis. Arch. f. Psych. **71**, 506. — LHERMITTE: Les formes prolongées
de l'encéphalite épidémique. J. Méd. franc. **1923**, 153. — DE LISI, L.: Monotremori di
natura encefalitica. 6. Kongr. d. ital. neurol. Ges. 5.—8. 11. **1923**.

MACKENZIE: Observations on the Parkinson syndrome in lethargic encephalitis a patho-
logical posture. Lancet **205**, 1385 (1923). — MAYER, WILHELM: Beitrag zu den Folgezuständen der epidemischen Encephalitis. Münch. med. Wschr. **1921**, Nr. 18. — MAYER, C.
und JOHN, EMIL: Zur Symptomatologie des PARKINSONschen Formenkreises usw. Z. Neur.
65, 62. — MC ALPINE: Case of unusual sequelae of lethargic encephalitis etc. Proc. roy.
Soc. Med. **16**, Nr. 5, Section of neur. 27. — A clinical study of plastic tonus as observed
in a rare sequela of epidemic encephalitis. Brain **1924**, 178. — MARIE, P. et LÉVY, GA-
BRIELLE: Le syndrôme excitomoteur de l'encéphalite épidémique. Revue neur. **1920**,
Nr. 6. — MEDEA, E.: L'encefalite epidemica e la malattia di PARKINSON. Atti Soc. lombarda Sci. med. e biol. **9**. S.-A. — MEGGENDORFER: Chronische Encephalitis epidemica.
Z. Neur. **75**, 189. — MENDL: Dauerzustand nach Encephalitis lethargica. Wien. Arch. inn.
Med. **10**, 559. — MOEVES: Über Encephalitis lethargica mit besonderer Berücksichtigung
ihrer chronischen Verlaufsform. Berl. klin. Wschr. **1920**, Nr. 22. — MOURGUE: Le syndrôme
clinique de la rigidité décérébrée etc. Schweiz. Arch. Neur. **11**, 163.

NEGRO, F.: Fisiopatologia delle syndromi parkins. Turin 1923. Monographie (Literat.)

OECKINGHAUS: Encephalitis epidemica und WILSONsches Krankheitsbild. Dtsch.
Ztschr. Nervenheilk. **72**, 294.

PETITPIÈRRE: Über den Antagonismus zwischen der parkinsonistischen Mikrographie
und der cerebellaren Megalographie. Schweiz. Arch. Neur. **17**, H. 2. — PETRÉN and
BRAHME: Total immobilisation in the extremities through hypertonie after epidemic encephalitis. J. nerv. Dis. **57**, 105. — PETTE, H.: Die epidemische Encephalitis in ihren Folgezuständen. Dtsch. Z. Nervenheilk. **76**, 1. — Weiterer Beitrag zum Verlauf und zur Prognose der Encephalitis epidemica. Med. Klin. **1922**, 41. — PITICARIU: Récidive tardive
dans un cas d'encéphalite épidémique avec syndrôme de PARKINSON. Bull. Soc. méd. Hôp.
Bucarest **1923**, 144. — POLLAK und SCHILDER: Über die Bedeutung extrapyramidaler
Apparate für die Umsetzung des Bewegungsentwurfs in die Handlung. Jb. Psychiatr. **44**, 33.

RABINOWITSCH: Ein Fall von epidemischer Encephalitis mit klinischen Symptomen
der WILSONschen Krankheit. Z. Neur. **94**, 478. — RITTERSHAUS: Zur Kasuistik der postencephalitischen Erkrankungen. Dtsch. Z. Nervenheilk. **85**, 249.

v. Sarbó, A.: Ein Fall von diagnostizierter und durch die Sektion bestätigter Encephalitis der Linsenkerne. Neur. Zbl. 1920, 498. — Über Hyptokinesie als Symptom des amyostatischen Symptomenkomplexes bei Encephalitis epidemica. Dtsch. Z. Nervenheilk. 75, 149. — Schnyder: A propos de la micrographie postencéphalitique. Rev. méd. Suisse rom. 1923, 705. — Schultze, Ernst: Paralysis-agitans-ähnliche Krankheitsbilder (Linsenkernsyndrom) durch Encephalitis epidemica. Berl. klin. Wschr. 1921, Nr. 11. — Seletzky: Encephalitis chronica disseminata (seu Encephalitis lethargica). Arch. f. Psychiatr. 72, 478. — Sicard et Paraf: Parkinsonisme et Parkinson, reliquats d'encéphalite épidémique. Soc. de neur. de Paris 6. V. 1920. Revue neur. 1920, 465. — Souques: Des syndrômes parkinsoniens consécutifs à l'encéphalite dite léthargique ou épidémique. Revue neur. 1921, 178. — Un cas de maladie de Parkinson consécutif à l'encéphalite léthargique etc. Soc. de neur. de Paris 6. V. 1920. Revue neur. 27, 463 (1920).

Trétiakoff et Bremer: Encéphalite léthargique avec syndrôme parkinsoniene et catatonie. Rechute tardive. Vérification anatomique. Soc. de neur. Sitzgsber. Presse méd. 1920, 469.

Vollmer: Über Bewegungs- und Reflexeigentümlichkeiten bei amyostatischer Encephalitis. Med. Klinik 1922, 78. (Zweijähriges Kind, Magnus de Kleyn-Reflexe.)

Weisenburg and Alpers: Decerebral rigidity foll. encephalitis. Arch. of Neur. 18, 1. — Wexberg, Erwin: Über Kau- und Schluckstörungen bei Encephalitis. Z. Neur. 71, 226.

Zentay: Irresistible mastication during epidemic encephalitis. Arch. of Neur. 17, 239. — Zylberlast-Zand: Le réflexe oculo-palpébral chez les parkinsoniens. Revue neur. 1923, 102.

14. Vegetative Störungen bei chronischer Encephalitis (s. auch 13).

Blanke: Die Mundhöhle bei Encephalitis epidemica. Dtsch. Mschr. Zahnheilk. 1925, 137.

Fraenkel, Manfred: Die Beeinflussung des übermäßigen Speichelflusses usw. durch Röntgenstrahlen. Dtsch. med. Wschr. 1923, 613.

Hansen und Goldhofer: Über Pupillenungleichheit und vegetative Asymmetrie bei Postencephalitis. Dtsch. Arch. klin. Med. 152, 12.

Hess und Goldstein, J.: Über viscerale Innervationsstörungen bei Parkinsonismus. Wien. klin. Wschr. 1926, Nr. 41—43. — Hess und Faltitschek: Über Innervationsstörungen des Magens bei Parkinsonismus. Ebenda 1927, Nr. 13 und 14.

Kaznelson: Behandlung des Ptyalismus bei Pseudoparkinson mittels Röntgenbestrahlung der Parotis. Verein. dtsch. Ärzte, Prag, Febr. 1923.

Stiefler: Die Seborrhoea faciei als ein Symptom der Encephalitis lethargica. Z. Neur. 73, 455 (1921). — Seborrhoea faciei als isolierte postencephalitische Restveränderung. Wien. klin. Wschr. 1924, 334. — Stern, F.: Über das Salbengesicht bei epidemischer Encephalitis. Neur. Zbl. Erg.-Bd. 40, 64.

15. Tonische Blickkrämpfe und andere tonische Krampfzustände im chronischen Stadium.

Bertolani: Manifestazioni coatte accessuale della mot. oculare etc. Riv. sper. Freniatr. 49, 333. — Bing et Schwartz: Les crises oculogyres verticales du parkinsonisme postencephalitique. Encephale 1925, 150. — van Bogaert et Delbeke: Contagion des crises oculogyres chez les parkinson. postencéphal. etc. J. Neur. 1926, 269.

Christin: Note sur un des cas de contracture de la langue postencéphalitique. Revue neur. 1922, 1104.

Ewald, G.: Schauanfälle als postencephalitische Störung usw. Mschr. Psychiatr. 57, 222.

Falkiewiez und Rothfeld: Über Zwangsbewegungen und Zwangsschauen bei epidemischer Encephalitis. Dtsch. Z. Nervenheilk. 85, 269. — Fischer, Bruno: Zwangsmäßige Bewegungen bei der Encephalitis epidemica. Med. Klinik 1924, 1459. — Fischer, M.: Der extrapyramidale Blickkrampf als postencephalitisches Symptom. Arch. f. Psych. 77, 303.

GAMPER und UNTERSTEINER: Über eine komplex gebaute postencephalitische Hyperkinese usw. (Oralkrämpfe). Arch. f. Psych. 71, 282. — GEORGI: Ungewöhnliche postencephalitische Symptomenbilder (zugleich ein Beitrag zur experimentellen Erzeugung sog. Schauanfälle). Z. Neur. 106, 602. — GRÜNDLER: Über Schauanfälle bei Encephalitis epidemica. Mschr. Psychiatr. 61, 378.

HELMSMOORTEL: Etat des fonctions vestibulaires dans les crises oculogyres postencéphalitiques. J. Neur. 1926, 215. — HELMSMOORTEL et v. BOGAERT: Recherches sur l'état des fonctions vestibulaires dans les crises oculogyres de l'encéphalite. Revue neur. 1, 900 (1927). — HOHMAN: Forced conjugate upward movements of the eyes etc. J. amer. med. Assoc. 84, 1489.

KOLLE: Postencephalitische Halsmuskelkrämpfe. Klin. Wschr. 1925, 925. — KRISCH: Tonische konjugierte Blickkrampfanfälle nach Encephalitis lethargica. Sitzgsber. Zbl. Neur. 41, 625. — KULKOW: Periodischer Blickkrampf beim postencephalitischen Parkinsonismus. Z. Neur. 102, 636.

MARGULIS und MODEL: Zur Pathologie der assoziierten Bewegungen der Augenmuskeln usw. Dtsch. Z. Nervenheilk. 93, 80. — MARINESCO et RADOVICI: Des rapports de l'encéphalite épidémique avec certains troubles hystériques. J. Neur. 1926, 239. — MARINESCO, RADOVICI et DRAGANESCO: Accès paroxystique hypertonique de déviation conj. de la tête et des yeux etc. Revue neur. 1, 148 (1925). — MUSKENS: Les troubles vestibulaires supranucléaires etc. Ebenda 2, 155 (1927).

PAPPENHEIM: Ref. Zbl. Neur. 43, 410. — PASCHEFF: Über einen besonderen Tic bei Encephalitis epidemica period. assoc. Deviation der Augen nach oben. Sitzgsber. Zbl. Neur. 46, 187. — PAULIAN: Troubles oculaires paradoxes aux cours des sequelles de l'encéphalite léthargique etc. Paris méd. 1925, 409. — POPOWA: Tonische Krämpfe der Augenmuskulatur bei Encephalitis epidemica. Z. Neur. 97, 515.

ROGER et REBOUL-LACHAUX: Les spasmes oculaires de fonction dans l'encéphalite épidémique. Ann. Méd. 1927, 19. — Les spasmes de l'inferogyre dans l'encéphalite épidémique. Rev. d'Otol. etc. 5, 120.

SCHARFETTER: Zur Symptomatologie des extrapyramidalen Blickkrampfes. Dtsch. Z. Nervenheilk. 86, 237. — STERTZ: Sitzgsber. Zbl. Neur. 40, 437.

TINEL: Les crises oculaires des encéphalitiques. Clin. ophthalm. 1922, 446.

WIMMER: Tonic eye fits in chronic encephalitis. Acta psychiatr. (København.) 1, 173.

ZINGERLE: Beitrag zur Kenntnis und Entstehung rhythmisch-iterierender Hyperkinesen im Verlaufe organischer Gehirnerkrankungen. Z. Neur. 99, 18.

16. Atemstörungen.

BABINSKI et CHARPENTIER: Revue neur. 1922, 1309. — BARKER and SPRUNT: Manifest tetany associated with an attack of paroxysmal hyperpnea in a patient convalescent from epidemic encephalitis. Trans. Assoc. amer. Physicians. — BERNARD: Les troubles respiratoires dans l'encéphalite léthargique. Gaz. Hôp. 1923, 85. — VAN BOGAERT: L'encéphalite léthargique avec syndrômes hépatiques. J. de Neur. 1922, Nr. 9. — Encéphalite léthargique avec syndrôme respiratoire et hépatique. Ebenda 1924, 1.

CHIRAY et LAFOURCADE: Bull. Soc. méd. Hôp. Paris 46, 1075 (1912). — Encéphalite épidémique à sequelles combinées, respiratoires, bradytrophiques, psychiques etc. Ebenda 1923, 406.

HÄNEL: Zur Klinik der extrapyramidalen Bewegungsstörungen. Neur. Zbl. 1920, Nr. 21. — HESS: Über Störungen der Atmung bei Parkinsonismus. Wien. klin. Wschr. 1927, 670.

JELIFFE, SMITH ELY: Postencephalitic respiratory Disorders, Nerves and mental Diseases. Monographic Series Nr. 45. New York 1927.

KRAMBACH: Dauersymptome und myastatische Krankheitszustände. Mschr. Psychiatr. 50, 189.

LÉVY, G.: L'encéphalite léthargique etc. Monographie. Paris 1922.

MARIE et LÉVY: Revue neur. 38, 1333. — MARIE, BINET et LÉVY: Les troubles respiratoires dans l'encéphalite épidémique. Bull. Soc. méd. Hôp. Paris 46, 1075 (1922).

Pardee: Spasmodic forced respiration as a request of encephalitis. J. amer. med. Assoc. 80, 178 (1923). — Parker: Disturbances of respiratory rhythm in children. Arch. of Neur. 8, 630 (1922).

Roch: Les troubles respiratoires dans l'encéphalite épidémique. Rev. méd. Suisse rom. 1923, 129.

Smith, William A.: Respiratory disturbances following epidemic encephalitis. Arch. of Neur. 15, 617. — Stern, F.: Ungewöhnliche Krankheitsbilder bei epidemischer Encephalitis. Sitzgsber. 1922, Zbl. Neur. 29, 422. — Suckow: Atemstörungen bei epidemischer Encephalitis. Mschr. Psychiatr. 56, 317.

Turner and Critchley: Brain 48, 72 (1925).

Vincent: Troubles respiratoires dans l'encéphalite etc. Bull. Soc. méd. Hôp. Paris 1922, 1181. — Vincent et Bernard: Troubles respiratoires dans l'encéphalite épidémique. Ebenda 1922, 1111.

Westphal: Über dyspnoische Anfälle bei Encephalitis epidemica. Sitzgsber. Zbl. Neur. 45, 325.

17. Sprachstörungen im chronischen Stadium.

Balint und Julius: Sprachiterationen und Psychose bei Encephalitis epidemica. Mschr. Psychiatr. 58, 102.

Giraud et Guibal: Parkinsonisme postencéphalitique avec palilalie obésité et insuffisance génitale. Bull. Soc. Sci. Méd Montpellier 1926, 245.

Leyser: Über einige Formen von dysarthrischen Sprachstörungen bei organischen Erkrankungen des Zentralnervensystems. Z. Neur. 88, 383. — Leyser und Ramrath: Über eine besondere Hyperkinese nach Encephalitis im Spätstadium. Mschr. Psychiatr. 62, 46.

Pollak und Schilder: Zur Lehre von den Sprachantrieben. Z. Neur. 104, 480.

Rordorf et Cocchiararo: Un symptôme rare dans le syndrôme postencéphal. park. La palilalie. Revue neur. 1924, 205.

Schilling, R.: Experimentalphonetische Untersuchungen bei Erkrankungen des extrapyramidalen Systems. Arch. f. Psych. 75, 419. — Sterling: Palilalie etc. Revue neur. 1924, 205.

Vasilio: Troubles de la parole dans le parkin. Arch. internat. Psychol. 3, 565. — Volpi-Ghirardini e Tarozzi: Sulla palilalia nelle sindromi parkins. de encefalite epidemica. Note Psichiatr. 13, 263.

18a. Die psychischen Begleitsymptome im akuten Stadium.

Abrahamson, J.: Mental disturbances in lethargic encephalitis. J. nerv. Dis. 1920, Nr. 52, 193.

Bonhoeffer: Encephalitis epidemica. Dtsch. med. Wschr. 1921, H. 10. — Bremer: Formes mentales de l'encéphalite épidémique. Encéphale 1920, 517. — Briand: Les troubles mentaux dans l'encéphalite épidémique. Ebenda 1920, 485. — Les troubles mentaux dans l'encéphalite léthargique. Ebenda 1920, 481.

Crookshank: Epidemic encephalitis. Lancet 1918.

Dimitz und Schilder: Über die psychischen Störungen bei der Encephalitis epidemica des Jahres 1920. Z. Neur. 68, 299. — Dupouy: Troubles mentaux dans l'encéphalite épidémique. Encéphale 1920, 485.

Hesnard: La psycho-encéphalite aigu épidémique. Encéphale 1920, 443. — Herzog: Zur Differentialdiagnose der Encephalitis epidemica. Berl. klin. Wschr. 1921, 10. — Hohman, Leslie: Epidemic encephalitis and its psychotic manif. with report of 23 cases. Arch. of Neur. 6, 295. — House: Epidemic encephalitis. Clin. revue of cases in the Pacific Northwest 64, 61.

Jones and Raphael: The psychotic features of so-called lethargic encephalitis. Arch. of Neur. 1921, Nr. 5.

Kasanin and Petersen: Psychosis as an early sign of epidemic encephalitis. J. nerv. Dis. 64, 352. — Kirby and Davis: Psychiatr. aspects of epidemic encephalitis. Arch. of Neur. 1921, Mai.

518 Literaturverzeichnis.

MÄKELÄ: Über psychische Störungen bei und nach epidemischer Encephalitis. Fennicae „Duodecim" 4, H. 2 (1923).

PETIT: Les formes mentales prolongées de l'encéphalite épidémique. Bull. Soc. méd. Hôp. Paris 37, 550. — Ref. Z. Neur. 26, 420.

RUNGE: Encephalitis epidemica. Jahresversammlung des Deutschen Vereins für Psychiatrie. Neur. Zbl. 1920, Nr. 22, 1.

TRUELLE et PETIT: Les troubles mentaux dans l'encéphalite épidémique. (Vortrag.) Encéphale 1922, 582.

WIMMER: Les troubles mentaux précurseurs de l'encéphalite épidémique. Ann. méd.-psychol. 1925, 306.

18b. Charakterveränderung bei Jugendlichen.

ANDREEW: The sequelae of epidemic encephalitis in childhood with notes on the progression as regards complete recovery. Quart. J. Med. 16, 173 (1917). — Psychopathogenetische Probleme betr. die Veränderungen der Psychik der Kinder infolge von epidemischer Encephalitis. Z. Neur. 99, 271. — ANTON, G.: Zur krankhaften Charakterabartung bei Kindern nach Encephalitis epidemica. Z. Kinderforschg 28, 60. — AUDEN: Behaviour changes supervening upon encephalitis in children. Lancet 1922, 901. — Encephalitis lethargica its psychological implication. J. ment. Sci. 71, 647.

BOND, EARL and PARTRIDGE: Postencephalitic behavior disorders in boys and their management in a hospital. Amer. J. Psychiatr. 6, Nr. 1, 25—103 (1926).

CLAUDE et ROBIN: Le syndrôme mental postencéphalitique de l'enfant et la notion de dégénérescence mentale. Ann. méd.-psychol. 82, 407 (1924). — COLLIN et REQUIN: Séquelles psychiques de l'encéphalite épidémique chez les enfants. Arch. Méd. Enf. 26, 265. — COMBY: Les séquelles de l'encéphalite aigue chez les enfants. Ebenda 27, 1 (1924).

DENY et KLIPPEL: Encéphalite épidémique et apparance de démence précoce. Revue neur. 1922, Nr. 4.

EUZIÈRE et BLOUQUIER DE CLARET: Troubles psychiques consécutifs à la neuraxite épidémique. Gaz. Hôp. 1923, 1201. — EBAUGH: Neuropsychiatric sequelae of acute epidemic encephalitis in children. Amer. J. Dis. Childr. 25, 89 (1925).

FLECK: Arch. f. Psych. 79, 509.

GERSTMANN und KAUDERS: Über den Mechanismus der postencephalitischen psychopathieartigen Zustandsbilder bei Jugendlichen. Arch. f. Psych. 71, 165 (1924). — GORDON, A.: Alteration of character, disposition and behaviour as a sequela of encephalitis lethargica. Med. J. a. Rec. 123, 591 (1926). — GUREWITSCH: Z. Neur. 86, 597.

HALL: Mental sequences of encephalitis lethargica. Lancet 1925, 181. — HEUYER: Considérations sur 14 cas de perversions postencéphalitiques. Arch. Méd. Enf. 29, 249 (1926). — HOFSTADT: Über Spät- und Dauerschäden usw. Z. Kinderheilk. 29, 5/6, 272 (1921). — HOHMAN, L. B.: Postencephalitic behaviour disorders in children. Bull. Hopkins Hosp. 33, 372.

JEWESBURY, CAMERON, POYNTON, COCKAYNE, SYMONDS, WORSTER and DROUGHT: Proc. roy. Soc. Med. 16, Nr. 6 (1923). — JÖRGER: Ergebnisse einer Rundfrage über Kinder mit postencephalitischen Schädigungen. Schweiz. med. Wschr. 1924, 30.

KAUDERS: Über moriaartige Zustandsbilder und Defektzustände als Spätfolge von Encephalitis epidemica. Z. Neur. 74, 431 (1922). — KIRSCHBAUM: Persönlichkeitsveränderungen nach Encephalitis epidemica. Hauptvers. d. Psych. Vereins d. Rheinprov., Köln, 25. VI. 1921. — Über Persönlichkeitsveränderungen bei Kindern infolge epidemischer Encephalitis. Z. Neur. 73, 599.

LAJACONA: Riforma med. 1921, 441. — LEAHY and SANDS: The management of children presenting the postepidemic encephalitis syndroms. N. Y. med. J. 114, 166. — Mental disorders in children following epidemic encephalitis. J. amer. med. Assoc. 76, Nr. 6, 373 (1921). — LEYSER: Untersuchungen über die Charakterveränderungen bei Kindern nach Encephalitis epidemica. Arch. f. Psych. 72, 552.

Mc NEIL: A peculiar transformation of personality due to encephalitis lethargica. Amer. J Pscyhol. 34, 13. — MEYER, A.: Zur pathologischen Anatomie der epidemischen Encephalitis. Vers. d. psych. Vereins d. Rheinprov. — MEYER, MAX: Über Veränderung der Persönlichkeit bei chronischer Encephalitis. Klin. Wschr. 4, 137 (1924).

NEUSTADT: Zur Psychopathologie der Encephalitis-Folgezustände bei Jugendlichen. Klin. Wschr. 1926, 1800.

PATERSON and SPENCE: The after effects of epidemic encephalitis in children. Lancet 1921, 491. — PÉHU et BONAFÉ: Les reliquats de l'encéphalite épidémique chez les enfants. J. Méd. Lyon 1923, 61.

REICHLE: A study of 83 cases of encephalitis lethargica in children. Arch. of Psychiatr. 42, 292. — ROBIN: Les troubles du caractère liées à l'encéphalite épidémique chez l'enfant et le problème de la conscience morale. J. Psychopath. 1924, 400. — Presse méd. 1922, 1057. — ROUBINOWITSCH, BARUCH et BARICKY: Ebenda.

SHERMAN and BEVERLY: The factor of deterioration in children showing behavior difficulities after epidemic encephalitis. Arch. of Neur. 10, 329. — SHRUBSALL: The after-history of some cases etc. J. Neur. 4, 236. — STAEHELIN, JOHN E.: Zur Psychopathologie der Folgezustände der Encephalitis epidemica. Z. Neur. 77, 171.

THIELE, R.: Zur Kenntnis der psych. Residuärzustände nach Encephalitis epidemica Mschr. Psychiatr. 1926, Beih. Nr. 36. — TINEL: Syndrômes nevropathiques et encéphalite léthargique. J. méd. franc. 12, Nr. 4, 164.

VERMEYLEN: Les troubles du caractère chez les enfants à la suite de l'encéphalite épidémique. J. de Neur. 23, 81 (1923).

WEIDNER, E.: Die kindliche Charakterentartung nach epidemischer Encephalitis und ihre Behandlung. Dtsch. med. Wschr. 1925, Nr. 42. — WERNER: Was wird aus Encephalitiskindern? Z. Neur. 107, H. 1/2. — WEYGANDT: Demonstration in der ärztlichen Vereinigung Hamburg am 4. 7. 22. Ref. Zbl. Neur. 30, 77. — WINTHER: Ugeskr. Laeg. (dän.). Ref. Zbl. Neur. 32, 417.

18c. Bradyphrenie.

BIANCHI: I postumi mentali del encefalite letargica. Giorn. Clin. med. 2, 401 (1921). — BOSTRÖM: Encephalitis epidemica und ihre Bedeutung für die Psychiatrie. Münch. med. Wschr. 27, Nr. 38. — BRAMWELL: Discussion on the mental sequelae of encephalitis lethargica. Proc. roy. Soc. Med., sect. of psych. — BYCHOWSKI: Psychopathologische Untersuchungen über Folgezustände nach Encephalitis, insbesondere des Parkinsonismus. Z. Neur. 83, 201.

DENY et KLIPPEL: Encéphalite épidémique et apparance de démence précoce. Revue neurol. 1922, 402.

ECONOMO: Wien. med. Wschr. 1921, Nr. 30. — Verh. dtsch. Ges. inn. Med. 9. 4. 23. L. c.

FLEISCHMANN: Das Seelenleben und seine Äußerungen im chronischen Stadium der Encephalitis epidemica. Z. Neur. 91, 239. — FLECK: Arch. f. Psych. 80, 297.

VAN GEHUCHTEN: Encephalitis epidemica und Dementia praecox. Le Scalpel 1922, Nr. 25. — GERSTMANN und SCHILDER: Studien über die Bewegungsstörungen. Z. Neur. 85, H. 6 (1923). — GRAGE: Spätformen nach Encephalitis epidemica. Dtsch. med. Wschr. 1921, 673.

HAUPTMANN: Der Mangel an Antrieb, von innen gesehen. Arch. f. Psych. 66, 615. — HERZOG (Mainz): Zur Differentialdiagnose der Encephalitis epidemica. Berl. klin. Wschr. 1921, Nr. 10. — HOLTHUSEN und HOPMAN: L. c.

KANT: Der Geisteszustand erwachsener chronischer Encephalitiker. Arch. f. Psych. 72, 610. — KIRBY and DAVIS: Psychiatric aspects of epidemic encephalitis. Arch. of Neur. 1921, Mai.

LANGE, JOH.: Über Encephalitis epidemica und Dementia praecox. Z. Neur. 84, 266. — LEONE, F.: Considerazioni sull manifestazioni psicomotorie dell'encefalite infectiva. Giorn. Psichiatr. clin. 1923, 115. — LEYSER: Zur Differentialdiagnose mesencephalitischer und schizophrener Störungen. Z. Neur. 90 (1925).

MEYER, E.: Die psychischen Störungen bei der Encephalitis lethargica. Münch. med. Wschr. 1923, 795. — MAYER-GROSS und STEINER: Encephalitis lethargica in der Selbstbeobachtung. Z. Neur. 73 (1921). — MIKULSKI: Quelques remarques rélatives aux troubles psychiques de l'encéphalite épidémique et aux états parkinsoniens. Encéphale 20, Nr. 4, 272—277.

NAVILLE: Etudes sur les complications et les séquelles mentales de l'encéphalite épidémique. Ebenda 1923, 369, 432. — Les centres psychiques souscorticaux paléencéphaliques. Réflections à propos de la déchéance mentale postencéphalite. Arch. de psych. 1924, S. 38. — NYSSEN: Deux cas de bradykinesie postencéphalique. J. de Neur. 1922, 181.

ROBIN: Les troubles psychiques par évolutions prolong. de l'encéphalite épidémique. J. med. franc. 1924, 193 (Ref. Zbl. Neur. 38).

SCHALTENBRAND: Psychologische Untersuchungen an Kranken mit Parkinsonismus nach Encephalitis epidemica. Psychol. Arb. 8, 563. — SCHMIDT: Zur Feststellung der postencephalitischen Bradyphrenie durch den summarischen Assoziationsversuch. Dtsch. med. Wschr. 1925, 712. — SILK: Mental reactions in sequelae of epidemic encephalitis. Ann. clin. Med. 4, 117. — STECK, M.: Contributions à l'étude des séquelles psych. de l'encéphalite. Schweiz. Arch. Neur. 14 u. 15. — STEINER: Encephalitische und katatonische Motilitätsstörungen. Z. Neur. 78, 553. — STERTZ: Encephalitis und Lokalisation psychischer Störungen. Arch. f. Psych. 74, 288. — Encephalitis und Katatonie. Mschr. Psychiatr. 59, 12.

TURETTINI et PIOTROWSKY: Rev. méd. Suisse rom. 1920, Nr. 5.

VEIT, HANS: Der Parkinsonismus nach Encephalitis epidemica im RORSCHACHschen Formdeuteversuch. Z. Neur. 110, 301.

18d. Hyperkinetisch-psychomotorische und schizophrene Störungen bei chronischer Encephalitis.

BENEDEK: Zwangsmäßiges Schreien in Anfällen als postencephalitische Hyperkinese. Z. Neur. 98, 17. — BÜRGER und MAYER-GROSS: Schizophrene Psychose bei Encephalitis lethargica. Ebenda 106, 438.

DALMA: Considerazioni intorno ad un caso di ideazione coatta in fanciulla postencefalitica. Estratto da „Il Cervello" 6, Nr. 2 (1927). — v. DOMARUS: Halluzinatorische paranoide Bilder bei Metencephalitis. Arch. f. Psych. 78, 58.

FISCHER, B.: Zwangsmäßige Bewegungen bei der Encephalitis epidemica. Med. Klin. 20, Nr. 42, 1459 (1924).

v. GEHUCHTEN: Epidemische Encephalitis und Démence précoce. Le Scalpel 1922, Nr. 25. — GUTTMANN: Persönlichkeitsveränderungen nach Encephalitis. Münch. med. Wschr. 1926, 1650.

HEIMBRECHT: Ein seltener Fall von Encephalitis chronica. Z. Nervenheilk. 97, 157. — HERRMANN, GEORG: Zwangsmäßiges Denken und andere Zwangsvorstellungen bei Erkrankungen des striären Systems. Mschr. Psychiatr. 52, 324.

JELIFFE, SMITH ELY: The mental pictures in shizophrenia and in epidemic encephalitis. Amer. J. Psych. 6, Nr. 3, 413 (1927).

KANT: L. c. (Siehe Abschn. 18c.) — KIRBY and DAVIS: L. c. — KWINT: Eine paranoide Variante der postencephalitischen Zustände. Arch. f. Psychiatr. 78, 58.

LAIGNEL-LAVASTINE et LOGRE: Hébéphréno-catatonie et encéphalite léthargique. Encéphale 1920. — LEIBBRAND: Ein bemerkenswerter Fall von striärem Symptomenkomplex. Med. Klin. 1921, Nr. 28. — LEYSER: Zur Differentialdiagnose metencephalitischer und schizophrener Störungen. L. c. — LÉVY, G.: Chronische Encephalitis. L. c. — LOGRE: Deux cas d'encéphalite létargique avec syndrôme psychique ressemblant au syndrôme hébéphréno-catatonique. Encéphal 1927, 476.

PETIT: Les formes mentales prolongées de l'encéphalite épidémique. Bull. Soc. méd. Hôp. Paris 37, Nr. 13, S. 550 (1921).

RUNGE: Psychopathie und chronische Encephalitis epidemica mit eigenartiger Symptomatologie. Arch. f. Psychiatr. 78, 375.

SCHUSTER: Über das zwangsweise Brüllen als hyperkinetisches Symptom des Parkinsonismus. Klin. Wschr. 4, Nr. 38. — SILK: Mental reactions in sequelae of epidemic encephalitis. Ann. clin. Med. 4, Nr. 2, 117 (1925). — STERN, F.: Über psych. Zwangsvorgänge usw. Arch. f. Psychiatr. 81, 522. — STERTZ: Über psychomotorische Aphasie und Apraxie. Ebenda 68, 539 (1925).

v. THURZO und KATONA: Über die BENEDEKsche Klazomanie und die CLIMENCosche Palilalie als postencephalitische Hyperkinese. Dtsch. Z. Nervenheilk. 98, 278.

VEILLET: Sur une épidémie de névraxite épidémique à type excitomoteur spécial. Bull. Soc. méd. Hôp. Paris 42, Nr. 6, 239 (1926).

19. Die Veränderungen des Liquor cerebrospinalis.

BARRÉ, J. A.: Le liquide cephalo-rachidien dans l'encéphalite léthargique. Bull. méd. **1921**, Nr. 18. — BERGEL: Die Lymphocytose, ihre experimentelle Begründung und biologische Bedeutung. Berlin: Julius Springer 1921. — BOVERI: Le liquide cephalorachidien dans l'encéphalite épidémique. Sitzgsber. Presse méd. **1920**, 469.

DAVIS and KRAUS: The colloidal gold curve in epidemic encephalitis. Amer. J. med. Sc. **161**, 109 (1921). — DOPTER: Zuckergehalt des Liquors bei Encephalitis epidemica. Bull. Acad. Méd. **83**, 203 (1920). — DUHOT et CRAMPON: Encéphalite épidémique et réaction de BORDET-WASSERMANN. Bull. Soc. méd. **37**, Nr. 14, 587.

ESKUCHEN: Der Liquor cerebrospinalis bei Encephalitis epidemica. Z. Neur. **76** (1922).

FINDLAY and SHISKIN: Epidemic encephalitis in childhood with special reference to the changes in the cerebrospinal fluid. Glasgow med. J. **95**, 18 (1921). — FOSTER and COCKRELL: Cerebrospinal fluid in encephalitis lethargica. Amer. J. med. Sci. **167**, Nr. 5. — FRITZSCHE, R.: Über die Ergebnisse der Lumbalpunktion bei Encephalitis lethargica (Encephalitis epidemica). Schweiz. med. Wschr. **1920**, Nr. 45 u. 46.

GROSS, K. und PAPPENHEIM: Zur Frage der durch die Grippe verursachten Nervenschädigungen mit Berücksichtigung des Liquorbefundes. Wien. klin. Wschr. **1919**, Nr. 15, 396. — GUILLAIN et LÉCHELLE: La réaction de benjoin colloidale avec le liquide ceph.-rachid. dans l'encéphale léthargique. Soc. de neurol. de Paris 6. I. 1921. Sitzgsber. Revue neur. **1921**, Nr. 1.

HALLIDAY: The spinal fluid sugar in epidemic encephalitis. Quart. J. Med. **18**, 300. 1925.

KISS: Die Colloidalchemie der Rückenmarksflüssigkeit. Dtsch. Z. Nervenheilk. **98**, 227. — KLAUBER: Postencephalitische Störungen der Liquorzirkulation und Liquorresorption. Z. Neur. **97**, 266. — KRAUS and PARDEE: The serology of the spinal fluid and blood. Arch. of Neur. **5**, 710 (1921).

LÉCHELLE et ALAJOUANINE: Hémorrhagie méningée etc. Bull. Soc. méd. Hôp. Paris **68** (1927). — LORENZ: Seltene Liquorbefunde bei Encephalitis epidemica. Münch. med. Wschr. **1923**, 1018.

v. METTENHEIM: Encephalitis epidemica im Kindesalter. Erg. Med. **9**.

NEEL, AXEL: On atypical and masked forms of encephalitis epidemica (lethargica) on the basis of about 125 cases. J. nerv. Dis. **63**, 2 (1926). — NETTER: Lymphocytose rachidienne. Acad. Méd. 20. I. 1920. — La lymphocytose dans le liquide cephalorachidien. Bull. Soc. méd. Hôp. Paris 23. I. 1920. — Variations de taux des lymphocytes du liquide cephalorachidien. Acad. Méd. 3. II. 1920. — Evolutions de la lymphocytose dans le liquide cerebrorachidien. Bull. Soc. méd. Hôp. Paris 6. II. 1920. — Troubles oculaires glucorachie etc. Ebenda 13. II. 1920.

PLAUT: Z. Neur. Ref. **21**.

STERN und POENSGEN: Colloidchemische Untersuchungen im Liquor cerebrospinalis. Berl. klin. Wschr. **1920**, Nr. 12 u. 13. — Der Wert der Mastixreaktion unter den Colloidreaktionen des Liquor cerebrospinalis. Ebenda **1920**, Nr. 27.

THALHIMER and UPDEGRAFF: The sugar-content of the blood a. spinal fluid in epidemic encephalitis. Arch. of Neur. **8**, H. 15. — TURETTINI et PIOTROWSKY: La ponction lombaire dans l'encéphalite épidémique. Rev. méd. Suisse rom. **1920**, Nr. 5.

WIECHMANN und DOMINIK: Vergleichende Untersuchungen über Aminosäuregehalt von Blutplasma und Liquor cerebrospinalis. Dtsch. Arch. klin. Med. **153**, 1.

20. Allgemeinveränderungen des Organismus und Stoffwechselstörungen bei akuter und chronischer Encephalitis (s. auch 14).

ADLER, EDMUND: Blasenbildung der Haut bei Encephalitis epidemica. Arch. f. Dermat. **146**, 86. — ALPERN und LEITES: Die Blutfermente bei der epidemischen Encephalitis. Z. Neur. **94**, 35. — APPELRATH: Steigerung der Hautempfindlichkeit für Röntgenstrahlen bei Encephalitis lethargica. Strahlentherapie **18**, 593.

BALÓ: Ref. Zbl. Neur. **41**. — Encephalitis epidemica und Gesamtorganismus. Frankf. Z. Path. **30**, 512. — BERGER und UNTERSTEINER: Morphologische und serologische Blutuntersuchungen im akuten und chronischen Stadium der Encephalitis epidemica. Wien.

Arch. inn. Med. 9, 1. — VAN BOGAERT: Encéphalite léthargique avec syndrôme respiratoire et hépatique. J. de Neur. 1924, Nr. 1. — Le metabolisme basal dans les syndrômes post-encéphalitiques. Ann. Méd. 15, Nr. 5. — BREMER, F. W.: Über die Unterempfindlichkeit gegenüber Atropin bei den chronisch-amyostatischen Encephalitiskranken. Dtsch. Arch. klin. Med. 149, H. 3—5 (1925). — BÜCHLER: Vasomotorisch-trophische Störungen bei epidemischer Encephalitis. Klin. Wschr. 1925, Nr. 31. — Leberfunktionsstörungen bei Geistes- und Nervenkranken. Arch. f. Psychiatr. 73, 610. — BUSCAINO: Patogenesi delle sindrome amiostatiche postencefalitiche. Giorn. Clin. med. 1924, H. 1, Nr. 41. — Sostanze basiche svelato nell'orine umane ecc. Note Psichiatr. 1923, Nr. 1. — Sostanze basiche tossiche-ammine a nucleo immidazolico presenti nelle orine di neuro- e psicopatice. Riv. Pat. nerv. 27, H. 1—4 (1922). — Lesioni provocate dell'istammina nei centri nervosi del coniglio ecc. Ebenda 27, H. 11—12.

DECHAUME et SÉDAILLANE: Encéphalitique épidémique et syndrôme hémorrhagique. J. Méd. Lyon 1924, 365. — DERJABIN: Über den Zustand des vegetativen Nervensystems beim Ablauf der epidemischen Encephalitis. Med.-biol. Ž. (russ.) 2, H. 3, 41 (1926). Ref. — DRESEL und LEWY, F. H.: Die WIDALsche Leberfunktionsprüfung bei Paralysis-agitans-Kranken. Z. exper. Med. 26, 87.

v. FEJÉR und HETÉNY: Untersuchungen über den Zuckerstoffwechsel bei der chronischen Encephalitis. Ebenda. 55, 143.

GOTTSCHALK und v. HOESSLIN: Über den intermediären Kohlehydratstoffwechsel bei Erkrankungen des strio-pallidären Systems. Med. Klin. 1922, H. 41, 1312.

JAKOBI: Alimentäre Galaktosurie und Lävulosurie usw. Arch. f. Psychiatr. 69, 368. — JUSTSCHENKO: Zur Biologie der Encephalitis epidemica chron. Z. Neur. 106.

KASANIN and GRABFIELD: Blood-sugar curves on epidemic encephalitis. Arch. int. Med. 37, 102. — KUTTNER: Skleremartige Hauterkrankungen im Verlauf einer Encephalitis-Erkrankung bei einem Säugling. Z. Kinderheilk. 36, 291.

LAMMERSMANN: Über einen Fall von großen trophischen Ulcerationen im Gefolge von Encephalitis lethargica. Dermat. Z. 47, 58. — LEYSER: Klinische Bemerkungen zur Frage der Rolle der Leber bei Geistes- und Nervenkrankheiten. Arch. f. Psychiatr. 68. — LORENZ und BERGER: Die Blutkörperchensenkungsreaktion bei Encephalitis lethargica. Dtsch. med. Wschr. 1924, 752. — LUMB: Two cases of encephalitis lethargica with scarlatinal desquamation. Lancet 14, 205 (1913).

MACLEAN and DE WESSELOW: Quart. J. Med. 14, 103 (1921). — Mc COWAN, HARRIS and MANN: Blood-sugar studies in encephalitis lethargica. Lancet 1920, Nr. 16. — MEYER-BISCH und STERN, F.: Über Leberfunktionsstörungen bei epidemischer Encephalitis. Z. klin. Med. 96, 328. — MODEL und WOLF: Zur Frage über den Blutbefund bei epidemischer Encephalitis. Dtsch. Z. Nervenheilk. 86, 113. — MOURGUE: Le syndrôme clinique de la rigidité etc. Schweiz. Arch. Neur. 11, H. 2, 1.

NACCARATI: Vegetative disturbances in postencephalitic syndrômes. J. nerv. Dis. 63, 218. — NEUSTADT: Über Leberfunktionsprüfungen bei Katatonie usw. Arch. f. Psychiatr. 74, 740 (1925). (Literatur!) — NETTER: Altération des glandes salivaires dans l'encéphalite. Acad. Méd., 25. Juli 1922.

OTTONELLO: Funzionalità epatica nel parkinsonismo postencefalitico. La Diagnosi 4, H. 27—29, 1427 (1924). (Literatur!)

RAPHAEL, SEARLE and FERGUSON: The amyostatic syndrome etc. Blood-sugar tolerance studies. Arch. of Neur. 15, 103. — RUNGE und HAGEMANN: Über Leberfunktionsstörungen beim akinetisch-hypertonischen Syndrom der Encephalitis. Arch. f. Psychiatr. 72, H. 1, 114.

SCHARGORODSKY und SCHEIMANN: Leberfunktions- und Stoffwechselstörungen bei den chronischen Formen der epidemischen Encephalitis. Arch. f. Psychiatr. 81, H. 2. — SCHOENEMANN: Funktionsprüfungen innerer Organe bei Folgezuständen nach epidemischer Encephalitis. Z. Neur. 105, 175. — SCHIRMER: Über trophische Nagelveränderungen (multiple Panaritien) bei 1 Fall von Encephalitis epidemica. Schweiz. med. Wschr. 1924, 987. — SCHRÖDER, G.: Résultats expériment. de l'examen de la régulation ammoniacale de l'urine. Encéphale 1925, Nr. 3. — STERN, F. und MEYER-BISCH: Leberfunktionsstörungen bei epidemischer Encephalitis. Klin. Wschr. 1922, H. 31. — STERN-PIPER: Blutsenkungsgeschwindigkeit und postencephalitische Störungen. Z. Neur. 91, 633. — STEVENIN e

FERRARO: Riforma med. **1924**, 554. — SYLLABA et WEBER: Epreuve de l'hyperglycémie adrénalique etc. Revue neur. **1926**, Nr. 6.

TKATSCHEW und AXENOW: Zuckerstoffwechsel bei epidemischer Encephalitis und Paralysis agitans. Z. Neur. **104**, 391.

WOLLHEIM: Über die vegetativen Störungen bei Encephalitis epidemica. Z. klin. Med. **104**, 94.

LEDOUX et TEOBALD: L'encéphalite hyperthermique prolongée. J. Méd. Lyon **1925**, 281.

21. Prognose und Verlauf. S. auch Abschnitt 2.

BING und STAEHELIN: Katamnestische Erhebungen zur Prognose der verschiedenen Formen von Encephalitis epidemica. Schweiz. med. Wschr. **1922**, 142.

CRAMER: Les formes somnolentes et insomniques de l'encéphalite épidémique. Rev. méd. Suisse rom. **1920**, Nr. 5.

DENNIG und v. PHILIPPSBORN: Über die Prognose der Encephalitis epidemica. Dtsch. med. Wschr. **1923**, 142. — DENNIG und VOELLM: Untersuchungen über die Prognose der chronischen Encephalitis epidemica. Arch. klin. Med. **155**, 257 (1927). — DUNCAN: The sequelae of Encephalitis lethargica. Brain **47**, 76.

GROSSMAN: Late results in epidemic encephalitis. Arch. of Neur. **5**, Nr. 5, 580. — Sequelae of acute epidemic encephalitis. A study of ninetytwo cases from one to three years after recovery. J. amer. med. Assoc. **78**, 559 (1922).

HESS, F. O.: Über fortlaufende Beobachtungen bei unseren Encephalitis-Kranken. Münch. med. Wschr. **1924**, 6. — HOFF: Statistik der an der Klinik beobachteten Fälle von Encephalitis epidemica vom 1. I. 1916 bis 30. IV. 1923. Jb. Psychiatr. **43**, 83. — HOLTHUSEN und HOPMANN: Die Encephalitis lethargica mit besonderer Berücksichtigung der Spätzustände. Dtsch. Z. Nervenheilk. **72**, 101. — HOUSE: Sequelae of epidemic encephalitis. J. amer. med. Assoc. **79**, 211 (1922).

KENNEDY: The prognosis of sequelae of epidemic encephalite in children. Amer. J. Dis. Childr. **28**, 158.

MEDEA, E.: La prognosi di alcuni esiti dell'encefalite epidemica. Pensiero med. 30. XI. **1920**.

NAVILLE: Les sequelles de l'épidémie d'encéphalite de 1918 à 1921 à Genève. Etude de 54 cas. Rev. méd. Suisse rom. **43**, Nr. 1, 1—27 (1923). — NEAL, JACKSON and APPELBAUM: A study of 450 cases of epidemic encephalitis. Amer. J. med. Sci. **170**, 708 (1925).

ROBB: Epidemic encephalitis. The proportion of permanent recoveries. Brit. med. J. **1927**, 615.

SHRUBSALL: The sequelae of encephalitis lethargica. Brit. J. med. Psychol. **7**, 210. — STERN: Die Prognose der epidemischen Encephalitis. Med. germ.-hisp. **1924**.

22. Geschichte und Epidemiologie.

CROOKSHANK: Some epidemiol. problems. Encephalitis lethargica. Mil. Surgeon **59**, 439.

DEICHER: Über das Auftreten der epidemischen Encephalitis in Preußen in den Jahren 1919—1924. Veröff. Med. verw. **23**, H. 12.

EBAUGH: Two cases of acute epidemic encephalitis occurring in one family. Amer. J. Dis. Childr. **27**, 230. — EBSTEIN, ERICH: Beiträge zur Geschichte der Schlafsucht usw. Dtsch. Z. Nervenheilk. **72**. — ECONOMO: Considérations sur l'épidémiologie de l'encéphalite léthargique et sur ses differentes formes. Schweiz. Arch. Neur. **6**, H. 2, 276. (Mit Zusatzbemerkungen von C. v. MONAKOW.)

FASSBENDER, CHRISTIAN: Das epidemische Auftreten der Grippe und Encephalitis in Preußen im Jahre 1920 usw. Veröff. Med.verw. **13**, H. 8, 3. — FYFE: Encephalitis lethargica. An intensive outbreak in a small school. Lancet **204**, 379 (1923).

KAYSER-PETERSEN: Zur Geschichte der Gehirngrippe. Dtsch. Z. Nervenheilk. **78**, 272. — Geschichtliche Betrachtungen zur Frage der Grippeencephalitis und epidemischen Encephalitis. Münch. med. Wschr. **1921**, Nr. 36, 1137. — KAYSER-PETERSEN und SCHWAB: Die Epidemiologie der epidemischen Encephalitis in Deutschland während der Jahre 1918—1920 usw. Z. Hyg. **100**, 339.

Lévy, P. P.: Sur la contagion de l'encéphalite léthargique. Soc. med. des Hôp. Sitzgsber. Presse méd. 1920, Nr. 48.

Mc Nalty: The epidemiology of encephalitis lethargica. Lancet 208, 594.

Netter: La contagion dans l'encéphalite léthargique. Soc. méd. des Hôp., 16. VII. 1920. — Contagiosité de l'encéphalite léthargique. Bull. Acad. Med. 1920.

Stallybrass and Mc Neil: Multiple abortive cases of encephalitis lethargica. Lancet 207, 271. — Stiefler: Zur Frage der Kontagiosität der Encephalitis lethargica. Z. Neur. 74, 396. — Weitere Beobachtungen über die Kontagiosität der Encephalitis lethargica. Wien. klin. Wschr. 1924, 850.

23. Pathologische Anatomie der akuten Form.

Adolf, Mona und Spiegel: Zur Pathologie der epidemischen Encephalitis. Arb. neur. Inst. Wien 23, 36.

Bernhard und Simons: Zur Encephalitis lethargica. Neur. Zbl. 1919, Nr. 22. — Bill, E.: Über einen Fall von akuter multipler Sklerose, bedingt durch Entzündungsprozeß einer Encephalitis lethargica. Dtsch. Z. Nervenkrankh. 73, 261. — Buzzard and Greenfield: Lethargic encephalitis epidemica. Sequelae and morbid anatomy. Brain 1919, 305.

Creutzfeldt: Bericht über 12 histologisch untersuchte Fälle von Encephalitis epidemica. Z. Neur. Ref. 21, 366.

Dietrich: Sitzungsbericht der Rhein.-Westphäl. Gesellschaft für innere Medizin. Münch. med. Wschr. 1920, 45. — Dürck: Über Verkalkung von Hirngefäßen bei der akuten lethargischen Encephalitis. Z. Neur. 72, 175.

Eckel: Encephalitis acutissima. Jb. Psychiatr. 45, 7 (1926). — Economo: Monographie, l. c.

da Fano: The histopathology of epidemic encephalitis. Brit. med. J. 29. VI. 21. — The pathology of the central nervous system in an acute case of encephalitic presumably epidem. J. of Path. 1924, 27.

Gerlach, M.: Über Rückenmarksveränderungen bei Encephalitis lethargica. Berl. klin. Woschr. 1920, H. 25. — Globus and Strauss: A contribution to the pathology of the subacute epidemic encephalitis. Proc. N. Y. path. Soc. 21, 195 (1921). — Greenfield: The pathology of epidemic encephalitis. J. State Med. 1926, 697. — Gross, W.: Über Encephalitis. Virchows Arch. 242, 452. — Über Encephalitis epidemica. Z. Neur. 63, 299. — Grütter, M.: Epidemische Encephalitis. Versammlungsber. Zbl. Neur. 26, 114. — Über Encephalitis epidemica. Z. Neur. 72, 29. — Guiraud: Lésions des cellules nerveuses dans l'encéphalite léthargique. Encéphale 1923, 580.

Hassin: A note on the comparative histopathology of acute poliomyelitis and encephalitis epidem. Trans. amer. neur. Assoc. 1923, 335. — The contrast between the brainlaesions produced by lead and those caused by epidemic encephalitis. Arch. of Neur. 6, Nr. 3. — Häuptli, O.: Zur Histologie der Poliomyelitis acuta und der Encephalitis epidemica. Dtsch. Z. Nervenheilk. 79, 1. — Herxheimer, G.: Über die Anatomie der epidemischen Encephalitis. Berl. klin. Wschr. 1920, 49. — Herzog: Zur pathologischen Anatomie der epidemischen Encephalitis. Med. Ges. z. Leipzig. Sitzgsber. Münch. med. Wschr. 1921, 191. Dtsch. Z. Nervenheilk. 70, H. 4—6.

Jaffé, R.: Pathologisch-anatomische Untersuchungen über die Encephalitis lethargica mit bes. Berücksichtigung ihrer Stellung zur Grippe-Encephalitis. Med. Klin. 1920, H. 39.

Klarfeld: Einige allgemeine Betrachtungen zur Histologie des Zentralnervensystems auf Grund von Untersuchungen über die Encephalitis epidemica. Z. Neur. 77, 80.

Luzzatto e Rietti: Appunti clinici et anatomo pathologici sull'encefalite letargica. Atti Accad. Sci. med. e natur. Ferrara 1919/20. S.-A. — Contributo all'anatomia patologica dell'encefalite letargica. Sperimentale 1921, H. 1—3.

Marie, P. et Tretiakoff: Examen histopathol. des centres nerveuses dans deux cas de l'encéphalite épidémique. Presse méd. 18, 285. — Marinesco: Etude du système nerveux dans 4 cas de l'encéphalite épidémique. Revue neur. 1920, 156. — Marinescu Baloi: Über die pathologische Anatomie und Pathophysiologie der akuten epidemischen Encephalitis. Arch. f. Psychiatr. 76, 704. — Meleney, Henry E.: Degeneration granules in brains cells in epidemic encephalitis. Arch. of Neur. 5, 146 (1921). — MITTASCH: Über die pathologisch-anatomische Grundlage der Encephalitis epidemica lethargica und choreatica. Med. Klin. 1921, Nr. 5. — v. MONAKOW: Allgemeine Betrachtungen über die Encephalitismorphologie und -pathogenese. Schweiz. Arch. Neur. 10, 3. — MORSER: Epidemic encephalitis. Path. study cf 5 cases including two with myoclonia. Arch. of Neur. 9, 751. — MÜLLER, H.: Premier cas en Suisse avec autopsie de polio-encéphalite aigue. Korresp.bl. Schweiz. Ärzte 1919, Nr. 45.

OBERNDORFER: Über die Encephalitis lethargica und ihre Ätiologie. Münch. med. Wschr. 1920, Nr. 23.

PANSERA, GIUSEPPE: Contributo allo studio clinico ed anatomico patologico del encefalite letargica. Policlinico, sez. prat. 1920, 263. — PONTICACCIA, LUIGI: Reperti anatomo patologiche del encefalite letargica. Giorn. Clin. med. 1920, Nr. 6.

REICHELT, K. ERICH: Über die Entstehungsweise der Schlafsucht nach Grippe. (Encephalomyelitis epidemica.) Z. Neur. 78, 153. — RIZZI: Contributo allo studio anatomico patologico della encefalite letargica. Ebenda Nr. 4.

SALA, GUIDO: Sopra un reperto istopatologico relativa al ganglio ciliare in casi di cosid. encefalite letargica. Boll. Soc. med.-chir. Pavia 32, H. 1/2. — SCHOLZ: Über herdförmige protoplasmatische Gliawucherungen. Z. Neur. 79, 114. — SCHRÖDER, P.: Encephalitis und Myelitis. Zur Histologie der kleinzelligen Infiltration im Nervensystem. Mschr. Psychiatr. 43, 146. — SCHÜKRI und SPATZ: Über die anatomischen Veränderungen bei der menschlichen Lyssa und ihre Beziehung zu der Encephalitis epidemica. Z. Neur. 97, 627. — SIEGMUND: Zur pathologischen Anatomie der herrschenden Encephalitisepidemie. Berl. klin. Wschr. 1920, Nr. 22. — SMITH: Post mortem report on a case of encephalitis lethargica. Irish J. med. Sci. 1924, 395. — SPIEGEL, ERNST: Myelitis nach Grippe. Wien. klin. Wschr. 1920, Nr. 20. — SPILLER: Epidemic encephalitis with myelitis. Arch. of Neur. 7, 739 (1920). — STERN, F.: Die Pathologie der sog. Encephalitis lethargica. Arch. f. Psychiatr. 61, H. 3.

TOBLER: Pathologische Beiträge zur Kenntnis der akuten herdförmigen disseminierten, nicht eitrigen vorwiegend lymphocytären infektiösen toxischen epidemischen Encephal. Poliomyelitis. Schweiz. med. Wschr. 1920, H. 24. — TRETJAKOFF und BREMER: Encéphalite léthargique avec syndrôme park. Vérification anat. Presse méd. 1920, 469. Sitzgsber.

URECHIA: Dix cas d'encéphalite avec autopsie. Arch. internat. Neur. 2, 65 (1921).

WEIMANN: Über einen unter dem Bilde der LANDRYschen Paralyse verlaufenen Fall von Encephalitis epidemica. Mschr. Psychiatr. 50, 357. — Über das Vorkommen amyloider Substanz im Gehirn bei der epidemischen Encephalitis. Ebenda 51, 300. — Atypische Formen der akuten Encephalitis epidemica. Z. Neur. 99, 185. — v. WEIZSÄCKER: Ein ungewöhnlicher perakut verlaufender Fall von m. S. mit anatomischem Befunde. Mschr. Psychiatr. 49, S. 221. — WOHLWILL: Nicht eitrige Entzündungen des Zentralnervensystems. Spezielle Pathologie u. Therapie von KRAUS-BRUGSCH 10, II, 455.

24. Pathologische Anatomie der chronischen Encephalitis (inkl. anatomischer Leberveränderungen).

D'ANTONA e VEGNI: Reperto anatomico patologico in un caso dell'encefalite epidemica cronica. Policlinico, sez. med. 1922, 81.

BALO: Über Leberveränderungen im Lauf der epidemischen Encephalitis. Ref. Zbl. Neur. 41, 841. — BIELSCHOWSKY und HENNEBERG: Befunde bei encephalitischem Parkinsonismus. Berl. Ges. f. Psych. u. Nervenheilk. Sitzgsber. Ebenda 41, 351.

CLAUDE et SCHÄFFER: Syndrôme parkinson postencéphal. avec lésions cellulaires nigriques et pallidales sans gainite perivasculaire. Encéphale 1923, 85.

DA FANO and INGELBY: Histopathologic observation in an unsuspected case of chronic epidemic encephalitis in a young child. J. of Path. 27, 349 (1924).

GOLDSTEIN, KURT: Über anatomische Veränderungen bei postencephalitischem Parkinsonismus. Z. Neur. 76, 627. — GRAZIANI, ALDO: Contributo allo studio del connettivo epatico nelle sindromi postencefalitiche e in diversi altri stati morbosi. Note Psychiatr. 14, 263 (1926).

Hohman, L.: Pathologisch-anatomische Untersuchungen über encephalitischen Parkinsonismus. Arb. neur. Inst. Wien 27, 1 (1925). — Holzer: Z. Neur. 104.

Jakob, A.: Pathologische Anatomie des amyostatischen Symptomenkomplexes. Verh. Ges. dtsch. Nervenärzte in Braunschweig 1921. — Extrapyramidale Erkrankungen. Siehe Abschnitt 11.

König: Paralysis agitans sine agitatione auf dem Boden der epidemischen Encephalitis. Z. Neur. 75, 221. — Kufs: Zwei abnorme Fälle von Encephalitis epidemica. Ebenda 86, 619.

Lhermitte, Kraus and Bertillon: Mucin-like bodies in the central nervous systems in epidemic encephalitis. Arch. of neur. 12, 620. — de Lisi: Sull'anatomia patol. del parkinsonismo dell'encefalite epidemica. Note Psichiatr. 12, 169 (1924). — Anatomia patologica e patogenesi dell' encefalite epidemica cronica. Riv. Pat. nerv. 1925. — de Lisi e Businco: A proposito d'anatomia patologica e patogenesi dell'encefalite epidemica cronica. Ebenda 1925. — Lucksch und Spatz: Die Veränderungen im Zentralnervensystem bei Parkinsonismus in den Spätstadien der Encephalitis epidemica. Münch. med. Wschr. 1923, Nr. 40.

Marinescu-Baloi: Die anatomisch-pathologischen Veränderungen bei chronischepidemischer Encephalitis. Mschr. Psychiatr. 60, 320. — Mc Alpine: The pathology of the parkinsonsyndrom in epidemic encephalitis. Proc. roy. Soc. Med., sect. of Neur. 19, 12. — The pathology of the parkinsonsyndrom following epidemic encephalitis. Brain 46, 255. — Mc Kinley: Lesions in the brain of a patient with postencephalitic Paralysis agitans. Arch. of Neur. 9, 47. — Mc Kinley, Charnley, Gowan: Neuron distructions in postencephalitic Parkinsonismus. Ebenda 15, 1. — Meyer, A.: Zur pathologischen Anatomie der epidemischen Mesencephalitis im Kindesalter. Arch. f. Psychiatr. 80, 624.

Parwitzky, Pawljutschenko, Michejew: Zur Pathophys. und pathologischen Anatomie des postencephalitischen Parkinsonismus. Ebenda 82, 422. — Pedrinoni: La funzionalità epatica nell'encefalite letargica. Ref. Zbl. 42, 742. — Poppi: Zur Frage der Hirnveränderungen bei epidemisch-chronischer Encephalitis. Arb. neur. Inst. Wien 28, 111.

Rizzo: Lesioni istopatologiche del fegato nell'encefalite epidemica, specialmente nelle form croniche. Riv. Pat. nerv. 29, 60. — Rossi, O.: Cirrosi epatica, tipo Wilson in soggetto malato di sindrome cosidetta parkinsonsimile consecutica ad encefalite epidemica. Siena 1925. Sonderabdruck.

Samogyi: Beiträge zur Pathohistologie usw. Z. Neur. 93, 783. — Scholz: Zur klinischen und pathologischen Anatomie der chronischen Encephalitis epidemica. 1 Fall mit Parkinsonismus und schweren corticalen Sehstörungen. Ebenda 86, 533. — Spatz: Über Eisennachweis im Gehirn usw. Ebenda 77, 333. — Spielmeyer: Über chronische Encephalitis. Virchows Arch. 242, 479.

Tarrozzi: Reperto anatomico histologico in un caso di sindrome de parkinsonismo postencefalitica. Riv. sper. Freniatr. 1923, 3.

Westphal und Sioli: Klinische und anatomische Beiträge zur Lehre von der Wilson-Strümpellschen Pseudosklerose (Wilsonschen Krankheit), insbesondere über ihre Beziehungen zur Encephalitis epidemica. Arch. f. Neur. 66, H. 5 (1922). — Wilckens: Zur pathologischen Anatomie der Metencephalitis chronica mit psychischen Störungen. Z. Neur. 99, 139.

Urechia: Encéphalite épidémique avec parkinsonisme et accès transitoire psychomoteures. Bull. Soc. méd. Hôp. Paris 1922, 651.

25a. Herpesencephalitis und herpetiforme Encephalitis.

Achard: Pathogénie de l'herpès et du zona. Paris méd. 1924, 493.

Bastai und Busacca: L'infezione erpetica umana. Schweiz. Arch. Neur. 15, H. 2 u. 16, H. 1 (1925). — Blanc et Caminopetros: C. r. Soc. Biol. 84, 629, 767, 869 (1921). — Blanc, Caminopetros et Melanidi: Rech. expér. sur les virus salivaires. Ebenda 86. — Chauffard, Widal, P. Marie, de Lapersonne, L. Bernard et Netter: Sur l'étiologie et la prophylaxie de l'encéphalite léthargique; sa déclaration obligatoire. Acad. Méd. 8. III. 21. — Crofton: Encephalitis lethargica. Med. J. a. Rec. 122, 331.

Danila et Stroe: Recherches sur le virus de l'encéphalite léthargique. C. r. Soc. Biol. 88, Nr. 12 (1923). — Doerr: Ergebnisse der neueren experimentellen Forschungen über die Ätiologie des Herpes simplex und des Zoster. Zbl. Hautkrkh. 13, 15, 16. — Doerr und Berger: Die Beziehungen der Encephalitis epidemica zum Herpes febrilis und zur Influenza. Schweiz. med. Wschr. 1922, Nr. 35. — Doerr und Schnabel: Ebenda 1921, Nr. 20 und 24. — Doerr und Stern, F.: Referate über Herpesencephalitis. Zbl. Bakter. Abt. 1, Orig. 97, 76. — Doerr und Vöchting: Rev. gén. Ophthalm. 34 (1920). — Doerr und Zdansky: Kritisches und Experimentelles zur ätiologischen Erforschung des Herpes febrilis und der Encephalitis letharg:ca. Z. Hyg. 102 (1924). — Zur Ätiologie der Encephalitis epidemica. Schweiz. med. Wschr. 1923, 349.

da Fano: Herpetic meningoencephalitis. J. of Path. 26, 85 (1923). — da Fano and Perdrau: Chronic or subacute menigoencephalitis in the rabbit with some observations etc. J. of Path. 30, 67. — le Fèvre de Arric: C. r. Soc. Biol. 87, 785, 787, 1259 (1922); 88, 992, 1232 (1923). — Flexner und Amoss: Contributions to the pathology of experimental virus encephalitis. I. An exotic strain of encephalitogenic virus. J. exper. Med. 41, Nr. 2, 215 (1925). — II. Herpetic strains of encephalitogenic virus. Ebenda 253. — Ford and Amoss: Results of the injection of encephalitic spinal fluid into rabbits. Bull. Hopkins Hosp. 35, 20 (1924).

Gaviati, Ant.: Le dermatosi da virus filtrabili Sassari 1923. — Goodpasture: The axes-cylinders of periph. nerves as portals of entry in the central nervous system for the virus of herpes simplex etc. Amer. J. Path. 1, Nr. 1, 11 (1925). — The pathways of infection of the central nervous system. Ebenda 1, Nr. 1, 29 (1925). — Goodpasture and Teague: The transmission of the virus of herpes febrilis along sens. nerves etc. Proc. Soc. exper. Biol. a. Med. 20, Nr. 8 (1923). — Greenfield, J. Godwin: The pathology of epidemic encephalitis. J. ment. Sci. 73, Nr. 303 (1927). — Gunderson: Ein Fall von Myeloencephalitis epidemica mit ausgebreitetem Herpes-Zosterausschlag. Ref. Zbl. Neur. 42, 658.

Jahnel: Die Ätiologie der epidemischen Encephalitis. Z. Neur. 99, 253. — Jahnel und Illert: Liquorbefunde bei der experimentellen Herpesencephalitis des Kaninchens. Klin. Wschr. 1923, Nr. 14.

Kuttner: Pathologisch-anatomische Untersuchungen zur Verwandtschaft des menschlichen mit dem Tierherpes-, Kling- und Staupevirus. Z. Neur. 105, 182.

Lauda: Zur Kenntnis der experimentellen Encephalitis epidemica. Ein histologischer Beitrag. Z. Hyg. 101, 424. — Lauda und Luger: Klinik und Ätiologie der herpetischen Manifestationen (Herpes simplex). Erg. inn. Med. 30, 377. — Levaditi: Comparaison entre les divers ultravirus neurotropes etc. C. r. Soc. Biol. 85, 425. — Le problème étiol. de l'encéphalie épidémique dans ses rapports avec l'herpès. Paris méd. 1925, 97. — Nouvelles recherches sur l'étiologie de l'encéphalite dans ses rapports avec l'herpes. Ebenda 1925, 573. — Bull. Inst. Pasteur 19, 289 (1921). — Levaditi et Harvier: Recherches expér. sur l'encéphalite épidémique. C. r. Soc. Biol. 84, 300 (1921). — Levaditi, Harvier et Nicolau: Conception étiol. de l'encéphalite épidémique. Ebenda 85, 213 (1921). — Levaditi et Nicolau: Herpès et encéphalite. C. r. Soc. Biol. 87, 496 (1922). Ebenda 1102. — Levaditi, Nicolau et Schoen: L'étiologie de l'encéphalite épizoot. du lapin dans ses rapports avec l'étude expérim. de l'encéphalite léthargique. Ann. Inst. Pasteur 38, Nr. 8 (1924). — Löwenthal, W.: Einige Herpesbeobachtungen. Klin. Wschr. 1927, 1899. — Luger und Lauda: Zur Ätiologie des Herpes febrilis. Z. exper. Med. 24, 289. — Zur Kenntnis des Encephalitisvirus und über dessen Beziehungen zum Herpes simplex. Ebenda 39, 1 (1924). — Ungelöste Probleme und aktuelle Fragen auf dem Gebiete der Pathologie des Herpes. Wien. klin. Wschr. 1925, Nr. 1. — Luger, Lauda und Silberstein: Das Krankheitsbild der experimentellen herpetischen Allgemeininfektion des Kaninchens. Z. Hyg. 94, 200 (1921).

Mariani, G.: Experimentelle Untersuchungen und kritische Erwägungen über die Ätiologie der Herpeserkrankungen. Arch. f. Dermat. 147, 259 (1924). — Marinesco et Draganesco: Recherches expérim. sur la névraxite herpétique du lapin. C. r. Soc. Biol. 88, 894 (1923).

Parker: The lack of identity between the virus of herpes and encephalitis lethargica. J. med. Res. 44, 289 (1924). — Perdrau: The virus of encephalitis lethargica. Brit. J.

exper. Path. 1925, 123. — Herpetic diseases. Brit. J. Dermat. 39, Nr. 1, 1. — Pette: Experimentelle Untersuchungen zur Frage der Wanderung ultravisibler Vira im Zentralnervensystem. Vortragsber. Zbl. Neur. 44, 793. — Über die Beziehungen des Erregers der Encephalitis epidemica zum Virus des Herpes simplex vom klinischen, anatomischen und experimentellen Standpunkt aus. Med. Klin. 1926, Nr. 15, 573.

Ravaut et Rabaud: Sur la virulence du liqu. cephalo-rach. de malades atteints d'herpès génital. C. r. Soc. Biol. 85, 432 (1921).

Schnabel: Die Ätiologie der Encephalitis epidemica. Klin. Wschr. 1923, Nr. 10. — Weitere Beiträge zu der von Doerr und Schnabel experimentell gestützten Hypothese von der Identität des Herpes- und Encephalitisepidemica-Virus. Wien. klin Wschr. 1923, Nr. 5. — Steiner, G.: Experimenteller Beitrag zum Aufsatz von P. György und zur Frage der Herpesencephalitis überhaupt. Klin. Wschr. 1925, Nr. 19. — Steiner und v. Stähr: Über Herpesencephalitis beim Kaninchen. Sitzgsber. Arch. f. Psychiatr. 69, H. 5 (1923). — Szymanowsky und Zylberlast-Zand: Brain 46, 14 (1924).

Teissier, Gastinel et Reilly: L'inoculabilité de l'herpès chez les encéphal. Bull. méd. 37, Nr. 11 (1923). — Truffi: Encefalite nel coniglio da inoculazione della cornea di liquido di vesicole d'herpes zoster. Pathologica 14, 565 (1922).

Veratti e Sala: Sulla infezione erpetica sperim. nel coniglio. Boll. Soc. med.-chir. Pavia 36, H. 4 u. 6 (1923).

Zdansky: Zur pathologischen Anatomie der durch das Herpesencephalitis-Virus erzeugten Kaninchenencephalitis. Frankf. Z. Path. 29, 207.

Zinzer and Fei-Fan-Tang: Immunilogical studies of Herpes-Encephalitis. J. exper. Med. 44.

25b. Ätiologie. Spontanencephalitis der Tiere und Encephalitis mit Kling-Virus.

Auriot et Flye Sainte Marie: Virus de l'encéphalite épidémique et virus de l'herpès. Contrib. à l'étude expér. C. r. Soc. Biol. 91, 46 (1924).

Bonfiglio: Reperti del liquore in conigli normali. Policlinico, sez. prat. 1923, 825. — Bull: The pathol. effects of streptococci from cases of poliom. and other sources. J. exper. Med. 1917, 557.

Cowdry: The geographical distribution of spontaneous encephalitis in rabbits. J. exper. Med. 43, Nr. 6 (1926). — Cowdry and Nicholson: Meningo-encephalitic lesions and protozoan-like parasites. J. amer. med. Assoc. 1924, 545.

Doerr und Zdansky: Zur Ätiologie der Encephalitis epidemica. Schweiz. med. Wschr. 1923, 349. — Weitere parasitologische Befunde im Gehirn von Kaninchen. Ebenda 1923, 1189. — Parasitologische Befunde im Gehirn von Kaninchen, welche zu Encephalitisversuchen gedient hatten. Z. Hyg. 101, 239 (1923).

da Fano: Spontaneous and experimental Encephalitis in rabbits. Med. Sci. 10, 355 (1924).

Illert und Jahnel: Über Liquorbefunde bei spontaner Kaninchenencephalitis. Klin. Wschr. 1924, 790. — Jahnel und Illert: Kritische Untersuchungen zur Ätiologie der epidemischen Encephalitis. Klin. Wschr. 1923, 641.

Kling: Encephalitis epidemica. Wien. Arch. inn. Med. 6 (1923). — Ätiologie und Epidemiologie der epidemischen Encephalitis. Acta Soc. med. sued. 52 (1926). — Kling, Davide und Liljenquist: Etiologie et épidémiologie de l'encéphalite léthargique. C. r. Soc. Biol. 84, 815 (1921). — Présence du virus encephalitique dans le liquor cephalo-rach. Ebenda 85, 823 (1921). — L'encéphalite épidémique chez le lapin. Ebenda 85, 1182, 1186, (1921); 86, 75, 77, 79 (1922). — Nouvelles investigations sur la prétendue relation entre le virus encéphalitique et le virus herpétique. Ebenda 87, 1179 (1922). — a) L'encéphalite épidémique expér. et l'encéphalite spontanée du lapin. b) Sur la nature du virus encéphalitique isolé en Suède. c) Recherches sur le virus encéphalitique de Levaditi-Harvier. Ebenda 90, 507/518 (1924).

Levaditi, Nicolau et Schoen: L'agent étiologique de l'encéphalite épizootique du lapin. (Encephalitozoon cuniculi.) C. r. Soc. Biol. 89, 984 (1923). — Nouvelles données sur l'encephalitozoon cuniculi. Ebenda 89, 1157 (1923). — Levaditi et Nicolau: Encéphalite du lapin. Ebenda 98, 775 (1923). — Levaditi, Nicolau et Schoen: L'étiologie de l'encéphalite. C. r. Acad. Sci. 177, Nr. 20 (1923). — Lewy, F. H. und Kantorowicz: Encephalitis lethargica und Hundestaupe. Klin. Wschr. 1925, Nr. 26. — Lucke: Spontaneous cerebral lesions in monkeys. Arch. of Neur. 10, 212 (1923).

Oliver: Spontaneous chronic. meningo-encephalitis in rabbits. J. inf. Dis. 1922, 91. — Arch. of Neur. 11, 321 (1924). — Ottolenghi: Ref. Zbl. Neur. 41, 60.

Pette: Spontan auftretende encephalitische Erkrankung. Klin. Wschr. 1925, N. 6, 7.— Über die nach intratesticularer Verimpfung usw. Ebenda 1925, Nr. 25.

Thalhimer: Epidemic encephalitis. Cultural and experim. studies. Arch. of Neur. 5, 113 (1921). — Epidemic encephalitis etc. II. Mitt. Ebenda 8, Nr. 3, 286 (1922). Twort: Encephalomyelitis of rabbits. Vet. J. 1922, 194 (zit. bei da Fano).

Verratti e Sala: A proposito di un virus encefalitico di Kling. Boll. Soc. med.-chir. Pavia 36, H. 1, 1 (1924).

Wright and Craighaid: Infectious motor. paralysis in young rabbits. J. exper. Med. 36, 135.

25c. Arbeiten über Übertragungsversuche epid. Encephalitis mit nicht herpetiformem Virus (außer Granulomencephalitis).

Streptokokkenencephalitis und andere Erregerbefunde beim Menschen.

Barbanti: Osservazioni sulla reazioni proliferative cellulare interstiziali del tessuto nervosa alla iniezione locale di tossine bacteriche. Boll. Soc. med.-chir. Modena. Ref. Zbl. Neur. 35, 378. — Bastai: Ricerche sulla etiol. della encefalite epidemica cc. Arch. Sci. med. 44. Ref. Zbl. Neur. 28, 531. — Bessemans et van Boeckel: Recherches expérim. sur l'encéphalite léthargique en Belgique. Essais microscop. et culturaux. C. r. Soc. Biol. 88, Nr. 16 (1923). — Recherches expériment. sur l'encéphalite léthargique en Belgique. Inoculation aux animaux. Ebenda 89, Nr. 20 (1923). — Burckhardt, Jean Louis: Neue Untersuchungen über die Ätiologie der Influenza und der Encephalitica epidemica (lethargica). Schweiz. med. Wschr. 1921, Nr. 33 (Sammelreferat!).

Dewes: Klinische Beobachtungen bei Encephalitis epidemica. Med. Klin. 17, Nr. 3, 74 (1921).

Economo: Die Encephalitis lethargica. Jb. Psychiatr. 38, 253 (1917).

Flexner, S.: Epidemische Encephalitis and allied conditions. J. amer. med. Assoc. 81, 1188 (1923).

Gabri, G.: Ricerche batteriologiche sopra tre casi di encefalite letargica. Policlinico, sez. prat. 1920, H. 4.

Hilgermann, Lauxen und Shaw: Bakteriologische und klinische Untersuchungsergebnisse bei Encephalitis lethargica. Protozoen als Erreger. Med. Klin. 1920, H. 6.

Koritschoner: Zur Kenntnis der Encephalitis. Virchows Arch. 255, 172.

Loewe et Strauss: Etudes expér. sur l'encéphalite épidémique. C. r. Soc. Biol. 85, Nr. 20. — Loewe, Hirschfeld and Strauss: Studies in epidemic encephalitis. J. inf. Dis. 1919, 378. — Löwenthal, Waldemar: Bakteriologischer Befund bei Encephalitis lethargica. Dtsch. med. Wschr. 1920, Nr. 11.

Manteufel: Bakteriologischer Befund bei der Leichenuntersuchung eines Falles von Encephalitis lethargica. Wien. klin. Wschr. 1920, H. 39. — Mantovani: Ricerche sull' eziologia dell' encefalite lethargica. Policlinico, sez. prat. 192, 121. — Mc Intosh: The diagnostic value of rabbit inoculation in encephalitis lethargica. Amer. J. exper. Path. 4, Nr. 1, 34 (1923). — Mc Intosh and Turnbull: Experimental transmission of encephalitis lethargica to a monkey. Brit. J. exper. Path. 1, 89 u. 257 (1920).

Neustaedter: A diagnostic criterion and serum ther. in encephalitis lethargica. N. Y. med. J. 117, Nr. 6 (1923). — Neustaedter, Hala and Banzhaf: A further contribution to the study of epidemic encephalitis in its relation to poliomyelitis. N. Y. State J. Med. 24, 1 (1924).

Ottolenghi, d'Antona e Tonietti: Policlinico 27, 1050.

Rosenow: Further studies on the etiology of the epidemic hiccup (singultus) and its relation to encephalitis. Arch. of Neur. 15, 712 (1926). — Streptococci in relation to etiology of epidemic encephalitis. J. inf. Dis. 34, 329 (1924). — Exper. studies on the etiology of encephalitis. J. amer. med. Assoc. 79, 443 (1923). Rosenow and Jackson: Microscopic demonstration of bact. in the lesions of epidemic encephalitis. J. inf Dis. 32, Nr. 2 (1923).

SITTMANN: Sitzgsber. Münch. med. Wschr. 1920, Nr. 16.

TAROZZI: Sulla encefalite non suppurativa la cosidetta encefalite letargica. Pathologica (Genova) 14, 477 (1922).

VOLPINO e RACCHIUSA: Influenza ed encefalite sperimentale amicrobica. Ann. Igiene 1923, Nr. 4.

WANNER: Sur l'encéphalite épidémica. Schweiz. med. Wschr. 1926, 767. — v. WIESNER: Die Ätiologie der Encephalitis lethargica. Wien. klin. Wschr. 1917, Nr. 30.

25d. Ätiologie. Andere Experimentalencephalitiden.

FUCHS, A.: Experimentelle Encephalitis. Münch. med. Wschr. 1921, Nr. 16.

HAYDEN und SILBERSTEIN: Über die Infektion des Zentralnervensystems und seiner Häute. Z. exper. Med. 44, 436.

JAKOB und WEYGANDT: Mitteilungen über experimentelle Syphilis des Nervensystems. Münch. med. Wschr. 1913, Nr. 37.

LEVADITI et NICOLAU: Encéphalite neurovaccinale spontanée. C. r. Soc. Biol. 88, Nr. 8, 571. — LEWY, F. H. und Tiefenbach: Experimentelle Manganperoxyd-Encephalitis. Z. Neur. 71, 303.

PLAUT und MULZER: Der tierexperimentelle Nachweis der Syphilisspirochäte im Nervensystem bei Encephalitis beim syphilitischen Kaninchen. Münch. med. Wschr. 1924, Nr. 1. — PLAUT, MULZER und NEUBURGER: Über die Frage der Impfencephalitis der Kaninchen und ihre Beziehungen zur Syphilis. Ebenda 1924, Nr. 51. — POLLAK, E.: Über experimentelle Encephalitis. Arb. neur. Inst. Wien 23, H. 2 (1921).

STEINER: Impfexperimente mit Spinalflüssigkeit von Syphilitikern. Z. Neur. 8, 478. Ref. — Zur Erzeugung und Histopathologie der experimentellen Syphilis des Zentralnervensystems beim Kaninchen. Neur. Zbl. 1914, 546. — SNESSAROFF und FINKELSTEIN: Zur Frage der experimentellen Syphilis des Nervensystems. Z. Neur. 84, 171.

WEYGANDT und JAKOB: Beitrag zur experimentellen Syphilis des Nervensystems. Ebenda 10, 45.

26. Pathogenese.

AMOSS and TAYLOR: J. exper. Med. 1917, 507. — AUERBACH: Ein Versuch zur Erklärung des epidemischen Auftretens der Encephalitis in den letzten Jahren. Dtsch. Z. Nervenheilk. 75, 165.

BECKER, GÖSTA: Beobachtungen über Konstitution und Pathogenese bei der sog. epidemischen Encephalitis. Z. Konstit.lehre 9, 573. — BENDER, WILLY: Meningitis durch Influenzabazillen. Zbl. Bakt. 87, H. 3. — BÉRIEL: Sur les formes actuelles de l'encéphalite épidémique. Bull. Soc. méd. Hôp. Paris 42, Nr. 9, 365 (1926). — BIELING und WEICHBRODT: Serologische Untersuchungen bei Grippe und Encephalitis epidemica. Dtsch. med. Wschr. 1920, Nr. 43. — BIERMER: Influenza. Handb. d. spez. Pathologie u. Therapie. Herausg. von R. VIRCHOW. Erlangen 1865. — BORGHERINI: Syndrômes tardives de l'encéphalite épidémique. Neurol. Neuropath. etc. 1925, 567 (Grippetoxine!). — BROWNING: Epidemic encephalitis. A common etiological factor and its importance in prevention. J. amer. med. Assoc. 85, 1394.

CANTANI, A.: Wirkung der Influenzabazillen auf das Nervensystem. Z. Hyg. 23, 265.

DIECKMANN, A.: Zur Pathogenese der Encephalitis lethargica und ihre Beziehungen zur Grippe. Virchows Arch. 233, 52.

FRAENKEL, E.: Über das Verhalten des Gehirns bei akuten Infektionskrankheiten. Virchows Arch. 194, Suppl. (1908). — FUCHS: Experimentelle Encephalitis. Wien. med. Wschr. 1921, Nr. 16. — FUCHS und POLLAK: Siehe Ätiologie 25d. — FÜRBRINGER, P.: Zur Kenntnis schwerorganischer Hirnleiden im Gefolge von Influenza. Dtsch. med. Wschr. 1892, Nr. 3.

GÉRONNE: Berl. klin. Wschr. 1920, Nr. 49. — GOLDFLAM: Ein Fall von Polioencephalitis superior, inferior und Poliomyelitis anterior nach Influenza mit tödlichem Ausgang, ein anderer aus unbekannter Ursache mit Übergang in Genesung. Neur. Zbl. 1891, Nr. 6 u. 7. — GREEFF: Influenza und Augenerkrankungen. Berl. klin. Wschr. 1890, 27.

JORGE: L'encéphalite léthargique et la grossesse. Paris méd. 11, 454.

KARVOUNIS: Zur Frage der Konstitution bei der Encephalitis epidemica und über placentäre Übertragungen. Inaug.-Diss. Halle 1926. — KIRSCHBAUM, W.: Über den Einfluß schwerer Leberschädigungen auf das Zentralnervensystem. Z. Neur. 77, H. 5; 78, H. 4/5. — KLAUBER: Postencephalitische Störungen der Liquorzirkulation usw. Z. Neur. 97, 266. — KÖNIGSDORF: Ein neuer Fall von akuter hämorrhagischer Encephalitis während der jetzigen Influenzaepidemie. Dtsch. med. Wschr. 1892, 182. — KOPMAN: Die pathologische Anatomie der Influenza. Virchows Arch. 228, 319.

LEICHTENSTERN: Influenza. Spez. Pathol. u. Therapie (NOTHNAGEL) 4, Teil 2, Abt. 1. Wien 1896. — LESCHKE: Lähmungen nach Grippe. Berl. klin. Wschr. 1920, 22. — LÖFFLER: Familiengeschichtliche Untersuchungen bei Encephalitis epidemica und ihre Folgezustände. Arch. f. Psych. 71, 393.

MARCUS: Die Influenza und das Nervensystem. Z. Neur. 54 und Berl. klin. Wschr. 1918, Nr. 48. — MARINESCO: L'encéphalite épidémique et la grossesse. Revue neur. 1921, 1055. — MASSINI: Influenza. Handb. d. inn. Med. (BERGMANN-STAEHELIN). 2. Aufl.

PETTE: Klinische und anatomische Betrachtungen zur Pathogenese der Folgezustände nach Encephalitis epidemica. Dtsch. Z. Nervenheilk. 87, 60. — Experimentelle Studien zur Frage der Wanderung ultravisibler Vira auf dem Nervenwege. Verh. Ges. dtsch. Nervenärzte 1926, 207. — PFEIFFER und HÜBSCHMANN: Influenza. Erg. Hyg. 5. — PFUHL: Bakt. Befunde bei schweren Erkrankungen des Nervensystems im Verlauf von Influenza. Berl. klin. Wschr. 1892, 39.

RENAUD et AUGER: L'évolution des syndrômes parkins. postencéphalitiques. Bull. Soc. méd. Hôp. Paris 41, Nr. 19, 820 (1925).

SALZMAN: Is encephalitis an infectious epidemic disease? Arch. of Neur. 14, 638. — SCHMIDT, JUL.: Akute, primäre, hämorrhagische Encephalitis. Dtsch. med. Wschr. 1892, 703. — SCHMORL: Pathologisch-anatomische Beobachtungen bei der jetzt herrschenden Influenzaepidemie. Ebenda 1918, 34. — SCHRÖDER und POPHAL: Encephalitis epidemica und Grippe. Med. Klin. 1921, 863. — SPATZ: Zur Pathogenese und Pathophysiologie der Encephalitis epidemica. Vortragsber. Zbl. Neur. 40, 120 (1925). — STERN, F.: Pathogenetische Probleme der Encephalitis. Klin. Wschr. 1923, 433. — STERN, F. und GROTE, A.: Bemerkungen über Konstitutionsfragen bei der epidemischen Encephalitis. Arch. f. Psychiatr. 75, 235.

TORNATOLA: Sulla polioencefalite da infeziona e da autointossicatione gastro-enterica. Policlinico, sez. prat. 1920, Nr. 27.

VILLINGER: Konstitutionelle Disposition zur Encephalitis epidemica. Münch. med. Wschr. 1921, 913.

WELTMANN: Die Beziehungen zwischen Leber und Nervensystem. Wien. med. Wschr. 1927, Nr. 25. — WESTPHAL und SIOLI: Klinischer und anatomischer Beitrag zur Lehre von der WESTPHAL-STRÜMPELLschen Pseudosklerose, insbesondere über Beziehungen derselben zur Encephalitis epidemica. Arch. f. Psychiatr. 66, 744. — WYNNE: Epidemic report. The Sheffield Outbreak of Encephalitis of 1924. London 1924. S.-A.

27. Abtrennung der epidemischen Encephalitis von anderen Encephalitiden.

ALBRECHT, O.: Zur Klinik und Therapie der Encephalomyelitis. Wien. klin. Wschr. 1927, 36.

BLANC et CAMINOPETROS: L'encéphalite vaccinale, existe-elle chez l'homme? Schweiz. med. Wschr. 1926, 131. — BASTIAANSE: Encephalitis nach Kuhpockenimpfung. Geneesk. gids. 3, H. 47, 1106 (1925). — BASTIAANSE, BIJL und TERBURGH: Postvaccinale Encephalitis. Nederl. Tijdschr. Geneesk. 70, H. 12, 1276 (1926). — BOENHEIM: Über nervöse Komplikationen spezifischer kindlicher Infektionskrankheiten. Erg. inn. Med. 28, 597. — BOUMAN: Encephalitis nach Kuhpockenimpfung. Sitzgsber. Zbl. Neur. 47, 805. — BOUMAN und BOK: Die Histopathologie der Encephalitis post vaccinationem. Ebenda 111, 495. — BROUWER: Vaccination, Encephalitis, Influenza. Nederl. Tijdschr. Geneesk. 1925, 2. Hälfte, 2773. — BROWN and SYMMERS: Acute serous encephalitis. Amer. J. Dis. Childr. 19, 174.

Cleland and Campbell: Nature of recent Australian epidemic of acute encephalitis myelitis. Med. J. Austral. 1919, Nr. 12. — The Australian epidemic of acute encephalomyelitis. A consideration of the lesion. J. nerv. Dis. 51, 137.

David and Dekester: Sur une épidémie acutelle paraissant se rattacher à une névraxite. Bull. Soc. méd. Hôp. Paris 1926, 75. — Dreyfus: Geheilte Myeloneuritis acutissima beim Kinde. Dtsch. med. Wschr. 53, H. 7, 270 (1927). — Duzar und Baló: Eine interessante Encephalitisepidemie in einer Säuglingsabteilung. Jb. Kinderheilk. 99, III. F.; 49, 209.

Epidemic Outbreak in Japan unidentified disease involving the central nervous system. China med. J. 39, 1.

Feldmann: Über Erkrankungen des Zentralnervensystems beim Fleckfieber. Arch. f. Psychiatr. 77, 357. — Fiedler: Vaccinationserkrankungen des Zentralnervensystems. Z. Kinderheilk. 42, 336.

Glanzmann: Die nervösen Komplikationen der Varicellen, Variola und Vaccine. Schweiz. med. Wschr. 1927, Nr. 7.

Herz: Gehäuftes Auftreten von Infektionspsychosen mit neurologischen und Liquorveränderungen. Klin. Wschr. 1926, Nr. 9. — Heymann: Vaccination und Encephalitis. Med. Welt 1927, 1322. — Higier: Zur Differentialdiagnose des akuten und chronischen Stadiums der sporadischen und epidemischen Encephalitis. Dtsch. med. Wschr. 1922, 1276. — Beiträge zur Kenntnis der selteneren Symptome und Arten der epidemischen Encephalitis lethargica. Z. Nervenheilk. 75, 250. — Horwit: Encephalitis as a complication of measles. Arch. of Pediatr. 31, 476.

Kaneko: On the epidemic encephalitis which occurred in Japan 1924. Jap. med. World 5, 337. — Kawakami: The path. histology of the brain and spinal cord of encephalitis epidemica in Japan 1924. Ebenda 6, 182. — Kollár, Irene: Über Vaccineencephalitis. Mschr. Kinderheilk. 39, 51 (1926). — Kraus und Takaki: Der Nachweis der neurotropen Virusarten mittels Komplementablenkung mit Koktoantigen. Wien. klin. Wschr. 1926, Nr. 22. — Zur Ätiologie der postvaccinalen Encephalitis. Med. Klin. 1925, 1872.

Levaditi, Nicolau et Bayarri: L'étiologie de l'encéphalite postvaccinale. Presse méd. 1927, 161. — Lucksch: Vaccineencephalitis. Med. Klin. 1925, 1377. — Über Vaccineencephalitis. Schweiz. med. Wschr. 1925, 897. — Blatternimpfung und Encephalitis. Med. Klin. 1924, 1170. — Gibt es beim Menschen eine Vaccineencephalitis? Z. Bakter., Abt. 1, 96, 309.

Meyerhofer-Grünbühl: Encephalitis nach Parotitis epidemica. Wien. klin. Wschr. 1924, 1165. — Morawetz, G.: Ein Fall von Fleckfieberencephalitis. Med. Klin. 1919, Nr. 26. — Moszeik: Encephalitis nach Fleckfieber. Ebenda 1920, Nr. 34.

Neal and Appelbaum: Encephalitis associated with measles. J. amer. med. Assoc. 88, 1552. — Neel: Über larvierte und atypische Fälle von Encephalitis epidemica usw. Z. Neur. 110, 422. — Netter: Les relations entre l'Encéphalite léthargique et la Maladie de Parkinson. Soc. de Neur. 3. VI. 1921. — Neustaedter, Hala and Banzhaf: A further contribution to the study of epidemic encephalitis in its relation to poliomyelitis. N. Y. State J. Med. 24, Nr. 1, 1 (1924). — Nishibe: Hist. path. of experim. epidemic encepalitis in rabbits etc. Sci. Rep. Gov. Inst. inf. Dis. 4 (1925). S.-A.

Omorokow: Die Kojewnikoffsche Epilepsie in Sibirien. Z. Neur. 107, 487.

Pette: Münch. med. Wschr. 1928, Nr. 5. — Vortragsbericht. Zbl. Neur. 46, 762.

Ravenna: Ref. Zbl. Neur. 45, H. 13. — Reder, Josef: Das Fleckfieber. Wien: Deuticke 1918. — Redlich: Ein Fall von Masernencephalitis. Z. Kinderheilk. 43, 178. — Redlich, Emil: Über ein gehäuftes Auftreten von Krankheitsfällen mit den Erscheinungen der Encephalomyelitis disseminata. Mschr. Psychiatr. 64, 152. — Rehsteiner: Erneutes Auftreten der Gerlierschen Krankheit. Schweiz. med. Wschr. 1925, 410. — Renaud: Remarques sur la fréquence et l'importance des lésions des oreilles et de l'encéphale dans les formes mortelles de la rougeole. Bull. Soc. méd. Hôp. Paris 38, Nr. 14, 693 (1922).

Scharnke: Über Variationen der Symptomatologie der Encephalitis epidemica. Verh. Ges. dtsch. Nervenärzte 1926, 280. — Stoss: Akute Encephalitis im Kindesalter eine selbständige Infektionskrankheit. Schweiz. med. Wschr. 1926, 758.

Takaki: Über das Virus der Encephalitis japon. Z. Immun.forschg 47, 456. — Takaki, Bones und Coreff: Die Komplementablenkung mit Koktoantigen als Methode zur Identifizierung und Differenzierung des filtrierbaren Virus. Ebenda 47, 431. — TURNBULL und MC INTOSH: Encephalomyelitis nach Vaccination. Brit. J. exper. Path. 7, Nr. 4, 181 (1926).

USCHIJAMA: Pathol. studies of epidemic encephalitis 1924 in Japan. Jap. med. World 1925, 345.

WINNIKOTT und GIBBS: Varicellaencephalitis und Vaccineencephalitis. Brit. J. Childr. Dis. 23, 170. — WOHLWILL: Über Masernencephalomyelitis. Zrtbl. Neur. 46, 560.

28. Diagnose und Differentialdiagnose.

BARKER, L. F.: Diagnostic criteria in epidemic encephalitis and encephalomyelitis. Arch. of Neur. 6, 173. — BASSOE: The diagnosis of epidemic encephalitis. J. amer. med. Assoc. 9, 47. — BOAS, KURT: Über pallidostriäre Symptome im Gefolge der Lues und Metalues. Arch. f. Psychiatr. 71 (1927). — BOSTRÖM: Ungewöhnliche Formen der epidemischen Encephalitis unter bes. Berücksichtigung hyperkinetischer Erscheinungen. Dtsch. Z. Nervenheilk. 68/69, 64. — BOUMAN und JANTZEN: De Diagnostiek der Encephalitis epidemica in De Algemeene Praktijk. Nederl. Tijdschr. Geneesk. 1925, Nr. 19. — BROCK, S. und MARGARETTEN, J.: Pyramidal and extrapyramidal system movement in encephalitis epidemica. Arch. of Neur. 8, 660 ff. — BRZEZICKI: Der Parkinsonismus symptomaticus. Arb. neur. Inst. Wien 30, 27.

CADWALADER, W. B.: The relation between poliomyelitis and epidemic (lethargic) encephalitis. Amer. J. med. Sci. 162, 872. — CLAUDE, SCHAEFFER et ALAJOUANINE: Un cas de tumeur cérébrale ayant simulé encéphalite léthargique. Paris méd. 1923, 337.

EBRIGHT, G. E.: Clinical differentiation of epidemic encephalitis, acute poliomyelitis, botulism and certain forms of food and drug poisoning. Amer. J. med. Sci. 164, 253.

FLOYD, ROLFE and JOHN TITCH LANDON: Conditions that simulate epidemic encephalitis with autopsy findings. Med. J. a. Rec. 126, Nr. 2, 68—72 (1927).

GEIGER, C. L.: The difficulty in making differential diagnosis between encephalitis lethargica and botulism. Publ. Health Rep. 36, 1663. — GORDON, A.: Epidemic encephalitis and syphilis. J. nerv. Dis. 1924, 251. — Parkinsonian syndromes in encephalitis lethargica and in paral. agit. Ebenda 60, 468. — GOUDSMID und RÜMKE: Über das akrodynische Syndrom. Dtsch. Z. Nervenheilk. 99, 225.

GERLIER: Une épidémie de vertige paralysant. Revue méd. Suisse rom. 1887, Nr. 1. — Le vertige paralysant en 1887. Ebenda 1888, Nr. 1.

HABERMAN: Encephalitis completa diagnosis and differential diagnosis. Med. Rec. 23.—30. Juli 1921. — HALLIDAY: Difficulties in the diagnosis of the acute phase of epidemic encephalitis in children. Lancet 1925, 763. — HASSIN and STONE: A case of epidemic (lethargique) encephalitis with a tremor typical of multiple sklerosis. J. nerv. Dis. 54, Nr. 6, 513—516 (1921). — HASSIN and WIEN: Case of acute Veronal poisoning simulating epidemic (lethargic) encephalitis. J. amer. med. Assoc. 75, 671 (1920). — HEINRICH, RICH.: Zur Differentialdiagnose zwischen Hirntumor und Encephalitis epidemica. Arch. f. Psychiatr. 78 (1926). (Literatur.) — HERZOG (Mainz): Zur Differentialdiagnose der Encephalitis epidemica. Berl. klin. Wschr. 1921, Nr. 10. — HIGIER: Zur Differentialdiagnose des akuten und chronischen Stadiums der sporadischen und epidemischen Encephalitis etc. Dtsch. med. Wschr. 1922, 1276. — HIRSCH, C.: Zur vergleichenden Pathologie der Encephalitis nebst kritischen Bemerkungen zur Encephalitis lethargica (epidemica) Diagnose. Berl. klin. Wschr. 1920, Nr. 26.

IBRAHIM: Encephalitis. Handb. d. Kinderheilk. 1923.

KAUDERS: Hysterische Zustandsbilder unter den klinischen Bildern des postencephalitischen Parkinsonismus. Med. Klin. 1923, 31. — KEHRER, F.: Erblichkeit und Nervenleiden. I. Teil. Monographien Neur. 50. Berlin 1928. — KEMKES und SAENGER: Über Encephalitis im Kindesalter. Msch. Kinderheilk. 1926. — KLUGE: Narkolepsie oder Encephalitis. Z. Neur. 110, 415. — KOEPCHEN: Zur Differentialdiagnose der Muskelstarre bei PARKINSONscher Krankheit und Parkinsonismus. Dtsch. med. Wschr. 1922, 1071.

DE LANGE: Über die Differentialdiagnose zwischen Encephalitis gripposa und Encephalitis epidemica acuta bei einem Kinde. Nederl. Mschr. Geneesk. 1926, Nr. 445. — LHERMITTE: Syndrôme de la calotte pedunculaire. Soc. de Neur. 10. XI. 1921. — LÖPER et FORESTIER: Ependymite suppurée du mesocéphale simulant l'encéphalite épidémique.

Bull. Soc. méd. Hôp. Paris 37. — LOEWE, LEO, and STRAUSS, ISRAEL: The diagnosis of epidemic encephalitis. J. amer. med. Assoc. 74, 1373 (1920). — LUZZATTO e RIETTI: Ricerche sulla deviazione del complemento nell' encefalite letargica. Giorn. Clin. med. 1, H. 6. MARTIN: Menigeal form of epidemic encephalitis. South. med. J. 18, 718. (Ref. Zbl. Neur. 42, 300). — MASSARI: Über Vortäuschungen chirurgischer Erkrankungen in der Bauchhöhle durch Encephalitis epidemica. Wien. klin. Wschr. 1920, Nr. 10. — MATTHES: Differentialdiagnose innerer Krankheiten. Berlin: Julius Springer 1927. — v. METTEN-HEIM: Encephalitis epidemica im Kindesalter. Erg. Med. 9. — MISASI: Osservazioni e ricerche sulla etiologia dell' encefalite epidemica e della malattia di HEINE-MEDIN. Atti del 11. congr. psychiatr. ital. 1925, 380. Ref. Zbl. Neur. 1925, 89. — MÖLLENHOFF: Über die diagnostische Verwertbarkeit intracutaner Liquorimpfungen bei Encephalitis epidemica. Z. Neur. 86, 262. — MONIZ: Myoclonies essentielles. Nouv. Icon. de la Salp. 26, 85 (1913).

NEUSTAEDTER, M.: A diagnostic criterion and serum therapy in lethargic encephalitis. N. Y. med. J. 117, 333.

PAULIAN et TOMOVICI: Sur une nouvelle méthode de diagnostic différentiel entre la maladie de PARKINSON et le parkinsonisme. Revue neur. 2, Nr. 2, 111—115 (1923).

RATHÉRY et BONNARD: Hémorrhagie méningée à type léthargique. Presse méd. 1920.— REILLY: Hitherto undescribed sign in diagnosis of lethargic encephalitis. J. amer. med. Assoc. 1920, 13. XI. — ROSENBERG, LESTER: Papilledema and the diagnosis of epidemic encephalitis. Amer. J. Dis. Childr. 34, Nr. 2, 198—206 (1927).

SELETZKI: Pseudosklerose, WILSONsche Krankheit und Encephalitis chronica disseminata. Arch. f. Psychiatr. 77, 704 (1926). — SOUQUES, BARUK et BERTRAND: Un cas de tumeur de l'infundibulum avec léthargie. Soc. de Neur. de Paris 3. III. 1926. — SPILLER: Narkolepsy occasionally a postencephalitic syndrome. J. amer. med. Assoc. 86, Nr. 10, 673—674 (1926). — STERN, F.: Differentialdiagnose und Therapie der chronischen Encephalitis. Z. ärztl. Fortbildg. 1926, Nr. 23. — STEVENSON: Epidemic encephalitis simulating acute surg. lesions of the abdomen. Brit. med. J. 1925, 68.

TRAUT: Zur Differentialdiagnose zwischen epidemischer Encephalitis und Hysterie. Inaug.-Diss. Göttingen 1925.

URBANTSCHITSCH: Wiederholtes Auftreten und Verschwinden der doppelseitigen Stauungspapille und linksseitigen Abducensparese im Anschluß an Grippe oder Encephalithis lethargica. Wien. klin. Wschr. 1920, 116.

WENDEROWIC, E.: Zur Symptomatologie und Diagnostik der epidemischen Encephalitis. Arch. f. Psychiatr. 70, H. 4, 427 (1924).

29. Soziale und forensische Bedeutung.

BERINGER: Auslösung eines neuen Encephalitisschubes durch körperliche Überanstrengung. Klin. Wschr. 1924, Nr. 45. — BRIAND, MARCELL: Les troubles mentaux de l'encéphalite épidémique au point de vue médico-légale. Bull. Acad. Méd. 86, Nr. 38, 286. — BEYER: Die Encephalitis epidemica in der Invalidenversicherung. Sitzgsber. Zbl. Neur. 29, 424.

DIETRICH, A.: Zur sozialen Bedeutung der Encephalitis epidemica. Z. gerichtl. Med. 3, 12 (1923).

HEINICKE: Zur Frage der Encephalitiker-Fürsorge. Psychiatr.-neur. Wschr. 99 (1925). — HÜBNER: Forensische Bedeutung der Encephalitis epidemica. Sitzgsber. Zbl. Neur. 32, 299.

JACOB, Ch.: Schwierigkeiten bei der Begutachtung von Spätzuständen der Encephalitis lethargica. Ärztl. Sachverst.ztg 1922, Nr. 12.

KÜRBITZ: Die Encephalitis epidemica und ihre forensische Bedeutung. Med. Welt 1927, Nr. 11.

PECORI: L'encefalite letargica a Roma. Ann. Igiene 1921, Nr. 1.

REID: Gerichtsärztliche Bedeutung der Folgezustände nach Encephalitis lethargica. Sitzgsber. Zbl. Neur. 49, 144. — ROGER: De la valeur médico-légale du syndrôme park. etc. Bull. Soc. méd. Hôp. Paris 38, Nr. 8, 409 (1922). — ROSSI: Les réactions méd. légales chez les encéphalitiques. Encéphale 1926, Nr. 5 u. 6.

STERN, F.: Dienstbeschädigungsfrage und epidemische Encephalitis. Arch. f. Psychiatr. 73, 246. — Die forensische Bedeutung der epidemischen Encephalitis. Ref. auf d. Vers.

dtsch. u. preuß. Medizinalbeamter 1924. Z. Med.beamte. Nov. 1924. — STIEFLER: Über die Begutachtung der Folgezustände nach Encephalitis lethargica bei Kriegsbeschädigten. Münch. med. Wschr. 1927, 1618. — Parkinsonismus und Selbstmord. Wien. klin. Wschr. 1923, 277. — SCHNEIDER, KARL: Die gegenwärtige praktische Bedeutung der Encephalitis epidemica. Fortschr. d. Med. 1926, Nr. 6. — SCHNIZER: Zusammenhang zwischen D. B. und Tod bei Encephalitis und Grippe. Ärztl. Sachverst.ztg. 1926, 305.

VILLINGER: Zur Begutachtung von Spätzuständen nach Encephalitis epidemica. Münch. med. Wschr. 1922, Nr. 45.

WIMMER: Contribution à la médicine légale de l'encéphalite épidémique chronique. Ann. méd.-psychol. 1924, Nr. 2.

30. Behandlung.

ADAM, ST.: Über günstige Erfolge von Schwefelinjektionen bei Spätencephalitis. Klin. Wschr. 1925, Nr. 38.

BENARD, MARCHAL et BUREAU: Encéphalite épidémique à forme choréique grave traitée par le salicylate de soude intraveineux. Bull. Soc. méd. Hôp. Paris 44, Nr. 2 (1925). — BILLIGHEIMER: Die Quecksilberbehandlung der Encephalitis lethargica. Klin. Wschr. 1923, 1215. — v. BOGAERT: Tentatives thérapeutiques dans l'encéphalite léthargique. J. de Neur. 25, 708. — BREMER, F. W.: Ein bemerkenswerter Heilungserfolg bei Encephalitis epidemica. Dtsch. med. Wschr. 1925, Nr. 28. — BUSS: Über die Behandlung der Encephalitis lethargica mit Trypaflavin. Ebenda. — BUSS und PELTZER: Über erfolgreiche Behandlung der Encephalitis mit Trypaflavin. Ebenda 1924, 1014.

CARNOT et BLAMOUTIER: Traitement de l'encéphalite épidémique par injections intraveineuses de salicylate de soude. Paris méd. 13, Nr. 8 (1823). — CHARLIER: Arch. Electr. méd. 20, 359 (1921). — CRAIG: The treatment of the Parkinsonian syndrome, following encephalitis by malaria. Lancet 213, Nr. 17 (1927).

DARDEL et GONET: Le traitement du parkins. postencéphalique. Revue méd. Suisse rom. 43, Nr. 10. — DATTNER: Über Behandlung der Encephalitis lethargica mit PREGLscher Jodlösung und Mirion. Wien. klin. Wschr. 1921, 351. — DUFOUR: Traitement de l'encéphalite épidémique. Bull. Soc. méd. Hôp. Paris 1924, 543.

ECONOMO: Über Encephalitis lethargica epidemica. Ihre Behandlung und ihre Nachkrankh. Wien. med. Wschr. 1921, Nr. 38.

FENDEL: Abortivverlauf eines Falles von Encephalitis lethargica nach intralumbaler Injektion von Grippeserum. Münch. med. Wschr. 1920, Nr. 12. — FREEMANN: Specific and nonspecific remedies in the treatment of encephalitis. J. amer. med. Assoc. 89, Nr. 16 (1927). — FRAENKEL: Dtsch. med. Wschr. 1923, 613.

GILBERT et TZANIK: Encéphalite léthargique. Traitement par le virus-vaccin encéphal. par voie intrarach. (Méthode de LEVADITI-POINCLOUX). Bull. Soc. méd. Hôp. Paris 1924, 541. — GIUGNI: Osservazioni cliniche sopra alcuni casi di encefalite letargica. Policlinico, sez. med. 27, 191 (1920). — GLESINGER: Zur Behandlung der akuten Encephalitis. Med. Klin. 1927, 127. — GROSS und METAXAS: Jb. Psychiatr. 43. — GRÜNEWALD: Erfahrungen mit Rekonvalenszentenserum bei Encephalitis epidemica. Dtsch. med. Wschr. 1920, Nr. 45. — HEINICKE: Zur Therapie und Prognose der akuten und chronischen Encephalitis epidemica. Münch. med. Wschr. 1926, 1647. — HELMHOLZ, HENRY and ROSENOW: Three cases of acute encephalitis treated with specific serum. J. amer. med. Assoc. 79, Nr. 25 (1922).— HERRICK: Treatment of the meningeal form of acute encephalitis with antimeningococcic serum. Ebenda 80, 528. — HOFF: Übersicht der therapeutischen Versuche der Encephalitis lethargica. Wien. klin. Wschr. 1923, Nr. 51. — HYSLOP: The treatment of residual epidemic encephalitis. J. of Neur. 3, 250.

KOLLAR-AEBY: Beitrag zur Therapie der Encephalitis lethargica. Schweiz. med. Wschr. 1923, 932.

LUST: Über die Beeinflussung der postencephalitischen Schlafstörung durch temperatursteigernde Mittel. Dtsch. med. Wschr. 1921, Nr. 51.

MARCUS, KLING und HÖGLUND: Untersuchungen über die Formen der chronischen Encephalitis und ihre Behandlung mit Recurrensinfektion. Finska Läk.sällsk. Hdl. 69, Nr. 5 (1927). Ref. Zbl. Neur. 48, 257. — MARIE et POINCLOUX: Essai de vaccino-thérapie etc. Bull. Acad. Méd. Paris 91 (1924). — MARIE, A., POINCLOUX et CODET: Traitement d'un cas de parkinsonisme par injection intrarach. de virus-vaccin encéphal. Encéphale **1924**, 421. — MARINESCU und DRAGANESCU: Ein Fall von schwerer mit Rekonvaleszentenserum behandelter Encephalitis epidemica usw. Spital (rum.) **41**, Nr. 3. — MARXS: Zur Symptomatologie und Therapie der chronischen Encephalitis lethargica. Münch. med. Wschr. **1927**, 1916. — Mc COWEN and Cook: Chronic epidemic encephalitis. Treatment by induced malaria. Lancet **213**, Nr. 17 (1927). — MEYER, E.: Münch. med. Wschr. **1923**, 139. — MOORE, ROSS: Treatment of encephalitis. J. amer. med. Assoc. 81, Nr. 11 (1923).

NETTER: Emploi du sérum de Convalescents et d'anciens Malades dans le traitment et la prophylaxie. „Clinique et Laboratoire" 20. I. **1926**. — Le traitement de l'encéphalite léthargique. Acad. Méd. 30. III. **1920**. — NEUSTÄDTER: A diagnostic criterium and serum therapy in lethargic encephalitis. N. Y. med. J. a. med. Rec. 117, Nr. 6 (1923).

OFFERMANN: Arch. f. Psychiatr. **76** (1926). — Über die Therapie der Postencephalitis. Psychiatr.-neur. Wschr. **28**, Nr. 38, 424 (1926).

PASCHE: Zur Frage der Therapie bei postencephalitischen Krankheitsformen. Z. f. Psychiatr. **83**, 114. — PETTE: Über encolumbale Eigenserum-Therapie bei epidemischer Encephalitis. Münch. med. Wschr. **1926**, 1025. — PITICARIU: Die Behandlung der Myoklonien und des PARKINSONschen Symptomenkomplexes nach Encephalitis epidemica mit intravenösen Injektionen von eigener Lumbalflüssigkeit. Wien. klin. Wschr. **1922**, 441.

ROCH, E.: Essai de traitement de l'encéphalite épidémique par injections intrarachidiennes de caséine. Presse méd. **31**, Nr. 44 (1923). — RODRIGUEZ, BELARMINO: Sur le traitement des syndrômes parkinsoniens postencéphaliques par le cacodylate de soud. Revue neur. **1921**, 113. — ROSENOW, EDWARD: Specific serum treatment of epidemic (lethargic) encephalitis. Further results. J. amer. med. Assoc. 80, Nr. 22 (1923).

SACAZE: Traitement des formes prolongées et des séquelles de l'encéphalite épidémique. Bull. méd. **1927**, 500. — SEPP, LIWSCHITZ, SCHARGORODSKY und SCHEIMANN: Die Oxytherapie bei der epidemischen Encephalitis. Arch. f. Psychiatr. 81, 61. — STERN, F.: Die Behandlung der epidemischen Encephalitis. Med. Klin. **1924**. — Über die Behandlung des Zitterns. Klin. Wschr. **43** (1927). — STIEFLER: Die Behandlung der Encephalitis lethargica. Ärztl. Reformztg **1924**. — Über die Behandlung der Nervenkrankheiten mittels der konzentrierten PREGLschen Jodlösung. Wien. klin. Wschr. **1924**, Nr. 39.

TUCKER: Intraspinal antogenous serum treatment lethargic encephalitis. J. nerv. Dis. **60**, 347. — VEDEL, PUECH et PAGÈS: Quelques résultats du traitement des syndrômes parkinsoniens post-encéphalitiques, par le salicylate de soude. Bull. Soc. Sci. méd. et biol. Montpellier **6**, 159—162 (1925).

Sachverzeichnis.